中药质量标志物理论与实践

刘昌孝　张铁军　主　编

科 学 出 版 社

北　京

内 容 简 介

中药质量标志物（Q-marker）是刘昌孝院士提出的中药质量新概念，该概念提出后已经引起业界的广泛反响，并纷纷开展相关研究。本书凝聚科学问题，总结相关研究成果，论述其研究思路、基本理论，形成中药质量标志物的理论框架。本书作为中药质量标志物的理论和示范性研究专著，从中药质量标志物的提出背景、定义、核心理论、研究方法等方面进行了系统的论述，并以代表性药材和中成药进行示范性研究。该书对开展基于中药质量标志物的中药质量研究和全过程质量控制体系建设具有理论指导和实践应用价值。

本书适用于从事中药科研、教学、生产、检验和临床的工作人员或研究生使用。

图书在版编目（CIP）数据

中药质量标志物理论与实践 / 刘昌孝，张铁军主编. —北京：科学出版社，2019.10

ISBN 978-7-03-062399-7

Ⅰ. ①中…　Ⅱ. ①刘…　②张…　Ⅲ. ①中药材-产品质量-研究　Ⅳ. ①R282

中国版本图书馆 CIP 数据核字（2019）第 210838 号

责任编辑：刘　亚　曹丽英 / 责任校对：刘　亚

责任印制：徐晓晨 / 封面设计：黄华斌

科 学 出 版 社 出版

北京东黄城根北街 16 号

邮政编码：100717

http://www.sciencep.com

北京凌奇印刷有限责任公司 印刷

科学出版社发行　各地新华书店经销

*

2019 年 10 月第　一　版　开本：787×1092　1/16

2021 年　1 月第二次印刷　印张：48 1/2

字数：1 150 000

POD定价：　298. 00元

（如有印装质量问题，我社负责调换）

编 委 会

主　编　刘昌孝　张铁军

副主编　（以姓氏笔画为序）

邓家刚　白　钢　许　浚　孙　蓉

肖小河　张艳军

编　者　（以姓氏笔画为序）

丁国钰　王　亮　王玉丽　王伽伯

邓家刚　田成旺　白　钢　刘昌孝

刘岱林　许　浚　许姗姗　许海玉

孙　蓉　李冲冲　李遇伯　李寒冰

肖小河　张洪兵　张艳军　张铁军

张笑敏　侯小涛　侯媛媛　姜　民

姜程曦　郭　倩　黄娜娜　龚苏晓

韩彦琪　熊　吟

序

中药质量是中药临床有效性和安全性的保障，是中药产品的生命线，为中医药发展的国计民生所系、国家战略所需。提高中药质量控制水平是中医药业界共同的责任和使命，在广大中医药科技工作者的不懈努力下，中药质量评价由传统的性状鉴别、基原鉴别、显微鉴别等，发展到现代的成分定性定量分析，以及分子鉴定等，使中药质量控制由传统经验走向现代科学，由模糊定性走向精确定量，不断提升中药质量的科学评价水平和控制方法。

中药物质基础复杂性，生物效应表达方式多样性，中药“物质–效应”之间的模糊性和不确定性，是中药质量研究、评价和控制面临的关键科学问题和瓶颈问题之一。为了解决问题、突破瓶颈，刘昌孝院士系统梳理中药质量的发展现状及趋势，厘清了中药质量的客观实质，整合了诸多以往研究思路和研究方法，面向生产实际和全程质量控制体系，基于中药有效性的表达方式、成分的特有性以及质量的传递与溯源等中药质量属性特点和要求，提出了中药质量标志物（Q-marker）的新概念、新理论，形成中药质量控制新模式，引领中药质量发展方向。

刘昌孝院士团队既是中药质量标志物新概念的提出者，也是主要研究和实践者，并通过大量研究，逐渐形成中药质量标志物的核心理论和研究方法，撰写了《中药质量标志物理论与实践》一书，从质量标志物的提出背景、定义、核心理论、研究方法以及示范性研究等方面进行系统论述，对于中药质量标志物发展具有里程碑意义。

中药质量标志物的核心理论既强调中医药原创理论，又融入现代科技元素，是中医药“传承好、发展好、利用好”的具体体现。该书的出版是中药质量标志物核心理论研究的重要成果，盼其能破解中药质量控制难题，成为药监部门的重要“抓手”，加快我国中医药标准化建设，促进中药产业高质量发展，引领中药走向世界。这本书也是作者们献给新中国成立70周年的学术大礼，可喜可贺。

乐以此短文为序！

中国工程院院士 黄璐琦
中国中医科学院院长

2019年9月19日

前　言

中药质量是中药临床疗效的保障，是中药产业发展的生命线。中药质量研究历来是行业关注的焦点，中药质量标准和质量控制的研究及应用是关系中医药科学和产业发展的战略性问题。近年来，我国中药科技工作者为中药质量控制做了大量的工作，中药质量研究水平也有了长足的进步，但仍未能满足日益提高的对中药质量控制的要求。特别是中药药效物质基础研究薄弱，致使质量控制指标与中药的有效性的关联性不强；质量控制指标专属性差，以同一指标成分评价不同药材的质量，难以反映不同药材的质量特质；单一指标成分难以表征中药复杂体系质量属性的完整性。虽然业内科技工作者做了大量的研究工作，但由于缺少系统的思路统领，大多数研究者仅针对某个局部或点的问题进行研究，未能从理论和研究模式上有所突破，致使研究工作呈碎片化，重复研究严重，不能有效地解决行业发展的共性问题。

为提升我国中药产品质量和质量控制水平，刘昌孝院士基于丰富的研究经验和对药物的深刻理解，针对中药生物属性、制造过程及配伍理论等自身医药体系的特点，整合多学科知识，创造性地提出中药质量标志物（Q-marker）的概念。中药质量标志物概念的提出，解决了中药质量研究思路混乱、研究碎片化的现象，开创了中药质量研究新模式。从这个意义讲，可以说树立了中药质量研究的新的里程碑，实现了我国中药质量研究的新飞跃。

中药质量标志物反映了中药质量本质的科学内涵，既是中药质量的核心概念，又是中药产业的核心概念，是中药行业监管的重要抓手和依据。其核心理论是以物质–功能为核心的五元素理论，即以成分的特有性为主要依据，着眼于中药材、生产、体内全过程的特有、差异、动态变化以及质量的传递性、溯源性，以此统领中药质量研究，进一步密切中药有效性–物质基础–质量控制标志性成分的关联度，有利于建立中药全程质量控制及质量溯源体系。在我国全面推进中药标准化建设过程中，中药质量标志物概念的提出，对提高我国医疗健康水平、促进行业健康发展都具有重大的现实意义。

中药质量标志物概念提出后，引起学术界、产业界的高度重视，在国内外产生了积极的响应和广泛的学术影响，其意义深远。国家自然科学基金委员会于 2017 年 1 月 17～18 日在天津组织召开了中药质量研究战略与方法学研讨会，会后，中药质量标志物研究被列入了国家自然科学基金重点项目。迄今已在北京、黑龙江、天津、河南、安徽、浙江、陕西、四川、广东、海南等 18 个省（市）召开了专题会议或做了主题报告。以中药质量标志物为主题发表的论文有 50 余篇。2016 年《中草药》杂志率先发表中药质量标志物论文，2018 年国际学术期刊 *Phytomedicine* 组织出版了 2 期质量标志物专刊，2019 年《药学学报》出版中药质量标志物专栏文章。

经过多年的积累和近三年针对性的研究，极大地丰富了中药质量标志物的理论和研究应用，奠定了质量标志物核心概念、确定原则、研究路径和全程质量控制体系的应用，形成了系统的研究模式。在系统梳理质量标志物研究中存在的关键科学问题、总结质量标志物的理论基础上，本书构建了质量标志物的理论框架，形成了质量标志物的理论体系，用以指导并规范中药质量标志物研究。

本书为系统的中药质量标志物理论和示范性应用研究的专著，全书 21 章，分上、下两篇。上篇为中药质量标志物的理论与研究方法，共 11 章，在分析中药质量控制现状和影响质量因素的基础上，提出中药质量标志物的研究意义、质量标志物的定义；进一步辨析质量标志物的定义，论述了质量标志物的科学内涵、理论体系和研究方法；从药效表达、药性表达、体内过程、代谢组学、毒性靶标、近红外技术、生物标志物、数据挖掘及溯源体系等方面提出中药质量标志物研究路径。下篇 10 章，选择代表性的中成药和中药材作为研究范例，介绍了质量标志物的研究实例。

中药质量标志物是中药质量研究的新概念、新理论和新模式，需要建立理论体系，确定评价原则，提出研究方法，规范研究模式，以此指导质量标志物研究。同时，质量标志物又是一个开放的概念，更需要业界广泛参与，提出新思想、建立新方法，丰富质量标志物的理论体系和研究方法，并扩大在中药质量研究、质量评价和质量控制中的应用，提高我国整体中药质量控制水平。

本书既有系统的理论体系，又提供了可参照的研究方法，同时例举了研究范例，适合从事中药质量研究、教学、生产、检验和临床工作者使用。

编　者

2019 年 7 月

目　录

上篇　中药质量标志物的理论与研究方法

下篇　中药质量标志物的实践应用

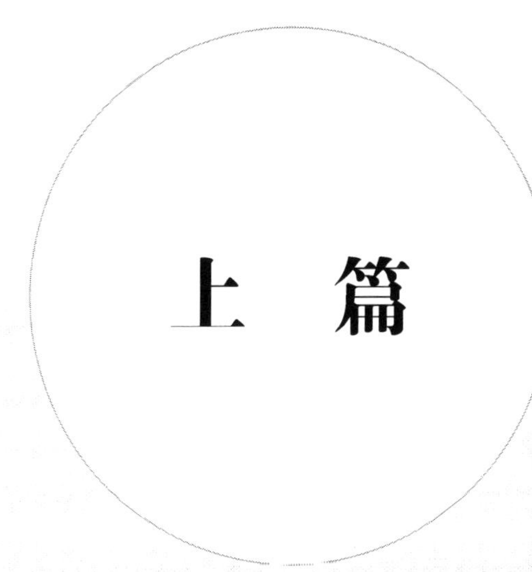

中药质量标志物的理论与研究方法

第一章 中药质量标志物概念和理论产生的科学技术背景

中药质量是中药临床疗效的保障，是中药产业发展的生命线。中药质量研究历来是行业关注的焦点，中药质量标准和质量控制的研究及应用是关系到中医药科学和产业发展的战略性问题。近年来，我国中药科技工作者为中药质量控制做了大量的工作，中药质量研究水平也有了长足的进步，但仍未能满足日益提高的质量控制的要求。特别是中药药效物质基础研究薄弱，致使质量控制指标与中药的有效性的关联性不强；质量控制指标专属性差，以同一指标成分评价不同药材的质量，难以反映不同药材的质量特质；单一指标成分难以表征中药复杂体系质量属性的完整性。虽然业内科技工作者做了大量的研究工作，但由于缺少系统的思路统领，大多数研究仅针对某个局部或点的问题进行研究，致使研究工作呈碎片化，重复研究严重，不能有效地解决行业发展的共性问题。

因此，建立科学的中药质量研究模式、完善中药质量标志物理论及其评价方法及质量控制体系[1-18]，对于规范行业行为，提升质量标准和构建全程质量控制体系，保证中药的安全有效性和质量一致性具有重要的现实意义。

第一节　中药产业质量现状和产业需求分析

随着科技的进步，医药行业对中药质量的要求发生很大变化，要求生产高质量的药材和产品供应市场，国家自 2015 年以来严格监管药材和成药质量管理，防止质差价高又有不良反应的医药产品给患者带来危害。从行业呼声、市场危害、国家关注和消费需求的角度关注中药质量和产业发展的情况越来越多（表 1.1）。

表 1.1　中药质量的行业关注点项目和内容

关注项目	关注内容
行业呼声	长期以来行业管理和质量评价水平亟待提高，除外观形态检查外，从农田到市场、从药材到饮片、从饮片到成药的环节太多，评价系统难以实行系统管理
市场危害	药材农产品管理问题，药材市场规范管理因素复杂，中药材农药残留，重金属、霉菌超标，炮制不规范，储运条件不当
国家关注	近几年飞行检查（简称飞检），不合格中药品种占比很高。国家严格把控质量和提高质量标准使中药质量问题引起从中央到地方的重视
消费需求	随着患者对中药质量问题认知水平的提高，医药行业越来越失信影响应予充分重视，建立新信心和新标准已经迫在眉睫

一、中药质量的特点分析

1. 地域性

地域性是道地药材维系其道地性的基础：中药资源与其所分布的自然环境条件不可分割。资源的种类及它们的数量和质量均受自然条件的制约，中药资源是有限的。不可复制的适宜的自然条件是道地药材的自然基础，否则成不了道地药材。地域条件限制必然影响药材产量有限供给，如何规划大产业发展的可行性和持续性是值得重视的问题。

2. 多样性

物种多样性、遗传多样性和生态环境多样性是维持生物资源持续发展的基础，中药资源作为生物资源的重要组成部分，也具有物种多样性、遗传多样性和生态环境多样性。应该保护这种生物多样性，更应该利用和开发这种生物多样性，创造出品质优良的中药新品种。研究多样与可替代性的关系是保证中药质量一致性的必要途径。

3. 可变性

可变性是提出资源保护的基点：随着社会的不断发展，由于人类过度或不合理的利用，使资源逐渐枯竭甚至消失，保护物种，发展和扩大新资源任务艰巨。目前基础研究与质量研究相结合值得深思。基础研究与质量研究的关联是关键，特别是现代种植技术的发展、环境条件的变化及研究资源质量的可变性，应努力探索有利于资源持续发展的途径。

4. 人文性

中药资源是中国人民长期与自然及疾病做斗争的过程中利用当地的自然资源的经验总结。中药本身的物质基础研究需要以人文性的方式来认真整理、总结、发展和提高。人文性研究应与科学性相结合，综合分析资源发展的历史价值。

二、中药资源与质量的短板

研究认为中医和中药的发展与质量和创新关系密切。为了扶持中医药发展，国务院于2016 年 2 月出台了《中医药发展战略规划纲要（2016—2030 年）》，标志着发展中医药已被列入国家发展战略，原国家卫生和计划生育委员会在新医改中也明确提出医疗费用中药占比，药品零差率，不含中药饮片，这两项政策也让中药饮片在中国的医药消费市场上的需求不断扩大。一边是不断扩大的中药饮片市场，前景广阔；一边是中药饮片企业却在飞检中频频被查出有不合格品，但是原国家食品药品监督管理总局飞检力度却不减，反而不断加强，显然是想加快这个行业洗牌的速度，整顿出一个安全规范、值得信赖的中药饮片市场，为国家中医药战略发展打下基础。根据食品药品监督管理部门 2016 年 1～

12 月公布的 3000 多批药品检查结果可以看出，90%以上质量不合格的药品是中药，且其中 90%以上是中药饮片不合格，特别反映出中药质量问题的严重性，而质量存在问题既反映出资源危机问题，更损害了产业和消费者的利益。中药资源存在问题主要集中在以下 3 方面：

1. 野生资源危机

第三次全国中药资源普查表明有用药材达 13 000 种之多，包括动物、植物和矿物药，植物药占绝大多数，约为 11 146 种，其中野生种类约占 80%。每年消耗药材约 50 万吨，其中许多为野生药材资源。由于过度开发，野生药材资源加速枯竭，有的甚至处于濒危状态。据国家濒危物种进出口管理办公室数据统计，1987 年统计有 140 多种濒危紧缺品种，到 2000 年有 312 种。2011 年以来，第四次全国中药资源普查为弄清中药资源的家底做出了巨大的重要的贡献。野生中药资源的无序采挖，带来的不仅仅是药用植物本身濒临灭绝，更会导致与之共生的生态系统走向消失的境地。植物物种的消失会导致每年以 15～30 个物种的速度消失，不可否认，中药材生态系统近年来正以历史上前所未有的速度消失。随着城镇化建设用地的增加，以及重大自然灾害的频发，濒危中药更加匮乏，资源保护的形势更加严峻。

2. 道地药材不再“地道”

全国药材发展已出现结构性失调的趋势，非道地药材和地方品种在贸易环节中存在严重的“占位性病变”，由于道地药材生长周期长、成本高、产量低、价格高而缺乏市场竞争力，目前出现了种植面积大幅萎缩和不断减少的趋势。有些品种由于受到热捧，次生产区盲目扩大。传统道地药材品种如果不加以保护和恢复生产，将有消亡的可能。道地药材是长期的历史过程中形成的，与品种、地质、物候、加工等综合因素长期作用有关，盲目扩大种植基地虽能缓和其与用药需求的矛盾，但中药的临床疗效是否会受到影响而出现“方对药不灵”的情况不得而知。

3. 中药材质量不稳定

由于传统的中药材存在没有统一的质量标准、基础研究欠缺、没有形成特色产业的区域规划及中药资源保护问题，使中药材质量品质不稳定。有些地区中药材种植基地虽然已有相当的种植规模，但是对于大宗种植的中药材尚没有健全的质量标准体系，针对来源稀缺的中药的质量标准体系的研究更加薄弱。如《中华人民共和国药典》(简称《中国药典》)(2015 年版)收载的中药石斛将近缘的多种植物都作为来源，因此找不到指标成分符合《中国药典》标准的石斛原药材，对其开展对比研究受到了影响。

三、提高药典标准的任务艰巨性

刘昌孝院士于 2015 年 12 月 16 日给原国家食品药品监督管理总局和 2016 年 1 月 6 日给国家药品监督管理局药品审评中心做报告时均提出以《中国药典》为核心的药品标准体

系建设问题。必须认识药审-药检-药典相互关联，药审如何保证药典对药品制备工艺、质量标准的统一的问题。正如 2016 年 3 月 4 日国务院办公厅发布的《国务院办公厅关于促进医药产业健康发展的指导意见》指出："完善质量标准体系。健全以《中华人民共和国药典》为核心的国家药品标准体系，……完善中药、民族药的药材及药品生产技术规范和质量控制标准，提高标准的科学性、合理性及可操作性，强化标准的权威性和严肃性。"要重视中药令人担忧的质量问题，也正如韩启德院士所说"当前中药质量很令人担忧，已经成为中医药发展的瓶颈之一"，并指出"解决这个问题，不能一蹴而就，需要全面研究，但可以从加强监管做起。无论是天然植物药材还是中成药质量都应有第三方来检测……这是改革的方向。"[19]

从中药标准的发展历程可以看出，最有代表性的当然是历次《中国药典》的标准的变迁。《中国药典》(1963 年版）收载的中药材只有基原与外观性状鉴别，中成药则仅有处方和制法。20 世纪 60 年代徐国均先生提出用显微鉴别法来检测中药的质量后，《中国药典》(1977 年版）大量采用了显微鉴别法鉴定中药的质量。《中国药典》(1985 年版）中，色谱、光谱技术开始被采用。《中国药典》(2000 年版）收载含量测定的品种已达 308 种。《中国药典》(2005 年版）中薄层鉴别已达 339 种。2010 年开始大规模增加中药饮片标准，基本涵盖临床常用中药饮片；不断增加 TLC 鉴别、高效液相色谱（high performance Liquid chromatography，HPLC）含量测定的同时，开始出现 DNA 特征和指纹图谱等新技术，试图解决单一化学成分评判中药的局限性问题。《中国药典》(2015 年版）则更加侧重于农药残留、重金属、黄曲霉、二氧化硫含量等安全性指标控制项目的数据。这些变迁表明，中药质量标准随着科技的发展而不断进步。

提高药典标准的任务艰巨，成都中医药大学教授发表文章指出其艰巨性，主要表现在如下方面：①药材质量的基础研究薄弱，如《中国药典》(2015 年版一部）收载的药材和饮片 80%以上未进行过系统研究；②在药典收载的成药的质量标准中并不能体现同一味中药在不同处方配伍中的地位，如芍药在许多不同的中成药中均以芍药苷为检测目标物；③质量控制指标成分不能反映药用本质，成分检测缺乏特征性，某些成分广泛存在于多种不同中药材中，给这些药材的质量控制带来漏洞；④有的既不是主要有效成分，也不是专属性成分。如冬虫夏草测定腺苷是非专属性成分，铁皮石斛测定甘露糖是非专属性成分，板蓝根检测精氨酸是非专属性成分，九香虫检测油酸也是非专属性成分。又如桑叶和一枝黄花检测芦丁是广泛存在许多植物的成分，蒲公英测定咖啡酸也是广泛存在于植物中的化学物质。

由于中药材具有多来源、多产地等复杂情况，使中药产品的质量差异悬殊，特别是有效成分的量差异明显。在《中国药典》(2015 年版一部）收录的中药材中，来源于 2 种或 3 种，甚至 4 种或 5 种的多基原情况较普遍，这类品种约占《中国药典》收载中药材品种的 1/3，给质量评价和标准制定带来许多难题。

由于历史原因，相当多的品种由"地方标准"转为"国家标准"，并被《中国药典》收载，"地方标准"品种的质量标准较低，质控水平参差不齐。甚至由于品种保密的原因，或申报新药时工艺保密或质量保密，一些中成药的各味药的剂量不公开，有明确药材或药用植物来源的药用植物提取物不公开其来源，该问题一直在延续。当前中药质量控制的思路是控制中药 1 种或几种有效成分的量。

特别是当用这类药材制成复方制剂时，通常难以真正反映该中药的质量与疗效的关系。为了反映中药的质量与疗效的关系，张铁军、刘昌孝编著的《中药大品种质量标准提升研究》已经于 2016 年由科学出版社出版[20]，在总结具有自主知识产权的中药新药的基础上，对中药大品种质量标准进行了提升研究，为中药质量的系统认识、科学评价和有效控制提供了示范。

第二节　影响中药质量的关键因素分析

一、影响中药质量因素的复杂性

影响中药质量的因素极其复杂，如《中国药典》用麻黄碱的含量来评价麻黄的质量，在中医理论指导下的用药，因其使用部位不同产生的药物功效可以不同，如麻黄的茎是发汗解表的，麻黄的根是止汗收敛的，用麻黄碱说明药物不同部位的功能就有不妥之处。

中医治病，辨阴阳、分虚实，讲究整体观念和辨证论治，中药的药性理论中的四气五味、升降浮沉应该是中药的灵魂。炮制方法会改变药性，中药炮制是个大学问，有的炮制是用来增效的，有的是用来解毒的。如生麻黄和炙麻黄炮制过程就不一样，生麻黄发汗作用强，用蜜炙过以后就成了止咳平喘药。可以认为，通过药物的协同配伍作用或者特殊的炮制方法化解其毒性。如首乌有小毒，对肝肾有损害，但是经过古法炮制，即用黑豆水浸泡再九蒸九制后就没有毒了，反而滋补肝肾、乌发的作用增强了。

中药的道地性在一定程度上是评价其质量的依据。如白术质量最好的当属浙江生产的药材，其他产地的白术药材虽然很容易符合药典标准，价格便宜，但不是道地的浙白术。又如药典标准含量测定项目“连翘苷和连翘脂苷 A”时，青翘各成分含量高，老翘各成分含量偏低。但老翘因其受过霜杀，大大减弱其峻烈之性，从而在清热败毒的同时避免过多伤，故在传统上基本以老翘入药。

中药必须按照中医药的传统理论体系进行传承。如果在药典标准下简单地用某一化学成分定性、定量中药材、中药饮片、中成药的质量，那中药的道地，用药部位、采收时间、炮制方法规范、性味归经与君臣佐使用药等则失去了意义。

质量是一切产品的生命线，因为中药质量受多种因素的影响特别明显，所以保证中药质量是一项复杂且艰巨的系统工程。把好中药质量关，加强药材市场的监督管理，确保用药安全有效，可为促进祖国中医药事业的现代化、科学化、国际化发展做出贡献。综合以上复杂因素，影响中药质量的原因可以归结为以下 10 个方面：①品种来源因素，道地性、生长环境、用药部位的差异；②栽培种植因素，栽培的中药材分散种植、粗放种植；③采收加工因素，中药的采收最优化和产量最大化；④炮制加工因素，药材加工炮制处理难规范；⑤储运条件因素，如空气、温度、湿度、光照等影响质量；⑥提取纯化过程对质量的影响；⑦工艺技术因素的复杂多变，影响质量传递和追溯；⑧复方药味之间的交互作用和配伍变化，影响药性、药效和其安全性；⑨管理因素，如注册申请与审批技术，特别是工艺考核和质量标准的可重复性差异与风险确定有关；⑩标准科学性，不唯成分论（图 1.1）。

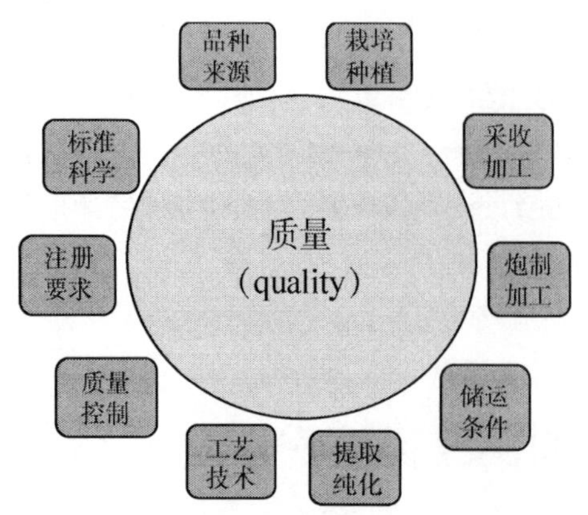

图 1.1　影响中药质量的十大因素

二、品种来源因素

中药的品种真伪、质量优劣都能影响其临床疗效，有的假药或质量欠佳的中药甚至危害人们的生命安全。由于各地用药习惯、自然条件等不同，中药一药多源、同名异物、同物异名、外形相近药效不同的现象十分常见。五加科的人参，功能为大补元气、强心固脱、生津安神，但市场上发现有用商陆科的商陆根冒充，误用后对人体极为有害。历代本草对贯众的记载不尽相同，据调查，全国以贯众之名作为药用的植物有 11 科 1858 种之多。在市场随机抽样的 1436 份药材样品中，DNA 条形码鉴定揭示 4.2%为混伪品；存在混伪品的药材如人参（Ginseng radixet rhizoma），降香（Dalbergiae odoriferaelignum），石菖蒲（Acori tatarinowii rhizoma），旋覆花（Inulaeflos），忍冬（Lonicerae japonicae）和柴胡（Bupleuriradix）等。

三、种植栽培因素

为了满足临床需要，我国许多常用中药为栽培品。目前我国许多道地药材已经变成栽培品种，中药材主要靠药农分散种植，种植技术粗放，缺乏规范的管理和技术指导，造成其种质不佳、品种特性退化等问题，如牛膝的种质退化引起牛膝的根越种越小，黄芪木化变异，防风根分枝变异等。再加上栽培中滥施农药、化肥、刺激生长物质等，造成中药中农药残留和重金属含量超标，其质量受到影响，难以符合药用标准。产地因气候、土壤、水质等不同，成为影响中药质量的主要因素。历代医家非常重视中药的道地性，李时珍曰："性从地变"。甘草中的甘草酸含量因产地不同有 5～6 倍的差异。所以，不同中药选择适合它的生态环境才能保证质优效佳。

如道地药材川芎，虽然已有许多关于川芎化学成分研究的报道[24]，但规范化种植基地栽培的川芎与非规范化种植基地栽培的川芎在化学成分上可能存在差异[25]。北京大学杨秀伟教授等对道地药材川芎（采自川芎的道地产地彭州市的规范化种植基地，经鉴定为伞形科藁本属植物）的干燥根茎开展研究[24]，首次从川芎中分离鉴定出香豆素类化合物花椒毒素、佛手酚、异茴芹内酯和炔类的美洲刺参二醇，以及芳香类的 3-丙基苯甲醚、4-羟基-3-甲氧基苯丙酮，丰富了川芎的化学结构类型。川芎中的大部分二倍体苯酞类衍生物对脂多糖诱导的小鼠巨噬细胞的一氧化氮产生具有抑制作用[26-29]；鉴于基于对体内过程的中药有效成分和有效效应物质的发现策略[30]，川芎中苯酞类衍生物在治疗心脑血管系统疾病中具有潜在贡献。过去对川芎生物活性物质的基础研究主要集中在川芎嗪（tetramethylpyrazine）[31]，以其作为川芎中主要有效成分是一个认识误区[32]。川芎中川芎嗪的量甚微，大多数药材的量低于检测限（0.10μg/g）或未检出，这一问题今后需要再“循证”。因此，该研究为重新认识川芎的作用物质，从中发现其质量控制指标提供了科学依据。

四、采收加工及储运对药材质量的影响

中药的采收通常以药材质量的最优化和产量最大化为原则，但有时这两个指标是不一致的，因此，必须选择合适的采收时期和加工方法才能更好地保证临床疗效。如柴胡总皂苷含量一年生者高于两年生者，虽然后者根的长度直径和分支数目高于前者，但由于柴胡皂苷主要存在于皮层的厚角组织中，随着根的增粗，皮层所占比例逐渐下降。茵陈多为春季采收高 6~10cm 的幼苗，有“三月茵陈四月蒿，五月拔来当柴烧”的习俗，也说明了采收期的重要性。研究发现，茵陈三个主要利胆的有效成分蒿属香豆精、对羟基苯乙酮和茵陈香豆酸 A、B，以秋季花前期至花果期含量高。薄荷在花开末期收割也是因为这时挥发油中薄荷脑的含量比其他时期都高。山茱萸经霜变红时采收，除去大量的果核为佳。当归、川芎的挥发性成分和有效成分易氧化，干燥时其挥发性成分易散失，等等。中药在储存、保管和运输的过程中易受空气、温度、湿度、光照等影响，发生复杂的物理和化学变化。如丹皮主要有效成分丹皮酚贮藏一年后含量仅为原来的一半，贮藏四年后再下降一半。又如新鲜细辛的镇咳作用强，储藏半年后则无镇咳作用。再如杏仁、桃仁、柏子仁贮藏温度过高会走油甚至虫蛀。运输过程中如有包装破损或雨淋、虫害，有毒有害物质的污染等都会影响中药的质量。

五、中药道地性与质量的关系

本草学证据是确定中药基原的重要依据。道地性中药材的品种具有“一脉相承”“沿革变迁”的特点，在中医药学漫长的发展过程中，随着人种药理学经验的积累和认识的逐渐加深，中药基原品种也经历了继承、延续、变革、演化、发展等过程，同一药材在不同历史时期所用品种可能不同，其原因主要为：①认识更新或筛选出新优品种；②原有品种资源枯竭，选出新的替代品种；③形态相近或名称混淆，以讹传讹，产生混乱品种。同一药材在不同地区所用品种也可能不一，即“地区习惯用药”，如刘寄奴，南方用菊科奇蒿（*Artemisia anomala* S. Moore）、北方用玄参科阴行草（*Siphonostegia chinensis* Benth.），湖南、湖北用金丝桃科元宝草（*Hypericum sampsonii* Hance）和湖南连翘（*Hypericum ascyron* L.）。因此，应详细辨析中药品种的沿革变迁、传统医药学经验积累的历史环境，确定中药基原品种。

中药质量具有产地依赖性，产地的生态因子与药材质量攸关，同一物种的不同居群，由于分布区的不同及生长的生态环境的差异，产生了相应的变异和分化，从而引起品质的差异。研究药用植物与其生境之间的相互关系，不仅直接关系到中药材的产量和品质，同时也是探索道地药材形成规律和实质的重要途径之一。

产地的生态环境因子是中药有效成分生物合成的反应条件，中药材“产地属性”与中药质量紧密联系在一起。优质药材的产地为“道地”，优质药材被称为“道地药材”。中药材的最佳产地也不是一成不变的，也经历随着认识的加深和环境的变化而沿革变迁的过程。产地的沿革与变迁规律、道地药材成因分析以及产地生态环境与药材质量的相关性研究，均应作为中药质量研究的重要内容。

同一中药材的品质优劣可反映在生物变异的多个层次上，多基原药材的基原来自不同物种，种间化学成分的差异体现在临床功效的差异上。单基原中药材虽然来源于单一物种，但种内变异非常普遍，这些变异属于可遗传的变异，分类学上将这些变异划分为不同的种内分类阶元，如亚种、地理宗、变种、地方宗、变型、生态宗、化学型、居群等。药用植物中普遍存在化学多态性的现象，化学生态型是植物种内分化变异的一种，如刘桂新等[21-23]将东北薄荷[*Mentha sachalinensis*（Briq. ex Miyabe et Miyake）]划分为β蒎烯-柠檬烯型、薄荷酮-二氢香芹酮型和芳樟醇型 3 种化学生态型；将国产野生薄荷（*Mentha haplocalyx* Briq.）划分为 6 种化学型：薄荷酮-胡薄荷酮型、胡椒酮型、氧化胡椒酮-氧化胡椒烯酮型、芳樟醇-氧化胡椒酮型、香芹酮型、薄荷醇-乙酸薄荷酯型。不同的种内变异类群因其次生代谢产物合成的相关基因存在差异，而产生化学成分种类、绝对含量和相对含量的不同，形成药材质量的优劣各异。

六、炮制加工因素

中药根据制剂生产工艺和临床应用的需要，通常需要对药材进行加工炮制处理，饮片加工炮制后成分发生变化，产生减毒增效、改变药性、有助煎出等作用，使其更能符合配伍的需要，达到临床治疗疾病的目的。中药加工炮制是否得当直接影响药效和有效物质的含量。如当归、川芎、前胡、大黄诸类需水润切片的中药材，浸润过程可以使有效成分随水流失而使药效下降。如种皮厚质地坚硬的药材，生品不得入药，需炒制后应用，炒制时的火候不同其药性也有不同。商家以假充真、以次充好的现象也时有发生，如薏米里掺高粱，地骨皮里含太多木心，西洋参提取之后干燥再当饮片用等，这些都会影响中药的质量和疗效。

七、中药处方和中成药制造过程中的因素

从传统中医观念来看，中医根据治则治法开出个体化的治疗处方用药是中医的基本施治原则。而作为一种成品药品，中成药制造是按加工制造工艺将中医处方药变成中成药。

中药有着独特的理论体系和应用形式，充分反映了我国传统医药理论、历史文化和自然资源的特点。中医药在几千年的治疗应用中，积累了大量的临床经验，形成了遣药组方的理论，留下了许多宝贵的经典古方和名方。特别是从中药性味归经和功效出发形成以“君-臣-佐-使”为代表的配伍理论，为调节药性和功效以及合理组方提供了科学依据，也为现代中药的研发提供了基础[33]。

处方是中药制剂研究的基础和依据，是影响中药制剂疗效的主要因素，无论是古方、验方还是医院协定处方，在制备制剂前都必须进行处方中药味、各药味间用量比例及日服剂量的筛选，以使处方尽量精炼、严谨，符合中医辨证施治、理法方药的原则。医生处方是中医根据中医治则治法开出个体化治疗处方，其疗效与处方药味增减的配伍应用关系密切。

由于中医派系众多，对证认识不同及治则、治法间存在差异，遣药组方存在不同，对于同一病人同一病症，常会出现：①有的医院将方药开发成医院制剂成为“内部产品”用于临床治疗。由于各个医院条件有差别，所购进饮片的质量有差异，对这些医院制剂如何保证质量和进行质量管控存在盲区；②有的医院开设中药煎制业务，由于人员和条件有差异，如何保证煎制质量，达到处方个体治疗的目的也值得从质量角度予以重视。

从经典方或现代临床名方衍生而来的中成药处方，有的药味加减，有的配伍改变，因此，除考虑药材饮片因素外，这类药味加减或配伍变化会影响药品的安全性和有效性，也会影响成药的质量标准的制定。通过分析《中国药典》2010 年版和 2015 年版一部发现有以下问题难以用于上市产品的质量控制，具体如下：①中成药制剂所定有效成分的含量与所用药材（饮片）或提取物的含量不匹配。②有的制剂选用定量指标违背配伍原则，未将“君”药成分作为控制指标。如在多个制剂中，不论芍药在方中的地位，均选用芍药苷的含量作为质量控制指标。甚至在多味药组成的复方中采用“使”药的甘草成分作为含量控制指标。③在药典中发现，相同处方的复方制剂制成的不同剂型很难具有可替代性。在剂量相同，给药途径相同时，同名药物的不同剂型之间是具有可替代性。由于收载的中成药同名不同剂型的品种所定标准不一致，质量控制指标不一致，很难说明不同剂型之间的可替代性。如 2015 版中有三种以上剂型的同名中成药 63 个形成了 222 个品种，这些剂型虽然中药药味组成相同，但是投药量不同，质量标准不同，有效物质含量也不同，同方的不同剂型是否可以互相替代均无科学依据。马双成等研究所提出的中药质量问题更值得重视[34]。相当多不同剂型的同名品种存在定性鉴别和定量测定成分数目和含量指标的差别。④由于历史原因，相当多“地方标准”的品种转为“国家标准”的品种被药典收载，使之质量标准和产品成熟水平参差不齐。甚至由于品种保密的原因，或申报新药时工艺保密或质量保密的问题，给质量监管和优劣检验带来困难。

中药材经提取纯化等制备工艺制成中药复方制剂的过程中既有有效性（药效物质基础）的获取，又有去粗取精、去伪存真的过程，是中药质量传递与溯源的重要环节。提取过程是对中药化学物质群及中药的有效性的重新获取过程，其中包含着多组分化学物质的取舍和成分的复杂变化。单煎与合煎的效果不同，成分之间存在助溶、拮抗、分解、沉淀、络合、化合等物理化学变化，提取纯化工艺是中药（中成药）质量再形成的关键因素。制剂中的成分既是饮片原料化学成分的获取和传递的结果，又是入血成分及其代谢产物的来源，制剂中的原型成分是质量控制的主要指标，其上溯药材源头，下延体内的最终效应物质。因此，制剂工艺及其获取的药用物质是中药有效性表达的重要的物质基础，也是质量控制的核心指标内容。

八、药材、辅料质量的影响

临床应用的中成药由从中药饮片中获取的药用物质和辅料两部分组成，严格地说两者均关乎中药的安全性和有效性。

中药材是中成药制造的基本原料，但在检查中发现其质量问题严重，这与中药饮片市场“散乱小”的特点不无关系，数据显示，年销售额过亿的中药饮片大企业仅占三成，剩下的企业多为小企业，原国家食品药品监督管理总局通报公告中的不合格批次大多来自这些企业。这些企业一是制作工艺和规模落后。市场依然充斥着大量进行作坊式生产的小厂，像对待农贸作物一样对待中药饮片，技术停留在20世纪，遇到抽检就会很大概率不过关。二是厂家生产过程不规范。中药饮片行业被收证书的大多是小企业，被收回证书的原因五花八门，有编造虚假检验报告的，也有中药材霉变、涉嫌生产假冒中药饮片、涉嫌贴牌生产中药饮片的，甚至还有涉嫌出借包材及生产场所的等。三是药材来源的质量普遍存在差异，各地药材市场管理责任严重缺失。

辅料是赋予中成药制剂形式的必需物质，是决定药物的给药途径、释药行为、体内过程和有效性表达的重要元素。辅料的种类、用量、比例及其与药用物质的相容性将会直接影响药品的质量。因此，从制剂生产的角度，通过严格、科学的研究和系统的管理，才能保证合格、优质的药品生产出来，实现药品生产环节安全、有效、质量可控的目的。

九、剂型与工艺规程

中药制剂的剂型是影响中药制剂质量稳定性、有效成分的溶出和吸收、药物显效快慢及强弱的重要因素，即剂型与制剂疗效直接相关。中药制剂在正式投入市场前，应该进行科学系统的工艺研究，确保其优质性与稳定性，最大程度上避免出现药物安全问题，保障患者的生命安全。尽管制药工艺在随着科技的进步而不断发展，但我国中药制剂工艺研究中仍旧存在许多问题，严重制约了中药制剂工艺的进一步发展。如何有效提升中药制剂工艺的安全性、规范制剂检测流程，成为相关部门探讨的重点问题。

1. 中药制剂工艺注册资料缺乏完整性

当前部分新型中药制剂申报资料过于简单，仅仅只记录了基本的工艺流程，缺乏新药生产设备、配套设施的性能指标参数与实用工艺类型相关内容，资料的完整性较差，给后续工作的顺利实施带来了阻碍。新型中药制剂注册资料缺乏必要的完整性，制约了评判人员对该种药剂实际质量的测定，对研究结果的准确性、有效性造成影响。

2. 中药制剂工艺缺乏科学合理性

新型中药制剂的一般检验流程是先通过实验室研究，然后通过中试研究，以此确保新药的安全性和有效性。当前部分药品生产企业为了节省成本以实现经济效益最大化，不按照行业规范进行中试研究或直接忽视中试研究对药品安全的重要性，大大提升了药品安全事故的发生概率，为患者的生命健康埋下了隐患。

3. 研究制剂工艺时所用的药材质量与实际生产不符

部分制药企业在生产过程中通过变更新药注册工艺，采用“新”的方法，在大型生产中使用不达标的药材或次等药材。制药企业的这种行为不仅会影响到药品的有效成分的“质”和“量”，限制药品临床治疗效果，还有可能造成安全事故，阻碍企业的进一步发展。原药材的前处理研究是中药制剂工艺研究的重要环节，在实际的工艺过程中常常被忽略。根据《中国药典》可知，中药制剂处方中涉及的所有药材均作净化处理的方法和炮制的工艺要求，因此均应依法加工炮制。

4. 辅料选用研究选择的影响

赋形剂是能赋予药剂一定的形态，维持其必要的药性结构的药物辅料的另一组成部分。其主要用于稳定药性、确保成品药物质量达标。当前我国中药制剂过程中过于重视主药，严重忽略辅料对药品的积极影响，部分企业在辅料选择时随意性过大，没有结合药品的实际情况，将主药药性考虑到辅料选择中，使药品外观、药性、酸碱度、澄明度等受到不同程度的影响。此外，添加处方外辅料，工艺过程缺乏科学合理性，也为成品药的质量稳定埋下了监管的隐患。

概括地说，工艺规程对中药制剂疗效有以下 3 个方面的作用：①取舍有效成分的种类、数量及存在形式；②控制有效成分的释放速度；③直接控制药物的吸收速度。构成制剂工艺的粉碎、提取、分离、浓缩、干燥及制造方法、工艺条件等，必须通过不断的实验来确定。现代低温提取、超临界提取、微囊、微球、脂质体技术、离心分离技术、超滤技术等应用于中药制剂是提高中药制剂现代化的关键。在中药剂型和工艺规程的改革中要尽量吸收现代科学技术，进行真正意义上的科学研发。

十、质量标准与质量监控过程，以及药品生产质量管理规范设施和规范执行的影响

质量是疗效的保证，是工艺的体现，质量标准是判断药品质量优劣的指标，中药生产现代化和质量标准科学化是发展中药的关键，由于中药的有效成分复杂，疗效多根据传统经验的积累，作用于人体多强调整体性、互补性、协调性，且目前中药制剂的质量标准水平相对较低，因此，如何采用现代分析技术手段与传统鉴定经验相结合的方式制订出能指导生产操作和反映产品内在质量的均一性、有效性、稳定性、重现性的多元化可控指标是

提高中药制剂质量、促进中药现代化的重点和难点。

符合质量要求的厂房设施是提高中药制剂质量的保证，厂房的设计、洁净技术的应用、生产车间的设计与管理，以及设备的选型、安装、维修与保养均可影响中药制剂的质量，中药制剂生产单位必须不断更新设备，采用较成熟的现代干燥技术，分离技术和先进的检测仪器等均可提高提取分离的质量，也使中药制剂符合高效、速效、长效的“三效”、服用剂量小、毒性小、副作用小的“三小”，以及服用、携带、贮藏、生产、运输方便的“五方便”要求。在规范化执行中，人员素质技术水平也是影响质量的重要因素。中药制剂产品质量需要中药技术人员及管理人员的共同努力，在中药学研究、技术工程、生产、贮存及销售的各个环节，都需要他们提供服务，其中决策者的作用尤为重要，管理者应树立以人为本的思想，重视对各类人员基本素质的培养。

第三节　中药质量属性是提出中药质量标志物的基础

一、中药质量属性表达特点分析

（一）中药物质基础多样性特征

中药含有多类化学成分，它们与中药的有效性和安全性有关，当具备了一定条件，中药成分就能成为反映中药质量的物质基础。中药（药用植物）的生物学因素或非生物学因素所形成的次生代谢物是其药效物质基础的重要来源。许多次生代谢物是由初生代谢物衍生而来的，其结构具有复杂的多样性。常见的次生代谢物包括生物碱、黄酮、萜类、蒽醌类、香豆素、木脂素类化合物。而且不同类型的化合物具有植物类群（如科、属、种、亚种、变种等）的特异性，也具有不同的生物活性和医疗用途。常见的化合物类型有以下几类（表 1.2）。该表所列不同类型、有不同的对应活性化合物，并存在于特定的中药材或药用植物中。

表 1.2　中药化学成分的化合物类型举例

化合物类型	亚类	代表性化合物	代表性中药
黄酮	黄酮	黄芩素，黄芩苷	黄芩
	异黄酮	大豆素，葛根素	葛根
	双黄酮	银杏素，异银杏素	银杏叶
	二氢黄酮	橙皮素，甘草苷	陈皮，甘草
	二氢异黄酮	鱼藤酮	鱼藤
	黄酮醇	槲皮素，芦丁	槐米，连翘，桑寄生
	二氢黄酮醇	水飞蓟素，异水飞蓟素	水飞蓟
	查尔酮	异甘草素，补骨脂乙素	甘草，补骨脂
	橙酮	金鱼草素	金鱼草
	黄烷	儿茶素	儿茶
	花色素	飞燕草素，矢车菊素	飞燕草，矢车菊

续表

化合物类型	亚类	代表性化合物	代表性中药
萜类	单萜	挥发油	
	倍半萜	挥发油	
	二萜	紫杉醇，丹参酮，穿心莲内酯，雷公藤内酯	紫杉，丹参，穿心莲，雷公藤
	三萜（三萜苷，四环三萜，五环三萜）	人参皂苷，三七皂苷，甘草素	人参，三七，甘草
醌类	苯醌	邻苯醌，对苯醌	
	萘醌	萘醌色素	茜草
	菲醌	邻菲醌，对菲醌	丹参
	蒽醌	羟基蒽醌，大黄蒽醌	茜草，大黄
苯丙素类	简单苯丙素	阿魏酸，绿原酸	当归，金银花
	香豆素（简单香豆素，呋喃香豆素，吡喃香豆素）	七叶内酯，七叶苷，补骨脂素	秦皮，补骨脂，茵陈
	木脂素（简单木脂素，单环木脂素，木脂内酯）	五味子素，厚朴酚	厚朴，五味子
鞣质	水解鞣质	没食子酸	没食子
	缩合鞣质		没食子
	复合鞣质		没食子
甾体类	植物甾醇	植物甾醇，植物甾醇脂	麦角，大豆
	胆汁酸	胆酸，去氧胆酸	动物胆汁
	强心苷	洋地黄毒苷，地高辛	洋地黄
	甾体皂苷	薯蓣皂苷	薯蓣
	甾体生物碱	藜芦碱	藜芦
生物碱	萜类吲哚生物碱	萝芙木碱，长春碱	萝芙木，长春花
	苄基异喹啉生物碱	罂粟碱，盐酸小檗胺	罂粟，三颗针
	托品生物碱	莨菪碱，阿托品	莨菪，颠茄
	嘌呤生物碱	咖啡因，可可碱	可可豆
	吡咯生物碱	千里光碱，天芥菜碱	千里光，天芥

（二）中药化学成分生物合成来源分析

生物碱、黄酮、萜类、蒽醌类、香豆素、木脂素类化合物化学结构具有多样性和复杂性的特点，这些化合物在植物体内通过乙酸–丙二酸途径、异戊二烯途径、莽草酸途径、氨基酸途径等复杂的生成过程和生物合成机制，形成具有千变万化的分子结构的化合物，并赋予其不同的生物活性和治疗用途[35]。

黄酮类（flavones）化合物在中药和药用植物中广泛存在，是植物重要的次生代谢产物。在化学结构上黄酮化合物泛指 2 个具有酚羟基的苯环（A 环与 B 环）通过中央 3 个碳原子相互连接而成的一系列化合物（图 1.2）。C 杂环上的 O 有共用的电子对而具有弱碱性。C3 位易羟基化形成 1 个非酚性羟基，形成黄酮醇。A 环与 B 环的羟基与糖形成黄酮苷（flavone glycosides）类化合物。

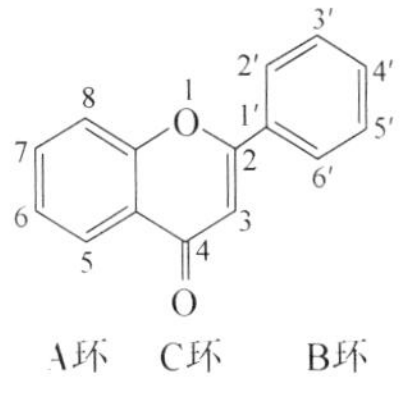

图 1.2　黄酮的基本化学结构

根据中央三碳链的氧化程度、B 环连接位置（2-或 3-位）以及三碳链是否构成环状等特点，可将主要的天然黄酮类化合物分为以下几类：黄酮类（flavones）、黄酮醇（flavonol）、黄烷酮[又称二氢黄酮类（flavanone）]、二氢黄酮醇类（flavanonol）、异黄酮、异黄烷酮（又称二氢异黄酮）、查耳酮（chalcones）、二氢查耳酮、橙酮、双苯吡酮类（xanthones）、黄烷和黄烷醇、黄烷二醇（3，4）（flavan-3，4-diols）、花色素类（anthocyanidins）、双黄酮类（biflavonoids）等。另外，还有一些黄酮类化合物的结构很复杂，形成榕碱及异榕碱等生物碱型黄酮。

如表 1.3 所示，存在于中药中的主要黄酮类化合物有 11 种基本骨架结构。根据其结构的基本特点，发现其有不同类型的骨架结构，在骨架结构不同位置被羟基或糖取代形成不同的黄酮化合物而分布在不同中药或药用植物中。槲皮素（quercetin）是最典型的黄酮类化合物，其在 C3 位羟基上结合糖分子即形成植物中普遍存在的成分芦丁。柑橘属的多种水果均含有大量的黄酮化合物，如橘红素（tangeretin）和川陈皮素（nobiletin）。大豆中含有一种异黄酮化合物——大豆异黄酮，茶叶中的茶多酚是由没食子酸和类黄酮（儿茶酚）组成[35]。

表 1.3　中药黄酮化合物类型举例

序号	黄酮化合物类型	基本骨架结构	代表性化合物	代表性中药
1	黄酮	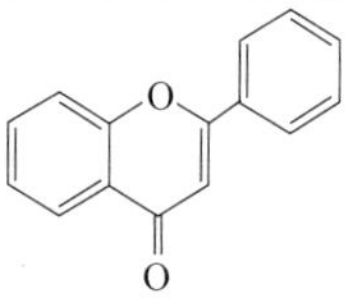 O / O	黄芩素，黄芩苷	黄芩
2	异黄酮	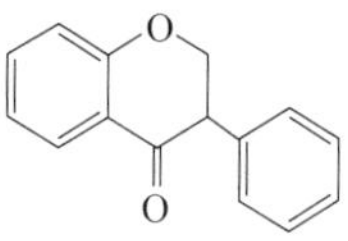 O / O	葛根素，大豆异黄酮，苜蓿异黄酮	葛根，大豆，苜蓿
3	双黄酮	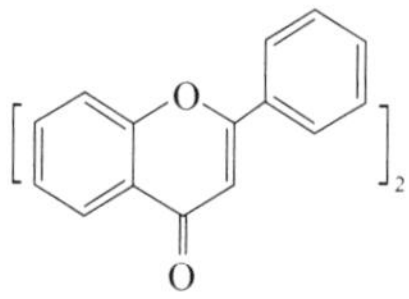 [O / O]₂	银杏素，异银杏素	银杏叶
4	二氢黄酮	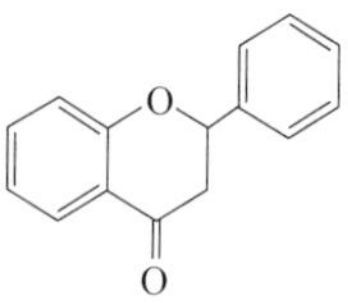 O / O	橙皮素，甘草苷	陈皮，甘草
5	二氢异黄酮	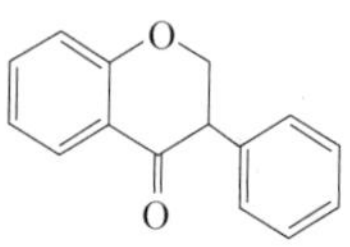 O / O	鱼藤酮，异补骨脂二氢黄酮	鱼藤草，补骨脂
6	黄酮醇	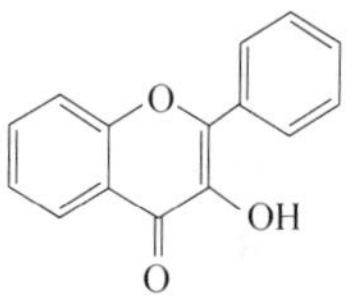 O / OH / O	芦丁，槲皮素	槐花，连翘，覆盆子

续表

序号	黄酮化合物类型	基本骨架结构	代表性化合物	代表性中药
7	二氢黄酮醇	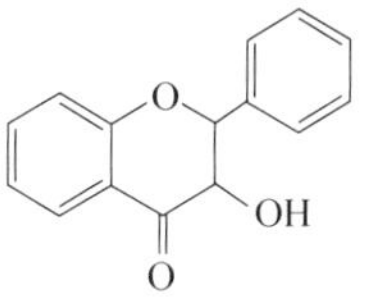	水飞蓟素，异水飞蓟素	水飞蓟
8	查尔酮	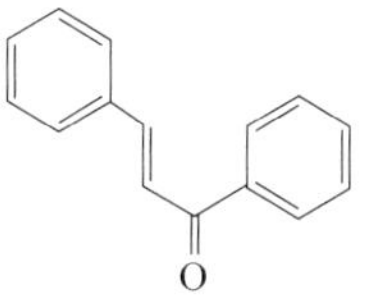	补骨脂乙素，异甘草素	补骨脂，甘草
9	橙酮	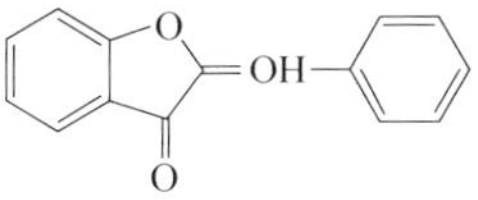	玄参橙酮，金鱼草素	玄参，金鱼草
10	黄烷	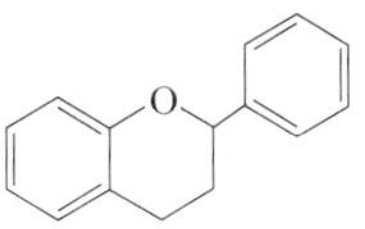	儿茶素，法尔杜鹃素	茶叶，兴安杜鹃
11	花色素	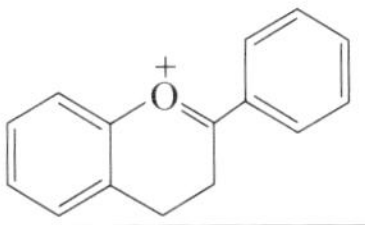	飞燕草素，矢车菊素	飞燕草，矢车菊

中药中的植物次生代谢物种类繁多，功能复杂，一些特定结构的化合物含量差异极大而且含量极低。植物次生代谢物是植物生物合成的产物，通常是在中药生长的一定时间、在特定组织或器官或细胞中形成的。植物次生代谢物质从其生物合成途径可以将次生物质的质和量与药用植物的种、亚种或变种密切关联起来。有关中药的植物次生代谢物的生物合成、基因特性和影响因素问题，在黄璐琦和刘昌孝主编的、科学出版社出版的《分子生药学（第三版）》的专著中有相当篇幅进行过分析讨论，该书还于2017年在我国台湾出版了繁体字版本。针对植物次生代谢物合成积累规律的综合研究认为：其主要是在中药采收时的道地性（地域、地理因素）、个体、品系、年龄、采样部位、采样时期、样品贮存时间等差异因素对植物次生代谢物合成积累的影响。从分子水平来认识中药化学物质形成的影响，可以在基因水平、转录水平、转录后的不同步骤、不同合成方式等不同层次、不同环节厘清和阐明欠生代谢产物的合成规律及其相关影响规律。

黄酮类化合物均由一个基本的多酚类化合物的生物合成途径形成。即从苯丙氨酸-酪氨酸为起始物质，在不同酶的作用下生成一系列黄酮类化合物（图1.3）[35]。

从图1.3可见，查耳酮合成酶（chalcone synthase，CHS）催化该途径的第1步。查耳酮异构酶（chalcone isomerase，CHI）催化分子内的环化反应。异黄酮合成酶（isoflavone synthase，IFS）催化CHI催化合成的（2*S*）-黄烷酮（5，7，4′-三羟基查耳酮）或（2*S*）-5-脱氧黄烷酮（7，4′-二羟基查耳酮）的B 环从C-2位转移到C-3位，进而通过异黄酮脱水酶使杂环C-2，3位形成双键。黄烷酮3-羟化酶（flavanone3-*β*-hydroxyalse，F3H）将CHI 催化合成的（2*S*）-黄烷酮或（2*S*）-5-脱氧黄烷酮的 C-3 位羟基化，生成二氢黄酮醇。黄酮醇合成酶（flavonol synthase，FLS）催化黄酮结构中的C-3位羟基化，从而形成各种黄酮醇类物质。二氢黄酮醇还原酶(dihydro flavonol4-reductase，DFR)是花青素(anthocyanidins)和鞣质（tanhin）合成途径中的关键酶，是一个重要的分支点[37]。黄酮类化合物是广泛存在于药用植物中的一类化合物，广泛存在于银杏、红花、黄芩、陈皮等常用中药中[38]。黄酮类化合物的结构多样性使之具有广泛的药理活性和治疗价值，如调血脂、扩张冠状动脉、止血、镇咳、祛痰、降低血管脆性、抗菌活性、护肝保肝、解毒、治疗急慢性肝炎和肝硬化等作用。通过生物合成途径的研究，推动药用植物次生代谢工程的发展，可为提高中药材的品质、良种选育、规范化种植、质量控制提供技术支撑作用[39]。

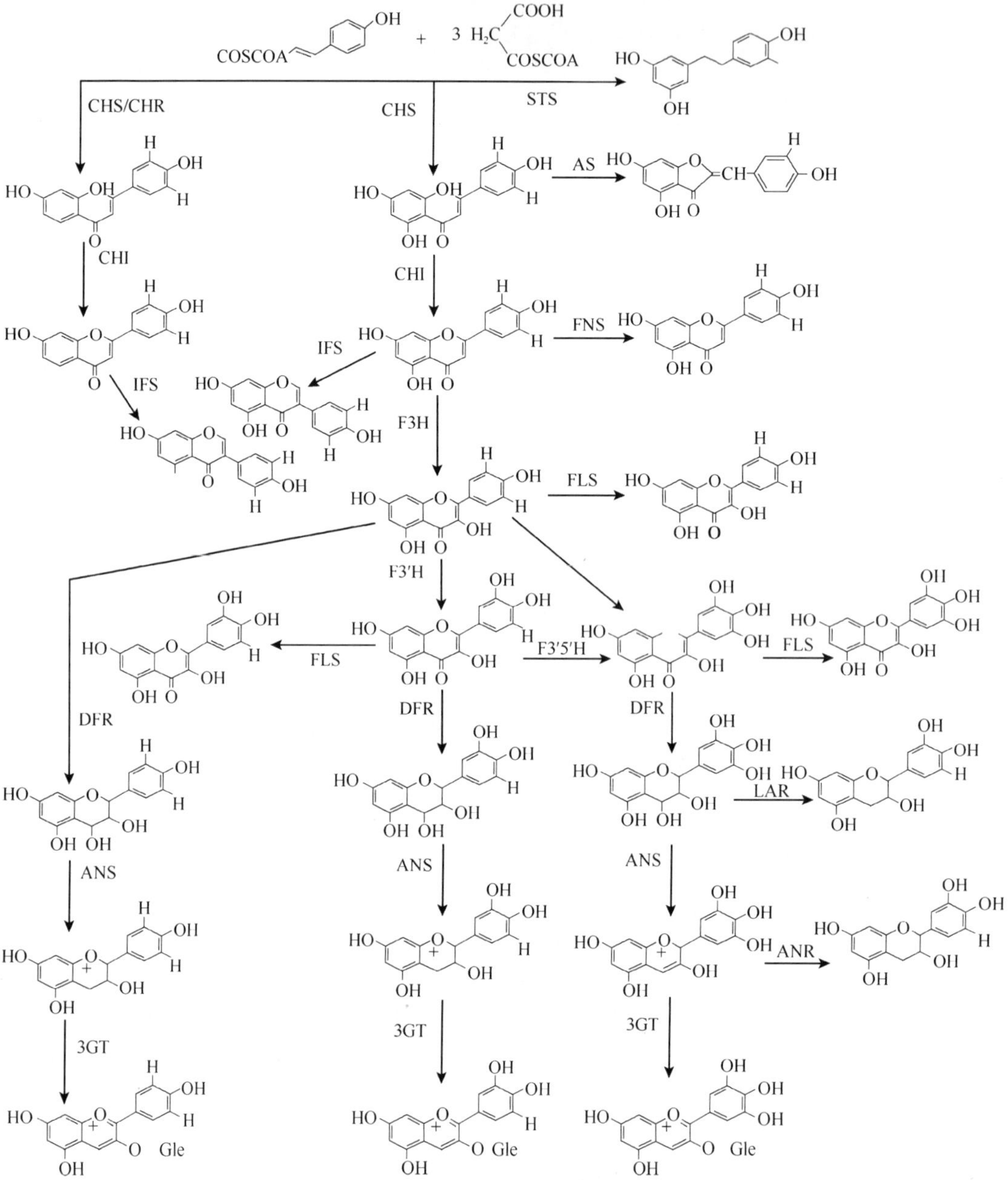

图1.3 多酚类化合物的生物合成途径[36]

以小檗碱的生物合成为例，从存在于植物中的酪氨酸（*L*-tyrosine）开始，经酪氨酸生成多巴胺（dopamine）。然后再经过两个阶段生成小檗碱（图 1.4）[40]。在小檗碱的合成的第一阶段发生在细胞质中，在去甲乌药碱合成酶的作用下，使多巴胺和 4-羟苯乙醛缩合形成苄基异喹啉类生物碱——去甲乌药碱（higenamine）。去甲乌药碱接受来自腺苷甲硫氨酸的甲基，经几次甲基化作用转化为番荔枝碱（reticuline）。在第二阶段，番荔枝碱经特殊的载体转运进入内质网的囊泡内，在成环作用下形成小檗碱桥，进一步形成原小檗碱的基本骨架——金黄紫堇碱（scoulerine）。金黄紫堇碱（scoulerine）从腺苷甲硫氨酸处获取甲基形成四氢非洲防己碱（tetrahydrocolumbamine），在氢化小檗碱（canadine）合成酶的催化下，形成亚甲基双氧环结构，转化为氢化小檗碱（canadine）。小檗碱（berberine）合成的最后步骤由四氢小檗碱氧化酶催化，利用氢化小檗碱为底物氧化脱氢，最终形成小檗碱。

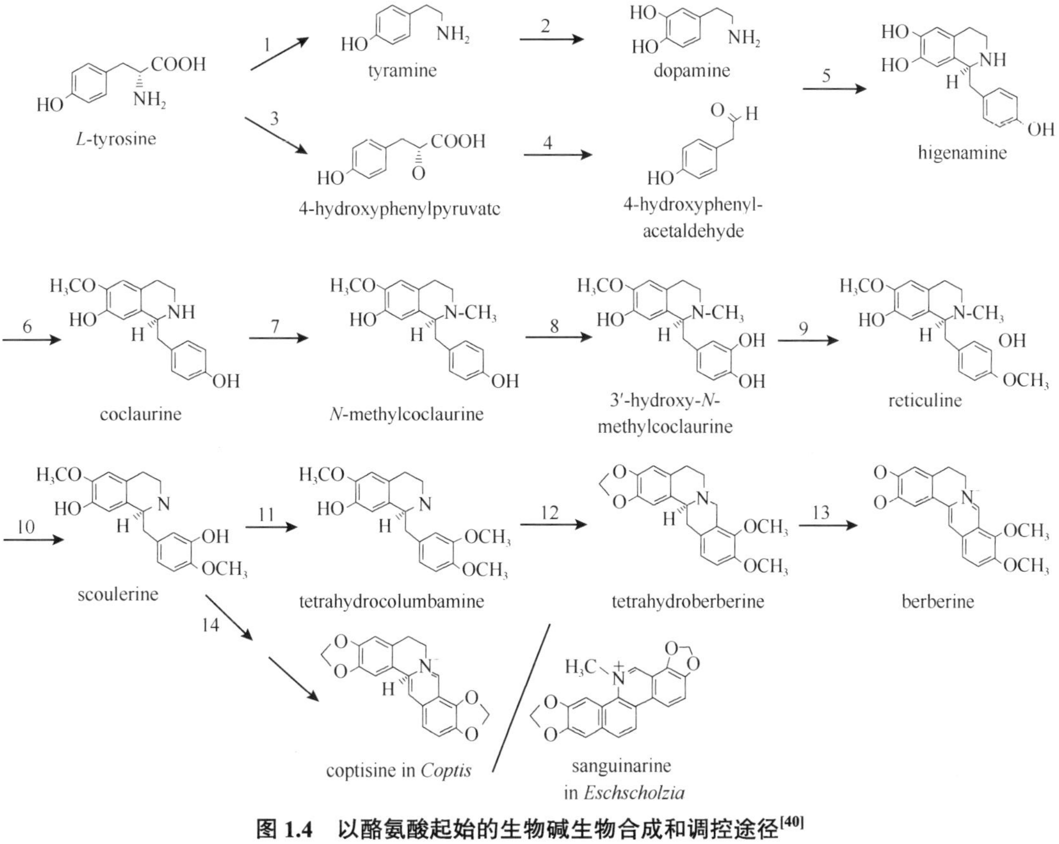

图 1.4　以酪氨酸起始的生物碱生物合成和调控途径[40]

以酪氨酸起始的生物碱的生物合成过程中，形成的几个中间产物去甲乌药碱存在于日本乌头(Aconitum japonicum)，莲子(Semen Nelumbinis)，小叶买麻藤(Gnetum parvifolium)中；番荔枝碱存在于番荔枝科植物牛心番荔枝（Annona reticulata）、番荔枝（Annona squamosa）、莲子、荷叶（Folium Nelumbinis）、厚朴（Magnolia officinalis）中；金黄紫堇碱存在于罂粟科植物地丁紫等多种植物中；四氢非洲防己碱存在于掌叶防己和黄连根中；氢化小檗碱存在于黄连、黄柏、三颗针和元胡等中药中。小檗碱和黄连碱（coptisine）来源于中药黄连（Coptis chinensis）的生物碱，血根碱（sanguinarine）主要存在于白屈菜、紫堇、博落回、血水草中生物碱中。在黄柏和黄连中均含有小檗碱、药根碱、巴马汀，而黄连碱是黄连特有的生物碱，黄柏碱是黄柏的特有生物碱[41-48]，从这些差异中可以区分其生物碱的来源。

（三）环境因子对中药化学成分形成的影响

环境因子提供生物合成的起始原料和反应条件，次生代谢产物也是植物与环境相互适应的结果。某些成分是植物的正常生长繁育所需，如虫媒传粉需要具有芳香气味的单萜、烯醇；某些成分是植物对环境的胁迫而产生的抗逆性物质，如芪类；某些成分是昆虫拒食物质，如某些生物碱[40]；某些成分是植物的化感物质，如阿魏酸等酚酸类[41]。这些次生代谢产物的种类、量及各成分之间的相对比例共同决定中药的品质及疗效[42-48]。

二、中药生产过程的质量控制

考虑到植物药的独特性，美国食品药品监督管理局认为有必要采取不同的法规政策，以区别于合成的、半合成的或其他高度纯化或化学修饰药物的非植物药[49]。由于植物药的非均质性及其活性成分可能存在的不确定性，其关键是确保上市药品批间质量的一致性，进而才有疗效的一致性。疗效一致性通常由“证据链的完整性”（totality of the evidence approach，TOTE）来求证，即要求：①植物药材控制；②化学检测质量控制和生产过程控制；③生物测定法（反映药物的已知或预期作用机制的生物测定方法）和临床数据的证明。

为了保证植物药产品在市场上的流通，欧盟各成员国相继颁布了不同的注册程序和管理办法，以防止阻碍这些药品正常贸易的情况出现和不规则竞争，防止对公众健康产生负面影响。因此，欧洲议会和欧洲理事会对 2001/83/CE 指令进行了修订，为传统草药产品提供一个专门的法律框架和特殊注册程序，允许草药产品不需要提供安全性和有效性试验和临床研究的资料和相关文件，就可以注册和上市销售。在 2004/24/EC 指令中[50]，尽管欧盟对草药的安全性、有效性试验和临床研究资料不作重点要求，但是生产和质量控制（chemistry-manufacture-control，CMC）要求从未放松，必须满足质量可控、稳定的核心要求，才能同意批准其上市。

在生产时，要求配方设计要规格化。首先，需要从组成方剂的各味药的药材或饮片质量上进行控制，做好单味药的“标准汤剂”，证明所用药材或饮片的质量具有可靠性。在此基础上，再按一定条件，把原方汤剂的“标准汤剂”做好、做稳定。进行处方设计时，须保持与该“标准汤剂”一致。通常规定从处方中挑选出 2 种及以上且能表现出其与功效质量相关的特性成分作为“指标成分”，作为证明其一致性的指标。“标准汤剂”的工艺要求十分严格，如对生药选择、粉碎细度、升温速度、提取次数、浓缩方式、干燥方法等都有详细规定。

为规范中药饮片的汤剂制备，中国中医科学院中药研究所组织该所和天津药物研究院、上海市药材有限公司、上海津村制药有限公司的专家开展中药饮片标准汤剂研究，并由科学出版社出版了《中药饮片标准汤剂》专著，计划出版四卷（已出版第一卷、第二卷）涉及 280 多种中药饮片的研究结果。在《中药饮片标准汤剂》专著中，提出了标准汤剂制备的通用流程。其药材来源要求具有道地产地、主产区、规范种植产区；样品要求符合《中国药典》（2015 版一部）规定，是通过传统鉴定、DNA 条码鉴别等来源清楚的药材饮片。制备流程中，规定了饮片投料量（如 100g），溶剂为水。规定浸泡时间、水量、煎煮时间、浓缩温度和体积等制备方法的描述，出膏的形状、特征 HPLC 图谱、含量测定和保存条件等内容。

《日本药局方》在浸膏剂的制剂通则中有复方浸膏剂制法[51]："根据处方比例称取粉碎成适当粒度的药材，加入 10～20 倍量水，加热一定时间后，采用离心分离法除去沉淀，得到的浸出液用适当方法浓缩或干燥；软浸膏剂应浓缩至饴糖样稠度，干浸膏剂应干燥至粉碎的块状、颗粒状或粉末状"等的基本制备工艺来处理生产过程的规范问题。总之，标准汤剂的制备是生产工艺研究的关键和核心，采用科学的方法和标准来评价制剂质量与传统汤剂间的"基本一致"，既能继承传统汤剂的"原汁原味"，又能有利于创新发展现代制剂，保障临床应用的一致性。

从优质原料生产优质产品的质量源于设计（quality by design，QbD）角度，应当制定更加严格的原料药材质量标准及建立质量过程控制，而不是简单套用药典标准。研发过程中得到的工艺路线、工艺参数、设备选型、过程分析技术（process analytical technology，PAT）或参数等必须经过中试的验证和修正，为了证实生产工艺的稳定性和质量的可重复性，如建议中试规模不应少于 10 批次，通过全过程分析，对其含量限度及其比例范围的控制、各类成分总和及其风险控制，应能表征批间检验样品的质量轮廓，所建立的分析方法和评估分析应能分辨出多批次间的关键质量属性或差异。

三、中药产品质量管理风险

在生产过程中，把握中药材–饮片–中成药三大环节，建立三者的关联性和溯源性，建立"从药材到成药、从生产到市场、从产业到监管"的过程控制和溯源体系建设任重道远，并且从质量控制的科学角度来看，如何建设中药产品制造过程的追溯体系还是有必要的。任何过程都可能带来质量风险。

目前，风险管理（risk management，RM）的几种方法广泛应用于各行业，质量风险管理（quality risk management，QRM）用于风险识别、评估和确定风险的综合评价，使其风险最小化，能够用于质量监测和质量控制相关的不良事件。当应用于药物产品的整个生命周期质量控制时，一般认为 QRM 最有效。在 QbD 背景下，与药物开发和制造相关的 QRM 对所有的风险管理活动都必须由具有足够背景的团队来执行，并能为分析给定的产品和制造过程的风险提出相应的处理意见。团队的日常工作是根据现有的支持标准和指导原则，正确使用风险评估工具和方法开展的[52]。

中药资源是我国中医药赖以生存与发展的物质基础。中药业的发展首先有赖于稳定、良好的中药药材资源。因此，从药材到成药的中药产业发展将受到产业链各个环节的影响，其风险也来源于产业链各个环节。而如何把握 QbD 理念贯穿于药品整个生命周期，对药品的研发、生产、工程、质量管理、上市、退市等进行系统的规范化的管理就显得十分重要[52]。QbD 以预先设定的目标产品质量特性作为研发的起点，在了解关键物质属性的基础上，通过试验设计，研究产品的关键质量属性，确立关键工艺参数。在多影响因素下，建立能满足产品性能且工艺稳健的设计空间。并根据设计空间建立质量风险管理，确立质量控制策略和药品质量体系。

设计一个良好的药物 QRM 系统可以用于研究系统的评估，使之评估失误最小化，作为下一级风险管理的风险评估工具。在药品制造环境中，主要采用风险分析方法支持工厂或设备资质、工艺、方法或计算机化系统的验证和维护。这些 QRM 工具还要支持生产质量管理规范（good manufacturing ractices，GUP）和 GEP 规范的实施[52]。在整个风险评估过程中，首先，需要确定一些指标（如鉴别指标、分析方法、评价指标）来开展风险评估（risk assessment），确定其风险来自何方。第二，需要研究如何降低风险的问题，提出风险控制（risk control）到何种程度，其控制标准是可以接受的（acceptable）或不可接受的（inacceptable）。第三，对确定的控制标准是可以接受的或不可接受的进行评价。

为了解决原来人用药品注册技术要求国际协调会议（the Internatignal Council for Harmonizatiem，ICH）应用 QbD 的问题，ICH 在 Q9 “QRM” 指南[53-55]推荐了最常用的风险管理方法和工具，如引入 IEC 和世界卫生组织的风险排序和过滤、初步危害分析、关键性评估、故障树分析、故障模式和影响分析（FMEA）[56, 57]，危害因素分析和关键控制点分析，以及危害性和可操作性分析[58, 59]，进而满足 ICH 的 Q10 文件对药物注册质量要求[60, 61]。

选择合理的中药质量控制指标进行风险评估研究，有显著降低风险的作用，因为从药材选择上，药材的道地性能保证其来源的确定性。在制造工艺（包括炮制工艺、制剂制备工艺研究确定后，建立可操作的工艺规范，按每部的标准操作规程（SOP）能保证过程的可重现性。从建立和制定质量标准和标准控制中获得质量溯源和质量传递，有利于产品生产过程的质量可追溯性的实现。在经典名方的产业研发链上，选用道地药材、经典组方、标准汤剂作为标准成药的参比，更有把握对中药质量的风险评估。

中药质量是影响产业发展和民生需求的重大问题，根据影响质量管理风险评估的指标，确定并控制影响产品质量的所有因素。在生产制造过程中，特别是从药材源头到成品全过程的质量、标准和控制研究，构建全程可溯源的控制方案，成为保证中药质量和产业过程全程控制的关键，也为中药产品质量溯源体系的建设奠定了理论基础。

四、建设以《中国药典》为核心的国家药品标准体系和质量追溯系统的必要性

建设以《中国药典》为核心的质量标准体系是中药质量研究和制定国家质量标准的

基础，是从国家层面应该重视的大问题。必须重视以药典为核心的国家药品标准体系建设，系统研究药物的安全有效与中药物质基础的关联规律，进而建立科学的质量评价与质量控制体系。

《中国药典》（2015年版一部）在内容、标准、科学性等方面比前几版有很大提高，但是，其是药品质量管理的法典，是公开的执法标准，而不是药物手册，也不是药商产品名录。因此，必须规范：①药品名称一般是由药物的通用名来命名的，中药一般原则用组成该方药的中药命名。②处方组成和剂量必须公开，在复方中药质量标准中，其检测项目和含量测定，应按组方原则考虑君药（与疗效相关的主药）的成分和臣佐药的成分在方中作用来定性和定量。③同名复方制成的不同制剂（如片、胶囊、颗粒剂、丸剂）应有质量可比性才具有不同剂型的可替代性，所选择标志性成分还应具特异性。④方剂中药的质量标准应与药材或饮片或提取物质量标准密切关联，否则缺乏从原料到成品的溯源依据。

根据《中国药典》（2015年版）的统计，表1.4给出了存在于中药中的化学成分普遍存在于多种中药中的情况，而在由这些中药组成的不同中成药中，相当多产品是用所列的化学成分进行质量标准控制的。因此明显缺乏质量标准的科学性。

表1.4　多种中药中普遍存在的植物化学成分

植物化学成分	《中国药典》（2015年版）收载的中药材（或提取物）			
绿原酸（11种）	金银花	山银花	天山雪莲	石韦
	茵陈	杜仲叶	忍冬花	菊花
	蓍草	苍耳子	梅花	
齐墩果酸（11种）	竹节参	大枣	青叶胆	槲寄生
	翼首草	木瓜	枇杷叶	威灵仙
	女贞子	灵芝	马鞭草	
熊果酸（12种）	大叶紫珠	山茱萸	山楂	翼首草
	马鞭草	木瓜	乌梅	枇杷叶
	泽兰	紫珠叶	锁阳	蕤仁
槲皮素（13种）	瓦松	地锦草	杠板归	沙棘
	罗布麻叶	金盆草	侧柏叶	黄蜀葵
	桑寄生	葶苈子	银杏叶	金钱草
	银杏叶提取物			
芦丁（8种）	一枝黄花	山楂叶	天山雪莲	沙棘
	贯叶金丝桃	桑叶	槐米	山楂叶提取物
山柰素（8种）	木贼	瓦松	红花	罗布麻叶
	垂盆草	金钱草	银杏叶	银杏叶提取物

在这版药典中，同种药材来源于不同植物也很普遍（表1.5），如石斛来源于3种植物，大黄来源于3种植物，龙胆来源于4种植物等。实际民间来源品种更加混乱，如石斛、黄精等。这些均给如何区分这些植物的用药来源带来困难。

表 1.5 《中国药典》(2015 年版)收载同种药材来源于不同植物的例子

中药材	植物种数	拉丁学名
石斛	3	金钗石斛 *Dendrobium nobile* Lindl.、鼓槌石斛 *Dctidrobiumchrysotoxum* Lindl 或流苏石斛 *Dendrobium fimbriatum* Hook.(药典 92 页)
升麻	3	大三叶升麻 *Cimicifuga heracleifolia* Kom.、兴安升麻 *Cimicifuga dahurica* (Turcz.) Maxim.或升麻 *Cimicifuga foetida* L.(药典 73 页)
黄连	3	黄连 *Coptis chinensis* Franch.、三角叶黄连 *Coptis deltoidea* C. Y.Cheng et Hsiao 或云连 *Coptis teeta* Wall.(药典 303 页)
大黄	3	掌叶大黄 *Rheum palmatum* L.、唐古特大黄 *Rheum tanguticum*Maxim.ex Balf.或药用大黄 *Rheum officinale* Baill.(药典 23 页)
龙胆	4	条叶龙胆 *Gentiana manshurica* Kitag.、龙胆 *Gentiana scabra* Bge.、三花龙胆 *Gentiana triflora* Pall. 或坚龙胆 *Gentiana rigescens* Franch.(药典 96 页)
甘草	3	甘草 *Glycyrrhiza uralensis* Fisch.、胀果甘草 *Glycyrrhiza inflata* Bat.或光果甘草 *Glycyrrhiza glabra* L.(药典 86 页)
秦艽	4	秦艽 *Gentiana macrophylla* Pall.、麻花秦艽 *Gentiana straminea* Maxim.、粗茎秦艽 *Gentiana crassicaulis* Duthie ex Burk.或小秦艽 *Gentiana dahurica* Fisch.(药典 270 页)
砂仁	3	阳春砂 *Amomum villosum* Lour.、绿壳砂 *Amomum villosum* Lour. var. *xanthioides*T. L. Wu etSenjen 或海南砂 *Amomumlongi ligulare*T. L. Wu(药典 253 页)
黄精	3	滇黄精 *Polygonatum kingianum* Coll. et Hemsl.、黄精 *Polygonatum sibiricum* Red.或多花黄精 *Polygonatum cyrtonema* Hua(药典 306 页)

2016 年 3 月 4 日，国务院办公厅发的《国务院办公厅关于促进医药产业健康发展的指导意见》中，其中“完善质量标准体系。健全以《中华人民共和国药典》为核心的国家药品标准体系，实施药品、医疗器械标准提高行动计划，推动基本药物、高风险药品、药用辅料、包装材料及基础性、通用性和高风险医疗器械的质量标准升级，完善中药、民族药的药材及药品生产技术规范和质量控制标准，提高标准的科学性、合理性及可操作性，强化标准的权威性和严肃性。”我们更认识到药典在质量标准体系建设中的核心地位，明确了其在食品药品监督管理总局、药审、药检三者关系中的重要性。食品药品监督管理总局是领导三方的上层建筑，药审和药检的审评和质量检验必须符合药典的法定要求，才能有利于建设以《中华人民共和国药典》为核心的国家药品标准体系。中药是传统中医药的一部分。中药作为中华民族的传统用药，在现代临床中的应用日趋广泛，中药材的质量关系到临床用药的有效性和安全性，对我国中医药事业的快速发展具有重要的影响。在我国，中药材生产长期处于粗放式经营状态，因此，建立中药材“从生产到消费”的质量可追溯体系，通过信息记录、查询和问题产品溯源，实现全过程质量跟踪与溯源，对于推动我国中药现代化与国际化进程具有重要的作用。

中药质量可追溯体系是记载产品生产过程的标识追溯实体的历史、应用情况和所处场所的能力，或者通过记录标识的方法回溯某个实体来历、生产情况、用途和位置的能力，包括可追踪性与可溯源性，贯穿产品生产至销售的全过程。中药材质量可追溯体系的概念最早是于 2010 年 11 月在第三届中医药现代化国际科技大会上提出的。2012 年 10 月，国家多个部委联合颁布了《商务部办公厅财政部办公厅关于开展 2012 年中药材流通追溯体系建设试点的通知》，将中药材质量可追溯体系的建设提升到了国家战略高度。目前，关于中药材质量可追溯体系的建立已经有了一些积极的探索，最终形成统一监管中药全生命周期的技术及信息系统。

由于影响中药材质量的环节多，建立中药材质量可追溯体系框架包括正向追踪和反向追溯两方面。其中系统的正向追踪由药材种植基地、检测机构和监督部门负责，对药材的生产管理过程、质量信息的记录和查询，通过编码标识技术、电子档案管理技术等进行；系统的反向追溯主要由监督部门和消费者进行，对药材质量的分析、判研以及对出现问题的反馈和溯源，通过质量安全溯源终端实现。在此框架下，中药材质量可追溯体系的建立依赖于中药材质量数据库和数据库管理平台。数据库涉及四个方面的信息，包括产品信息、生产者信息、经营者信息和文件信息。

中药材质量可追溯体系的功能模式设计为四个模块，分别为信息采集、信息查询、系统设置、系统帮助。

1. 信息采集

该模块满足系统管理人员对中药材从生产至销售全过程所有信息的录入与管理工作，从中药材质量数据库中采集四个方面的信息，其中产品信息的采集设立药材基本性状、产地生态环境、栽培方式、采收加工工艺、包装方式、运输及贮藏方式及相应负责人联系方式等指标，生产者信息的采集设立企业名称、性质、地址、联系方式等指标，经营者信息的采集设立经销、批发、配送、物流方式及相应负责人联系方式等指标，文件信息设立认证信息和法律法规要求等指标。该模块除系统管理人员外其他用户没有权限。

2. 信息查询

该模块根据采集的信息设置生产管理记录、采收记录、加工包装记录、运输贮藏等各环节的相关记录，同时设置生产者和经营者相关信息记录，满足消费者及监督部门从查询终端对中药材从生产至销售全部环节进行信息追踪的需要，并可查询到药材质量可能出现问题环节的相关负责人。

3. 系统设置

该模块主要针对系统用户的账号、密码进行管理等，以确保系统的安全性和有效性。

4. 系统帮助

该模块回答用户对系统的设计、适用范围、操作标准等方面的问题，帮助用户更好地操作该系统。因此，建设追溯系统需要基本的关键技术的支撑，如中药材质量可追溯体系的关键技术主要有编码技术、网络连接模式、溯源平台等，要考虑到体系用户的多样性和可扩展性。

对中药材产品信息等进行溯源编码，然后运用客户端-服务器模式和浏览器-服务器模式混合架构构建质量追溯体系，监管部门主要根据记录的溯源信息，分析企业的产品标准执行情况、原料来源及产品流向，判断药材质量情况，并对企业产品的质量、系统运行、系统维护等进行监督管理。

2017 年，商务部、工业和信息化部、公安部、农业部、国家质检总局、国家安全监督管理总局、国家食品药品监管总局联合印发《关于推进重要产品信息化追溯体系建设的指导意见》[62]。《关于推进重要产品信息化追溯体系建设的指导意见》以信息化追溯和互通共享为方向，突出可操作性，提出了重要产品信息化追溯体系建设基本原则、建设目标、主要任务和保障措施。《关于推进重要产品信息化追溯体系建设的指导意见》指出："到2020年，初步建成全国上下一体、协同运作的重要产品追溯管理体制、统一协调的追溯标准体系和追溯信息服务体系；相关法律法规进一步健全，追溯数据统一共享交换机制基本形成，部门、地区和行业企业追溯信息初步实现互通共享和通查通识；重要产品生产管理信息化、标准化、集约化水平显著提高……企业产品质量安全主体责任意识显著增强，采用信息技术建设追溯体系的企业占比大幅提高……社会公众对追溯产品的认知度和接受度明显增强。"《关于推进重要产品信息化追溯体系建设的指导意见》强调，建立产品目录管理制度、完善追溯标准体系、健全认证认可制度、推进追溯体系互联互通、促进线上线下融合、强化追溯信用监管是当前基本任务。

为构建中药材质量可追溯体系，中国中药协会于 2017 年在广州成立了中药追溯专业委员会。中国中药协会中药材检测认证技术专业委员会也积极响应国家相关政策，迎合中药材行业导向与互联网发展趋势，和国家中医药管理局现代中药资源动态监测和技术服务中心联合建立了中药材全程溯源管理体系——"7S 道地保真中药材全程质量控制体系"。

第四节　中药质量标志物概念提出的重要意义

一、中药质量标志物概念提出的背景和推进过程

为提升我国中药产品质量和质量控制水平，刘昌孝院士针对中药生物属性、制造过程及配伍理论等自身医药体系的特点，于 2016 年提出中药质量标志物（Q-marker）的新概念[2, 13]。初步明确了质量标志物的五个基本条件：①存在于中药材和中药产品中固有的次生代谢物，或加工制备过程中形成的化学物质；②来源于某药材（饮片）特有的而不是来源于其他药材的物质；③有明确的化学结构和生物活性；④可以进行定性鉴别和定量测定；⑤按中医配伍组成的方剂"君"药首选原则，兼顾"臣"、"佐"、"使"药的代表性物质。

中药质量标志物概念提出后，引起学术界、产业界的高度重视，在国家自然基金委支持下，天津药物研究院提出"中药质量和质量标志物研究战略与方法学"的中药质量战略研究课题。国家自然科学基金委员会于 2017 年 1 月 17～18 日在天津组织召开了中药质量战略与方法学研究研讨会。来自北京、天津、上海、江苏、四川、浙江、安徽、黑龙江、吉林、辽宁、陕西、湖南、广西等省市自治区的专家参加了研讨。与会专家就中药质量研究现状、质量标志物的概念和理论、中药质量研究战略和方法等进行了研讨，为凝练出关键的科学问题奠定了基础，为在国家层面进行总体设计及开展相关研究提出了具体建议，

并为中药学科以后的资助方向提供参考。

二、中药质量标志物研究进展

在中药质量标志物的方法学研究方面，张铁军等针对质量标志物的基本要求和中药有效性的表达方式，首先提出基于中药属性和作用特点的中药质量标志物研究与质量评价路径，建立了药材的质量标志物发现的基本模式[10, 63]。进一步又根据中药质量标志物的定义和基本要求，从基于质量传递与溯源、成分特有性、成分的有效性、成分可测性及复方配伍环境等方面，系统论述了中药质量标志物五要素的科学内涵及其发现和确定的原则、思路和方法，提出基于“五原则”的复方中药质量标志物研究和发现的路径[64]。Yang 等[15]以典型中药为案例，论述质量标志物建立的方法与过程；总结中药质量标准制订的分析技术。白钢等[16-18, 65, 66]将近红外光谱技术、化学计量学等方法引入中药质量标志物研究中，并使中药质量标志物向产业化应用转化。江振作等[8, 67]提出“药材基原-物质基础-质量标志物-质控方法”层级递进的中药质量标准模式。郝敏等[11]提出“饮片质量标志物”质量控制新思路。Li 等[68]提出基于网络毒理学发现和验证毒性中药质量标志物的策略。Wu 等[69]通过整合生物效能和生物标志物提出了使用与特定疾病相关的体内质量生物标志物（Q-biomarkers）作为中药质量评价的新策略。He 等[70]提出了基于药代动力学分析的中药质量标志物发现的新策略。Liu 等[53]基于中药质量标志物概念，提出了中药产品的质量和过程控制模型，建立了从原料到中药产品的质量传递和追溯体系，从而从整个供应链和生产链上提高中药质量。

中药质量标志物示范性研究方面，主要从药效物质基础研究、化学成分专属性研究、化学成分与生物活性的相关性研究及成分的可测性研究等方面，对不同药材的质量标志物进行预测分析。在药材和饮片质量标志物研究方面，已对延胡索[13]、益母草和赶黄草[5]、黄精[71]、吴茱萸[72, 73]、肉桂[74]、陈皮、枳实、枳壳[75]、麝香[76]等进行了深入研究；在中成药质量标志物研究方面，分别从不同角度，对元胡止痛方[4, 77]、丹红注射液[7]、糖脂清片[78]、心速宁胶囊[79]、丹酚酸注射液[80]、开心散[81]、冠心康泰方[82]等的质量标志物进行了研究。

以质量标志物为中心开展中药质量研究，并将研究成果应用于中药质量评价和中药质量控制体系建设。刘昌孝等[1, 83]从中药资源、产业的角度，提出基于中药质量标志物的中药质量追溯系统建设的设想。张铁军等[84, 85]提出以精准医学-精准药学-精准质控的序贯思路，实现中药的精准认识、科学评价和有效控制；并将质量标志物作为中药大品种质量标准提升的指导思想和重要依据。

三、中药质量标志物对提高中药质量的重要意义

《中国药典》是我国药品管理的基本法典，2016 年 3 月国务院发布的《关于促进医药

健康产业健康发展的指导意见》中，提出“完善质量标准体系，健全以《中国药典》为核心的国家药品标准体系”的要求，应用中药质量标志物的理论和方法，为今后完善中药、民族药及其生产技术规范和质量控制标准研究探索新思路、新理论、新方法和新监管模式。

1. 提出中药质量研究的新概念、核心理论和研究模式

中药质量标志物从目前存在的中药质量问题入手，系统分析了影响中药质量的因素、当前中药产品的质量和质量标准与监管存在的问题，以及中药质量的物质基础的确定及中药质量标志物的提出依据及其对中药标准化建设的意义。中药质量标志物概念的提出是针对中药有效成分的次生代谢物来源的生物学属性、制造过程有效物质传递和从药材-中间产品-成药的全程质量控制及质量溯源，以及中医药理论（如药性的物质基础）、中药配伍理论（如君、臣、佐、使）等中医药理论体系特点，整合多学科知识，提出的关于中药质量的核心概念，以此统领中药质量研究，进一步密切中药有效性-物质基础-质量控制标志性成分的关联度，以有利于建立中药全程质量控制及质量溯源体系。

2. 整合中药质量的理论研究、科学评价和有效控制等各个环节，有利于产业化应用和推进中药标准化建设

中药质量的系统认识、完整表达、科学评价和有效控制是中药质量提升的必要路径。为达成这一目的，必须实现理论研究向实际应用的转化。刘昌孝院士在广州会议上，做了题为“从中药资源-质量-质量标志物认识中药产业健康发展”的特邀主题报告。同年8月7～8日世界中医药联合会中药鉴定专业委员会在西安咸阳召开，刘昌孝院士又做了题为“基于中药质量标志物的中药产品质量追溯系统建设”的特邀主题报告。刘昌孝院士从中药质量是影响产业发展和民生需求的重大问题、关注影响中药质量的因素、从植物次生代谢物中发现中药质量标志物和质量标志物的定义、中药产品制备过程中的质量标志物的传递性和溯源性研究设计及质量管理风险5方面论述了基于中药质量标志物的中药产品质量追溯系统建设的一些关键问题[83]。通过从药材源头到成品全过程的质量、标准和控制研究，构建全程可溯源的质量控制方案，提出基于中药质量标志物的中药产品质量追溯系统建设问题，对中药产业健康发展必将产生新的影响。

中药质量标志物的提出有利于建立中药全程质量控制及质量溯源体系。中药质量标志物源自中药基原生物体内生物合成，经历采收加工、炮制及制药工艺过程的物质传递及化学变化，最终以复方制剂的形式通过药物传输过程发挥临床疗效，其以物质-功能为核心贯穿中药形成及生产全过程。以中药饮片标准汤剂为研究的核心范本进行质量研究，确定质量标志物，并向药材和饮片（及炮制品）溯源，向复方制剂和中成药延伸，所建立的思维模式和研究方法着眼于生产全过程的物质基础的特有性、差异性、动态变化和质量的传递性、溯源性，有利于建立中药全程质量控制及质量溯源体系，并推进中药标准化建设。

3. 为建立以《中国药典》为核心的中药质量标准体系提供重要的理论支撑

由于中药材多来源、多产地等复杂情况，使中药产品的质量差异悬殊，特别是有效成分的量差异明显，必须用科学的质量标准予以完善。一是在药典收录的中药材中，来源于

2种或3种，甚至4种或5种的多基原情况较普遍，给质量评价和标准制定带来许多难题。二是当用这类药材制成复方制剂时，如果基于测定1种或几种有效成分的量来进行质量评价，通常难以真正反映该中药的质量与中医功效和疗效的关系。三是药典收载中药材基础研究欠缺，有的没有指标成分的定性鉴别和定量测定，四是有的药材未进行过系统化学成分研究，这也是导致中药难以被西方国家接受的原因之一。从整体质量控制上影响国家药典的科学性和国家法典的权威性。

结　论

本章从中药质量标志物概念和理论产生的科学技术背景出发，讨论了建立科学的中药质量研究模式、完善中药质量标志物理论及其评价方法及质量控制体系、规范行业行为、提升质量标准和构建全程质量控制体系等方面的问题，对保证中药的安全有效和质量一致性具有重要意义。

由于历史原因，长期以来，中药质量研究缺少系统的思路统领，导致研究的局限性和碎片化现象严重。为此，我们基于中药产业质量现状和产业需求以及影响中药质量的关键因素分析、提出中药质量标志物的核心概念，以此统领中药质量研究，对于建立科学的质量评价体系具有重要的意义。

参考文献

[1] 刘昌孝. 从中药资源-质量-质量标志物认识中药产业的健康发展. 中草药，2016，47（18）：3149-3154.

[2] 刘昌孝，陈士林，肖小河，等. 中药质量标志物（Q-Marker）：中药产品质量控制的新概念. 中草药，2016，47（9）：1443-1457.

[3] 张铁军，许浚，韩彦琪，等. 中药质量标志物（Q-marker）研究：延胡索质量评价及质量标准研究. 中草药，2016，47（9）：1458-1467.

[4] 张铁军，许浚，申秀萍，等. 基于中药质量标志物（Q-Marker）的元胡止痛滴丸的“性-效-物”三元关系和作用机制研究. 中草药，2016，47（13）：2199-2211.

[5] 熊亮，彭成. 基于中药质量标志物（Q-Marker）的基本条件研究益母草和赶黄草的 Q-Marker. 中草药，2016，47（13）：2212-2220.

[6] 孙蓉，李晓宇，王亮，等. 基于“效-毒”相关的 Q-marker 合理辨识与科学控制. 世界科学技术：中医药现代化，2016，18（8）：1224-1231.

[7] 杨静，江振作，柴欣，等. 中药注射液“Q-Markers”的辨析研究——丹红注射液研究实例. 世界科学技术：中医药现代化，2016，18（12）：2056-2061.

[8] 江振作，王跃飞. 基于“药材基原-物质基础-质量标志物-质控方法”层级递进的中药质量标准模式研究. 中草药，2016，47（23）：4127-4133.

[9] 周秀娟，李燕芳，陈莹，等. 基于 UPLC-Q Exactive 四级杆-轨道阱液质联用法快速建立清热灵颗粒中潜在中药质量标志物（Q-Marker）成分库. 中草药，2017，48（1）：67-74.

[10] 张铁军，王杰，陈常青，等. 基于中药属性和作用特点的中药质量标志物研究与质量评价路径. 中草药，2017，48（6）：1051-1060.

[11] 郝敏，陆兔林，毛春琴，等. 基于中药质量标志物的饮片质量控制研究. 中草药，2017，48（9）：1699-1708.

[12] 杨岩涛，李森，刘金玲，等. 中药质量标志物与“网通虹势”代谢规律. 中国中药杂志，2017，42（12）：2420-2424.

[13] Liu CX，Cheng YY，Guo DA，et al. A new concept on quality marker for quality assessment and process control of chinese

medicines. Chinese Herbal Medicines，2017；9（1）：3-13.

[14] Guo DA. Quality marker concept inspires the quality research of traditional Chinese medicines.Chinese Herbal Medicines，2017；9（1）：1-2.

[15] Yang WZ, Zhang YB, Wu WY et al. Approaches to establish Q-markers for the quality standards of traditional Chinese medicines. Acta Pharm Sin B，2017，7（4）：439-446.

[16] Ding G，Li B，Han Y，et al. A rapid integrated bioactivity evaluation system based on near-infrared spectroscopy for quality control of Flos Chrysanthemi.J Pharm Biomed Anal，2016，131：391-399.

[17] Zhou M，Ma X，Ding G，et al.Comparison and evaluation of antimuscarinic and anti-inflammatory effects of five Bulbus fritillariae species based on UPLC-Q/TOF integrated dual-luciferase reporter assay，PCA and ANN analysis.J Chromatogr B Analyt Technol Biomed Life Sci，2017，1041-1042：60-69.

[18] Ding GY，Wang YS，Liu AN，et al. From chemical markers to quality markers：an integrated approach of UPLC/Q-TF，NIRS and chemometrics for the quality assessment of honeysuckle buds. RSC Advances，2017，7：22034-22044.

[19] 韩启德. 对当前发展中医药的几点建议. 紫光阁，2016，(3)：29.

[20] 张铁军，刘昌孝. 中药大品种质量标准提升研究. 北京：科学出版社，2015

[21] 刘桂新，周荣汉. 亚洲薄荷的两个化学型. 植物资源与环境，1994，3（3）：58-59.

[22] 刘桂新，周自新，周荣汉. 东北薄荷的化学型. 植物资源与环境，1995，4（4）：60-62.

[23] 刘桂新，周荣汉. 国产薄荷挥发油的化学组分变异及其化学型. 植物资源与环境，1998，7（3）：13-18.

[24] 韦玮，徐嵬，杨秀伟. 规范化种植川化学成分研究. 中草药，2017，48（15）：3017-3025.

[25] 吴琦，杨秀伟. 国家中药材 GAP 基地产川芎会发油化学成分的 GC-MS 分析. 中国中药杂志，2008，33（3）：276-280.

[26] Huang J，Lu XQ，Lu J，et al. Two new phthalides with BuChE inhibitory activity from Ligusticumchuanxiong.J Asian Nat Prod Res. 2013，15（12）：1237-1242.

[27] Huang J, Lu XQ, Zhang C, et al. Anti-inflammatory ligustilides from Ligusticumchuanxiong Hort. Fitoterapia, 2013, 91: 21-27.

[28] Liu Q，Zhou J，Yu J，et al. Systematic and efficient separation of 11 compounds from RhizomaChuanxiong via counter-current chromatography-solid phase extraction-counter-current chromatography hyphenation.J Chromatogr A，2014，1364：204-213.

[29] Wei W，Wu XW，Yang XW. Novel phthalide derivatives from the rhizome of Ligusticum chuanxiong and their inhibitory effect against lipipolysacharide-induced nitric oxide production in RAW 264.7 macrophage cells. RSC Avances 2016，6：61037-61046.

[30] 杨秀伟. 基于体内过程的中药有效成分和有效效应物质的发现策略. 中国中药杂志，2007，32（5）：365-370.

[31] 姜宇樊，王丹巧. 川芎嗪药理作用研究进展. 中国现代中药，2016，18（10）：1364-1370.

[32] 朱美晓，黄志芳，肖红斌，等. HPLC 法测定川产道地药材川芎中川芎嗪的含量. 药物分析杂志，2011，31（1）：103-106.

[33] 刘昌孝. 中药药物代谢动力学研究思路与实践. 北京：科学出版社，2013，55-79.

[34] 马双成，戴忠，丁丽霞. 中药质量标准的研究进展（下）. 中国药师，2006，（2）：132-135.

[35] 杨蕾，郭娟，高伟，等. 药用植物次生代谢物的生物合成和代谢调控. 黄璐琦，刘昌孝. 分子生药学. 第 3 版，北京：科学出版社，2015：231-273.

[36] 国务院办公厅. 关于促进医药产业健康发展的指导意见. 2016 年 3 月 4 日.

[37] 康亚兰，裴瑾，蔡文龙，等. 药用植物黄酮类化合物代谢合成途径及相关功能基因的研究进展. 中草药，2014，45（9）：1336-1341.

[38] Schijlen EG，Ric de Vos CH，van Tunen AJ，et al. Modification of flavonoid biosynthesis in crop plants.Phytochemistry，2004，65：2631-2648.

[39] 王青云. 中草药的有效成份探讨. 内蒙古中医药，2010，（13）：105-106.

[40] Sato F，Hashimoto T，Hachiya A，et al.Metabolic engineering of plant alkaloid biosynthesis. ProcNatlAcadSci，2001，98（1）：367-372.

[41] 叶文斌，樊亮，员汉伯. 阿魏酸对甘肃道地中药材纹党的化感作用研究. 中国农学通报，2012，28（31）：231-236.

[42] 张铁军，任涛. 药用植物地理学与新药寻找. 中草药，1996，27（9）：34-36.

[43] Facchini PJ, De Luea V. Opium poppy and Madagascar periwinkle：model non-model systems to investigate alkaloid biosynthesis in plants. Plant J，2008，54（4）：763-784.

[44] Liscombe DK，Facchini PJ. Molecular cloning and characterization of tetrahydroprotoberrinecis-N-methyltransferase，an enzyme involved in alkaloid biosynthesis in opium poppy. J Biol Chem，2007，282（20）：14741-14751.

[45] 程巧，曾建国，乐捷. 异喹啉类生物碱生物合成、运输、储存相关细胞生物学研究进展. 植物学报，2014，49（6）：720-728.

[46] Dewan S，Sudha J，Sandeep G，et al. The biosynthesis of the alkaloids of Corydalis meifolia Wall. Tetrahedron，1986，42（2）：675-680.

[47] Tani C，Tagahara K. Studies on berberine derivatives and related alkaloids. Ⅶ. On the biosynthesis of protopine. Chem Pharm Bull，1974，22（10）：2457-2459.

[48] Taka N，Iwasa K，Kamigauchi M，et al. Studies on the alkaloids of paraveraceous plants. XXV. Biosynthesis of the alkaloida of Corylalis incise Pers. and Chelidoniummajus L. incorporations of tetrahydroprotoberberines，N-methosalts of teranhydroprotoberberines，and protopine. Chem Pharm Bull，24（11）：2859-2868.

[49] FDA. Biotanical drug development guidance for industry. https：//www.fda.gov/downloads/Drug/Guidance Compliance Regulatory Information/Guidances/UCM4584，pdf .2017-8-18.

[50] 苏钢强，李伯刚. 欧盟草药药品注册指南. 北京：人民卫生出版社，2005.

[51] 周跃华，孟大利. 日本药局方汉方药制剂质量标准简介及思考. 中国中药杂志，2009，34（19）：2547-2550.

[52] Rantanen J，Khinast J. The future of pharmaceutical manufacturing sciences. J.Pharmaceut Sci，2015，104：3612-3638.

[53] Liu CX，Guo DA，Liu L. Quality transitivity and traceability system of herbal medicine products based on quality markers. Phytomedicine，2018，44：247-257.

[54] Lotlikar MV. Quality risk management（QRM）：a revew. J Drug DelivTherap，2013，3（2）：149-154.

[55] International Conference on Harmonization of TechnicalRequirements for Registration of Pharmaceuticals forHuman Use（ICH）. Q9 Quality Risk Management.Geneva：ICH，2005.

[56] International Conference on Harmonization forindustry.Q9 quality risk management. Guidance ICH，2006.

[57] IEC. 2006. Analysis techniques for system reliability-procedures for failure mode and effects analysis（FMEA）. International Standard IEC 608122006.

[58] Stamatis DH. Failure mode and effect analysis. FMEA from theory to execution. Milwaukee：American Society for Quality，Quality Press. 2003.

[59] WHO Application of hazard analysis and critical control point（HACCP）methodology to pharmaceuticals. Annex 7. In：Quality assurance of pharmaceuticals. A compendium of guidelines and related materials. Second updated edition. Good manufacturing practices and inspection. Geneva：Switzerland，2007.

[60] BS IEC. 2001. Hazard Operability Analysis（HAZOP）-Application guide. British Standard IEC 618822001.

[61] Pharmaceutical Quality System Q10. International conference on harmonization of technical requirements for registration of pharmaceuticals for human use. Geneva：ICH，2008.

[62] 商务部、工业和信息化部、公安部、农业部、质检总局、安全监管总局、食品药品监管总局. 关于推进重要产品信息化追溯体系建设的指导意见. 2017 年 2 月 16 日.

[63] Zhang TJ，Bai G，Han YQ，et al. The method of quality marker research and quality evaluation of traditional Chinese medicine based on drug properties and effect characteristics[J]. Phytomedicine，2018，44：204-211.

[64] 张铁军，白钢，陈长青，等. 基于“五原则”的复方中药质量标志物（Q-marker）研究路径. 中草药，2018，49：1-13，

[65] Bai G，Zhang T，Hou Y，et al. From quality markers to data mining and intelligence assessment：A smart quality-evaluation strategy for traditional Chinese medicine based on quality markers. Phytomedicine，2018，44：109-116.

[66] 白钢，丁国钰，侯媛媛，等. 引进近红外技术用于中药材品质的快速评价. 中国中药杂志，2016，41 (19)：3501-3505

[67] Jiang Z，Yang J，Wang Y. Discrimination and identification of Q-markers based on 'Spider-web' mode for quality control of traditional Chinese medicine. Phytomedicine，2017，44：98-102.

[68] Li YB，Zhang YN，Wang YM，et al. A strategy for the discovery and validation of toxicity quality marker of Chinese medicine based on network toxicology. Phytomedicine，2019，54：365-370.

[69] Wu X，Zhang H，Fan S，et al. Quality markers based on biological activity：A new strategy for the quality control of traditional Chinese medicine.. Phytomedicine，2018，44：103-108.

[70] He J，Feng LC，Wang K，et al. Discovery and identification of quality markers of Chinese medicine based on pharmacokinetic analysis. Phytomedicine，2018，44：182-186.

[71] 姜程曦，张铁军，陈常青，等. 黄精的研究进展及其质量标志物的预测分析.中草药，2017，48 (1)：1-16

[72] 孙蓉，李晓宇，王亮，等. 基于“效-毒”相关的 Q-marker 合理辨识与科学控制. 世界科学技术：中医药现代化，2016，

18 (8)：1224-1231

[73] 王亮，窦立雯，郭威，等. 基于中药传统用法的毒性 Q-Marker 发现：以吴茱萸为例. 中草药，2017，48 (6)：1159-1166

[74] 侯小涛，郝二伟，秦健峰，等. 肉桂的化学成分、药理作用及质量标志物(Q-marker)的预测分析. 中草药，2018，49 (1)：20-34

[75] 许姗姗，许浚，张笑敏，等.常用中药陈皮、枳实和枳壳的研究进展及质量标志物的预测分析.中草药，2018，49(01)：35-44.

[76] Tang ZS，Liu YR，Lv Y，et al. Quality markers of animal medicinal materials：Correlative analysis of musk reveals distinct metabolic changes induced by multiple factors. Phytomedicine，2018，44：258-269.

[77] Zhang H，Wu X，Xu J，et al. The comparative pharmacokinetic study of YuanhuZhitong prescription based on five quality-markers. Phytomedicine，2018，44：148-154.

[78] Li Z，Liu J，Zhang D，et al. Nuciferine and paeoniflorin can be quality markers of Tangzhiqing tablet，a Chinese traditional patent medicine，based on the qualitative，quantitative and dose-exposure-response analysis. Phytomedicine，2018，44：155-163.

[79] Guo R，Zhang X，Su J，et al. Identifying Potential Quality Markers of Xin-Su-Ning Capsules Acting on Arrhythmia by Integrating UHPLC-LTQ-Orbitrap，ADME Prediction and Network Target Analysis. Phytomedicine，2018，44：117-128.

[80] Li W，Polachi N，Wang X，et al. A quality marker study on salvianolic acids for injection. Phytomedicine，2018，44：138-147.

[81] Wang X，Zhang A，Kong L，et al. Rapid discovery of quality-markers from Kaixin San using chinmedomics analysis approach. Phytomedicine，2017. 54：371-381.

[82] Chen TB，Zuo YH，Dong GT，et al. An integrated strategy for rapid discovery and identification of quality markers in GuanxinKangtai preparation using UHPLC-TOF/MS and multivariate statistical analysis. Phytomedicine，2018，44：239-246.

[83] 刘昌孝. 基于中药质量标志物的中药质量追溯系统建设.中草药，2017，48(18)：3669-3676.

[84] 张铁军，白钢，许浚，等. 基于"精准医学"的中药质量认识与评价研究路径. 世界科学技术：中医药现代化，2017，19(01)：35-43

[85] 张铁军，许 浚，韩彦琪，等. 中药大品种质量标准提升研究的思路与实践.天津中医药，2017，34(1)：4-12

（刘昌孝　张铁军　许　浚）

第二章 中药质量标志物理论体系的建立

中药质量是保证产品内在质量和中药临床疗效的基础，是中药产业发展的生命线。中药质量研究历来是行业关注的焦点，中药质量标准和质量控制的研究及应用是关系到中医药科学和产业发展的战略性问题。在此重大科学问题中，有必要剖析解读质量标志物理论的科学内涵，提出和形成中药质量标志物理论体系的核心问题，凝练研究思路、方法和研究模式，指导中药质量标志物研究。

任何科学理论体系的建立，都要涉及四个主要内涵。一是科学发展观的需求，是为之而确定的必要条件。二是提出理论的核心问题。三是每个科学理论的基本内容。四是统筹兼顾形成该理论的根本方法。同时需要以科学发展观的态度和思路去形成其理论体系。中药质量标志物理论实际是从药材的形成、制备和体内过程中来寻找、发现与有效性、安全性相关的特异性、可操作性的指标。纳入标准的有效性会体现在很多方面，如药性、中药配伍、以及中药对不同中医证型、西医疾病的临床有效性表达方式与关联关系等，需要将其定义贯穿在该理论体系中。总之，要实现中药质量标志物有效控制中药及其产品质量的目标，尚需不断探索，完善理论体系，建立科学的研究方法和研究路径。

第一节　中药质量标志物概念辨析

（一）关于标志物

标志物（marker）是一个“热词”。与药物和治疗有关的“生物标志物”（bio-marker）是标记系统、器官、组织、细胞及亚细胞结构或功能的改变或可能发生的改变的生物学或生物化学指标，它具有非常广泛的用途。生物标志物可用于诊断疾病、判断疾病分期或者用来评价新药或新疗法在目标人群中的安全性及有效性。遗传标志物本身是没有生物学功能的，其变异（DNA 序列或结构改变）无致病作用。而基因是有功能的，其序列或结构的改变常引起功能改变并导致疾病。遗传标志物常用于分子诊断，用来标记某重要癌基因附近的基因组区，追踪家族中是否遗传该癌基因或肿瘤细胞是否丢失该癌基因。植物标志物（plant marker），也称为植物生物标志物（plant biomarker），是植物在其生命期中形成的次生代谢物，对其研究的目的是发现植物发育分化生长过程中有代表物种特征的物质。我们提出的中药质量标志物（quality marker，Q-marker）是从存在于中药（药材、饮片、成药）中的物质本质出发的，与一般所称谓的“化学标志物”（chemical marker）不同，是综合认识中药与其种属关系的特有物质，是确定代表某种中药特征的标志物，是与中医理论、医疗功效和医学用途相关的特有物质。

（二）关于药代标志物（PK-marker）

中药制剂的化学成分在体内以原型或代谢物形式存在于体液或组织或排泄物中，并呈现一定的体内转运和动力学规律，我们将这类物质称之为药代标志物（PK-markers）。药代动力学研究中所建立的生物分析方法为微量成分的体内过程研究奠定了基础。复方制剂多成分的药代标志物研究主要反映给药后中药体内物质暴露及其药味配伍影响。单味中药的药代标志物研究重视中药物质基础研究，为中药新药发现提出新的研究思路，更有利于中药新药研究开发。中药是一个复杂体系，用不同类别的标志物反映其体内物质暴露、质量、药效、安全性等具有积极的科学意义。这类具有适当的药代动力学性质的物质与发挥药效作用有关，或与在作用靶点并维持一定浓度发挥药效有关。因此，药代标志物包括入血的原型成分及其代谢产物，而质量标志物是指客观存在于制剂中与生物活性有关的固有物质，并不包括体内代谢产物。

（三）中药质量标志物（Q-marker）的定义

为提升我国中药产品质量和质量控制水平，刘昌孝院士针对中药生物属性、制造过程及配伍理论等医药体系自身的特点，2016 年提出中药质量标志物（Q-marker）的新概念[1, 2]，之后质量标志物定义渐渐完善。在明确植物基源如 DNA 条码鉴别的基础上，明确了质量标志物的基本条件：①存在于中药材、饮片细胞结构和基原特征的物质和化学物质，或中药产品中存在的特有化学物质，或加工制备过程中形成的特有化学物质（特有性）；②特有的物质可以用现代分析技术测定的（可测性）；③存在的物质具有明确性与有效性和安全性等生物活性（有效性）；④在产品全生产过程中物质具有追溯和传递性（传递性）；⑤按中医配伍组成的方剂，以“君”药首选的原则，兼顾“臣”、“佐”、“使”药的代表性物质（中医药理论关联性）。即构成中药质量标志物的“五要素”。

第二节　中药质量标志物的科学内涵

中药质量标志物（Q-marker）反映了中药质量本质的科学内涵，既是中药质量的核心概念，又是中药产业的核心概念，是中药行业监管的重要抓手和依据。质量标志物的核心内容基于特有性、可测性、有效性、传递性和中医药理论关联性的“五要素”，既反映了与有效性（和安全性）的关联关系，又体现了中药成分的专属性、差异性特征，特别是基于方-证对应的配伍环境，使质量研究回归到中医药理论，体现针对疾病的中药有效性表达方式及其物质基础的客观实质。质量标志物核心概念有利于反映中药治疗疾病的本质特征；有利于建立专属性、针对性的质量评价方法和质量标准；着眼于中药材、生产、体内全过程的特有、差异、动态变化和质量的传递性、溯源性，有利于建立可传递和溯源的全程质量控制体系[3-42]。

（一）质量标志物的“有效性”内涵

质量控制的根本目的是对中药进行有效性的控制，因此，“有效”是质量标志物的核心要素。在中医药理论体系中，“药性”与“药效”（功效）均是中医药理论的核心概念，是中药特有的功效属性，是从不同侧面、不同角度对中药治疗疾病性能的客观描述，可反映中药有效性的本质特征，并作为临证治法、遣药组方的重要依据。“药味（性）”和“药效”体现了中药的“物质基础”作用人体疾病主体的不同层面、不同方式的生物效应表达形式，二者呈现复杂的离合关系[2-7]。“性–效–物”的表征、相关性规律研究是阐释中药的药效物质基础、作用原理及配伍规律，以及指导临床实践的重要依据和研究路径，将“药性”和“药效”均纳入中药质量评价，才能反映中药质量的完整性。

入血成分及其代谢产物是中药功效表达的最终物质基础，中药复杂体系的体内释放暴露及其动力学规律研究和方药指纹–代谢指纹–药效靶标活性三者之间的关系研究是揭示中药有效性客观表达的有效路径，也是质量标志物发现和确定的重要依据。

（二）质量标志物的“特有性”内涵

“特有性”是中药鉴别、质量评价和质量控制的重要条件，中药种类繁多、成分复杂，不同药材含有同一成分频见。一个“好的”质量评价方法或质量标准应具有对特定药材的“针对性”、“专属性”，才能避免“张冠李戴”、“以假乱真”。但现行的质量标准中还有很多药材均以普遍存在的成分（如绿原酸、芦丁等）作为含量测定指标，显然难以反映不同药材的“特质”，不能准确地评价不同药材的各自特有的质量特点，也给掺假和掺伪留有可乘之机。

“特有性”体现在二个不同层次：①能代表和反映同一类药材的共有性并区别于其他类药材的特征性成分；②能反映同一类、不同种药材之间的差异性成分。由于很多中药基原亲缘接近，成分类似，药效和药性等方面差异和倾向可能反映在成分的种类、含量或不同成分之间的相对比例等不同方面。

成分“特有性”的形成具有植物亲缘学及其次生代谢产物生物合成途径的依据，又与药材的组织部位（组织化学）、生长时期（采收期）、地理分布（植物区系地理）和生态条件（化学性状环境饰变）等密切相关。

（三）质量标志物的“传递与溯源”内涵

质量标志物的应用价值在于建立全程质量控制体系。中药不同于化学药物，其形成的产业链长，药物成分经历了采收加工—炮制—提取精制及制剂工艺—药物传输和体内代谢等多环节的传递与变化，最终体内的“效应成分”与它原料中的“原有成分”的构成已大不相同，按照质量内涵的“效应物质”与“源头质控”的要求，必须辨识和阐明中药形成全过程中各环节的化学物质组及其传递与变化规律，提炼质量标志物，并建立以质量标志物统领的全程质量控制体系。

1. 植物中的生物合成成分

中药原料为天然生物有机体，其中，绝大多数来源于植物（约占 87%），中药的有效成分多为植物的次生代谢产物，不同植物具有不同遗传物质基础和生物合成途径，因而形成特异的次生代谢产物，故称之为“植物中的生物合成成分”。次生代谢产物的种类、含量及各成分之间的相对比例是决定中药有效性和质量优劣的核心内涵。从质量要素的传递与溯源角度，植物中的生物合成成分是第一环节，是优质药材选育、产地选择及栽培技术规范化重点关注的环节，因此，又有中药生产“第一车间”之称，是“药材好，药才好”的根本保证。

2. 药材中的原有成分

根据药用目的，对植物的器官（根、茎、叶、花、果实、种子等）进行采收和产地加工，才能形成药材，相对于加工炮制后的饮片和提取制备后的制剂，药材是初始原料，故将药材中的成分称之“原有成分”。植物的不同物候期其次生代谢产物的合成和积累差异很大，采收时间直接决定成分的含量；产地、加工方式方法、干燥方式等都会影响药材中的成分种类和含量。大多数含挥发性成分的药材，在干燥晾晒的过程中有效成分可能挥发散失；根茎类药材切制时需浸润，水溶性成分容易损失；一些苷类成分在适当的条件下（如一定的温度、湿度）会酶解成苷元。

3. 饮片中的转化成分

饮片是中药临床运用的原料，药材通常需要一定的加工炮制形成饮片后才能临床运用或作为制药工业原料投料生产，饮片加工炮制后成分发生变化，产生减毒增效、改变药性、有助煎出等作用，使其更能符合配伍的需要，达到临床治疗疾病的目的。炮制过程中成分的变化非常普遍，相对于药材，对饮片中的成分称之为“转化成分”。

4. 制剂中的原型成分

中药材经提取纯化等制备工艺制成中药复方制剂，因此，中药制备过程既有有效性（药效物质基础）的获取，又有去粗取精、去伪存真的过程，是中药质量传递与溯源的重要环节。制剂中的成分既是饮片原料化学成分的获取和传递的结果，又是入血成分及其代谢产物的来源，故称之为“原型成分”。制剂中的原型成分是质量控制的主要指标，其上溯药材源头，下延体内的最终效应物质。

5. 血中的效应成分

药物经一定的传输途径，入血、代谢、分布并产生特异性的生物效应，因此，入血成分及其代谢产物才是最终的“效应成分”。从质量传递与溯源的角度，血中的效应成分是质量传递体系的最终环节，也是质量标志物确定的重要依据。

（四）质量标志物的“配伍环境”内涵

中医理论是中药的理论基础，中药配伍理论是中医药理论的核心内容。中药配伍理论面向临床，以辨证论治、方-证对应的方式遣药组方、临床施治。复方是中药临床运用的主要形式，复方中药的“系统质”具有“非加和性”。同时，同一中药材在不同复方中发挥的作用及其药效物质基础也可能不同：①外源性药物对不同疾病有不同的生物效应，“汝之良药，彼之毒方”即此之意；②不同疾病的治则和用药目的不同，因此，同一药材在不同处方中的有效成分亦不尽相同；③不同配伍环境中药物之间的交互作用不同，既反映在不同作用靶点、通路之间的关联串扰、协同与拮抗，又涉及吸收、代谢等体内过程的交互多用。

中药质量标志物的确定，必须延伸到中药临床运用的层面，针对具体疾病病因病机和治法治则，从处方配伍环境出发，基于中药临床运用时最终效应成分及其功效的临床表达形式，确定质量标志物。

（五）质量标志物的“可测性”内涵

“可测性”是建立质量评价方法和质量标准的必要条件。即使满足了质量标志物的“有效”、“传递与溯源”的要求，根据质量控制的目的，“可测性”还需要满足三个条件：即具有一定的含量和体内暴露量、具有定量测定的方法及含量测定方法符合专属性要求。

中药成分复杂，生物效应多样。“一物多性”，“一物多效”，“一物多用”现象普遍存在，甚或像有三七止血与活血功效并存的情况。各成分在治疗疾病中发挥的作用亦不相同，质量评价应体现其传统功效的“完整性”和其药用目的的“针对性”，根据中药有效性多元表达方式，有必要建立多元质量控制方法，质量评价和质量控制方法的建立也要针对性的分主次、分层级、点-线-面-体结合等，力求反映质量要素的完整性和质量控制的全面性。

第三节　中药质量标志物核心理论的建立

中药质量标志物理论是以中医药理论为基础，整合植物亲缘关系学、系统与进化植物学、植物化学分类学、植物区系地理学、中药资源生态学、分子生药学等相关学科的理论和方法，形成的面向基础与应用研究的理论体系。

一、中药质量标志物“有效性”的辨识和表达理论

“有效”是质量标志物的核心要素，是中药质量控制的主要依据和根本目的。传统中医药理论体系中对有效性的认识与西医药不同，传统中医药理论体系认为“药性”与“药效”（功效）均是中药传统功效的基本内涵，是从不同侧面、不同角度对中药的生物效应表达的客观描述。“药味（性）”和“药效”体现了中药的“物质基础”作用于人体疾病主体的不同层面、不同方式的生物效应表达形式，二者呈现复杂的离合关系，均是临证治法、遣药组方的理论依据。因此，“药味（性）”和“药效”均应是中药有效性表达和质量标志物确定的依据。同时，药物的体内过程及其动力学规律是其功效产生的物质基础，PK/PD/T 的时–效、量–效关系更是中药复杂体系生物效应表达规律的客观实质。因此，中

药质量标志物的有效性表达应体现在“药效”、“药性”和“体内过程”三个方面。

（一）有效性的“药效”表达

中药药效是中药治疗疾病的重要依据，是中药有效性的核心内容。中药药效是在长期临床实践中总结的宝贵经验，并经大量的实验研究证实，可作为遣药组方、治疗疾病的重要依据。由于中药来源于动植物有机体，化学成分复杂多样，因此，常存在“一物多性”、“一物多效”、“一物多用”的现象，“多元药效”是中药的一大特点。如当归兼甘、辛二性；既能补血，又能活血，还可调经止痛，润燥滑肠；甚者如三七具有活血和止血“相反药效”。

中药的“多元药效”表达是由其复杂的化学物质基础所决定的，其化学生物学实质可能表现为：①同一成分可作用于多靶点；②同一成分体内可代谢为多个不同成分，产生不同的生物效应；③同一药材的多个不同成分，表达多元的生物活性；④同一药材不同组织部位的成分存在差异，表现功效的差异；⑤炮制导致化学成分变化，使药效改变。

中药质量是对中药有效性的客观反映，基于中药“多元药效”、“相反药效”的特点和客观现实，质量标志物的确定应力求反映质量属性的“完整性”和基于应用目的的“针对性”。

（二）有效性的“药性”表达

“药性”是中药的特有属性，反映了中药的本质特征，是药性理论的重要组成部分。其与归经、升降浮沉、十八反和十九畏等共同构成药性理论基本内容。而性味配伍则是遣药制方的关键环节，是阐明中药作用机理的重要基础理论。“药性”与“药效”（功效）均是中医药理论的核心概念，是从不同侧面、不同角度对中药的生物效应表达的客观描述。“药性”和“药效”体现了中药的“物质基础”作用于人体疾病主体的不同层面、不同方式的生物效应表达形式，二者呈现复杂的离合关系[43-48]。

药性的生物效应表达又体现了药物作用的趋势（升降沉浮）、药物作用的靶点（归经）及药效活性（功效）等不同的表达模式。功能相同的药物，由于性味不同而表现出作用趋势、作用位置（途径、通路）和作用功效的差异，并以此作为临证治法、遣药组方的重要依据。

药性理论是临证立法、配伍组方的重要依据。寒热理论贯穿于中医理法方药的全过程，临床辨治中常依据寒热理论确立治疗大法，成为指导组方的重要准则；而“七情和合”更是“药对”、“方根”的相互关系及制方用药的基本原则。因此，根据药物的气、味进行配伍组合，是方剂组方的基本依据之一。

因此，为了反映中药有效性的完整性，凸显中医药理论体系特点，特别是结合和指导临床用药实践，质量标志物的确定应重视药性物质基础的发现和确定。

（三）有效性的“体内过程”相关性

中药化学成分的体内暴露及其动力学规律是中药有效性表达的物质基础和客观依据。在传统药性理论中，“药性走守”、“气味薄厚”、“升降浮沉”、“归经”、“引经报使”、“相须”等基本概念中均包含药物成分的药代动力学及体内过程（ADME/T）的科学内涵。因此，药代动力学研究是揭示不同药性的药物传输特点、作用趋势、组织靶向及其不同药味之间的交互作用及其动力学规律的可行方法和必由路径。

原型成分仅是中药功效表达的先决条件，而入血成分及其代谢产物才是产生生物效应的最终“效应物质”。药物成分的体内过程主要包括吸收、分布、代谢、消除的经时过程ADME/T及其动力学规律。

组织分布是药物体内过程的重要内容之一，中药成分复杂，各成分在体内的不同器官、组织中具有特异性的分布倾向和趋势，组织分布特点可作为不同疾病治疗和药物传输及释药技术设计的重要依据。因此，药物成分的体内过程也是质量标志物确定的重要依据。

二、中药质量标志物“特有性”的理论依据

中药种类繁多，化学成分复杂，同一化学成分来源于不同药材、不同药材含有相同成分十分多见。“专属性”是中药质量控制的基本要求，而成分的“特有性”是质量控制方法“专属性”的基本条件，其重要价值在于可对不同药材进行有效的鉴别、评价和质量控制。虽然中药成分复杂多样，但每一种次生代谢产物都有其生物合成的依据。化学物质组的辨识和表征研究是成分“特有性”确定的前提，但也不能作为“特有性”确定的全部条件，还需进一步分析和探讨这些次生代谢产物在不同物种的遗传背景、生源途径及生态地理条件下合成的理论依据。

植物次生代谢产物与物种及其亲缘关系、演化历程的地理和生态背景具有密切的关联规律，我国植物化学家和药用植物学家根据中药资源特点，提出“药用植物亲缘学”、“植物化学分类学”、“中药资源化学”、“分子生药学”、“中药资源生态学”等学科的理论和方法，这些理论为中药质量标志物的“特有性”奠定了重要的理论基础。

（一）化学成分特有性的亲缘学和生物合成途径理论依据

药用植物有效成分种类多样、结构复杂，其大多数生物合成的分子机制还不清楚，药用成分往往需要多个酶促反应步骤并且需在特定的分化细胞中完成，从而在植物体内形成复杂网络的调控模式。药用植物有效成分包括苯丙素类、醌类、黄酮类、萜类、甾体类、生物碱类及鞣质等化学结构多样且复杂的化合物，这些化合物在植物体内的生源途径主要包括：乙酸–丙二酸途径（acetate-melonate pathway）：生成各种聚酮类化合物，醌类、脂肪酸类、酚类等化合物均来源于这一途径；异戊二烯途径（isoprene pathway）：是萜类、甾体类化合物的主要生物合成途径；莽草酸途径（shikimic acid pathway）：如苯丙素类、木脂素类、香豆素类均由这一途径衍化生成；氨基酸途径（amino acid pathway）：大多数生物碱类成分由此途径生成；以及复合途径：黄酮类和伪生物碱类的代谢合成都属于复合途径产生。

（二）化学成分特有性的地理分布理论依据

按照系统与进化植物学理论，药用植物次生代谢产物的形成不但与其个体发育过程密切相关，其化学成分的类型和存在规律还可追溯到其系统发育过程中，如种系发生、起源

与演化、分布与散播途径、共祖近度、进化速率、地质历程、生态历程等。"系统与进化植物学"、"植物区系地理学"等理论是揭示植物次生代谢产物与其生存的地理环境关联规律的重要理论基础。

事实上，植物的物种起源、演化及其时空分布是有特定的规律的。这一规律与地质历史和环境变迁密切相关，并形成植物物种之间的亲缘和演化关系，也是植物次生代谢产物千差万别的重要成因，因此，分析植物次生代谢产物与地理分布的关联规律，可为质量标志物的"特有性"提供重要的理论依据。

植物种属地理是植物区系地理学的重要内容，而"多样化中心，或演化中心，分化中心"、"发生中心，或起源中心"、"原始种保存地"、"分布区边缘"、"特有种和特有种分布区、古特有种、新特有种、生态特有种"等是其中的核心概念。

按照系统与进化植物学及植物区系地理学理论，类群具有如下规律：①单元发生的类群具有共同的祖先（祖种），大多数属是一个自然的类群。②属内各成员之间的差异无不打上地质历程和生态历程的烙印。③与祖种亲缘关系近的类群含有该属的原始化学成分，分布于属的起源中心或原始种保存地；与祖种亲缘关系较远的类群含有该属的新生（进化）化学成分，分布于属的进化中心或多样性中心或分布区边缘。④近缘类群随地理梯度和生态梯度具有各种式样的替代现象。按照以上理论，可以为寻找发现新的活性成分提供规律性的线索，并为近源中药特有性成分的确定提供理论依据。

（三）化学成分特有性的生态环境及化学性状环境饰变理论依据

植物的遗传物质基础决定次生代谢产物的生物合成路径，而环境因子决定次生代谢产物的合成效果。并且，特殊的生态条件可以产生"环境饰变"，形成特殊的"生态型"、"化学型"，进而决定化学成分的"特有性"。成分的特有性反映在成分的种类与含量两个方面。

1. 光照的影响

光照的强度、光照时间及光质都对药用植物的目的活性物质代谢产生影响。如生于阳坡的金银花中绿原酸的含量高于生于阴坡者：而对于阴生植物，则须适当遮阴以减少光照强度，以适合植物的生长和次生代谢产物的合成积累；光质与次生代谢物的关系研究中紫外光B与酚醛类、萜烯类、黄酮类等的关系的研究比较多。一般认为，紫外辐射的增强可诱导植物产生较多酚醛类等紫外吸收物质，增强抗氧化能力，减少紫外辐射对植物自身的伤害。研究表明：类黄酮合成的关键酶——查耳酮合酶受紫外光和蓝光调控，在紫外辐射下类黄酮合成途径的苯丙氨酸裂解酶和查耳酮合酶及其他分支点的酶活性加强，引起植物体内类黄酮及酚醛类化合物，如丹宁、木质素等的增加。在温室中对烟草补加紫外光照射，其绿原酸含量可增加到未加紫外线照射对照组的5倍；受红光照射时则产生较多的生物碱、较少的酚。不同光质对洋地黄组织培养中强心苷的形成与积累有不同影响，蓝光照射下，强心苷含量最高，而黄光、红光、绿光及黑暗条件下则很低。

2. 温度的影响

药用植物目的活性物质的合成也受到环境温度的影响，温度可直接影响植物的生理功能，进而影响其体内次生代谢产物的合成和积累。在高温干旱条件下，颠茄、金鸡纳等植物体内生物碱的含量较高；欧乌头在高温条件下含乌头碱，在寒冷低温时则变为无毒。干旱胁迫通常会使药用植物体内的目的活性物质包括萜类、生物碱、有机酸等的含量升高，例如，干旱胁迫可对银杏叶片中槲皮素含量的提高有一定的促进作用，而抑制了芦丁含量的增加；干旱胁迫的薄荷叶中萜类物质含量升高，水分较多时薄荷油的含量则下降。

3. 土壤的影响

土壤提供植物次生代谢产物合成的初始原料，土壤中的无机营养元素在药用植物目的活性物质代谢过程中起着重要作用。通过对道地和非道地岷山当归栽培土壤成分进行主成分分析，发现土壤元素钾、磷、锰、锌、镁和土壤有机质含量的差异是当归道地性形成的主要土壤生态因子。有研究表明额外追加氮肥将导致植物次生代谢物，如萜烯的减少，这是因为氮肥将会促进光合产物用于植物生长，使非结构碳水化合物的含量下降，但以氨基酸为前体的次生化合物水平随土壤含氮量的增加而升高。

（四）化学成分特有性的入药部位及显微组织化学的特有性理论依据

同一植物的不同器官作为不同药材也较为普遍，如陈皮与橘红、郁金与姜黄等，其成分与功效既有联系又存在差异，对于这种情况，分析成分的特有性及其理论依据就尤为重要。

事实上，药用植物次生代谢产物生物合成具有组织和器官的特异性，在细胞水平上，植物在细胞不同区室中合成不同种类的次生代谢产物。植物中次生代谢相关的底物和酶的积累、储存及合成部位常常是分开的，代谢途径中酶的亚细胞定位不同，导致了次生代谢产物在细胞水平上的区室化。细胞中不同细胞器参与特异基因的表达和酶的活性调节，进而调节次生代谢产物的合成和积累。喹诺里嗪啶（quinolizidine）和双稠吡咯烷衍生物（pyrrolidine）在羽扇豆和千里光茎皮中的含量均比整个茎的含量高，表明外表皮细胞是生物碱主要的分布区域。东莨菪碱生物合成途径的最后步骤天仙子胺的环氧化，是发生在幼嫩根部的中柱鞘，而后转运到地上部分被储存。

在特定的器官组织内合成或积累特异的化合物是次生代谢的一个特点。次生代谢途径中关键酶基因的表达，也往往具有组织器官的特异性，次生代谢产物的合成也相应地具有组织器官特异性。例如，红花、天竺葵、玫瑰等萜类药用成分无论种类或总量均在花器官中合成较多；薄荷等一些药用草本植物的茎、叶、花等的腺毛是合成和储存特异的萜类代谢产物最主要的场所；罂粟中的吗啡生物碱大量储存在蒴果的液泡中。

三、中药质量标志物“传递与溯源”的理论依据

药效物质基础复杂（成分多样）、形成过程产业链长（成分多变）是中药区别于化学药的两大特点，因此，中药质量认识、质量评价和质量控制应着眼于中药形成全过程的质

量属性及其物质基础的复杂、动态变化规律，即质量“传递与溯源”的要求，以期实现阐明最终药效物质基础和建立可溯源的全程质量控制体系的最终目的。

基于以上认识，首先要明确两个基本概念：即中药全产业链和药品整个生命周期。全产业链是指中药原料从药材种质、栽培、采收、加工、炮制，中成药的工业制备、储存、运输直至使用；药品整个生命周期是指中药药品的药效物质形成、获取、传输、体内过程直至最终生物效应表达。其次，需要满足两个要求：即最终效应成分阐明和全程质量控制体系的建立。

为满足上述要求，需应用多学科知识系统解析中药有效物质在植物中的“生物合成成分”、药材中的“原有成分”、饮片中的“转化成分”、制剂中获取的“原型成分”、吸收入血机体内代谢的“血中移行成分”直至发挥功效的“效应成分”。质量标志物“传递与溯源”既厘清中药药效物质的传递、变化过程，又着眼于全程质量控制体系建立的最终目的（图 2.1）。

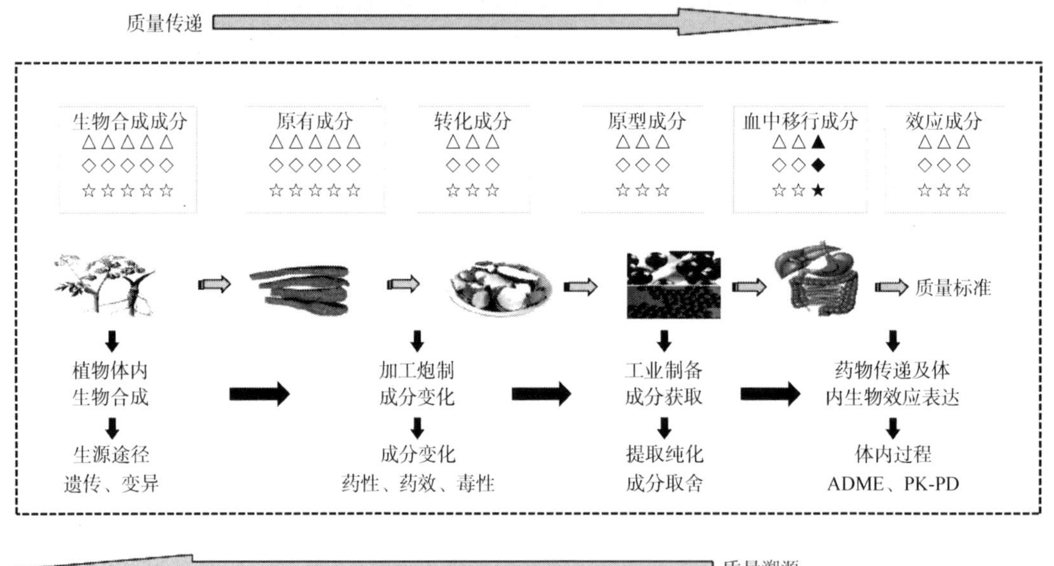

图 2.1 中药质量传递与溯源研究

因此，中药质量标志物研究的第一步就是要系统辨识中药形成过程中各环节的化学物质组及其传递变化规律，目前，多采用液–质联用的方法进行化学物质组的辨识，并结合血清药物化学方法研究血中移行成分、组织分布特点、转运机制及其动力学规律。

四、中药质量标志物“配伍环境”的理论依据

中药多以复方的形式进行临床运用，配伍理论是中医药理论的核心内容。同一药材在不同处方中可以发挥不同的作用，因此，针对性的质量标志物也不同。在质量标志物概念与核心理论中，配伍环境占有非常重要的地位，是质量研究回归到中医药理论的必要条件。基于配伍环境的中药质量标志物研究多以拆方的形式，基于组方配伍原理，以功效药队、减除药味及谱-效分析和成分配伍等形式，从整体动物、离体细胞、分子和网络分析等不同

层次进行系统研究。

五、中药质量标志成分的“可测性”理论

“可测性”是质量标志物的必要条件。虽然许多成分均与中药有效性相关，但作为质量评价和质量控制指标，必须满足在现有技术方法条件下能够定量（或定性）测定的要求，才能纳入质量标准或质量控制指标，满足质量评价和质量控制的“可及性”。质量标志物的可测性包括以下四方面的含义。

1. 含量、测定方法及其专属性要求

中药成分复杂，许多成分含量很低，虽然具有一定的生物活性，但对中药有效性的贡献度较小，含量测定也需要有一定的限度要求；还有一些成分缺乏合适的含量测定方法，并且难以满足专属性要求。这些成分不宜作为质量标志物。

2. 整体质量控制要求

中药有效性表达具有多元、多维、多靶点的特点，因此质量控制应体现整体、全面的要求，并且基于中药成分的特点，有些成分适合以单一成分含量为指标，另有一些成分适合以总成分进行定量，同时，从中药质量表达全貌和质量一致性的角度，“全息化学轮廓”（如指纹图谱）在中药质量评价和中药质量控制中也具有重要的评价意义。因此，质量标志物的可测性可根据点（指标成分）-线（指示性成分）-面（类成分）-体（全息成分）的确定依据和研究模式。

3. 样品覆盖度和取样代表性要求

因为“可测性”需延伸到样品测定和标准建立，而样品来源及其测定数据是制定标准的重要依据。中药来源于天然动植物，其生物个体存在广泛的变异，因此，药材质量也有很大的差异。作为质量研究的样品原则上应覆盖药材基原的所有可能的差异情况（如品种、产地生境、采收加工等），并且根据以上差异规律科学取样，体现取样的代表性、测定结果的真实性、标准制定的合理性。

4. 全程质量控制体系要求

“可测性”的传递还需延伸到全程质量控制体系的建立，无论是具有专属性的含量测定方法，还是具有全面性的点-线-面-体质量控制方法，都需延伸和应用到全程质量控制体系。换言之，质量标志物的“可测性”要求必须满足在药材-饮片-中间体-成品中的可及性要求。

第四节 中药质量标志物研究方法

按照中药质量标志物的有效、特有、传递与溯源、可测和处方配伍的所有要素要求，基

于中医药理论和临床用药方式及中药材的生物学属性，采用系统生物学、化学生物学及化学物质组学等现代研究方法，从物质与有效、特有、传递与溯源及配伍等方面全面解析、表征和界定中药质量标志物，建立基于质量属性完整表达的中药质量标志物（Q-marker）研究模式。

一、化学物质组解析及中药形成全过程的质量属性传递变化规律研究

本课题组开展了对元胡止痛滴丸质量标志物的研究，从元胡止痛滴丸中辨识出 51 个化学成分，其中 28 个来源于延胡索药材，主要为原小檗碱型、原阿片碱型和阿朴菲型生物碱；23 个来源于白芷药材，主要为线型呋喃香豆素。从溯源和特有的角度，分别对延胡索植物中原小檗碱型生物碱类成分生物合成途径及线型呋喃香豆素类成分在白芷中的生物合成途径进行了分析；从传递的角度，对口服元胡止痛滴丸大鼠血中移行成分进行辨识，检出 24 个原型成分和 16 个代谢产物，进一步从脑组织中检出 15 个可透过血脑屏障的成分，最后对透过血脑屏障的转运机制进行了研究和探讨，基本上阐释了该药化学质量属性的传递过程[7]。

二、基于成分“特有性”质量标志物研究

在明确中药的化学物质组的前提下，以植物亲缘关系学、系统与进化植物学、植物化学分类学、植物区系地理学、中药资源生态学、分子生药学等理论，分析各原料药材的植物学分类地位、系统位置和起源演化规律；基于原料药材化学物质组和植物亲缘学分析结果，提炼各药材的特有性成分和特征性成分，对各成分进行次生代谢产物生源途径分析，明确成分特有性的生源学依据；结合化学成分的入药部位及显微组织特有性、采收期和生物生长时期的特有性，以及生态环境及化学性状环境饰变特点，分析不同基原、不同入药部位、不同炮制方法及不同采收时间的化学成分差异性证据，主要包括：①同一类药材区别于其他药材的特征性成分；②同一类药材中不同种药材间差异成分；③同一药材不同基原之间的差异性成分；④成分的生源途径及亲缘学依据。进一步明确成分的特有性及其生源学依据，为聚焦质量标志物提供理论和研究证据。

三、基于成分与“有效性”相关的质量标志物研究

基于对中药有效性的基本认识，为反映中医药理论特点和中药有效性表达的完整性，应从成分与药效、药性及体内过程三方面的关联关系确定中药质量标志物。

1. 成分与药效的关联研究

基于中药复杂体系特点，成分与药效的关联关系研究可采用系统生物学方法和谱-效相

关分析方法，从“系统–系统”的角度关联化学物质组与生物学效应，分析提炼成分-靶点-通路-功效的关联关系；亦可从“要素–要素”的角度，采用离体器官、细胞、受体分子及荧光分子探针、靶点垂钓捕获等化学生物学方法，直接关联药物成分与靶点的对应关系。筛选药效物质基础，确定质量标志物。本课题组对元胡止痛滴丸的质量标志物研究中采用腹腔注射缩宫素诱发大鼠痛经模型，研究元胡止痛滴丸对痛经模型大鼠的镇痛作用及机制；采用皮下注射硝酸甘油诱发大鼠偏头痛模型，研究元胡止痛滴丸对偏头痛模型大鼠的镇痛作用及机制；采用大鼠离体子宫收缩模型，通过加入不同的激动剂和拮抗剂来观察元胡止痛滴丸对子宫收缩活动的影响，进一步探寻其作用机制；采用大鼠原代子宫平滑肌细胞钙内流情况探讨了对平滑肌的解痉机制；采用大鼠痛经模型进行代谢组学研究，探讨对内源性生物标志物的影响；基于 G 蛋白偶联受体研究主要成分对相关受体的影响，通过网络药理学实验分析了主要成分的靶点和通路。最后确定与有效性相关的质量标志物。在对疏风解毒胶囊的质量标志物研究中，在应用 5 种整体动物模型研究的基础上，进一步进行了基因组学、转录组等系统生物学研究，并基于抗炎和解表作用，进行谱-效筛选，采用 G 蛋白偶联受体筛选方法，筛选主要成分的相关受体，通过网络药理学实验分析了主要成分的靶点和通路。最后确定与有效性相关的质量标志物[49-55]。

2. 成分与药性的关联研究

药性（味）的内涵应包括酸、甘、苦、辛、咸、温、热、寒、凉的原语义及其生物效应两个方面，目前对于中药药性科学内涵的阐释仍在不断探索阶段，本课题组针对五味药性的科学内涵，从滋味、气味的“原语义”的角度，采用电子舌、电子鼻等仿生模型研究和筛选了元胡止痛滴丸主要药味延胡索和白芷中辛、苦药味的物质基础，进一步采用分子对接方法，通过成分-嗅觉/味觉受体分子对接进行确证；基于辛苦药味的“功效”分析，选择相关的功能受体，进行受体结合试验，从成分与药性相关性的角度为质量标志物的确定提供理论和实验依据[56-58]。

3. 成分与体内过程及转运机制的关联研究

中药的入血成分及其代谢产物的体内过程和动力学规律是中药发挥疗效的基础，因此，研究成分与体内过程及转运机制的关联关系也是质量标志物确定的必要途径。本课题组在对元胡止痛滴丸质量标志物的研究中，首先对口服元胡止痛滴丸的入血成分及其代谢产物进行了辨识，进一步研究了延胡索甲素、延胡索乙素、原阿片碱及欧前胡素、异欧前胡素的药代动力学行为，分析了延胡索甲素、延胡索乙素、原阿片碱、欧前胡素及异欧前胡素的脑组织分布规律。最后，研究和探讨了以上成分跨血脑屏障的转运机制。通过以上研究，为质量标志物的确定提供理论和实验依据。

四、基于“配伍环境”的质量标志物研究

中药多以复方的形式进行临床运用，配伍理论是中医药理论的核心内容。同一药材在不同处方中可以发挥不同的作用，因此，针对性的质量标志物也不同。在质量标志物概念与核

心理论中，配伍环境占有非常重要的地位，是质量研究回归到中医药理论的必要条件。基于配伍环境的中药质量标志物研究多以拆方的形式，基于组方配伍原理，以功效药队、减除药味及谱-效分析和成分配伍等形式，从整体动物、离体细胞、分子和网络分析等不同层次进行系统研究。本课题组在疏风解毒胶囊的质量标志物研究中，首先将该方分成疏风解表和清热解毒两个药队，以5种整体动物模型进行药效学评价，进一步进行不同组的网络药理学分析、解表和抗炎的谱-效分析及成分配伍的受体结合实验。最后，基于配伍环境确定质量标志物。

五、成分的“可测性”研究及多元质量控制方法

成分的可测性包含着三层含义：即成分的含量是否足够大以能满足测定和质量控制的要求、是否有专属性的测定方法及含量测定是否能反映多元质量属性的全貌。按照中药成分及其有效性表达特点，可将成分分成“指标成分”、“指示性成分”、“类成分”和“全息成分”。并以分主次、分层级的思路，建立“点-线-面-体”的质控模式。

1. “指标成分”

含量测定的“指标成分”（marker ingredient）常被认为是质量评价的最重要的指标，是评价质量优劣和合格限度的“金指标”。在“点-线-面-体”的质控模式中属于“点”的层次。指标成分应能反映所评价中药特有的、区别于他药的功效属性。大多数“有效成分”与中药的功效相关，但专属性、特异性及在方-证对应方面的功效针对性不强，也达不到合理评价的要求。在“指标成分”层面，应考虑到成分的结构类型、构-效关系及功效发挥的多靶点、多途径的特点，宜采用“多指标含量测定”的方法。

2. “指示性成分”

指示性成分（indicating ingredient）一般是指在中药中含量较大、能代表同类结构、功效类似物质的代表性成分。在“点-线-面-体”的质控模式中属于“线”的层次。由于成分的结构类似，具有相似的理化性质、溶解性和色谱、光谱特点，常被用作新药研发中的工艺路线筛选和工艺参数优化评价指标，起到指示性作用。也适合以“一测多评”的方法进行多指标成分的含量测定，达到质量控制的目的。

3. “类成分”

类成分（class ingredient）指结构相似的一类成分，如总黄酮、总皂苷、总生物碱等。类成分反映一类活性的总体功效，因此，在质量评价中也非常重要，常以总含量来表示，在“点-线-面-体”的质控模式中属于“面”的层次。总含量测定关键应注意排除非测定成分的干扰，保证方法的专属性和特异性。

4. “全息成分”

中药化学成分复杂，“有效成分”和“无效成分”尚不完全清楚，临床功效表达方式复杂多样，物质-功效之间呈现多元、非线性关系，质量评价不但需要以某些成分的含量作

为指标，还需要对中药的整体“化学轮廓”及其相应的“生物学模式”进行相关性研究，建立基于“全息成分”（holographic ingredient）和“化学轮廓”的分析方法和质量评价方法，在“点-线-面-体”的质控模式中属于“体”的层次。“全息成分”并不完全等于“全成分”。全息成分是在所用分析方法下能够显现的成分及其所呈现的理化及波谱学信息。基于全息成分的质量评价更适合使用模式识别的方法。指纹图谱技术是常用的基于全息成分的模式识别方法，目前多用于评价质量的一致性，但对于质量优劣差异的评价还存在许多技术瓶颈，近些年来，将中药指纹图谱与药效结合，建立了中药活性指纹图谱技术，为中药谱效关系研究提供研究手段，也为从整体化学轮廓的角度评价中药质量提供新的思路和路径。

结　论

长期以来，我国中药科技工作者对中药质量评价模式和质量控制方法进行了大量的研究和探索，使中药质量研究得到了长足的进步，但仍未能从根本上解决中药质量评价的共性问题。质量标志物（Q-Maker）的提出直接聚焦中药质量属性的本质内涵，从有效性完整表达、特有性和专属性要求及质量的传递与溯源角度统领中药质量研究，实现从质量认识到质量评价思路与模式的根本提升（图 2.2）。

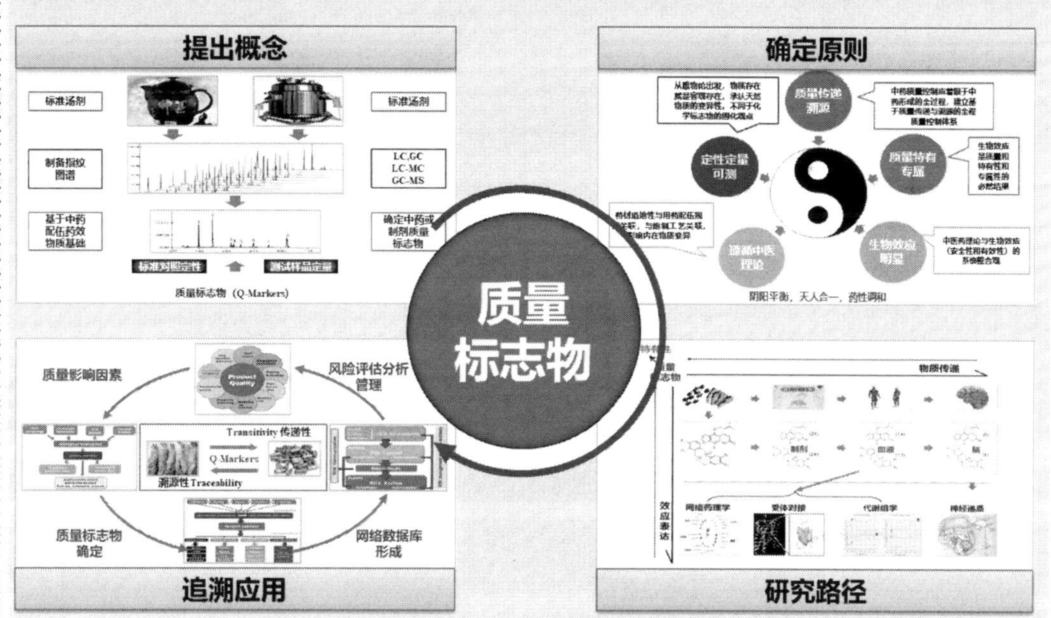

图 2.2　中药质量标志物研究和质量评价的思路与模式

根据质量物质在药材、饮片、方药及其制剂中的“物质存在性”、“物质特有性”、“物质可测性”、中医药理论“物质功效关联性”和在产品生产过程中的“物质溯源性和传递性”五大元素，提出了复方中药质量标志物“五原则”，为发现和确认质量标志物的基本思路、方法和研究路径（图 2.3）。

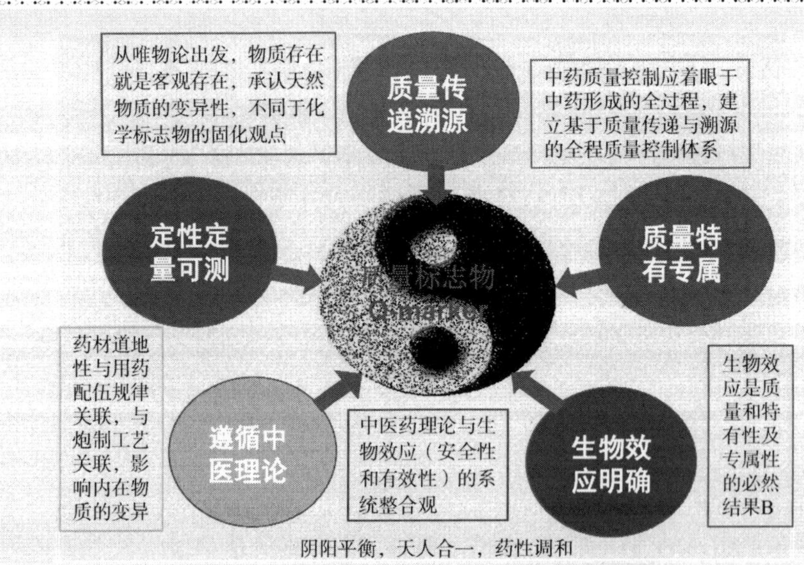

图 2.3　确定复方中药制剂质量标志物“五原则”

质量标志物的核心理论本质上是整合与应用的理论，是以中医药理论和相关植物学科理论为基础，以现代化学生物学技术为研究方法，系统解析与有效性密切相关的中药内在化学质量属性，提炼质量控制指标，建立多元质量评价方法，最终实现建立全程质量控制体系的目的。质量标志物的概念与核心理论既是整合的理论，又是开放的理论。需要利用多学科的理论和方法，丰富和完善质量标志物的理论。不断完善中药质量评价方法，提高中药质量控制水平。

参 考 文 献

[1] 刘昌孝，陈士林，肖小河，等. 中药质量标志物（Q-marker）：中药产品质量控制的新概念. 中草药，2016，47（9）：1443-1457.

[2] Zhang TJ，Bai G，Han YQ，et al. The method of quality marker research and quality evaluation of traditional Chinese medicine based on drug properties and effect characteristics. Phytomedicine，2018，44：204-211.

[3] Zhang HB，Wu X，Xu J，et al. The comparative pharmacokinetic study of Yuanhu Zhitong prescription based on five quality-markers. Phytomedicine，2018，44：148-154.

[4] 张铁军，白钢，陈常青，等. 基于“五原则”的复方中药质量标志物（Q-marker）研究路径. 中草药，2018，49（1）：1-13.

[5] 张铁军，王杰，陈常青，等. 基于中药属性和作用特点的中药质量标志物研究与质量评价路径. 中草药，2017，48（6）：1051-1060.

[6] 姜程曦，张铁军，陈常青，等. 黄精的研究进展及其质量标志物的预测分析. 中草药，2017，48（1）：1-16.

[7] 张铁军，许浚，申秀萍，等. 基于中药质量标志物（Q-marker）的元胡止痛滴丸的“性-效-物”三元关系和作用机制研究. 中草药，2016，47（13）：2199-2211.

[8] 张铁军，许浚，韩彦琪，等. 中药质量标志物（Q-marker）研究：延胡索质量评价及质量标准研究. 中草药，2016，47（9）：1458-1467.

[9] 刘昌孝. 基于中药质量标志物的中药质量追溯系统建设. 中草药，2017，48（18）：3669-3676.

[10] 刘昌孝. 从中药资源-质量-质量标志物认识中药产业的健康发展. 中草药，2016，47（18）：3149-3154.

[11] Liu CX. Determination of quality markers is basis for establishing quality standard and control of Chinese herbal medicines.Chinese Herbal Medicine，2017，9（4）：299-300.

[12] Liu CX, Cheng YY, Guo DA, et al. A new concept on quality marker for quality assessment and process control of Chinese medicines. Chinese Herbal Medicine, 2017, 9 (1): 3-13.

[13] Liu CX, Guo DA, Liu L. Quality transitivity and traceability system of herbal medicine products based on quality markers. Phytomedicine, 2018, 44: 247-257.

[14] Li K, Li JF, SuJ, et al. Identification of quality markers of Yuanhu Zhitong tablets based on integrative pharmacology and data mining. Phytomedicine, 2018, 44: 212-219.

[15] Li W, Polachi N, Wang XY, et al. A quality marker study on salvianolic acids for injection. Phytomedicine, 2018, 44: 138-147.

[16] Li YB, Zhang YN, Wang YM, et al. A strategy for the discovery and validation of toxicity quality marker of Chinese medicine based on network toxicology. Phytomedicine, 2018, 54: 365-370.

[17] Yang WZ, Zhang YB, Wu WY, et al. Approaches to establish Q-markers for the quality standards of traditional Chinese medicines. Acta Pharm SiB, 2017, 7 (4): 439-446.

[18] Bai G, Zhang TJ, Hou YY, et al. From quality markers to data mining and intelligence assessment: a smart quality-evaluation strategy for traditional Chinese medicine based on quality markers. Phytomedicine, 2018, 44: 109-116.

[19] Ding GY, Wang YS, Liu AN, et al. From chemical markers to quality markers: an integrated approach of UPLC/Q-TOF, NIRS, and chemometrics for the quality assessment of honeysuckle buds. Rsc Adv, 2017, 7 (36): 22034-22044.

[20] Zhou MG, Ma XY, Ding GY, et al. Comparison and evaluation of antimuscarinic and anti-inflammatory effects of five Bulbus fritillariae, species based on UPLC-Q/TOF integrated dual-luciferase reporter assay, PCA and ANN analysis. J Chromatogr B, 2017, 1041-1042: 60-69.

[21] Ding GY, Li BQ, Han YQ, et al. A rapid integrated bioactivity evaluation system based on near-infrared spectroscopy for quality control of Flos Chrysanthemi. J Pharm Biomed Anal, 2016, 131: 391-399.

[22] Ding GY, Nie Y, Hou YY, et al. An integrated strategy of marker ingredients searching and near infrared spectroscopy rapid evaluation for the quality control of Chinese eaglewood. J Pharm Biomed Anal, 2015, 114: 462-470.

[23] Li ZJ, Liu J, Zhang DQ, et al. Nuciferine and paeoniflorin can be quality markers of Tangzhiqing tablet, a Chinese traditional patent medicine, based on the qualitative, quantitative and dose-exposure-response analysis. Phytomedicine, 2018, 44: 155-163.

[24] Guo R, Zhang XX, Su J, et al. Identifying potential quality markers of Xin-Su-Ning capsules acting on arrhythmia by integrating UHPLC-LTQ-Orbitrap, ADME prediction and network target analysis. Phytomedicine, 2018, 44: 117-128.

[25] Wu X, Zhang HB, Fan SS, et al. Quality markers based on biological activity: a new strategy for the quality control of traditional Chinese medicine. Phytomedicine, 2018, 44: 103-108.

[26] Zhong Y, Zhu JJ, Yang ZZ, et al. Q-marker based strategy for CMC research of Chinese medicine: a case study of Panax Notoginseng saponins. Phytomedicine, 2018, 44: 129-137.

[27] Jiang ZZ, Yang J, Wang YF. Discrimination and identification of Q-markers based on "Spider-web" mode for quality control of traditional Chinese medicine. Phytomedicine, 2018, 44: 98-102.

[28] Wang XJ, Zhang AH, KongL, et al. Rapid discovery of quality-markers from Kaixin San using chinmedomics analysis approach. Phytomedicine, 2017, 54: 371-381.

[29] He J, Feng XC, Wang K, et al. Discovery and identification of quality markers of Chinese medicine based on pharmacokinetic analysis. Phytomedicine, 2018, 44: 182-186.

[30] Chen TB, Zou YH, Dong GT, et al. An integrated strategy for rapid discovery and identification of quality markers in Guanxin Kangtai preparation using UHPLC-TOF/MS and multivariate statistical analysis. Phytomedicine, 2018, 44: 239-246.

[31] Tang AS, Liu YR, Yang Lv, et al. Quality markers of animal medicinal materials: correlative analysis of musk reveals distinct metabolic changes induced by multiple factors. Phytomedicine, 2018, 44: 258-269.

[32] Xiong Y, Hu YP, Fan Li, et al. Promotion of quality standard of Chinese herbal medicine by the integrated and efficacy-oriented quality marker of effect-constituent index. Phytomedicine, 2018, 45: 26-35.

[33] Zhang YT, Xiao MF, Liao Q, et al. Application of TQSM polypharmacokinetics and its similarity approach to ascertain Q-marker by analyses of transitivity in vivo of five candidates in Buyanghuanwu injection. Phytomedicine, 2018, 45: 18-25.

[34] Huang BM, Zha QL, Chen TB, et al. Discovery of markers for discriminating the age of cultivated ginseng by using UHPLC-QTOF/MS coupled with OPLS-DA. Phytomedicine, 2018, 45: 8-17.

[35] Hou JJ, Cao CM, Xu YW, et al. Exploring lipid markers of the quality of coix seeds with different geographical origins using

supercritical fluid chromatography mass spectrometry and chemometrics. Phytomedicine，2018，45：1-7.

[36] Liu WL，Zhang XL，Fan SQ，et al. A novel concept of Q-Markers：molecular connectivity index. Phytomedicine，2018，45：36-40.

[37] Wang ZQ，Shen J，Li P，et al. Research on quality markers of moutan cortex：quality evaluation and quality standards of moutan cortex.Chinese Herbal Medicine，2017，9（4）：307-320.

[38] Guo DA. Quality marker concept inspires the quality research of traditional Chinese medicines.Chinese Herbal Medicine，2017，9（1）：1-2.

[39] 周秀娟，李燕芳，陈莹，等. 基于UPLC-Q Exactive四级杆-轨道阱液质联用法快速建立清热灵颗粒中潜在中药质量标志物（Q-Marker）成分库. 中草药，2017，48（1）：67-74.

[40] 郝敏，陆兔林，毛春琴，等. 基于中药质量标志物的饮片质量控制研究. 中草药，2017，48（9）：1699-1708.

[41] 王亮，窦立雯，郭威，等. 基于中药传统用法的毒性Q-marker发现：以吴茱萸为例. 中草药，2017，48（6）：1159-1166.

[42] 江振作，王跃飞. 基于"药材基原-物质基础-质量标志物-质控方法"层级递进的中药质量标准模式研究. 中草药，2016，47（23）：4127-4133.

[43] 刘昌孝，张铁军，何新，等. 活血化瘀中药五味药性功效的化学及生物学基础研究的思考. 中草药，2015，46（5）：615-624.

[44] 张铁军，刘昌孝. 中药五味药性理论辨识及其化学生物学实质表征路径. 中草药，2015，46（1）：1-6.

[45] 曹煌，张静雅，龚苏晓，等. 中药酸味的药性表达及在临证配伍中的应用. 中草药，2015，46（24）：3617-3622.

[46] 张静雅，曹煌，龚苏晓，等. 中药甘味的药性表达及在临证配伍中的应用. 中草药，2016，47（4）：533-539.

[47] 张静雅，曹煌，许浚，等. 中药苦味药性表达及在临证配伍中的应用. 中草药，2016，47（2）：187-193.

[48] 孙玉平，张铁军，曹煌，等. 中药辛味药性表达及在临证配伍中的应用. 中草药，2015，46（6）：785-790.

[49] 冯玥，安梦培，胡金芳，等. 元胡止痛滴丸对未孕大鼠离体子宫收缩影响研究. 亚太传统医药，2017，13（18）：3-6.

[50] 冯玥，朱振娜，胡金芳，等. 元胡止痛滴丸对痛经模型镇痛作用的配伍合理性和比较优势研究. 药物评价研究，2017，40（7）：917-921.

[51] 冯玥，胡金芳，邸志权，等. 元胡止痛滴丸对硝酸甘油诱导大鼠实验性偏头痛的镇痛作用及其机制研究. 现代药物与临床，2016，31（4）：423-426.

[52] 韩彦琪，孟凡翠，许浚，等. 基于网络药理学方法的元胡止痛滴丸治疗原发性痛经的配伍合理性研究. 中草药，2017，48（3）：526-532.

[53] 韩彦琪，许浚，龚苏晓，等. 基于HPLC-QTOF/MS及G蛋白偶联受体分析的延胡索物质基础及作用机制研究. 药学学报，2016，51（8）：1302-1308.

[54] 韩彦琪，许浚，张喜民，等. 基于网络药理学的元胡止痛滴丸治疗原发性痛经的作用机制研究. 药学学报，2016，51（3）：380-387.

[55] 刘静，马莉，陆洁，等. 疏风解毒胶囊解热作用机制研究. 中草药，2016，47（12）：2040-2043.

[56] 韩彦琪，许浚，龚苏晓，等. 基于味觉、嗅觉受体分子对接技术的中药性味物质基础研究的路径和方法. 中草药，2018，49（1）：14-19.

[57] 马文凤，刘昌孝. 仿生技术在中药五味辨识研究中的进展与实践. 中草药，2018，49（5）：993-1001.

[58] 曹煌，张铁军，张静雅，等. 基于电子鼻和电子舌技术的辛味中药气-味的表征研究. 中草药，2016，47（11）：1962-1967.

（刘昌孝　张铁军）

第三章

基于中药药效表达的质量标志物研究方法

“有效性”是中药质量标志物核心要素之一。中药的复杂性决定了它具有多成分、多靶点、整合调节的优势和特色，同时也为其作用机制的研究和质量控制工作带来了严峻的挑战[1]。寻找适合于中药复杂体系的药效物质基础的研究方法，阐明中药药效物质基础及作用的本质，一直是中药研究的关键问题[2]，已列入《国家中长期科学和技术发展规划纲要（2006—2020年）》、重大新药创制科技重大专项和《中医药创新发展规划纲要（2006—2020年）》相关领域和主题的重要内容[3]。药效物质基础研究方法是揭示中药有效性表达方式和确定质量标志物至关重要的一步。

第一节　药效物质基础研究方法

一、药效物质基础研究理论与假说

围绕中药药效物质基础，学术界已开展了大量的研究，提出了许多假说和研究理论。薛燕和雷跻九[4]提出霰弹理论，该理论认为中药复方是通过多成分、多靶点发挥作用的，虽然单个成分或药物的作用并不是很强，但多种作用的相加或相乘却产生了良好的疗效。周俊院士[5]提出天然组合化学库与多靶作用机制的观点，认为中药复方是一个天然组合化学库，是根据中医理论和实践及单味药功能主治性味，通过人工组合形成的、具有疗效的、相对安全的天然组合化学库。黄熙等[6-7]提出了“证治药动学”假说，证治药动学包括辨证药动学和复方药动学，指出方剂君臣佐使配任以及证候状态会明显影响体内成分的PK参数，并与疗效相关，这一观点体现了结合君臣佐使进行PK研究的特点。在此基础之上，黄熙[8]提出了“方剂血清成分谱”和“靶成分”概念，方剂血清成分谱是指方剂进入血清内的成分的结构、性质、数目、分布及其动态。靶成分是指血清中与母方效应相关的成分，相对于某一个药效或证效指标，靶成分可以是一个或多个。罗国安和王义明[9]提出中药复方药效物质基础研究应采用“一个结合、两个基本讲清、三个化学层次、四个药理水平”的理论研究体系。邱峰和姚新生[10]认为中药成分经过胃肠道时受到酸、碱、酶及微生物的作用，其化学结构产生变化，包括形成新的化学成分，中药发挥药效的直接物质应该在体内，从而提出了中药体内直接物质基础研究的思路。Wang等[11]“在药物与人体相互作用等学术思想的指导下，依据中医理、法、方、药理论体系，以及中药方剂多成分协同作用特点”提出了中药血清药物化学。中药血清药物化学是适合于中药方剂有效成分研究、方剂配伍规律研究、方剂多成分药代动力学研究，以及中药有效部位群认定的理论及研究方法[12]。刘建勋等[13-14]认为，中药复方的物质基础是中医证与病相结合的有效成分，其研究思路是在中医药理论与现代医药理论共同指导下，以临床疗效为基础，建立动物、器官和细胞模型，深入研究，最终阐明中药的药效物质基础。刘昌孝院士[15]提出方剂组织药理学新假说及方剂代谢物组学新假说等。肖河[16]认为可从 3 个方面对中药（复方）进行物质基础研究：①研究中药（复方）的有效部分；②研究中药（复方）在制剂过程中化学成分的动态变化与药效的关系；③研究中药（复方）的含药血清。

当前，对中药药效物质基础的研究呈多元化态势，主要是因为对中药药效物质基础的理解不同、研究目的不同、学科背景不同、采取的方法不同等。多种理论的提出，从不同角度和层次认识了中药的药效物质基础，多种理论和假说相互促进和影响，有利于为中药药效物质基础研究提供更好、更完善的思路。

二、药效物质基础研究方法与技术

（一）谱效关系研究

谱效关系研究是建立在指纹图谱研究之上的，通过应用色谱及其联用技术最大限度地获取有用的化学信息。将标示活性成分群特征峰的中药指纹图谱与中药药效结果对应起来，将中药指纹图谱中化学成分的变化与中药药效变化联系起来，建立中药谱效关系，进而反映复方内在质量[17]。

1. 系统分离、谱效关系研究

在对中药化学成分提取、分离和鉴定的基础上，采用药理模型对得到的纯化合物进行生物活性检测，或者是采用一个或几个药理模型对中药进行活性追踪的提取、分离和结构鉴定。李国信等[18]采用极性萃取法将射干提取物分离为不同极性化学成分组，利用 SPSS 统计分析方法，以 41 个指纹图谱色谱峰的相对峰面积为自变量，以提取物对蛋清致大鼠足跖肿胀形成的抑制作用为因变量进行相关分析和回归分析，确定了 11 个色谱峰所代表的的化学组分为射干抗炎的药效物质基础。宁黎丽等[19]对吴茱萸汤的药效物质基础进行研究，通过谱效关系分析发现，吴茱萸汤中 4、9、10 和 12 号峰的化学成分是吴茱萸汤的主要药效物质。

2. 药味与药量加减拆方谱效关系研究

中药复方的拆方研究目的是精简方剂，寻找发挥增效减毒作用的最佳药物组合及确定方中主要药物或活性物质的来源[20]。李小娜等[21]认为拆方研究有两种方式，一种方式是在全方药效评价的基础上，分别从方中撤出一味药和（或）一组药后进行实验，用以评价撤出的药味对原方功效的影响；另一种方法是在全方药效评价的基础上，对方中每一味药用同一剂量或不同剂量平行实验，或按照“君、臣、佐、使”或“药对”等原则分为几组进行平行实验。许惠珍[22]采用“助孕 3 号方”全方、拆方结合肾虚黄体抑制流产动物模型进行比较研究，阐明补肾健脾组方对全方防治流产的主次贡献度，并结合化学部位的分离及药效追踪，初步确定“助孕 3 号方”物质基础峰群，从而初步揭示“助孕 3 号方”的药效物质基础。此外，有研究者对甘草附子汤[23]、血府逐瘀汤[24]、滋肾丸[25]等进行拆方研究，结合药效评价与高效液相色谱成分分析，发现具有代表性的有效成分，获得其药效物质基础。

（二）基于代谢组学的中药药效物质基础研究

1999 年，代谢组学之父，英国帝国理工大学 Jeremy Nicholson 教授[26]研究小组首次提出代谢组学（metabonomics）概念，代谢组学是研究在新陈代谢过程中生物体内代谢产物的变化规律，揭示机体生命活动代谢本质的科学。它主要是采用现代分析仪器和手段，定性定量地研究生物体体液中的内源性代谢产物即代谢组，结合模式识别等化学信息学技术，分析生物体在不同状态下的代谢指纹图谱的差异，获得相应的生物标志物群，从而揭示生物体在特定时间、环境下的整体功能状态[27]。中药进入机体后，起效的是中药中的原型成分，或代谢产物，或与机体作用形成的新成分，三者构成体内中药成分的代谢物组。中药药效物质基础的研究需要建立适用于中药多组分、多靶点整体综合效应的药效评价体系和研究方法学[28]，而这正与代谢组学非破坏性、整体性、动态性、非靶向等特点不谋而合。近年来，代谢组学发展迅速，基于代谢组学的中药药效物质基础研究也取得了一些令人瞩目的成果。孟宪生等[29]通过代谢组学研究方法，寻找大鼠寒凝证潜在的生物标志物，研究热性中药川芎对其潜在生物标志物的影响，探讨川芎治疗寒凝证的作用机制。刘昌孝院士等[30]进行的钩藤多动合剂的生物化学机制研究中，应用代谢组学方法发现具有疗效的生物标志物，认为药物整体作用产生的生物化学物质神经递质是其药效的物质基础。Li 等[31]采用代谢组学研究策略、运用超高效液相色谱-质谱（UPLC-MS）结合主成分分析的方法对大鼠代谢物谱和淫羊藿的化学成分谱及其进入体内的成分和代谢物谱进行分析，研究发现淫羊藿苷和朝藿定 C 可能为淫羊藿的主要药效物质基础。

（三）血清药理学与血清药物化学研究

1989 年日本学者田代真一提出了“血清药理学”和“血清药物化学”的概念[32]。而“中药血清药物化学”由我国学者王喜军提出。传统中药多为口服给药，口服后，药物成分或经过消化道直接吸收入血液；或经消化液、消化酶及肠内菌群的作用分解成次生代谢产物被吸收入血液；或经肝微粒体酶代谢成有活性的代谢产物。无论经过上述何种途径，其有效物质必须以血液为介质输送到靶点，从而产生作用。因而给药后的血清才是真正起作用的“制剂”，血清中含有的成分才是中药的体内直接作用物质[33]。中药血清药理学和血清药物化学认为，中药复方成分虽然复杂，但进入体内且被检测到的化学成分的数量是有限的[34]，进入血液的成分构成血清“粗提物”，血清药理学就是对含有“粗提物”的血清进行药效评价，而血清药物化学则是对含药血清进行有效成分的分离鉴定。通过对血清所含复方化学成分进行分析、鉴定，把得到的化学成分与复方全方再次进行药效学比较，就可能揭示直接产生复方药效的化学成分，从而可以推断出药复方药效的物质基础。王喜军等[35-36]对六味地黄丸的血清药物化学进行研究，建立六味地黄丸及口服六味地黄丸后大鼠血清的 HPLC 指纹色谱分析方法，结果口服后发现了 11 个入血成分，其中 4 个为新产生的代谢产物，7 个为六味地黄丸体外所含成分的原型。Wang P 等[37]在对当归补血汤入血成分的研究中，首先从口服给药后的大鼠血清中找到了 46 个移行成分，并进一步鉴定出其中的 10 个原型成分和 21 个可能代谢组分。此外，众多学者采用这种方法对茵陈蒿汤[38]、五仁醇胶囊[39]、葛根芩连汤[40]、醒脑滴丸[41]、归芩片[42]等复方展开过研究。

（四）生物色谱研究方法

1. 分子生物色谱技术

随着现代分子生物学的发展，体内神经介质、酶、受体在生命活动中的调节作用逐步被揭示，特别是分子生物学与生物医学、药物化学的紧密结合，产生了分子生物色谱技术，即以蛋白质等生物大分子作为色谱固定相，将中药提取物加入特定的流动相中分离与生物大分子发生特异性结合的中药成分的色谱方法。例如，以血浆中两种主要的载体蛋白 HSA 和 AGP 为固定相，对常用中药当归[43]、川芎[44]、茵陈[45]等进行了分析，获得了这些中药的分子生物色谱指纹图谱。

2. 细胞膜色谱法

细胞膜色谱法是近年来生物膜色谱技术在中药研究中的热点，是一种新兴的生物亲和色谱法。细胞膜色谱技术与一般生物色谱技术的不同之处在于，90%以上的生物靶点存在于细胞膜，比应用单一受体、离子通道更能体现方剂的效应及方剂化学成分复杂性。该方法将有生命特征的细胞膜固着在硅胶载体上，用此固定相研究药物与膜受体相互作用的特异性和立体选择性，特异性结合中药提取液中成分，并加以分析[46]。李翠芹和贺浪冲[47]在建立的白细胞色谱模型中，以紫杉醇为模型分子，筛选白术中作用于白细胞膜及膜受体（如 TLR4）的活性成分，并确定活性成分可能的作用靶点。

3. 活性细胞萃取法

李萍等[48]研究组建立了活性细胞亲和萃取-高效液相色谱连用法研究中药中与靶细胞具有相互作用成分的方法。此法相对于细胞膜色谱法的优点是将化合物和生物材料的结合与色谱分析分开，各自满足其细胞生物学或色谱技术所要求的最适条件。目前，该法已逐渐发展为中药药效物质基础研究的重要手段之一[49]。如采用红细胞膜提取和 HPLC 分析当归[50]中有潜在活性的成分。当归补血汤提取物中有 50 多个峰，通过 HPLC-DAD-ELSD 联用技术检测发现其中 15 个峰与模型生物膜有明显相互作用，然后利用 LC-MS 技术和标准品对照的方法，对着 15 个峰的结构进行鉴定，确定其中包括藁本内酯、黄芪甲苷、毛蕊异黄酮等[51]，该研究结果与文献有很好的一致性。

（五）高通量筛选技术——亲和超滤技术研究方法

亲和超滤技术将亲和层析的高选择性和超滤技术的高处理能力有效结合，该技术能大规模进行生物特征物质高通量筛选[52]，具有使用样品量少、实验周期短、灵敏、特异性强等特点。其原理是将亲和性靶标（受体、酶等）与天然、合成或代谢的多组分的混合物样品混合孵育，使之与样品中高亲和性物质结合形成复合物，利用超滤手段将靶标和高亲和性配体结合生成的复合物与其他成分分离，然后用合适的洗脱液处理超滤膜截留得到的复合物，使亲和体从大分子中解吸出来，再利用其他手段初步鉴定亲和体的结构。朱深银等[53]建立了黄嘌呤氧化酶活性的紫外检测法及黄嘌呤氧化酶抑制剂体外高通量筛选模型，通过优化筛选条件，达到了建立可靠筛选模型的目的，并对 71760 种样品进行了初筛，发现了 27 个活性化合物，命中率为 0.038%，其中有 17 个活性化合物有较好量-效关系。有学者利用离心超滤-HPLC-DAD-MS 联用技术研究了忍冬与小牛胸腺 DNA（抗菌、抗病毒、抗癌药物筛选的分子靶标）有结合活性的化合物[54]。张丹参等[55]通过建立谷胱甘肽转移酶（GST）抑制剂的高通量筛选模型，对不同来源的 31098 个化合物样品进行高通量筛选。通过初筛和复筛，从中发现了 4 个有较强抑制活性的样品，为寻找新的 GST 抑制剂提供了一种先进的技术手段。此外，亲和超滤技术在苷类（三七总皂苷、甜菊糖苷、黄芩苷）、多糖（香菇多糖）、麻黄素、绿原素、马钱素、银杏花黄酮类等研究中均有应用[56]。将超滤分离装置与 HPLC/MS/MS、GC-MS 联用，可以实现药物的筛选、分离和检测在线一次性完成，从而减少大量的分离纯化工作，直接追踪样品中活性物质，成为研究中草药药效物质基础的有利工具[57]。

（六）计算机技术与数据库相结合

徐筱杰[58]建立了用于中药复方研究的计算机系统，该系统对于研究复方组分间相互作用，复方成分及可能形成复合物的三维结构，确定复方有效成分及其中药组分在体内的代谢研究提供了大量数据信息，有助于中药复方物质组成和作用机制研究。龙伟等[59]通过计算机辅助药物设计（CADD）技术，构建黄连解毒汤化学成分分子数据库，综合应用分子对接、药效团模型以及虚拟筛选方法，阐明了黄连解毒汤中共有 28 个化学成分分子与 2 个以上靶点存在作用效应，其中 2 个化学成分分子对 3 个靶点均有作用效应。

第二节　药效及作用机理研究方法

一、药效及作用机理研究层次

有效性是药物的基本属性，一般中药药效学试验分为四个层次，即整体动物、离体器官组织、细胞、分子等不同层次。开展中药有效性研究，不但要采用多个指标，对于中药所针对的病症，如何用四个层次的各种试验研究来体现其有效性，需要精心设计、推敲；对已经临床证实疗效确切的中药同样需要从这四个层次来说明中药的整体药效[60]。

（一）整体动物药效评估及作用机理研究

神农尝百草是最原始的以人为试验对象的整体药效评估法，也是鉴定药物、食物与毒物，寻找中药资源最有效、最直接，当然也是最危险的方法。因而以动物进行药效评估的要求自然产生。使用正常的动物或人工复制成疾病模型的动物，既保持了机体的完整性，也使机体与外界环境保持了正常联系，其结果最能接近人体试验[61]。动物层次药效评估能够从整体水平检测药物的疗效、毒副作用，既可做急性实验研究，亦可做慢性实验研究[62]。

目前，利用疾病动物模型进行药效评估也是中药研发过程中必不可少的环节。把中药药理动物模型用于分析中药药效，其最大的特点在于中药药理“证”及“病证结合”的动物模型的复制和应用，既有利于揭示中药作用的实质，也可以使中药药理学继承并发展中医药辨证论治的基本原则，突破传统中医认识和诊断疾病主要靠望、闻、问、切的诊疗思想[63]。制造中医“证”及“病证结合”的病理模型对于中医理论研究和中药实验研究，都有着十分重要的意义。

中医证候是疾病发展到某一阶段时对病因、病位、病性及正邪对比情况的病理概括。中医“证”的模型是在动物身上模拟复制临床不同的症候，以不同证型表现出来。如用大黄饲喂小鼠使其出现类似人类的“脾虚证”；用夹尾法制作大鼠肝郁证模型；以大剂量醋酸氢化可的松使动物产生一系列耗竭现象，达到虚损状态比拟阳虚模型；用甘兰加猪脂使饮食失节造成脾虚生化乏源模型；用氨水刺激小鼠制作肺虚痰组动物模型等，均是近年比较成功的证候模型[64]。凡有中医“证”的动物模型及实验方法这，应为首选试验。无合适“证”的模型或有困难者，可借用现代药理学试验的模型与方法。

（二）离体器官、组织实验药效评估及作用机理研究

离体器官、组织实验是将动物的某些器官或组织从体内取出放入生理代用液中，根据不同的实验目的和不同种属动物特点进行恒温、通氧或恒温灌流及建立与动物机体内环境基本相似的人工环境，保证器脏或组织维持正常活动状态。在此基础上通过一定的检测手段观察其生理活动、病理变化及各种药物和试剂等施加因素对其生理生化及形态变化的影响。离体实验方法可以排除整体情况下体内各种复杂因素的干扰，直接观测离体标本的各项指标。该方法对各种施加因素可以进行人为调节，实验环境可进行严格控制，方法精确，研究深入，有利于分析作用机理及对药物的药效定量研究，可获得准确、精细的结果。但离体器官、组织实验方法仍存在一些缺点和局限性，如该方法失去了机体完整统一的内环境和神经体液调控作用；失去了体内各种组织、细胞之间的正常比例和相互关系，与临床状态相距较远；容易受到外环境各种因素的干扰，不能用于研究药物对精神状态方面的影响；由于有些药物必须经体内代谢成活性形式才有药理作用，所以在离体实验中有时得不到正确结果；另外体实验所用的药物剂量、浓度、酸碱度、离子含量等都会影响实验结果。

目前，离体器官、组织实验常用方法有：离体心脏、离体骨骼肌、离体平滑肌实验法等。该方法已普遍用于中药药效及作用机制的研究中。匡荣等[65]用 Langendorff 法进行离

体豚鼠心脏灌流，测定丹参注射液、冠心宁注射液、香丹注射液、注射用丹参、丹红注射液5个抗心绞痛中药注射剂在给药前后的心脏冠状动脉流量的变化，发现此5个注射剂在一定的浓度下均能扩张冠状动脉，增加冠脉流量。武云等[66]采用低频电刺激造成小鼠骨骼肌疲劳，观察了黄芪提取物经灌胃和离体孵育后对小鼠骨骼肌疲劳和恢复过程中张力的影响，结果表明黄芪可以加快离体电刺激造成的疲劳后趾长伸肌张力的恢复。胡勇等[67]通过制备Wistar大鼠离体小肠平滑肌，观察了中药复方JEYS对乙酰胆碱、氯化钙和氯化钾所致平滑肌收缩的影响。同时通过改变营养液中钙含量或用酚妥拉明和普萘洛尔分别对标本进行预处理，观察JEYS对乙酰胆碱所致小肠平滑肌收缩作用的影响。实验发现，JEYS对大鼠离体小肠平滑肌具有显著解痉作用，且其作用与非选择性抑制钙通道有关。程远等[68]观察了高良姜活性组分对离体兔正常肠肌和乙酰胆碱诱导肠管痉挛的作用，发现高良姜各活性组分均可直接抑制离体肠肌张力和非竞争性拮抗乙酰胆碱的作用，其中黄酮类效果最强。

（三）细胞水平药效学评价及作用机理研究

细胞是生命最基本的结构与功能单位。对于一个完整而有活性的细胞来说，生存环境中各种因素的变化，均会引起其内部的代谢变化；因而能够为中药的药效评价提供一个最小而又相对完整的生物体系。体外细胞药理研究方法具有成本低、周期短、实验条件和因素易于控制、便于进行相对复杂的实验设计、可以避免实验的伦理学问题等优点[69]。随着细胞生物学与生化技术的不断发展，在细胞层次的药效评价及作用机制研究得到了迅速的发展。

体外细胞培养多采用外周血单核细胞、血小板、巨噬细胞及体细胞（如成纤维细胞、肾小球系膜细胞等）或是肿瘤细胞，与含有不同浓度、不同组份的中药（或含药血清）的培养液共孵育一定时间后，检测自然杀伤（NK）细胞活性、淋巴因子激活的杀伤细胞（LAK）活性、上清液中各种细胞因子浓度以及对细胞增殖的抑制率、细胞表面标志物的表达等指标，从而揭示中药复方的作用机制，找出最佳浓度和配比[70, 71]。由于体外实验的受试对象多为细胞，对于复方中药，有些制剂较粗，其中的杂质成分及无机离子成分在离体实验时会产生影响。因此，无论直接添加还是制成含药血清间接添加均有较高的要求。直接添加的复方中药制剂一般要求为水煎液或水提醇沉液，并经过过滤、浓缩、调节pH、微孔滤膜或高温除菌；间接添加的含药血清的制备则是先给供体临床等效剂量，然后按通法或标准法确定的时间采血并分离血清，或将含药血清制成冻干粉，以血清或冻干粉加入反应系统，使之达到需要浓度[72]。

但在体外实验中，将中药复方或单方的提取物直接加入体外细胞培养系统中的方法，易受多种因素干扰，其结果的可靠性受到怀疑。其缺点是脱离了与机体的联系，不能完全代表药物在体内代谢的变化[62]。这使得用体外细胞培养来研究中药复方（或单方）的工作进展缓慢，一定程度上阻遏了中西医结合的发展。目前体外细胞培养主要的问题是培育合适的病理细胞模型，建立指标检测方法，另外还要考虑细胞体外生长规律，确定最佳用药时间与细胞密度。相信随着分子生物学的发展及中医证本质的深入研究，利用转基因技术制备细胞模型将极大推动中药复方的药理研究[69]。

（四）分子水平药效及作用机理研究

近年来，随着分子生物学技术的持续发展，研究生命科学的方式实现了根本上的变革，这为中药作用机理研究提供了良好的契机和有力的工具，同时也使中药基因转录水平的机理研究成为了可能。相关技术研究与应用如下。

1. 核酸分子杂交技术

核酸分子杂交技术是分子生物学的基本技术之一，中药作用机理研究中较早常用的有RNA 印迹杂交（Northern blot），点杂交（dot blot）和原位杂交。Northern blot 是用来测量真核生物 RNA 的量和大小及估计其丰度的实验方法，并可从大量 RNA 样本中同时获得这些信息，但需要大量的材料，受 RNA 降解影响大，敏感性低。dot blot 的不足之处在于点于同一张膜上同样的样品杂交信号有时不稳定，且一般要用纯化的 RNA 样品。原位杂交的优势在于可对组织细胞中的核酸进行精确定位。郑钦岳等[73]应用 dot blot 研究了补血和血方四物汤对白细胞介素-6 mRNA 表达的影响，实验表明，四物汤在 0.01～1.00ng/mL 浓度内可使 IL-6 mRNA 的表达明显增加。保心丸具有降脂、降低血浆内皮素、抑制血小板聚集等作用。

2. RT-PCR 技术

PCR 是一种在机体外部迅速扩大增加特定基因或 DNA 序列的方法，由美国科学家 Mullis 在 1983 年发明，是目前中药机理研究中最常用的分子生物学技术。RT-PCR 是从RNA 拷贝扩增 cDNA 的一种方法，即首先反转 RNA 并转录成 cDNA，再经过 PCR 加以扩增，从而使它的敏感性得以有效提高，针对 dot blot 或 Northern blot 中含有的目的 mRNA 不高的问题，这一技术可以有效解决。郑小伟等[74]考察了二仙汤不同时间对肾阳虚大鼠垂体促肾上腺皮质激素基因表达的影响，结果显示二仙汤可以上调垂体组织 ACTH 基因表达，且表达量随用药时间延长而增加，提示上调 ACTH mRNA 表达是二仙汤治疗肾阳虚证的作用机理之一。

3. DD-PCR 技术

梁鹏等人于 1992 年创立 DD-PCR 技术，具体说就是一种利用 PCR 技术，对来源各异的 mRNA 样品里面的多种 cDNA 基因一并进行扩充增加与表达的实验方法。该方法依赖 2 套不同类型的合成寡核苷酸引物：一套锚定反义引物与一套随机正义引物。最后通过比较不同来源的扩增 cDNA 产物的电泳带谱，能够发现差异表达的基因。唐发清等[75]对有抗鼻咽癌作用的益气解毒片干预鼻咽癌细胞基因表达的研究，旨在从基因选择性表达水平探讨其抗鼻咽癌的机理。结果表明，益气解毒片在体外能抑制鼻咽癌细胞基因的表达，同时诱导一些特异基因的表达，从而抑制鼻咽癌细胞的增殖。

4. DNA 微阵列技术

DNA 微阵列（microarrays）技术是 1990 年新发展起来的可同时分析数千个基因表达

谱的多学科融合的高新生物技术，亦称为基因芯片、DNA 芯片、微阵列等。在中药作用机理研究中，DNA 阵列技术可以同时对使用中药前后的数千个基因表达情况进行比较和差异分析，且具有超微、高度集成和储存大量生物信息的特点，克服了长久以来从基因到基因的局部研究和用凝胶电泳分析的缺陷[76]。但目前微阵列技术也存在许多问题，如其小型化和高通量的特点使得对外界和内部的变动都很敏感，因此宜采用取平均值并标准化操作的办法，但目前尚无普遍认可的规则和标准来指导微阵列实验，数据采集和分析方法及操作系统也存在很大不同[77]。胡晶晶等[78]以心肌梗死大鼠为研究对象，应用基因表达谱芯片技术考察双龙方及麝香保心丸给药 7 天后大鼠心肌基因表达谱的变化，结果筛选得到 224 个共有的差异表达基因，涉及能量代谢相关的多条通路，推断药物只要是通过改善大鼠心肌能量代谢异常而达到治疗心肌梗死的作用。

二、药效及作用机理研究方法

（一）药效学研究方法

药效学是研究药物的生化、生理效应及机制以及剂量和效应之间的关系。其目的是确定药物预期用于临床防、诊、治的药效；确定药物的作用强度；阐明药物的作用部位和机制；发现预期用于临床以外的广泛药理作用[79]。中药药效学研究应以中医药理论为指导，运用现代科学方法，制定具有中医药特点的试验方案，根据药物的功能主治，以动物或其器官、组织、细胞、分子等为对象，选用或建立相应的动物模型和试验方法，初步证实药物是否有效，明确药效的强度、范围、特点[80]。

中药药效学实验研究方法大致分为离体实验和在体实验两大类型。离体实验可以在离体的动物器官组织、细胞水平进行实验研究，具有动物需要量少、用药量少、研究周期短、可严格控制实验条件，减少干扰因素等特点。但离体实验脱离了与机体的联系，不能完全代表药物在体内代谢的变化；并且对于粗制中药制剂，其杂质及无机离子成分会对离体实验结果产生影响。在体实验是使用正常动物或人工复制成疾病模型的动物进行药物有效性实验的研究手段，此方法保持了机体的完整性，也使机体与外界环境保持了正常联系，可以系统地探讨药物的作用机理，反映其作用特点[62]。

动物是药效学评价的主要研究对象，良好的动物模型是评价药物疗效及探明其作用机理的有力工具。动物模型的一般要求为①应与临床疾病相似，特别是中医“病”或“证”的动物模型，应具有中医特点，与临床辨证有相似性。②应经药物反证有效。但由于种属差异，造型方法，机体反应性及症候表现，特别是社会因素与环境因素的影响等，动物模型很难（或几乎不可能）与人类疾病的临床表现完全相同，很多动物模型不成熟、不完善，有待修改完善，还有更多的动物模型尚待建立[60]。同时，由于中药药效学评价是通过检测一系列指标而实现的，其结果也是通过一系列指标的描述而表达出来的，因此，各种指标的检测在药效学评价中就显得异常重要了。指标的选取需要满足客观性、特异性、敏感性、重现性、定量观测、多指标综合观测等要求，只有正确选择实验观测指标，才能准确无误地反映药物对实验对象的影响[79]。

（二）药代动力学研究方法

中药药代动力学基于动力学原理研究中药及其复方在体内吸收、分布、代谢和排泄（ADME）的动态变化规律及其体内时量-时效关系，并用数学函数对其加以定量描述[81]。与药效学研究药物对机体的生物学活性相对应，药代动力学侧重于研究机体对药物的处置，而药物在生物体内的处置特性在一定程度上决定了其药效作用强度。因此，中药药代动力学对于揭示其在体内药效作用与作用机制具有一定的指导作用，被广泛的应用于现代中药开发的深入研究。

1. 单一成分的药动学研究模式

对单体成分进行较为系统的药动学研究，是以单个化学成分为指标推测整个中药的药代动力学参数，这种模式适用于有效成分明确的中药及复方。蔡皓等[82]经 3P97 软件包进行房室模型拟合马钱子碱药代动力学参数，表明马钱子碱的大鼠体内代谢过程符合二室模型。石迎迎[83]选用 Beagle 犬静脉注射冬凌草乙素，获得冬凌草乙素在犬体内的血药浓度-时间数据，以阐明其在体内的药代动力学特性。

2. 多成分定量的药动学研究模式

随着中药及复方研究的不断深入，对其药动学的研究已经从单个指标性成分的药动学逐渐过渡到多指标性成分同时定量分析的方法，多个单体成分同时定量来表征中药及其复方的药动学特性，从某种意义上来讲较之单个成分的药动学测定更合理。朱莉[84]结合液相色谱-串联质谱（LC-MS/MS）法测定健康人体血浆中延胡索乙素、盐酸小檗碱的含量，求取药动学参数，借以推测广痛消体内药动学过程，为临床使用提供有力参考依据。

3. 中药多组分整合药动学研究模式

中药的物质基础是由多组分构成的有序整体，不同的结构比例可能会影响药物的体内 ADME 过程，体内药代动力学过程也会发生变化。王广基课题组首次提出了中药多组分整合 PK 新概念[85]，采用新整合的药代动力学参数来研究中药整体的药代动力学过程，并以血塞通注射液为模型药物开展了相关研究。根据 AUC 这一反映药物体内暴露的 PK 参数自定义各成分血药浓度的权重系数（Wj），进而运用数学模型进行多组分整合，从整合血药浓度-时间曲线计算整合 PK 参数而最大限度地表征中药整体 PK 行为。在对脉络宁的研究中，拓展了基于药效权重系数及 PK/PD 联并权重的模型整合方法，证实了联并整合权重的优越性。

（三）PK-PD 研究方法

药代动力学（PK）和药效动力学（PD）是按时间同步进行的两个密切相关的动力学过程，前者研究“药物浓度-时间”的关系，着重阐明机体对药物的处置过程；后者研究“效应-药物浓度”关系，描述药物对机体的作用规律，二者共同构成了现代药理学研究的基础。PK-PD 模型把药动学和药效学有机结合在一起，能客观阐明“时间-浓度-效应”之间的三维关系，有助于更为全面和准确地了解药物的效应随剂量（浓度）及时间而变化的规律。

1. 直接连接和间接连接 PK-PD 模型

依据被测血药浓度与效应部位药物浓度的关系，可分为直接连接与间接连接 PK-PD 模型。直接连接是指血药浓度与作用部位的药物浓度可迅速达到平衡，所以血药浓度可直接作为效应的输入函数，对于这种类型的药物可以直接将血药浓度与其效应联系起来建立 PK-PD 模型；间接连接是指血药浓度与作用部位的药物浓度需要经过一段时间方能达到平衡，作用部位的药物浓度变化常常滞后于血药浓度变化，从而导致药物的效应变化也滞后于血药浓度变化。对于这种类型的药物需要借助于假想的效应室将血药浓度与作用部位的药物浓度间接地联系起来，建立间接连接 PK-PD 模型。

2. 直接效应和间接效应 PK-PD 模型

依据药物所产生的效应与其在作用部位的药物浓度之间的相关性区分，直接效应是指药物到达作用部位后既可立即产生效应，没有时间上的滞后，所以直接连接模型和间接连接模型均可被认为是直接效应模型，因为药物的效应与其作用部位的药物浓度是直接相关的，对于这种类型的药物可以采用直接连接或间接连接方式建立相应的 PK-PD 模型；间接效应是指药物到达作用部位不能立刻产生效应，药物的效应存在明显的滞后。这种滞后是由于药物的作用机制本身所导致的，这类药物常常通过改变体内某些内源性物质而发挥药效，应根据药物的作用机制来建立相应的模型。

3. 软连接和硬连接 PK-PD 模型

软连接和硬连接是根据建立 PK-PD 模型时所采用的数据信息来区分的。软连接是指借助于浓度和效应数据将 PK 和 PD 联系起来，在模型拟合过程中采用双向信息流法，其典型代表即效应室模型；而硬连接则是借助于药动学数据和体外药效数据将 PK 和 PD 联系起来，因此是一种基于药物作用机制的模型，可用于预测化合物的体内活性[86]。宋钰等[87]应用硬连接 PK-PD 模型研究发现黄连解毒汤、黄芩提取物及黄芩苷的抗氧化作用与血清黄芩苷、汉黄芩苷水平呈正相关，黄芩苷可能是 HJD 及黄芩抗氧化作用的活性成分，汉黄芩苷也有一定的抗氧化作用。

4. 时间依赖与非时间依赖 PK-PD 模型

非时间依赖性和时间依赖性模型主要是依据药效学参数是否存在时间依赖性来区分的。大部分药物符合非时间依赖性 PK-PD 模型，此模型下药效强度总是取决于作用部位的药物浓度，药效学参数随时间变化保持恒定，此时可以依照非时间依赖性建立相应的 PK-PD 模型。而对于某些药物而言，在作用部位的药物浓度相同的情况下，药效学参数随时间的变化而变化，具有时间依赖性，即使效应部位药物浓度没有改变，其药效强度仍随时间发生改变，此时该类药物符合时间依赖性 PK-PD 模型。

三、基于组学技术的研究方法

基因组学、蛋白质组学和代谢组学等各种组学技术是系统生物学发展过程中的重要工具，在中药尤其复方药理机制的阐释中应用日益广泛，显示广阔的前景[88]。组学技术将中药复方成分的多组分、作用的多靶点和多途径等特点与基因、蛋白质表达关联起来，比较各自不同的表达差异谱，确定不同有效成分对应基因和蛋白质表达靶点，并根据表达量的多少与复方的君、臣、佐、使理论和使用剂量相关联，同时分析不同有效成分对应基因及蛋白质表达靶点的相互作用，分析复方各组成单药之间的密切关系，阐明复方的组成原理[70, 89]。

（一）基因组学

基因组学（genomics）是研究基因组的科学，它以分子生物学、电子计算机和信息网络技术为研究手段，以生物体内全部基因为研究对象，在全基因组背景下和整体水平上探索生命活动的内在规律及内在环境对机体影响机制[90]。“中药基因组学”是通过现代科学技术手段结合传统中药理论和现代科学理论，将中药的药性、功能及主治与其对特定疾病相关基因表达调控的影响关联起来，在分子水平上用现代基因组学，特别是功能或疾病基因组学的理论来诠释传统中药理论及作用机理[91]。

中药由于其成分的复杂性以及多种成分间可能存在的协同作用，常难以分析其生物活性，基因芯片的出现为此提供了一条简易途径[92, 93]。基因芯片能够确定靶组织的基因表达模式，可将中药作用的所有靶基因全部显示出来，从而提供了在全基因组的基础上了解药物作用机制的线索。由基因芯片所获得的大量信息也可以用来阐述药效下游的药物反应个体差异，从而从基因组的高度，在分子水平上解释中药药证、方证的基因组原理，发现、研究中药在人类基因组上的整体作用原理，即基因组药理。研究中药方剂对基因组的整体作用原理，可以在分子水平上进一步把方剂精确化、简单化或者分子化，把中药的作用机理推向分子水平[94]。如陈明伟等[95]利用基因芯片技术检测中药单体人参皂苷 20（R）Rg3对肿瘤血管生长调控因子（VEGF）蛋白表达的抑制作用。Zhang 等[96, 97]研究了局灶性脑缺血组、栀子苷治疗组的基因表达谱芯片，从分子水平阐释了清开灵注射液成分栀子苷的药理作用机制。Yin 等[98]在用 cDNA 微阵列研究半枝莲的抗癌机制中发现 16 个基因（包括 DNA 损伤、细胞周期调控、蛋白质磷酸化的相关基因）上调了 5 倍以上，提示这些过程可能参与了半枝莲诱导的癌细胞死亡。这些研究从基因芯片表达的角度探索中药的分子层面作用机制，为进一步阐明中药复方复杂作用网络奠定了基础。

（二）蛋白质组学

蛋白质组（proteome）最早由澳大利亚 Macquarie 大学的 Wilkins 等首先提出[99]，是指在特定的时间和空间上，一个细胞基因组所表达的全部相应蛋白质，包括各种亚型及蛋白质修饰。蛋白质组学（proteomics）是指在大规模水平上研究蛋白质的特征，分析细胞内动态变化的蛋白质的组成成分、表达水平与修饰状态，了解蛋白质之间的相互作用与联系，由此获得蛋白质水平上的关于疾病发生、细胞代谢等过程的整体而全面的认识[100]。由于中药进入人体发挥作用的最终环节大多是药物分子与蛋白质的反应，因此通过蛋白质组学的研究可以发现靶蛋白，从而可能阐明中药在分子水平的作用机制。

中药治疗疾病不是单纯强调以药物去直接对抗致病因子，重点在于调整机体功能状态，发挥机体抗病能力。中药复方在对机体功能状态调节过程中，涉及细胞、器官、整体多个层面，对多层面的系统关联性研究正是蛋白质组时代的主要任务。同时，依据多基因致病的关联特性，通过蛋白质表达谱和表达产物的差比性分析，可以揭示证候发生和发展的分子水平调控规律，进而可能揭示中药复方的作用靶点、作用环节和作用过程[69]。也就能发现复方中的有效成分及各成分间的协同关系，进一步实现复方的优化组合，实现由天然药物组方向化学成分组方的转化，从而可能会更清晰的阐述中药复方在分子水平的作用机制[101, 102]。Yang 等[103]运用蛋白质组学技术考察了由熟地黄、当归、白芍和川芎 4 味中药组成的四物汤对于血虚证患者血清蛋白表达谱的影响，结果发现四物汤可能通过增强免疫、增加血红蛋白、减轻基因损伤等途径治疗血虚证。Nquyen-Khuong 等[104]考察了由中药五味子、栝楼、大豆和西地格丝兰提取物组成的混合物 MINA-05 作用于人膀胱癌细胞 72h 后蛋白质组的表达变化，鉴定了多种与蛋白质降解、能量代谢、细胞骨架以及肿瘤抑制相关的蛋白。2012 年，Yue 等[105]通过蛋白质组学技术考察了丹参多酚酸和三七总皂苷联合应用对于心肌缺血再灌注损伤模型大鼠的保护作用。

（三）代谢组学

代谢组学（metabolomics）是继基因组学、蛋白组学和转录组学之后，又一门新兴的“组学”，它利用现代分析技术定量测定生物体液中的内源性代谢产物（相对分子质量$<1\times10^6$），考察生物体在不同状态下代谢产物的变化，通过对于代谢物图谱的整体分析，直接认识生理、病理状态，结合化学信息学分析方法确定内源性小分子代谢物成分的变化模式，获得相应的生物标记物群，表征或揭示生物体在特定时间和环境下的整体功能状态[106]。目前代谢组学技术平台主要是核磁共振（NMR）技术、质谱（MS）及其联用技术以及多种技术的集成应用。核磁共振技术目前常用的有氢谱、碳谱和磷谱，联用技术目前通常采用气相色谱-质谱联用（GC-MS）、液相色谱-质谱联用（LC-MS）及毛细管电泳-质谱联用（CE-MS）技术。

代谢组学强调把人或动物作为一个整体来研究，同时在方法学上具有无创伤、动态、接近生理条件下研究等特点。而中药“多组分、多靶点、整体调节”的特点及中医药理论的“整体观”、“辨证论治”与代谢组学的全景式、整体互动性、综合性不谋而合，是中医药现代化的最佳切入点，为传统中医药研究提供了崭新的和强有力的技术手段[107]。Wang 等[108]对心气不足证的代谢组学特征和温心方对其治疗作用进行了实验研究，采用UPLC-MS联用技术、多变量分析和数据库检索等方法，鉴定出了 17 个生物标志物，通路分析提示心气不足证的糖酵解、糖异生代谢，不饱和脂肪酸、脂肪酸及嘌呤的生物合成代谢网络被严重扰乱，而温心方通过调节多个通路紊乱至正常水平而具有潜在的药理作用。韩智慧等[109]基于 ^{1}HNMR 代谢组学方法研究了葛根芩连汤对高果糖诱导的胰岛素抵抗（IR）模型大鼠血浆代谢组的影响。发现葛根芩连汤能够增加模型鼠血浆中乳酸、丙酮酸和甘油的含量，同时下调血浆中脂质、乙酸、乙酰乙酸等代谢物含量，可明显改善胰岛素抵抗状态。Dai 等[110]采用代谢组学的方法，以 GC-MS 为技术手段，对逍遥散抗抑郁作用机制进行了研究。研究发现，逍遥散与阿米替林干预大鼠抑郁症模型后尿液代谢谱中有 9 个生物标记物相同，提示一些共同的和特有的代谢途径可能与逍遥散和阿米替林治疗抑郁症的作用机制相关。

第三节　网络药理学与整合药理学的应用

一、网络药理学

“网络药理学”（network pharmacology）是在系统生物学和多向药理学快速发展的基础上由英国药理学家 Hopkins 于 2007 年率先提出[111]。网络药理学是基于系统生物学的理论，对生物系统的网络分析，选取特定信号节点进行多靶点药物分子设计的新学科，是建立在高通量组学数据分析、计算机虚拟计算及网络数据库检索基础上的生物信息网络构建及网络拓扑结构分析策略和技术的科学思想和研究策略。能系统地、整体地揭示“疾病–疾病”、“疾病表型–靶点蛋白”、“靶点蛋白–药物”、“药物–药物”之间复杂的生物网络关系，在此基础上分析、预测药物的药理学机制并通过相应的实验来验证、评估药物的药效、不良反应及作用机制[112]。与传统药理学的最大区别在于，网络药理学是从系统生物学和生物网络平衡的角度阐释疾病的发生发展过程，从改善或恢复生物网络平衡的整体观角度认识药物与机体的相互作用并指导新药发现，强调对信号通路的多途径调节，提高药物的治疗效果，降低毒副作用[113]。

中医药特色在于整体观、辨证论治和方剂用药。以往采用还原、试错的方法研究中医药中遇到的生物系统复杂、化学成分复杂等难点问题。网络药理学一经提出，即被认为是“下一代的药物研究模式”。

目前，借鉴网络药理学理论研究对中药的药效机制在理论层面上进行了许多探讨。网络药理学研究方法同样受到中医药学者重视，被广泛应用到中药质量与功效研究中。运用系统水泵无学研究模式，可以建立中药网络药理学研究平台，并为研究复杂体系的中药质量标志物的作用机制奠定了基础。李梢[114]认为目前中药研究的一个重点和难点问题是理解中药方剂复杂化学体系与病证复杂生物系统的相互作用，并从网络药理学、系统生物学角度提出“网络靶标”这一新的概念与方法[115]（图 3.1）。

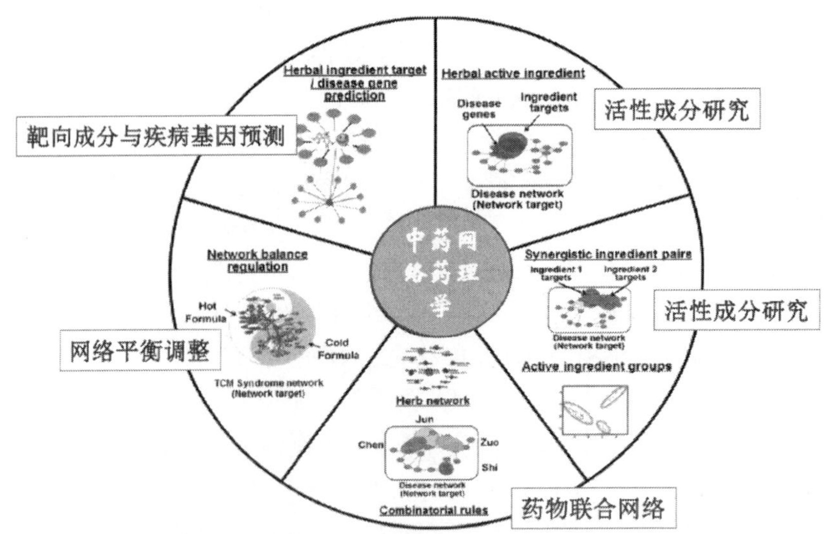

图 3.1　“疾病–疾病”、“疾病表型–靶点蛋白”、“靶点蛋白–药物”、“药物–药物”生物网络关系[115]

吴钉红等[116]采用分子对接和计算机网络药理学方法，快速筛选清热中药中治疗冠心病的活性成分，并构建清热中药治疗冠心病的“药物-靶标-疾病”网络，对清热中药治疗冠心病的有效成分和作用机制从系统水平进行研究。结果表明计算机方法可以体现5类清热中药的差异，并揭示中药中化学成分与相关靶标相互作用的分子机制。朱伟和姚丽梅[117]对小柴胡汤中甘草酸、黄芩苷、柴胡皂苷A、人参皂苷Re等38种化学成分进行靶标预测和分析。研究表明，38种化学成分中有21种被发现有预测靶标，提示了小柴胡汤多效应的分子机制。Tao等[118]基于网络药理学方法考察了郁金方（主要由郁金、栀子、麝香和冰片组成）抑制心脑血管疾病的活性成分及组方关系，指出郁金是其发挥药效的主要成分，而栀子、麝香和冰片均起到协同增效的作用。

二、整合药理学

中药质量标志物是中药质量控制的新概念、新模式，将引领中药质量发展新方向。如何表征中药整体质量属性及其生物学效应，是质量标志物研究的关键科学问题。

整合药理学（integrative pharmacology）是研究多成分药物与机体相互作用及其整合规律和作用原理的一门学科，融合了中药学、化学、药代动力学、药理学、计算科学等多学科知识，强调“整体与局部”、“体内与体外”、“体内过程与活性评价”等多层次、多环节的整合研究，中药物质实体与机体交互作用规律是整合药理学研究的关键科学问题之一[118]。其研究基础是药物效应与浓度变化和经时过程与多种生物效应的关系（图 3.2）。而药代动力学是连接的桥梁，体现物质在体内转运的关系。

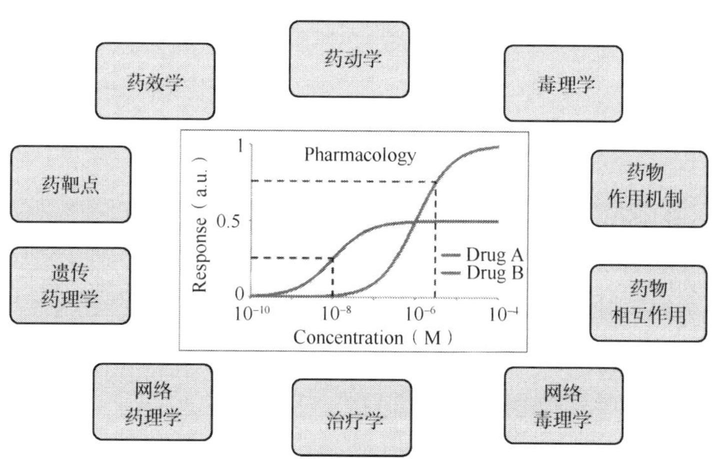

图 3.2 药物效应与浓度变化和经时过程与多种生物效应的关系

1. 基于物质的特有性、关联性和可药性的中药质量标志物初筛

收集不同生境的中药及相关样品，采用UPLC-Q/E技术等分析方法对中药中水溶性成分、脂溶性成分和挥发性成分等进行定性和定量分析，通过数据挖掘方法获得中药整体质量属性[119]，如特有的成分种类、特征性的成分含量及比例。然后进行“成分-成分”关联分

析，包括化合物结构和含量的相关性。

2. 开展中药药性相关生物效应的候选质量标志物发现研究

中药药性理论是中药理论的核心，故应对中药作用性质和特征进行研究，运用现代科学研究中药质量[119]。通过整合药理学“整体与局部–体内与体外–体内过程–功效活性评价”的多层次、多环节的研究，来系统解析中药与机体之间相互作用，并建立传统中医药学与现代中药现代研究的新模式。

3. 基于“化学指纹-代谢指纹-网络靶标”的中药质量标志物与生物活性之间定性关联研究

认识中药整体论和系统观的特点，系统揭示中药复杂化学体系与机体分子生物网络之间的相互作用关系，尤其是揭示中药“性味归经–升降浮沉–功效与毒性”等相关的分子机制，进而从整体观系统筛选候选质量标志物[119]。基于“ADME 体外模型-生物活性”整合模型，研究“量效”关系–时效”，建立复杂、多维数学模型和数学建模方法（方差分析、线性相关法、多元线性回归等），克服对小样本过拟合的缺陷、多重性关联、非线性等问题，研究中药复杂体系和多成分与生物活性之间的关联性。

许海玉等[119]提出基于整合药理学的“化学指纹–代谢指纹–网络靶标”和“肠吸收–活性评价–数据挖掘”的研究，运用中药药性理论开展质量标志物发现与确证研究（图 3.3）更能体现系统生物学理论指导下的整合研究价值。

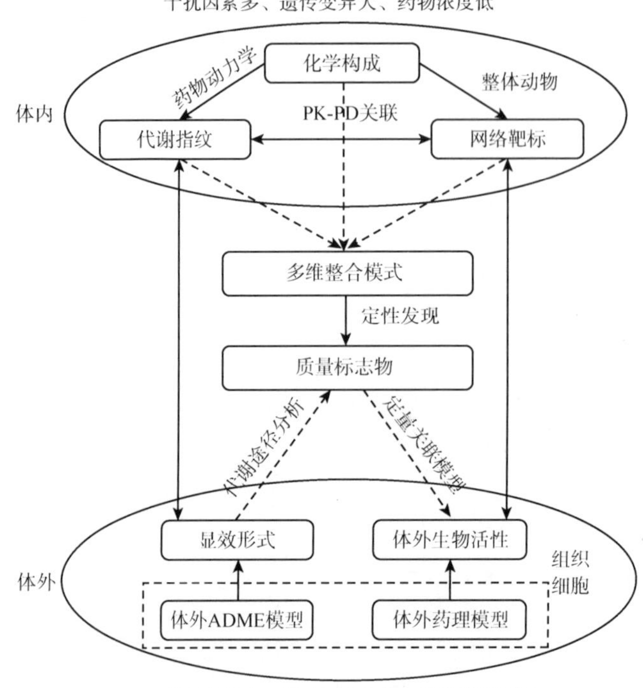

图 3.3 基于“化学指纹–代谢指纹–网络靶标”和“肠吸收-活性评价–数据挖掘”的整合药理学的质量标志物研究体系[118]

总之，基于整合药理学的中药质量标志物发现与确证的研究思路，通过“化学指纹–代谢指纹–网络靶标–生物效应–中医功效”多维关联系统筛选候选中药质量标志物，基于“化学指纹–代谢指纹–网络靶标”和“肠吸收–活性评价–数据挖掘”体系建立中药质量标志物与生物活性之间精确定量模型并明确其贡献度。

结 论

药效物质基础研究方法是揭示中药有效性表达方式和确定质量标志物至关重要的一步。有效性是药物的基本属性，一般中药药效学试验分为四个层次，即整体动物、离体器官组织、细胞、分子等。开展中药有效性研究，要采用多个指标，对中药所针对的病症，如何用四个层次的各种试验研究来体现其有效性，需要精心设计、推敲；对已经临床证实疗效确切的中药同样需要从这四个层次来说明中药的整体药效。

中药药效学研究应以中医药理论为指导，运用现代科学方法，制定具有中医药特点的试验方案，根据药物的功能主治，以动物或其器官、组织、细胞、分子等为对象，选用或建立相应的动物模型和试验方法，初步证实药物是否有效，明确药效的强度、范围、特点。与药效学研究药物对机体的生物学活性相对应，药代动力学侧重于研究机体对药物的处置，而药物在生物体内的处置特性在一定程度上决定了其药效作用强度。因此中药药代动力学对于揭示药物在体内的药效作用与作用机制具有一定的指导作用，被广泛地应用于现代中药开发的深入研究中。

基因组学、蛋白质组学和代谢组学等各种组学技术是系统生物学发展过程中的重要工具。组学技术将中药复方成分的多组分、作用的多靶点和多途径等特点与基因、蛋白质表达关联起来，比较各自不同的表达差异谱，确定不同有效成分对应基因和蛋白质表达靶点，并根据表达量的多少与复方的君、臣、佐、使理论和使用剂量相关联，同时分析不同有效成分对应基因及蛋白质表达靶点的相互作用，分析复方各组成单药之间的密切关系，阐明复方的组成原理。

网络药理学是基于系统生物学的理论对生物系统的网络分析，是建立在高通量组学数据分析、计算机虚拟计算及网络数据库检索基础上的生物信息网络构建及网络拓扑结构分析策略和技术的科学思想和研究策略。基于系统地、整体地揭示“疾病–疾病”、“疾病表型–靶点蛋白”、“靶点蛋白–药物”、“药物–药物”之间复杂的生物网络关系分析，可以预测药物的药理学机制并通过相应的实验来验证、评估药物的药效和不良反应及作用机制。而基于整合药理学的中药质量标志物发现与确证的研究，通过“化学指纹–代谢指纹–网络靶标–生物效应–中医功效”多维关联系统筛选候选中药质量标志物，利用“化学指纹–代谢指纹–网络靶标”和“肠吸收–活性评价–数据挖掘”体系，建立中药质量标志物与生物活性之间精确定量模型并明确其贡献度。

参 考 文 献

[1] 王睿，梁鑫森. 中药复方的复杂性特征与方法学探讨. 现代中药研究与实践，2004，18：98-100.

[2] 李萍，齐炼文，闻晓东，等. 中药效应物质基础和质量控制研究的思路与方法. 中国天然药物，2007，5（1）：1-9.

[3] 齐炼文，周建良，赫海平，等. 基于中医药特点的中药体内外药效物质组生物、化学集成表征新方法. 中国药科大学学报，2010，41（3）：195-202.

[4] 薛燕，雷跻九. 中药复方霰弹理论——论中药复方现代研究方法. 北京：中国环境科学出版社，1996.

[5] 周俊.中药复方——天然组合化学库与多靶作用机理. 中国中西医结合，1998，18（2）：67.

[6] 黄熙，臧益民，夏天，等试论“证治药动学”新假说. 中药药理与临床，1994，10（6）：43-44.

[7] 黄熙，陈可冀. “证治药动学”新假说的理论和实践. 中医杂志，1997，38（12）：745-747.

[8] 黄熙. 方剂体内/血清成分谱与靶成分概念的提出及意义. 第四军医大学学报，1999，20（4）：277-279.

[9] 罗国安，王义明. 中药复方的化学研究体系. 世界科学技术：中医药现代化，1999，1（1）：16-19.

[10] 邱峰，姚新生. 中药体内直接物质基础研究的新思路. 中药药理与临床，1999，15（3）：1-2.

[11] Wang XJ，Zhang N，Sun WJ，et al. Preliminary study on serum pharmacochemistry of Liu wei Di Huang Wan.Chin J Nat Med，2004，2（4）：219-222.

[12] 王喜军. 中药血清药物化学学科的形成及发展. 世界科学技术：中医药现代化，2010，12（4）：632-633.

[13] Liu JX，Ren JG. Approach on material foundation of medicinal effectiveness of compound prescriptions of Chinese medicine. Res InfTradit Chin Herb，2004，6（12）：8-11.

[14] 付建华，付宇，刘建勋. “组分中药学”假说的构想. 中国中医药信息杂志，2006，13（1）：52-54.

[15] 刘昌孝. 代谢物组学在中药现代研究中的意义. 中草药，2004，35（6）：601-605.

[16] 肖河. 中药复方物质基础浅析. 海峡药学，2006，18（3）：207-208.

[17] 王元清，严建业，师白梅，等. 中药复方药效物质基础研究进展. 中国中医药信息杂志，2012，19（5）：99-102.

[18] 李国信，姜鸿，邸子真. 射干抗炎药效物质基础研究. 药物评价研究，2010，33（5）：384-387.

[19] 宁黎丽，车镇涛. 吴茱萸汤药效物质基础的方法学研究. 药学学报，2000，35（2）：131-134.

[20] 景怡，任远. 中药药效物质基础研究的思路与方法. 甘肃中医学院院报，2009，26（1）：45-48.

[21] 李小娜，张兰桐，殷玮. 中药复方药效物质基础研究途径与方法. 中草药，2006，37（6）：801-805.

[22] 许惠珍. 从正交拆方及化学特征谱追踪助孕 3 号方物质基础的研究. 广州：广州中医药大学，2007.

[23] 高秋涛. 甘草附子汤药效物质基础研究. 沈阳：沈阳药科大学，2005.

[24] Li X，Xiao H，Liang X，et al. LC-MS/MS determination ofnaringin，hesperidin and neohesperidin in rat serum after rorally administrating the decoction of Bulpleumm falcatum L and Fractus aurantii.J Pharm Biomed Anal，2004，34（1）：159-166.

[25] 戴荣华. 滋肾丸药效物质基础研究. 沈阳：沈阳药科大学，2003.

[26] Nicholson JK，Lindon JC，Holmes E. Metabonomics：understanding the metabolic responses of living systems to pathophysiological stimuliviamultivariate statistical analysis of biological NMR spectroscopic data. Xenobiotica，1999，29（11）：1181-1189.

[27] 张萍. 代谢组学、化学计量学在中药复方药效物质基础研究中的应用. 海峡药学，2010，22（9）：13-15.

[28] 王广基，查伟斌，郝海平，等. 代谢组学技术在中医药关键科学问题研究中的应用前景分析. 中国天然药物，2008，6（2）：89-97.

[29] 孟宪生，姜民，罗国安，等. 基于代谢组学的中药川芎对寒凝血瘀证大鼠作用机制研究. 辽宁中医杂志，2012，39（2）：218-221.

[30] 黄玉荣，魏广力，龙红，等. 钩藤多动合剂的药效作用及用代谢物组学方法研究其生化机制. 中草药，2006，36（3）：398-402.

[31] Li F，Lu X，Liu H，et a1. A pharmaco-metabonomic study on the therapeutic basis and metabolic effects of Epimedium brevicornum Maxim on hydrocortisone-induced rat using UPLC-MS. Biomed Chromatogr，2007，21（4）：397-405.

[32] 贺玉琢. 日本汉方药“血清药理学”、“血清药物化学”的研究概况. 国外医学·中医中药分册，1998，20（5）：3-7.

[33] 王喜军. 中药及中药复方的血清药物化学研究. 世界科学技术：中药现代化，2002，4（2）：1-4.

[34] Huang X，Kong L，Li X，et a1. Strategy for analysis and screening of bioactive compounds in traditional Chinese medicines.J Chromatogr B AnalytTeehnol Biomed Life Sci，2004，812（1-2）：71-84.

[35] 王喜军，张宁，孙晖，等. 六味地黄丸的血清药物化学研究. 中国天然药物，2004，2（4）：219-222.

[36] 张宁，王喜军. 六味地黄丸中血中移行成分的含量测定. 中药新药与临床药理，2004，15（3）：174-176.
[37] Wang P，Liang Y，Zhou N，et a1. Screening and analysis of themultiple absorbed bioactive components and metabolites of Dangguibuxue decoction by the metabolic fingerprinting technique and 1iquid chromatography / diode-array detection mass spectrometry. Rapid Commun Mass Spectrum，2007，21：99-106.
[38] 王喜军，孙文军，孙晖，等. 茵陈蒿汤不同配伍变化对大鼠血中移行成分的影响. 中国天然药物，2008，6（1）：43-47.
[39] 窦志华，丁安伟，王陆军，等. 复方五仁醇胶簇血清药化学研究. 中草药，2006，37（8）：1137-1140.
[40] 金慧，王彦，阎超. 葛根芩连汤入血成分的归属. 中国中药杂志，2008，33（22）：2687-2691.
[41] 阳长明，陈玉平，李霄，等. 醒脑滴丸中右旋龙脑含量测定及其体内分析方法研究. 北京中医药大学学报，2006，29（7）：489-493.
[42] 曹艺，朱丹妮，林志宏，等. 归芩片血清药物化学研究（Ⅰ）. 中国药科大学学报，2007，38（6）：519-522.
[43] Wang HL，Kong L，Zou HF，et al. Screening and analysis of biologically active compounds in Angelica sinensis by molecular biochromatography. Chromatographia，1999，50（7-8）：439-445.
[44] Wang H，Zou H，Ni J，et al. Comparative separation of biologically active components in Rhizoma chuanxiong by affinity chromatography with α1-acid glycoprotein and human serum albumin as stationary phase. Chromatographia，2000，52（7-8）：459-464.
[45] Wang H，Zou H，Ni J，et al. Fractionation and analysis of Artemisia capillarisThunb. by affinity chromatography with human serum albumin as stationary phase.JChromatogr A，2000，870：501-510.
[46] Helc，Wang Sc Yang GD，et al. Progress in cell membrane chromatography.Drug DiscovTher，2007，1（2）：104-107.
[47] 李翠芹，贺浪冲. 白细胞膜色谱模型建立与白术中 TLR4 受体拮抗活性成分筛选研究. 中国科学 C 辑（生命科学），2005，35（6）：545-550.
[48] 李萍，李松林，毕志明，等. 中药复杂体系药效物质基础研究方法学的建立及其应用//中华中医药学会中医药学术发展大会中医药学术发展大会论文集 2005：526-527.
[49] 吴茜，毕志明，李萍，等. 基于整体观的中药药效物质基础的生物活性筛选-化学在线分析研究新进展. 中国药科大学学报，2007，38（4）：289-293.
[50] Dong ZB, Li SP, Hong M, et al. Hypothesis of potential active components in Angelica sinensis by using biomembrane extraction and high performance liquid chromatography. Journal of pharmaceutical and biomedical analysis，2005，38（4）：664-669.
[51] Qi LW，Li P，Li SL，et al. Screening and identification of permeable components in a combined prescripton of DangguiBuxue decoction using a liposome equilibrium dialysis system followed by HPLC and LC-MS. J Sep Sci，2006，29（14）：2211-2220.
[52] 陈立军，张心亚，黄洪，等. 新型分离纯化技术——亲和超滤及其应用. 膜科学与技术，2006，26（4）：61-65.
[53] 朱深银，周远大，刘庆山，等. 黄嘌呤氧化酶抑制剂高通量筛选模型的建立及应用. 中国药学杂志，2007，42（3）：187-190.
[54] Zhou JL, Qian ZM, Luo YD, et al. Screening and mechanism study of components targeting DNA from the Chinese herb Lonicera japonica by liquid chromatography/mass spectrometry and fluorescence spectroscopy. Biomed Chromatogr，2008，22（10）：1164-1172.
[55] 张丹参，张天泰，李韶菁，等. 谷胱甘肽转移酶抑制剂的高通量筛选. 药学学报，2008，43（1）：108-112.
[56] 程茂高，赵玉丛，王长林.现代分离技术在中草药有效成分分离中的应用. 郑州牧业工程高等专科学校学报，2007，27（1）：20-22.
[57] 杨郁，张扬，于能江，等. 亲和超滤技术在中药研究中的应用//肖培根.《中国中药杂志》第九届编委会暨中药新药研发理论与技术创新论（论文集）. 北京：人民卫生出版社，2009，52-55.
[58] 徐筱杰. 中药复方的计算机模拟研究. 化学进展，1999，11（2）：202-204.
[59] 龙伟，马世堂，刘培勋，等. 基于 CADD 方法的黄连解毒汤抗炎药效物质基础多靶导向作用的研究. 计算机与应用化学，2009，26（7）：948-952.
[60] 朱晓新. 中药新药药效学方法与思路. 成都：第六次全国中西医结合实验医学学术研讨会，2002：15.
[61] 李建锋，荀丽英，李航，等. 中药成分的生物学活性评价及筛选. 中草药，2015，（4）：588-594.
[62] 刘建勋. 中药新药药效学实验研究方法与要求. 中药新药与临床药理，1998，（2）：114-117.
[63] 何晓山，代蓉，李秀芳，等. 中药药理动物模型的研究与中药功效分析. 中医药信息，2007，（2）：39-42.
[64] 赵国平，钱三旗，何清湖. 中药药理研究应遵循的基本原则和方法. http：//news. pharmnet. com. cn. 2007.11.2.
[65] 匡荣，朱社敏，倪维芳，等. 离体心脏灌流技术在抗心绞痛中药生物活性检测中的应用初探. 中国实验方剂学杂志，2010，

（9）：66-69.
[66] 武云，吴大正，胡之璧. 黄芪提取物对小鼠离体骨骼肌疲劳和恢复过程的影响. 中药药理与临床，2007，23（6）：42-45.
[67] 胡勇，李淑芳，周大颖，等. 中药复方 JEYS 对大鼠离体小肠平滑肌解痉作用. 贵阳医学院学报，2012，37（1）：43-47.
[68] 程远，李近，廖小丹，等. 高良姜不同活性部位对兔离体肠管平滑肌的影响. 广东医学院学报，2015，33（6）：649-652.
[69] 路晓钦，高月. 中药复方现代化药理研究方法进展. 中药新药与临床药理，2002，13（1）：59-61.
[70] 张方，黄泰康. 中药药效研究方法进展. 沈阳药科大学学报，2004，21（2）：156-160.
[71] 张方，黄泰康. 中药药效方法学研究初探（Ⅰ）. 中草药，2003，34（12）：1058-1062.
[72] 张灵娜，林兵，宋洪涛. 中药血清药理学、血清药物化学的研究概况及展望. 中草药 2015，46（17）：2662-2666.
[73] 郑钦岳，曹尉尉，曹颖瑛，等. 四物汤增加小鼠脾细胞分泌 IL-6 及促进 IL-6mRNA 的表达. 第二军医大学学报，1998，19（3）：290-292.
[74] 郑小伟，包素珍，李荣群，等. 二仙汤对肾阳虚大鼠垂体 ACTH 基因表达的影响. 中国医药学报，2003，（12）：716-718.
[75] 唐发清，田道法，易红，等. 益气解毒片对鼻咽癌细胞端粒酶和端粒酶 RNA 抑制作用的实验研究. 湖南中医学院学报，2000，20（1）：15-17，72.
[76] 李晶心，李晶玉，白辉. 分子生物学技术新进展. 中国医学工程，2005，13（4）：382-384.
[77] 范秀娟，郭姣，杨国柱，等. 分子生物学技术在中药作用机理研究中的应用. 广东药学院学报 2007，23（5）：592-595.
[78] 胡晶晶，范雪梅，孟宪生，等. 应用基因表达谱芯片研究中药复方对心肌梗死的药效机制. 辽宁中医药大学学报，2014，（7）：79-82.
[79] 谭正怀. 中药新药临床前药效学评价的思考. 时珍国医国药，2010，12（5）：1303-1304.
[80] 林志彬. 新药药效学评价浅析. 武汉《医药导报》第八届编委会成立大会暨 2009 年度全国医药学术交流会和临床药学与药学服务研究进展培训班，2009：2.
[81] 向铮，蔡小军，曾苏. 基于复杂网络与代谢组学的中药药代动力学研究思考与探索. 药学学报，2012（5）：558-564.
[82] 蔡皓，王丹丹，刘晓，等. 马钱子碱、马钱子总生物碱与马钱子粉在大鼠体内药动学的比较. 中国中药杂志，2012，37（14）：2160-2163.
[83] 石迎迎. 冬凌草乙素在 Beagle 犬体内的药代动力学研究. 郑州：郑州大学，2012.
[84] 朱莉. 广痛消有效成分含量测定及健康人体药代动力学研究. 北京：北京中医药大学，2013.
[85] Hao HP，Zheng CN，Wang GJ. Thoughts and experimental exploration on pharmacokinetic study of herbal medicines with multiple-components and targets. Yao XueXue Bao，2009,44（3）：270-275.
[86] Danhof M，De Jongh J，De Lange EC，et al. Mechanism-based pharmacokinetic-pharmacodynamic modeling：biophase distribution，receptor theory，and dynamical systems analysis. Annu Rev PharmacolToxicol，2007，47：357-400.
[87] 宋珏，路通，谢林，等. 黄连解毒汤的药动学-药效学相关性研究. 中草药，2011，42（10）：2042-2046.
[88] 寇俊萍，柴程芝，余伯阳. 中药药理研究进展. 药学进展，2013，（9）：428-432.
[89] 朱化珍，陈德兴. 分子生物技术在中药复方药理研究中的应用. 中国实验方剂学杂志，2011，17（7）：278-280.
[90] 唐玲. 基因组学在中药研究中的应用进展. 教育教学论坛，2013，（44）：160-161.
[91] 王升启. 试论“中药基因组学”与“中药化学组学”. 世界科学技术 2000，2（1）：28-31，54-55.
[92] Schena M，Heller RA，Theriault TP，et al. Microarrays：biotechnology's discovery platform for functional genomics. Trends Biotechnol，1998，16（7）：301-306.
[93] 荆志伟，王忠，高思华，等. 基因芯片技术与中药研究——中药基因组学. 中国中药杂志，2007，32（4）：289-292.
[94] 唐先明，王振月，赵海鹏，等. 基因芯片技术在中药基因组学研究中的应用. 时珍国医国药，2007，18（5）：1097-1099.
[95] 陈明伟，倪磊，赵小革，等. 人参皂苷 Rg_3 对肿瘤血管生长调控因子蛋白表达抑制作用的研究. 中国中药杂志，2005，30（5）：357-360.
[96] Zhang ZJ，Li P，Wang Z，et al. A comparative study on the individual and combined effects of baicalin and jasminoidin on focal cerebral ischemia-reperfusion injury. Brain Res 2006，1123（1）：188-195.
[97] Zhang ZJ，Wang Z，Zhang XY，et al，Gene expression profile induced by oral administration of baicalin and gardenin after focal brain ischemia in rats. Acta Pharmacol Sin，2005，26（3）：307-314.
[98] Yin X，Zhou J，Jie C，et al. Anticancer activity and mechanism of Scutellariabarbata extract on human lung cancer cell line A549. Life Sci，2004，75（18）：2233-2244.
[99] Wilkins MR，Sanchez JC，Gooley AA，et al. Progress with proteome projects：why all proteins expressed by a genome should be

identified and how to do it. Biotechnol Genet Eng Rev，1996，13：19-50.

[100] Conrotto P, Souchelnytskyi S. Proteomic approaches in biological and medical sciences: principles and applications. Exp Oncol，2008，30（3）：171-180.

[101] 赵霞，岳庆喜，谢正兰，等. 蛋白质组学技术在中药复杂体系研究中的应用. 生命科学 2013，（3）：334-341.

[102] 王志平，乔建军，元英进，蛋白质组学在中药现代化研究中的应用. 中草药 2004，35（1）：1-4.

[103] Yang MH，Ma ZC，Dou YQ，et al. Effects of Siwu tang on serum protein of blood deficiency using proteomic technique. Zhongguo Zhong Yao Za Zhi，2008，33（4）：420-423.

[104] Nguyen-Khuong T, White MY, Hung TT, et al. Alterations to the protein profile of bladder carcinoma cell lines induced by plant extract MINA-05 in vitro. Proteomics，2009，9（7）：1883-1892.

[105] Yue QX，Xie FB，Song XY，et al. Proteomic studies on protective effects of salvianolic acids，notoginsengnosides and combination of salvianolic acids and notoginsengnosides against cardiac ischemic-reperfusion injury. J Ethnopharmacol，2012，141（2）：659-667.

[106] 黄晓晨，宿树兰，郭建明，等. 代谢组学在中医药若干科学问题研究中的应用与思考. 中草药，2014，45（2）：147-153.

[107] 赵珊，王鹏程，冯健，等. 代谢组学技术及其在中医药研究中的应用. 中草药，2015，46（5）：756-765.

[108] Wang X, Wang Q, Zhang A, et al. Metabolomics study of intervention effects of Wen-Xin-Formula using ultra high-performance liquid chromatography/mass spectrometry coupled with pattern recognition approach. J Pharm Biomed Anal，2013，74：22-30.

[109] 韩智慧，王亚玲，王淑美，等. 基于～1H NMR 代谢组学方法研究葛根芩连汤对 IR 大鼠模型血浆代谢组的影响. 广东药学院学报，2015，31（6）：786-790.

[110] Dai Y, Li Z, Xue L, et al. Metabolomics study on the anti-depression effect of xiaoyaosan on rat model of chronic unpredictable mild stress. J Ethnopharmacol，2010，128（2）：482-489.

[111] Hopkins AL. Network pharmacology. Nat Biotechnol，2007，25（10）：1110-1111.

[112] Barabasi AL，Gulbahce N，Loscalzo J. Network medicine：a network-based approach to human disease. Nat Rev Genet，2011，12（1）：56-68.

[113] 张贵彪，陈启龙，苏式兵. 中药网络药理学研究进展. 中国中医药信息杂志，2013，（8）：103-106.

[114] 李梢. 网络靶标：中药方剂网络药理学研究的一个切入点. 中国中药杂志，2011，36（15）：2017-2020.

[115] Li S. Summary of TCM network pharmacology applications. Chin J Nature Med，2013，11（2）：110-120.

[116] 吴钉红，丘小惠，朱伟，等. 网络药理学方法探讨清热中药治疗冠心病作用机制. 中华中医药杂志，2011，（5）：1004-1008.

[117] 朱伟，姚丽梅. 运用 Metadrug 软件预测小柴胡汤化学成分的分子靶标. 上海中医药杂志，2011，（1）：79-82.

[118] Tao W，Xu X，Wang B，et al. Network pharmacology-based prediction of the active ingredients and potential targets of Chinese herbal Radix Curcumae formula for application to cardiovascular disease. J Ethnopharmacol，2013，145（1）：1-10.

[119] 许海玉，侯文彬，李珂，等. 基于整合药理学的中药质量标志物发现与应用. 中国实验方剂学杂志，2019，（6）：1-8.

（张铁军　郭　倩　王玉丽　许海玉　田成旺　刘昌孝）

第四章

基于中药药性表达的中药质量标志物研究方法

在中医理论体系中，“药性”与“药效”均是中药的基本属性和有效性的核心内容。传统中药药性理论认为，中药 “法于四时”“入腹知性”，即从中药性味的本体（物质基础）和其效用（生物效应）两个层面概括了性味的基本内涵，同时又说明二者是一个事物不可分割的互相对应的两个方面。药味的生物效应表达又可推演为药物作用的趋势（升降沉浮）、药物作用的靶点（归经）及药效活性（功效）等不同的表达模式。由此出发，才能以普遍联系的视角全面阐释中药五味理论的完整性。功能相同的药物，由于性味不同而表现在作用趋势、作用位置（途径、通路）和作用功效上具有差异，并作为临证治法、遣药组方的重要依据。

“药性”与“药效”（功效）是从不同侧面、不同角度对中药的生物效应表达的客观描述。“药味（性）”和“药效”体现中药的“物质基础”作用于人体疾病主体的不同层面、不同方式的生物效应表达形式，二者呈现复杂的离合关系[1-7]。“性-效-物”的表征、相关性规律研究是阐释中药作用原理及配伍规律、指导临床实践的重要依据和研究路径。

药性理论是临证立法、配伍组方的重要依据。“五脏苦欲补泻用药论”被缪希雍誉为“用药第一义”，是临证立法的基本法则；“热者寒之，寒者热之”等寒热理论贯穿于中医的理法方药全过程，临床辨治中常依据寒热理论确立治疗大法，成为指导组方的重要准则；而“七情和合”（单行、相须、相使、相畏、相恶、相反、相杀）更是确定“药对”“方根”关系及制方用药的基本原则，根据药物的气、味进行配伍组合，是方剂组方的基本依据之一，对继承和发扬中医药宝贵经验、完整还原和阐释中医药理论、凸显中医药理论体系特点和指导临床实践均具有重要的意义。

第一节　仿生技术在中药五味辨识研究中的进展与实践

中药药性理论是中医药学理论体系的重要组成部分，药性是根据药物作用于机体所产生的效应和针对临床病症的实际疗效而形成的，是对药物多种作用的高度概括[1]。“四气五味”是中药药性理论的核心内容之一，药物的“味”最初是根据药物的真实滋味和气味确定的，后来又以“味”归纳和解释药物的功效。五味主要包括酸、苦、甘、辛、咸 5 种基本味道，在功效方面的表现为“辛散、酸收、甘缓、苦坚、咸软”，并作为临证立法、配伍组方的重要依据[2-7]。近年来发展起来的电子鼻、电子舌等仿生技术是判定滋味、气味等的技术，已在食品等领域广泛应用。将电子鼻、电子舌技术应用到中药研究方面的文献也在不断增多，但多数集中在对中药气味的简单识别上，对产生气味的物质基础研究则较少，特别是利用仿生技术研究中药五味药性理论更鲜见报道。由于中药的物质基础拆分不完全及没有合适的表征界定方法，使中药五味物质基础的研究受到了限制。本课题组基于文献梳理和实验研究，建立了中药五味物质基础拆分、表征和界定的系统研究方法。本章针对中药五味的滋味内涵，对电子鼻、电子舌等仿生技术的工作原理、数据统计方法，以及在中药五味辨识研究中的应用进展进行论述，并对本课题组已开展的中药五味的物质基础相关研究进行介绍，以期为中药五味的药性理论研究提供可参照的技术方法。

一、嗅觉、味觉仿生技术的概述

（一）工作原理

《说文解字》说："味，滋味也。从口未声。无沸切。"即药物的味最初是由口尝而得，评价滋味的常用方法是由有经验的药工通过口尝鼻闻来确定的，但是该方法因主观性太强、重复性差、易疲劳等缺点不能得到广泛应用，因此需要一种科学的、可量化的手段来对味进行评价。近年来，随着科学技术的进步，许多仿生模型被应用到中药药性的评价方面，其中应用较多的有电子鼻、电子舌技术。电子鼻、电子舌是模仿人类嗅觉系统、味觉系统设计的，其获取的是样品的整体信息，是对样品整体性质的一种反映。嗅觉、味觉的产生是一种物质作用于嗅觉、味觉感受器，产生相应信号，然后通过细胞内传导、神经传导等，最后传至大脑的过程。典型的电子鼻、电子舌设备主要由样品处理器、传感器阵列、信号处理系统 3 部分构成。其中样品处理器相当于嗅味觉感受器，传感器阵列相当于信号传导通路，信号处理系统相当于人的大脑。传感器阵列交叉灵敏度较大，具有广谱响应特性等特点，可以看成是电子鼻、电子舌的硬件部分，常见的传感器主要有金属氧化物传感器、导电聚合物气敏传感器、石英晶体微平衡传感器和声表面波传感器等[8]。其中应用较多的是金属氧化物传感器。信号处理系统部分包括信号预处理及模式识别技术，其中模式识别是对预处理过的信号进行再处理的过程。其主要包括主成分分析（PCA）、线性判别分析（LDA）、聚类分析（CA）、人工神经网络（ANN）等。

（二）方法学研究

电子鼻、电子舌技术被应用到多个领域，对不同领域的不同样品进行检测时，所需要的传感器阵列也会有所差别。邹慧琴等[9]在鉴别姜科常见的 10 味中药时，采用 MOS 传感器阵列，基于逐步判别分析法和聚类分析结合典型指标筛选法，建立了传感器阵列的优化方法，并利用主成分分析、Fisher 判别分析和随机森林算法对优化前后的数据进行对比，确立了最佳传感器阵列，且表明优化后的传感器阵列比优化前的判别率高。电子鼻对差别微小、浓度甚微的样品进行检测时，正判率较低，而选择合适的特征集合有助于提高正判率。伍世元等[10]在对不同采收期的阳春砂和不同产地的薄荷进行鉴别时，利用主成分分析和判别因子分析对特征子集进行筛选，确立最合适的特征子集，最后对未知样本进行鉴别时，正判率较高，因此在实验中选择合适的特征子集显得尤为重要。电子鼻、电子舌检测条件因样品而异，因此检测条件的摸索显得尤为重要。邹慧琴等[11]在对不同储藏时间的西洋参进行鉴别时，对样品的粒径、孵化温度、孵化时间等影响实验结果的条件进行了摸索，最终确定了一套适合检测西洋参的检测方法。药物有酸、苦、甘、辛、咸 5 种基本滋味，那么电子舌能否作为味觉的仿生模型很好地对滋味区域进行划分是首要面临的问题。杜瑞超等[12]选取了 5 种苦味药、6 种甜味药、6 种酸味药、6 种咸味药，采用不同的煎煮方法进行处理，利用电子舌进行检测，并采用主成分分析和判别因子分析分别对原始数据进行处理，相同味道的中药能够很好地聚类，建立好的滋味区域能够很好地辨别中药的酸、苦、甘、咸。电子鼻与电子舌单独应用时并不能很好地反映物质的整体信息，而电子鼻与电子舌融合技术可以很好地反映样品的整体信息。宁珂[13]在对酒类和掺假油进行检测时，利用融合方式中的特征级数据融合，利用主成分分析和贝叶斯分类法对分别采用电子鼻、电子舌及电子鼻舌融合的特征数据进行处理，用电子鼻舌融合技术得到的分类效果较好；在对掺假油进行检测时，利用 PCA 和偏最小二乘法分别对单独采用电子鼻、电子舌及二者融合的数据进行处理，结果表明融合后的分类效果较好，为以后电子鼻、电子舌融合技术的研究提供了依据。

二、电子鼻、电子舌技术应用于中药的研究进展

电子鼻、电子舌已被应用到多个领域，但在医药领域研究的有关综述不多，现对电子鼻、电子舌技术在中药五味辨识方面的应用研究进展进行介绍。

（一）五味物质基础研究

五味药性理论中，“味”最初是指药物的真实滋味，电子舌可以对其进行客观表征。黄连 Coptidis Rhizoma 性寒，味苦，具有很广的抗菌谱。为了研究苦味药黄连的物质基础，梁晓光等[14]采用电子舌技术对色谱分离得到的 7 种化合物中的 6 种进行苦度评价，并结合大肠杆菌和金黄色葡萄球菌抑菌活性实验，对结果进行相关性评价，除非洲防己碱外，发现苦味化合物苦度越大，抑菌效果越好，并进一步证实苦味化合物应为苦味药的主要药效物质基础。沉香 Aquilaria Lignum Resinatum 性微温，味辛、苦，归脾、胃、肾经，主要具有行气止痛、温中止呕、纳气平喘等功效。李志远[15]利用电子鼻技术分别对国产、进口、伪品沉香进行了气味判别，同时采用顶空进样 GC-MS 技术对沉香气味成分进行了分析，并与电子鼻数据进行双变量相关性分析，得到沉香气味电子鼻响应的物质基础主要为倍半萜类，为以后将电子鼻技术应用到五味物质基础研究方面提供了参考。

（二）药材品种鉴别

电子鼻在对同种药材不同品种鉴别中发挥了重要作用。莪术是一类多基原的中药材，

包括蓬莪术 *Curcuma phaeocaulis* Val.、广西莪术 *C urcuma kwangsiensis* S.GLee et C.F.Liang 和温郁金 *Curcuma wenyujin* Y.H.Chen et C.Ling，三者之间的化学成分存在一定的差异，其中挥发油类成分莪术酮、莪术二酮差别较大[16]，这可能是导致三者气味微小差别的原因。李羿等[17]利用电子鼻对 3 种莪术进行检测，利用主成分分析和判别因子分析进行处理，能很好地区分 3 种莪术，为电子鼻检测不同基原莪术提供了依据。野生当归 *Angelica sinensis*（Oliv.）Diels 与栽培当归功效存在差异，气味是当归药材质量评价的重要依据，野生当归挥发油的含量显著高于栽培当归，挥发油含量的不同导致了野生当归与栽培当归的气味差异。杨文玺等[18]用电子鼻对 2 种当归进行了区分，对用电子鼻获得的原始数据进行主成分分析和判别因子分析，二者均能很好地被区分，与传统经验鉴别结果一致，为以后用电子鼻评价不同当归品质奠定了基础。血竭 Draconis Sanguis 为珍贵的中药材，分为进口血竭和国产血竭，二者外观上不易区分，但化学成分存在一定差异[19]，使二者的性味有一定的差异，刘杰等[20]利用电子鼻技术获得原始数据，并利用判别因子分析对原始数据进行处理，该方法可以较好地将二者进行区分，为电子鼻用于品种鉴定提供了依据。

（三）药材产地判定

电子舌在中药产地鉴别方面应用较多，枳实 Aurantii Fructus Immaturus 性微寒，味苦、辛、酸，其主要成分为生物碱类、黄酮类、挥发油类。不同产地的枳实中黄酮类成分差别很大，可能是导致气味差异的原因。吴飞等[21]为了鉴别不同产地的枳实，利用电子舌对枳实进行检测，并用主成分分析和判别因子分析对数据进行处理，该方法能较好地区分不同产地枳实，并结合 HPLC 法进行验证，结果表明该方法可靠性较高，为电子舌应用到枳实不同产地鉴别提供了依据。黄芩 ScutellariaeRadix 性寒，味苦，不同来源的黄芩在味上具有一定差别，曾燕等[22]利用电子舌检测不同产地、不同生长期限的黄芩，并利用 HPLC 法对黄芩主成分进行分析，不同来源的黄芩能得到很好地区分，黄芩苷的含量与黄芩的味呈正相关。

在产地鉴别方面，电子鼻的应用也较多，20 世纪 60～70 年代，由于引种现象普遍，抗菊产区较多，不同产地杭菊所含的绿原酸、黄酮类、挥发油类成分有一定的差异，气味上也存在细微的差异，韩邦兴等[23]在对不同产地大白菊进行鉴别时，利用电子鼻技术对得到的原始数据进行主成分分析和判别因子分析，不同产地大白菊 *Dendranthema. morifolium*（Ramat.）Tzvel.'Dabaiju'能够明显被区分，可作为大白菊产地鉴别的辅助手段。喜马拉雅紫茉莉 *Mirabilis himalaica*（Edgew）Heim 为藏医常用药，其主要含有皂苷类、黄酮类、多糖类、鞣质等成分，不同产地栽培及野生的喜马拉雅紫茉莉化学成分之间存在一定的差异，西藏产的各样品化学成分含量普遍高于甘肃产的，它们之间的气味也存在一定差异，林辉等[24]利用电子鼻技术对不同产地栽培及野生的喜马拉雅紫茉莉进行鉴别，并利用判别因子分析、分层聚类分析、人工神经网络对数据进行处理，除了分层聚类分析效果欠佳以外，其他 2 种统计方法均能较好地将样品区分开来，为电子鼻鉴定不同产地药材提供了实验依据。川芎 Chuanxiong Rhizoma 为川产大宗药材，以香气浓郁者为佳，不同产地川芎所含挥发性成分在含量和组成上存在一定差异[25]，致使气味有一定差别，陈林等[26]采用电子鼻鉴别不同产地川芎，利用主成分分析和判别因子分析得出彭州敖平川芎与都江堰徐渡川芎挥发性组分整体性质较为接近，与新都新繁川芎有一定差别，均可明显区别于新产地彭山谢家，为电子鼻应用于药材产地鉴别提供了参考。黑顺片气微，不同产地黑顺片的生物碱成分有差异，气味也有微小差别，用电子鼻可以实现对它们的区分，判别因子分析可以很好地将四川江油、四川掩布、陕西汉中的样品区分开来，且以四川江油的质量好一些，为以后气微中药的鉴别提供了技术手段[27]。市场上砂仁 Amomi Fructus 可以分为国产砂仁和进口砂仁，以广东、云南、缅甸、越南和老挝等不同产地砂仁药材为研究对象，利用电子鼻和 HS-GC-MS 技术检测挥发性成分，不同产地砂仁可以得到很好区分，部分萜烯类、酯类和醇类成分在不同产地的砂仁中含量有差异，致使它们有不同的气味，在传感器上有不同的响应[28]。

（四）药材生长期分析

白花前胡以气味浓香者为好，开花后的前胡气味淡而弃用，开花前后前胡挥发性成分组成及比例存在一定的差异，使气味有所不同，韩邦兴等[29]用电子鼻对开花前后的前胡进行检测，并利用主成分分析、判别因子分析、统计质量控制进行统计处理，可以较好地将二者加以区分，为中药气味的鉴定奠定了基础。黄芪 Astragali Radix 性微温，味甘，归肺、脾经，含有多种挥发性化学成分，生长年限不同的黄芪，化学成分含量存在差异，杨庆珍等[30]利用电子鼻技术对 2、7、10 年生黄芪进行区分，利用主成分分析和判别因子分析对其进行统计处理，并且对不同生长年限黄芪的化学成分进行主成分分析，能很好地将不同生长年限的黄芪区分开，并且所含的化学成分也可以用来区分不同生长年限的黄芪。

（五）储藏年限研究

化橘红 Citri Grandis Exocarpium 性温，味辛、苦，其主要成分为挥发油类、黄酮类、多糖类等，功效为止咳平喘、解酒宽中，但是不同年份化橘红功效差别很大，不同储藏年份化橘红总黄酮量差别很大，随着储存年限增加，总黄酮量呈上升趋势，多糖含量呈先上升后下降的趋势，挥发油成分逐渐减少，可能是这些成分的相互作用导致不同储藏年限化橘红具有不同的气味。为了鉴别不同年份的化橘红，利用电子舌技术对 2001～2010 年的 10 个样品和一个盲样进行了分析，对得到的原始数据进行主成分分析和判别因子分析，二者均能对样品进行很好区分，并且判别因子分析的效果优于主成分分析，有望实现不同储藏年份化橘红的快速检测[31]。电子鼻技术在检测中药不同储藏年限方面也有一定的应用，西洋参 Panacis Quinquefolii Radix 为补气药，性寒，味甘、微苦，其主要含有皂苷类、挥发油类等，随着储藏时间延长，西洋参气味会减弱，而某些气味会增强，这可能与其内部某些成分的变化有关，为了区分不同储藏年限的西洋参，邹慧琴等[11]利用电子鼻技术对储藏时间为 1 年和 3 年的西洋参进行检测，用多层感知器神经网络对数据进行处理，所建模型对西洋参鉴别准确，能对气味进行很好地辨识。

（六）炮制研究

生黄连苦寒之性颇胜，味极苦，药力过于生猛；酒黄连能借酒力引药上行，缓其寒性，具炒香气且略带酒香；姜黄连与萸黄连也能缓和其苦寒之性，姜黄连有姜的辛辣味，萸黄连有吴茱萸的辛辣味[32]，四者在气味上有一定差别。为了鉴别生黄连、酒黄连、姜黄连及萸黄连 4 种不同的黄连炮制品，周霞等[33]采用电子舌技术，并用软独立建模分析、主成分分析、判别因子分析、线性判别分析及反向传播人工神经网络模型的分析方法对数据进行处理，不同的处理方法得出的识别率有一定的差别，但是均能较好地将黄连的不同炮制品加以区分，实现了黄连及其炮制品的味觉特征的客观化。山楂 Crataegi Fructus 作为食品、药品被广泛应用，生山楂活血化瘀，消食作用亦强；炒山楂酸味减弱，可缓和对胃的刺激性；焦山楂不仅焦味增强，而且增加了苦味，多用于食积腹泻；山楂炭味微苦涩，有收敛的功效，偏于止血[32]。为了对山楂及其炮制品进行区分，黎量等[34]利用电子舌获取它们的原始数据，并利用主成分分析和判别因子分析进行统计分析，能很好地将它们区分开来，有利于对炮制品品质进行控制。

电子鼻技术也可以很好地对不同的炮制品气味变化进行检测。益智 Alpiniae Oxyphyllae Fructus 仁生品辛温而燥，而炮制后燥性减弱，气味减弱，这与炮制后挥发油含量降低有关。为了区分益智仁不同的炮制品，利用电子鼻分别对益智仁生品、清水炒制品、盐炙品进行检测，利用主成分分析、判别因子分析及统计质量控制分析等统计方法对数据进行处理，结果表明益智仁生品及炮制品可以被明显区分，为以后用仿生手段鉴别炮制品提供了思路[35]。为了延长菊花 Chrysanthemi Flos 的储藏期，使外观美观，一些不法商贩利用硫磺熏制菊花，硫熏过后的菊花酚酸类及黄酮苷类成分含量明显降低，而黄酮苷元类化合物含量明显升高[36]，任智宇等[37]利用电子鼻技术鉴别菊花硫熏前后气味的差异，用传感器阵列上的最大响应值做原始数据，利用主成分分析和 10 种机器学习法对原始数据进行分析并建立判别模型，实验结果表明用电子鼻技术可以很好地通过气味来区分菊花是否进行过硫熏，为电子鼻在中医药行业中的应用提供了更多思路。天南星 Arisaematis Rhizoma 性温，味苦、辛，归肺、肝、脾经，具有燥湿化痰、祛风止痉、消肿散结的功能。胆南星毒性降低，燥烈之性缓和，药性由温转凉，味由辛转苦，功能由温化寒痰转化为清化热痰，其有特异性的腥气[32]。胆南星的特异腥臭味可以与天南星直接区分开来，但是不同发酵时间及胆汁与天南星不同配比下的炮制品很难通过嗅觉直接区分，李欣逸等[38]利用电子鼻获取不同发酵时间及胆汁与天南星不同配比下样品的原始数据，并利用主成分分析、统计质量控制分析对数据进行处理，实验结果表明电子鼻能对它们进行很好区分。

三、气、味仿生技术在五味表征研究中的实践

迄今，电子鼻、电子舌等仿生技术已应用于中药基原品种、产地、生长时期、储藏年限及炮制等方面的研究，但在中药五味方面的研究尚较少，中药五味具有滋味、气味的内

涵，更适合利用电子鼻、电子舌等仿生技术进行表征和界定。本课题组承担国家自然基金重点项目——“活血化瘀中药五味药性功效的化学及生物学基础研究”，采用嗅觉、味觉仿生模型及分子对接技术、受体结合实验、药物体内过程及整体动物证候模型等方法对不同性味的代表性活血化瘀类中药进行研究，初步形成中药五味药性物质基础界定和表征的基本研究模式。本文基于中药五味的“气味”“滋味”的原语义内涵及电子鼻、电子舌等仿生技术，建立中药五味物质基础拆分和表征的方法，为中药药性理论研究提供新的思路。

（一）中药五味化学物质组群拆分

中药有效性的表达体现“性-效-物”的三元关联规律，而“性-效”之间复杂的离合关系与关联规律及其物质基础的可拆分性是研究的前提和必要条件。首先要利用化学分离手段有目的地拆分获取不同部位、不同组群及不同成分，并进行“性（味）”“效”表征和界定，探索“性”“效”及其物质基础，建立三者之间的联系，阐释中药的物质基础及作用机制，为物质基础的拆分提供研究思路[39]。以本实验室研究较多的活血化瘀中药延胡索为例，简要说明基于“性-效-物”三元关联规律的物质组群拆分。延胡索 Corydalis Rhizoma 性温，味辛、苦，具有活血、行气、止痛等功效，以原小檗碱型和小檗碱型异喹啉类生物碱为主。生物碱类成分可能是其体现药性及药效的物质基础。利用生物碱的特性，采用酸溶碱沉法对生物碱进行提取，并将提取得到的总生物碱进行萃取，进而将叔胺碱类、季铵碱类及其他类分离开，实现物质基础的拆分。

（二）中药五味物质基础的界定

电子舌在对不同味道进行辨识时，为了使不同滋味的区域明确，本课题组分别选择苦味、酸味、甘味及咸味代表性药材黄柏、苦参、黄连、大黄；乌梅、山楂、木瓜；罗汉果、大枣；芒硝作为模型药材样品，奎宁、醋酸与柠檬酸蔗糖、氯化钠作为模型标准物质样品，采用判别因子分析方法建立滋味区域模型（图 4.1）来实现对不同滋味的划分，并分别对样品的制备方法、样品测定次数、样品测试时的取值点等参数进行考察，确定分析参数。

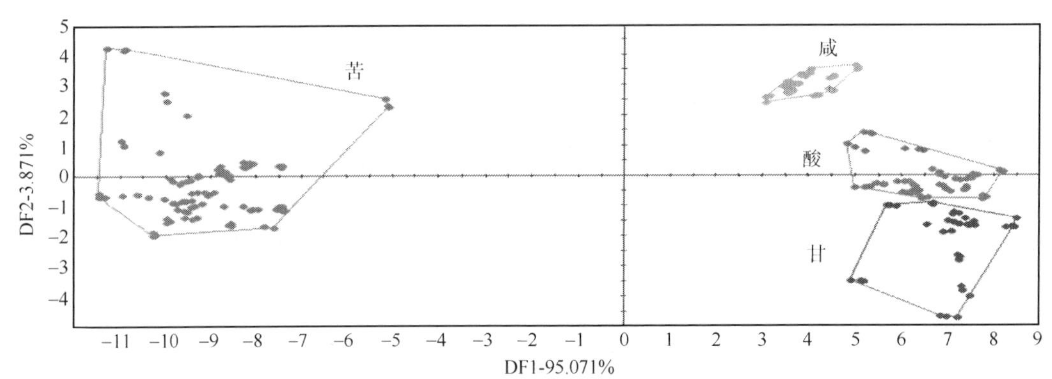

图 4.1　电子舌判别不同滋味的模型图

滋味区域模型确立后，将延胡索药材样品、物质组群（总生物碱类、季铵碱类、叔胺碱类、其他类）、单体成分投射到滋味区域模型中（图 4.2），除其他类、黄连碱及原阿片碱样品未被识别外，剩余样品均判别为苦味，识别值为 100，由此可判断延胡索药材样品、物质组群、单体成分（除黄连碱及原阿片碱以外）可能均为苦味。

在判定延胡索药材中的生物碱类除黄连碱及原阿片碱外，其余均为苦味的基础上，以不同浓度的延胡索药材样品为一组，比较不同浓度的物质组群（总生物碱类、季铵碱类、叔胺碱类、其他类）、单体成分与延胡索药材之间的距离，距离越小，样品之间的滋味越相近，由图 4.3 可知生物碱类对延胡索苦味的贡献率较大，生物碱类可能是延胡索苦味的物质基础。

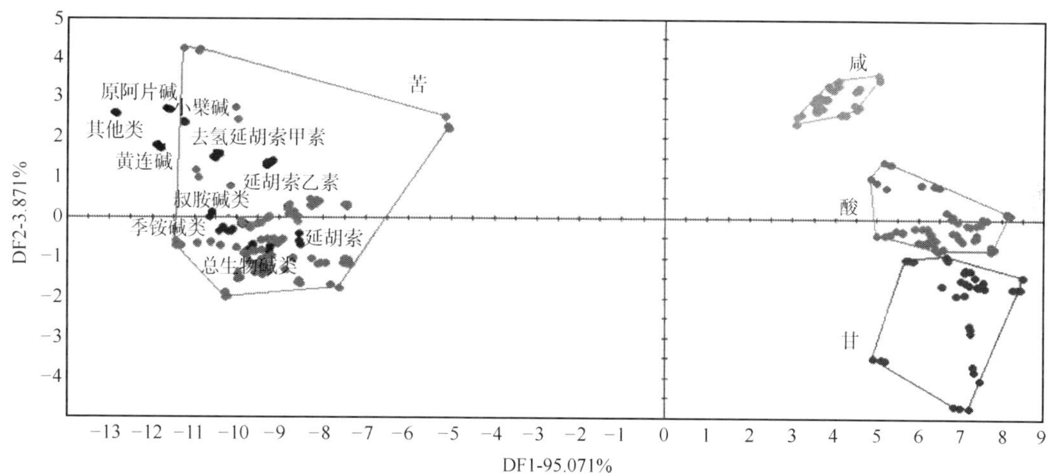

图 4.2 滋味区域模型识别延胡索样品的结果

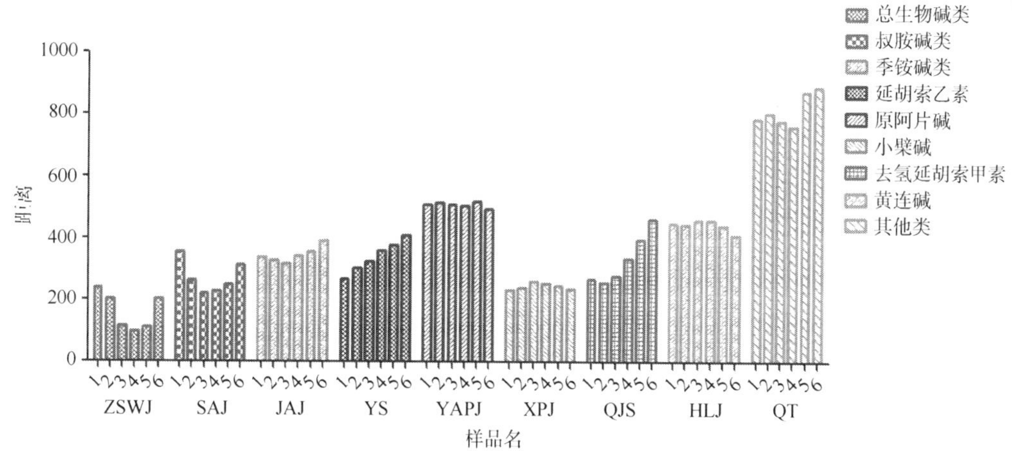

图 4.3 不同样品与延胡索药材的苦味距离分析结果

ZSWJ，总生物碱类；SAJ，叔胺碱类；JAJ，季铵碱类；YS，延胡索乙素；YAPJ，原阿片碱；XPJ，小檗碱；QJS，去氢延胡索甲素；HLJ，黄连碱；QT，其他类

辛味有口尝和鼻嗅 2 种，电子舌不具有辛味电极，而且辛味物质基础多为挥发性成分[3]，运用电子鼻能较好地识别和检测样品中的辛味。延胡索味苦、辛，辛味属嗅觉范

围，运用电子鼻采用自身对照可以判定哪类成分对辛味的贡献大。从图 4.4 可以看出总生物碱类对辛味的贡献较大。之所以没有参照电子舌味觉表征方法建立滋味区域，是因为未找到合适的药材及单体成分划分辛味与非辛味。如川芎、薄荷、白芷、藁本等伞形科中药，柠檬烯、γ-松油烯等单体成分，虽具有辛味，但主要是挥发油类，而延胡索不含挥发油，辛味物质基础为总生物碱类，化学性质不同，电子鼻的响应值不同，因此不能作为标准对辛味进行划分。

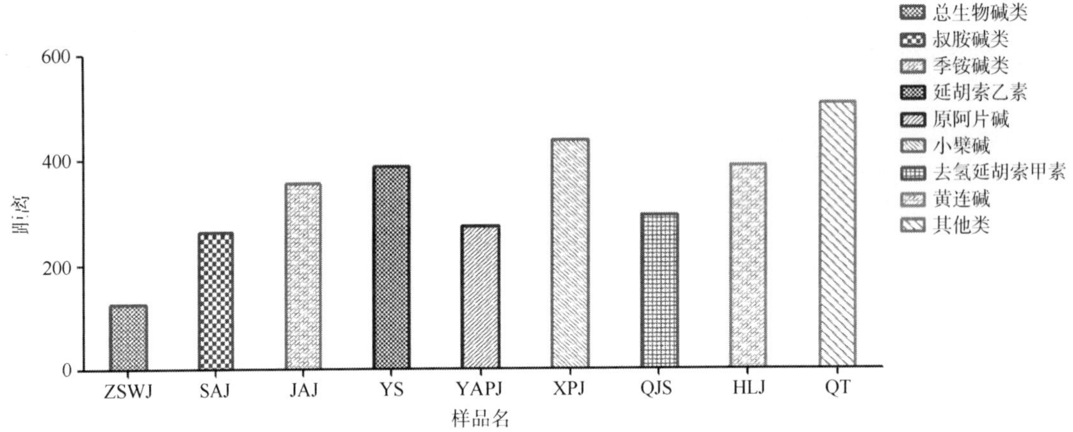

图 4.4 不同样品与延胡索药材的辛味距离分析结果

（三）中药五味物质基础的化学表征

本课题组在用电子鼻、电子舌技术对中药材及物质组群样品的滋味、气味判定的基础上，借助高效液相及 UPLC/Q-TOF-MS 联用技术等现代分析技术对物质基础的具体成分进行辨识。利用 UPLC/Q-TOF-MS 对延胡索药材、物质组群进行辨识时，得到总离子流（图 4.5），其中鉴定出的 17 个成分为叔胺碱类（图 4.6），9 个成分为季铵碱类（图 4.7），其他类成分均不含生物碱类成分（图 4.8），进一步说明各拆分组基本无交叉，延胡索苦味的物质基础为总生物碱类成分。鉴定的化合物见表 4.1。

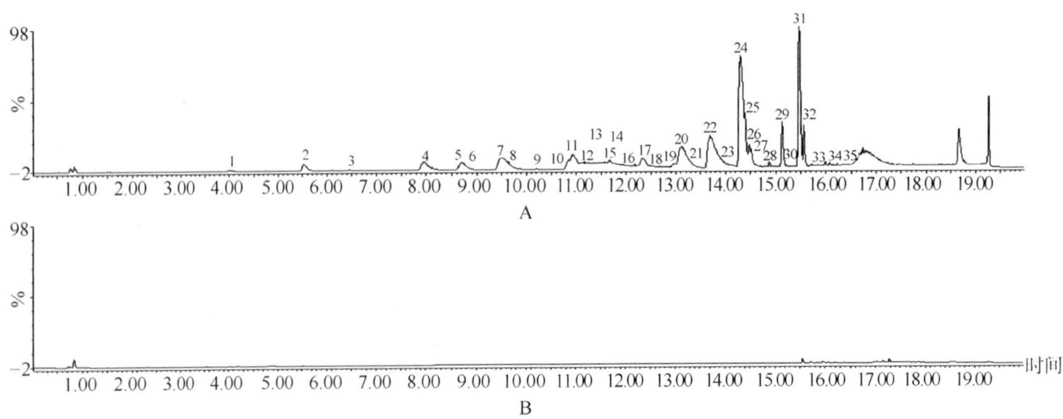

图 4.5 延胡索药材 UPLC/Q-TOF-MS 的正离子（A）和负离子（B）总离子流图

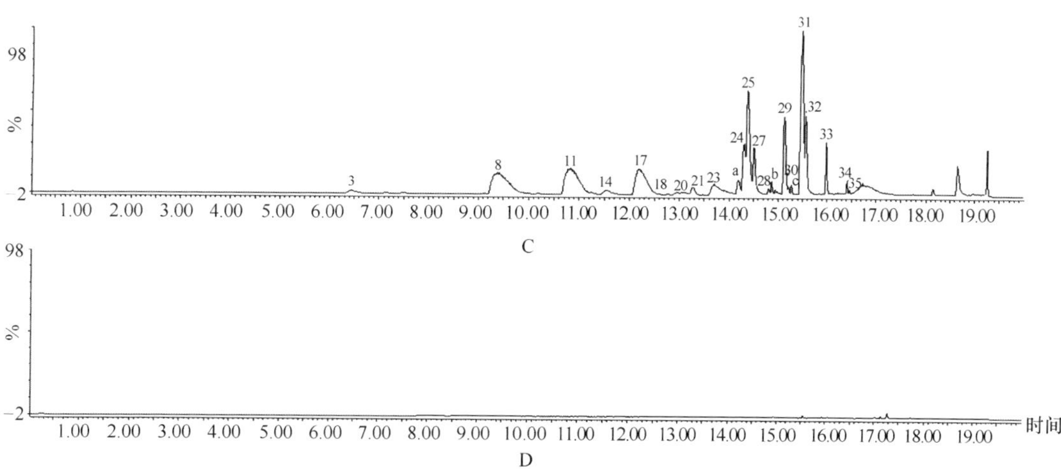

图 4.6　叔胺碱类 UPLC/Q-TOF-MS 的正离子（C）和负离子（D）总离子流图

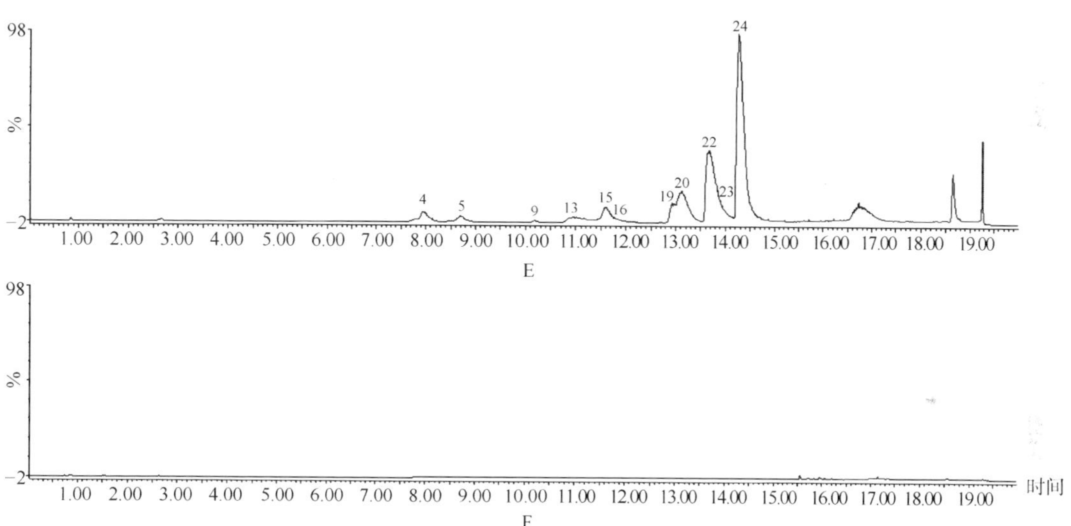

图 4.7　季铵碱类 UPLC/Q-TOF-MS 的正离子（E）和负离子（F）总离子流图

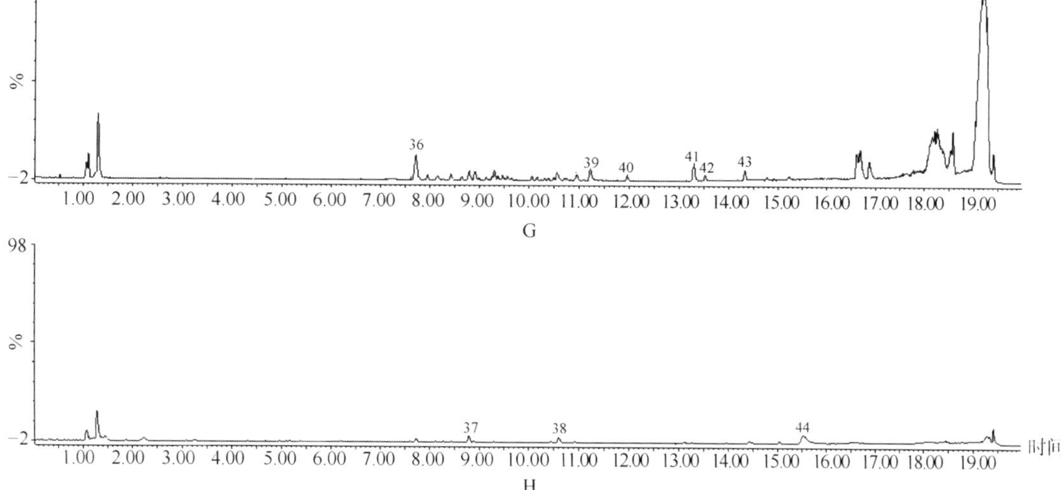

图 4.8　其他类成分 UPLC/Q-TOF-MS 的正离子（G）和负离子（H）总离子流图

表 4.1 延胡索药材、物质组群的 UPLC/Q-TOF-MS 鉴定结果

峰号	化合物	峰号	化合物
2	armepavine	23	小檗碱
3	斯阔任碱	24	去氢延胡索甲素
4	紫堇球碱	25	延胡索乙素
5	异紫堇球碱	26	methoxyberberine
6	*D*-鹅掌楸啡碱	27	元胡菲碱
7	pseudoprotopine	28	氧海罂粟碱
8	原阿片碱	29	四氢小檗碱
9	13-甲基去氢延胡索胺	30	taxilamine
10	四氢非洲防己胺	31	延胡索甲素
11	*α*-别隐品碱	32	四氢黄连碱
12	pseudocoptisine	34	二氢白屈菜红碱
13	药根碱	35	二氢血根碱
14	四氢药根碱	36	*β*-羟基-齐墩果烷
15	*N*-甲基四氢巴马汀	37	山嵛酸
16	黄连碱	38	*δ*-乙酰鸟氨酸
17	脱氢海罂粟碱	39	大黄素甲醚
18	延胡索寅素	41	*β*-谷甾醇
19	去氢紫堇球碱	43	*β*-羟基-齐墩果烷-11，13-（18）-二烯-28-酸
20	pesudopalmatine	44	麦角甾-4-烯-3-酮
21	元胡宁		
22	黄藤素		

（四）成分–嗅觉、味觉受体分子对接

本课题组在对活血化瘀类中药进行研究时，从滋味气味、生物效应、体内过程及动力学规律等不同侧面提出了中药五味的表征研究方法[1]。其中，分子对接技术可以从微观角度研究作用机制。分子对接技术即当受体三维结构已知时，可以根据形状互补、性质互补的原则将配体放在活性部位，使之形成有利于相互作用的配体-受体复合物。在对延胡索进行研究时，利用延胡索乙素（叔胺碱型）和小檗碱（季铵碱型）与构建的苦味受体 hTAS2R10 结合，对接分值较高，故叔胺碱型及季铵碱型化合物可能为延胡索药材中的苦味物质基础。

四、五味拆分表征技术路径

中药药性理论发展历史悠久，是中医遣药组方的重要理论依据，其中五味药性是中药药性理论的重要组成部分之一，而如何表征、界定和辨识中药五味的物质基础是研究中药药性理论的前提和打开黑箱的钥匙。本课题组将电子鼻、电子舌用于五味药性的研究，通过系统化学分离方法对物质基础进行拆分，使其各拆分组之间互不交叉和可组合，再利用电子鼻、电子舌等仿生模型进行表征和界定，最后结合液-质联用等技术对其化学物质

组进行辨识，进一步结合分子对接技术，利用中药小分子与味觉、嗅觉受体进行对接来进行验证[40]，并采用 G-蛋白偶联受体结合实验从功效的角度表征界定中药五味的物质基础（图 4.9）。本课题组所建立的中药五味物质基础拆分、表征和界定的系统方法，为中药药性理论研究提供了新的思路和研究路径。

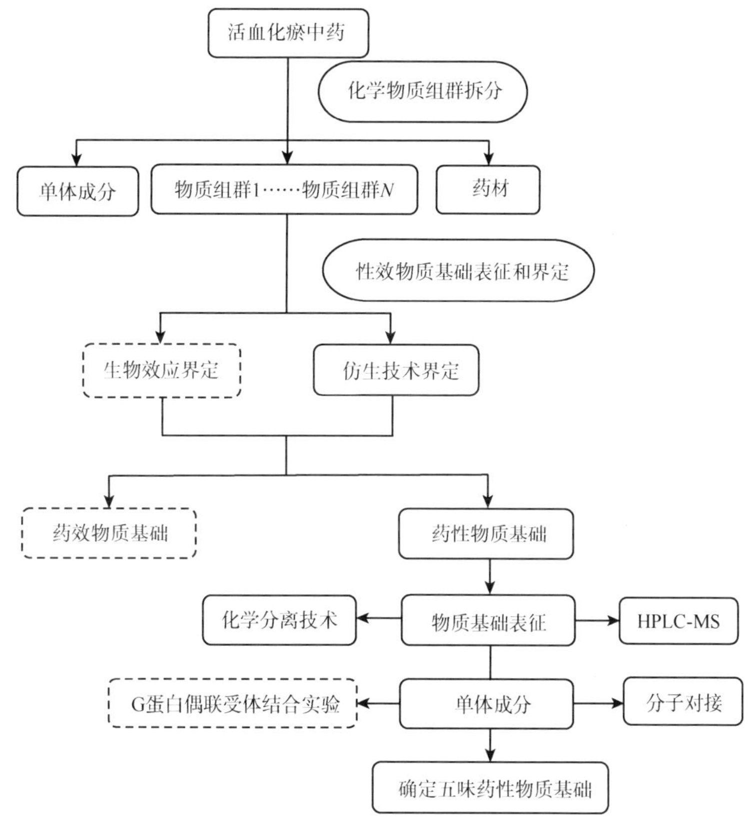

图 4.9　五味拆分表征技术路径

第二节　基于味觉、嗅觉受体分子对接技术的中药性味物质基础研究路径和方法

中药药性理论是中药理论的核心内容之一，主要内容包括四气、五味、升降浮沉、配伍、有毒无毒等，其中五味理论又是中药药性理论的重点，是指导中医临床组方用药的重要依据。五味即“酸、苦、甘、辛、咸”，《素问·脏气法时论》最早概括了滋味与功能的关系，即“辛散、酸收、甘缓、苦坚、咸软”。中药五味药性的客观表征是中药药性理论研究的钥匙，是阐释传统中药药性理论科学内涵的重要路径。“五味”最初的定义是源于人们对中药滋味、气味的实际感受，故有“非口不能味也”，但是这种评判方式主观性太强，不足以作为实验科学的手段和量化指标[41]。并且，传统药性理论中的“五味”与狭义的食物的“味”有所不同，现代科学所述的味是由味觉器官和受体感知与传递的，而中

药五味的味，除酸、咸、苦、甘由味觉器官和受体感知与传递外，辛味是由嗅觉器官和受体感知与传递的。本文基于五味药性的基本定义及味觉、嗅觉感知的生物学机制，提出基于分子对接技术的中药五味药性表征的技术方法和研究路径，以期为中药药性理论研究提供可参照的研究方法。

一、味觉、嗅觉感知的生物学机制及五味药性判定的理论依据

研究发现，气味和味道是由G蛋白偶合受体传递的。首先，对于气味传递来说，气味分子激活位于鼻腔中与嗅觉受体细胞相联结的细胞膜上的气味受体，嗅觉受体首先激活它所联结的G蛋白质，G蛋白质再刺激细胞内的第二信使环单磷酸腺苷（cAMP）产生，之后激活离子通道，使其打开或者关闭，最终将有关气味的信息传递到大脑。而味的感知是通过溶解于唾液中的味觉剂作用于味觉细胞微绒毛上的味觉受体后，经过细胞内信号转导使细胞膜去极化、神经递质释放，再由突触后传入神经纤维把兴奋信号传递给皮层下中枢，经过皮层下中枢的信号整合而实现的。G蛋白偶联受体（G-protein-coupled receptors，GPCR）是最大的蛋白质受体超家族之一。人类基因组中约有1200个基因属于GPCR，它们将各种细胞外信号，如光、生物胺、肽类、糖蛋白、脂类、核苷酸、离子、蛋白酶、生长因子、化学趋化剂、神经递质、激素、气味及味觉配基等，跨膜传递到细胞内的效应分子，引起细胞内的一系列变化，调节各种生理过程。因此，研究中药五味味道产生的物质基础，必须研究中药化学成分与GPCR的关系，从而发现产生五味味道的物质基础。

到目前为止，绝大部分人类的GPCR仍未被分离和结晶出来，因此采用同源模建的方法构建GPCR的三维结构成为解决之道。从蛋白序列数据库中找到要研究的嗅、味觉受体的蛋白序列，与现有结构的同源蛋白如牛视紫红质的蛋白序列进行序列比对，进而进行三维模建。同时，通过数据库搜索、文献调研等方法对海量的中药化学信息进行搜集、整理和分类，并经去伪存真，去粗取精，拾遗补缺后，应用数据挖掘、信息学和CADD等方法，说清楚五味味道与化学成分（化学成分类别，如生物碱、黄酮等）、分子基本结构（结构单元、母核等）、功能团（官能团、药效团等）之间的关系，为中药味道学说及其物质组成研究提供科学依据[42]。

目前关于五味味道与化学成分的关系已有为数不少的研究报道，如徐阳等[43]利用分子模拟的方法，首先用同源模建方法模拟构建了嗅觉受体OR1D2、OR7D4和OR51E1的三维结构模型，然后运用分子动力学模块Desmond将与激动剂及抑制剂分别对接的嗅觉受体复合物置于磷脂双膜中进行模拟，最后将辛味中药的小分子分别对接到嗅觉受体中，并与苦味中药的对接结果相对照。实验结果表明，辛味中药与机体作用的第一个环节很可能开始于嗅觉受体，通过对嗅觉受体的激活，引起一系列的下游反应，从而产生“辛味”药效。刘欣等[44]将分子对接技术引入到中药药性研究中，通过分子对接-生物学研究模式，将辛热药附子、仙茅、肉桂药效成分与钙通道相关蛋白进行分子对接，通过比较、分析初步筛选出拟合适配度均较高的蛋白作为潜在靶蛋白，并与苦寒药黄柏药效成分分子对接结果进行比较，确定相关潜在靶蛋白，最后借助生物学实验进行验证。结果表明，毒蕈碱型乙酰

胆碱受体和钙调蛋白可能为辛热药药性表达的潜在靶蛋白。王星等[45]利用基于药效团的虚拟筛选技术，结合文献挖掘探讨了 transient recptor potertial vanilloid 1（TRPV1）非选择性阳离子通道的调节与辛味药性之间的关系。研究结果发现 TRPV1 激动剂药效团模型对辛味中药有一定的富集能力，且能够有效辨识辛味中药的药效成分。TRPV1 涉及的生物学效应与辛味药性相关功效具有很大相似性，因此认为 TRPV1 是辛味药性发挥功效的潜在靶点，辛味药性是由其化学成分本身决定的，其药性在物质基础的不同层次上符合继承性和加和性特征。

二、分子对接技术原理及其可行性

分子对接技术最初思想起源于 Fisher.E 提出的“锁–钥匙模型”[46]，当受体三维结构已知时，可以根据形状互补、性质互补的原则将配体放置在活性部位，使之形成有利于相互作用的配体-受体复合物，即对接。分子对接是将配体分子放到受体活性位点，按照几何互补、能量互补及化学环境互补的原则，来时时评价配体与受体相互作用的强弱，并找到分子之间最佳的结合模式。

目前，随着技术的成熟和设备的改进，分子对接技术被广泛应用于化学、食品、农业、生命科学、医药等领域。其中在药物研究领域方面：分子对接技术除了研究药物与受体构效、结构和活性外，主要用于以下几个方面：新药研发、药物筛选，如开发出了艾滋病病毒（HIV）抑制剂和从中药中成功筛选出降血脂的化学成分等；靶点寻找与确定，如用于药物活性潜在靶点的确定，中药抗肿瘤靶点的研究，以及中药复方和注射剂的靶点及活性分子的筛选等；药物作用机制的阐释，如用于阐释药物分子与离子通道之间的关系，信号通路上相关蛋白的信号作用机制，中药抗病毒作用机制，以及中药复方复杂作用机制的探讨方面等。由此可见，分子对接技术在对于药物作用机制及靶点探寻方面具有优势，其可能是中药药性研究的有效手段[44]。

三、同源模建过程

人们通过类似蛋白质空间结构的比较发现，蛋白质的三级结构比其一级序列更加保守。氨基酸残基序列有 50%同源性的蛋白质，约有 90%的原子偏差不超过 3Å，均方根偏差约为 3Å。氨基酸的残基替换通常发生在蛋白质表面的回折区域，蛋白质主链结构，特别是疏水核心的结构，受序列变异的影响很小。因此，用蛋白来预测目标蛋白的空间结构是比较可靠的。

蛋白质同源模建通常包括以下步骤：①从蛋白质数据库（protein database bank，PDB）中[47]搜索同源蛋白；②由同源参考蛋白的结构信息确定它们的结构保守区（structural conservative regions，SCR）；③利用序列对比，从同源结构的 SCR 确定目标序列的 SCR；④在目标序列 SCR 上构建主链；⑤用同源结构或构象搜索方法构建目标蛋白的结构可变区（Loop）；⑥利用以上求得的目标蛋白的 Cα 原子坐标寻求目标主链的其他所有重原子和轻原子的坐标，并完成侧链安装；⑦结构优化和评估。当目标蛋白与同源参考蛋白序列同源性大于 30%时，可以在原子分辨精度上预测目标蛋白的空间结构。同源模建方法应用范围广[42]。

四、人类味觉受体选择与五味药性表达

近年来，与人类味觉相关的受体发现、基因鉴定及味觉细胞受体所参与的信号转导机制等方面的研究得到了快速发展。例如，目前发现的与味觉相关的受体有苦味受体 taste type 2 receptors（简称 TAS2Rs）家族[48]，能感知甜味的 taste type 1 receptor 2（简称 T1R2）和 taste type 1 receptor 3（简称 T1R3）受体[49]，能感知酸味的 polycystic kidney disease 2-like 1（简称 PKD2L1）受体[50]，咸味相关的 epithelial sodium channel（简称 ENaC）受体，以及辛味相关的 transient receptor potential vanilloid receptor（简称 TRPs）离子通道家族[51-52]。

（一）辛味在味觉、嗅觉受体的表达[3]

辛味既有味觉（辣味）的属性，又有嗅觉（挥发、辛散）的属性，故辛味中药应从味觉及嗅觉受体两个角度进行研究。

1. 辛味在味觉受体的表达

味觉的发生是一种味觉物质作用于味觉感受器，产生相应的味觉信号，然后味觉信号经过细胞内信号传导、神经传递等过程，最终传送至大脑。味觉产生源于味觉物质、相关受体和离子通道三要素。近些年，学者对味觉受体的发现和有关味觉受体所涉及的信号传递等研究取得突破性进展，让人们对味觉产生的认识更深入。目前已经发现的味觉相关受体包括苦味、甜味、酸味、咸味受体，它们分别是 TAS2Rs 家族、T1R2 和 T1R3、PKD2L1、ENaC，以及与辛味相关的 TRPs 离子通道家族。研究发现，大多辛味中药的化学成分能够调节 TRPs 离子通道，即辛味中药能够通过 TRPs 离子通道表达，TRPV1 受体属 TRPs 家族，关于 TRPV1 目前已有很多报道，如辣椒素、肉桂醛等成分可以激活 TRPV1。王星等[45]根据药效团虚拟筛选手段，研究 TRPV1 受体与中药辛味药性两者的关系，提出辛味药性通过口尝发挥药效的靶点是 TRPV1。因此，可以认为辛味中药药性表达可能与 TRPs 离子通道家族有一定关系。

2. 辛味在嗅觉受体的表达

嗅觉的发生是某种气味分子作用于嗅觉受体，产生相应的电信号，然后电信号通过神经系统传送到大脑的过程。关于嗅觉系统的研究，诺贝尔生理学或医学奖获得者 Buck 和 Axel 克隆并剖析了嗅觉受体基因，而且探索到了超大规模嗅觉受体基因家族，首先在嗅觉研究领域取得伟大进展。嗅觉受体也就是气味受体，是 GPCR 的一种，具有传导嗅觉信号的作用，辛味中药多有浓烈的气味，当具有辛味的气味分子与嗅觉受体分子结合后，即可

产生相应的动作电位，嗅神经元把动作电位传递至大脑嗅球中被称为“嗅小球”的微小结构，修饰、编码后，经过嗅球的输出神经元把嗅觉信号传递到大脑皮质，在大脑皮质能够对不同的气味进行识别。因此，人体是通过辛味中药的气味分子作用于嗅觉受体来辨别辛味中药的。

（二）苦味的味觉受体[5]

苦味的产生是由于味觉物质作用于味觉感受器（味蕾）上，苦味受体基因在味觉受体细胞（taste receptor cell，TRC）中表达后，再由 TRC 将产生的味觉信号经细胞内信号传导、神经传递等过程，最终传达至大脑味觉皮层。苦味产生包括 3 个基本要素即味觉物质、相关受体和离子通道。Matsunami 等根据人对苦味敏感的基因座位在遗传草图上的位置，并搜索 DNA 序列数据库，发现了苦味受体基因 T2R。T2R 基因除共表达外，还可以在表达味导素的细胞中选择性表达，但均在受体细胞表面表达，受体细胞不仅存在于口腔的味蕾中，在脑、消化道和呼吸道等多个部位也发现表达的 T2R 受体。

目前已发现苦味的味觉相关受体为 TAS2Rs 家族，是一类 7 次跨膜的 GPCR，且研究发现苦味受体能与多数苦味中药的化学成分结合，如苦艾中的木防已苦毒素等 8 种苦味物质均能与 hT2R14 受体相结合；马兜铃酸能激活 hT2R43 和 hT2R44 2 种受体；hT2R43 受体亦能被芦荟素所激活，初步表明中药苦味物质激活依赖于 T2R 受体基因，可认为苦味中药的味觉表达与 T2R 受体有一定联系。总之，苦味受体的研究不仅为中药新药开发提供了更多渠道，更为治疗神经系统、消化系统和呼吸系统疾病提供一个新方法。

（三）酸味的味觉受体[4]

味觉产生源于味觉物质、相关受体和离子通道 3 个要素。口味识别的第 1 步是介导味觉受体细胞。Ishimaru 等报道了瞬时受体电位多囊蛋白（TRPP）通道家族成员 PKD1L3 和 PKD2L1 为酸味受体，为 TRPV1。酸味传导涉及的离子通道有酸敏感离子通道、超极化激活的离子通道和 2 个孔域钾通道。质子激活的 PKD1L3-PKD2L1 离子通道能够在除去酸性刺激之后被激活，即产生应答反应，并将其定义为关闭响应（延迟响应）。电生理分析表明，PKD1L3-PKD2L1 通道活性取决于 pH，而且是当周围环境的 pH 低于 3.0 时通道的活性才能表现出来，PKD1L3-PKD2L1 的关闭响应特性可以作为酸味感觉出现的解释。Miyamoto 等认为酸味信号转导过程中可能涉及 3 种机制，包括通过阿米洛利敏感性 Na^+ 通道的质子渗透、细胞内外因素固定式封闭电导及质子门控通道来转导酸味。

（四）甘味的味觉受体[6]

甘味是甘味物质与甘味味觉受体相互作用，导致神经递质的释放和下游味觉信号的传导，通过味觉传入神经，将外周味觉信息传达至中枢神经系统，经大脑味觉皮层分析后产生的。可以说，甘味物质与甘味味觉受体的结合是前提，即甘味受体是甘味产生的最基本的要素。目前已发现哺乳动物味觉受体基因家族有 2 个：味觉受体第 1 家族（T1Rs）和第 2 家族（T2Rs）。其中 T1Rs 家族的 T1R2/T1R3 以异源二聚体的形式作为甘味受体，属于 C

类 GPCR 超家族，能与很多甘味物质结合，如甘草苷、D-氨基酸、甘氨酸、天然糖类（葡萄糖、蔗糖、阿斯巴甜等）、人工合成甜味剂（缩二氨酸、安赛蜜、糖精等）、甜蛋白（奇异果甜蛋白、应乐果甜蛋白等）。同时糖类、苷类、氨基酸和蛋白质等是甘味中药甘味的主要来源，可以认为甘味中药的味觉表达与 T1R2 和 T1R3 受体有一定联系。研究发现，甘味受体不仅存在于口腔味蕾中，在肠道系统中也有特异性表达，且在肠道表达的受体可调节糖代谢的动态平衡，影响营养物质的吸收代谢，为糖尿病、肥胖、肠道代谢紊乱等糖代谢失衡疾病的发生、调控与治疗提供新的依据。

（五）咸味的味觉受体[7]

咸味是哺乳动物口腔内味觉器官的化学感受系统对矿物质和无机盐的感知。研究表明，咸味信号传导机制分为 2 类：特异性响应（阿米洛利抑制类）和非特异性响应（阿米洛利非抑制类），因阿米洛利既可以抑制味觉细胞对 NaCl 的响应，也可在高浓度状态下无法完全抑制对 NaCl 的响应。如上皮型钠离子通道（epithelialNa^+channel，ENaC）通过 Na^+内流激活味觉细胞，阿米洛利抑制味觉细胞上的 ENaC 后识别钠盐，属特异性响应传导机制。

目前已发现咸味受体有 ENaC 和辣椒素受体的 TRPV1 2 类，其中 ENaC 是阿米洛利敏感咸味的受体，且只对低浓度 NaCl 响应，被阿米洛利抑制，包括 α、β 和 γ 3 个亚基，分别在舌的轮廓乳头（舌后）、叶状乳头（舌两侧边缘）和菌状乳头（舌前）的味觉受体细胞（TRC）中表达，其中 ENaCα 产生阿米洛利敏感的 Na^+电流，而 ENaCβ 联合 ENaCγ 共同作用后可使 Na^+电流增强 100 倍左右。而 TRPV1 是阿米洛利非敏感性咸味受体，对 Na^+ 无选择性，对 K^+、NH_4^+有响应，主要在背根神经节和三叉神经节的小型神经元中表达。可以说，咸味主要通过离子通道即一种能使 NA^+在细胞内外穿梭的蛋白进行感受。

五、基于分子对接的五味药性研究实践

中药性味具有多元性特征，五味概念中既包含了药物的真实滋味，又与功效作用高度相关。本课题组采用系统化学分离方法对中药进行拆分，得到不同的物质组群，然后运用新型的仿生手段对“味”的物质基础进行初步界定。在此基础上，发挥分子对接技术在分子水平探究单个化合物与受体相互作用的优势特点，利用同源模建的方法构建味觉、嗅觉受体三维结构进行分子对接，对化合物进行“味”的表征。进而，选取相关功能受体进行体外实验，从功效作用的角度探究药物“味”的物质基础。

（一）基于仿生模型的性味物质基础界定

中药“五味”最初的定义源于人们对中药滋味、气味的实际感受，本课题组利用电子鼻和电子舌技术对辛味中药、物质组群、单体的嗅觉与味觉（即气与味）进行初步界定，建立了辛味中药的药味物质基础分析的方法。实验选用辛味延胡索药材、物

质组群及其单体成分作为待测样品，对样品的嗅觉及味觉进行电子舌、电子鼻检测及气-味信息融合分析。综合推断，总生物碱类成分是延胡索的辛、苦味物质基础，其中叔胺碱类成分可能既为苦味物质基础，又是辛味物质基础，而季铵碱类成分可能仅为苦味物质基础。

（二）基于分子对接技术的性味物质基础虚拟筛选

基于嗅觉、味觉受体的分子模拟虚拟实验可直接触及分子微观世界的形象表达，借助计算机对微观分子进行操作，对揭示中药性味物质基础和微观分子作用机制提供了可行的研究手段。以上述电子舌、电子鼻实验结果为参考，我们进一步采用分子对接技术，利用同源模建的方法构建苦味受体（TAS2R10）和嗅觉受体（OR7D4）的三维结构，对延胡索药材中原小檗碱型、原阿片碱型和阿朴菲型的代表性化合物进行分子对接，从味觉、嗅觉受体层面阐释了辛、苦味的物质基础。结果表明，原小檗碱型化合物与苦味受体的结合力强于原阿片碱型和阿朴菲型，因此初步推断原小檗碱型生物碱类化合物可能为延胡索药材的苦味物质基础。化合物与受体对接示意图见图 4.10。

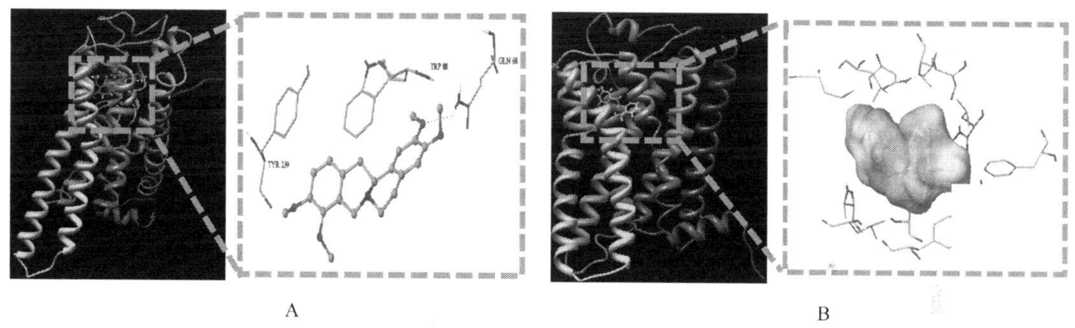

图 4.10　延胡索乙素与 hTAS2R10（A）和 OR7D4（B）结合模式图

六、五味药性辨识和表征的科学内涵

中药五味药性的辨识、界定表征，是中药药性理论研究的必要条件和基础工作，是打开传统中医药理论体系的钥匙。只有科学地界定五味药性的物质基础，才能深入开展药性理论的系统研究。本课题组承担国家自然科学基金重点项目——活血化瘀中药五味药性的化学生物性基础研究，在对传统中药五味药性理论的辨识及其化学生物性实质进行系统分析的基础上[1-7]，又基于五味药性的定义和科学内涵，从滋味气味、生物效应、体内过程及动力学规律等不同侧面，提出中药五味药性的表征研究方法，为开展中药药性理论研究提供可参照的研究路径和技术方法。

五味药性具有多方面的科学内涵，其中，滋味、气味既是五味的“原语义”，又是五味界定的最主要的依据之一。电子舌、电子鼻等仿生技术是判定滋味、气味的客观方法，可作为五味药性判定研究的可行手段[53]。而基于药物分子-味觉、嗅觉受体的相互作用关系的分子对接技术可直接触及分子微观世界的形象表达，借助计算机对微观分子进行操作，对揭示中药性味物质基础和微观分子作用机制提供可行的研究方法。本文从味觉、嗅觉感知的生物学机制、分子对接技术原理、同源模建过程、受体选择及五味药性表达等方面进行系统论述，从中药“五味”的滋味、气味属性角度，为中药药性理论研究提供可参照的研究方法。

第三节　基于中药五味药性生物效应表达及其功能的质量标志物研究

五味理论是整个中药药性理论的核心，五味指中药有酸、苦、甘、辛、咸五类不同的药味，五味既体现药物的实际性能，又反映药物的临床疗效。药性是根据药物作用于机体所产生的效应和针对临床病症的实际疗效而形成的，是对药物多种作用的高度概括。有关中药的现代研究，大多从化学药物的药效角度来认识中药的性能、药理效应与药性，药物性能与证候基本上是各自分开研究的。由于性味与功效的分离，药与证的分离，使有关研究在揭示中医药的科学内涵上及有效指导中药临床合理运用方面的应用非常有限。为此，本课题组提出了基于“药物-五味-物质-效应-功用”五位一体、紧密关联并相互佐证的中药五味化学及生物学基础研究思路[2]，建立五味的客观表征及其生物效应系统表达的研究模式，同时建立相关的方法，从受体靶点、组织器官、整体动物等多个层次研究中药物质基础与其生物效应表达的关联规律，以期科学阐释中药五味药性功效的化学及生物学实质。

一、国内外研究现状及分析

近十几年，国内研究学者发表过相关研究综述或论文[54-69]来讨论药性问题，也有应用现代科学技术和方法研究药性的许多探索性的研究报道[70-83]，这些文献为认识中药药性各性能的内在关联性和开展药性的科学内涵研究提供了有益线索。中药药性是药物施之于机体后产生的作用，功效是药物作用于人体后产生的对疾病有治疗性的作用。中药药性是针对机体生理状态所产生的效应，其功效主要是针对机体病理状态所产生的效应。中药药性及其功效表达与疾病的性质具有密切的针对性，也是中医药临证治法、遣药组方的重要依据，如药性的四气、五味、归经、升降浮沉与疾病的病因、病位、病性、病势密切相关，四气说明药物的寒热属性，五味说明药物的功能特性，归经说明药物作用的部位，升降浮沉说明药物作用的趋向，各自说明药物功效的一个方面，与功效关联的特征性十分明显。

传统中药药性理论认为：中药性味“法于四时”“入腹知性”，即从中药性味的本体（物质基础）和其效用（生物效应）2 个层面概括了性味的基本内涵，同时又说明二者是一个事物不可分割的互相对应的 2 个方面。药味的生物效应表达又可推演为药物作用的趋势（升降沉浮）、药物作用的靶点（归经）及药效活性（功效）等不同的表达模式。由此出发，才能以普遍联系的视角，全面阐释中药五味理论的完整性。活血化瘀药为最常用的一类功能相同的药物，但由于不同活血化瘀药的性味不同而表现在作用趋势、作用位置（途径、通路）和作用功效的差异，并作为血瘀证临证治法、遣药组方的重要依据。本研究拟以活血化瘀一类传统中药为对象，基于活血化瘀作用的一致性和不同药味的差异性，以现代科学手段开展中药药性理论研究，阐明五味药性、药物作用的趋势、药物作用的靶点（归经）及配伍对药性影响的科学内涵，提高对五味与功效的化学和生物学的关联的科学认识，形成创新的研究思路和策略，获得能体现中医学"整体观"的学术价值的创新研究成果。进行药性与功效的关联性探讨，对传统中药药性理论的升华、指导中药配伍组方和临床实践具有重要意义。

目前，在中药药性研究中，五味药性的研究尚处于起步阶段，并且五味药性研究还存在诸多瓶颈和技术难题。

（一）药性是功效的内在依据研究不足

中药药性各要素以其各自的特点，从不同角度、不同层次上反映了中药的性质及功能。药性各要素之间相互联系和补充，综合形成具体药物的独特效用，成为中药功效的内在依据，赋予中药药性理论深刻的内涵。由于历代医学家对于确定药物味的依据不统一，因而出现了同一药物而各家记述不一的情况。如天南星，《神农本草经》谓其"味苦"，《吴普本草》谓其"辛"，《药性论》又谓其"味甘"。这些情况不仅使初学者感到不解，而且也是中药学的一大缺点。再者，药物的味感程度不明确，药物的味感程度多用"极""大""甚"或"微"等以示区别，但这些程度区别只是相对的并无客观统一标准。如大蓟，《药性论》谓其"味苦"，《本草汇言》谓其"微苦"；又如黄连，《神农本草经》称其"味苦"，《本草正义》称其"大苦"，《唐本草》则称其"极浓苦"。这些似是而非的描述不够合理，有待于制定统一客观的标准。多数中药的性能与功效相统一或在很大程度上相关。如苦寒之黄连、黄柏能清热燥湿；味咸之海藻、牡蛎可软坚散结；甘寒之麦冬、石斛能清热养阴；辛温之麻黄、苏叶能发散风寒；甘咸温润之苁蓉、鹿茸能温肾填精等。药性与功效部分相关，但药性与功效有时又呈现出复杂的离合关系。以上诸多本草记载的不一致性及性效之间的复杂关系，使中药性味理论的现代研究更加复杂、困难。

（二）药味与归经的联系规律性不明显

传统医学认为中药五味与五脏有着密切的关系。《内经》中明确指出"酸入肝，苦入心，甘入脾，辛入肺，咸入肾""心欲苦，肺欲辛，肝欲酸，脾欲甘，肾欲咸，此五味之所合也"。后世医药学家也均以此为准，并将其作为中药归经、临床用药的理论依据。然而，中药学理论表现内容并不全是如此。而且，从临床实践来看这种某味药专入某脏的理论与客观实际并不完全吻合。曾有学者对现所记载的味道单一的270种药物进行了归经方面的统计[56]，也有学者用计算机建立《中药大辞典》数据库，并对中药五味和归经进行分析[57]，统计结果表明辛味应入肝、脾、肺经；苦味主入肝经；甘味应主入肝、脾经；酸味主入肝、脾、肺经，部分入肾经；咸味应主入肝、肾经，部分还入肺经。可见五味入五脏的理论虽有其一定的临床指导意义，但由于受当时历史条件的局限难免存在一些不足之处，不可不加分析地沿用，而应采用科学的方法加以研究和提高。

（三）味-效关系的规律性难辨

五味的作用实际上是由药物的功效总结出来的，体现了味与功效的联系，因而应具有规律性。然而与实际不符者亦不少。如辛味能散能行，而具有辛味的灶心土、磁石、韭子等却既不能散（散风解表），亦不能行（行气、行血）。另外能散能行却非辛味独具，如蝉蜕味甘却能疏散风热，川楝子味苦却能行气止痛，赤芍味苦却能行血祛瘀。再如车前子，《神农本草经》言其味甘“主气癃止痛利水道小便除湿痹”；《本草纲目》所谓“主暑湿泻痢”，很难看出其功效与甘味之间有何联系。效味关系除了有不一致性之外，部分药物作用甚至正好相反。如辛味的益智仁、肉豆蔻等不仅不具备散和行的作用，反而具有收敛固涩、止泻的作用，而甘味的桑白皮、玉米须等不仅不补反而利水。由于味与功效之间存在的联系不够紧密甚或没有联系的现象，因而许多药物的功效不能用其味来解释。人们在用五味来说明药物功效时常有所取舍，有不具规律性或牵强之嫌。五味在说明药物功效方面却没有明显的特征，这不能不说是五味理论的不足。应用五味论药时出现的随意、不规范现象与此不无关系。一些中药在药性与功效上，其主要功效与其药性相悖或不能从药性与其功效的关系中得到阐释，属于此种情形的中药大多具有特殊功效（专一性）。而值得注意的是，多种药性及其交互作用构成了中药的整体功效。由于中药药性的多样性和性-效关系的复杂性使得几乎没有能在性能和功效上完全相同的两味中药。功效与药性这种复杂的离合关系表现出“效性相同”“效同性异”“性同效异”等特点。也就是说药性理论的个性化特征在于其有主次之分。大多数中药的寒热属性能够在功效中得以体现，而有的药物寒热偏性较弱，只能作为临床遣药组方的参考因素。如桔梗、牛膝有引药上行和下行及其他功效，而其寒热属性并不明显。因此，在药物共性的基础上认识中药的个性更为重要。

（四）揭示药性理论的科学内涵研究极其有限

我国许多学者在运用现代科学方法研究中药的化学成分和药理作用方面做了大量工作。尽管在中药药性的研究思路、技术方法方面有些创新，但受传统思维观念影响，中医基础理论研究缺乏质的突破，导致从药物化学成分及实验药理学等角度认识和研究中药药性基本特征存在不足，中药性味、归经、升降浮沉及功效之间的相关性缺乏研究。对中药药性理论的研究大多侧重于一种性能，对五味理论则主要从物质基础角度进行研究[54]。由于各个医家的认识角度、学术观点、评判依据等存在差异，对中药药性标注混乱的现象大有所在[56]。有学者已经注意到中药药性理论研究存在的问题，文献与理论研究缺乏深度与广度，实验研究缺少集中药性、药味、归经于一身的系统研究[56]。由于性与效的分离、药与证的分离，使有关研究在揭示中医药的科学内涵上及有效指导中药临床合理运用的参考价值及指导意义有限。

在选择研究对象方面，没有注意药物性能标注的主次关系，甚至忽略历来存在的认识分歧，其各说不一，更难以揭示药性理论的科学内涵。虽有将性味与归经结合的研究，但也多局限于文献数据的整理，或者是点面结合、分散研究，而对药性认知确定缺乏把握主次、去粗取精的能力，常常真伪难辨，亦难阐释药性理论的科学内涵。功能靶点是中药直接作用的对象，它与药性的关系研究有助于在整体层面揭示药性理论的内涵[59-61]，同时，也看到了整体观认识的复杂性[63-68]。因此，五味的物质基础及其在靶点受体、组织分布等方面的特异性表达可作为五味与归经之间关系研究的切入点。

（五）药效及其生物学机制研究亟待深化

迄今为止，对中药药性理论的研究大多侧重于一种性能，如针对寒热药性或归经或毒性等，对药效或药理毒理及其机制的研究较多；对五味理论则主要从物质基础角度进行文献分析与探讨[54]；对归经理论大多借鉴受体学说、药动学等方法进行研究[61]。针对单味药物某一有效部位，则很难形成规律。中药的每一种性能，只是从某一特定角度对药物某种作用特性加以概括、认识，均不够完善。那么作为研究，也是单纯从一个侧面进行探索，显然有失偏颇。加之各个医家所处的认识角度不同，学术观点、评判依据等均有差异，在认识上不统一[55]。在中药药理研究回顾和反思的基础上认识到“性效关联”“药证相关”的重要性，提出药性与效用关系及药与证相互关联的研究思路，采用系统生物学的研究手段，坚持药效关系的宏观研究与机体生物标志物成分系统分析的微观研究相结合[69-79]，提出化学及生物学基础等的物质基础研究思路，有利于中药科学内涵的阐述，应用代谢组学、转运体、代谢酶和中药代谢标志物可以判断中药化学成分与功效的关联。在理论和实践中，应用系统生物学对中药复杂体系的生物学效应的物质基础也作过一定研究[80-85]。确定体系中各元素之间相互关联的生物学网络，以及表征与特定生理病理刺激（扰动）相关的元素或网络之间的信息流，是研究中药复杂体和系的科学内涵、阐释药性理论的客观实质的必须路径。因此，提出以五味中的辛味药物为对象，药性-功效-病证之间存在着相互依存的辨证关系，药性和药效对证具有极强的依赖性，在此基础上得出的药性研究结论认识将会不只限于物质（化学成分）的范畴，更会是物质与效应的统一，其本质将呈现多层次、多因素特征。

二、药性与功效关系的研究进展

中药药性是药物施之于机体后产生的广泛意义上的作用，可以独立于疾病而存在；功效是药物作用于人体后产生的对疾病有治疗性的作用，必须与疾病相联而存在。也就是说，药性主要是针对机体生理状态所产生的效应，功效主要是针对机体病理状态所产生的效应。同时，中药药性与功效又有着密切的关联性，即中药各药性可从不同方面反映功效。正如疾病有病因、病位、病性、病势，药性有四气、五味、归经、升降浮沉。四气说明寒热属性，五味说明功能特性，归经说明药物作用的部位，升降浮沉说明药物作用的趋向，各自说明药物功效的一个方面，与功效关联的特征性十分明显。

五味是药物基本属性之一，它是用来阐述药物功用的一种理论框架，如《内经》云“甘缓”“酸收”“苦燥”“苦泄”“辛润”等。辛能散、能行，甘能补、能缓、能和，苦能泄、能燥，酸与涩都能收、能涩，咸能软、能下，淡能渗、能利。虽然药物的味与功效特点不是绝对和完全地符合古代功效的定义，但味在一定程度上可以部分地反映药物的功效特点，因此，对当时指导临床用药有着积极的意义。由于人们首先了解药物的主治，然后才逐步总结出功效，早期的本草均基于这种实践记载各药的主治病证。在认识药物的功效以前如果掌握了该药的五味特点，可以增强临床用药的准确性。《神农本草经》记载主治“咳逆上气”的药物有 20 余种，却未指明这些药物以什么样的作用治疗咳逆上气。不弄清这些药物的五味就不了解其作用特点，临床选用药物只能是袭其用而用，无异于按图索骥。而古人认识这些药的五味之后，就可能用辛散者去治疗外邪郁闭引起的咳逆上气，用甘补者去治疗肺虚引起的咳逆上气，用酸收者去治疗肺气不敛引起的咳逆上气。因此在功效尚未较好地总结出来之前的特定历史时期结合五味治疗疾病显得尤为重要，可以在很大程度上避免用药的盲目性。

1. 药性是功效的内在依据

中药药性各要素以其各自的特点，从不同角度、不同层次上反映了中药的性质及功能。药性各要素之间相互联系和补充，综合形成具体药物的独特效用。药性理论赋予了中药深刻的内涵，并成为中药功效的内在依据，可以说，药性是功效的基础。多数中药的性能与功效相统一或在很大程度上相关。如苦寒之黄连、黄柏能清热燥湿；味咸之海藻、牡蛎可软坚散结；甘寒之麦冬、石斛能清热养阴；辛温之麻黄、苏叶能发散风寒；甘咸温润之苁蓉、鹿茸能温肾填精等。

2. 药性与功效部分相关且又呈现出复杂的离合关系

一方面，药性是多数药味功效的基础；另一方面，药性与某些药物的功效并无直接联系。对部分药物来说，其药性有时只与其多种功效中的某一些方面的作用存在着对应关系，这种对应关系可以是直接的，也可以是相关联的[54]。如麻黄性温，味辛、苦，辛温则能发汗解表散风寒，降逆平喘咳与其苦降之性有一定关系，利尿则与其性味几无关联；再如地骨皮属性寒，味甘、淡，之品，因其性寒入肺经能清肺降火，味甘则相对苦寒之品而言不伤胃气，然其味淡则与功效并无直接联系。

3. 药性与功效不相关性

临床上一些中药的主要功效与其药性相悖或不能从药性与其功效的关系中得到阐释。属于此种情形的中药大多具有特殊功效（专能），或属于驱虫、截疟、麻醉、外用等类。如杀虫药使君子、榧子、南瓜子等的杀虫效用与其药性并没有直接的联系；大蒜解毒消肿、治痢之功与其温热之性亦没有太大的关系；硫黄的解毒杀虫、止痒之功与其酸温之性亦毫无关系。而且须注意的是，药性理论的个性化特征在于其有主次之分，何者起主导作用，功效就会更突出地体现这方面的特性，不能一概而论。大多数中药的寒热属性能够在功效中得以体现，而有的药物寒热偏性较弱，只能作为临床遣药组方的参考因素。当药物的归经作用特征大于其四性特征时，则突出与归经直接相关的功效作用，寒热有可能在功效中并不体现得十分明显。如桔梗、牛膝有引药上行和下行及其他功效，而其寒热属性并不明显。不难看出，多种药性及其交互作用构成了中药的整体功效。

4. 中药药性的多样性和性-效关系的复杂性

由于中药药性的多样性和性-效关系的复杂性使得几乎没有能在性能和功效上完全相同的两味中药。功效与药性这种复杂的离合关系表现出“效性相同”“效同性异”“性同效异”等特点。因此，在掌握药物共性的基础上，认识中药的个性尤为重要。临床应用中应同中见异，相须而用，或各有所主，或各有偏重。

三、五味药性生物效应表征路径

（一）五味的“功效属性”表达

五味最初是指药物的真实滋味，后来逐渐将药物的滋味与作用相联系，并以味解释和归纳药物的作用。五味“功效属性”的表达应在中药五味理论的基础上，根据具体药味的性、味、效的特点，通过适当的药效学实验模型进行表达。其表达方式又可分为“性效等同”“性效有别”“性效互参”等。

“性效等同”是指性味的生物效应与其药效作用一致，如辛味中药“能散”，是其性味功效，又是解表药中解表的药效作用。辛味中药“能行”，是其性味功效，又是活血化瘀中药的药效作用。荆芥中挥发油具有挥发性，是辛味的物质基础，具有“宣”“散”的作用，又是该药“解表”的药效物质基础，性效一致，其生物效应表达方式可通过发汗、解热等药效模型评价和表征。黄连味苦，苦能泄热，黄连中的异喹啉类生物碱既是黄连的“苦味”物质基础，也是清热解毒的功效成分，即性效等同，并可通过解热、抗菌、抗炎等药效学实验方法表征。

“性效有别”是指同一味药的“性味”物质基础与其“药效”物质基础不同，二者的生物效应表达也不一致。如虎杖味苦，具有祛风利湿、散瘀定痛、止咳化痰的作用，含有大黄素等蒽醌类成分及虎杖苷等二苯乙烯苷类成分，其中，蒽醌类成分味苦且具有抗凝、抗血栓等活血化瘀活性，符合“苦味”的滋味属性及功效属性，是其性味的物质基础；而虎杖苷、白藜芦醇等二苯乙烯类成分不具“苦味”的属性，不是其“性味”的物质基础，但也具有活血化瘀作用，也是其药效物质基础之一，即性效有别。川芎为活血化瘀药，有“血中气药”之称，川芎中的苯酞类成分是该药挥发油中的主要成分，是“辛味”的物质基础，能散、能行，也是该药活血化瘀的药效物质基础，具有活血化瘀作用；但川芎中的阿魏酸不具有“辛味”的属性，不是川芎“辛味”“行、散”“气药”的物质基础，但阿魏酸具有活血化瘀作用，是该药活血化瘀的药效物质基础。上述情况是性味与功效的“性效有别”表达方式。

"性效等同""性效有别"是从中药性味与药效异同的角度分析、甄别和破译传统药性概念的内涵，并寻求其现代化学生物学表征路径，着重体现一个还原论的研究思路和方法。"性效互参"则从系统论和中医药整体观出发，基于生命运动规律、疾病病理过程和中药复杂体系对疾病干预的特点，分析中药"性味"与"药效"的相互关系和整体生物效应表达方式。事实上，针对现代医学"病"的概念和中医"证"的概念进行药物干预，不论"治则""临证治法""遣药组方""配伍原理"和药物干预途径，均不会是单一的药效学途径，更多的是作用于多个功效网络的整体效应，因此，也赋予了"性效互参"更多的内涵和外延。

（二）性味拆分及表征路径

中药有"一药多味"说，亦有"一物二气"说，更有"一药 X 味 Y 性，其中 $Y \leqslant X$"的认识和假说。性味的多元性特点是由其复杂物质基础在滋味（气味）和生物效应等方面的多样性所决定的，因此可拆分组合。当归性温，味甘、辛，具有补血活血、调经止痛、润肠通便的功能，含有多糖、苯酞、苯丙素类成分。当归多糖具有增强免疫、改善造血功能、抗疲劳等作用，具有"甘味"属性和"能补、能缓、能和"的功效属性，应属其"甘味"的物质基础；其所含藁本内酯、丁苯酞等具有挥发性的苯酞类成分具有活血化瘀作用，符合"辛味"的气味属性和"能散、能行"的功效属性，应属其"辛味"的物质基础。同时，味甘者多性平，味辛者多性温、热，整体取性当归性温。基于如上认识，进一步根据不同物质群的理化性质的差异性，通过分离和仿生手段及生物学模型进行表征。

四、基于GPCR"功效五味"的物质基础筛选

基于受体靶点的研究方法：采用不同药味-受体靶点的关联研究模式，针对五味-五脏相关性及药物作用途径、通路的特异性，选择与药物作用相关的特异性靶点与受体如多巴胺受体、谷氨酸受体、肾上腺受体、胆碱能受体、炎症相关受体等，研究五味药物的生物效应表达。

药物的"味"既包含了药物的滋味，也阐述了药物的功效作用，如酸"能收、能涩"，甘"能补、能缓、能和"，苦"能泄、能燥、能坚"，辛"能散、能行"，咸"能下、能软"。故本课题组以6个与辛、苦味功效表达密切相关的GPCR受体为研究对象，即5-羟色胺受体（$5\text{-}HT_{1A}$）、阿片受体（OPRM1）、β_2 肾上腺素受体（ADRB2）、多巴胺受体（D_2）、乙酰胆碱受体（M_2）和血栓素-前列腺素受体（TP），通过运用胞内钙离子荧光技术检测延胡索、白芷药材及其代表性单体对受体的激动和拮抗作用，从而在功效表达层面对延胡索、白芷的性味拆分进行表征和验证（图 4.11）。研究表明，以延胡索乙素为代表的原小檗碱类化合物及以原阿片碱为代表的原阿片碱类化合物可能为延胡索药材辛、苦味的物质基础；香豆素类欧前胡素可拮抗血栓素受体，体现了辛味活血化瘀的功效，其可能为辛味物质基础。

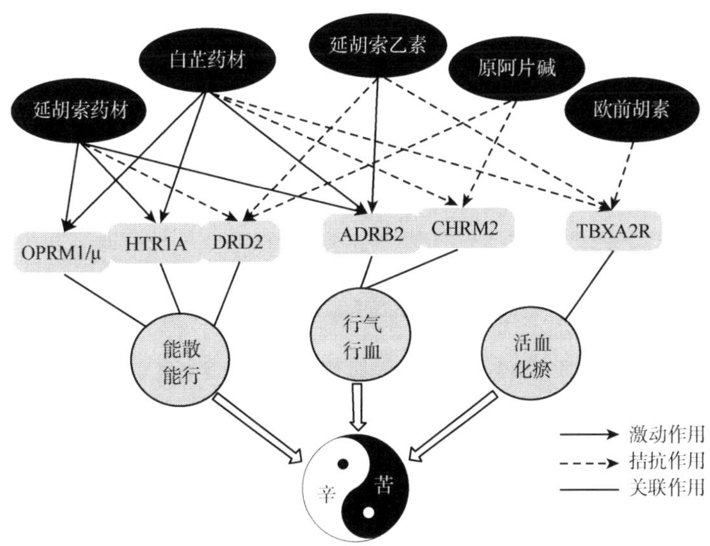

图 4.11　药材及代表性单体对 GPCR 的作用结果分析图

结　论

在中医理论体系中，“药性”与“药效”均是中药的基本属性和有效性的核心内容。基于文献梳理和实验研究，建立了中药五味物质基础拆分、表征和界定的系统研究方法。本文针对中药五味的滋味内涵，对电子鼻、电子舌等仿生技术的工作原理、数据统计方法及在中药五味辨识研究中的应用进展进行论述，并以我们已开展的相关研究进行了示范。

近年来，随着科学技术的进步，许多仿生模型被应用到中药药性方面的评价，其中应用较多的有电子鼻、电子舌技术。电子鼻、电子舌是模仿人类嗅觉系统、味觉系统来设计的，其获取的是样品的整体信息，是对样品整体性质的一个反映。采用嗅觉、味觉仿生模型及分子对接技术、受体结合实验、药物体内过程及整体动物证候模型等方法对不同性味的代表性活血化瘀类中药进行研究。分子对接技术在作用机制及靶点探寻方面具有优势，也是中药药性研究的有效技术。

药效学和药代动力学方法，基因组学、蛋白质组学和代谢组学等各种组学技术是系统生物学发展过程中的重要工具，在中药尤其复方药理机制的阐释中应用日益广泛，显示出广阔的前景。组学技术将中药复方成分的多组分、作用的多靶点和多途径等特点与基因、蛋白质表达关联起来，比较各自不同的表达差异谱，确定不同有效成分对应基因和蛋白质表达靶点，并根据表达量的多少与复方的君、臣、佐、使理论和使用剂量相关联。

中医整体哲学与新兴的网络药理学和网络生物学的核心思想有相通之处，能够系统地复杂疾病的“证”与“病”的关系。网络药理学的理论研究中药的药效机制在理论上进行了许多探讨。研究中药方剂复杂化学体系与病证复杂生物系统的相互作用，利用系统生物学、网络药理学和整合药理学方法有利于对复杂系统问题的研究。

参考文献

[1] 刘昌孝，张铁军，何新，等. 活血化瘀中药五味药性功效的化学及生物学基础研究的思考. 中草药，2015，46（5）：615-624.
[2] 张铁军，刘昌孝. 中药五味药性理论辨识及其化学生物学实质表征路径. 中草药，2015，46（1）：1-6.
[3] 孙玉平，张铁军，曹煌，等. 中药辛味药性表达及在临证配伍中的应用. 中草药，2015，46（6）：785-790.
[4] 曹煌，张静雅，龚苏晓，等. 中药酸味的药性表达及在临证配伍中的应用. 中草药，2015，46（24）：3617-3622.
[5] 张静雅，曹煌，许浚，等. 中药苦味药性表达及在临证配伍中的应用. 中草药，2016，47（2）：187-193.
[6] 张静雅，曹煌，龚苏晓，等. 中药甘味的药性表达及在临证配伍中的应用. 中草药，2016，47（4）：533-539.
[7] 张静雅，曹煌，龚苏晓，等. 中药咸味药性表达及在临证配伍中的应用. 中草药，2016，47（16）：2797-2802.
[8] 邓炳荣. 基于仿生嗅觉和核方法的中药材鉴别研究. 广州：广东工业大学，2011.
[9] 邹慧琴，刘勇，陶欧，等. 电子鼻MOS传感器阵列优化及其在中药材快速鉴别中的应用. 中国中药杂志，2013，38（2）：161-166.
[10] 伍世元，骆德汉，邓炳荣，等. 不同产地和采收期的中药材电子鼻鉴别研究. 传感技术学报，2011，24（1）：10-13.
[11] 邹慧琴，李硕，邢姝，等. 电子鼻技术结合MLP网络对不同贮藏时间西洋参的鉴别研究. 中华中医药学刊，2013，31（7）：1683-1685.
[12] 杜瑞超，王优杰，吴飞，等. 电子舌对中药滋味的区分辨识. 中国中药杂志，2013，38（2）：154-160.
[13] 宁珂. 电子鼻与电子舌融合技术及其应用. 吉林：东北电力大学，2014.
[14] 梁晓光，吴飞，王优杰，等. 基于现代电子舌技术的传统苦味中药黄连的苦味物质基础研究. 中国中药杂志，2014，39（17）：3326-3329.
[15] 李志远. 基于电子鼻技术的沉香气味巧别及其物质基础研究. 北京：北京中医药大学，2015.
[16] 李勇，孙秀燕，林翠英，等. 3个品种莪术挥发油化学成分的比较. 中草药，2005，36（12）：1785-1787.
[17] 李弈，吴浩忠，刘春生. 基于电子鼻技术的多基原莪术鉴定. 成都医学院学报，2015，10（5）：556-558，570.
[18] 杨文玺，张尚智，贺莉萍，等. 基于电子鼻技术的野生当归与栽培当归气味比较. 中兽医医药杂志，2014，33（4）：50-52.
[19] 张琳，吕华冲，王建壮. 进口血竭和国产血竭中总黄酮的鉴别比较研究. 广东药学院学报，2012，28（3）：263-267.
[20] 刘杰，杨瑶珺，王文祎，等. 基于电子鼻技术的国产血竭与进口血竭快速鉴别研究. 世界中医药，2015，10（4）：583-585.
[21] 吴飞，杜瑞超，洪燕龙，等. 电子舌在鉴别中药枳实药材产地来源中的应用. 中国药学杂志，2012，47（10）：808-812.
[22] 曾燕，郭兰萍，王继永，等. 基于电子舌技术的不同来源黄芩药材味觉信息分析及味觉信息与主要化学成分的相关性研究. 中国现代中药，2015，17（11）：1139-1147.
[23] 韩邦兴，赵杨阳，朱志祥，等. 基于电子鼻技术的不同产地大白菊鉴别研究. 现代中药研究与实践，2012，26（1）：16-18.
[24] 林辉，赵婷，邹慧琴，等. 基于电子鼻技术的不同产地栽培及野生喜马拉雅紫茉莉的鉴别研究. 中华中医药杂志，2014，29（6）：1834-1837.
[25] 王海，严铸云，何冬梅，等. 川产川芎挥发性组分的气相色谱-质谱联用比较分析. 时珍国医国药，2013，24（9）：2070-2074.
[26] 陈林，刘友平，陈鸿平，等. 电子鼻在川芎不同产地不同等级评价中的应用. 中药与临床，2013，4（4）：7-10.
[27] 汪云伟，钟恋，谭茂兰，等. 基于电子鼻技术的附子（黑顺片）等级及产地的区分研究. 中成药，2014，36（12）：2565-2569.
[28] 刘梦楚，邹晓红，蓝伦礼，等. 基于电子鼻及顶空-气质联用技术结合化学计量学区分不同产地的砂仁. 中国实验方剂学杂志，2017，23（6）：35-42.
[29] 韩邦兴，陈乃富，周晓坤，等. 基于电子鼻技术分析开花对前胡气味的影响. 食品科学，2010，31（4）：132-134.
[30] 杨庆珍，郑司浩，黄林芳，等. 基于电子鼻技术和化学成分分析对不同生长年限黄芪的研究. 世界科学技术：中医药现代化，2015，17（3）：723-728.
[31] 熊萧萧，王鲁峰，徐晓云，等. 基于电子舌技术对不同年份的化橘红的识别. 宁波大学学报：理工版，2012，25（3）：21-24.
[32] 叶定江，张世臣. 中药炮制学. 北京：人民卫生出版社，1999.
[33] 周霞，杨诗龙，胥敏，等. 电子舌技术鉴别黄连及其炮制品. 中成药，2015，37（9）：1993-1997.
[34] 黎量，杨诗龙，汪云伟，等. 电子舌分析山楂炮制过程中“味”的变化. 中成药，2015，37（1）：153-156.
[35] 汪云伟，杨诗龙，钟恋，等. 基于电子鼻技术区分益智仁的不同炮制品. 中国实验方剂学杂志，2014，20（19）：12-14.
[36] 李友连. 硫磺熏蒸对菊花化学成分、吸收及代谢影响研究. 合肥：安徽中医药大学，2016.
[37] 任智宇，拱健婷，赵丽莹，等. 电子鼻技术在硫熏菊花鉴别中的应用. 世界科学技术：中医药现代化，2015，17（11）：

2405-2409.

[38] 李欣逸，解达帅，张超，等. 基于电子鼻技术的胆南星定性鉴别研究. 中国实验方剂学杂志，2016，22（8）：6-10.

[39] 张铁军，许浚，申秀萍，等. 基于中药质量标志物（Q-Marker）的元胡止痛滴丸的“性-效-物”三元关系和作用机制研究. 中草药，2016，47（13）：2199-2211.

[40] 韩彦琪，许浚，龚苏晓，等. 基于味觉、嗅觉受体分子对接技术的中药性味物质基础研究的路径和方法. 中草药，2018，49（1）：14-19.

[41] 曹煌. 基于仿生技术的药味拆分界定表征的初步研究. 天津：天津医科大学，2016.

[42] 龙伟. “计算中药学”在中药药性及复方研究中的应用. 北京：北京协和医学院（中国医学科学院），2011.

[43] 徐阳，龙伟，刘培勋. 辛味中药与嗅觉受体相互作用的分子模拟. 高等学校化学学报，2010，31（11）：2275-2282.

[44] 刘欣，胡燕，崔一然，等. 基于分子对接技术的辛热药药性表达研究. 中华中医药杂志，2013，28（5）：1281-1286.

[45] 王星，张燕玲，王耘，等. TRPV1 离子通道与中药辛味药性的关系研究. 中国中药杂志，2014，39（13）：2422-2427.

[46] Kubinyi H. In：Wolff. M E Burger’s Medicinal Chemistry and Drug Discovery. Vol 1. Principles and Practice. New York：John Wiley&Sons，1995：497-571.

[47] http：//www.rcsb.org/pdb/home/home.do

[48] Wiener A，Shudler M，Levit A，et al. BitterDB：adatabase of bitter compounds. Nucleic Acids Res，2011，40：D413-419.

[49] Assadi-Porter FM，Maillet EL，Radek JT，et al. Key amino acid residues involved in multi-point binding interactions between brazzein，a sweet protein，and the T1R2-T1R3 human sweet receptor. J Mol Biol，2010，398（4）：584-599.

[50] Kataoka S，Yang R，Ishimaru Y，et al. The candidate sour taste receptor，PKD2L1，is expressed by type III taste cells in the mouse. Chem Senses，2008，33（3）：243-254.

[51] Shehata MF. Regulation of the epithelial sodium channel [ENaC] in kidneys of salt-sensitive Dahl rats：insights on alternative splicing. Int Arch Med，2009，2（1）：28.

[52] Salazar H，Llorente I，Jara-Oseguera A，et al. A single N-terminal cysteine in TRPV1 determines activation by pungent compounds fromonion and garlic. Nat Neurosci，2008，11（3）：255-261.

[53] 曹煌，张铁军，张静雅，等. 基于电子鼻和电子舌技术的辛味中药气-味的表征研究. 中草药，2016，47（11）：1962-1967.

[54] 盛良. 中药四气五味和化学成分的关系. 现代中西医结合杂志，2004，13（21）：2804-2806.

[55] 张效霞，王振国. 古今中药性味不统一的原因探讨. 中华医史杂志，2009，39（3）：164-167.

[56] 肖小河. 中药药性研究概论. 中草药，2008，39（4）：481-484.

[57] 王普霞，周春祥. 基于“证-药效-药性”观念及“药性本质多元”假说探讨中药药性本质. 南京中医药大学学报，2006，22（6）：345-347.

[58] 杨霖，陈莉，俞仲毅. 中药“性味归经”之间的关联分析. 上海中医药大学学报，2010，24（5）：82-84.

[59] 刘倩，喇万英. 基于体内代谢-药效学相关性分析的中药复方药效物质基础研究. 中国实验方剂学杂志，2011，17（10）：272-274.

[60] 王伽伯，金城，肖小河，等. 中药药性研究回顾与思考. 中华中医药杂志，2008，23（7）：572-576.

[61] 穆仙丽，赵宗江，魏晨. 中药归经研究述评. 内蒙古中医药，2002，21（6）：43-46.

[62] 肖斌，陶欧，罗计，等. 中药药性与功能靶点的关系. 中西医结合学报，2011，9（7）：789-793.

[63] 张廷，崔瑛，申玲玲，等. 中药药性复杂性与药性物质研究的思考. 中华中医药杂志，2013，28（3）：585-587.

[64] 刘亚梅，陈群，徐志伟. 中医寒证本质研究概况及其思考. 长春中医学院学报，2001，17（2）：50-52.

[65] 刘群，杨晓农. 中药四气五味的现代认识. 西南民族大学学报，2006，32（5）：981-985.

[66] 周正礼，李峰，王文炳，等. 中药药性与物质基础关系的研究进展. 辽宁中医杂志，2010，37（4）：758-759.

[67] 张永清，王鹏，纪玉佳，等. 中药药性物质论. 山东中医药大学学报，2011，35（4）：291-295.

[68] 张廷模，王建. 中药药性“三性”说新论. 成都中医药大学学报，2006，29（4）：1-2.

[69] 沈自尹. 系统生物学和中医证的研究. 中国中西医结合杂志，2005，25（3）：255-258.

[70] 刘树民，卢芳. 基于系统生物学阐释中药药性理论科学内涵的研究思路与方法探讨. 世界科学技术：中医药现代化，2008，10（2）：12-16.

[71] 吴磊宏，高秀梅，程翼宇，等. 基于中医主治关联的中药饮片网络药理学研究. 中国中药杂志，2011，36（21）：2916-2919.

[72] 王振国，王鹏，欧阳兵. 关于中药四性物质基础研究技术路线的讨论. 浙江中医药大学学报，2006，30（2）：143-146.

[73] 王米渠，严石林，李炜弘，等. 寒热性中药对 SD 大鼠的实验研究. 浙江中医学院学报，2002，26（6）：43-45.

[74] 邹亮，冷静，胡慧玲，等. P-糖蛋白方法用于中药药性理论研究的探讨. 中国实验方剂学杂志，2012，18（17）：319-323.

[75] Ideker T，Galitski T，Hood L. A new approach to decoding life：systems biology. Annu Rev Genomics Hum Genet，2001，2：343-372.

[76] Nicholson JK，Wilson ID. Understanding 'global'systems biology：metabonomics and the continuum of metabolism. Nat Rev Drug Discov，2003，2（8）：668-676.

[77] Sirota M，Dudley JT，Kim J，et al. Discovery and preclinical validation of drug indications using compendia of public gene expression data. Sci Translat Med，2011，3（96）：96ra77.

[78] Barabasi AL，Gulbahce N，Loscalzo J. Network medicine：a network-based approach to human disease. Nat Rev Genet，2011，12（1）：56-68.

[79] Xiao XF，Qiao XL，Hou WB，et al. Studies on pharmacokinetics of pharmacokinetic-markers in Huanglianjiedu Decoction to cerebral ischemia reperfusion model mice. Asian J PharmacodPharmacok，2008，8（4）：287-298.

[80] Lu T，Yang JL，Gao XM，et al. Plasma and urinary tanshinol from Salvia miltiorrhiza（Danshen）can be used as pharmacokinetic markers for cardiotonic pills，a cardiovascular herbal medicine. Drug MetabDispos，2008，36（8）：1578-1586.

[81] Liu HF，Yang JL，Du FF，et al. Absorption and disposition of ginsenosides after oral administration of Panax notoginseng extract to rats. Drug MetabDispos，2009，37（12）：2290-2298.

[82] Lin YP，Si DY，Zhang ZP，et al. An integrated metabonomic method for profiling of metabolic changes in carbon tetrachloride induced rat urine. Toxicology，2009，256（3）：191-200.

[83] Liu CX，Yi XL，Si DY，et al. Herb-drug interactions involving drug metabolizing enzymes and transporters. Curr Drug Metab，2011，12（9）：835-849.

[84] Liu CX，Li C，Lin DH，et al. Significance of metabonomics in drug discovery and development. Asian J Drug MetabPharmacok，2004，4（2）：87-96.

[85] Liu CX，Si DY，Wan RZ，et al. Metabonomics in research of natural drugs and traditional Chinese medicines. Chin J Nat Med，2008，6（2）：82-88.

（张铁军　韩彦琪　许海玉　刘昌孝）

第五章
基于体内过程的中药质量标志物研究路径

中药的效应作用依赖于物质基础在体内的表达，基于药物传输及体内过程的基本认识，药物成分从原药材中经制药工艺传递到成药制剂中，进而吸收入血直至到达靶器官的成分才可能是药效作用的物质基础；且传统药性理论中“药性走守”“气味薄厚”“升降浮沉”“归经”“引经报使”“相须”等基本概念中均包含药物成分体内药代过程（ADME/T）的科学内涵。因此，中药体内过程及动力学规律研究，是揭示药物传输特点、作用趋势、组织靶向及其交互作用的可行途径，也是确定中药质量标志物的重要研究路径。

第一节　中药体内过程及动力学在质量标志物研究中的桥接作用

任何给药系统的药物体内过程和药物处置与代谢研究都是桥接药物质量-药物有效性和安全性的中药研究（图 5.1）。我们知道药物浓度的经时变化和药物效应的经时变化在一定程度上反映了药物作用或效应（如药效、毒性）的基本规律。

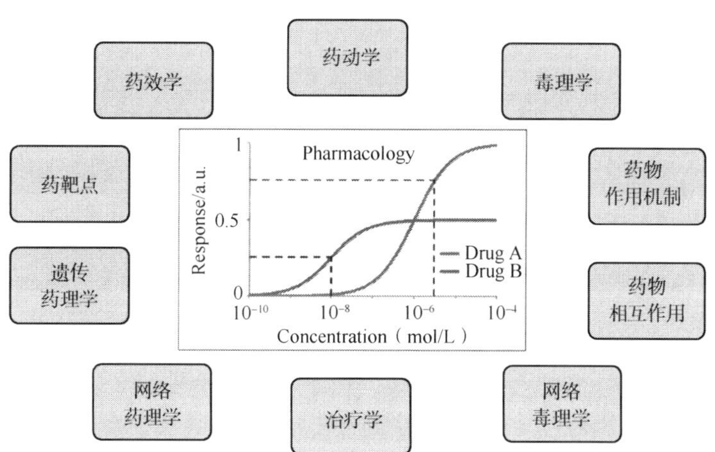

图 5.1　药物体内过程和药物处置桥接药物质量-药物有效性和安全性

中药复方的化学成分及其在体内的药物代谢过程，已经基本讲清中药复方的分子生物网络和药理效应。对中药方剂的化学物质实体与机体生命活动的交互规律研究，必须以多学科交叉、融合为基础，构建新的研究体系，以满足“整体与局部研究相结合”“体内 ADME 过程与活性评价相结合”“体外与体内相结合”等多层次、多环节的整合研究的需要以整合的思路开展研究（图 5.2）。

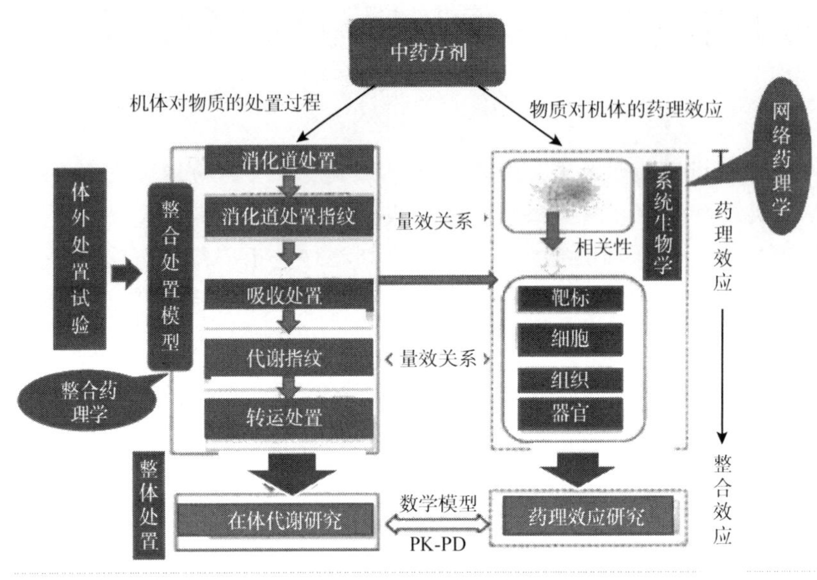

图 5.2　中药方药的体内体外处置的多层次-多环节的整合处置

通过血清药物化学、组织药物化学及多成分的药代动力学等研究，可获得中药方剂代谢指纹及其代谢轨迹，还可以通过系统生物学技术，包括基因组学、转录组学、蛋白质组学、代谢组学和网络药理学等，将中药方剂与酶、细胞、器官的药理作用及相关机制相关联。因此，需对中药复方进行系统地药理学研究，并加强多组学数据融合，获得中药方剂调节疾病失衡的分子生物网络；建立中药方剂代谢指纹与疾病的分子生物网络之间的关联。

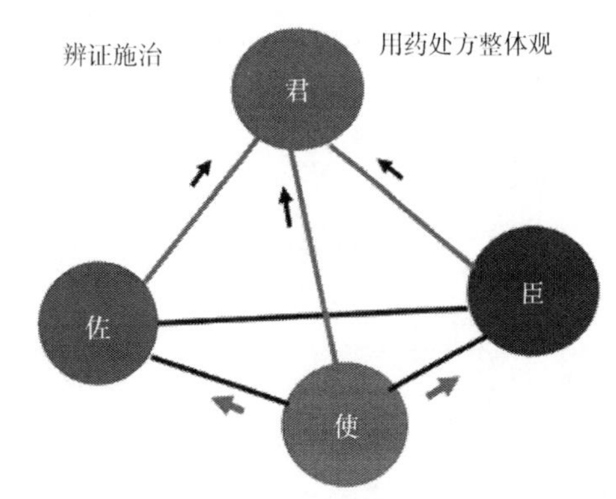

图 5.3　“君-臣-佐-使”的“点-线-面-体”关系

中药方药的配伍理论中的“君-臣-佐-使”关系可以认为是一种复杂的“点-线-面-体”的多维关系（图 5.3），需研究它与中药方剂与机体之间的相互作用关系。

中药成分的体内过程是联系药效表达与药性表达的桥梁（图 5.4）。而这种桥接关系需要通过数据挖掘来建立“药代标志物-质量标志物-生物标志物”之间的关联，如以“组-效关系”所构建的多成分的“PK-PD”研究来分析与阐述质量标志物对方药的贡献。

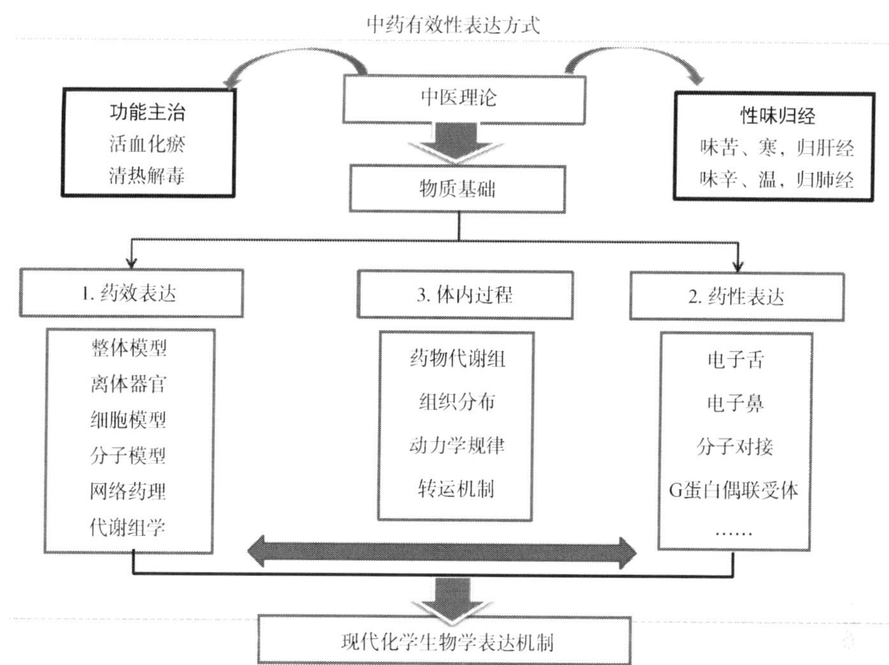

图 5.4　中药成分的体内过程桥梁联系药效表达与药性表达

第二节　药性药效物质基础与体内过程关联研究

质量控制的根本目的是对中药有效性的控制，因此“有效”是质量标志物的核心要素。药性与药效均是中医药理论的核心概念，是中药特有的功效属性，是从不同角度对中药的生物效应表达的客观描述，体现了中药物质基础作用于人体疾病主体不同层面、不同方式的生物效应表达形式。药性与药效反映中药有效性的本质特征，并作为临证治法、遣药组方的重要依据，是中药质量标志物确定的重要依据[1-3]。

中药药性的“法于四时”及“入腹知性”，即从中药性味的本体（物质基础）和其效用（生物效应）2 个层面概括了性味的基本内涵。中药的物质基础把药性与药效很好地联系了起来，如辛“能散、能行”，甘“能补、能缓、能和”，酸“能收、能涩”，苦“能泄、能燥、能坚”，咸“能下、能软”。现代研究表明，酸味药物成分多以酚酸、鞣质等为主，苦味药含生物碱和苷类，甘味药中多含糖类、苷类、蛋白质（氨基酸）和维生素，辛味药中的主要有效成分为挥发油、萜类及生物碱类，咸味药中多含有无机盐、蛋白质。

药味的生物效应表达又可推演为药物作用的趋势（升降浮沉）、药物作用的靶点（归经）及功效等不同的表达模式，而功能相同的药物由于性味不同表现在作用趋势、作用位置和作用功效的差异，这些均与中药药物成分在体内的吸收、分布、代谢及排泄的动力学规律有关。例如，麝香味辛，可开窍醒神，麝香酮为其药效物质基础，能够通过血脑屏障进入脑组织并有相当浓度的分布，而且与其他主要脏器相比麝香酮在脑中较为稳定。

第三节 中药体内过程研究技术与方法

一、中药药代研究新技术

传统的药代动力学研究多通过频繁采集血液的方法，以血药浓度-时间曲线表征体内药物水平。特别是对局部组织药动学的研究，组织匀浆法为最常用的方法[4-5]，即在不同时间点取相应组织器官称重后制成匀浆，测定其药物含量。但其需要大量实验动物才能得到完整的组织药物浓度-时间数据，且无法消除个体差异，实验重复性差。

1. 微透析技术

微透析是一种基于液流扩散原理将灌流采样技术与透析技术结合起来的动态连续取样技术[6]。在组织中植入具有半透膜的探针，其半透膜允许水和小分子物质透过，从而达到从活体组织中取样的目的。微透析技术可在麻醉或清醒的生物体上使用，可在体检测外源性或内源性物质在组织细胞外液中的浓度随时间而动态变化的过程，特别适合于深部组织和重要器官的活体生化研究，在脑、心脏、皮肤、眼、肺等组织的取样分析中广泛应用[7-11]。例如，Liu ZD 等[12]采用乳化超声方法制备黄芩苷固体脂质纳米粒，并将微透析探针植入清醒兔的眼前房进行体内药动学试验，结果纳米粒组的 AUC 和峰浓度（C_{max}）与溶液组均具有显著性差异，分别是溶液组的 4.0 倍和 5.3 倍，表明黄芩苷固体脂质纳米粒载体形式能够提高眼部药物的生物利用度。

2. 同位素示踪技术

同位素示踪技术利用放射性核素及其标志物作为示踪剂来研究各种药物在生物体内的动力学过程，灵敏度高、分析速度快，尤其适用于体内低浓度药物的测定，在药物 ADME 研究中发挥着重要作用。美国食品药品监督管理局（food and drug administra-tion，FDA）已将同位素标记药物给药后研究所得的药动学数据应用于新药安全性评价，并制定了相关指南[13-14]。近年来，有不少同位素示踪技术应用于药物体内组织分布研究的报道[15-17]，常用的放射性核素有 ^{14}C 和 ^{3}H。例如，Tanak M 等[17]给怀孕小鼠体内注射同位素 ^{14}C 标记的丙二酚，并采用整体放射自显影技术研究丙二酚在小鼠体内的分布情况，发现同位素标记药物在给药 1h 内就可分布于小鼠全身，胎盘及脑内均能检测到放射性的存在，而随后 5 天放射性强度逐渐衰弱，各组织中均未发现蓄积。

二、中药药代研究评价模式

中药是一个复杂的巨系统，其药效是其中多种化学成分共同作用所产生的综合效果。随着现代技术的发展，中药复方研究经历了从“单成分、单靶点”逐渐深入到“多成分、多靶点”的过程，而中药药代动力学评价研究也经历了“单成分-多成分-组分整合”的模式。

1. 单一成分的药动学研究

对单体成分进行较为系统的药动学研究，是以单个化学成分为指标推测整个中药的药代动力学参数，这种模式适用于有效成分明确的中药及复方。蔡皓等[18]经 3P97 软件包进行房室模型拟合马钱子碱药代动力学参数，表明马钱子碱的大鼠体内代谢过程符合二室模型。石迎迎[19]选用 Beagle 犬静脉注射冬凌草乙素，获得冬凌草乙素在犬体内的血药浓度-时间数据，以阐明其在体内的药代动力学特性。

2. 多成分定量的药动学研究

随着中药及复方研究的不断深入，对其体内药代动力学的研究已经从单个指标性成分的药动学逐渐过渡到多指标性成分同时定量分析的方法，多个单体成分同时定量来表征中药及其复方的药动学特性，从某种意义上来讲较之单个成分的药动学测定更合理。朱莉[20]结合液相色谱-串联质谱（LC-MS/MS）法测定健康人体血浆中延胡索乙素、盐酸小檗碱的含量，求取药动学参数，借以推测广痛消体内药动学过程，为临床使用提供有力参考依据。

3. 多组分整合药动学研究

中药的物质基础是由多组分构成的有序整体，不同的结构比例可能会影响药物的体内 ADME 过程，体内药代动力学过程也会发生变化。王广基课题组首次提出了中药多组分整合 PK 研究[21]，采用新整合的药代动力学参数来研究中药整体的药代动力学过程，并以血塞通注射液为模型药物开展了相关研究。该方法根据 AUC 这一反映药物体内暴露程度的 PK 参数自定义各成分血药浓度的权重系数（W_j），进而运用数学模型进行多组分整合，从整合血药浓度-时间曲线计算整合 PK 参数而最大限度地表征中药整体的药动学行为[22-25]。

三、中药配伍动力学相互作用

中药配伍指在中药药性理论指导下进行的中医临证组方，是我国历代医家在千百年漫长实践中的规律总结，其主要包括“君臣佐使”“七情”等理论。事实上，中药所含化学成分十分复杂，而且通常包含多种生物活性成分，配伍应用会产生一定的药物相互作用，其本质是所含化学成分之间的相互影响[26]。研究表明，中药配伍的体内动力学相互作用主要由所含化学成分抑制或诱导药物转运体及代谢酶，从而导致其处置（吸收、分布、代谢和排泄）过程的改变所引起的[27-29]。

1. 转运蛋白介导的相互作用

药物在体内的吸收、分布和排泄过程通常是由转运蛋白参与完成的，已发现的转运蛋白主要有多药耐药蛋白（MDR）、多药耐药相关蛋白（MRP）、有机阴离子转运蛋白（OAT）、有机阳离子转运蛋白（OCT）及寡肽转运蛋白（PEPT）等[30-32]。P-糖蛋白（P-gp）作为 MDR 中的一种 ATP 依赖性外排转运体，广泛存在于肠壁、血脑屏障、肾小管和肿瘤组织中，能将药物从细胞内主动转运到细胞外，降低细胞内的药物浓度，从而影响其体内吸收和靶组织分布。P-gp 的底物、抑制剂、诱导剂在常用中药活性成分中普遍存在，如黄酮类、香豆素类、生物碱类等成分能够通过多种不同机制对 P-gp 发挥抑制和诱导作用[33-35]，因此 P-gp 被认为是引起药物相互作用的主要转运蛋白，其介导的药物转运也是中药配伍应用产生药动学相互作用的重要机制[36]。

2. 药物代谢酶介导的相互作用

代谢是药物体内过程的重要环节，中药体内吸收成分在不同代谢酶的作用下会被进一步代谢转化，主要包括Ⅰ相、Ⅱ相两类反应。Ⅰ相为氧化还原反应，主要涉及细胞色素 P450（CYP450）酶家族中 3 个亚型（CYP1、CYP2、CYP3）的 6 种同工酶（CYP1A2、CYP2C9、CYP2C19、CYP2D6、CYP2E1 和 CYP3A4），其中 CYP3A4 参与了 50%以上的药物代谢过程[37-38]。Ⅱ相为结合反应，主要涉及谷胱甘肽转移酶（GST）、乙酰化酶（NAT）、尿苷二磷酸葡萄糖醛酸转移酶（UGT）、硫酸转移酶（ST）等药物代谢酶。口服药物代谢以分布在肝脏和胃肠道中的代谢酶为主，酶的诱导可增加生物转化率，降低药物浓度及其体内暴露水平；酶的抑制可增加体内药物浓度，延长其作用时间。研究发现，中药所含成分对药物代谢酶系统有较大影响，如当归中黄酮类和香豆素类成分是 CYP1A2、CYP3A4 的抑制剂[39]，甘草皂苷类成分是 CYP2C9、CYP3A4 的诱导剂[40]，人参皂苷类成分对 CYP2C9、CYP2C19、CYP2D6 和 CYP3A4 具有抑制或诱导作用[41-43]。

3. 中药复方配伍药动学研究

"药有个性之特长，方有合群之妙用"，单味中药通过合理的配伍，可以增强或改变原有功用，调其偏性，制其毒性，使各具特性的药物发挥综合治疗作用。中药复方的本质是一个多组分的复杂化学体系，药-药配伍相互作用首先表现在对复方中效应化学成分体内动力学行为的影响。在中药现代化的研究中，复方配伍应深入探讨其在体内的经时过程，定量表达组方所含化学成分的相互影响，开展中药复方配伍的药代动力学研究，阐明其相互作用的科学内涵。分别灌胃给予大鼠相同剂量的马钱子活性成分单体、马钱子调制粉及痹祺胶囊全药，研究复方配伍对马钱子碱和士的宁药动学的影响[44]，结果显示与单体和马钱子粉给药相比，痹祺胶囊全方中马钱子碱和士的宁的峰浓度降低、达峰时间延长，体内吸收延缓、滞留时间延长。比较大黄分别与黄芩、黄连配伍对其蒽醌类成分代谢的影响，结果发现与单独给药相比，大黄-黄芩配伍后 C_{max}、AUC 升高，而大黄-黄连配伍后 C_{max}、AUC 均明显降低，表明大黄与黄芩配伍使用能促进蒽醌类成分的吸收，而与黄连配伍则对其产生抑制作用。通过研究复方中大黄蒽醌类成分药动学的变化发现，不同中药配伍对其活性成分体内过程影响较大[45-48]，从而导致制剂疗效上的显著差异。

第四节　基于体内过程的质量标志物研究实践

元胡止痛方由醋制延胡索和白芷两味中药组成，其中延胡索辛散温通，为活血行气止痛之良药；而白芷药性芳香走窜、上行头目，以通窍止痛见长，二药配伍后可用于气滞血瘀之胃痛、胁痛、头痛及月经痛等。以元胡止痛方为例，前期采用仿生模型及分子对接研究显示，生物碱和香豆素类成分分别是延胡索与白芷的性味物质基础。本文结合体内过程及动力学规律的研究[49-51]，探究元胡止痛方的质量标志物。

口服灌胃给予大鼠元胡止痛方后，运用 UPLC-Q/TOF-MS 结合多变量统计分析的方法分析血浆和脑组织中的吸收药物成分，结果在大鼠血浆中鉴定得到 24 个吸收原型成分，其中 14 个原型成分同样在大鼠脑组织中被检测到，包括多种生物碱和香豆素，表明它们能够穿过血脑屏障进入脑组织中。特别是延胡索甲素、延胡索乙素、原阿片碱、欧前胡素及异欧前胡素 5 个药物成分，它们属于 3 种结构类型，且在血浆中暴露量较大。

进一步以延胡索甲素、延胡索乙素、原阿片碱、欧前胡素及异欧前胡素为指标成分，测定不同时间点血药浓度进行多成分药代动力学研究，并比较配伍前后药动学参数的差异。结果表明如图 5.5 所示，与单独给药相比，延胡索与白芷配伍能显著增加延胡索甲素、延胡索乙素和原阿片碱的药时曲线下面积 AUC，提高它们的体内吸收程度。

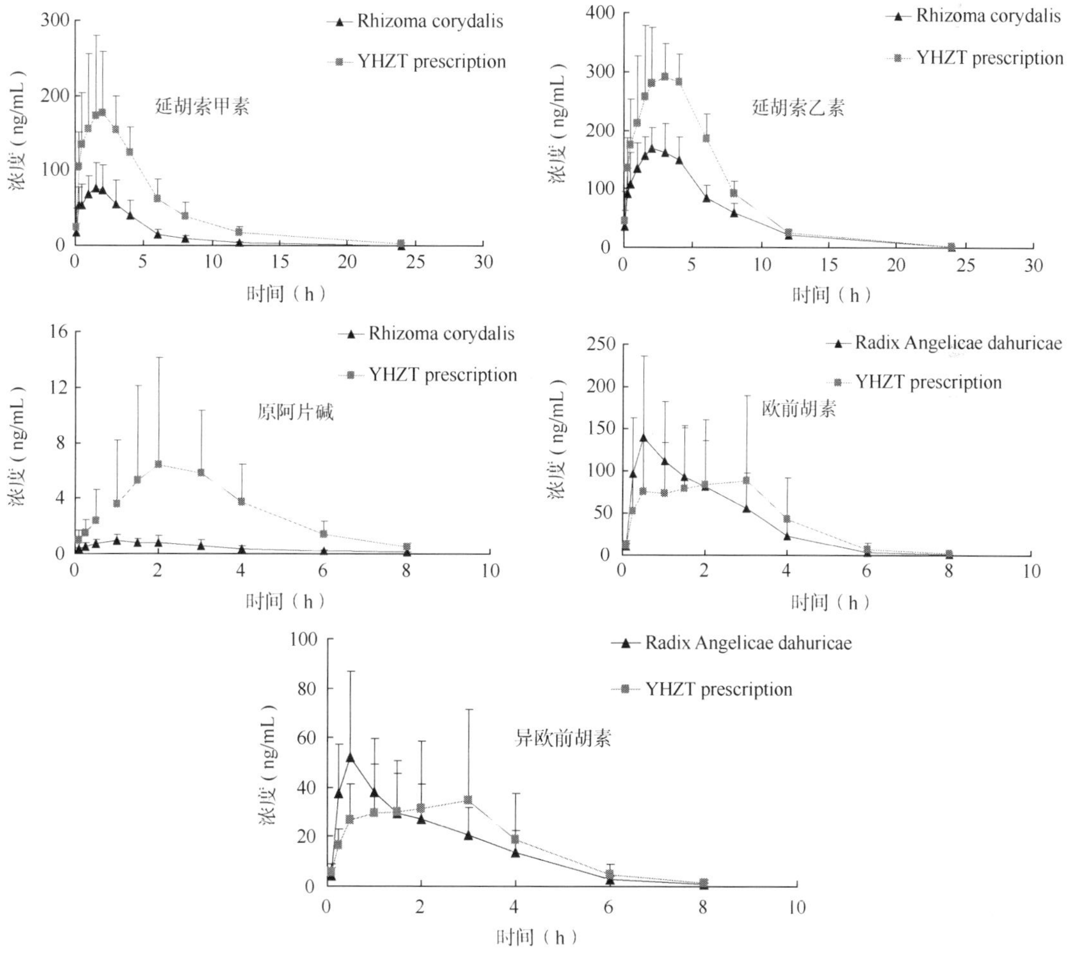

图 5.5　不同给药组各成分血药浓度-时间曲线

脑组织分布研究显示（图 5.6），灌胃给药 15min 后即可在大鼠脑组织中检测到延胡索甲素、延胡索乙素、原阿片碱、欧前胡素及异欧前胡素的存在，表明它们能够迅速透过血脑屏障而进入中枢系统。延胡索与白芷配伍后，原阿片碱、延胡索甲素和延胡索乙素的达峰浓度显著升高，脑组织分布量增加，欧前胡素、异欧前胡素的平均驻留时间延长。

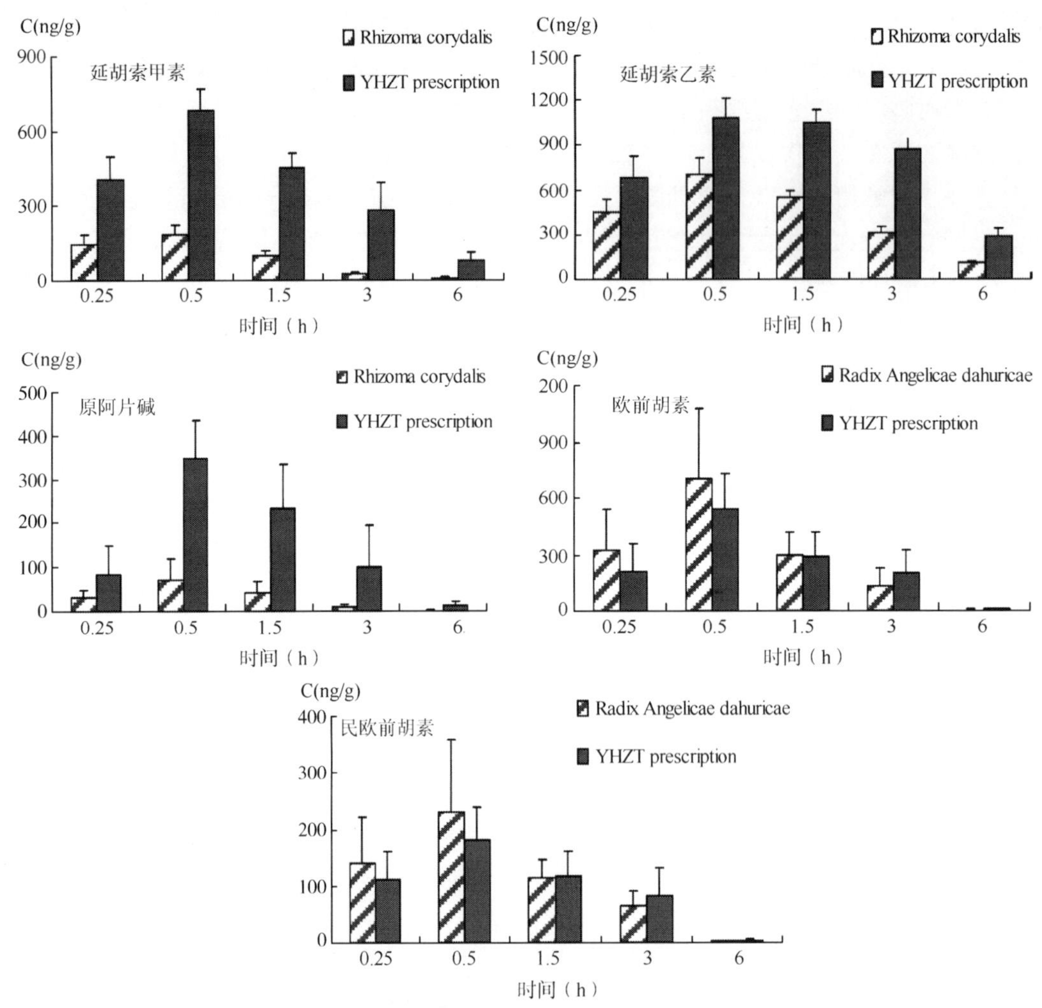

图 5.6　不同给药组各成分大鼠脑组织分布

通过上述药物体内吸收转运过程及药味配伍的动力学规律研究发现，以延胡索乙素为代表的原小檗碱类化合物和以原阿片碱为代表的原阿片碱类化合物可能为延胡索的主要效应成分；而以欧前胡素和异欧前胡素为代表的香豆素类化合物可能为白芷的主要有效成分。延胡索甲素、延胡索乙素、原阿片碱、欧前胡素及异欧前胡素 5 个药效活性成分，能反映元胡止痛方的体内过程及组方配伍的动力学相互作用，可以作为元胡止痛方的质量标志物。

结 论

中药质量是中药临床疗效的保障，也是中药产业传承与发展的生命线。近年来，“古方虽效，今用无功”“品质退化”“中医将毁于中药”等说法频出，中药的有效性受到各种质疑，中药质量成为行业关注的焦点。虽然我国中药科技工作者对质量研究做了大量的工作，中药质量控制水平也有了长足的进步，但质量控制手段、评价指标及质量标准与中药有效性的关联不强，缺少核心质量概念的统领，研究工作呈碎片化。中药质量标志物概念的提出，着眼于全过程物质基础的特有、差异、动态变化和质量的传递性、溯源性，密切中药有效性-物质基础-质量控制标志性成分的关联度，有利于建立中药全程质量控制及质量溯源体系。

随着新技术和新方法的应用，中药体内药代过程研究取得了巨大进步，同时其研究评价的方法模式也不断发展，越来越符合中药多样性成分的药效表达复杂特点。本文在对中药“性-效-物”三元论客观认识的基础上，提出基于体内过程及动力学规律的中药质量标志物研究的方法路径，并以元胡止痛方为例结合实验研究进行论述，以期为复方中药的质量标志物确定研究提供可参照的方法、路径。

参考文献

[1] 刘昌孝，陈士林，肖小河，等. 中药质量标志物（Q-Marker）：中药产品质量控制的新概念. 中草药，2016，47（9）：1443-1457.

[2] 刘昌孝. 从中药资源-质量-质量标志物认识中药产业的健康发展. 中草药，2016，47（18）：3149-3154.

[3] Liu CX，Cheng YY，Guo DA，et al. A new concept on quality marker for quality assessment and process control of Chinese medicines. Chinese Herbal Medicines，2017，9（1）：3-13.

[4] 蔡铮，侯世祥，杨兆祥，等. 天麻素鼻用原位凝胶脑靶向性研究. 四川大学学报（医学版），2008，39（3）：438-440.

[5] 王森，欧水平，管咏梅，等. 良肤乳膏小鼠皮肤药物动力学的研究. 中国中药杂志，2010，35（17）：2254-2257.

[6] Plock N，Kloft C. Microdialysis—theoretical background and recent implementation in applied life-sciences. Eur J Pharm Sci，2005，25（1）：1-24.

[7] Alavijeh NS，Palmer AM. Measurement of the pharmacokinetics and pharmacodynamics of neuroactive compounds. Neurobiol Dis，2010，37（1）：38-47.

[8] Shimizu S，Akiyama T，Kawada T，et al. In vivo direct monitoring of vagal acetylcholine release to the sinoatrial node. AutonNeurosci，2009，148（1-2）：44-49.

[9] Lindpointner S，Korsatko S，Köhler G，et al. Glucose levels at the site of subcutaneous insulin administration and their relationship to plasma levels. Diabetes Care，2010，33（4）：833-838.

[10] Aggarwal D，Pal D，Mitra AK，et al. Study of the extent of ocular absorption of acetacolamide from a developed niosomal formulation by microdialysis sampling of aqueous humor. Int J Pharm，2007，338（1-2）：21-26.

[11] Matzi V，Lindenmann J，Porubsky C，et al. Extracellular concentrations of fosfomycin in lung tissue of septic patienis. J Antimicrob Chemother，2010，65（5）：995-998.

[12] Liu ZD，Zhang XH，Wu HY，et al. Predaration and evaluation of solid lipid nanoparticles of baicalin for ocular drug delivery system in vitro and in vivo. Drug Dev Ind Pharm，2011，37（4）：475-481.

[13] Food and Drug Administration. Center for Drug Evaluation and Research，Center for Biologics Evaluation and Research. Guidance for Industry and Researchers：The Radioactive Drug Research Committee：Human Research Without An Investigational

New Drug Application，2010.
[14] Food and Drug Administration. Center for Drug Evaluation and Research，Center for Biologics Evaluation and Research. Draft Guidance for Industry：Investigational New Drug Applications（INDs）—Determining Whether Human Research Studies Can Be Conducted Without an IND，2010.
[15] Lappin G，Stevens L. Biomedical accelerator mass spectrometry：recent applications in metabolism and pharmacokinetics. Expert Opin Drug Met，2008，4（8）：1021-1033.
[16] Lisa HX，Li QG，Zhang J，et al. Pharmacokinetics，tissue distribution and mass balance of radiolabeled dihydroartemisinin in male rats. Malaria J，2009，8：112.
[17] Tanaka M，Kawamoto T，Matsumoto H. Distribution of ^{14}C-bisphenol A in pregnant and newborn mice. Dent Mater，2010，26（6）：e181-e187.
[18] 蔡皓，王丹丹，刘晓，等. 马钱子碱、马钱子总生物碱与马钱子粉在大鼠体内药动学的比较. 中国中药杂志，2012，37（14）：2160-2163.
[19] 石迎迎. 冬凌草乙素在 Beagle 犬体内的药代动力学研究. 郑州：郑州大学，2012.
[20] 朱莉. 广痛消有效成分含量测定及健康人体药代动力学研究. 北京：北京中医药大学，2013.
[21] Hao HP，Zhang CN，Wang GJ. Thoughts and experimental exploration on pharmacokinetic study of herbal medicines with multiple-components and targets. Acta Pharmaceutica Sinica，2009，44（3）：270-275.
[22] 李晓宇，赫海平，王广基，等. 三七总皂苷多效应成分整合药代动力学研究. 中国天然药物，2008，6（5）：377-381.
[23] 张启云，徐良辉，李冰涛，等. 复方葛根芩连汤多效应成分分类整合药代动力学研究. 中国临床药理学与治疗学，2011，16（1）：51-56.
[24] 陶野，张贝贝，付梅红，等. 基于色谱指纹图谱的苍术挥发油多成分体内药代动力学研究. 中国实验方剂学杂志，2013，19（11）：156-159.
[25] 陈钢，牧磊，张晓，等. 三七总皂苷多成分经鼓室给药的体内分布及药代动力学研究. 中国中药杂志，2011，36（13）：1815-1820.
[26] Liu CX，Yi XL，Si DY，et al. Herb-drug interactions involving drug metabolizing enzymes and transporters. Current drug metabolism，2011，12（9）：835-849.
[27] Levêque D，Lemachatti J，Nivoix Y，et al. Mechanisms of pharmacokinetic drug-drug interactions. Rev Med Interne，2010，31（2）：170-179.
[28] Sparreboom A，Cox M C，Acharya M R，et al. Herbal remedies in the United States：potential adverse interactions with anticancer agents. Journal of Clinical Oncology，2004，22（12）：2489-2503.
[29] Qiu W，Liu CX，Ju Y，et al. Pharmacokinetic interaction of plant preparations with chemical drugs. Chin J Nat Med，2010，8（2）：137-144.
[30] 陈西敬，王广基. 药物转运蛋白在药物吸收、分布和排泄中的作用及对新药研发的意义. 中国药科大学学报，2003，34（6）：483-486.
[31] Lai Y，Sampson KE，Stevens JC. Evaluation of drug transporter interactions in drug discovery and development. Combinatorial chemistry & high throughput screening，2010，13（2）：112-134.
[32] Franke RM，Gardner ER，Sparreboom A. Pharmacogenetics of drug transporters. Current pharmaceutical design，2010，16（2）：220-230.
[33] Ferreira A，Pousinho S，Fortuna A，et al. Flavonoid compounds as reversal agents of the P-glycoprotein-mediated multidrug resistance：biology，chemistry and pharmacology. Phytochemistry Reviews，2015，14（2）：233-272.
[34] Lee K，Chae S W，Xia Y，et al. Effect of coumarin derivative-mediated inhibition of P-glycoprotein on oral bioavailability and therapeutic efficacy of paclitaxel. European Journal of Pharmacology，2014，723：381-388.
[35] Lei Y，Tan J，Wink M，et al. An isoquinoline alkaloid from the Chinese herbal plant Corydalis yanhusuo WT Wang inhibits P-glycoprotein and multidrug resistance-associate protein 1. Food Chemistry，2013，136（3）：1117-1121.
[36] Yu DK. The Contribution of P-glycoprotein to Pharmacokinetic Drug-Drug Interactions. The Journal of Clinical Pharmacology，1999，39（12）：1203-1211.
[37] Li CG，Yang L，Zhou SF. Interactions between Chinese herbal medicines and drugs. Aust J Acupunct Chin Med，2007，2（1）：17-24.

[38] Zanger UM，Schwab M. Cytochrome P450 enzymes in drug metabolism：regulation of gene expression，enzyme activities，and impact of genetic variation. Pharmacology & Therapeutics，2013，138（1）：103-141.

[39] Fasinu PS，Bouic PJ，Rosenkranz B. An overview of the evidence and mechanisms of herb-drug interactions. Front Pharmacol，2012，3：69.

[40] Mu Y，Zhang J，Zhang S，et al. Traditional Chinese medicines Wu Wei Zi（Schisandra chinensisBaill）and Gan Cao（Glycyrrhiza uralensis Fisch）activate pregnane X receptor and increase warfarin clearance in rats. Journal of Pharmacology and Experimental Therapeutics，2006，316（3）：1369-1377.

[41] Gurley BJ，Gardner SF，Hubbard MA，et al. Clinical assessment of effects of botanical supplementation on cytochrome P450 phenotypes in the elderly. Drugs & Aging，2005，22（6）：525-539.

[42] Malati CY，Robertson SM，Hunt JD，et al. Influence of Panax ginseng on Cytochrome P450（CYP）3A and P-glycoprotein（P-gp）Activity in Healthy Participants. The Journal of Clinical Pharmacology，2012，52（6）：932-939.

[43] He N，Edeki T. The inhibitory effects of herbal components on CYP2C9 and CYP3A4 catalytic activities in human liver microsomes. American Journal of Therapeutics，2004，11（3）：206-212.

[44] 许妍妍. 基于配伍理论的痹祺胶囊药代动力学研究. 天津：天津大学，2010.

[45] Tang WF，Huang X，Yu Q，et al. Determination and pharmacokinetic comparison of rhein in rats after oral dosed with Da-Cheng-Qi decoction and Xiao-Cheng-Qi decoction. Biomedical Chromatography，2007，21（11）：1186-1190.

[46] Yu Q，Xiang J，Tang W F，et al. Simultaneous determination of the 10 major components of Da-Cheng-Qi decoction in dog plasma by liquid chromatography tandem mass spectrometry. Journal of Chromatography B，2009，877（22）：2025-2031.

[47] 蒋心惠，张丹，陈淑杰. 大黄蒽醌衍生物的高效液相色谱法测定及在家兔体内的药代动力学研究. 色谱，2003，21（3）：251-254.

[48] 辛颖，耿慧春，张嵩，等. 三黄泻心汤及大黄中大黄酸在大鼠体内的药代动力学. 中国实验方剂学杂志，2009，15（3）：56-59.

[49] Zhang HB，Zhang TJ，Xu J，et al. Rapid analysis and identification of absorbed components and their metabolites in rat plasma and brain tissue after oral administration of Yuan-Hu-Zhi-Tong dropping pill using UPLC-Q-TOF/MS based multivariate statistical analysis. Chinese Herbal Medicines，2016，8（2）：154-163.

[50] Zhang HB，Wu X，Xu J，et al. The comparative pharmacokinetic study of YuanhuZhitong prescription based on five quality-markers. Phytomedicine，2018，44：148-154.

[51] 武欣，张洪兵，许浚，等. 基于质量标志物的元胡止痛方配伍大鼠脑组织分布研究. 中草药，2018，49（1）：45-49.

（张洪兵　王玉丽　武卫党　许海玉　张铁军　刘昌孝）

第六章
基于代谢组学的中药毒性质量标志物研究与应用

近年来，有关中药毒性事件的报道不断增多，如马兜铃酸事件、千里光事件、龙胆泻肝丸事件、柴胡事件等[1, 2]，引发了国内外对中药安全性问题的广泛关注。随着中药发展的现代化和国际化，与安全性密切相关的中药毒性成分的质量控制越来越受到重视。毒理学研究方法通常以生化指标和组织病理结果等作为毒性检测终点，但中药成分复杂，单纯采用以往的研究方法只能揭示毒性现象和特征，无法从整体上阐明其毒性机制、毒性进程及毒性物质基础[3]。与传统方法相比，代谢组学能更快、更准确地发现毒性物质及其毒性规律，尤其对于多靶点的综合性毒性反应，可从多个角度进行全面评价，这与中医治疗疾病的整体观念十分吻合，故有利于中药安全性评价和临床合理使用[4, 5]。

代谢组学技术结合生物信息学等数据处理技术，通过对中药靶器官毒性生物标志物进行筛选、验证及优化，构建中药毒性整体预测模型，这可为中药毒性的早期发现提供依据。由于中药成分复杂，具有毒、效二重性，中药毒性质量标志物的发现及机制探讨在中药安全性研究中尤为重要。计算毒理学可对中药毒性质量标志物进行初步虚拟筛选，再采用代谢组学技术结合前期建立的中药毒性整体预测方法对筛选得到的毒性标志物进行验证，最后对中药毒性质量标志物的毒性机制进行研究。

中药毒性质量标志物在中药生长过程中是如何产生的？次生代谢累计过程是怎样动态变化的？这对于调控毒性质量标志物含量是非常重要的。以中药毒性质量标志物的形成为出发点，采用植物代谢组学的策略，对其生物合成途径，即次生代谢过程进行分析，通过调控次生代谢途径中的关键酶或调控因子，以降低目标产物的合成积累过程，最终达到靶向调控毒性成分含量的目的。此外，中药毒性质量标志物的个体易感性也是中医个体化用药的关键，可借助于代谢组学分析方法，建立毒性易感性的预测模型，阐释关键代谢途径及代谢酶，最终明确中药毒性质量标志物的易感机制。因此，以代谢组学为主线，从中药毒性整体预测、中药毒性标志物的发现、中药毒性标志物的形成、中药毒性标志物的个体易感性等方面出发，基于代谢组学研究中药毒性质量标志物具有重要的意义。

第一节　代谢组学在中药毒性整体预测中的应用

代谢组学（metabonomics 或 metabolomics）是 20 世 90 年代末期继蛋白质组学、基因组学和转录组学之后发展起来的一门新兴学科，1999 年由 Nicholson 教授首次提出代谢组学概念，其研究对象包括植物、动物、微生物等各种生物系统[4, 6, 7]。由于代谢组学研究针对全面代谢物进行分析，因此其研究的技术手段要求具有高灵敏度、高通量和无偏向性的特点，目前代谢组学的技术平台主要为 NMR、GC-TOF/MS 和 UPLC-TOF/MS[8]。代谢组学具有能客观反映整体变化的特性，应用代谢组学策略阐述中药的毒性过程，与中医药的整体观念和思维方式不谋而合，主要优势为[9-12]：反映内源产物多，可以寻找到传统方法所提取不到的特征代谢物，可为中药毒性评价提供更加全面的诊断信息；代谢组学模型可对机体进行动态观察，对中药的急性弱毒性也能够进行表达；研究方法具有无损伤性，且不受采样时间和频率限制，所需动物较少；同时，可用于药物的早期毒性筛选，以尽早发现可能致毒的成分。代谢组学在中药毒性整体预测的研究思路可以为试验研究指明方向。

一、中药毒性评价生物标志物的筛选

随着中药毒性事件的频繁报道，中药的安全性评价越来越受到重视。越来越多的研究人员关注毒性效应的生物标志物，寻找和发现有价值的中药毒性生物标志物已经成为目前中药走向国际化必不可少的内容[13]。生物标志物筛选阶段包括样品采集、样品处理、样品分离与检测、数据处理与分析及标志物生物学意义解读，达到最终认知机体生化反应机制和生命现象的目的[9, 14]。采用代谢组学的方法研究中药安全性就是将受试物作用于动物后，采集所需的生物样本[包括体液（血液和尿液）、细胞液及组织等]，对其进行预处理（主要包括用水或有机溶剂甲醇、乙腈等提取），随后采用高通量、高灵敏度与高精确度的分离分析技术（包括 NMR、GC-MS、LC-MS 等）得到内源性代谢物的指纹图谱。

代谢组学研究的关键在于通过对大量原始数据的统计学处理，从谱图差异中得到某些中药对特定靶部位的损伤信息，即生物标志物，以用于后续研究中药产生毒性作用的机制，进而对毒性未知的候选新药的毒性靶部位和毒性机制进行预测[14]。目前常用的数据分析方法有主成分分析（PCA）、簇类分析、非线性映射等非监督方法，以及偏最小二乘判别分析（PLS-DA）、人工神经网络等监督方法[15, 16]。同时需要结合目前相对成熟的代谢组学相关数据库，如实验特定数据库、通用代谢谱、已知代谢物库、标准生物化学数据库、物种数据库等完成其功能分析和确认[17]。

二、中药毒性评价生物标志物的验证及优化

在中药毒性评价生物标志物研究方面，鉴于很多指标缺少专属性和特异性，寻找高灵敏性、高特异性的中药毒性生物标志物，开发简便、准确的多指标联合检测方法或毒性预测方法，来及时反映中药安全性情况已经成为研究的热点问题。为了获得具有专属性的中药靶器官毒性生物标志物，需要建立非靶器官模型对其专属性进行验证。再采用支持向量机（support vector machine，SVM）方法对验证获得具有较好专属性的中药毒性生物标志

物的准确性和特异性进行优化。SVM 是一种基于经验风险最小化原则，解决二分类问题的机器学习方法，通过核函数把一个二分类问题的数据隐式映射到高维空间，在高维空间找到一个具有区分两类问题能力的线性分界面[18]。SVM 的构造属于非线性的分类，它的最终决策函数只由少数的支持向量确定，少数支持向量确定的最终结果，可以帮助我们抓住关键样本、剔除大量冗余样本[19]，在医药卫生领域的信号分类、图像处理及疾病诊断等方面均有良好的应用前景[20, 21]。采用 SVM 对中药毒性生物标志物进行优化的方法：首先，以生物标志物的响应值作为 SVM 的输入变量，应用软件进行 SVM 分类预测模型的建立，随机将样本分为训练集（2/3）和测试集（1/3）；其次，在应用建立的预测模型中，采用训练集进行计算机模型的机械训练，采用测试集对建立的模型做出预测准确率的判断；最后，以建立的 SVM 模型为基础，任意去掉一个潜在生物标志物的代谢组学数据，分别建立预测模型，并对其预测率进行考察，与未剔除数据的 SVM 模型进行比较，观察每个生物标志物对 SVM 模型的贡献度，以获得具有较强特异性的中药毒性评价生物标志物[22]。将代谢组学与 SVM 模型结合，能为未来代谢组学生物标志物的筛选及应用提供一条新的思路。

三、中药毒性评价生物标志物与毒性预测

以获得的靶器官毒性评价生物标志物的响应值作为 SVM 的输入变量，建立 SVM 预测模型进行中药毒性预测。用数字“0”和“1”分别代表预测结果为“无毒”和“有毒”[23, 24]。应用 SVM 分类计算法对获得的代谢组学数据进行验证及优化，建立了一种快速准确的中药毒性预测和诊断的方法，并将其应用到中药毒性评价中。本课题组在进行心脏毒性早期评价生物标志物的筛选、验证、优化及毒性预测的研究中，分别采用 3 种心脏毒性药物建立大鼠心脏毒性模型，随后对不同药物不同时间点下的大鼠血浆样品进行了代谢组学分析，结合生化检测和病理学观察结果，获得 3 种药物早期共同拥有的心脏毒性生物标志物。随后分别建立肝脏毒性和肾脏毒性模型，对获得的心脏毒性生物标志物进行专属性验证，并进一步采用 SVM 模型对其进行优化。最后，以专属性较强的生物标志物建立 SVM 模型，为药物心脏毒性预测提供了较为快速而又准确的方法[25]。随后，利用该模型对中药配伍禁忌中“半蒌贝蔹及攻乌”单味药及反药组合的毒性进行预测。结果表明，生化检测和病理组织学观察仅发现黑顺片组出现明显的心脏毒性，而其他配伍组均未出现明显的心脏毒性。而 SVM 预测模型显示与黑顺片组比，所有配伍组心脏毒性均较明显。研究表明，与传统毒理学方法比，早期心脏毒性生物标志物及其建立的心脏毒性 SVM 模型可用于快速、准确地在未出现心脏组织损伤的情况下进行毒性预测[26]。

此外，本课题组亦开展了其他靶器官毒性评价生物标志物的研究，在早期肝脏毒性生物标志物的筛选、验证及优化的研究中，采用多种药物建立大鼠肝损伤模型。首先利用 UPLC/Q-TOF-MS 技术对大鼠血浆样品进行无靶向代谢组学分析，继而通过 t 检验、多元统计分析等寻找药物性肝损伤的潜在生物标志物，然后结合构建的心脏毒性和肾脏毒性损伤模型中的生物标志物的数据信息，建立 SVM 预测模型。通过该预测模型，对生物标志物的预测精度进行优化与验证，从而找到肝脏毒性专属生物标志物[23]。本课题组发现的肾

脏毒性评价生物标志物，考察其在 5 种中药毒性评价的适用性研究，以雷公藤、马钱子、广防己、大黄和苍耳子提取液建立肾脏损伤模型，采用 UPLC/Q-TOF-MS 技术检测前期发现的 5 种肾脏毒性生物标志物胸苷、溶血磷脂酰胆碱 LPC（16∶1）、LPC（18∶4）、LPC（20∶5）和 LPC（22∶5）水平，并建立 SVM 预测模型对其毒性进行判断，结果表明与传统生化指标相比，SVM 预测模型能更早发现药物所致的肾脏毒性，对于临床药源性肾损伤的防治具有重要意义[27]。

因此，基于代谢组学技术，可构建出一套“中药毒性整体预测生物标志物的筛选-验证及优化-应用”的中药靶器官毒性评价方法，主要包括中药靶器官毒性评价生物标志物的筛选，靶器官毒性评价生物标志物的优化和验证，以及在中药毒性预测中的应用。借助代谢组学和模式识别技术，寻找具有最佳预测能力的内源性代谢物，发现专属性好、特异性强的中药靶器官毒性评价生物标志物，并建立预测模型，从而对中药毒性达到早期发现、早期防控。

第二节　代谢组学在中药毒性质量标志物发现中的应用

中药是我国传统医学的重要组成部分，中药质量是中药产业的生命线，中药质量控制主要包括两方面的内容：中药质量标志物和中药毒性质量标志物，它们在中药质量控制的安全性和有效性方面具有同等重要的地位，两者均应兼顾[28]。近年来，中药质量标准研究受到社会的广泛关注，但是，目前中药质量控制的研究存在有效成分和有毒成分不协调的情况，人们在关注有效性的同时，忽略了与安全性密切相关的中药毒性质量标志物的研究。近年来，代谢组学在中药安全性评价中的应用越来越广泛，以仪器分析为基础，计算毒理学为依托，采用代谢组学技术对中药毒性质量标志物进行验证，并结合生物信息学对其毒性机制进行阐释，构建“中药物质基础分析–中药毒性质量标志物初筛–中药毒性质量标志物验证–毒性机制阐释”的研究模式。

一、中药化学成分分析

中药物质基础的组成是揭示中药作用本质的关键，是中药安全性和质量控制的基础和核心，而中药及其复方多组分、多靶点、整体调节的作用特点，使其毒性成分与药效成分不明确成为中医药现代化和国际化发展进程中的瓶颈之一。快速、全面地阐明中药的物质基础是全面区分中药有毒、有效成分的前提，是保证中药用药安全的基础[29]。

传统的中药化学成分研究多采用溶剂提取，再经分离和精制纯化获得单体，并进行结构鉴定；然而长时间的分离纯化过程中很多成分容易丢失和分散，难以获得纯度较高的单体。随着色谱-质谱联用技术的不断发展和普及，利用在线分析中药药效物质基础研究有着广泛的应用且发展前景良好。HPLC 技术有着强大的分离能力，是目前分离复杂成分最有效的工具之一[30]；而质谱技术具有高灵敏度、高选择性及高效快速的特点，特别是高分辨率多级质谱技术具有强大的结构鉴定和良好的线性范围，可用于中药未知成分的在线结构解析和定量检测，实现中药化学物质基础的在线定性和定量分析[31]。Wang G 等采用UPLC-Q-TOF/MS 技术鉴定出卷柏中 45 个成分、9 种黄酮类化合物，建立了快速筛选卷柏中抗氧化成分的有效分析方法[32]。Fan 等用 LC-MS 鉴定出四妙丸中非挥发性成分 49 种，用GC-MS 鉴定出四妙丸中挥发性成分 26 种，为四妙丸多组分鉴定提供了快速有效的方法[33]。通过液质联用技术快速、高效、全面地对中药化学成分进行定性、定量分析，阐述中药的物质基础，为后续中药毒性质量标志物的筛选奠定了化学基础。

二、中药毒性质量标志物的初步筛选

在明确中药化学成分的前提下，如何从中筛选出中药毒性质量标志物，以确保临床用药安全，是中药质量控制的重要研究内容。计算毒理学（computational toxicology）是研究化学结构与其毒性关系的学科，其方法可用来预测化合物的毒性[34, 35]。化合物毒性预测方法可分为两类：一类是以化合物本身为基础的计算方法，通过从现有报道中提取一系列关于化合物结构-毒性相互关系的规律（rules），或者计算化学结构的一些参数，建立这些参数与毒性之间的数学模型，并用这些规则或者模型对未知的化合物进行毒性预测；另一类是以毒性靶分子结构为基础的方法，此方法要求了解毒性机制，明确在生物体内与化合物起作用并引起毒性作用的生物大分子，预测能与该生物大分子结合的化合物[36]。此两类预测化合物毒性的方法在某种程度上可以相互验证，增加预测结果的可靠性。

以计算毒理学为基础，在明确中药物质基础的前提下，结合前期中药毒理学研究，通过查阅文献筛选中药引起毒副作用（心脏毒性、肝脏毒性、肾脏毒性等）的主要作用靶点，以此靶点为毒性成分作用靶标，基于计算机虚拟筛选的方法，以前期经多维检测技术鉴定得到的中药化学成分作为候选化合物，采用虚拟分子对接程序将候选化合物与靶标蛋白进行对接，预测两者结合模式及亲和力；最后根据结合能力的大小，并与阳性药物进行对比，判断该化学成分是否引起毒性反应，从而初步筛选出中药毒性质量标志物。初步确定的中药毒性质量标志物是基于计算毒理学虚拟筛选的结果，需要后续的细胞或动物实验进行验证。

三、基于代谢组学的中药毒性质量标志物的确证

中药具有毒、效二重性，有些中药的有效成分往往又是其毒性成分，而且中药研究存在有效、有毒成分区分不明的情况，因此，对中药毒性标志物的确证至关重要[37]。

以预选的中药毒性质量标志物为研究对象，将其作用于适宜的动物模型，采用代谢组学的研究策略对给药前后的生物样本进行多元统计分析，筛选并确定由于“毒性单体化合物”引起显著性变化的生物标志物。随后，将这些生物标志物作为预测集，通过建立的 SVM 毒性预测模型对初步筛选的中药毒性质量标志物进行毒性预测，预测结果为“1”，代表对

应的单体成分有毒；预测结果为“0”，代表对应的单体成分无毒。最终，筛选预测结果为“1”的单体成分，结合生化、病理的结果，确定中药的毒性质量标志物。

四、基于代谢组学中药毒性质量标志物毒性机制的研究

近年来，代谢组学为中药毒性作用机制研究及药物安全性评价提供了新的技术手段和平台[38]。代谢组学以代谢最终产物作为研究对象，揭示毒性反应的终点，以这些产物在体内随时间的变化情况动态反映毒性作用的实时过程，具有动态性、实时性、全局性的优点[39, 40]。代谢组学技术应用于毒性作用机制的研究，其基本原理是毒性成分破坏正常细胞的结构、功能，改变细胞代谢途径中内源性代谢物的稳态，从而通过直接或间接效应改变流经靶组织的血浆成分，使机体的代谢活动发生变化，这些变化可能表现在基因或蛋白水平，进而影响终端代谢产物的变化[41]。

采用代谢组学的策略进行中药毒性质量标志物毒性机制研究，主要是这样进行的：首先，通过 MetPA 分析对其进行代谢通路的富集，筛选出在此模型当中影响系数较大的代谢途径，并结合 KEGG 数据库选取其涉及的关键酶及细胞因子；其次，通过建立不同给药时间及不同给药剂量细胞或动物模型，对关键蛋白及细胞因子的表达进行检测，观测毒性早、中、晚期及毒性不同程度靶蛋白的表达，动态、全面地阐释中药毒性质量标志物引起毒副作用的机制；最后，采用基因沉默或基因敲除技术，构建特异性靶蛋白表达缺失的细胞或动物模型，分析基因沉默或敲除前后代谢途径的激活或抑制情况及细胞功能的差异，考察关键酶及代谢途径在发挥毒性作用方面的调控功能，从而反向验证中药毒性质量标志物引起毒副作用的机制。结合数据库的分析及正反两方面的验证，动态性、实时性、全局性地阐释毒性机制。Gonzalez FJ 等采用代谢组学技术筛选出肝脏毒性的生物标志物，并结合基因修饰技术阐释其肝脏毒性的机制[42]。Li ZH 等采用代谢组学技术研究苦参当中苦参碱引起细胞毒性的早期生物标志物，结合生物标志物涉及的代谢途径及生物学意义阐释其毒性机制，为苦参临床用药安全性提供依据[43]。

第三节　基于代谢组学的中药毒性质量标志物形成的应用

中药毒性质量标志物源自中药基源体内生物合成，其形成受次生代谢调控，通过对中药毒性质量标志物的生源途径及成分特异性分析，有助于揭示毒性质量标志物的生物合成路径，为特异性毒性质量标志物的发现和选择提供依据[44, 45]。因此清楚阐释植物次生代谢途径，并对其进行调控，可实现毒性目标代谢物的定向生物控制，这在中药安全性问题上发挥重要作用。然而目前关于药用植物次生代谢途径及其调控机制的研究基础薄弱，我们有必要通过各种技术手段，对一些重要次生代谢产物的代谢途径及其调控进行深入研究，更合理有效地发掘、利用并保护植物资源。

本研究以所发现的中药毒性质量标志物为研究对象，分析其生物合成途径，发现特异

性毒性质量标志物与关键酶基因，通过对其次生代谢途径的有效调控，如影响限速酶的活性或调节调控因子的表达等方式来削弱目标产物的积累合成过程，减少毒性成分的含量，从而保证植物的质量符合要求[46, 47]。同时基于植物代谢组学的研究策略，系统、全面地研究植物中的所有次生代谢产物及其时空变化关系，最终阐明植物的整体代谢网络及其调控机制。

一、中药毒性质量标志物的生源途径分析

生源途径分析是中药毒性质量标志物研究的核心内容，探讨中药毒性质量标志物在药用植物体内的合成积累机制及其影响因素，次生代谢的主要生物合成途径有乙酸-丙二酸途径、异戊二烯途径、莽草酸途径、氨基酸途径等，其在植物进化过程中呈现出代谢多样性的特点，在植物类群中特异性分布[47]。本研究拟以前期鉴定得到的中药毒性质量标志物为研究对象，追溯其在生物体内的合成途径，全面分析影响其合成的关键酶，寻找影响关键酶表达水平及活性的诱导子，为减少毒性成分的合成提供一个明确的方向及方法。

以马兜铃酸为例，最新研究表明，马兜铃酸不仅能导致肾衰竭，还会导致尿道癌、肝癌，是一种强致癌物质，但是很多中药都含有马兜铃酸，如细辛、关木通、广防己、天仙藤等。故而在保证中药药效的基础上，应进行减毒去毒的研究。马兜铃酸 A 是一种含硝基酚类有机酸，其可能的生物合成途径为：酪氨酸在酪氨酸脱羧酶催化作用下形成酪胺，在单胺氧化酶的催化作用下形成 4-羟基-苯乙醛，4-羟基-苯乙醛与多巴胺进一步缩合生成苯异喹啉生物碱合成的主要前体——（s）-去甲乌药碱，再进一步合成各种苯丙异喹啉生物碱类；苄基异喹啉经过酶的催化生成全去甲劳丹碱，全去甲劳丹碱可通过苯酚氧化和苯二烯重组产生阿朴啡，后经东罂粟灵、东罂粟酮、东罂粟酚和千金藤碱等一系列重要的中间产物得到马兜铃酸 A。推测酪氨酸脱羧酶、单胺氧化酶或乙酰辅酶 A 可能为马兜铃酸 A 生物合成途径中的相关酶，随后开展诱导子对马兜铃酸生物合成关键酶活性影响的研究，从遗传角度基因水平去除或减少中药中马兜铃酸而不影响其他药用成分的合成，对中药的质量控制与安全性应用具有重要的意义。

二、植物代谢组学在中药次生代谢研究中的应用

植物次生代谢产物是细胞调节过程的终产物，其水平可以反映生物体对基因或环境改变的最终应答[48]。基于代谢组学的中药次生代谢产物研究思路主要是以药用植物为研究对象，采用各种分析化学手段，全局性分析药用植物小分子代谢产物，从整体上定性、定量测定基因或环境对代谢物的影响，从而解析代谢物的代谢合成途径、代谢物网络及调控机制[49]。以代谢组学技术在药用植物鉴别上的应用为例，首先采用 UPLC-MS、GC-MS 等多维检测技术对不同来源、不同生长周期的植物样本中的全部代谢产物进行分析，随后采用模式识别技术对分析结果进行区分与判别，即采用主成分分析，通过得分图直观地表达组

间的代谢差异，通过载荷图初步筛选差异变量，接着通过 t 检验对上述差异变量进行统计检验，确定差异代谢产物，最终为药用植物品种选育和质量安全性评价奠定基础。Wu H W 等[50]采用 GC-MS 的代谢组学分析方法，对不同产地姜黄的根茎和块根进行分析，通过主成分分析方法对分析结果进行建模处理，确定了 14 种表达存在显著差异的代谢产物，这些化合物可能是姜黄根茎与块根具有不同药性和临床用途的物质基础。除此之外，在植物次生代谢的研究中，代谢组学技术还应用于药用植物品种选育及抗逆研究，初生、次生代谢途径解析，代谢网络、代谢工程研究，以及合成生物学研究等几个方面[51,52]。通过代谢组学研究不仅能够了解植物自身基因的功能、植物代谢网络与代谢调控，还能揭示植物表型与植物生长、发育及生物多样性之间的关系。

第四节　代谢组学在中药靶器官毒性个体易感性研究的应用

个体对中药毒性反应的差异是临床精准用药的关键。研究表明，药物毒性产生个体差异不仅由遗传信息决定，事实上机体状态也是影响其发生的关键因素，如肠道菌群活动、代谢酶及转运体异常、基因缺陷及免疫反应等[53-56]。然而目前尚未形成对中药毒性个体易感性的科学认识，这阻碍了对“有毒”中药的客观评价和“精准”应用。因此，研究可以中药靶器官毒性易感性为切入点，采用代谢组学研究策略，发现基因多态性所致的“有毒”中药靶器官毒性易感性的代谢标志物，确定易感生物标志物，并建立毒性易感性的预测模型。结合文献调研，分析易感代谢物的生物功能，通过基因沉默等技术，验证中药毒性质量标志物所涉及的代谢调控通路及关键代谢酶，最终为临床“有毒”中药的精准用药提供依据。

一、代谢组学在中药靶器官毒性易感预测模型研究中应用

以预选的中药毒性质量标志物为研究对象，依据中药临床常规给药剂量折合给予正常动物，以生化、病理结果为毒性考察指标，根据毒性反应的差异分成不同毒性分级的易感动物模型，收集给药前后不同毒性亚级的生物样本用于后续的代谢组学研究。借助多维检测技术对前期收集到的生物样本进行广谱代谢组学研究，即采用 UPLC-Q-TOF/MS 技术进行无靶向代谢组学分析，采用 LC-MS、GC-MS 等技术对靶器官损伤涉及的关键通路进行靶向代谢组学分析。筛选不同毒性亚级生物样本的广谱代谢组学产生的差异特征离子，结合模式识别技术辨识其差异和易感性的相关性，通过检索 HMDB、Massbank 等数据库及与对照品比对鉴定易感生物标志物。随后通过 KEGG、IPA、MetPA 等数据库检索易感生物标志物所涉及的代谢物通路，着重关注其上游和下游的酶、转运蛋白、细胞因子及其前体代谢物，结合文献初步筛选关键靶点相关的酶和基因。

基于精准医学的理念，以前期筛选得到的易感生物标志物为指标，以不同毒性组别的易感生物标志物含量建立毒性预测模型，并通过相应的动物实验，对灵敏度、特异性、准确性与可应用性进行考察，为有毒中药的临床精准用药提供依据。

二、代谢组学在中药靶器官毒性易感机制研究中的应用

从筛选的易感生物标志物及其涉及的关键酶及转运体出发，采用代谢流分析，以同位素进行标记，分析内源性代谢物作用于野生型及经过基因沉默处理后的细胞，对流经代谢途径的代谢流量组进行定量分析，通过网络中每步反应的流量值进行精细定量，衡量其不同毒性的代谢表型，明确其关键的代谢途径。随后采用基因沉默技术进行基因敲除，构建特异性蛋白表达缺失的细胞模型，分析沉默前后药物代谢物变化及细胞功能的差异，以考察关键酶及转运体的调控功能。在此基础上，结合数据库对细胞内调控代谢酶及转运体表达的信号通路进行分析，确定基因多态性所致的代谢易感机制。

以前期获得的影响易感标志物水平的关键酶或转运体为对象，建立转基因动物模型，采用 RT-PCR 和 Western blot 技术考察关键代谢酶的表达水平，采用免疫组化技术验证关键代谢酶的表达分布，以病理组织学的方法验证转基因是否对动物组织结构造成差异。随后基于药物，验证酶及转运体基因差异对动物易感性的影响，并进一步确证易感标志物与易感性之间的相关性。

三、基于易感机制的中药毒性防控的扩展性研究

根据已发现的易感机制和涉及的关键靶点，建立适宜的转基因动物模型，加入可能含有作用于易感机制关键靶点成分的有毒中药，考察动物模型的毒性损伤程度、毒性标志物的趋势特征，根据易感机制进一步发现可能的有毒中药，这为临床易感人群的毒性防控及安全用药提供了依据。

结　　论

近年来，代谢组学取得了较快的发展，在中药安全性研究中已经显示出独特的优势，将能反映机体整体功能的代谢组学应用于中药毒理学研究，对于中药用药的合理性和安全性，建立现代中药的质量评价体系、毒理评价体系，指导临床拟订合理的临床用药方案、剂量及时间均具有重要的理论意义和实用价值[57]。然而，代谢组学作为新兴的中药安全性评价手段，目前仍处于不断发展和逐步完善的阶段，在中药现代研究中仍有很多需要完善[58]。

首先，基于代谢组学中药毒性质量标志物发现的过程中，如何剔除外源性中药复杂成分及其在生物体内产生的未知代谢产物对内源性代谢产物的干扰，确保研究结果的可靠性、真实性，是代谢组学评价中药毒性研究中一个很大的技术难题；其次，将代谢组学用于中药安全性评价，大多数方法学和技术手段仍然依赖于高剂量的动物或细胞实验，然后从实验室结果外延推论到人体，但这种外延推理因缺少中间环节而存在着严重的缺陷；再次，中药毒性质量标志物的发现过程中，重要的环节依托于计算毒理学及网络数据库的构建，因此建立一个信息量充足且代表不同毒性机制的代谢产物变化的数据库，以及与数学、统计学领域的最新研究成果相结合至关重要；最后，代谢组学用于中药毒性质量标志物的发现及一系列的研究在近几年才刚刚起步，缺乏一整套标准化、规范化、完整的分析技术及研究手段。

随着上述问题的逐步解决，代谢组学在中药安全性评价方面的应用正朝着整合一体化、定量化和标准化的方向发展。代谢组学与中医药学科的紧密结合，必将推动中药毒性研究从实验室研究向临床转化的医学研究模式转变，而代谢组学自身的研究领域也会得到拓宽和深入。代谢组学和转录组学、蛋白组学的有效集成，提高了中药或植物药毒性研究的效率和研究深度[59]。近年来发展起来的定量代谢组学平台技术，更加突出对生物标志物的定量化表征，通过对优先关注的代谢循环进行聚焦，对关键生物标志物进行定量分析并精确刻画其时空变化规律，将有助于中药毒性质量标志物的定量研究。

中药的毒性客观存在，我们要在科学评价中药毒性给我们带来损害的同时，基于代谢组学的多学科、多技术集成研究模式控制和早期发现、预防毒性的发生，做好中药毒性风险/效益评估，趋利避害，做到科学、合理应用有毒中药，进而有力地推动符合中药特点的新型毒性或安全性研究防控体系的建立和发展[60]。

参考文献

[1] Vanherweghem JL，Tielemans C，Depierreux M，et al. Rapidly progressive interstitial renal fibrosis in young women：association with slimming regimen including Chinese herbs. Lancet，1993，341（8842）：387-391.

[2] Ng AWT，Poon SL，Huang MN，et al. Aristolochic acids and their derivatives are widely implicated in liver cancers in Taiwan and throughout Asia. Science Translational Medicine，2017，9（412）：eaan6446.

[3] 笪红远. 中药毒理学研究进展. 中药药理与临床，2005，21（6）：87-89.

[4] Nicholson JK，Connelly J，Lindon JC，et al. Metabonomics：a platform for studying drug toxicity and gene function. Nat Rev Drug Discov，2002，1（2）：153-161.

[5] Keun HC. Metabonomic modeling of drug toxicity. Pharmacol Therap，2006，109（2）：92-106.

[6] Nicholson JK，Lindon JC，Holmes E. 'Metabonomics'：understanding the metabolic responses of living systems to pathophysiological stimuli via multivariate statistical analysis of biological NMR spectroscopic data. Xenobiotica，1999，29（11）：1181-1189.

[7] Fiehn O. Metabolomics-the link between genotypes and phenotypes. Plant Mol Biol，2002，48（3）：155-171.

[8] Lindon JC，Nicholson JK. Analytical technologies for metabonomics and metabolomics，and multi-omic information recovery. Trends Anal Chem，2008，27（3）：194-204.

[9] 许国旺. 代谢组学——方法与应用. 北京：科学出版社，2008：333.

[10] Zhang A，Sun H，Wang P，et al. Modern analytical techniques in metabolomics analysis. Analyst，2012，137（2）：293-300.

[11] 贾伟. 医学代谢组学. 上海：上海科学技术出版社，2011：14.

[12] Nicholson JK, Connelly J, Lindon JC, et al. Metabonomics: a platform for studying drug toxicity and gene fuction. Nat Rev Drug Discov，2002，2002（2）：153-161.

[13] Lu F，Cao M，Wu B，et al. Urinary metabonomics study on toxicity biomarker discovery in rats treated with Xanthii Fructus. J Ethnopharmacol，2013，149（1）：311-320.

[14] Lao YM，Jiang JG，Yan L. Application of metabonomic analytical techniques in the modernization and toxicology research of traditional Chinese medicine. Br J Pharmacol，2009，157（7）：1128-1141.

[15] Nicholson JK，Lindon Jc. Systems biology：Metabonomics. Nature，2008，455：1054-1056.

[16] Chen M，Sum，Zhao L，et al. Metabonomic study of aristolochic acid-induced nephrotoxicity in rats. J Proteome Res，2006，5（4）：995-1002.

[17] 卢红梅，梁逸普. 代谢组学分析技术及数据处理技术. 分析测试学报，2008，27（3）：325-332.

[18] 范昕炜. 支持向量机算法的研究及其应用. 杭州：浙江大学，2003.

[19] 严康. 基于支持向量机的特征选择算法研究. 大连：大连理工大学，2010.

[20] Liu YH，Chen YT. Face recognition using total margin-based adaptive fuzzy support vector machines. IEEE Transactions on Neural Networks，2007，18（1）：178-192.

[21] Manivannan K，Aggarwal P，Devabhaktuni V，et al. Particulate matter characterization by gray level co-occurrence matrix based support vector machines. Journal of Hazardous Materials，2012，223：94-103.

[22] Tan Y，Yin P，Tang L，et al. Metabolomics study of stepwise hepatocarcinogenesis from the model rats to patients：potential biomarkers effective for small hepatocellular carcinoma diagnosis. Molecular Cellular Proteomics，2012，11（2）：M111. 010694.

[23] Li Y，Wang L，Ju L，et al. A systematic strategy for screening and application of specific biomarkers in hepatotoxicity using metabolomics combined with ROC curves and SVMs. Tox Sci, 2016，150（2）：390-399.

[24] 侯治国，李遇伯，谢佳宾，等. 毒性早期预测软件 MaTox Pre 的制作与应用. 北京：中国毒理学会中药与天然药物毒理专业委员会第一次（2016 年）学术交流大会.

[25] Li Y，Ju L，Hou Z，et al. Screening，verification and optimization of biomarkers for early prediction of cardiotoxicity based on metabolomics. Journal of Proteome Research，2015，14（6）：2437-2445.

[26] Li Y, Zhou H, Xie J, et al. A novel method for evaluating the cardiotoxicity of traditional chinese medicine compatibility by using support vector machine model combined with metabonomics. Evidence-Based Complementary and Alternative Medicine，2016，6012761.

[27] 郭雪君，谷彩云，许妍妍，等. 肾毒性小分子代谢标志物在 5 种中药毒性评价的适用性研究. 药物评价研究，2017，40（4）：472-478.

[28] 张铁军，王杰，陈常青，等. 基于中药属性和作用特点的中药质量标志物研究与质量评价路径. 中草药，2017，48（6）：1051-1060.

[29] Chan K，Zhang H，Lin ZX. An overview on adverse drug reactions to traditional Chinese medicines. Br J Clin Pharmacol，2015，80（4）：834-843.

[30] Babu KS，Kumar ND，Gosada U，et al. A validated ultra high-pressure liquid chromatography method for separation of candesartan cilexetil impurities and its degradents in drug product. Pharm Methods，2012，3（1）：31-39.

[31] Faqehi AMM，Cobice DF，Naredo G，et al. Derivatization of estrogens enhances specificity and sensitivity of analysis of human plasma and serum by liquid chromatography tandem mass spectrometry. Talanta，2016，151：148-156.

[32] Wang G，Yao S，Zhang XX，et al. Rapid Screening and Structural Characterization of Antioxidants from the Extract of *Selaginella doederleinii* Hieron with DPPH-UPLC-Q-TOF/MS Method. Int J Anal Chem，2015，2015：849769.

[33] Fan Y，Li Y，Wu Y，et al. Identification of the Chemical Constituents in Simiao Wan and Rat Plasma after Oral Administration by GC-MS and LC-MS. Evid Based Complement Alternat Med，2017，2017：6781593.

[34] Rusyn I，Daston GP. Computational Toxicology：Realizing the Promise of the Toxicity Testing in the 21st Century. Environ Health Perspect. 2010，118（8）：1047-1050.

[35] Zhang J，Hsieh JH，Zhu H. Profiling Animal Toxicants by Automatically Mining Public Bioassay Data：A Big Data Approach for Computational Toxicology. PLoS One，2014，9（6）：e99863.

[36] 朱永亮，叶祖光. 计算毒理学与中药毒性预测的研究进展. 中国新药杂志，2011，20（24）：2424-2429.

[37] Zhang L，Wu CY，Zhang Y，et al. Comparison of Efficacy and Toxicity of Traditional Chinese Medicine（TCM）Herbal Mixture LQ and Conventional Chemotherapy on Lung Cancer Metastasis and Survival in Mouse Models. PLoS One，2014，9（10）：e109814.

[38] Bouhifd M，Hartung T，Hogberg HT，et al. Review：Toxicometabolomics. J Appl Toxicol，2013，33（12）：1365-1383.

[39] Ramirez T，Daneshian M，Kamp H，et al. Metabolomics in Toxicology and Preclinical Research. ALTEX，2013，30（2）：209-225.

[40] Chena C，Kim S. LC-MS-based Metabolomics of Xenobiotic-induced Toxicities. Comput Struct Biotechnol J，2013，4：e201301008.

[41] 彭双清，廖艳，颜贤忠. 药物毒性作用机制的代谢组学研究. 毒理学杂志，2005，19（3）：175-176.

[42] Gonzalez FJ. Fang ZZ. Ma XC. Transgenic mice and metabolomics for study of hepatic xenobiotic metabolism and toxicity. Expert Opin Drug MetabToxicol，2015，11（6）：869-881.

[43] Li ZH，Zheng L，Shi J，et al. Toxic Markers of Matrine Determined Using 1H-NMR-Based Metabolomics in Cultured Cells In Vitro and Rats In Vivo. Evid Based Complement Alternat Med，2015，2015：598412.

[44] Butler MS. The role of natural product chemistry in drug discovery. J Nat Prod，2004，67（12）：2141-2153.

[45] Newman DJ，Cragg GM，Snader KM. Natural products as sources of new drugs over the period 1981-2002. J Nat Prod，2003，66（7）：1022-1037.

[46] Oksman-Caldentey KM，Inze D. Plant cell factories in the post-genomic era：new ways to produce designer secondary metabolites. Trends Plant Sci，2004，9（9）：433-440.

[47] Ziegler J，Facchini P J. Alkaloid biosynthesis：metabolism and trafficking. Annu Rev Plant Biol，2008，59：735-769.

[48] Fiehn O. Metabolomics-the link between genotypes and phenotypes. Plant Mol Biol，2002，48：155-171.

[49] Jiang Y，Vaysse J，Gilard V，et al. Quality assessment of commercial Magnoliae Officinalis Cortex by 1H-NMR-based metabolomics and HPLC methods. Phytochem Anal，2012，23（4）：387-395.

[50] Wu H W，et al. Metabonomics study on secondary metabolites of *Rhizome* and Tuberous root of *Curcuma longa L.* Chinese Journal of Analytical Chemistry，2012，40（5）：713-171.

[51] Gao W，Sun H X，Xiao H，et al. Combining metabolomics and transcriptomics to characterize tanshione biosynthesis in Salvia miltiorrhiza. BMC Genom，2014，15：73.

[52] Xu H，Song J，Luo H，et al. Analysis of the genome sequence of the medicinal plant Salvia miltiorrhiza. Mol Plant，2016，9（6）：949-952.

[53] Nicholson JK，Holmes E，Kinross J，et al. Host-gut microbiota metabolic interactions. Science，2012，336（6086）：1262-1267.

[54] Holmes E，Kinross J，Gibson G R，et al. Therapeutic modulation of microbiota-host metabolic interactions. Sci Transl Med，2012，4（137）：137rv6.

[55] Yip L Y，Aw CC，Lee SH，et al. The Liver-Gut Microbiota Axis Modulates Hepatotoxicity of Tacrine in the Rat. Hepatology，2018，67（1）：282-295.

[56] Kim SH，Saide K，Farrell J，et al. Characterization of amoxicillin-and clavulanic acid-specific T cells in patients with amoxicillin-clavulanate-induced liver injury. Hepatology，2015，62（3）：887-899.

[57] Li X，Chen H，Jia W，et al. A Metabolomics-Based Strategy for the Quality Control of Traditional Chinese Medicine：Shengmai Injection as a Case Study. Evid Based Complement Alternat Med，2013，2013：836179.

[58] Ouedraogo M，Baudoux T，Stevigny C，et al. Review ofcurrent and "omics" methods for assessing the toxicity（genotoxicity，teratogenicity and nephrotoxicity）of herbal medicines and mushrooms. J Ethnopharmacol，2012，140（3）：492-512.

[59] Pelkonen O，Pasanen M，Lindon JC，et al. Omics and its potential impact on R&D and regulation of complex herbal products. J Ethnopharmacol，2012，140（3）：587-593.

[60] Robertson DG，Watkins PB，Reily MD. Metabolomics in toxicology：Preclinical and clinical applications.Toxicol Sci，2011，120（s1）：146-170.

（张艳军　李遇伯）

第七章

基于中药毒性靶标发现的质量标志物研究

近年来，中药毒性和安全性研究已经显示出独特的重要位置，能反映机体的毒性靶标的发现研究，对于建立现代中药的质量评价体系和毒理评价体系，具有重要的理论意义和实用价值，该研究在中药现代研究中仍需要完善。毒性靶标的发现研究在确定中药毒性质量标志物研究方面才刚起步，缺乏一整套标准化、规范化、完整的分析技术及研究手段。

为了标注和规范研究，我们从中药毒性的合理认识与“有毒”中药的安全应用，中药毒性的早期发现、科学评价与“有毒”中药的合理质控，基于“效-毒”相关的质量标志物合理辨识与科学控制和适用于中药毒性标志物发现的中药毒性靶标发现技术四个方面讨论中药毒性靶标的质量标志物发现问题。

第一节 中药毒性的合理认识与“有毒”中药的安全应用

一、中药毒性的合理认识

何谓中药的“毒”？“毒”有广义和狭义之分，广义的“毒”是指药性之偏，毒、效、药，具体有二：①药物的总称，即指凡药均可谓之为毒药，药即毒，毒即药。正如《周礼》云：“医师掌医之政令，聚毒药以共医事。”②药物的偏性，是指药物作用于人体的某种偏性，中医药学认为，药物之所以能治疗疾病是因为它具有某种或某些特定的有别于其他药物的偏性，临床医生每取其偏性，以祛除病邪，调节脏腑功能，从而纠正阴阳之偏盛，调整气血之紊乱，最终达到治愈疾病、强身健体之目的。古人常将这种偏性称为毒、有毒。例如，金代《儒门事亲》云：“凡药皆有毒，非止大毒小毒谓之毒，虽甘草、苦参亦不可不谓之毒，久服必有偏胜。”从狭义而言，“有毒”是指造成机体重要毒性表现和损伤乃至死亡的状态。一般来说，凡有毒的药物，大多性质强烈，作用峻猛，极易毒害人体，常用治疗量较小，安全性低，用之不当，药量稍超过常用治疗量，即可对人体造成损害。

何谓中药的“无毒”？所谓“无毒”即指单用某药在不超过常规用量时不会对人体造成伤害，古今中药学专著中所说的某药无毒多指此。一般来说，凡无毒的药物，性质比较平和，常用治疗量幅度大，安全系数较高，临床应用时，只要合理对证，就不会对人体造成伤害。但其中有一部分药偏性较突出，作用较强，如黄连常量应用可治火热上攻或热结便秘，而大量使用或超剂量应用则伤阳败胃；另一部分药偏性甚弱，作用平和，即使大量或超剂量使用，也不会对人体造成伤害，如粳米、浮小麦、山药、薏苡仁等药食两用之品。

以上“药”“毒”通义的论点，对中药药性理论的发展有着较深的影响。后世本草在药性理论中所谓之“毒”，都是专指药物对人体的毒害作用。毒药即指对人体产生毒害作用的药物。《中华人民共和国药典》和高等医药院校规划教材《中药学》中所说的中药的毒性即是此意，如砒石、千金子、巴豆、芫花、马钱子等。

近十年来中药毒性研究报道，除了有毒性记载的药物以外，更多的为历代本草学中无毒性记载的药物，如人参在《神农本草经》中列为上品，但有多例临床报道因服用不当引起精神失常、心律不齐、血压升高、上消化道出血等毒副作用。再如国内外报道何首乌对肝脏产生的不可逆性损害，还有目前临床上常用中药如马兜铃、柴胡、千里光、何首乌、黄连等不良反应事件引起国际中药恐慌症。

中药毒性的特点：中药的“效”和“毒”是相对的，如附子辛热，既可散寒温阳、治阳虚里寒，又能伤阴助火，引发火邪内生或津液被伤；黄连苦寒清泄，既能清热泻火、治热性病，又能伤阳败胃，引发寒邪内生或脾胃被伤等，此即中药的“毒”的广义含义。

中药的“毒性”反应与药物化学成分的含量及种类密切相关，熟悉中药的毒性成分和中毒机制是正确认识及合理使用中药的前提。有的中药效毒物质不同，如半夏、白果都含有无治疗作用的有毒成分，把它们去掉可以防止中毒；有的中药效毒物质相同，如川乌、草乌、雪上一枝蒿等所含的乌头碱既是有毒成分，也是有效成分，若将其去掉则药效丧失，若使用生药又会引起中毒，只能降低其含量来保持一定的药效。因此，有毒之药用之得当则有奇效，稍有不慎则损害机体，甚至危及生命。

中药的“毒性”反应与毒性成分的化学结构有密切关系。化学结构改变可引起毒性的增减，这是由于化学活性和理化性质的相应改变使其在体内的吸收、蓄积、分布、代谢转化和排泄等方面发生显著变化，从而导致对机体的毒性作用在质和量上产生差异。如乌头类所含的有毒成分乌头碱性质不稳定，加热可使其变为毒性较小或无毒性的苯甲酰乌头胺和乌头胺。毒药的理化性质如溶解度、分散度和挥发性等对毒物的吸收及毒性有很大影响，毒药或有毒成分的分散度和挥发度越大，机体越容易中毒，且危险性就越大。毒药或有毒成分在体液中的溶解度越大，则毒性成分就越容易被吸收，其毒性就越大，反之则小。一般脂溶性强的物质，易在肠道被吸收，也易进入细胞，就易引起毒性作用。

中药的“毒性”反应与机体的功能状态密切相关。首先，毒药对机体的作用与神经系统的功能状态有关，当神经系统处于抑制、深睡或麻痹状态时，机体对毒性的敏感性降低。其次，与机体肝肾功能强弱有关，肝肾功能不足，解毒排泄能力差，则易中毒。再者，与寒冷、营养不良、过度疲劳等有一定关系，这些因素可以减低机体排泄器官的功能，降低机体的防御能力，使之处理毒性成分的能力降低，故易引起中毒。

大量的文献记载、动物实验及临床观察研究表明，中药的毒性在一定条件下是可以转化的，只要科学控制、合理运用，就可以使有毒中药的疗效最大化和毒副作用最低化，从而有利于那些“确有疗效”的有毒中药的有效与准确应用，因此，必须精准认识中药的“毒”。

二、“有毒”中药的安全应用

我国对应用有毒中药防治疾病的认识始于5000年前，《黄帝内经》中有“大毒治病十去其六，常毒去病十去其七，小毒去病十去其八，无毒去病十去其九。谷肉果菜食养尽之，勿使过之伤其正也”的记载，可见凡是中药都有不同程度的毒性，而治病正是利用其偏性——毒性起到治疗作用。目前已经基本掌握了常用有毒中药的种类（126种），《中华人民共和国药典》及《中药大辞典》也对中药的毒性进行了分级，包括极毒（4种）、大毒（17种）、有毒（69种）和小毒（34种）四种。中药的有毒无毒，来源于药物本身的毒性，受药物的栽培、品种、用药部位、产地、采集、储存、炮制、制剂及环境污染等多种因素影响，而经过中药炮制加工、方剂优化组合后，能够化害为利，减毒增效，达到安全、有效、无毒副作用。因此严格控制中药材栽培、品种、用药部位、产地、采集、储存、炮制、制剂及环境污染等因素，才能最大限度地减轻中药对人体的毒害，保证高效安全用药。

同时中药的有毒无毒，还受到机体方面的影响，故临床医生还必须全面准确地辨析用药者的体质、年龄、性别、种族及皮肤状态、疾病状态等，才能有效地减少或防止中药对人体的毒害。如素体脾胃虚寒者，慎用苦寒之品，以防伤脾败胃；素患脾热胃火盛者，慎用辛热之品，以免生热助火；正虚滑脱不禁而邪未尽或又感新邪者，不宜单用收敛之品，以防闭门留寇；气虚阴者，不宜单用或大量用辛温之品，以防再伤气阴等。若辨证失误，中药不仅无效，甚或引起不良反应，即使是公认较安全的中药也会出乎意料地导致毒副作用的发生。另外，只要辨证准确，用药得当，即使是毒性较大的中药也能使患者耐受，且时常还会收到比药性较温和、较安全的中药更好的临床治疗效果。

第二节　中药毒性的早期发现、科学评价与“有毒”中药的合理质控

近20年来，随着中药不良反应报道的日益增多，人们对中药安全性越来越关注，如马兜铃酸事件、龙胆泻肝丸事件、鱼腥草注射液事件和云南白药事件等。国外也不时有中草药毒副作用的报道，如欧洲减肥中药引起肾衰、日本小柴胡汤引起的“间质性肺炎”和新加坡“黄连毒性事件”等，这些事件在国际上引起较大影响。另外，随着药物毒理学的发展和新技术新方法的应用，也发现越来越多的中药具有毒性，如柴胡、何首乌、吴茱萸等中药及小柴胡汤、加味逍遥散等中药复方制剂。

目前国外对中药毒性认知模式为“成分有毒-单位药材有毒-中成药有毒”，一旦药物不良反应监测到中成药阳性信号，立即禁（限）用该品种；一旦从FDA推荐使用的化合物毒性预普数据库中找到毒性成分，就会立即关注该药材或制剂，并限制创新药物在美国的注册。国内通常从方剂或药材中寻找有毒组分或成分，其常用方法有二：①根据文献报道，联想同科、同属、同种的药材或许也有毒，直接根据其化学信息进行分离。②将方剂

或药材分离成若干部位，经毒理学实验筛出毒性部位；再对毒性部位做进一步分离分析和毒性评价，通过一步步分离分析及筛选，直至确定出有毒组分或成分。这两种分析研究模式一是存在“化学-Mark”和“毒性-Mark”的割裂；二是需要大量实验工作，步骤多、效率低、再现性差，并很难判断出非单一组分、部位、成分的相互作用。

目前国内关于中药毒性的研究，在研究思路上仍存在脱离中药的功效研究毒性、化学物质基础与毒效单一研究等偏颇之处，在毒性研究中也不注重基原、产地、提取工艺、炮制、配伍等中药固有因素对其毒性表达的影响。缺乏中医药理论的指导和中药毒性特点与规律的探索；在研究方法上基本沿袭了西药毒理学中毒性的研究方法与技术，缺乏适用于中医药特色的毒理学研究方法和评价技术。

有效性、安全性和可控性是药品的三大基本属性且相互联系与依托。中药“效-毒”二重性不仅是中药药性的有机组成部分，属于中药的根本属性；而且因其“多成分、多效应、多靶点、配伍应用、长期用药”等中医药特点，导致中药的可控性极端复杂，单一或多个化学成分检测无论是从质量专属性、活性与功效关联度还是从毒性与安全性控制等方面都难以保证中药的质量，再加上基原、产地、采收、储藏、提取等中药固有因素和炮制与配伍应用等中医习惯用法等方面的影响，致使中药质量控制也因此成为制约中医药现代化、国际化和中医药产业发展的关键因素和技术瓶颈[1]。

为解决因中医药固有特点和目前存在问题带来的质量控制难题，刘昌孝院士提出了中药质量标志物的新概念，为中药的质量控制指明了方向[2]。孙蓉教授针对药物不良反应报道、文献挖掘、物质基础锁定、中药肝毒性特点规律、毒性路径靶点、毒性标志物等技术环节，集成创新性构建了适用于中药肝毒性早期发现与合理评价关键技术，为中药毒性早期发现和科学评价提供了思路。

第三节　基于“效–毒”相关的质量标志物合理辨识与科学控制

结合中医药理论和中药临床使用特点，我们认为中药质量标志物应从功效和毒性两个方面同时入手，建立基于“效–毒”关联评价的质量标志物为核心的质量评价体系。

一、基于效–毒关联评价的质量标志物概念提出

（一）影响中药质量的因素

中药质量差异大、不合格率高是中药实际存在的普遍问题，进而会严重影响中药的临床疗效，不利于中医药的进一步发展。影响中药质量的因素多样，贯穿其生产加工、流通和使用三个环节。生产加工阶段包括药材基原不同导致混伪品存在，药材产地、种质、生长环境因子、土壤重金属、农药残留、采收时间加工炮制工艺等因素。加工工艺不合理，

炮制不当等影响因素；均会影响药材质量，见图 7.1。因此，必须要从根源抓起，加强中药材、中药生产加工、流通及使用追溯体系建设，才能切实提高中药质量。

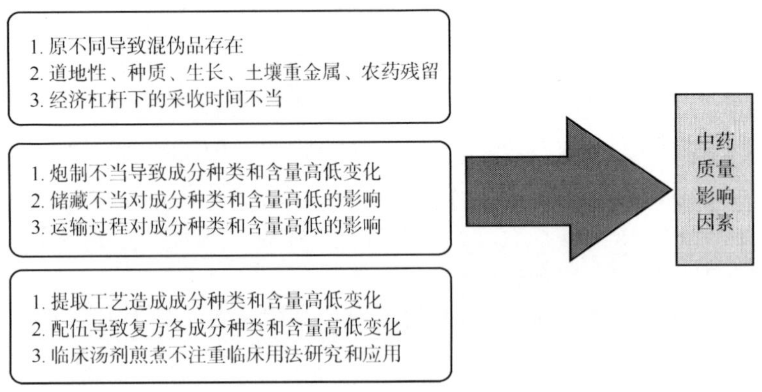

图 7.1　中药质量影响因素

（二）中药质量控制现状

中药成分复杂，如何有效控制中药的质量是当前中医药面临的关键问题之一。目前的中药质量控制研究采用了多种先进技术，如 HPLC-MS、GC-MS、指纹图谱技术、代谢组学等组学技术、生物学技术等，对中药的有效成分或有效成分群进行了深入研究，但是功效-质量相关研究较少，与中药实际的临床使用特点和水平脱节，难以真实反映中药的质量。现行的中药质量控制采用的方法多为控制中药中一种或几种指标成分的量，以此来评价中药的优劣，进而实现中药的质量可控。但这种控制方法具有明显的缺陷：一是选择的指标成分是否是药效成分，能否反映药材的总体功效并不明确，具有明显的局限性；二是《中国药典》2015 年版中，存在仅控制特征成分及不同中药控制相同特征成分的现象，这些中药功效不同，仅把特征成分当作指标成分的质量控制方法并不合理；三是少量指标成分不能反映中药多成分、多效应、多靶点的作用特点。因此，现行的中药质量评价方法并不能全面评价中药的内在质量，中药内在的质量均一性、有效性、稳定性、重现性无从保证，见图 7.2。

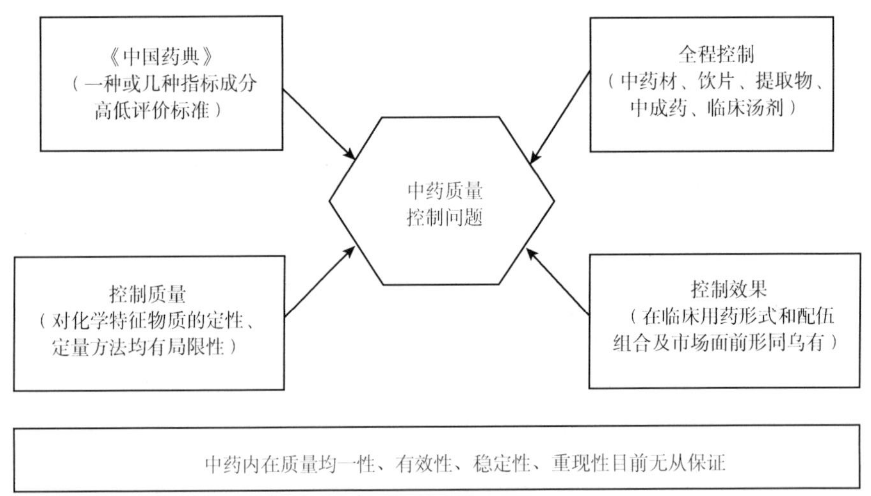

图 7.2　中药质量控制现状

（三）中药质量控制体系科学构建意义

2015 年以来，国务院及多个部门颁布了《中药材保护和发展规划（2015—2020 年）》《关于促进医药产业健康发展的指导意见》，均提出完善质量标准体系建设，健全以《中华人民共和国药典》为核心的国家药品标准体系，完善中药、民族药的药材及药品生产技术规范和质量控制标准，加强中药材、中药生产、流通及使用追溯体系建设，提高中药产品质量和安全水平，增强中药国际标准制定话语权的精神和要求。刘昌孝院士提出的中药质量标志物概念不仅对控制中药质量、保证疗效和药品安全起到了促进作用，而且有利于建立中药全程质量控制及质量溯源体系。中药多成分致使中药材、饮片、提取物、成药质量控制的药效成分指认困难；因此，从功效角度确认中药质量标志物，可提高中药质量控制标准的科学性、合理性和可操作性，也可强化标准的权威性和严肃性，见图 7.3。

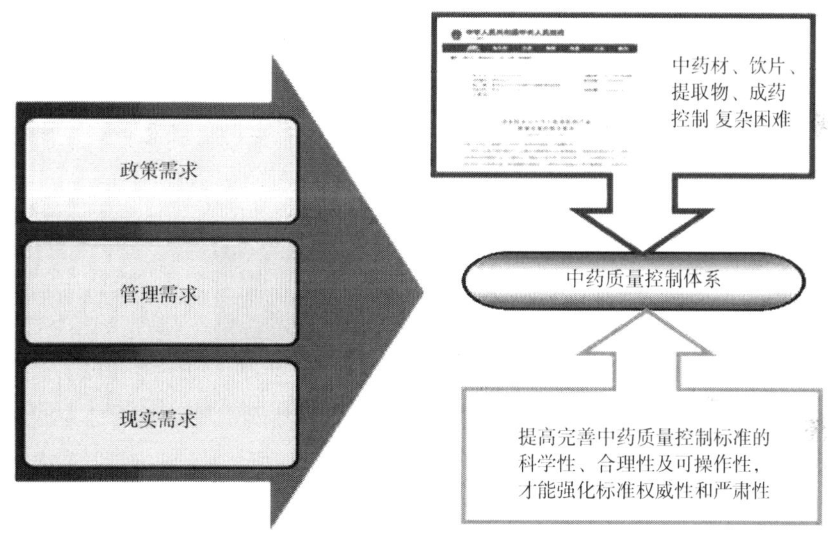

图 7.3　中药质量控制体系的构建

（四）基于效-毒关联评价的质量标志物概念

中药质量标志物是存在于中药材或饮片、煎剂、提取物、中成药中固有的，或加工制备过程中形成的与中药的功效、毒性密切相关的化学物质（群），可作为反映中药质量标示性物质进行质量控制。

中药药性即四气、五味、归经、升降浮沉、有毒无毒等是中药效毒物质的性能表现；功效是中药药性的功能表达，中药毒性无论其广义内涵还是狭义含义，都与中药功效表达和证候背景密不可分。对于无毒中药，可建立功效背景下的质量标志物；对于有毒中药，若毒性成分不是功效成分，则应分别同时建立功效和毒性背景下的质量标志物；若毒性成分是功效成分，则除应建立功效和毒性背景下的质量标志物以外，还应考虑含量限度和“效-毒”平衡问题。因此，中药质量标志物应在“效-毒”关联评价的基础上科学构建。

二、基于“效-毒”关联评价的质量标志物研究思路

（一）中药质量的核心内涵

中药材大多来源于自然界的植物或动物，不仅与自然界存在千丝万缕的联系，而且遵循生物遗传和变异规律，在其个体发育过程中形成的化学物质群，都应该是中药质量控制的基本内容；同时中药材经过采收加工、炮制配伍、提取纯化、制剂等过程和体内药物传输后完成物质基础并发挥生物学效应、达到防病治病的目的[3]。传统中医理论认为，中药治病的内在根据是药性即所具有的四气、五味、归经、升降浮沉、有毒无毒等基本特征。中药药性是药材整体化学成分总体属性和生物效应的综合体现，即系统论中的“整体取性”，而绝非单一化学成分的单独作用，任何单一成分不能代替原药材的药性，并且，整体不是各部分简单相加之和。因此，中药质量的核心内涵必须是对中药药性物质基础的种类、含量的定性和定量控制，这不仅是中药传统功效和毒性表征的内在控制因素，也是其外在表现形式的基本保证，中药质控形式必须是一种综合、系统、有效的反映中药临床功效和安全可控的完整技术体系。

（二）中药质量的过程控制

中药的基原、产地、采收、炮制等固有因素和临床使用过程中的配伍、给药方法等[4]惯用模式都是影响中药质量的重要因素，中药质量控制核心是在精准把握中药药性特点、控制其显性表征的化学物质，即药性物质基础含量、种类的基础上，在饮片、提取物、中成药及标准汤剂里经过病证背景下的功效-毒性相关分析，提出特定病证背景下的中药质量标志物；这样才能确保质量标志物是体现中药材、饮片、单方或复方制剂质量的化学物质，具有一定的溯源性，在药材或饮片或提取物质量标志物基础上通过质量研究确定制剂的中药质量标志物群，同时这个制剂质量标志物群应该是一个反映方剂君、臣、佐、使的化学物质组合。

本项目组在前期973课题有毒中药研究过程中，通过进行药性物质基础研究，在系统研究炮制加工、煎煮时间、炮制配伍对效毒物质影响的基础上，对传统药性理论之热性寒性进行评估和预测，建立描述活性物质与毒、效综合效应之间相互关系的数学模型；再通过虚拟筛选发现潜在效毒成分，并在证候背景下，运用体内外实验技术，进行了不同水平上的药效学和毒理学验证研究，并通过不同状态下的物质基础辨识，最终确定中药质量标志物。

三、功效-证候-毒性关联背景下的质量标志物确认与确保疗效及安全性

中药质量控制目前主要集中在有效性控制上，常以中药中一种或者几种有效成分或特

征性成分的量作为该中药材或中成药的质量标准。近年来，中药及其制剂药害事件及不良反应报道日渐增多，中药毒副作用的争议直接影响了中药及其制剂的应用和中医药产业化的发展，并形成了成分有毒即药材有毒，药材有毒即复方和制剂有毒的错误认识。中药“效–毒”二重性是中药作用的基本特性，中药毒性是在中医理论指导下，在辨证用药过程及功效的临床表征过程中被发现和认识的；中药的毒性与功效和证候密切相关，中药毒性应当放在功效（适应证）和中医的“证候”中间进行综合评价和科学认知，为此，我们提出“功效–证候–毒性”关联背景下的质量标志物确认，以确保临床用药的疗效与安全性的学术思路。

（一）功效–证候–毒性关联背景下的质量标志物确认的必要性

中医的“证候”是指疾病在演变过程中各种病理因素在体质、自然环境、社会心理等因素和多种矛盾综合作用于机体的整体反应，是诊察和思辨所得，为辨证论治提供依据，中药应在“辨证论治”等中医药理论的指导下使用[5]。以往研究多以“功效-毒性”关联的研究模式进行中药质量标准研究、“功效–毒性”物质基础确认等，忽略了中药“功效”和“毒性”的表达与“证候”的关系。本实验室前期研究显示：吴茱萸挥发油对正常小鼠的 LD_{50} 值为 2.70mL/（kg · d），吴茱萸全组分、醇提组分和水提组分对正常小鼠的 MTD 分别为 15.6g/（kg · d）、70.6g/（kg · d）和 80.0g/（kg · d）；吴茱萸挥发油对胃寒证小鼠的 LD_{50} 值为 2.75mL/（kg · d），吴茱萸水提组分对胃寒证小鼠的 MTD 为 160.0g/（kg · d）[6]；亦有学者发现：大黄提取物对 CCl_4 诱导肝损伤大鼠有显著的肝保护作用，而对健康大鼠具有明显的肝脏毒性[7]。因此，对证使用（有毒）中药，可以使药物毒性得到有效控制，见图 7.4。

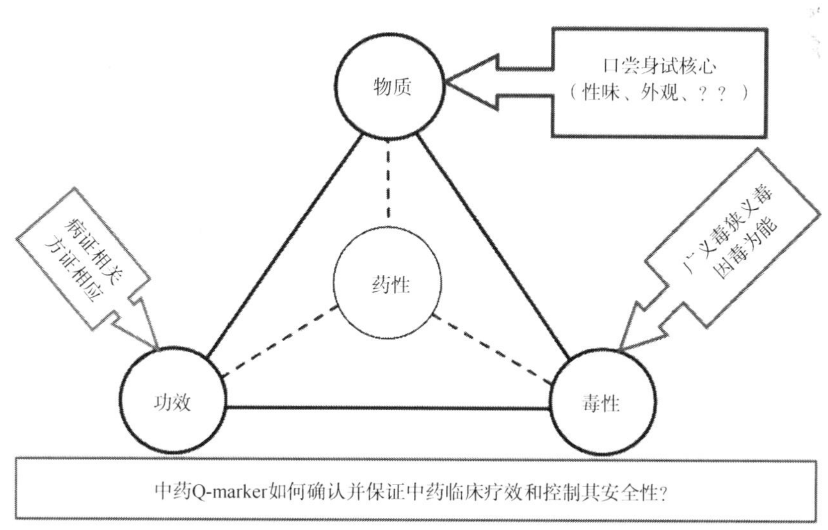

图 7.4　中药“功效–证候–毒性”关联背景下的 Q-marker 确认

（二）“功效–证候–毒性”关联背景下的质量标志物确认的方法研究

适用于效毒关联评价的证候动物模型的建立和中医“证候”客观化、科学化是影响中药“功效-证候-毒性”关联背景下的质量标志物深入研究的一个前提。随着系统生物学技术的进步及网络药理学的发展，利用组学数据，可发现特定疾病中不同证候的系统生物学特征及生物学效应网络，而利用网络药理学技术和方法有助于阐明特定证候的药理学特征[8]。此外，表型组学的提出为中医证候的生物学基础研究提供了新的视角[9]，为证候在动物身上模拟提供了生物学标志。既往我们以整体的病证结合动物模型为主，通过药效学指标评价、证候指标评价及生物学标志物的研究，开展基于中药质量标志物确认的药理学评价体系研究、基于中药质量标志物确认的“效-毒”相关性分析、基于中药质量标志物确认的物质基础研究。在系统药理学基础上，运用系统生物学、网络药理学的方法和技术，综合分析中药“多组分、多靶点、多途径”特征所产生的“效-毒”靶标网络。中药的“效-毒”物质基础可对“效-毒”网络中重合性的生物效应靶点进行调控，从而实现中药“效-毒”靶点网络与“效-毒”物质基础的分子对接。

第四节　适用于中药毒性标志物发现的中药毒性靶标发现技术

一、适用于中药肝毒性标志物发现的肝毒靶标发现与评价技术体系

评价中药对肝脏的毒性作用及中药肝脏毒理学研究方法可以分为体内评价实验和体外评价实验。两类方法各有特点，研究时应结合实验目的和条件采用合适的方法，必要时应采取整体与离体相结合的方法，进行综合评价。目前中药肝毒性的研究主要有以下方面[10-13]。

（一）肝毒性的体内评价方法

整体动物具有完整的生理功能，通过摄取化学物质传递到肝内及机体其他部位并进行代谢和分布。整体动物实验是全程评价慢性反应的唯一体系，利用整体动物进行长期动态观察，研究慢性毒性对机体的影响与机制。

1）中药肝毒性特点与规律评价：中药肝毒性的“量-时-毒”关系研究与评价；中药肝毒性的“毒-物”关联评价；基于中药肝毒性的“毒-物”关联的质量研究与控制；中药肝毒性的“毒-效-证”关联评价。

2）中药肝毒性的肝脏形态学评价：肝脏重量判别；苏木素和伊红染色；免疫组化染色等。

3）中药肝毒性的肝功能评价：①肝毒性的血清酶活性评价：反映胆汁淤积肝损害敏感的血清酶活性检测，如 ALP、GGT、5’-NT；反映细胞毒性肝损害敏感的血清酶活性检测，如 ALT、AST、LDH、OCT、SDH 等；其他血清酶活性检测，如 CPK、ChE 等。②肝脏排泄功能的评价：磺溴酚酞（BSP）滞留实验；吲哚花青绿（ICG）排泄实验；其他阴离子

化合物；内源性胆汁等。

4）其他：肝脂质含量、脂质过氧化物、蛋白质合成、DNA 合成和复制、代谢产物的测定和癌基因的表达等。

整体动物实验也有不足之处：①肝脏的功能受内外源性化合物、体液、神经内分泌等因素的影响，难以区分原发性肝毒性和继发性肝毒性；②现有的体内实验方法耗时长，消耗的动物量多，花费大；③每年都有近千种新化合物问世，其中有很多化合物具有肝毒性，利用传统的整体动物实验获取所有化合物的肝毒性资料较困难。

（二）肝毒性的体外评价方法

与体内实验相比，体外实验有许多优点，如控制环境因素可排除相互作用系统间的影响，快速、经济。体外实验系统提供了在缺乏肝外因素的情况下评价肝损害的可能性，排除了吸收、分布、化学物的肝内代谢、体液因素和其他部位产生毒效应的影响。目前，可应用于评价中药肝毒性的方法包括几个不同水平的实验：从分离的肝细胞、细胞培养到精密切割的肝切片、分离的肝脏灌流等。

二、适用于中药肾毒性标志物发现的肾毒靶标发现与评价技术体系

肾脏是体内药物排泄的主要途径，为中药毒性反应的第二位靶器官，评价中药肾毒性具有重要意义。多种药物成分暴露可导致药物代谢的Ⅱ相反应相互竞争，从而延迟药物从肾脏清除而导致肾毒性与其他器官组织不同。目前中药肾毒性的研究主要有以下方面[14-20]。

（一）肾毒性的体内评价方法

1）中药肾毒性特点与规律评价：中药肾毒性的“量–时–毒”关系研究与评价；中药肾毒性的“毒–物”关联评价；基于中药肾毒性的“毒–物”关联的质量研究与控制；中药肾毒性的“毒–效–证”关联评价。

2）肾脏形态学和组织化学检查：大体病理学检查、光镜检查、电镜检查、组织化学检查。

3）肾脏功能评价：清除率的测定；肾小球滤过率测定；肾小管功能检查。

A. 尿液分析：常规检查；尿蛋白、尿酶、尿电解质、中毒物分析。

B. 血液生化指标检测：血尿素氮、尿肌酐等。

C. 肾脏血清免疫学检查：抗肾小球基底膜抗体、抗肾小管基底膜抗体、抗 Tamm-Horsfall 蛋白抗体。

（二）肾毒性中药的体外实验与评价

近年来，由于动物实验所需样品和动物量大，实验成本高，目前药物肾毒性的研究多采用体外细胞培养体系来完成。

1）肾毒性中药的肾细胞及亚细胞模型体外实验与评价：猪肾小管上皮细胞 LLC-PK1、犬肾小管上皮细胞 MDCK、人肾小管上皮细胞 HK-2。

2）肾毒性中药的离体肾脏灌流评价方法。

3）肾毒性中药的新型评价方法：代谢组学、基因组学、高内涵技术。

三、适用于中药心毒性标志物发现的心毒靶标发现与评价技术体系

随着中药新药的不断开发和临床应用的普及，有关中药不良的报告日趋增多，其中有相当多属于心脏毒性，中药的心脏毒性问题应引起重视。与此同时，具有心脏毒性中药所含的化学成分较多，作用也较复杂，一些药理作用机制有待进一步研究。目前中药心毒性的研究主要有以下方面[21-26]。

（一）心脏毒性的体内评价方法

1）中药心脏毒性特点与规律评价：中药心脏毒性的“量–时–毒”关系研究与评价；中药心脏毒性的“毒–物”关联评价；基于中药心脏毒性的“毒–物”关联的质量研究与控制；中药心脏毒性的“毒–效–证”关联评价。

2）中药心脏毒性的心功能评价：根据临床症状对心脏毒性进行评价；根据 Crackels 评分法评价心脏毒性；根据 Benack 评分法评价心脏毒性；根据 MET 评价心脏毒性；根据左心室射血分数（LVEF）评价心脏毒性；Killip 法对发生心肌梗死后心脏功能进行分级评价；根据 BNP 的浓度来评价心功能状态。

3）心脏毒性的血清酶活性评价：AST、CK、CK-MB、HBDH、LDH 等。

（二）心脏毒性中药的体外实验与评价

体外毒理实验具有快速、敏感、特异性高、条件易控等优点，可以避免使用大批动物进行长时间毒理研究，不仅可以节省动物及人力投入，还可缩短实验周期，增加实验的敏感性，在药物毒理评价与深入的细胞分子毒效等研究中起到重要作用。

1）心脏毒性中药的心细胞及亚细胞模型：原代细胞培养、ESC 细胞系、ES 细胞检测模型等。

2）心脏毒性中药的离体心脏灌流。

四、适用于中药神经毒性标志物发现的神经毒靶标发现与评价技术体系

在药物的毒性反应中，神经毒性是最常见的一种，而作用于神经系统的药物更易发

生神经毒性反应。常用于评价神经毒性的动物实验是基于对神经行为学和神经毒理学改变的评价。然而，动物实验耗时、耗力、成本高，在药物研究的早期阶段不可能对每一个有活性的化合物都进行整体动物水平的神经毒性评价。体外实验具有快速、简便、成本低的特点，是药物研究早期神经毒性评价的主要方法。目前中药神经毒性的研究主要有以下方面[27-35]。

（一）神经毒性的体内评价方法

1）观察组合试验：自主神经功能观察；动物笼内、笼外异常活动情况；动物对一般刺激反应程度分级；动物反应警觉水平观察；动物姿势、步态情况观察；动物步态异常程度分级；前、后肢握力测定；撑力指数测定；听力和痛觉等测定；体重；动物异常行为、症状及发生率；其他观察指标。

2）运动活力试验。

3）神经病理试验：组织切片观察、病理报告、结果评价。

（二）神经毒性体外实验与评价

1）神经毒性中药的细胞模型评价方法：选用体外评价方法，可观察的指标有细胞的一般毒性指标、生理学指标、神经化学改变、相关酶和蛋白质的测定等。

2）神经毒性中药的细胞模型分类：永生化细胞系、原代神经细胞培养、神经干细胞、微团培养法、细胞再聚集培养、器官型培养。

3）神经毒性中药的斑马鱼模型评价方法：神经毒性研究、神经系统药物筛选。

结　　论

中药毒性和安全性研究已经显示出独特的重要位置，能反映机体的毒性靶标的发现研究，对于建立现代中药的质量评价体系和毒理评价体系是一项艰巨任务。其研究涉及传统中药毒性理论和现代中药毒理学基本原理相结合的问题。同时其毒性物质基础与质量控制密切相关，涵盖中药靶器官毒理学。

基于中药毒性靶标发现质量标志物研究是多学科、多技术集成研究模式，在控制和早期发现、预防毒性的发生、做好中药毒性风险评估等方面均具有十分重要的意义。本章从中药毒性的合理认识与“有毒”中药的安全应用，中药毒性的早期发现、科学评价与“有毒”中药的合理质控，基于“效–毒”相关的质量标志物合理辨识与科学控制和适用于中药毒性标志物发现的中药毒性靶标发现技术四个方面进行的讨论，中药毒性靶标的质量标志物发现问题。严格来说，靶器官毒理学与分子水平的毒性靶点研究方法更有许多理论和应用需要深入研究。

参 考 文 献

[1] 张颖，周玉华. 乌头碱中毒致心律失常 68 例临床分析. 中国危重病急救医学，1999，11（5）：319.

[2] 雷怀成，易建华，刘涛. 乌头碱中毒肝细胞凋亡的观察. 卫生毒理学杂志，2004，18（3）：199-200.

[3] 苏平，刘鹏俊. 大鼠乌头碱中毒超微结构的改变. 西安医科大学学报，1991，12（4）：321-324.

[4] 钟继荣. 夹竹桃中毒死亡 1 例. 法医学杂志，1998，14（4）：235.

[5] 冯群，栾永福，孙蓉，等. 附子水提组分多次给药对小鼠心脏毒性"量-时-毒"关系研究. 中国药物警戒，2014，11（10）：592-595.

[6] 孙蓉，严敏，王懿，等. 附子水提组分含药血清对大鼠离体心功能影响的"毒-效"关联研究. 中国药物警戒，2014，11（10）：587-591.

[7] 王懿，孙蓉. 附子不同组分单次给药对小鼠神经毒性的"时-毒"关系研究. 中国药物警戒，2014（6）：321-324.

[8] 韩岫. 三种乌头类中药的神经毒性的体外实验研究. 成都：四川大学，2007：12-15.

[9] 王长福. 奎宁中毒性黑矇一例报告. 中华眼底病杂志，1993，9（1）：49-50.

[10] Matsuura T，Kaibori M，Araki Y，et al. Japanese herbal medicine，inchinkoto，inhibits inducible nitric oxide synthase induction in interleukin-1-stimulated hepatocytes. *Hepatol Res*. 2012，42（1）：76-90.

[11] 周淑娟，李强，刘卫红，等. 栀子苷对大鼠肝指数、肝功能及肝脏微粒体中 CYP3A2 的影响. 中医研究，2010，23（3）：20-22.

[12] Mukazayire MJ，Allaeys V，Buc Calderon P，et al. Evaluation of the hepatotoxic and hepatoprotective effect of Rwandese herbal drugs on in vivo（guinea pigs barbiturate-induced sleeping time）and in vitro（rat precision-cutliver slices，PCLS）models. *Exp Toxicol Pathol*，2010，62（3）：289-299.

[13] Guo Y，Wu XQ，Zhang C，et al. Protective effect of sodium ferulate on acetaldehyde-treated precision-cut rat liver slices. *J Med Food*，2012，15（6）：557-562.

[14] Liu X，Liu Y，Cheng M，et al. Acute nephrotoxicity of aristolochic acid in vitro：metabolomics study for intracellular metabolic time-course changes. *Biomarkers*，2016，21（3）：233-242.

[15] 阮浩澜，陈琪，黎旸，等. 中药注射液体外肾细胞毒性评价的方法学探讨. 中国医药导报，2014，11（25）：11-13.

[16] 马艳苗，王永辉，周然. 肾脏病理损伤评价在实验和临床研究中的应用前景. 世界中西医结合杂志，2010，5（3）：266-268.

[17] 彭金玲，边育红，王丽，等. 马兜铃酸肾毒性的研究进展. 环球中医药，2013，6（1）：59-64.

[18] 周绮，张泽安，金若敏. 大鼠离体肾灌流技术评价尿肝型脂肪酸结合蛋白在马兜铃酸致肾损伤中的价值. 中国实验方剂学杂志，2011，17（7）：216-219.

[19] 李洁，王向晶，俞东容. 代谢组学在肾脏疾病研究中的应用. 中国中西医结合肾病杂志，2014，15（9）：843-844.

[20] 赵宇辉，袁圣钧，陈华，等. LC-MS 代谢组学技术在肾毒性评价及生物标示物鉴定中的应用. 药物分析杂志，2015，35（10）：1691-1696.

[21] 冯群，栾永福，孙蓉，等. 附子水提组分多次给药对小鼠心脏毒性"量-时-毒"关系研究. 中国药物警戒，2014，11（10）：592-595.

[22] Reyes MA，Actor Jk，Risin SA. et al.Effect of Chinese medicines Chansu and Liushenwan on serumdigoxin measurement by digoxin III，a new digoxin immunoassay. Ther *Drug Monit*，2008，30（1）：95-99.

[23] 栾永福，孙蓉. 基于"温补脾阳"功效的附子"效-毒-证"关联研究. 世界中医药，2014，9（2）：159-165.

[24] 郭英，甄珍，边育红，等. 药物心脏毒性评价方法的研究进展. 毒理学杂志，2013，27（4）：306-309.

[25] 孙燕，金红芳，魏红玲，等. 巯基修饰剂对硫化氢的离体心脏灌流效应的影响. 中国药理学通报，2009，25（4）：469-473.

[26] 孙蓉，严敏，王懿，等. 附子水提组分含药血清对大鼠离体心功能影响的"毒-效"关联研究. 中国药物警戒，2014，11（10）：587-591.

[27] Wang M，Zhang Z，Cheang LC. Eriocaulonbuergerianum extract protects PC12 cells and neurons in zebrafish against6-hydroxydopamine-induced damage. *Chin Med*，2011，6（1）：16.

[28] Wang YN，Hou YY，Sun MZ. Behavioural screening of zebrafish using neuroactive traditional Chinese medicine prescriptions and biological targets. *Sci Rep*，2014，4：5311.

[29] 姜玮，王新敏，唐于平. 甘遂不同提取物对斑马鱼急性毒性的初步观察. 南京中医药大学学报，2012，28（1）：53-56.

[30] 胡占英，张靖溥. 长春新碱对斑马鱼神经发育和行为的影响. 毒理学杂志，2014，28（2）：98-103.

[31] Butenhoff JL，Ehresman DJ，Chang SC. Gestational and lactational exposure to potassium per Uorooctanesulfonate（K+PFOS）in rats：Developmental neurotoxicity. *Reproductive Toxicology*，2009，27：319-330.

[32] Richendrfer H，Créton R. Automated high-throughput behavioral analyses in zebrafish larvae. *J Vis Exp*，2013，4（77）：e50622.

[33] 王言，杨中林. 续断总皂苷对斑马鱼空间认知能力的影响研究. 中医药学报，2010，38（2）：22-24.

[34] Roy NM，Carneiro B，Ochs J. Glyphosate induces neurotoxicity in zebrafish. *Environ Toxicol Pharmacol*，2016，42：45-54.

[35] Kim J，Kim CY，Song J，et al. Trimethyltin chloride inhibits neuronal cell differentiation in zebrafish embryo neurodevelopment. *Neurotoxicol Teratol*，2016，54：29-35.

（孙　蓉　黄娜娜）

第八章

基于近红外-活性的相关性的质量标志物研究方法

中药的品质是决定其临床疗效的关键，对其进行质量控制是实现临床有效性的前提。一方面中药材呈现多基源、多产地的复杂性；另一方面仅单味药材就含有成百上千种化学成分。因此不同来源、不同产地药材的品质与疗效存在巨大差异。即使相同产地在不同采收季节与年份的药材在品质上也有差异，这给中药材的质量评价、溯源及管理上带来了困难。目前中药材的品质评价主要包含道地药材的鉴别、质量分级和活性评价等内容。而现代中药的质量评价体系更需要体现中医药的特色，反映其本草学属性、生物学内涵和化学实质等方面的信息。总之既要反映中药的药效物质基础是有效化合物群，又要结合关键的药效成分的含量进行控制，不仅强调要分析物质的组成，更要揭示其物质组成与功能的关系。同时要兼备具有可操作性，符合基层检测工作的需要。

以形态学特征为主的性状和显微鉴定一直是中药材行之有效的鉴定手段。但目前国内外沿用的中药质量评价主要方法是采用液相色谱法为主的指标成分含量测定或化学指纹图谱分析。随着分子生物学技术手段的进步，珍稀、濒危、贵重及道地药材的基因检测方法，特别是 DNA 条形码技术得到了较快的发展。但其缺点是样品鉴定需要提前处理，并配置专业的仪器设备和操作人员，分析检测时间较长，这些因素导致了其不适合药材产地或集散地的大批量样品的快速检测和评价。

近年来发展起来的近红外光谱分析技术（near infrared spectrum analysis technique）具有测定速度快（秒级），对样本可以进行无损、无消耗检测，对中药提取物、饮片及固体粉末等均可以直接进行定性鉴别和定量分析等特点，因此其在我国药物分析领域尤其是中药分析方面取得了较快发展。采用近红外光谱分析技术一方面可以更全面地反映药材的整体信息，便于宏观聚类分析；另一方面由于其光谱重叠严重，对于组成复杂的样品体系，必须通过化学计量学方法将光谱数据和其中特定成分的信息进行关联，才可实现对其中多种成分的同时定量分析。利用近红外光谱分析技术不但可以鉴别中药材的种类、产地和真伪，而且能够快速分析药材中有效成分含量及复方制剂中特定成分，如水分及挥发油等的含量信息。近红外检测技术具有独特的优势，“天生”就适合中药材的快检分析。

此外，随着信息科学与人工智能技术和装备的发展，使中药品质研究相关的大数据的收集和质量追溯成为可能，可以实现从田间到临床形成对整个产业链条的监控和评价。建立更符合中药特色的品质智能管理体系，实现以“疗效为核心，以质量为标准”的品质监管体系是中药现代化和国际化的基本保障。本文将近红外这种快捷高效的分析技术与药效物质及药材的功效相关联，为药材的质量评价提供更丰富、全面、可靠并具有中医药特色的信息，从不同的侧面介绍近红外技术在中药材质量评价方面的基本原理、研究进展和发展趋势。

第一节　中药材质量评价技术与方法的发展趋势

一、从定性鉴别到定量分析的品质评价

2015版药典详细收载了中药材、饮片、植物油脂、提取物及成方制剂在鉴定、检查，以及含量测定中的常规技术方法。其中常规的鉴别方法包括性状鉴别和显微鉴别，它们是从物理特性与结构特点对中药材进行鉴定的传统研究手段。例如，性状鉴别是通过感观如观察、触摸、嗅闻、口尝等方法感受药材和饮片的形状、大小、表面、质地、断面及气味等特征。而显微鉴定是使用显微镜观察供试品切片、粉末等的组织、细胞内含物等特征。该方法操作简便，判断准确，消耗试剂少，长期用于药材真伪鉴别、混杂品鉴别、多基原药材的鉴定[1]。

而基于聚合酶链反应的鉴别法是指通过比较药材、饮片的 DNA 差异来鉴别药材、饮片的方法。主要技术方法包括随机引物 PCR（RP-PCR）、随机扩增多态性（RAPD）、简单重复序列扩增（ISSR）、单核苷酸多态性（SNP）、限制性内切酶酶切片段长度多态性（AFLP）、DNA 条形码序列分析等。虽然此类分子生物学方法尚属起步阶段，但是其在中药材真伪鉴别，多基原药材鉴定和遗传多样性评价，以及中药材产地鉴别等应用方面正逐渐获得人们的认可[2]。

理化鉴别和光谱鉴别也是常规的鉴别方法。其中理化鉴别系指用化学或物理的方法，对药材和饮片所含的某些成分进行鉴别的试验，包括一般鉴别、光谱鉴别及色谱鉴别等。而光谱鉴别主要包括紫外分光光度法、红外光谱、X 射线衍射分析技术等。

色谱法是目前应用最广泛的鉴别技术。其主要包括薄层色谱法、气相色谱法、HPLC等。由于中药的化学成分复杂，致使中药成分分离分析的难度较大，因此研究人员又推出一些新颖的偶联检测技术。如将 HPLC、超 HPLC、气相色谱法、毛细管电泳法、薄层色谱法结合紫外、荧光、蒸发光散射、质谱、磁共振等检测技术对中药材进行定量和定性研究。特别是利用母离子与子离子提供碎片信息的质谱检测技术以其高灵敏度和高专属性可以实现色谱方法无法基线分离的化合物的检测。随着超 HPLC 的发展，串联质谱检测技术极大地缩短了对中药材的分析时间[3]。而对于许多挥发性强或低沸点的成分，气相色谱偶联质谱的检测手段则更为常见。通过使用顶空固相微萃取（HS-SPME）的样品制备方式降低污染物干扰，加强了其对分析物质的选择性，提高了分析效率[4]。气/液联用技术目前已经被成功地用于人参[5]、当归[6]及中药复方注射液[7]的研究中。

此外，高速逆流色谱也是一种新颖的液液萃取分析技术，具有上样量大、死吸附低、溶剂消耗低等特点，但是由于缺乏理论支持限制了其应用[8]。对于分离复杂天然产物样本，毛细管电泳也一度受到研究人员的重视，其具有极高的峰容量、分析速度快、消耗溶剂少等优势，已经被用于天然产物中药效成分的分离鉴定。但是由于其较小的进样量和较窄的

光路长度，导致了毛细管电泳的灵敏度较低，通常需要结合高灵敏的检测器，如荧光、化学发光、质谱检测器等提高其检测的灵敏度[9]。

二、从单一成分分析到整体指纹图谱监控

中药的指标性成分是存在于某种中药材中的特征性化学成分，通常是一种具备生物活性甚至具有一定药理作用的化学物质。选择单一成分对中药材进行质量控制是一种既方便又快速的质量控制策略。据统计，在2010版药典中的1203种中药材质控标准中有529种药材是通过对单一指标性成分进行分析控制的[10]。但由于中药成分复杂、功能多样，单一成分的监测无法提供更充分的信息。目前普遍的共识认为中药药效的发挥是靠个体活性成分共同作用的结果，因此多种成分的含量控制策略已经到了广泛的认可[11-15]。然而多指标成分的测定其中最大的问题之一就是部分供试用标准品获得困难，稳定性差，无法满足分析要求。为了解决这个问题一测多评法应运而生[16-18]，并已被《中华人民共和国药典》认可。尽管选择多指标成分的质控方法是一种有效可行的分析手段，但是考虑到一些药材可能包含一些共有成分，如金银花、山银花、菊花中都含有绿原酸，这就使得仅从单个指标性成分的检测无法完成对药材质量进行精细鉴别。为了更好地体现药材的整体质量属性，逐渐发展起来了中药指纹图谱（fingerprinting）分析技术。

中药指纹图谱是指某些中药材或制剂采用上述的色谱方法，包括薄层、高效液相色谱、气相色谱；光谱方法，包括紫外、可见、红外、近红外光谱；和波谱方法，包括质谱和核磁共振谱等分析手段，得到的能够表示其化学特征的谱图。各类不同的检测方法提供了化合物不同的结构信息。例如，紫外可见光谱反映了不同化学物质的电子共轭体系特征，红外光谱则反映了不同基团振动吸收特征等。波谱的图谱具有专属性强、全面性、易辨识等特点，但其仪器昂贵，对样品主成分的含量要求较高。而色谱技术特别是高效液相色谱指纹图谱技术是中药质量检测的常规分析手段，其具有快速、简便，分离效能高、灵敏度高、用量少等优点。其可提供高分辨率的轮廓图谱，并且重现性好，操作相对容易，并且对外界影响因素小、稳定性好、设备可选性强且适用范围广，是一种较为普及的质量控制手段。

中药的指纹图谱是一种综合的可量化的分析手段，它是建立在中药整体化学物质组学基础上，以整体性和模糊性为主要特征，用于评价中药质量的真实性、优良性和稳定性的方法。中药指纹图谱以其综合性的评价体系不仅避开了有效成分不明确的问题，而且在使用过程中比单一成分的质量控制方法更科学全面。因此，这项技术很快得到了 WHO、German Commission E、British Herbal Medicine Association、Indian Drug Manufacturers Association 等一些官方或非官方的普遍认可。中药指纹图谱技术早在 2004 年时就已经被中国食品药品监督管理局（SFDA）强制用于对中药注射液的质量控制[19]。特别是近年 UPLC-MS^n 液质联用技术的快速发展与普及进一步推动了中药指纹图谱分析技术的发展。UPLC-MS^n 液质联用技术不仅具有更高的分离效率和更快的分析速度，同时它也能够提供非常多的化合物质谱信息，在复杂中药与天然产物的分离分析领域独占鳌头[20, 21]。同时 UPLC-MS^n 技术在中药的药代动力学及体内代谢物的定量分析和定性鉴定中也能发挥巨大

作用，为探索中药在体内的变化规律提供了新的手段[22-25]。

化学计量学是 20 世纪 70～80 年代发展起来的一门新兴化学分支学科。它通过数学、统计学与计算机科学工具手段去设计或选择最优化测量方法，并通过对化学测量数据的解析达到最大限度地获取和挖掘相关信息。化学计量学的研究内容涉及统计学和统计方法学、分析信息理论、试验优化与设计、分析校正理论、分析信号检测和信号处理、化学模式识别、图像分析、人工智能分析及人工神经元网络与自适应化学模式识别和数据库检索等多项内容。从 80 年代开始，化学计量学就逐步被引入到中药材的质量控制方法研究中。例如，HPLC 难于基线分离化合物的定量分析，可采用化学计量学方法对重叠峰去卷积以达到准确定量的目的[26]；对于基线偏移无法准确积分的情况，采用基线偏移校正算法就可以得到很好的效果[27]。正是由于化学计量学的应用使得中药的指纹图谱在图谱比对分析、样品聚类评判、差异成分的发现、特征信号的挖掘、模糊识别与智能评判等方面取得了可喜的进展。

三、从化学标志物到质量标志物的分析模式的转变

药材中化学成分的差异是决定药材的有效性及安全性的关键因素，因此如何筛选和确认这些标志性成分是一项重要且有意义的工作。化学标志物是指药材之间存在差异的化学成分，而质量标志物则是指哪些与药材的有效性及安全性直接相关的化学成分。传统方法是通过植物化学方式去分离鉴定药材中的不同化学成分，然后通过体外或体内的动物实验，或组织器官、受体或酶学水平的药效试验和生物学实验对药效进行评价。然而这种方式时间长、工作量大，对样品的用量和纯度均有较高要求，并且存在对于中药材中药效成分的吸收代谢及协同增效机制无法直接解析的缺点。

因此根据药效成分的生物学特性或化学特性采取体外模拟药效成分与机体相互作用的方式发现目标成分，通过质谱及数据库的方式获得该成分的结构信息[28]。例如，通过 Caco-2 细胞系模拟药物吸收情况，可快速发现吸收入血的潜在药效分子[29]；通过研究中药中小分子化合物与血浆白蛋白的结合系数，可以间接地评价药效分子的成药性[30]。现代药理学研究表明，大多数的药效分子通常会和细胞膜上或细胞内部的受体，离子通道、酶蛋白相结合而发挥药效。因此将药物提取液同这些靶点分子相互作用，通过分析上清液中非结合的成分，或通过洗脱得到结合的小分子来推断潜在的药效成分[31]。

细胞膜色谱技术是一种利用色谱学技术研究流动相中药物与受体相互作用规律的受体动力学新方法。它是将细胞膜结合在硅胶表面制成细胞膜固定相，再通过色谱方法研究与细胞膜上的受体等有相互作用的药效分子的一种方法。例如，采用高表达 VEGFR-2 受体的细胞膜色谱，并结合在线液相质谱检测，从乌头中成功筛选出新乌头碱、乌头碱、次乌头碱等活性成分[32]。虽然该方法存在细胞膜稳定性差，对膜的固定方法要求较高，分离效果差，并且由于流动相的限制无法直接进入质谱进行定性分析等诸多困难，二维细胞膜偶联液相色谱并结合质谱检测器，可以较好地实现对中药材中的活性化合物的筛选和鉴定[33]。

化学指纹图谱虽然能够较全面、综合地反映复杂中药中所含的化学成分，但却不能直接地呈现药物所含成分与其药理作用之间的关系[34]。因此罗国安等提出，建立包括化学和

药效两方面信息的特征谱，解决化学成分和药效的相关性的问题，谱效结合的指纹图谱才是解决中药质量控制问题的治本之策[35, 36]。因此李戎和闫智勇[37]曾经提出将中药指纹图谱中化学成分的变化跟中药药效结果联系的谱效关系研究策略；谢培山[38]也提出了从“质量可视”逐步做到“谱效一致”的观点；罗国安等[39]提出从中药指纹图谱的化学信息中寻找有效组分与活性效应之间组效关系的观点。王毅和程翼宇[40]则建议在获取化学表征数据和药效检测数据基础上，使用生物信息学方法，构建药物作用的多因素调节网络模型；崔秋兵和张艺[41]建议中药的谱效关系要融合化学生物学，发现活性物质的靶点与作用的机制。基于上述学说，近几年来中药谱效的研究在结合化学反应特性、细胞受体活性及靶点通路筛选等方面取得了可喜成果[42-44]。笔者也尝试利用超 HPLC 分离，串联飞行时间质谱结构解析，并偶联基于细胞信号转导通路的双荧光报告系统离线分析系统，实现了对中药青风藤[45]、北豆根[46]抗炎药效成分，以及灯台叶和清肺消炎丸的抗炎平喘成分的谱效筛选[47-49]。

随着生物信息学和化学计量学的发展，利用数学计算分析找出组分与药效之间存在相关性的中药谱效关系研究也见报道。例如，Kong 等采用超 HPLC 分析了不同来源的黄连药材并进行了抗菌实验，采用典型关联分析方法进行了黄连的谱效关系分析，发现其中小檗碱、巴马汀、药根碱可能是黄连抗菌的主要活性成分[50]。Li 等通过组合设计对酸枣仁汤的 16 个实验样本进行了色谱分析和镇静催眠药效学评价，通过相关分析和回归分析从 48 个色谱峰中鉴定出 13 个活性相关成分 [51]。虽然基于生物活性高通量筛选获得了大量的质量标志性成分，但忽略了一些无活性但与活性密切相关的化学成分，如大叶金丝桃中的抗抑郁成分主要是金丝桃素和贯叶金丝桃素，它们功效的发挥还必须有芦丁的存在[52]。对此，成分活性关系研究（quantitative composition-activity relationships，QCAR），通常采用建立相同药材的不同提取方式或相同提取方式不同药材样本的样本集，分别测定其活性，并通过化学计量学手段挖掘活性与成分的关系，最终从整体活性水平发现影响药效的关键成分[53-56]。综上所述，通过色谱质谱联用方法并整合生物学评价和化学计量学分析，是实现从化学标志物到质量标志物发现的重要手段和有效路径。

四、从质量标志物分析到智能评价体系的建立

质量标志物是评价中药有效性和安全性相关的核心指标，是在对中药化学成分的来源及特点充分了解的基础上所选择的特定代表性的化学成分，是建立以疗效为核心的中药质量控制体系的关键成分[57]。质量标志物是可以溯源的，并在整个质量控制体系中是可被检测的成分。质量标志物与植物药材的品种、生合成路径，栽培采集条件，饮片炮制方法，药材提取加工与制剂工艺，以及体内暴露代谢和生物学效应息息相关。质量标志物是体现中药的有效性和安全性的物质基础，也为中药质量传递和溯源提供了一个明确的可以检测的化学成分[58]。因此建立以质量标志物为核心的简便快捷、智能化的分析体系用于中药质量的评价具有重要的现实意义。

近年来人工智能技术已经被证明在药物研发领域具有巨大的发展潜力[59, 60]。随着数据挖掘技术、化学信息学、计算生物学的快速发展，以及网络药理学和系统生物学技术在中

医药领域的应用，中药研究已经取得了巨大进步[61, 62]。同时面对海量的中医药临床与研究数据，人工智能不仅可以利用历史经验和现代生物学数据库中的知识有效地发掘和开发这些资源，而且可以将其学习训练和迭代的结果应用于中医诊疗与评估[63, 64]。此外，基于化学计量学和大数据分析的优势，新的传感器技术，包括红外光谱、高光谱成像、化学成像等在中药质量评价中显得越来越重要[65, 66]。人工智能感知技术，包括电子舌、电子鼻、电子眼、电子耳及电子皮肤等，可以模拟真实的人的感觉器官的功能。这些技术具有独特优势并正逐渐开始应用在药物评价和中药质量控制中[67, 68]。

中药鉴定和质量评估的原则主要是以药材次生代谢物的特异性和丰度为主。而红外光谱技术在中药质量控制方面的优势就是基于快速对中药样品特征光谱的识别与解析。应用中红外和二维红外相关光谱技术和化学计量学对样品中某些特定的化合物即质量标志物进行识别和检测，可以实现中药产品生产过程的良好监控[69, 70]。近红外光谱技术可以全面反映和表征其全部化学成分的综合信息，这种数据信息可直接用于中药材鉴定和聚类分析[71-73]，区分其炮制加工工艺或鉴别真伪[74-76]。进一步结合化学计量学的帮助，深入挖掘近红外光谱的数据信息可以实现同时对中药材中的多个化学成分的定量分析。若进一步结合质量标志物的概念，将这种简便快捷的近红外光谱技术评价体系与质量标志物的评判和溯源相结合，并引入人工智能、云计算与远程协助和服务的体系，将会对中药质量评价与监控产生革命性的影响[77]。

第二节　近红外光谱分析的基本原理与技术特点

一、近红外光谱技术的特点与应用

尽管近红外光谱与中红外光谱两者的吸收峰的形成都与化学键的振动能级及跃迁相关，但近红外光谱技术与中红外光谱技术的定性分析有明显的不同。中红外光谱来源于化学键的基频振动吸收，而近红外光谱来源于中红外区域化学键基频振动的泛频吸收。中红外的波数区间在 4000～400cm^{-1}，而近红外的波数区间在 12 000～4000cm^{-1}。因此近红外区主要反映的是化合物含氢基团 X—H（如 C—H、N—H、O—H、S—H、P—H 等）振动的倍频和合频吸收。通过测定被测样品的近红外光谱结合化学计量学分析可以实现对目标样品的定性与定量分析。

近红外光谱分析技术具有一下优势：①测量样本无须前处理，测量方便；②无损测量；③无须有机溶剂，绿色环保；④分析速度快，可在几秒内通过一张光谱分析测定多个组成成分的性质；⑤仪器成本低，非常适合在线分析。由于近红外光谱分析技术的适用性和独特的技术优势，目前已被广泛应用于制药、石油化工、食品、农业、饲料、纺织品、烟草等诸多领域[78-81]。例如，在制药领域用于测定药品的成分、组成和含量等；在农业领域可以测定谷物的蛋白质、脂肪、糖类、水分、纤维等的含量；在石油化工领域可测定油品的辛烷值、十六烷值、闪点、冰点、凝固点、馏程及 MTBE 含量等。

尽管如此，近红外光谱分析技术是一种二级检测技术，其定量和定性分析几乎完全依赖于校正模型。而校正模型没有广泛的适用性，需要大量的人力和物力的前期基础建模研究，并且模型需要不断维护和更新。近红外光谱分析非常合适常规性的质量监管，但并不适用于非常规的分析。其次，转移模型要适用于不同的仪器，这就要求其与所用的近红外光谱仪之间具有很好的一致性，否则预测偏差就会很大。尽管模型传递技术可以在一定程度上解决这一问题，但依然不可避免地降低了模型的预测能力。此外，如果被测物质在近红外区域的吸收系数较小，检测灵敏度就低，因此对痕量物质的分析往往并不适用。虽然采用预处理方法可以提高其检测限，但这时近红外分析作为检测手段可能不是最佳的选择。

二、近红外光谱分析的技术路线

近红外光谱分析技术流程通常分为光谱采集、样本分类、光谱预处理、建模训练和检验校正等五部分。具体的近红外光谱分析技术流程如图 8.1 所示。光谱采集要根据采集对象的性质，如固体、液体等，选择不同的测量附件及光谱采集的方式，如透射、透反射、漫反射、漫透射、漫透反射等，具体参见表 8.1。

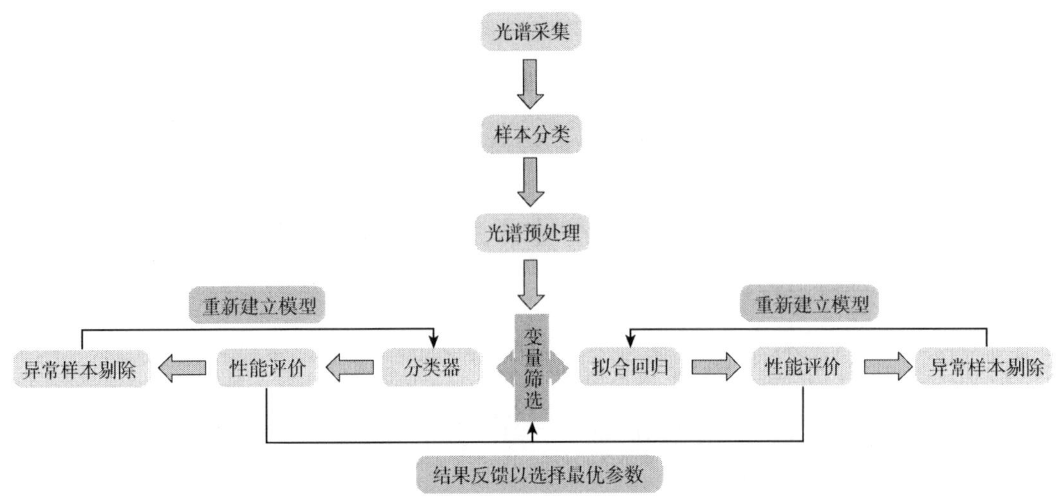

图 8.1　近红外光谱分析技术流程图

表 8.1　近红外光谱不同测量方式的适用情况与光路特点

测量方法	测量附件	适应样本	光路特点
透射	比色皿	均匀流动性好的液体样本	光可直接无散射通过的样本
透反射	透反射光纤探头	均匀流动性好的液体样本	与透射相比光程加一倍
漫反射	积分球 光纤漫反射探头	固体颗粒，粉末	光与样本发生作用再反射出样本
漫透射	比色皿 透射式光纤探头	浆状，黏稠含混悬物的液体，或透光性好的固体颗粒或粉末，或厚度固定的薄片样本	光可直接通过样本，检测方式同透射
漫透反射	积分球 光纤漫反射探头	浆状，黏稠含混悬物的液体，或透光性好的固体颗粒或粉末，或厚度固定的薄片样本	光路两次经过样本，同漫反射相比，可得到待测物内部信息

样本的数量一般为选择的潜变量数的 5 倍以上，将采集的光谱分为建模集合与检验集合。分类方法主要有 KS(kennard-stone)法、SPXY(sample set partitioning based on joint X-Y distances) 法。KS 法按照公式（8.1）求算光谱间 x 变量的距离，第一步将距离最远的两个样本选入校正集，第二步计算剩余 N-2 个样本与第一步选择的样本之间的距离，各取其最小值，然后选择其中最大值对应的样本放入校正集，重复第二步直到选中既定的校正样本数。SPXY 法是在 KS 算法基础上，将 x 变量与 y 变量同时考虑进入，在计算样本间距离上采用公式（8.2），（8.3）[82]。对样本进行合理分类可提高模型的预测精度[83]。

$$d_x(m,n)=\sqrt{\sum_{v=1}^{v=J}[x_m(v)-x_n(v)]^2}\ ;\ m,n\in[1,N] \quad (8.1)$$

$$d_y(m,n)=\sqrt{(y_m-y_n)^2}\ ;\ m,n\in[1,N] \quad (8.2)$$

$$d_{xy}(m,n)=\frac{d_x(m,n)}{\max_{m,n\in(1,N)}[d_x(m,n)]}+\frac{d_y(m,n)}{\max_{m,n\in(1,N)}[d_y(m,n)]}\ ;\ m,n\in[1,N] \quad (8.3)$$

光谱预处理的目的是为了消除冗余信息，除了样品的化学信息外还包含物理信号及噪声等信息。合适的光谱预处理会增加模型预测精度，降低潜变量数，增加模型的稳健性。光谱预处理方法主要分为三类：①基于自身 x 轴方向的预处理，如标准正态变量变换、平滑降噪、导数、去趋势化、傅里叶变换、小波变换；②基于 y 轴方向的光谱进行统一处理，包括均值化、标准化及多元散射校正；③基于浓度阵参与的光谱预处理方法，包括正交信号校正和净分析信号。对于小样本量的数据，建议使用第一类光谱预处理方法。在第一类光谱预处理中需要指出的是，采用平滑与导数所常用的 Savitzky-Golay 卷积平滑算法与 Savitzky-Golay 卷积求导法，虽然可有效地消除基线和其他背景干扰，提高分辨率和分辨重叠峰，但它会引入噪声降低信噪比，在使用时拟合项次数与拟合项点数是两个重要优化参数。对于第三类光谱预处理方法，通常采用正交信号校正算法（orthogonal signal correction，OSC）。正交信号校正仅仅是除去与响应值矩阵正交方向上的一个投影，并不能完全移除噪声，而残留的噪声会造成模型的过拟合，因此在进行 OSC 光谱预处理之前采用波长选择的方法除去噪声丰富的光谱区来降低噪声对 OSC 的影响，可以进一步提高模型的预测能力和稳健性[84]。

如果光谱预处理在一定程度上消除了噪声、物理信号上的干扰，通过变量筛选则可以进一步消除干扰。针对目标化合物的特定官能团的多元数据进行拟合，则具有更强的抗噪声干扰能力。这就是为什么要选择药材中特点的化学标志物或质量标志物，再以其特定官能团为基础确定适合的检测波长，提高检测灵敏度和准确性的理论基础。

适合的波长变量筛选方法与光谱预处理的组合优化可以提供更稳健准确的模型。波长变量的选择方法主要分为四大类：①以计算得到的回归系数为导向筛选潜在变量，主要包括相关系数法、无信息变量消除法（elimination of uninformative variables，UVE）及蒙特卡洛结合算法 CARS（Monte Carlo Method）；②以信息最大化为目标筛选潜在变量，主要有方差分析法和连续投影算法（successive projections algorithm，SPA）；③以波长区间代替波数点，筛选最适波段区域，这类算法种类繁多，主要有间隔偏最小二乘（iPLS），移动窗口偏最小二乘（mwPLS），前向选择偏最小二乘（fiPLS），后向选择偏最小二乘（biPLS）及联合区间偏最小二乘（siPLS）；④智能优化算法，波长筛选考虑全局最优化策略，结合了人工智能、统计热力学、生物进化论及仿生学概念，又被称为智能优化算法，其代表算法主要有遗传算法（genetic algorithm，GA）、模拟退火算法（simulated annealing algorithm，SAA）、蚁群优化算法及粒子群优化算法（particle swarm optimization，PSO）[85]。近些年来，一些新颖的波长选择算法不断出现，有的策略还包含了两种及以上策略的优点，也表现出了良好的预测效果，如 Random frog [86]、interval Random frog [87]、iteratively retaining informative variables [88]、variable iterative space shrinkage approach [89]、interval variable iterative space shrinkage approach 等[90]。

无论波长选择还是波谱预处理，其最终目的只有两个：一是模式识别；二是拟合回归。其中拟合回归算法，线性拟合首推偏最小二乘回归算法（partial least squares regression，PLSR）[91]。偏最小二乘算法综合吸收了主成分分析（principal component analysis，PCA）与多元线性回归（multiple linear regression，MLR）的优点，即主成分分析根据方差最大化原则将原始变量 X（$nX\times mX$ 矩阵：nX 为样本数，mX 为波长变量数）组合成一组新的互不相关的几个综合变量，同时根据实际需要从中取出几个较少的综合变量尽可能多地反映原始变量的信息。多元线性回归通过误差最小化原则，试图寻找一组回归系数用于将原始变量矩阵 X 同待预测变量 y（nX 行 1 列矢量）进行线性拟合。而在使用偏最小二乘法拟合时，在考虑到主成分方差最大的同时，还要保证主成分与浓度最大程度相关。方差最大化可保证尽可能地提取有用信息，与浓度最大程度相关则可保证建立光谱变量与浓度之间的线性关系。使用偏最小二乘回归时，第一步是使用留一法交互验证计算潜在变量数 lv。主要的计算结果参数中，一个是潜在变量回归系数 bsco（$1\times \mathrm{lv}$），以及两个载荷矩阵 P 与 W（$\mathrm{mX}\times\mathrm{lv}$）。使用这些参数去预测验证样本，计算预测浓度 $\hat{y}$。

$$\hat{\mathrm{t}}=(\mathrm{W}^{\mathrm{T}}\cdot \mathrm{P})^{-1}\cdot \mathrm{W}^{\mathrm{T}}\cdot X^{\mathrm{T}} \tag{8.4}$$

$$\hat{y}=\mathrm{bsco}\cdot \mathrm{t} \tag{8.5}$$

$$\hat{y}=b^{\mathrm{T}}X \tag{8.6}$$

$$\hat{y}=\mathrm{bsco}\cdot \mathrm{t} \tag{8.7}$$

公式（8.4），（8.6）中上角标 T 代表转置，如同多元线性回归一样，给出回归系数 b 直接通过原始光谱进行浓度预测 $\hat{y}$。

在复杂条件下光谱变量与浓度之间具有一定非线性，特别是当样本含量范围较大，或处理本身就是非线性拟合，这样会导致问题更加突出。因此一些非线性校正算法，如人工神经网络（artificial neural network，ANN）、支持向量回归（support vector regression，SVR）与偏最小二乘方法较为适合。一个简单的 3 层误差反向传输人工神经网络示意图见图 8.2。输入变量 X1～X10 通过网络权值 W 和阈值 b 构成的线性方程投影到传递函数，譬如阈值函数、线性函数、对数函数、双曲正切函数等，进而形成新一层隐藏层，再由隐藏层经加权求和及传递函数变换最终输出结果。反向传播算法（back propagation）经前述的“模式顺传播”，采用偏最小二乘作为误差函数，再由输出层经隐藏层向输入层修正权值和阈值（误差逆传递），由于“模式顺传播”与“误差逆传递”的反复交替进行，网络趋向收敛，全局误差趋向最小化。几种典型的反向传播人工神经网络（back propagating artificial neutral net，BP-ANN）算法有 L-M 优化算法、贝叶斯正则化 L-M 优化算法、Quasi-Newton 算法、弹性学习算法、共轭梯度算法等。

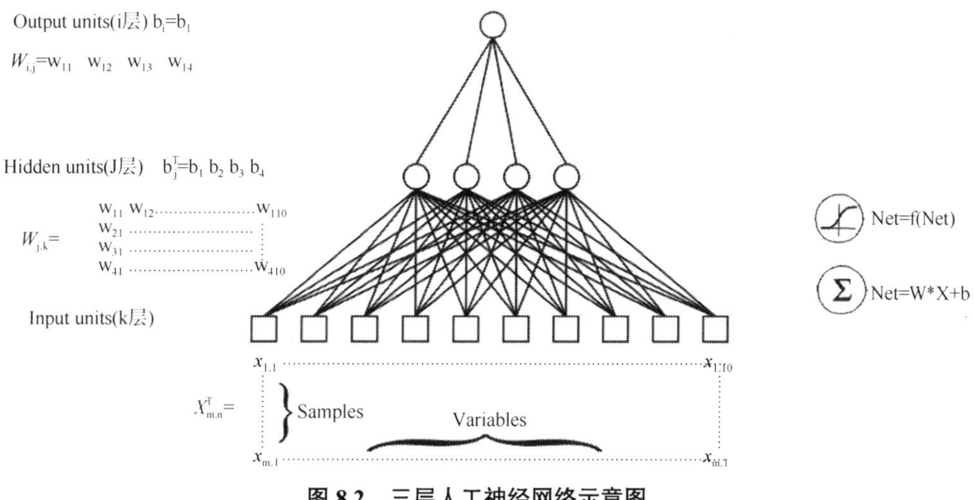

图 8.2　三层人工神经网络示意图

化学计量学中的模式识别方法主要分为无监督的模式识别与有监督的模式识别两种。其中无监督的模式识别方法是在对内分类一无所知的情况下，根据样本间彼此的相似程度完成的聚类判别过程，主要实现算法有主成分分析结合马氏距离法、系统聚类分析、K 均值聚类等。有监督的模式识别方法是用已知分类的样本作为训练集，让算法学习这些样本，并由此推断未知样本的分类情况，其主要算法有最小距离判别法、偏最小二乘判别分析法、SIMCA 法、典型变量分析、K 最邻近法等。

三、近红外光谱分析技术的间隔检测限

不论单变量检测限还是多变量检测限理论，方法学中均采用 Neyman-Pearson 准则。准则内包含两类假设并衍生出两类错误，即检验误差的Ⅰ类误差及Ⅱ类误差。Ⅰ类错误是指当样本浓度为 0 时，却认为样本浓度不为 0；如果当样本浓度不为 0 时，却认为样本浓度为 0，即为Ⅱ类错误[92]。基于以上两类误差假设，而适用于中药分析的近红外多变量检测限方法的整体检测限公式如下：

$$\mathrm{LOD}=(t_{\alpha,\gamma}+t_{\alpha,\gamma})\,\mathrm{var}(y_0)^{1/2} \tag{8.8}$$

其中 $\mathrm{var}(y_0)$对应于空白样本的浓度变异方差。$t_{\alpha,\gamma}$与$t_{\beta,\gamma}$对应于 γ 自由度下犯Ⅰ类错误的可能性为 α 及 γ 自由度下犯Ⅱ类错误的可能性为 β。对于多元变量分析，如果所含变量数足够高，$t_{\alpha,\gamma}$与$t_{\beta,\gamma}$的和接近于 3.3。而公式中较为难求的是 $\mathrm{var}(y_0)$，因为对于中药近红外光谱我们是无法获得空白样本的，只能通过理论计算无限地接近这个空白样本。而对于任意给定浓度 y 下的多元浓度变异方差，一个被普遍接受的公式[93-97]如下：

$$\mathrm{var}(y)=\mathrm{SEN}^{-2}\,\mathrm{var}(x)+h\mathrm{SEN}^{-2}\,\mathrm{var}(x)+h\,\mathrm{var}(y_{\mathrm{cal}}) \tag{8.9}$$

公式中 SEN 表示回归系数模长的倒数，即$1/\|b\|$，b 为公式（8.6）中近红外的多元回归系数。h 为样本杠杆值，表示样本在整个样本空间所处的位置。$\mathrm{var}(y_{\mathrm{cal}})$表示校正浓度方差，其可由有经验的化验师通过不确定度分析从校正方法中直接获得，$\mathrm{var}(x)$表示仪器噪声信号的方差，其可由仪器空白背景重复测定得到，或者直接计算验证样本在校正模型中

的光谱残差。基于误差传递理论，其中误差项来源于检验样本时仪器信号误差所引入的误差，或建模型时仪器信号误差所引入的误差及校正浓度本身的测量误差。公式（8.9）中第一项的贡献最大，来自于检验样本时仪器信号引入的误差，为误差的主要来源，因此可也直接采用 $\mathrm{LOD} = 3(\mathrm{var}(x_0)\|b\|)^{1/2}$ 进行近红外检测限的计算[98]。

此外在计算近红外检测限时，除了考虑公式（8.8）第一项外，第二项与第三项代表校正建模过程中所引入的不确定度，在第二项与第三项中，h 可表示为：

$$h = \mathrm{t}^{\mathrm{T}}(\mathrm{T}^{\mathrm{T}}\mathrm{T})^{-1}\mathrm{t} \tag{8.10}$$

T 为校正集样本求得的得分矩阵，t 为校正集中单个样本通过载荷矩阵的投影得分，可通过公式（8.4）求得。通常值得注意的是，当在进行偏最小二乘回归计算之前，数据是经均值化的，因此公式（8.9）也得进行相应转换，其转换公式如下：

$$\mathrm{var}(y) = \mathrm{SEN}^{-2}\,\mathrm{var}(x) + (h + 1/nX)[\mathrm{SEN}^{-2}\mathrm{var}(x) + \mathrm{var}(y_{\mathrm{cal}})] \tag{8.11}$$

公式（8.11）中 nX 表示校正集中样本数。在计算 $\mathrm{var}(y_0)$时，得到浓度为 0 时的杠杆值 h_0 至关重要。然而由于缺乏大量空白样本作为背景，大部分的计算只是对 h_0 的无限接近，而无法清楚地推导计算出准确的杠杆值。2014 年，Franco Allegrini 通过数学推导在无空白样本的条件下也能计算出这个空白 h_0 后，基于误差传递理论的样本特异性检测限才得以准确计算[99]。其研究结果认为，h_0 值受到空白背景的干扰，即如果样本中只含有待测化合物而无杂质干扰时 h_0 取得最小值 $h_{0\min}$，由此会得到一个较小的检测限 $\mathrm{LOD}_{\min}$，如果样本杂质干扰多，h_0 取得最大值 $h_{0\max}$，会得到一个较大的检测限 $\mathrm{LOD}_{\max}$。如果待测样本的浓度低于 $\mathrm{LOD}_{\min}$，即可认为近红外模型无法对该浓度的样本进行准确的预测。相反的，当待测样本的浓度高于 $\mathrm{LOD}_{\max}$，即可认为近红外模型可以对该浓度的样本进行准确的预测。那么对于浓度介于 $\mathrm{LOD}_{\min}$ 与 $\mathrm{LOD}_{\max}$ 之间的样本，可以通过下面的公式直接计算其样本特异性检测限，从而进一步推测样本浓度是否适合所建模型，这便是间隔检测限的核心思想。

$$h_{0\min} = \frac{\overline{y}_{\mathrm{cal}}^{2}}{\sum_{i=1}^{nX} y_i^2} \tag{8.12}$$

其中 y_i 是校正集中第 i 个样本浓度的中心化值，$\overline{y}_{\mathrm{cal}}$ 为校正集中样本浓度均值。$h_{0\min}$ 反映了当样本不含任何干扰项下的理想最低杠杆值。而对于样本特异性的检测限公式如下：

$$h_{0\mathrm{cal}} = h_{\mathrm{cal}} + h_{0\min}\left[1 - \left(\frac{y_{\mathrm{cal}}}{\overline{y}_{\mathrm{cal}}}\right)^2\right] \tag{8.13}$$

h_{cal} 与 y_{cal} 是某一样本对应的杠杆值与均值化后的浓度，公式（8.13）可用于计算样本特异性检测限，从而进一步推测浓度介于 $\mathrm{LOD}_{\min}$ 与 $\mathrm{LOD}_{\max}$ 之间的待测样本是否适合所建模型进行准确的预测。

$$h_{0\max} = \max(h_{0\mathrm{cal}}) \tag{8.14}$$

其中 $h_{0\max}$ 代表所有样本中计算的最大检测限，因此高于此值计算出的检测限均适合所建模型，可以准确预测。

因此最终可以由公式（8.8），（8.11），（8.12），（8.13）和（8.14）共同得到最低检测限 $\mathrm{LOD}_{\min}$ 与最高检测限 $\mathrm{LOD}_{\max}$。

$$\mathrm{LOD}_{\min} = 3.3\left[\mathrm{SEN}^{-2}\mathrm{var}(x) + h_{0\min}\,\mathrm{SEN}^{-2}\mathrm{var}(x) + h_{0\min}\,\mathrm{var}(y_{\mathrm{cal}})\right]^{1/2} \tag{8.15}$$

$$LOD_{max} = 3.3\left[SEN^{-2}var(x) + h_{0max}SEN^{-2}var(x) + h_{0max}var(y_{cal})\right]^{1/2} \tag{8.16}$$

第三节　近红外光谱技术在中药材质量控制中的应用

一、近红外光谱技术的研究现状

近年来发展的近红外光谱技术在制药领域中得到了飞速发展。在 *Web of Science* 上，以“Near Infrared Spectrum”，“NIRS”，“Near Infrared Spectra”为主题词检索 2017 年以前发表在 SCI 上的英文论文，统计出有关近红外光谱分析技术的文章累计达到 6635 篇。同时在这些文章中以“Traditional Chinese medicine”，“TCM”，“herbal”，“herbal medicine”，“herb”为主题词检索发表有关近红外技术在中草药领域的应用，共计 232 篇论文。统计分析如图 8.3，不难发现近红外光谱分析在中药材的质量控制中仅占很小的比例，但是这项技术在中药质量研究中的应用正呈现稳步上升趋势。

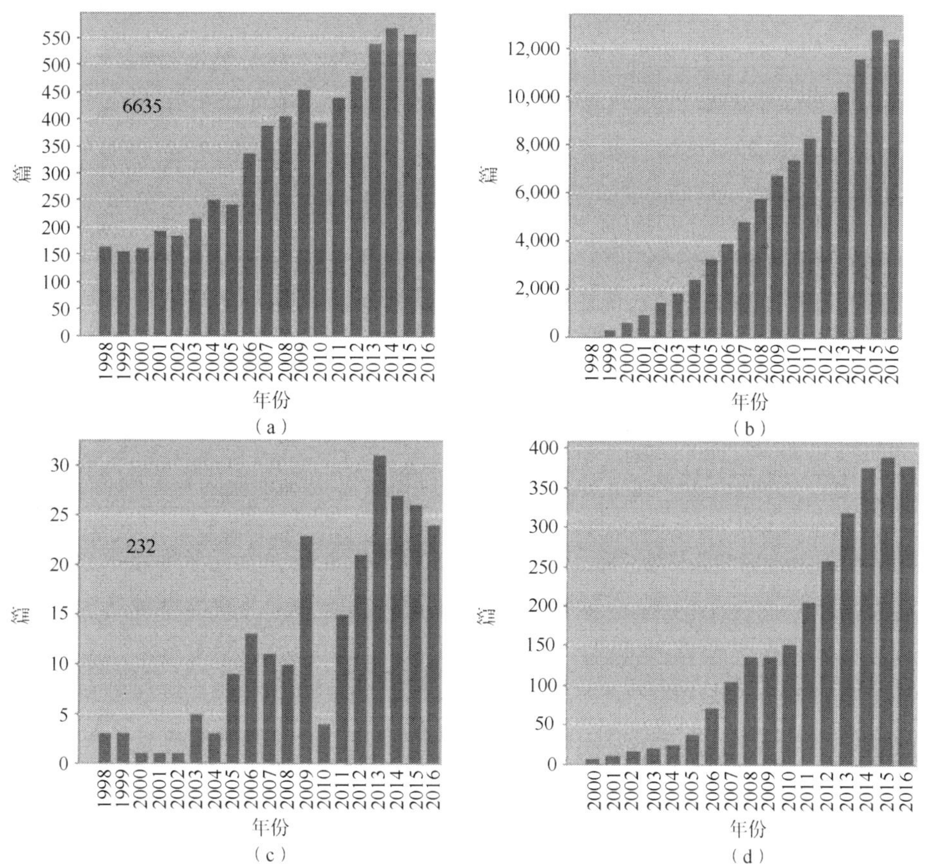

图 8.3　近红外光谱分析技术在中药材质量控制中的应用现状

（a）近红外光谱分析技术的论文发表情况；（b）近红外光谱分析技术引文数趋势图；（c）近红外光谱分析技术在中药材质量控制中的应用发表论文情况；（d）近红外光谱分析技术在中药材质量控制中的应用趋势

在近红外光谱分析方法的验证上，主要按实验目的分为定性分析及近红外定量分析。定性分析方法的验证需满足专属性和耐用性的基本要求。模型的专属性不仅用对已知样品的鉴别正确率表示，而且还需要用化学结构或性质上与模型中物质相近的样品进行挑战性验证，证明模型能区分出这些物质。耐用性包括不同操作者的影响、环境条件的影响、操作的影响及仪器部件更换对模型预测结果的影响。近红外定量分析方法学验证与其他分析方法的要求类似。每个被验证参数可被接受的限度范围与该方法的应用目的，通常应考虑专属性、线性、准确度、精密度、耐用性，必要条件下若待测成分含量低，需要测定检出限和定量限。并且近红外光谱定量分析方法，只能按照模型校正时的条件，在校正浓度范围内使用，模型更新后需重新验证。

目前无论哪种指导原则，都要求近红外光谱分析方法只能成为参考方法的替代方法。虽然近红外光谱分析技术在中药行业引起了日益广泛的关注，但目前该项技术仍处于研究阶段，尚无近红外光谱分析技术在中药材中使用的具体指导原则出台。

二、近红外光谱技术在中药材定性分析中的应用

我国中药品种多产地分布广泛，药材的产地与采收季节均影响着其中的化学成分的变化。而利用近红外光谱快检技术可以迅速评价不同产地的同种药材在化学成分上的细微变化，因此将会得到越来越广泛的应用。例如，利用便携式近红外光谱仪采集枸杞子表面不同部位的近红外漫反射光谱并结合支持向量机算法可以实现对枸杞子产地进行快速识别[100]。以贵州、广西和云南三个不同产区的 70 份野生重楼为研究对象采集其近红外光光谱，通过六种不同滤波算法结合主成分分析-马氏距离及偏最小二乘判别算法，可以对产地进行精准预测，其正确率在 90%以上[101]。

虽然同属药材的化学组成相近，但因其种类繁多不易区分。不同种类和不同产地的药材化学成分存在差异，可以反映到近红外区域光谱的差异上。李文龙等[102]收集了 140 个来自不同产地的金银花样本，通过 SIMCA 聚类分析可以将 22 个来自道地产区河南的金银花样本完美地区分出来。同样的方法对 20 种金丝桃属植物进行近红外光谱聚类分析发现，分类结果同形态学分类基本一致[103]。

中药材真伪鉴别长期以来一直是药材鉴定的重要内容之一。传统的鉴别主要需要专业的研究人员通过经验鉴别、显微鉴别、理化鉴别及色谱等方法实现这一过程。然而市场上的中药材掺伪现象较为常见，特别是一些贵重药材采用一般的理化分析方法较难鉴别。近红外光谱结合聚类分析或判别分析法相比于传统方法则更加快速便捷，便于开展药材真伪鉴别工作。例如，李文龙等[104]使用近红外光谱分析技术，对熊胆粉的真伪进行了鉴别，并对掺伪品中熊胆粉与猪胆粉的掺入比例进行了定量分析；张丹雁等[105]对 135 批正品南板蓝根与 49 批伪板蓝根，进行近红外光谱分析，选择一阶导数结合矢量归一化预处理方法，在选定波长范围内进行光谱一致性检验，通过设定合适的 CI 值，可将伪劣品药材同正品进行区分；采用显微近红外光谱分析天然牛黄与人工牛黄的近红外光谱图，光谱经均值化后进行主成分分析，发现天然牛黄和人工牛黄可以得到很好的聚类，而且不同的光谱

预处理方式都能达到很好的区分[106]。

由于矿物的形态类似，一种矿物药常伴有其他矿物，依据形态学较难鉴别。矿物药多为离子型化合物，近红外特征波段归属缺乏依据，难以解释近红外建模的化学物质基础。陈龙等[107]通过对 51 种常见矿物药近红外漫反射光谱进行特征归纳与分析，发现矿物药的近红外特征波段在 8000～4000cm^{-1}，这些特征峰分别归属于矿物药中的结构水、结晶水、吸附水、Al—OH、Mg—OH、Fe—OH、Si—OH，以及碳酸根等基团，并总结出水峰所具有的一般规律。例如，结构水与-OH 基团在 7000cm^{-1} 附近出现组合峰，峰尖锐而强；结晶水在 7000cm^{-1}、5100cm^{-1} 附近有两个强吸收峰；吸附水只在 5100cm^{-1} 附近有宽峰；而硫酸盐类矿物药多含结晶水，硅酸盐类多含结构水而碳酸盐类中以吸附水为主。碳酸根离子在 4275cm^{-1} 出现左宽右窄的特征峰，该峰与碳酸根的二级倍频峰特点一致；而在 4600～4000cm^{-1} 为各硅酸盐类矿物药的 M—OH（M 为金属元素或 Si）指纹特征区。煅制过的矿物药常伴水分和成分的改变，其近红外光谱特征也会发生变化，因此近红外技术可用于炮制过程的监测。

中药加工炮制前后化学成分会发生变化，王东等[108]建立了一种通过近红外光谱技术鉴别地黄蒸制的方法，通过采集 7367～4451cm^{-1} 波数区的光谱数据结合一阶导数和矢量归一化法处理，发现随着炮制时间的增加地黄中还原糖含量逐步增加，炮制 24h 后达到稳定的平衡状态，该方法可以简便准确地对不同蒸制时间的地黄样本进行区分。此外，在中药材粗加工过程中由于滥用或过度使用硫黄熏蒸会导致二氧化硫残留超标，吴志生等[109]采用近红外光谱分析技术对不同葛根的硫黄熏蒸情况进行了鉴别，其识别率可高达 95%以上。

三、近红外光谱技术在中药材定量分析中的应用

控制药材中的水分含量对药材品质保障至关重要。水分子的伸缩振动的一级、二级倍频吸收区则在 7306cm^{-1}，10 420cm^{-1}，其伸缩振动与弯曲振动的合频吸收区则在 5155cm^{-1}，一级倍频与弯曲振动的合频较弱则在 8197cm^{-1} 附近，并且随着波数降低水的红外辐射吸收率提高，因此利用近红外技术监控药材的水分及烘干过程具有独特的优势。例如，采用近红外技术快速测定白芍烘干过程中的水分时，发现处在 7306cm^{-1} 的一级倍频吸收区的水分子适用于高水分值的测定，当水分含量在 0～40%时，可选用 5155cm^{-1} 作为测量波长，根据该原理分别针对分水特征吸收区建模，其预测值与真实值的相关系数达到了 0.9997[110]。但由于药材的成分复杂光谱重叠严重，可根据分析对象不同对水分的特征吸收峰进行调整，选择 5155～7306cm^{-1} 的整段近红外光谱吸收区依然可以得到较为理想的预测模型，如在检测白土苓药材及六味地黄丸中的水分时，均得到了较为理想的模型[111, 112]。

由于每种药材的药效成分不同，针对中药材中的有效成分或指标成分进行含量测定时无特定波段选择规律可循。为了达到理想的结果，通常需要从拟合算法、波长选择方法等不同的角度进行组合优化。在拟合算法的选择研究上，应旭辉等[113]曾对石菖蒲与藏菖蒲中的 α-细辛醚与 β-细辛醚进行了近红外定量模型的开发，以 7000～4500cm^{-1} 为固定

波数段进行研究，对比了多元线性回归、主成分回归及偏最小二乘回归三种拟合算法的效果，发现偏最小二乘法的效果更佳。另外有研究人员使用蒙特卡洛结合 CARS 对淫羊藿中的淫羊藿定 A、B、C 与淫羊藿苷进行近红外定量分析，经过波长选择剔除一些不相关的波长变量，同全波长建模相比，模型所选的主成分数更小，变量数更少，模型预测的更加稳健[114]。

四、近红外光谱在线控制技术在中药生产加工中的应用

过程分析技术（process analytical & measurement technology，PAT）是制药工业关注的重点，通过在线分析可实时得到工艺过程的关键参数信息，以确保产品的最终质量。现行中药生产工艺控制模式主要靠经验，缺乏在线检测手段，无法实时监控目标成分含量变化，生产工艺无法得到精准控制，从而导致中药产品批件差异较大。而近红外光谱分析技术是 PAT 分析常用的工具之一，涉及中药制药过程的提取、浓缩、纯化、制粒和干燥、粉末混合、包衣等多个过程。

吴志生等[115]曾使用近红外光谱分析技术对金银花提取液的水提醇沉过程进行在线质量控制研究，以绿原酸为目标成分对其进行跟踪研究，并采用准确性轮廓理论对比了两款不同原理的近红外光谱仪器的预测能力，发现两款仪器均能很好地监控整个水提醇沉过程。罗晓芳 [116]以丹参提取浓缩过程为研究对象，建立了一套近红外光谱在线分析方法，选择 7200～9569cm^{-1} 和 4500～7083cm^{-1} 波数区间，通过偏最小二乘算法对浓缩过程中的丹参素、原儿茶醛和固含量进行了定量分析，及时反映了浓缩过程中的料液状态，提高了中药浸膏的稳定性。刘桦等[117, 118]先后建立了积雪草、人参叶的大孔吸附树脂醇洗液中的药效成分的在线监控，完成了对人参叶 40%乙醇洗脱液中 Rg_1、Re、Rb_1 及积雪草 50%乙醇洗脱液中羟基积雪草苷、积雪草苷的近红外快速测定。

王静[119]采用近红外光谱技术对养胃颗粒喷雾制粒干燥过程中水分含量的变化进行了准确的预测，控制水分含量低于 2%为干燥终点，将实际工业生产中的干燥时间由 90 分钟缩短为 60 分钟。刘永等[120]利用近红外光谱对三七通舒胶囊粉末的混合均匀度进行了在线检测，设定 60%～150%的浮动比例模型，通过小波变换结合人工神经网络算法对成药中 R_1、Rg_1、Re 三种药效成分进行监控，保障了混合过程的均一性。此外，目前对包衣质量的判断主要通过包衣时间和包衣液的用量估算包衣厚度，过分依赖技术人员的经验，测量缺乏客观性。柯博克等[121]通过增重法对包衣厚度进行了测定，并使用光纤探头的近红外光漫反射光谱，对包衣的厚度及包衣的均一性进行评价，实现了复方丹参滴丸生产过程中滴丸包衣厚度的在线检测。

五、化学计量学算法在中药近红外光谱分析中的应用

近红外光谱技术结合化学计量学所形成的独特优势，已经逐渐发展成为一种简单

可靠的中药快速质量评价方法。表 8.2 总结了近期利用近红外光谱技术量在中药制剂或饮片的提取加工、药效成分测定及分类鉴定等的应用实例，归纳了其常用的化学计量学算法。

表 8.2 近红外光谱分析技术在中药分析中的应用

药材	待测样品	目标化合物	算法	应用	文献
金银花	固体粉末	5-O-CA；CA；3，4-diCQA；3，5-diCQA；4，5-diCQA；caffeic acid	PLS	QC	[23]
金银花	提取液	CA	PLS	PAT	[24]
金银花	提取液	CA；5-O-CA；3，5-diCQA；3，4-diCQA；4，5-diCQA	PLS	PAT	[25]
金银花	提取液	CA	PLS	PAT	[26]
三七	提取液	notoginsenoside R1，ginsenoside Rg1，ginsenoside Re，ginsenoside Rb1，ginsenoside Rd	UVE-PLS	PAT	[27]
陈皮	提取液	hesperidin；nobiletin	siPLS/biPLS，bagging-PLS，boosting-PLS	PAT	[28]
黄连	提取液	berberine	PLS	PAT	[29]
黄芩	固体粉末	baicalin；total baicalein	PLS/PCA	QC	[31]
当归	固体粉末	ferulic acid	GA-MLR PCA/RF	QC	[32]
石菖蒲	固体粉末	β-asarone；α-asarone	PLS PLS/DA	QC	[33]
银杏	固体粉末	Flavonol glycoside；moisture；extract contents	PLS/DA	QC	[34]
姜黄	固体粉末	curcumin	PLS	QC	[35]
重楼	固体粉末	polyphyllinI；polyphyllinII；polyphyllinⅥ；polyphyllinⅦ	PLS/DA	QC	[36]
葛根	提取液	puerarin；daidzin；daidzein；total isoflavonoid	biPLS；SPA	PAT	[30]
白术	固体粉末	atractylenolide Ⅰ；tractylenolideⅢ	PLS	QC	[37]
贝母	固体粉末	total alkaloids	PLS factorization	QC	[38]

PAT：过程控制分析；QC：品质控制

以金银花中重要的药效成分绿原酸及其衍生物为例，通过光纤探头收集提取溶液中近红外光谱信息，目前已经建立了以 PLS 为基础的近红外光谱的快速评价体系，实现了对其提取工艺的实时监测[122]，并实现了多成分含量变化的同时检测、批间重复性考察和质量控制[123-125]。此外，作为有效的过程控制分析的技术工具，近红外技术也被成功地应用在三七[126]、陈皮[127]、黄连[128]和葛根[129]提取加工工艺的在线监测过程中。基于有效成分特有波数的筛选并结合 PLS 模型，近红外光谱定量分析方法也被用于药材中药效物质的含量测定，如黄芩中的黄芩苷[130]、当归中的阿魏酸[131]、石菖蒲干燥根茎中的 β-细辛醚和 α-水菖蒲[132]、银杏叶中的黄酮醇苷[133]、姜黄中的姜黄素[134]、重楼中的重楼皂苷[135]、葛根中的异黄酮[129]、白术中的白术内酯[136]，以及贝母中的总生物碱[137]。

综上所述，大多近红外光谱技术的化学计量学算法均是基于 PLS 算法及其衍生算法，因此 PLS 算法可作为中药近红外分析的常规算法。

六、近红外光谱技术在中药质量评价中的机遇和挑战

目前近红外光谱分析技术在中药材质量控制上的研究多集中在如何筛选波段，如何确定光谱预处理方法及方法学验证的算法考察上，往往忽略了一些药材本身的重要信息。例如：①如何去寻找和利用药材间相互区别的化学物质的信息，希望依靠复杂的化学计量学方法去实现多基原药材的分类鉴定；②仅围绕中药材中某几个成分建立模型，缺乏对所选择成分的合理性及功效关联性的研究，无法为中药材的质量评价提供丰富、全面、可靠并能反映中医药特色的信息；③缺乏对质量标志物的特征性的光谱信息的挖掘和利用，检测的精度和可靠性有待进一步提高。④面对成分复杂且有效成分质量分数不足 1%的中药材样本，待测化合物是否符合近红外定量研究的检测限的要求，还有待进一步探讨。此外，近红外仪器设备的小型化、价格的合理化及检测精度和稳定性等这些都是近红外光谱分析技术在中药材质量控制中不可忽视的问题。

近年来，近红外分析技术在我国药物分析领域尤其是中药分析领域取得了较快的发展，但作为法定技术标准依然没有得到认可。其原因可能是缺乏适用于中药材自身特点的系统性理论与技术方法，限制了这项技术在中药材质量控制中的进一步发展。中药质量研究和质量标准的建立是一项复杂的系统工程，现代中药的质量评价体系更需要体现中医药的特色，反映本草学属性、生物学内涵。中药分析已经不再局限于简单地提供分析的方法和工具，分析中药材中化学物质的组成，而去揭示有效物质组成与功能的关系是有待解决的关键问题。2016 年由刘昌孝院士提出的质量标志物新概念，为以质量标志物为核心的中药近红外质量评价体系的研究指明了方向。

综上所述，笔者结合近红外分析技术在中药领域的应用现状及其技术特征，提出了从化学标志物的探究开始，经生物活性评价筛选得出备选的中药质量标志物，通过深入分析这些质量标志物的近红外光谱特征建立同时可测定多种质量标志物的检测方法，且进一步通过整体活性预判结合化学计量学计算将多个质量标志物的综合含量变化与整体生物学活性相关联，最终实现对中药品质进行评判。

图 8.4 展示了本研究的核心思想，即从化学标志物到质量标志物的系统研究策略。其中，化学标志物用于中药材的真伪鉴别、多基原分析等，以解决中药质量鉴别过程中缺少特异性的化学物质的问题，质量标志物可以用于中药材的质量评价及中药材整体功能活性预测与评估。该方案不仅提出了适合中药材质量评价的近红外光谱分析的技术路径，同时也提及了实现这一过程的技术手段：①在化学标志物发现过程中，引进代谢组学方法，通过 UPLC-Q/TOF 获得中药材成分差异信息并结合模式识别技术（PCA，PLS-DA）用于寻找化学标志物；②在生物活性化合物筛选中，采用生物活性导向的 HPLC 或 UPLC 分离方法对中药材中有效成分进行谱效筛查，发现与中药功能主治相关的潜在质量标志物；③对质量标志物进行近红外模型构建时，选择质量标志物的特征官能团的特征光谱信息，提高预测的准确性，并引入 IUPAC 推荐的间隔检测限理论判断近红外的检测限，提高了所建模型预测可信度；④利用近红外光谱对药材整体活性进行关联拟合时，引入机器学习算法，

并通过多重质量标志物建立近红外光谱与中药材整体活性之间的联系，最终实现从整体的角度评价药材的功效。希望通过本节提出的研究策略能更好地发挥近红外光谱技术对药材多成分定性和定量分析的优势，实现对中药材品质的简便快捷的评价和分析，为中药品质的监管提供新的研究范式和解决方案。

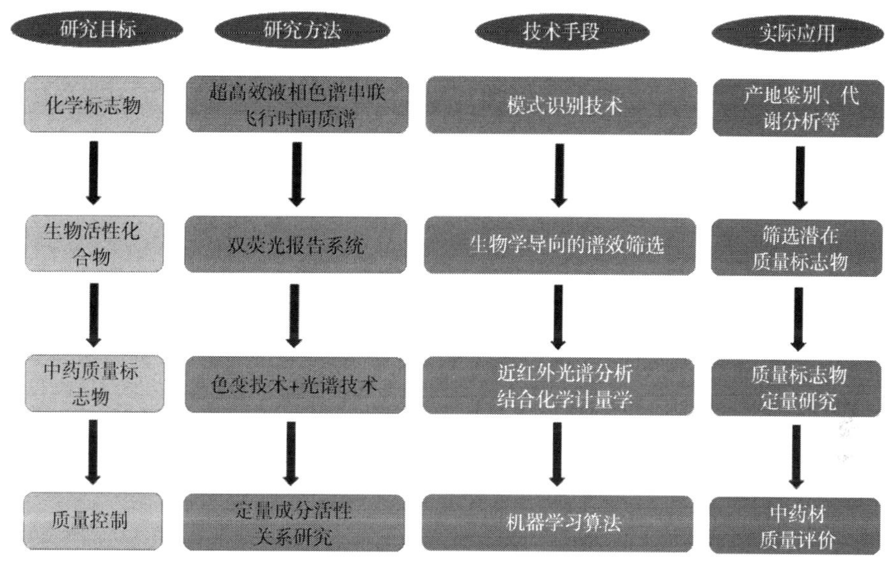

图 8.4　从化学标志物到质量标志物系统研究策略

第四节　中药材近红外光谱分析技术的物质基础研究

“四气五味”是中医药性理论组成的核心之一[138]。“四气”为药物的“寒、热、温、凉”四种药性，而“五味”指“酸、苦、甘、辛、咸”五种味道。“有味必有其气，有气斯有性”，中药的气味与归经共为中医临床用药的重要依据。早期中药的性味是指口尝的滋味，随着中医临床理论的发展近代逐渐演变为 “功效属性”的概念及内涵。而其“气”与“味”的物质基础就是药材中含有的化学成分，主要是指植物的次生代谢产物。依据植物种类、药用部位的不同，其次生代谢产物累计的类型与含量也不同。

传统的中药材的鉴别主要通过感官鉴别、显微鉴别、理化鉴别等手段[139]，自 2010 版药典中开始引入分子鉴定技术[3]。目前的理化鉴定技术多是对其中几项指标进行分析，缺乏对整体化学成分全息的认识。虽然中药的指纹图谱鉴定技术能有效地解决这个问题，但其分析过程比较烦琐，对操作人员和仪器设备要求较高。而近红外光谱结合聚类分析或判别分析法相比于传统方法，不需要复杂的样本前处理，在获得足够样本量数据的条件下，操作人员无须丰富的中药材鉴别经验就可以实现多种中药材的分类识别工作。

本节通过引入化学计量学中的模式识别方法，用于对 16 种不同中药材的 481 批样本进行近红外聚类分类，尝试近红外光谱在对中药材进行鉴定识别的可行性，探索上述有待解决的问题，为近红外技术在中药材鉴别中的应用提供一些理论指导。

一、材料与方法

（一）主要仪器

TENSOR 37 型近红外光谱仪（德国 Brucker 公司）、小型粉碎机（广州雷迈公司）。

（二）试剂

氘代二甲基亚砜、氘代甲醇、氘代氯仿、二氯甲烷和四氯化碳（天津一方科技有限公司），绿原酸和獐芽菜苦苷（中国食品药品检定研究院）。

（三）药材的相关信息

白芍药材共计 16 批，川芎药材共计 36 批，甘草药材共计 46 批，葛根药材共计 15 批，黄柏药材共计 15 批，黄连药材共计 12 批，黄芩药材共计 10 批，鸡血藤药材共计 55 批，檀香药材共计 26 批，五味子药材共计 11 批，贝母药材共计 39 批，姜黄共计 11 批，菊花药材共计 50 批，以上药材购于安国药材市场。金银花药材 69 批，山银花药材 32 批采摘于全国各地。38 批沉香药材由天津中新药业药材公司馈赠。

（四）样品制备

16 种不同药材共计 481 批样本经粉碎并统一过 100 目筛网，取其中 1g 粉末，用于近红外光谱扫描分析。绿原酸与獐芽菜苦苷标准品分别配置成 1mg/mL、5mg/mL、10mg/mL 的氘代 DMSO 溶液。

（五）近红外光谱采集

1）固体样本采集方法：使用布鲁克 Tensor 37 型号的傅里叶变换近红外光谱仪，采用积分球检测元件、铟镓砷检测器对上述 481 批样本进行近红外光谱采集。仪器参数设置为分辨率 $8cm^{-1}$，扫描次数 64 次，扫描范围 12 000～$4000cm^{-1}$。每张光谱平均扫描 3 次取平均光谱降低其背景噪声。为了保证每批样本的扫描一致性，每次称量 1g 样本用于光谱信息的获得，并以铂金属板为背景。

2）液体样本采集方法：使用布鲁克 Tensor 37 型号的傅里叶变换近红外光谱仪，采用 2mm 光程的玻璃杯应用透射检测元件、铟镓砷检测器对氘代 DMSO 溶解的标准品溶液进行采集。仪器参数设置为分辨率 $8cm^{-1}$，扫描次数 64 次，扫描范围 12 000～$4000cm^{-1}$。每张光谱平均扫描 3 次取平均光谱，背景光谱为空气。

（六）PCA-MD 模式识别

OPUS 软件用于近红外光谱收集，为了降低样本分类带来的人为误差，采用

Kennard-Stone 算法[140, 141]将数据集合分为校正集与验证集。481 批中药材样本中 411 个组成校正集，剩余 70 个组成验证集。

光谱预处理方法包括原始光谱、归一化、多元散射校正、矢量归一化、去趋势化、矢量归一化结合去趋势化、卷积平滑、一阶导数、二阶导数、一阶导数结合矢量归一化、一阶导数结合多元散射校正、一阶导数结合去趋势化用于对光谱进行预处理。

首先采用模式识别技术中的一种最简洁的分类器——最小距离判别法，对不同类中药材进行聚类判别分析。传统最小距离判别法，是一种有监督的模式识别方法，如果各类协方差矩阵相近，且各类的检验概率相等的条件下，对于未知样本的判别分析，只需计算未知样本到给定均值的欧式距离即可。而在本章节中，考虑到在实际药材检测中各类样本的协方差矩阵不会很相近，同时考虑到样本光谱的变量较多，且共线性较高。因此提出了一种基于主成分分析并结合马氏距离（PCA-MD）进行中药材样本定性鉴别的算法。算法首先在获得光谱预处理数据后，根据公式（8.17）对校正集中 411 批样本进行主成分分析，得到对应的载荷矩阵 P，70 批验证样本通过该载荷矩阵根据公式（8.18）求算对应的得分矩阵 T_{val}。

$$X_{\mathrm{cal}} = T_{\mathrm{cal}} \cdot P^{\mathrm{T}} \tag{8.17}$$

$$T_{\mathrm{val}} = X_{\mathrm{val}} \cdot P \tag{8.18}$$

$$Dis = (t_{\mathrm{val}} - \overline{t_i}) H_i^{-1} (t_{\mathrm{val}} - \overline{t_i})^{\mathrm{T}} \tag{8.19}$$

按公式（8.19）计算该样本到校集中第 i 类中药得分数据集 $\overline{t_i}$ 的马氏距离 Dis。公式（8.19）中，H_{i} 为第 i 类数据集中的协方差矩阵。在获得样本 t_{val} 计算到各类样本的全部马氏距离后，找出最小马氏距离下对应的某类中药数据集，则该药材即判定为该类药材。在计算完全部 70 批验证数据后，计算出被划分正确的药材占 70 批药材数量的百分比，即为模型识别正确率。

（七）SIMCA 模式识别

SIMCA（soft independent modeling of class analogy）聚类分析也是一种有监督的模式识别方法，借助已知分类的 411 批检验集样本建立模型可预测剩余 70 批验证样本。与上面提出的 PCA-MD 原理相似，SIMCA 方法也建立在主成分分析之上。所不同之处主要是：①PCA-MD 同时对所有样本进行主成分分析，而 SIMCA 是对检验集中每一类样本进行主成分分析，分别建立了每一类药材的主成分分析模型，然后在此基础上对未知样本进行分类；②在判别指标上，PCA-MD 计算新样本与不同类别中药材中心的马氏距离，其中距离最小对应的类别即为判定类别，而 SIMCA 按照公式（8.20），（8.21），计算验证样本在每一类样本集中的光谱残差 e_{val}，得到最小光谱残差的数据集即为判定类别。

$$T_{\mathrm{val}} = X_{\mathrm{val}} \cdot P \tag{8.20}$$

$$e_{\mathrm{val}} = X_{\mathrm{val}} - T_{\mathrm{val}} \cdot P^{\mathrm{T}} \tag{8.21}$$

同样在计算完全部 70 批验证数据后，计算出被划分正确的药材占 70 批药材数量的百分比，即为模型识别正确率。

（八）偏最小二乘聚类分析

在上述 16 种药材中金银花与山银花样本用于容易混淆的同属异种药材，其中 101 个银花样本包括 69 个金银花与 32 个山银花。对于上述金银花和山银花样本粉末，使用偏最小二乘判别分析。对于其中的药效成分绿原酸与獐芽菜苦苷标准品采用主成分分析进行判别分析。以上所有算法均在 Windows 8.1 操作系统下，使用 Unscrambler（Version 9.7）完成。

二、实 验 结 果

（一）基于 Kennard-Stone 算法的样本分类结果

为了建立一种理想的分类器，首先需要将样本划分为校正集与验证集进行。Kennard-Stone 算法是基于变量之间的欧式距离，在特征空间中均匀选取样本。采用 Kennard-Stone 算法将 16 种不同药材共计 481 批样本组成的小型样本库随机划分为 411 批校正样本与 70 批验证样本。为了验证这种分类算法的合理性，每味药材的分类情况列于表 8.3。从表中可以看出 70 批验证样本被合理地分配到每一味药材中。

表 8.3 Kennard-Stone 算法样本分类结果

药材	校正集样本数	验证集样本数	全部样本
白芍	14	2	16
沉香	31	7	38
川芎	30	6	36
甘草	44	2	46
葛根	12	3	15
黄柏	14	1	15
黄连	6	6	12
黄芩	9	1	10
金银花	66	3	69
鸡血藤	45	10	55
菊花	41	9	50
山银花	27	5	32
檀香	22	4	26
五味子	5	6	11
贝母	37	2	39
姜黄	8	3	11

（二）不同光谱预处理方法对 PCA-MD 分类器判别的影响

为了建立理想的分类器，在使用主成分分析之前，首先对光谱采用 12 种不同预处理方法，从而得到准确性更高的分类器。由于在计算样本间马氏距离时，主成分数不能超过样本数，受限于五味子较少的样本数（建模时 n=5），因此主成分分析主成分数设定为 5。表 8.4 列举了不同光谱预处理方法的模型识别正确率，在不对光谱进行预处理时模型识别正确率仅有 74.3%，而采用一阶导数结合去趋势化算法模型识别正确率提高到 85.7%。

表 8.4 不同光谱预处理下主成分分析结合马氏距离法分类器分类效果比较

光谱预处理	主成分数	模型识别正确率（%）
原始光谱	5	74.3
归一化	5	74.3
多元散射校正	5	74.3
矢量归一化	5	77.1
去趋势化	5	78.6
矢量归一化结合去趋势化	5	80.0
卷积平滑	5	74.3
一阶导数	5	82.9
二阶导数	5	82.9
一阶导数结合矢量归一化	5	82.9
一阶导数结合多元散射校正	5	82.9
一阶导数结合去趋势化	5	85.7

上述结果发现在使用了最优的一阶导数结合去趋势化算法光谱预处理后，依然存在无法正确分类的样本。其中被误判别的药材包括 2 个沉香，2 个甘草，1 个葛根，1 个菊花，2 个五味子，1 个贝母和 1 个姜黄样品。因此尝试通过选择特定的波数区间进一步提高判别的精度。

（三）波数区域选择对 PCA-MD 分类器判别的影响

不同中药材的原始光谱与预处理后的近红外光谱图分别如图 8.5 与图 8.6 所示。不同颜色代表不同中药材，除了五味子与川芎之外其他光谱重叠严重，肉眼无法区别。同时，不难发现在 12 000～9000cm^{-1} 波数区，信息量少，而且噪声极大，因此剔除此波数段进一步建立预测模型。表 8.5 对比了使用全谱（12 000～9000cm^{-1}）与特定长波（9000～4000cm^{-1}）

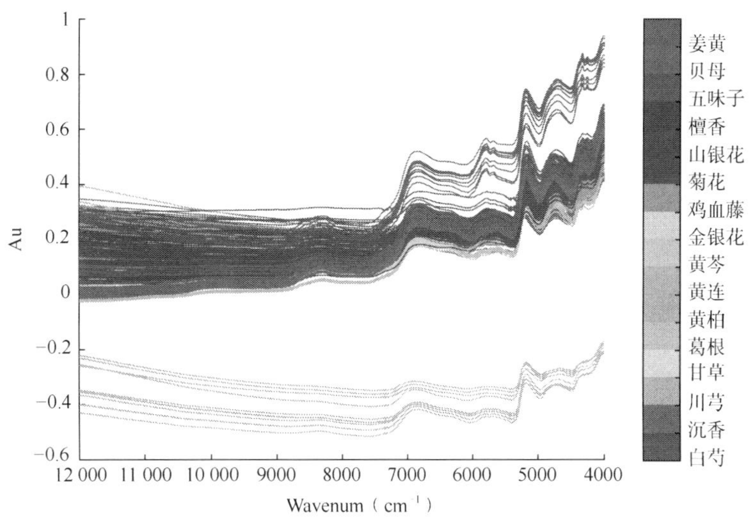

图 8.5 不同中药材的原始近红外光谱图

建立的分类器的模型识别效果，发现在剔除了近红外光谱的短波噪声区域后，模型的识别正确率得到了一定的提高。在使用一阶导数结合矢量归一化或一阶导数结合多元散射校正后，模型的识别正确率达到 87.1%。但在使用了最优的光谱预处理后依然存在无法正确分类的样本，与上述的两种最优光谱预处理具有完全相同的错误分类情况。

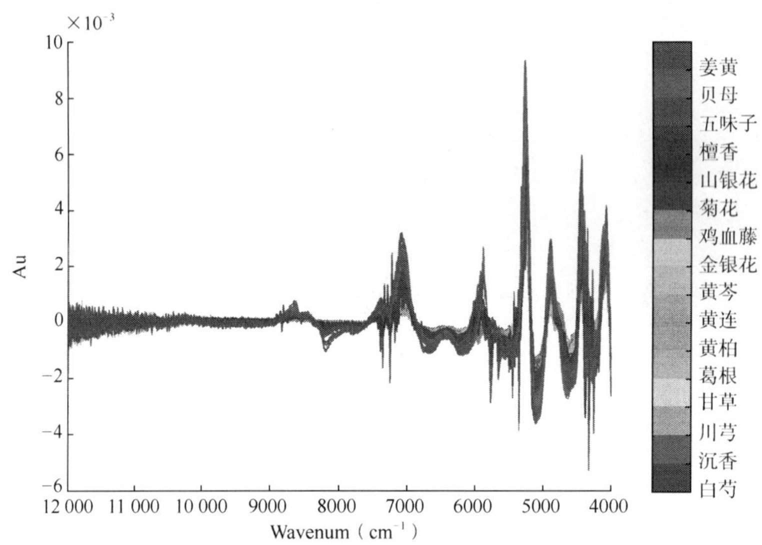

图 8.6　一阶导数结合去趋势化预处理后不同中药材的近红外光谱

表 8.5　全谱同长波区建模对主成分分析结合马氏距离法分类器分类效果比较

光谱预处理	全谱识别正确率（%）	特定长波识别正确率（%）
原始光谱	74.3	74.3
归一化	74.3	74.3
多元散射校正	74.3	82.9
矢量归一化	77.1	82.9
去趋势化	78.6	82.9
矢量归一化结合去趋势化	80.0	84.3
卷积平滑	74.3	74.3
一阶导数	82.9	84.3
二阶导数	82.9	85.7
一阶导数结合矢量归一化	82.9	87.1
一阶导数结合多元散射校正	82.9	87.1
一阶导数结合去趋势化	85.7	85.7

（四）不同光谱预处理方法及波数区域选择对 SIMCA 分类器判别的影响

在上述 PCA-MD 算法研究中，发现长波近红外区建立的模型预测精度更高，而且不同光谱预处理方法的使用也会相应增加模型的预测精确度。为了进一步提高模型的识别正确率，使用 SIMCA 算法的同时比较不同光谱预处理方法与光谱区域选择对模型识别率的影响。

为了便于比较，在使用 SIMCA 算法时将 16 种不同药材的主成分数全部设定为 5，其分类结果如表 8.6。同 PCA-MD 的规律一致，与全谱建模相比，使用长波区建立模型，所得的正确识别率更高，在使用一阶导数结合矢量归一化光谱预处理后，模型的识别率达到了 90%。但依然存在少量样本误判的现象（其中有 3 个五味子，2 个黄连，1 个葛根和 1 个山银花样本），可以发现误分类的样本主要来自于样本量比较小的药材，如五味子与黄连，两味药材在建模仅有 5～6 个样本而验证样本也仅为 5～6 个。说明模型预测准确率可通过加大建模训练样本量来进一步提高。

表 8.6　全谱同长波区建模在不同光谱预处理条件下 SIMCA 分类器分类效果比较

光谱预处理	全谱模型识别正确率（%）	长波模型识别正确率（%）
原始光谱	84.3	84.3
归一化	80.0	82.9
多元散射校正	82.9	88.6
矢量归一化	82.9	85.7
去趋势化	81.4	87.1
矢量归一化结合去趋势化	85.7	84.3
卷积平滑	84.3	82.9
一阶导数	65.7	82.9
二阶导数	22.9	37.1
一阶导数结合矢量归一化	80.0	90.0
一阶导数结合多元散射校正	70.0	85.7
一阶导数结合去趋势化	61.4	81.4

（五）不同主成分空间下中药样本的分布情况

根据上述表 8.5 与表 8.6 的结果，发现在设定 PCA-MD 及 SIMCA 分类器参数时，使用长波近红外区域（9000～4000cm^{-1}），并采用一阶导数结合矢量归一化光谱预处理算法其判别效果最佳。为了更加直观形象地展示不同样本的主成分空间分布情况，绘制了二维平面下 16 种不同中药材的空间分布图（图 8.7，图 8.8），以及三维空间下 16 种不同中药材的空间分布情况（图 8.9）。在将主成分数设为 3 的条件下，可以解释全谱 76%的变量信息，不同药材发生部分重叠的概率较低。而所采用的主成分数设为 5 时，16 种药材的重叠区域将进一步降低，特别是在 SIMCA 分类器的条件下对不同类中药材的识别率可以达到 90.0%。

上述聚类结果说明，通过 PCA 方法寻找近红外的特征性光谱特征，可以实现对不同中药材的聚类。其根本原因是药材样本中存在特异性的差异成分，而由这些成分间的微小差别所引起近红外吸收的 C—H，O—H，N—H，S—H，C═O 等基团的差异最终导致了近红外光谱的不同，借助化学计量学技术可以发现这些细微的差异，可以实现药材的鉴别和分类[143]。

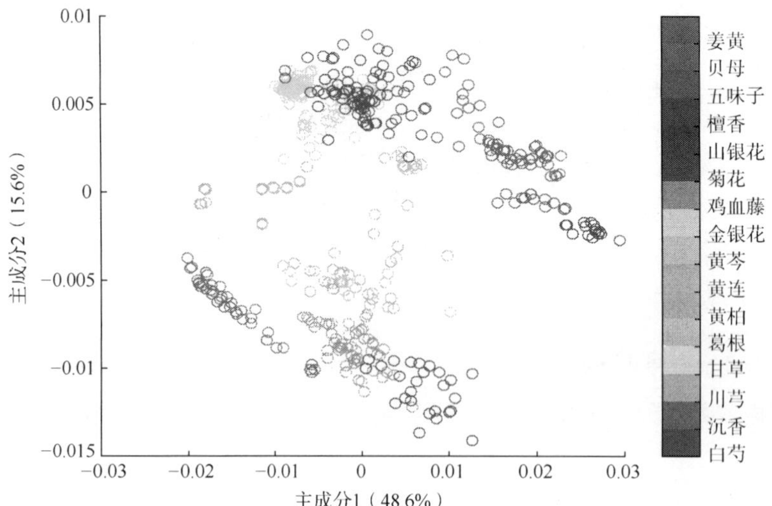

图 8.7　主成分 1 与主成分 2 二维平面下不同中药材的分布情况

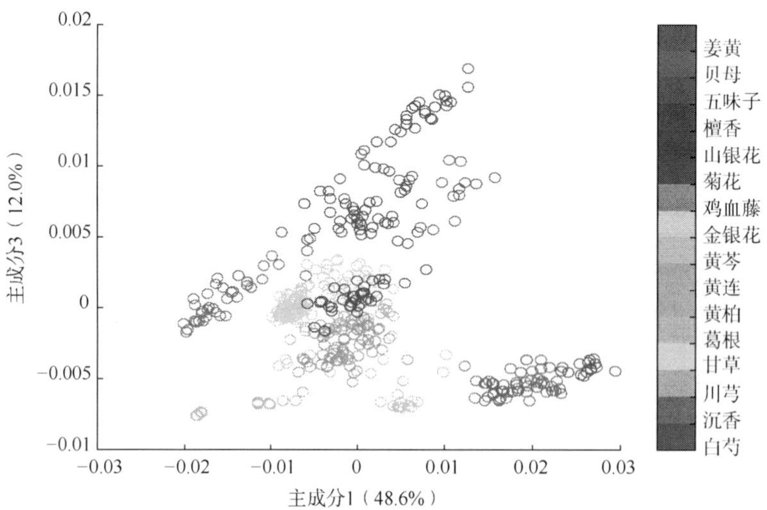

图 8.8　主成分 1 与主成分 3 二维平面下不同中药材的分布情况

（六）近红外光谱鉴别分析的化学物质基础研究

近红外光谱可以全面地反映药材的整体信息，包括药材的密度、组成、化学成分等物理化学信息等，因此对于药材的宏观聚类分析，该项技术具有独特的优势。例如，通过一阶导数结合矢量归一化光谱预处理方法，可以消除光谱中由于样本粉碎粒径不均一等物理信息的干扰，通过光谱区域的选择及光谱预处理方案可以突出光谱中微弱的化学信号，从而提高分类器的识别效果。

然而近年来对中药分析技术的要求已经不局限于仅提供鉴别分析的方法和工具，而是更关注其判别的机制及与中药品质相关的关键科学问题。因此需要依靠复杂的化学计量学方法去实现多基原药材的分类鉴定的同时，也要寻找和揭示这些药材间相互区别的本质原因，揭示其化学物质基础。而近红外光谱特征性的光谱特征富含了药材中丰富的光谱信息，深入挖掘上述信息，并以此为依据开展分析可以为近红外技术的应用提供更精确的理论指导。因此我们选择上述 16 种药材中亲缘关系较近的同属异种药材金银花与山银花为例，尝试通过其化学标志物的近红外光谱的差异对其进行鉴别与解析。

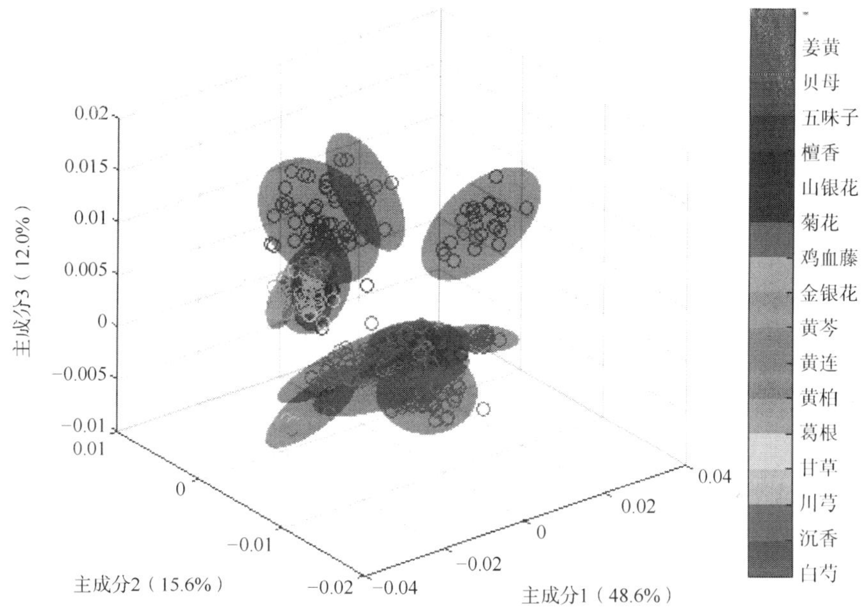

图 8.9　主成分 1，2，3 三维空间下不同中药材的分布情况

实验分别采集 101 批银花样本的近红外光谱（69 批金银花，32 批山银花），并使用偏最小二乘判别分析对两类银花样本进行判别分析。样本首先经一阶导数结合矢量归一化预处理，去除不相关的物理信息及噪声并凸显光谱中的化学信息[144]，预处理后的效果如图 8.10 所示。偏最小二乘判别分析的第一与第二潜在变量能够解析全谱的 87%信息，因此设定潜在变量数为 2 时提取其回归系数。如图 8.10（b）所示，具有较大回归系数绝对值的点有 4382cm^{-1}、4436cm^{-1}、4914cm^{-1}、5142cm^{-1}、5261cm^{-1}、5354cm^{-1}、5851cm^{-1}、5932cm^{-1}、5998cm^{-1}、7070cm^{-1}、7244cm^{-1}、7356cm^{-1}、7394cm^{-1} 及 8826cm^{-1}，表明这些波数点对两类银花样本的区分具有显著的贡献。选择 9000～4000cm^{-1} 波数区间对样本进行偏最小二乘判别分析得到分类情况如图 8.10（c）所示。从图中可以看出在第一潜在变量下，即可将两类银花样本进行很好的判别分类，而仅用第一潜在变量就反映了全谱中 84%的信息。

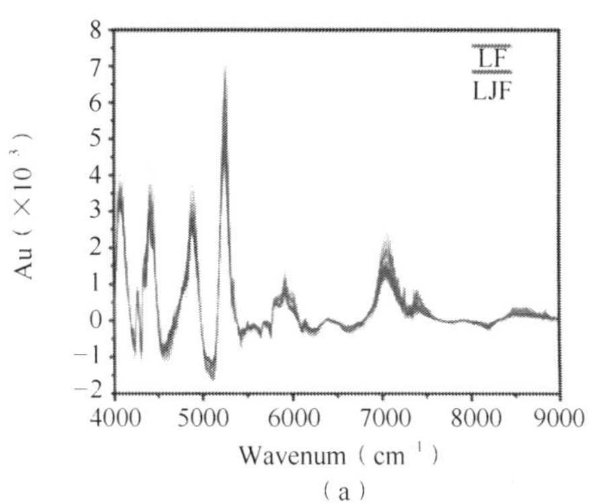

（a）

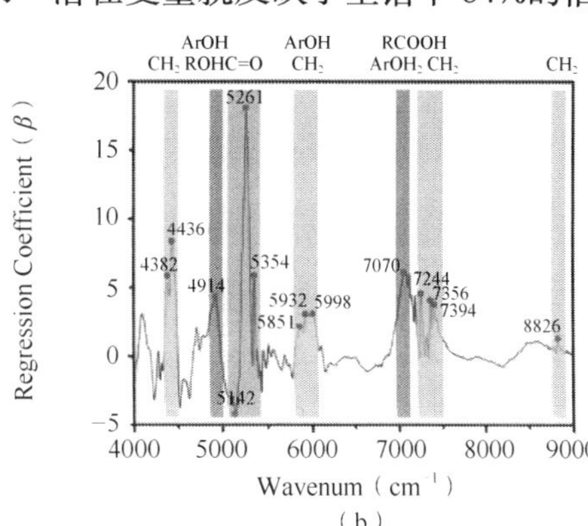

（b）

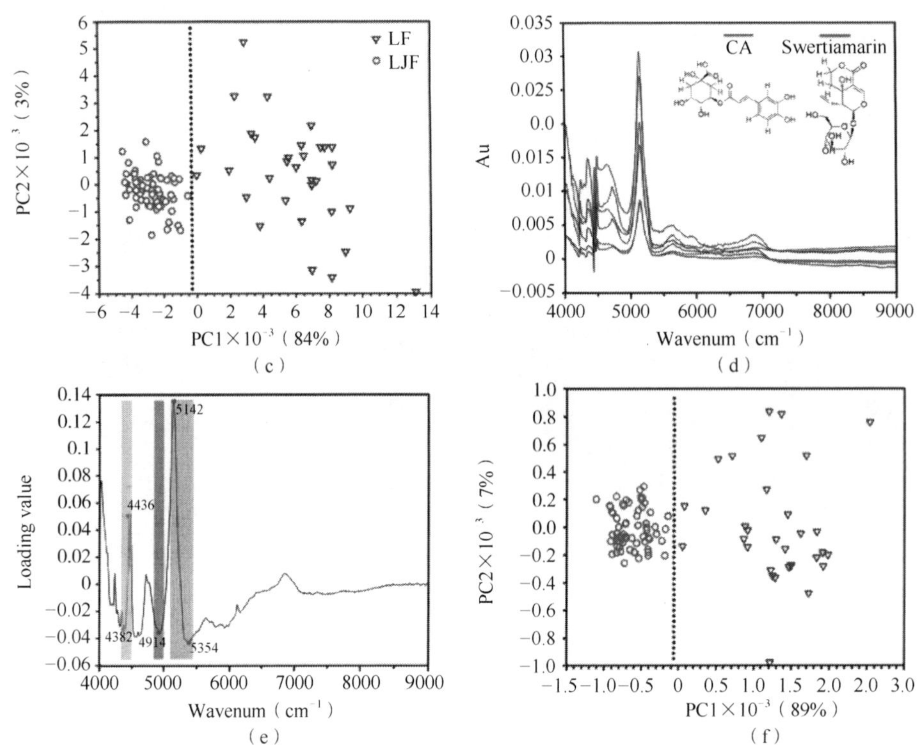

图 8.10 近红外光谱结合偏最小二乘判别分析直接对银花样本进行区分

（a）经一阶导数结合矢量归一化光谱预处理得到的光谱图；（b）第一潜变量下的偏最小二乘判别分析回归系数图；（c）全谱下银花样本近红外光谱得分图；（d）两大代表性化学标志物（绿原酸、獐芽菜苦苷）氘代 DMSO 背景下的一级导数结合矢量归一化近红外光谱图；（e）第一主成分数下的载荷图；（f）选定特定波数点下银花样本近红外光谱得分图

众所周知，近红外光谱是反映所测量化合物中含氢基团 X—H 振动的倍频和合频吸收。因此在上述 9000～4000cm^{-1} 波数区间的特征信息也应该代表着银花样品中的特征性的官能团信息。文献研究发现以绿原酸为代表的酚酸类成分为山银花的主要标志性成分，而以獐芽菜苦苷为代表的环烯醚萜类成分为金银花中的主要标志性成分[145-147]。因此我们分别采集了绿原酸和獐芽菜苦苷标准品溶液的近红外光谱信息，为了将液体背景的干扰降到最低，选择氘代 DMSO 试剂溶解标准品。1mg/mL、5mg/mL、10mg/mL 不同浓度梯度的绿原酸和獐芽菜苦苷标准品的近红外光谱图如图 8.10（d）。同样采用上述一阶导数结合矢量归一化光谱预处理方法进一步降低氘代 DMSO 溶剂的背景干扰，并通过主成分分析在第一主成分下发现 5 个具有较大载荷值的波数点分别为 4382cm^{-1}、4436cm^{-1}、4914cm^{-1}、5142cm^{-1}、5354cm^{-1}，如图 8.10（e）。而这五大波数点正好与图 8.10（b）中的回归系数载荷值重叠。

因此推断，近红外光谱光谱之所以可以区分金银花与山银花样本，主要是因为上述样品中存在的两大化学标志物成分中的 X—H 官能团的化学环境不同。具体而言，波数点 4382cm^{-1} 与 4436cm^{-1} 落入 C—H 的弯曲振动与伸缩振动组合频吸收区，其来源于绿原酸与獐芽菜苦苷中处于不同化学环境下的亚甲基。波数点 4914cm^{-1} 落入 O—H 的弯曲振动与伸缩振动组合频吸收区，其来源于绿原酸上的酚羟基与獐芽菜苦苷上的脂肪烃羟基，正是两种不同化学环境下的羟基导致了近红外的判别能力。波数点 5142cm^{-1} 与 5354cm^{-1}

落入 C═O 的二级倍频吸收区，其来源于酚酸类成分（羧基）与环烯醚萜类成分（内酯环）上处于不同化学环境下的 C═O。为了进一步证实这 5 个波数点对银花样本分类的重要性，选择这 5 个波数点对上述的金银花与山银花样本进行主成分分析。其近红外光谱主成分分析得分图如图 8.10（f）所示，第一主成分下就表示了其中 89%的光谱信息，同全谱聚类模式相似[图 8.10（c）]。

以上研究结果说明，药材中化学标志物的差异是近红外光谱分析技术的聚类判别的物质基础，因此通过发现和筛选药材中的化学标志物，利用其特征性的波数点或波数区间的近红外光谱信息，可以更加简便准确地实现中药材的红外光谱模式识别分析。

第五节　化学标志物在沉香近红外光谱品质评价中的应用

尽管近红外光谱分析技术在药材分析过程中具有诸多优点，但近红外光谱本身包含很多重叠峰缺少特征性，因此很难将吸收峰归属到具体的官能团上，更难归属到具体的药材中的某个次生代谢产物上。在近红外的判别分析中，理想的分类结果虽然可以通过一些复杂的化学计量学算法实现，但是无法提供预测结果背后的科学解释，由于缺少合适的化学标志物的信息，故不能和传统的色谱分析手段相互呼应。其次，中药材的成分复杂，大部分有效化合物的含量不足 1%，这就要求我们首先去解决近红外光谱分析技术要测什么的问题。为此本章节内容引入代谢组学研究思路，提出了一整套关于如何进行标志性成分即化学标志物的筛查及近红外评价模型建立的综合解决方案。

沉香为瑞香科沉香属植物白木香 *Aquilaria sinensis*（Lour.）Gilg 含有树脂的木材，具有行气止痛、温中止呕、纳气平喘等功效，常用于治疗胸腹胀闷疼痛、胃寒呕吐呃逆、肾虚气逆喘急等症[148]。然而野生沉香树已经濒临灭绝，导致大量伪劣沉香样本流入市场。近些年来对沉香的植物化学分析发现，沉香挥发油中有 52%含量的成分属于苯乙基色酮类成分[149]。有趣的是，四氢化苯乙基色酮类成分不存在于人工损伤的沉香树中，而仅存在于药用沉香木中，属于药用沉香中所特有的化合物[150]。在以往的研究中沉香的分析鉴定方法涉及气相色谱、HPLC 及液质分析等多种技术手段[151-153]。作为一项新兴的质量控制技术，近红外光谱分析相对于其他分析技术具有分析速度快、样本前处理简便、分析成本低等优点[154-156]。本节以沉香为例探讨了应用化学标志物采用近红外技术评价沉香品质的可行性。

一、材料与方法

（一）主要仪器

TENSOR 37 型近红外光谱仪，德国 Brucker 公司；Q-TOF Premier 质谱仪，Acquity BEH C_{18} 色谱柱（100mm×2.1mm，1.7μm），PDA 检测器和 Masslynx 工作站，电子分析天平，美国 Waters 公司；高效液相色谱仪，ACCHROM XAqua C_{18} 色谱柱（250mm×10mm，5μm），日本岛津公司；Zorbax SB C_{18} 色谱柱（250mm×4.6mm，5μm），美国安捷伦公司；Milli-Q

超纯水仪，美国 Millipore 公司；低温高速离心机，德国 Hettich 公司；半制备液相色谱仪，天津深航科技；超声波仪，天津恒奥科技公司。

（二）试剂

色谱级乙腈 Z（康科德有限公司）、质谱级乙腈（德国 Merck 公司）、分析级乙醇（天津一方科技）、质谱级甲酸（美国 Fisher 公司）、沉香（天津中新药业）。

（三）沉香药材来源

50 批沉香样本分别来自广东、海南以及印度尼西亚等地，由中新药业药材公司提供。其中 15 批样本为已知品质的沉香；35 批样本为未鉴定的沉香样本。

（四）样品制备

50 批沉香样本经粉碎并统一过 60 目筛网，取其中 1g 粉末，加入 10mL 50%（1∶1，v/v）乙醇溶液，室温下超声 30min，经 0.22μm 微孔滤膜过滤，滤液置 4℃ 保存备用，用于 UPLC-Q/TOF 及 HPLC 分析。

（五）沉香四醇标准品的制备

采用上述方法制备 12 号样本提取液，经岛津半制备液相色谱仪，色谱柱 ACCHROM XAqua C_{18}（250mm×10mm，5μm）；流速 4mL/min；监测波长：252nm；进样量：200μL；柱温 30℃；流动相：A 为 0.1%甲酸水溶液，B 为乙腈；采用 8%的 B 相等度洗脱方式，富集和制备沉香四醇标准品约 5mg。

（六）UPLC-Q/TOF 分析

1. 液相色谱条件

采用 Waters Acquity BEH C_{18}（2.1×100mm，1.7μm）色谱柱；流速 0.4mL/min；PDA 检测 200～400nm 扫描；进样量：5.0μL；柱温 30℃；流动相：A 为 0.1%甲酸水溶液，B 为乙腈；流动相程序见表 8.7。

表 8.7 UPLC 流动相程序的梯度设定

时间（min）	流速（mL/min）	流动相 B 乙腈（%）	流动相 A 0.1%甲酸溶液（%）
0.01	0.40	10.0	90.0
20.0	0.40	55.0	45.0
22.0	0.40	100.0	0.0
23.0	0.40	100.0	0.0
25.0	0.40	10.0	90.0
30.0	0.40	10.0	90.0

2. 质谱条件

离子源为电喷雾离子源（ESI-MS），数据采集工作站为 MassLynx 4.1。正离子模式：离子源温度 110℃；毛细管电压 3.5kV；样品 cone 电压 30V；雾化气为高纯氮气，雾化气流速 600L/h，温度 350℃；扫描范围 100～1000Da，扫描频率 0.1s，扫描间隔延时 0.02s；校正液采用亮氨酸脑啡肽（LEA，$[M+H]^+$=555.2931）。

3. HPLC 液相色谱分析

采用色谱柱 Zorbax SB C_{18} 色谱柱（250mm×4.6mm，5μm）；流速 1.0mL/min；检测波长：252nm；进样量：20.0μL；柱温 30℃；流动相：A 为 0.1%甲酸水溶液，B 为乙腈；流动相程序见表 8.8。

表 8.8　HPLC 流动相程序的梯度设定

时间（min）	流速（mL/min）	流动相 B 乙腈（%）	流动相 A 0.1%甲酸溶液（%）
0.01	1.00	10.0	90.0
8.0	1.00	12.0	88.0
18.0	1.00	14.0	86.0
30.0	1.00	14.0	86.0
40.0	1.00	16.0	84.0
60.0	1.00	16.0	84.0
63.0	1.00	100.0	0.0
65.0	1.00	100.0	0.0
67.0	1.00	10.0	90.0
70.0	1.00	10.0	90.0

（七）近红外光谱的采集

使用布鲁克 Tensor 37 傅里叶变换近红外光谱仪，采用积分球检测元件，铟镓砷检测器分别针对上述每批沉香 1g 的样本进行光谱采集。仪器参数设置为分辨率 $8cm^{-1}$，扫描次数 64 次，扫描范围 12 000～$4000cm^{-1}$。每张光谱平均扫描 3 次取平均光谱。

（八）多元统计分析

1. PCA 分析

选取 No.1～15 的沉香样本用于 UPLC-Q/TOF 分析，所获得的 UPLC-Q/TOF 数据导入 Markerlynx（V4.1 SCN639）。离子碎片筛选条件如下，保留时间范围：1～23min，质量截取范围：100～800Da，质量分辨率：0.02Da。离子碎片的采集条件如下。离子峰强度阈值：100counts，相同离子碎片窗：0.05Da，相同离子保留时间窗：0.2s。噪声削减：50counts，同位素离子：舍去。各离子碎片峰面积由 Masslynx 的 Apex Track Peak 功能自动积分求取。每一离子碎片信息包含有出峰时间与核质比双重信息。离子碎片积分面积首先经过 Pareto

归一化后使用 Masslynx 软件进行 PCA 主成分分析。

2. 近红外光谱分析

采用 OPUS 软件用于近红外光谱收集，为了降低样本分类带来的认为误差，采用 Kennard-Stone 算法将数据集合分为校正集与验证集。50 个沉香样本其中 35 个组成校正集，剩余 15 个组成验证集。光谱预处理方法包括原始光谱、均值化、归一化、多元散射校正、多元散射校正结合均值化、多元散射校正结合归一化、矢量归一化、去趋势化、矢量归一化结合去趋势化、卷积平滑、一阶导数、二阶导数等方法用于对光谱进行预处理。联合区间偏最小二乘法用于波长区间的选择[10]。原始光谱信息包含 2074 个变量，将波数区间 12 000～4000cm^{-1} 等分为 20 个区间，每一区间经上述 12 种光谱预处理后进行 1～3 次的随机组合，组合区间以交互验证的校正标准偏差（RMSECV）与对应的回归系数 R 进行综合评价，优选最佳组合区间与潜在变量数。所建模型再通过剩余验证集中的 15 批沉香样本进行稳健性评价，评价参数主要包括预测标准偏差（RMSEP）与对应的回归系数 R。以上所有算法均在 Windows 7 操作系统下，使用 Matlab 2011a（Mathworks，Natick，MA，USA）结合自编程序完成。

3. 热图分析

采用半定量热图分析展示关键化学标志物的含量变化及层聚类情况。具体过程如下：对 4 种化学标志物沉香四醇的含量进行均值化处理，样本间距离采用欧式距离计算，样本间连接方式采用 Ward 连接方法。以上算法在 Windows 7 操作系统下，使用 Matlab 2011a（Mathworks，Natick，MA，USA）结合自编程序完成。

4. 偏最小二乘判别分析

将沉香样本的三种类型的分析数据矩阵，包括近红外光谱数据矩阵、HPLC 指纹图谱及 4 种化学标志物的近红外预测矩阵，导入 SIMCA-P 11.5（Umetrics AB，Umea，Sweden）软件，使用偏最小二乘判别分析算法对样本进行聚类判别分析。

二、实 验 结 果

(一) UPLC-Q/TOF 结合 PCA 分析筛选沉香的化学标志物

为了筛选特征性的化学标志物用于对沉香样本进行真伪鉴别，我们首先选择 15 批已知品质的沉香样本进行 UPLC-Q/TOF 分析。通过正离子模式并结合紫外检测信息对样本的指纹图谱进行分析，结果如图 8.11（a）所示。

从真伪沉香的质谱与液相图的分析比较中可以发现，虽然两者所成分的数量不一，峰强度也有明显差异，但整理轮廓极为相似。经无监督模式的主成分分析方法，对真伪沉香进行判别分析，可以将沉香样本明显分为两类（图 8.11（b）)，通过进一步的载荷图分析，可以明显发现能够鉴别真沉香的化学标志物（图 8.11（c）)。如图 8.11（c）的载荷图所示，那些距离原点比较远的离子碎片即为对分类有重要贡献的离子碎片。通过对这些离子碎片的解析可以选定潜在的化学标志物（表 8.9）。

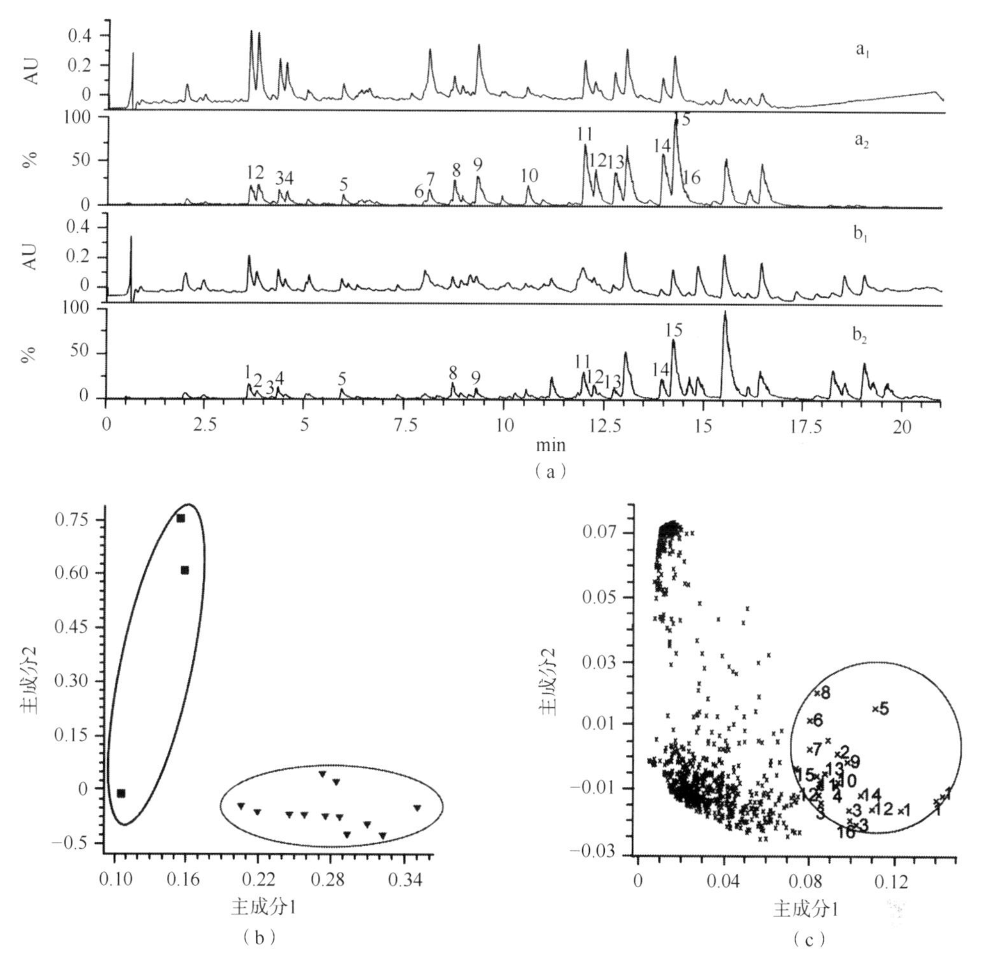

图 8.11　真伪沉香的指纹图谱及主成分分析

（a）真伪沉香样品的指纹图谱（a_1 真沉香样品的 UPLC 紫外检测图谱；a_2 真沉香样品的 BPI 离子流图；b_1 伪品沉香的 UPLC 紫外检测图谱；b_2 伪品沉香的 BPI 离子流图）。（b）主成分分析的得分图（正方形代表伪品沉香，倒三角代表真品沉香）。（c）主成分分析的载荷图

表 8.9　沉香中潜在化学标志物的指认

No.	t_R	UV	MS[M+H]$^+$	MS/MS（m/z）	Formula	Compound
1	3.63	196，252	283.1113	301，283，255，227，164	$C_{17}H_{18}O_6$	Agarotetrol（SRRS-THPEC）
1	3.63	196，252	301.1114	301，283，255，227，164	$C_{17}H_{18}O_6$	Agarotetrol（SRRS-THPEC）
1	3.63	196，252	319.1171	301，283，255，227，164	$C_{17}H_{18}O_6$	Agarotetrol（SRRS-THPEC）
2	3.83	196，252	349.1291	331，313，285，121	$C_{18}H_{20}O_7$	SRRS-THPEC
3	4.36	196，252	283.1565	301，283，255，227，164	$C_{17}H_{18}O_6$	Aquilarone B（SRSR-THPEC）
3	4.36	196，252	319.1203	301，283，255，227，164	$C_{17}H_{18}O_6$	Aquilarone B（SRSR-THPEC）
3	4.36	196，252	301.1701	301，283，255，227，164	$C_{17}H_{18}O_6$	Aquilarone B（SRSR-THPEC）
4	4.55	196，252	349.1312	331，313，285，121	$C_{18}H_{20}O_7$	SRSR-THPEC
5	5.99	196，254	329.0990	301，163，137	$C_{18}H_{16}O_6$	6，8-Dihydroxy-2-[2-（4-Hydroxy-3-Methoxyphenyl）ethyl]chromone

续表

No.	t_R	UV	MS[M+H]$^+$	MS/MS（*m/z*）	Formula	Compound
6	7.98	195，252	367.0978	349，331，313，121	$C_{18}H_{19}ClO_6$	chloro-THPEC
7	8.03	195，252	337.0853	337，319，301，283，265	$C_{17}H_{17}ClO_5$	SSSR-chloro-THPEC
8	8.75	196，236，280，320	343.1202	137	$C_{19}H_{18}O_6$	7-Methoxy-8-Hydroxy-2-[2-（3-Hydroxy-4-Methoxyphenyl）ethyl] chromone
9	9.28	195，230，330	313.1073	137，121	$C_{18}H_{16}O_5$	5，8-Dihydroxy-2-[2-（4-Methoxyphenyl）ethyl] chromone
10	10.81	240，270，330	283.0964	192，153	$C_{17}H_{14}O_4$	6-Hydroxy-2-[2-（4-Hydroxyphenyl）ethyl] chromone
11	11.99	195，234，280，320	327.1240	191，137，121	$C_{19}H_{18}O_5$	6-Methoxy-2-[2-（3-Methoxy-4-Hydroxy-phenyl）ethyl] chromone
12	12.24	207，234，279，322	297.1156	206，191，167，121	$C_{18}H_{16}O_4$	7-Hydroxy-8-Methoxy-2-（2-phenylethyl）chromone
13	12.78	195，240，280，327	297.1153	121	$C_{18}H_{16}O_4$	6-Hydroxy-7-Methoxy-2-（2-phenylethyl）chromone
14	13.99	230，278，314	341.1363	121	$C_{20}H_{20}O_5$	6，7-Dimethoxy-2-[2-（4-Methoxyphenyl）ethyl] chromone
15	14.24	192，237，280，317	311.1291	220，205	$C_{19}H_{18}O_4$	6-Methoxy-2-[2-（3-Methoxyphenyl）ethyl] chromone
16	14.41	192，237，280，317	311.1298	220，205	$C_{19}H_{18}O_4$	6-Methoxy-2-[2-（4-Methoxyphenyl）ethyl] chromone

通过离子碎片信息并结合文献分析[5]，发现沉香中主要包含两种类型的苯乙基色酮类成分，其母核结构如图 8.12 所示。第一类为四氢化色酮类成分（a），第二类为普通的氧化型色酮类成分（b），其衍生物多为甲氧基、羟基取代。

（a）　　（b）

1. Agarotetrol（SRRS-THPEC）：R_1=OH（S），R_2=OH（R），R_3=OH（R）
2. SRRS-THPEC：R_1=OH（S），R_2=OH（R），R_3=OH（R），R_4=OCH_3
3. Aquilarone B（SRSR-THPEC）：R_1=OH（R），R_2=OH（S），R_3=OH（S）
4. SRSR-THPEC：R_1=OH（R），R_2=OH（S），R_3=OH（R），R_4=OCH_3

图 8.12　沉香中两种类型的苯乙基色酮类成分的母核结构及主要化学标志物

在 20 个差异显著的离子碎片中有 10 个离子碎片均指向 6 种四氢化色酮类成分，而这一结果同文献报道所认为的四氢化色酮类成分属于沉香中的特有性成分，可以作为判别沉香真伪的报道相吻合[148, 151]。并且有文献记载色酮类成分具有神经保护及抗炎功效[158, 159]，因此我们认为这些四氢化色酮类成分可作为沉香的化学标志物。其具体分别为 SRRS-THPEC（Agarotetrol）、SRSR-THPEC（aquilarone B）、SSSR-chloro-THPEC、chloro-THPEC（见图 8.12）。

（二）沉香中化学标志物的 HPLC 定量分析

我们选择上述沉香其中不含氯的 4 种四氢化色酮类成分进行 HPLC 定量分析，希望利用沉香四醇标准品，通过一标多评法检测剩余 3 种化合物的含量。沉香四醇的质谱结构解析如图 8.13 所示，各峰强度比为（m/z）301（M^+，11%），283（25），255（57），227（20），192（9），164（100），136（27），105（33），91（85）。HPLC 峰纯度鉴定如图 8.14。经过质谱解析推测及液相纯度分析，自行分离制备的沉香四醇纯度在 98%以上。

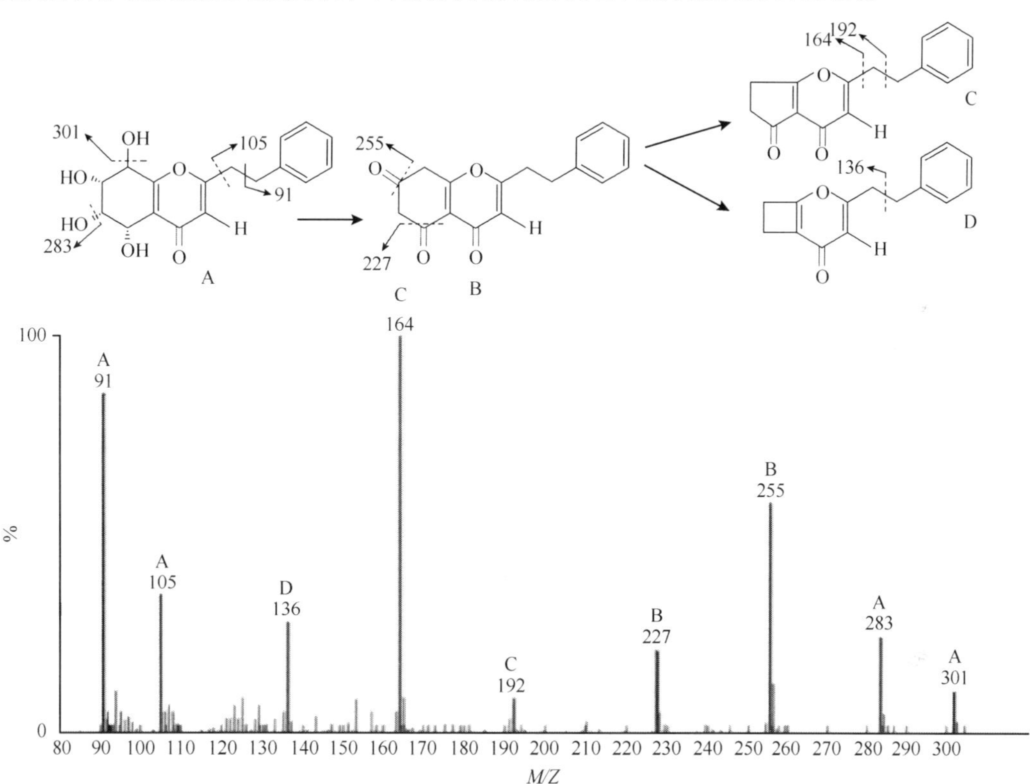

图 8.13　正离子模式下沉香四醇的二级质谱信息及碎片结构解析图

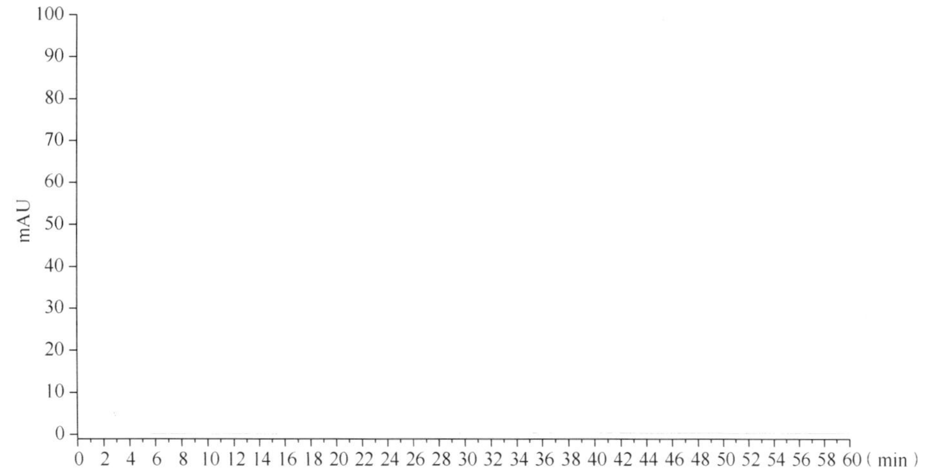

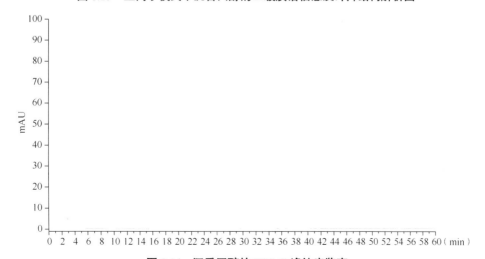

图 8.14　沉香四醇的 HPLC 峰纯度鉴定

对沉香提取液中4种四氢化色酮类成分进行HPLC分析，其色谱图谱如图8.15所示，四个成分得到良好的分离，沉香四醇在5～1000μg/mL范围内呈现良好线性，具体信息见下图。

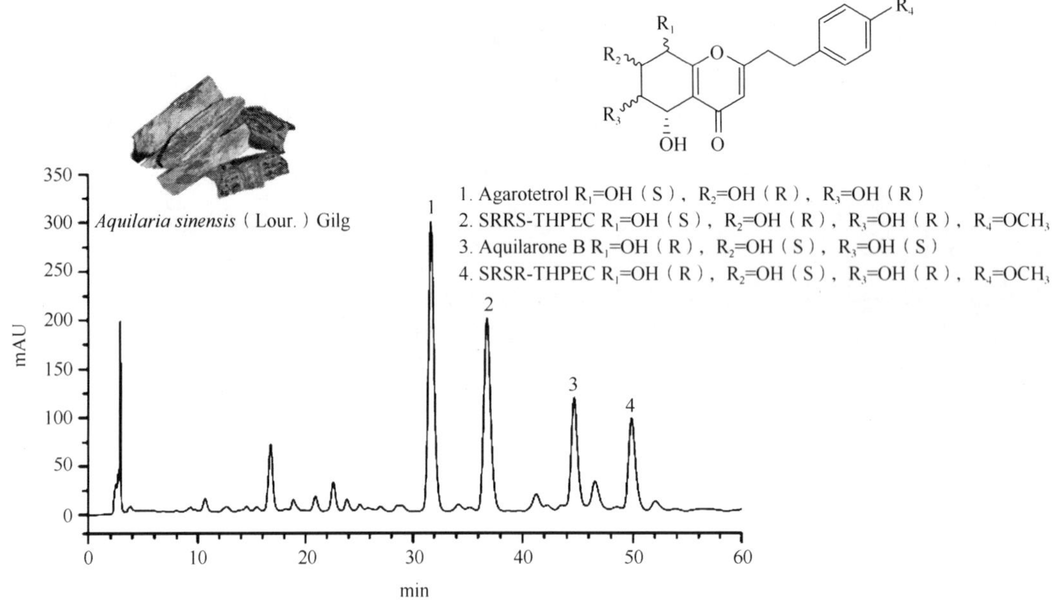

图8.15 沉香中4种四氢化色酮类成分的HPLC图

（三）联合区间偏最小二乘法对四种沉香化学标志物进行定量分析

1. 近红外光谱图特性分析

如图8.16（a）所示，近红外原始光谱峰重叠严重，经过Dhanoa等的矢量归一化结合去趋势化算法后[160][图8.16（b）]，能够观察到5个特征的吸收峰：6920cm^{-1}，R—OH的二级伸缩倍频振动吸收区；5800cm^{-1}、5900cm^{-1}、5970cm^{-1}，C—H的二级伸缩倍频振动吸收区；5200cm^{-1}，O—H伸缩与C—H弯曲振动的组合频吸收区；4750cm^{-1}，O—H伸缩与C═O伸缩振动的组合频吸收区；4400cm^{-1}、4280cm^{-1}、4190cm^{-1}，C—H伸缩振动与C—H弯曲振动的组合频吸收区[161-163]。而对于复杂的中药体系下建立的近红外模型，选择长波近红外区域进行定量建模更加合理[164, 165]。

2. 近红外光谱校正模型的建立与评价

通常近红外光谱特征官能团的重叠峰会干扰近红外光谱的定量分析与波谱解析。而沉香中4种四氢化色酮类成分结构极为相近，包括了两种非对映异构体，沉香四醇与aquilarone B，SRRS-THPEC与SRSR-THPEC，因此给近红外光谱的波长选择带来了较大困难。为此我们联合区间偏最小二乘法，将4000～12000cm^{-1}的全波谱段等分为20个子区间，这20个子区间，采用自编的Matlab程序使用Kennard-Stone算法从50个样本中挑选出35个样本用于建立校正模型，以RMSECV与对应的回归系数R优选最适合的波段组合。并在优选最适波长区间前，采用12种不同的光谱预处理方法用于降低光谱噪声提高模型的信噪比。考虑潜在变量数作为一种防止模型过拟合的重要参数，在Matlab程序中不选择最低RMSECV对应的

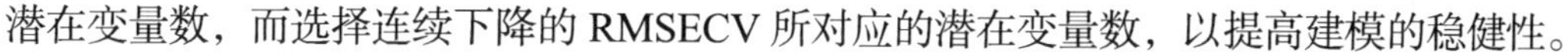

潜在变量数，而选择连续下降的 RMSECV 所对应的潜在变量数，以提高建模的稳健性。

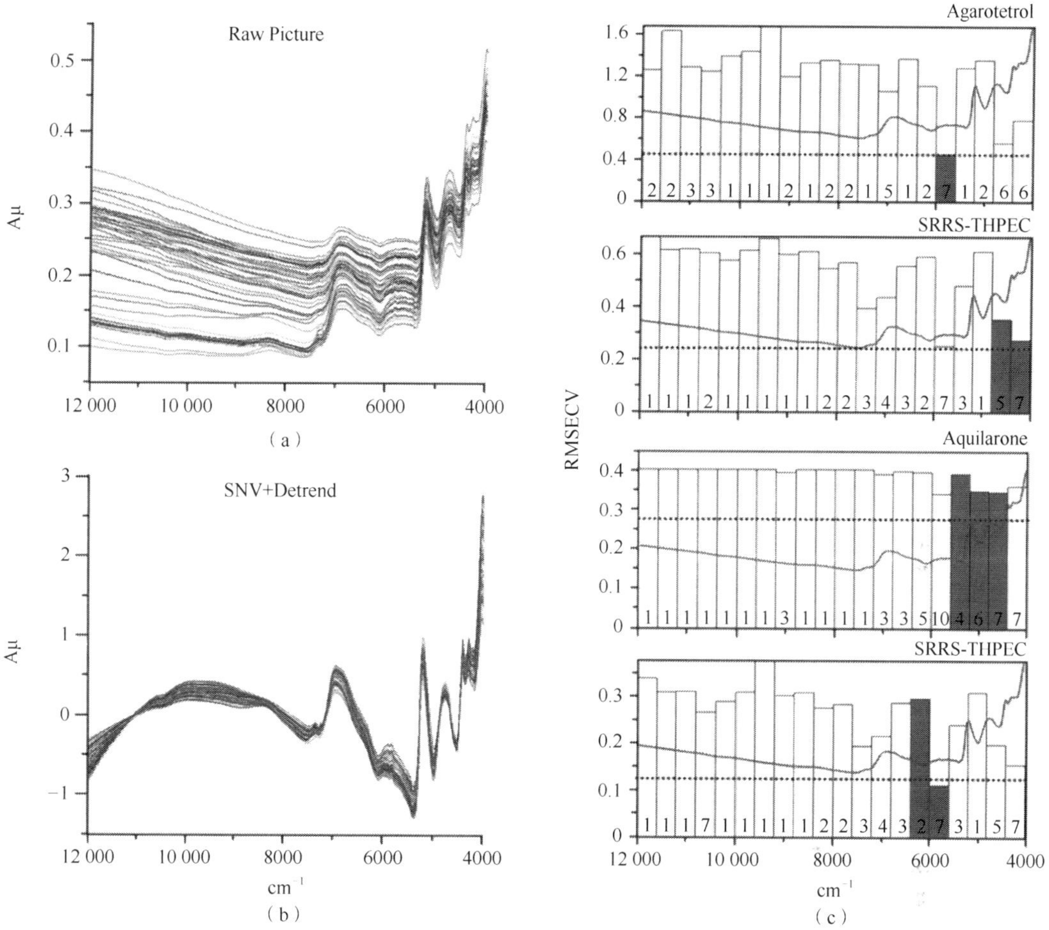

图 8.16　近红外原始光谱与光谱预处理及联合区间偏最小二乘法

（a）近红外原始光谱图；（b）光谱预处理；（c）联合区间偏最小二乘法下的交互验证误差分析图

结果如图 8.16（c）所示，柱状图中的柱高代表不同波段下的 RMSECV 值，柱内部的数字表示对应潜在变量数。图中的点划线表示当潜在变量数为 10 时全谱条件下对应的 RMSECV 值，图中蓝色的区域即为程序优选的波长区间。结果发现优选波长区间均落在了长波近红外区（4000～7000cm^{-1}），而在这一区间其波动信息丰富适合预测复杂体系下的微量成分的变化。

虽然这四个结构相近的四氢化色酮类化合物却采用了完全不同的波长组合区间。例如，沉香四醇选择第 16 个子区间波数范围 5586～5979cm^{-1}，这一范围属于 C—H 键的二级倍频伸缩振动区。而沉香四醇的非对映异构体 Aquilarone B 的优选波数区间在第 17～19 的区间波数范围为 4394～5582cm^{-1}，这一波数区间落入 O—H 伸缩振动与 O-H 弯曲振动的组合频吸收区。观察这对非对映异构体的化合物结构差异发现（图 16），其区别在于 R_2 与 R_3 位的 C—H、C—O 键的相对构型差异。同时，SRRS-THPEC 与 SRSR-THPEC 也是一对非对映异构体，其在结构上的差异在于 R_1 与 R_2 上 C—H 键的相对构型。前者选择 19～

20 的区间，波数范围为 3996～4787cm^{-1}，属于 C-H 伸缩振动与弯曲振动的组合频吸收区；后者选择 15～16 的区间，波数范围 5586～6376cm^{-1}，属于 C-H 二级伸缩振动区。因此近红外光谱波数范围的优选结果，也能反映了四氢化色酮类同分异构化合物的结构特征。

表 8.10 详细列出了 4 种四氢化色酮类成分所建模型的最适条件。在所建立的最适模型中均采用了矢量归一化结合去趋势化的光谱预处理方式。采用留一法交互验证法用于优化潜在变量数，即所选的 35 个建模样本，每次剔除一个样本选择剩下的 34 个样本用于对这剔除的样本进行误差计算，循环剔除直到 35 个样本全部被置换。如表 8.10 所示，如果一个化合物选择的波长组合区间越多，潜在变量数越多，则这个化合物越难预测。例如，沉香四醇的含量为其非对映异构体 aquilarone B 的 3 倍，因此沉香四醇具有更强的抗干扰能力。这也表现在建立的定量模型中，沉香四醇选择的主成分数为 7，而 aquilarone B 选择的主成分数则为 14，这说明模型预测沉香四醇相对于预测 aquilarone B 更加容易。

表 8.10　4 种四氢化色酮类成分近红外模型的最适条件

No.	Compounds	Pretreated methods	Interval number	LV	Calibration			
					RMSEC	RMSECV	*R*（RMSECV）	Mean concentration（mg/g）
1	**Agarotetrol**	**SNV+DT**	**16**	**7**	**0.30**	**0.46**	**0.94**	**2.51**
	SRRS-THPEC	SNV+DT	16	8	0.10	0.22	0.93	0.81
	Aquilarone	MSC+ME	18	4	0.23	0.28	0.58	0.88
	SRSR-THPEC	SNV+DT	16	8	0.04	0.09	0.95	0.38
2	Agarotetrol	DT	13 19	9	0.22	0.34	0.97	2.51
	SRRS-THPEC	**SNV+DT**	**19 20**	**12**	**0.07**	**0.15**	**0.97**	**0.81**
	Aquilarone	DT	6 18	10	0.03	0.20	0.71	0.88
	SRSR-THPEC	**SNV+DT**	**15 16**	**9**	**0.04**	**0.10**	**0.93**	**0.38**
3	Agarotetrol	DT	15 18 19	8	0.18	0.28	0.98	2.51
	SRRS-THPEC	MSC+ME	7 17 20	14	0.04	0.11	0.98	0.81
	Aquilarone	**SNV+DT**	**17 18 19**	**14**	**0.05**	**0.17**	**0.89**	**0.88**
	SRSR-THPEC	MSC+AUTO	6 15 20	13	0.03	0.06	0.98	0.38

黑色粗体代表所建模型的最适条件

利用上述所建立的模型，对剩余的 15 个验证集样本进行预测，评价参数采用 RMSEP 与对应的回归系数 *R*。结果如表 8.11 所示，四个化合物的预测回归系数均在 0.9 以上，说明模型可以较好地预测未知样本，而具体的预测数据与实际数据列于表 8.12 中。

表 8.11　4 种四氢化色酮类成分近红外模型的预测效果

Compounds	Pretreated methods	Interval number	LV	Validation		
				RMSEP	*R*（RMSEP）	Mean concentration（mg/g）
Agarotetrol	SNV+DT	16	7	0.24	0.96	2.03
SRRS-THPEC	SNV+DT	19 20	12	0.16	0.94	0.63
SRSR-THPEC	SNV+DT	15 16	9	0.09	0.92	0.29
Aquilarone	SNV+DT	17 18 19	14	0.19	0.92	0.80

表 8.12　4 种四氢化色酮类成分的预测值与真实值比较

No	1R# (mg/g)	1P (mg/g)	2R (mg/g)	2P (mg/g)	3R (mg/g)	3P (mg/g)	4R (mg/g)	4P (mg/g)
1	1.99	2.38	0.60	0.39	0.74	0.98	0.25	0.13
2	2.78	3.06	1.27	1.33	1.38	1.58	0.64	0.62
3	3.36	3.17	1.16	1.41	1.37	1.47	0.65	0.65
4	2.07	2.64	0.68	0.58	0.97	0.93	0.35	0.25
5	3.32	4.16	1.86	1.90	0.00	0.43	0.85	0.72
6	3.52	3.71	0.81	0.94	1.02	1.04	0.29	0.26
7	2.33	1.39	0.86	0.90	0.85	0.69	0.44	0.32
8	3.08	2.86	0.87	0.80	0.95	1.07	0.37	0.46
9	2.48	2.04	0.22	0.07	0.13	−0.27	0.06	−0.06
10	4.42	3.92	0.73	0.54	1.48	1.19	0.48	0.38
11	3.52	3.55	2.66	2.80	1.39	1.41	1.35	1.21
12	6.51	6.16	0.99	1.22	0.63	0.77	0.40	0.36
13	0.36	0.05	0.15	0.08	0.00	−0.05	0.06	0.21
14	0.73	1.18	0.24	0.04	1.59	1.56	0.08	0.01
15	0.88	1.05	0.00	0.02	0.04	0.00	0.00	−0.06
16	0.64	0.63	0.14	0.13	0.45	0.43	0.04	0.11
17	2.37	2.50	0.90	1.12	0.97	0.95	0.43	0.42
18	2.47	2.45	0.96	1.12	1.13	1.15	0.45	0.54
19	2.39	2.39	0.67	0.92	0.77	0.95	0.30	0.23
20	3.06	2.90	1.23	1.02	1.39	1.34	0.68	0.52
21	0.52	0.58	0.08	0.06	0.00	−0.12	0.03	0.14
22	2.29	1.96	0.79	0.73	0.82	0.92	0.38	0.45
23	5.39	4.52	0.83	0.65	1.05	1.06	0.40	0.38
24	2.81	2.66	1.00	1.12	1.14	1.18	0.52	0.69
25	2.28	2.47	0.76	0.71	0.83	0.68	0.38	0.36
26	0.76	0.86	0.20	0.23	0.93	1.37	0.06	0.05
27	2.05	3.46	0.35	0.68	0.37	0.55	0.14	0.29
28	0.83	0.89	0.09	0.02	0.35	0.41	0.03	0.04
29	3.05	2.62	0.71	0.78	0.74	1.07	0.37	0.45
30	3.56	3.67	0.60	0.76	0.70	0.73	0.29	0.40
31	1.99	2.28	0.30	0.32	0.27	0.47	0.10	0.14
32	2.13	2.31	0.83	0.90	0.87	1.01	0.38	0.52
33	0.79	0.76	0.00	0.11	0.68	0.71	0.00	0.08
34	3.29	3.38	1.10	1.19	1.34	1.17	0.51	0.53
35	2.79	2.79	0.69	0.76	0.91	0.91	0.27	0.33
36	0.74	0.72	0.16	0.11	0.77	0.92	0.05	0.18
37	3.07	3.37	0.67	0.83	1.17	1.12	0.36	0.48
38	0.75	0.23	0.15	−0.09	0.68	0.76	0.05	0.11

续表

No	1R[#]（mg/g）	1P（mg/g）	2R（mg/g）	2P（mg/g）	3R（mg/g）	3P（mg/g）	4R（mg/g）	4P（mg/g）
39	2.02	2.87	0.81	0.90	0.87	0.72	0.36	0.45
40	0.74	0.60	0.21	0.28	1.43	1.32	0.06	0.08
41	0.54	0.74	0.18	0.30	0.69	0.94	0.06	0.00
42	1.64	2.17	0.49	0.60	0.59	0.78	0.18	0.17
43	2.50	2.80	1.64	1.53	0.93	0.84	0.76	0.78
44	2.52	2.82	1.07	0.69	1.16	1.04	0.50	0.35
45	2.81	2.75	1.74	1.55	1.13	0.99	0.81	0.63
46	2.47	2.35	0.71	0.63	0.80	0.80	0.28	0.22
47	3.14	2.85	0.97	0.88	1.07	1.03	0.47	0.52
48	2.70	2.62	0.77	0.63	0.80	0.44	0.38	0.27
49	2.62	2.44	0.85	0.97	0.95	1.05	0.34	0.23
50	3.30	3.49	2.12	1.86	1.44	1.24	1.02	0.82

1R～4R 对应于 Agarotetrol、SRRS-THPEC、Aquilarone、SRSR-THPEC 的实测值；1P～4P 对应于 Agarotetrol、SRRS-THPEC、Aquilarone、SRSR-THPEC 的预测值

（四）基于化学标志物的沉香品质判别分析

依据上述 4 种四氢化色酮类化学标志物的含量，采用欧式距离对 50 批沉香样本的品质进行层聚类分析，通过热图分析展示其聚类结果。如图 8.17（a）所示，伪品沉香样本中的 4 种成分含量很低，因此与沉香样本具有较大差异。而沉香样本又可根据这 4 种化学标志物的含量分别聚为 3 类。其中色酮类成分含量较高的为优质沉香（SS 组），色酮类成分含量居中的为合格沉香（QS 组），而色酮类成分含量较低为不合格沉香（US 组），该分类结果与常规检验基本吻合（表 8.12）。

为了综合评价本章建立的基于化学标志物的近红外评价体系的可信性，我们比较了使用传统的 HPLC 指纹图谱、近红外全谱扫描及 4 种化学标志物优选波数区间的三种不同的分类判别的效果，数据分析同样采用偏最小二乘判别分析对 50 批沉香样品进行聚类。其结果如图 8.17（b）、（c）、（d）所示，不论是使用 HPLC 指纹图谱还是使用近红外全谱扫描的聚类方法均可以将伪品沉香（FS）与优质沉香（SS）区分开来，但是无法区分合格沉香（QS）与不合格沉香（US）。然而，利用 4 种化学标志物的近红外检测方法，伪品沉香（FS）、不合格沉香（US）、合格沉香（QS）及优质沉香（SS）均可以得到准确区分，结果说明采用选择化学标志物特定的波长区间可以明显提高聚类的准确性。

（五）基于化学标志物的品质判别的技术优势

代谢组学是系统生物学的重要组成部分，是通过对生物体内代谢物进行定性定量分析，借助化学计量学方法寻找代谢物与生理病理变化的相对关系。目前代谢组学的研究策略已经渗透到植物学分类、毒理学、疾病诊断多个领域[166-170]。在筛选中药化学标志物的筛选过程中，引入代谢组学的研究策略，获取的药材中对分类有主要贡献的差异性次生代谢产物，即化学标志物，可有效地简化并提高鉴别的效率。

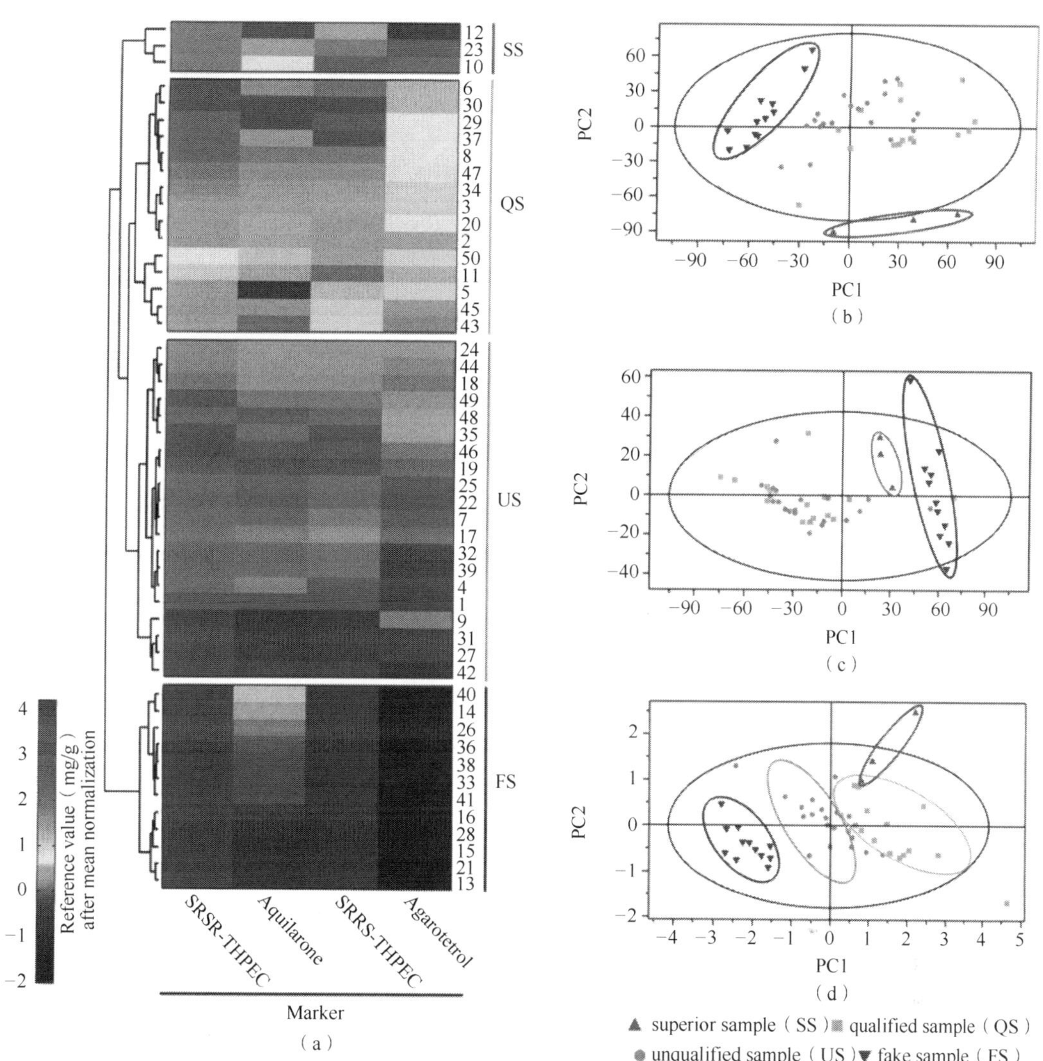

图 8.17　层聚类热图分析与三种数据矩阵的偏最小二乘判别分析

（a）4 个化学标志物的层聚类分析热图分析；（b）HPLC 指纹图谱偏最小二乘判别分析；（c）NIRS 全谱最小二乘判别分析；（d）4 个化学标志物的近红外预测值偏最小二乘判别分析

经过 UPLC-Q/TOF 结合主成分分析，本章节以沉香为例发现了一类 2-（2-苯乙基）色酮类化合物可以作为用于识别真伪沉香的化学标志物。研究报道 2-（2-苯乙基）色酮类化合物是中药沉香中的有效成分，目前为止从沉香中分离鉴定得到的 2-（2-苯乙基）色酮类成分有 70 多种[171]。尽管色酮类成分与黄酮类成分结构相似，但两者生物合成路线完全不同[172]。“防御反应结香”假说是指由于沉香木受伤或感染真菌诱导了白木香防御机制的形成，而健康的沉香木材不含此类成分[173, 174]。这类色酮类化合物是沉香木材细胞在逆境状态下合成的特殊的次生代谢产物，能与细胞中其他成分形成复合物（结香），堵塞次生木质部的导管和维管束，以此防御外界物理、化学物质及真菌等的进一步伤害。

UPLC-Q/TOF 由于其分析时间短、重现性好、分辨率高等特点被广泛用于中药材不同结构母核的次级代谢产物分析研究中。结合主成分分析或偏最小二乘判别分析等模式识别技术，UPLC-Q/TOF 技术已被广泛用于发现相似性中药材中化学标志物，进而对中药材进行质量控制[175, 176]。与传统的指纹图谱分析技术不同，近红外光谱本身包含很多重叠峰，缺少特征峰，因此很难将某个吸收峰归属到具体的官能团上。目前的研究主要集中在对原始光谱进行降维处理，再对光谱进行聚类分析，这样就更加大了对光谱的解析难度[177]。而通过复杂的化学计量学算法即便得到理想的分类结果，也无法解释这些结果背后的原因。本章借助代谢组学的研究方法，提出首先发现化学标志物，筛选这些化学标志物的特征波长用于建模，再对这些化学标志物进行有目的的定量分析，这使得分析数据更加具有说服力，模型更稳健、精确，并取得了良好的效果（图 8.18）。

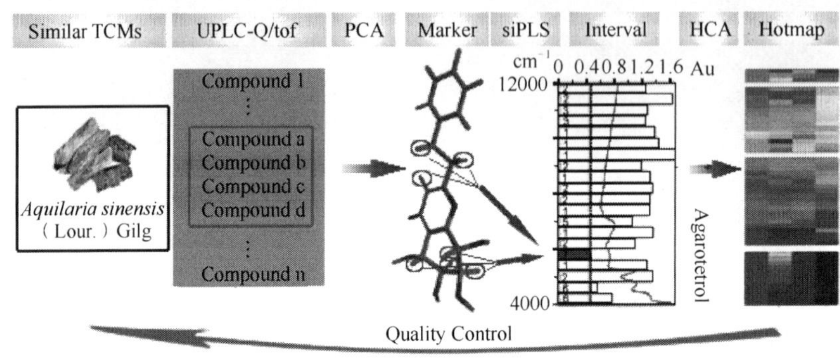

图 8.18 化学标志物的筛选结合近红外分析技术用于中药质量的快速评价

结 论

近年来发展起来的近红外光谱分析技术具有测定速度快（秒级），对中药提取物、饮片及固体粉末等均可以直接进行定性鉴别及定量分析等特点，因此在中药分析方面取得了较快发展。采用近红外光谱一方面可以更全面地反映药材的整体信息，便于宏观聚类分析；另一方面，由于其光谱重叠严重，对于组成复杂的样品体系，必须通过化学计量学方法将光谱数据和其中特定成分的信息进行关联，可实现对其中多种成分的同时定量分析。利用近红外光谱技术不但可以鉴别中药材的种类、产地和真伪，而且能够快速分析药材中有效成分含量及复方制剂中特定成分含量信息。随着信息科学与人工智能技术和装备的发展，使中药品质研究相关的大数据的收集和质量追溯成为可能，可以实现对整个产业链条的监控和评价。建立更符合中药特色的品质智能管理体系，实现以“疗效为核心，以质量为标准”的品质监管体系是中药现代化和国际化的基本保障。

本文就白芍药、川芎、甘草、葛根、黄柏、黄连、黄芩、鸡血藤、檀香、五味子、贝母、姜黄、菊花、金银花、山银花、沉香与真伪沉香等数百批药材开展近红外这种快捷高效的分析技术与药效物质以及药材的功效相关联研究，为药材的质量评价提供更丰富、全面、可靠并具有中医药特色的信息，从不同的侧面介绍近红外技术在中药材质量评价方面的基本原理、研究进展和发展趋势。

参 考 文 献

[1] 陈硕，周小雷，王硕，等. 中药材质量控制技术现代研究概述. 现代中药研究与实践，2013，(3)：72-77.

[2] 时圣明，潘明佳，王洁，等. 分子鉴定技术在中药中的应用. 中草药，2016，47（17）：3121-3126.

[3] Zhou JL，Qi LW，Li P. Herbal medicine analysis by liquid chromatography/time-of-flight mass spectrometry. Journal of Chromatography A，2009，1216（44）：7582-7594.

[4] Zhao J，Ge LY，Xiong W，et al. Advanced development in phytochemicals analysis of medicine and food dual purposes plants used in China（2011-2014）. Journal of Chromatography A，2016，1428：39-54.

[5] Qiu Y，Lu X，Pang T，et al. Determination of radix ginseng volatile oils at different ages by comprehensive two-dimensional gas chromatography/time-of-flight mass spectrometry. Journal of Separation Science，2008，31（19）：3451-3457.

[6] Dück R，Sonderfeld H，Schmitz OJ. A simple method for the determination of peak distribution in comprehensive two-dimensional liquid chromatography. Journal of Chromatography A，2012，1246：69-75.

[7] Ma S，Liang Q，Jiang Z，et al. A simple way to configure on-line two-dimensional liquid chromatography for complex sample analysis：Acquisition of four-dimensional data. Talanta，2012，97（16）：150-156.

[8] DiDL，Zheng YY，Chen XF，et al. Advances in Application of High-Speed Countercurrent Chromatography in Separation and Purification of Flavonoids. Chinese Journal of Analytical Chemistry，2011，39（2）：269-275.

[9] Song XY，Li YD，Shi YP，et al. Quality control of traditional Chinese medicines：a review. Chinese Journal of Natural Medicines，2013，11（6）：596-607.

[10] Liu L，Li YF，Cheng YY. A method for the production and characterization of fractionated libraries from Chinese herbal formulas. Journal of Chromatography B，2008，862（1-2）：196-204.

[11] Zhao HY，Jiang JG. Application of chromatography technology in the separation of active components from nature derived drugs. Mini Reviews in Medicinal Chemistry，2010，10（10）：1223-1234.

[12] Li HX，Ding MY，Lv K，et al. Determination of the active ingredients in Chuanxiong by HPLC，HPLC-MS，and EI-MS. Journal of Liquid Chromatography and Related Technologies，2001，24（13）：2017-2031.

[13] Guo Y，Luo X，Yu M，et al. Active ingredients and efficacies of Ganoderma lucidum cultivated on non-medicinal parts of Chinese medicinal herbs. Acta MicrobiologicaSinica，2011，51（6）：764-768.

[14] Cao Y，Lou C，Fang Y，et al. Determination of active ingredients of Rhododendron dauricum L. by capillary electrophoresis with electrochemical detection. Journal of Chromatography A，2002，943（1）：153-157.

[15] Tang Y，Zhu M，Yu S，et al. Identification and comparative quantification of bio-active phthalides in essential oils from si-wu-tang，fo-shou-san，radix angelica and rhizoma chuanxiong. Molecules，2010，15（1）：341-351.

[16] 杨菲，王智民，张启伟，等. “一测多评”法测定丹参酚酸类成分的含量. 中国中药杂志，2011，36（17）：2372-2379.

[17] 朱晶晶，王智民，匡艳辉，等. 一测多评法同步测定人参和三七药材中多种人参皂苷的含量. 药学学报，2008，43（12）：1211-1216.

[18] 孔晶晶，朱晶晶，王智民，等. 一测多评法测定连翘中多种不同类型成分的含量. 中国药学杂志，2010，45（17）：1301-1304.

[19] Li S，Han Q，Qiao C，et al. Chemical markers for the quality control of herbal medicines：an overview. Chinese Medicine，2008，3（1）：1-16.

[20] Cheng XL，Qi LW，Wang Q，et al. Highly efficient sample preparation and quantification of constituents from traditional Chinese herbal medicines using matrix solid-phase dispersion extraction and UPLC-MS/MS. Analyst，2013，138（8）：2279-2288.

[21] He XR，Li CG，Zhu XS，et al. High-performance liquid chromatography coupled with tandem mass spectrometry technology in the analysis of Chinese Medicine Formulas：A bibliometric analysis（1997–2015）. J Sep Sci，2017，40（1）：81-92.

[22] Li Y，Zhang ZZ，Hou ZG，et al. A rapid and integrated pyramid screening method to classify and identify complex endogenous substances with UPLC/Q-TOF MS-based metabolomics. RSC Advances，2015，5（1）：202-209.

[23] Wang YF，Liu YN，Xiong W，et al. A UPLC-MS/MS method for in vivo and in vivo pharmacokinetic studies of psoralenoside，isopsoralenoside，psoralen and isopsoralen from psoraleacorylifdia extract. J Ethnopharmacol，2014，151（1）：609-617.

[24] Tao W，Duan J，Guo J，et al. Simultaneous determination of triterpenoid saponins in dog plasma by a validated UPLC-MS/MS and its application to a pharmacokinetic study after administration of total saponin of licorice. J Pharm Biomed Anal，2013，75（5）：248-255.

[25] Wang H, Yan G, Zhang A, et al. Rapid discovery and global characterization of chemical constituents and rats metabolites of Phellodendriamurensis cortex by ultra-performance liquid chromatography-electrospray ionization/quadrupole-time-of-flight mass spectrometry coupled with pattern recognition approach. Analyst, 2013, 138 (11): 3303-3312.

[26] Vivótruyols G, Torreslapasió JR, Caballero RD, et al. Peak deconvolution in one-dimensional chromatography using a two-way data approach. Journal of Chromatography A, 2002, 958 (1-2): 35-49.

[27] Yu YJ, Xia QL, Wang S, et al. Chemometric strategy for automatic chromatographic peak detection and background drift correction in chromatographic data. Journal of Chromatography A, 2014, 1359: 262-270.

[28] Li SP, Zhao J, Yang B. Strategies for quality control of Chinese medicines. Journal of Pharmaceutical and Biomedical Analysis, 2011, 55 (4): 802-809.

[29] Ganbold M, Barker J, Ma R, et al. Cytotoxicity and bioavailability studies on a decoction of Oldenlandiadiffusa and its fractions separated by HPLC. Journal of Ethnopharmacology, 2010, 131 (2): 396-403.

[30] Mohammadi F, Bordbar AK, Divsalar A. Analysis of Binding Interaction of Curcumin and Diacetylcurcumin with Human and Bovine Serum Albumin Using Fluorescence and Circular Dichroism Spectroscopy. The Protein Journal, 2009, 28(3-4): 189-196.

[31] Zhang X, Qi LW, Yi L, et al. Screening and identification of potential bioactive components in a combined prescription of DangguiBuxue decoction using cell extraction coupled with high performance liquid chromatography. Biomedical Chromatography, 2008, 22 (2): 157-163.

[32] Li M, Wang S, Zhang Y, et al. An online coupled cell membrane chromatography with LC/MS method for screening compounds from Aconitum carmichaeliDebx. acting on VEGFR-2. Journal of Pharmaceutical and Biomedical Analysis, 2010, 53 (4): 1063-1069.

[33] Muhammad S, Han S, Xie X, et al. Overview of online two dimensional liquid chromatography based on cell membrane chromatography for screening target components from traditional Chinese medicines. Journal of Separation Science, 2017, 40 (1): 299-313.

[34] Liu EH, Qi LW, Li K, et al. Recent advances in quality control of traditional Chinese medicines. Comb Chem High Throughput Screen, 2010, 13 (10): 869-884.

[35] 罗国安，王义明，曹进. 多维多息特征谱及其应用. 中成药，2000，22（6）：395-397.

[36] 严永清. 中药现代研究的思路与方法. 北京：化学工业出版社，2006.

[37] 李戎，闫智勇. “谱效关系”研究是中药质量与药效标准规范的关键环节. 医药简讯，2002，10：18-20.

[38] 谢培山. 中药色谱指纹图谱. 北京：人民卫生出版社，2004.

[39] 罗国安，王义明，曹进，等. 建立我国现代中药质量标准体系的研究. 世界科学技术-中药现代化，2002，4（4）：5-11.

[40] 王毅，程翼宇. 中药组效关系辨识方法学与计算理论研究思路与策略. 中国天然药物，2003，1（3）：178-181.

[41] 崔秋兵，张艺. 系统化学生物学在中药谱效关系研究中的应用展望. 中草药，2012，43（5）：833-836.

[42] Xu X, Li F, Zhang X, et al. In Vitro Synergistic Antioxidant Activity and Identification of Antioxidant Components from Astragalus membranaceus and Paeonia lactiflora. PLoS One, 2014, 9 (5): e96780.

[43] Li M, Wang S, He L. Development of an analytical method coupling cell membrane chromatography with gas chromatography-mass spectrometry via microextraction by packed sorbent and its application in the screening of volatile active compounds in natural products.JChromatogr B, 2015, 974: 9-16.

[44] Jiang M, Zhou M, Han Y, et al. Identification of NF-κB Inhibitors in Xuebijing injection for sepsis treatment based on bioactivity-integrated UPLC-Q/TOF.JEthnopharmacol, 2013, 147 (2): 426-433.

[45] Sun D, Han YQ, Wang WY, et al. Screening and identification of caulis sinomenii bioactive ingredients with dual-target NF-kb inhibition and β_2-AR agonizing activities. Biomed Chromatogr, 2016, 30 (11): 1843-1853.

[46] Sun D, Zhou MG, Ying XH, et al. Identification of nuclear factor-kappaB inhibitors in the folk herb RhizomaMenispermi via bioactivity-based ultra-performance liquid chromatography/quadrupole time-of-flight mass spectrometry analysis. BMC Complementary and Alternative Medicine, 2014, 14: 356.

[47] Hou YY, Cao XL, Dong LY, et al. Bioactivity-based liquid chromatography-coupled electrospray ionization tandem ion trap/time of flight mass spectrometry for β_2-AR agonist identification in alkaloidal extract of Alstoniascholaris. Journal of Chromatography A, 2012, 1227: 203-209.

[48] Cheng BF, Hou YY, Wang LQ, et al. Dual-bioactivity-based liquid chromatography-coupled quadrupole time-of-flight mass

spectrometry for NF-κB inhibitors and β_2-AR agonists identification in Chinese Medicinal Preparation QingfeiXiaoyan Wan. Analytical and Bioanalytical Chemistry，2012；404：2445-2452.

[49] Hou YY，Cheng BF，Zhou MG，et al. Searching for synergistic bronchodilators and novel therapeutic regimens for chronic lung diseases from a Traditional Chinese Medicine，QingfeiXiaoyan Wan. Plos One，2014，9（11）：e113104.

[50] Kong WJ，Zhao YL，Xiao XH，et al.Spectrum–effect relationships between ultra performance liquid chromatography fingerprints and anti-bacterial activities of Rhizomacoptidis. Anal Chim Acta，2009，634（2）：279-285.

[51] Li YJ，Bi KS. Study on the therapeutic material basis of traditional chinese medicinal preparation Suanzaoren decoction. Chem Pharm Bull（Tokyo），2006，54（6）：847-851.

[52] Nöldner M，Schötz K. Rutin is essential for the antidepressant activity of Hypericum perforatum extracts in the forced swimming test. Planta Medica，2002，68（7）：577-580.

[53] Froufe HJC，Abreu RMV，Ferreira ICFR. QCAR models to predict wild mushrooms radical scavenging activity，reducing power and lipid peroxidation inhibition. Chemometrics and Intelligent Laboratory Systems，2011，109（2）：192-196.

[54] Yan SK，Lin ZY，Dai WX，et al. Chemometrics-based Approach to Modeling Quantitative Composition-activity Relationships for Radix Tinosporae. Interdisciplinary Sciences-Computational Life Sciences，2010，2（3）：221-227.

[55] Wang Y，Yu LY，Zhang L，et al. A Novel Methodology for Multicomponent Drug Design and Its Application in Optimizing the Combination of Active Components from Chinese Medicinal Formula Shenmai. Chemical Biology and Drug Design，2010，75（3）：318-324.

[56] Froufe HJC，Abreu RMV，Ferreira ICFR. A QCAR model for predicting antioxidant activity of wild mushrooms. Sar and Qsar in Environmental Research，2009，20（5-6）：579-590.

[57] 刘昌孝，陈士林，肖小河，等. 中药质量标志物（Q-Marker）：中药产品质量控制的新概念. 中草药，2016，47（9）：1443-1457.

[58] 刘昌孝. 基于中药质量标志物的中药质量追溯系统建设. 中草药，2017，48（18）：3669-3676.

[59] Ramesh AN，Kambhampati C，Monson JR，et al. Artificial intelligence in medicine. Ann R Coll Surg Engl，2004，86：334-338.

[60] Song J，Xie J，Li C，et al. Near infrared spectroscopic（NIRS）analysis of drug-loading rate and particle size of risperidone microspheres by improved chemometric model. Int J Pharm，2014，472：296-303.

[61] Gu S，Pei J. Chinese herbal medicine meets biological networks of complex diseases：A computational perspective. Evid. Based Complement Alternat Med，2017，2017：7198645.

[62] Zhang ND，Han T，Huang BK，et al. Traditional Chinese medicine formulas for the treatment of osteoporosis：Implication for antiosteoporotic drug discovery. J Ethnopharmacol，2016，189，61-80.

[63] Feng Y，Wu Z，Zhou X，et al. Knowledge discovery in traditional Chinese medicine：state of the art and perspectives. Artif Intell Med，2006，38：219-236.

[64] Zhao YX，Li ML. Application of pattern recognition to quality assessment of the traditional Chinese medicine. Chin J Chin Mater Med，2002，27：808-811.

[65] Miao X，Cui Q，Wu H，et al. New sensor technologies in quality evaluation of Chinese material medica：2010-2015. Acta Pharm Sin B，2017，7：137-145.

[66] Sandasi M，Vermaak I，Chen W，et al. Skullcap and Germander：Preventing potential toxicity through the application of hyper spectral imaging and multivariate image analysis as a novel quality control method. Planta Med，2014，80：1329-1339.

[67] Liu R，Chen P，Li X，et al. Artificial intelligence sense technology：new technology in pharmaceutical sciences. Chin J Pharm Anal，2017，37：559-567.

[68] Yoshida M，Haraguchi T，Uchida T. Bitterness evaluation of acidic pharmaceutical substances（NSAIDs）using a taste sensor. Chem Pharm Bull（Tokyo），2014，62：1252-1258.

[69] Sun S，Chen J，Zhou Q，et al. Application of mid-infrared spectroscopy in the quality control of traditional Chinese medicines. Planta Med，2010，76：1987-1996.

[70] Liu Y，Zhang GJ，Sun SQ，et al. Study on similar traditional Chinese medicines cornu Cervi pantotrichum，cornu Cervi and cornu Cervi degelatinatum by FT-IR and 2D-IR correlation spectroscopy. J Pharm Biomed Anal，2010，52：631-635.

[71] Wang Y，Mei M，Ni Y，et al. Combined NIR/MIR analysis：A novel method for the classification of complex substances such as Illiciumverum Hook. F. and its adulterants. Spectrochim Acta A Mol Biomol Spectrosc，2014，130：539-545.

[72] Zhu J，Fan X，Cheng Y，et al. Chemometric analysis for identification of botanical raw materials for pharmaceutical use：a case

study using Panaxnoto ginseng. PLoS One，2014，9：e87462.

[73] Lucio-Gutiérrez JR, Coello J, Maspoch S. Expeditious identification and semi-quantification of Panax ginseng using near infrared spectral fingerprints and multivariate analysis. Anal Methods，2013，5：857-865.

[74] Xin N，Gu XF，Wu H，et al. Discrimination of raw and processed Dipsacusasperoides by near infrared spectroscopy combined with least squares-support vector machine and random forests. Spectrochim Acta A Mol Biomol Spectrosc，2012，89：18-24.

[75] Zhang H，Wu T，Zhang L，et al. Development of a portable field imaging spectrometer：application for the identification of sun-dried and sulfur-fumigated Chinese herbals. Appl Spectrosc，2016，70：879-887.

[76] Nie P，Wu D，Sun DW，et al. Potential of visible and near infrared spectroscopy and pattern recognition for rapid quantification of notoginseng powder with adulterants. Sensors，2013，13：13820-13834.

[77] 白钢，丁国钰，侯媛媛，等. 引进近红外技术用于中药材品质的快速评价. 中国中药杂志，2016，41（19）：3501-3505.

[78] Wang P，Yu Z. Species authentication and geographical origin discrimination of herbal medicines by near infrared spectroscopy：A review. Journal of Pharmaceutical Analysis，2015，5（5）：277-284.

[79] Feng YZ，Sun DW. Near-infrared hyperspectral imaging in tandem with partial least squares regression and genetic algorithm for non-destructive determination and visualization of Pseudomonas loads in chicken fillets. Talanta，2013，109：74-83.

[80] Dantas HV, Barbosa MF, Nascimento EC, et al. An automatic flow system for NIR screening analysis of liquefied petroleum gas with respect to propane content. Talanta，2013，106：158-162.

[81] Moncada GW, Gonzalez MI, Escuredo O, et al. Multivariate calibration by near infrared spectroscopy for the determination of the vitamin E and the antioxidant properties of quinoa. Talanta，2013，116：65-70.

[82] 展晓日，朱向荣，史新元，等. SPXY 样本划分法及蒙特卡罗交叉验证结合近红外光谱用于橘叶中橙皮苷的含量测定. 光谱学与光谱分析，2009，29（4）：964-968.

[83] 詹雪艳，赵娜，林兆洲，等. 校正集选择方法对于积雪草总苷中积雪草苷 NIR 定量模型的影响. 光谱学与光谱分析，2014，（12）：3267-3272.

[84] 余浩. 基于正交信号校正算法的近红外光谱预处理. 杭州：浙江大学，2004.

[85] Zou XB, Zhao JW, Povey MJW, et al. Variables selection methods in near-infrared spectroscopy. Analytica Chimica Acta, 2010, 667（1-2）：14-32.

[86] Li HD，Xu QS，Liang YZ. Random frog：an efficient reversible jump Markov Chain Monte Carlo-like approach for variable selection with applications to gene selection and disease classification. Analytica Chimica Acta，2012，740：20-26.

[87] Yun YH，Li HD，Wood LR，et al. An efficient method of wavelength interval selection based on random frog for multivariate spectral calibration. Spectrochimica Acta Part A Molecular and Biomolecular Spectroscopy，2013，111（7）：31-36.

[88] Yun YH，Wang WT，Tan ML，et al. A strategy that iteratively retains informative variables for selecting optimal variable subset in multivariate calibration. Analytica Chimica Acta，2014，807（1）：36-43.

[89] Deng BC, Yun YH, Liang YZ, et al. A novel variable selection approach that iteratively optimizes variable space using weighted binary matrix sampling. Analyst，2014，139（19）：4836-4845.

[90] Deng BC, Yun YH, Ma P, et al. A new method for wavelength interval selection that intelligently optimizes the locations, widths and combinations of the intervals. Analyst，2015，140（6）：1876-1885.

[91] Wold S，Sjöström M，Eriksson L. PLS-regression：a basic tool of chemometrics. Chemometrics and Intelligent Laboratory Systems，2001，58（2）：109-130.

[92] Currie LA. Limits for qualitative detection and quantitative determination. Application to radiochemistry. Analytical Chemistry, 1968，40（3）：586-593.

[93] Oliveri AJ，Faber NM. Uncertainty estimation and figures of merit for multivariate calibration. Pure and Applied Chemistry, 2006，78（3）：633-661.

[94] Bro R，Rinnannicolaas A，Faber M. Standard error of prediction for multilinear PLS 2. Practical implementation in fluorescence spectroscopy. Chemometrics and Intelligent Laboratory Systems，2005，75（1）：69-76.

[95] Ostra M，Ubide C，Vidal M，et al. Detection limit estimator for multivariate calibration by an extension of the IUPAC recommendations for univariate methods. Analyst，2008，133（4）：532-539.

[96] Faber NM，Song XH，Hopke PK. Sample-specific standard error of prediction for partial least squares regression. TRAC Trends in Analytical Chemistry，2003，22（5）：330-334.

[97] Pierna JF，Jin L，Wahl F，et al. Estimation of partial least squares regression prediction uncertainty when the reference values carry a sizeable measurement error. Chemometrics and Intelligent Laboratory Systems，2003，65（2）：281-291.

[98] Arancibia JA，Rullo A，Olivieri AC，et al. Fast spectrophotometric determination of fluoride in ground waters by flow injection using partial least-squares calibration. Analytica Chimica Acta，2004，512（1）：157-163.

[99] Allegrini F，Olivieri AC. IUPAC-Consistent Approach to the Limit of Detection in Partial Least-Squares Calibration. Analytical Chemistry，2014，86（15）：7858-7866.

[100] 杜敏，巩颖，林兆洲，等. 样品表面近红外光谱结合多类支持向量机快速鉴别枸杞子产地. 光谱学与光谱分析，2013，32（5）：1211-1214.

[101] 赵艳丽，张霁，袁天军，等. 近红外光谱快速鉴别不同产地药用植物重楼的方法研究. 光谱学与光谱分析，2014，（7）：1831-1835.

[102] Li WL，Cheng ZW，Wang YF，et al. Quality control of LoniceraeJaponicaeFlos using near infrared spectroscopy and chemometrics. Journal of Pharmaceutical and Biomedical Analysis，2013，72：33-39.

[103] 朱斌，郑清明，秦路平，等. 20 种金丝桃属植物的近红外漫反射光谱法鉴别. 第二军医大学学报，2003，24（4）：455-456.

[104] 李文龙，邢丽红，薛东升，等. 一种基于近红外光谱技术的熊胆粉鉴别方法. 光谱学与光谱分析，2011，31（3）：673-676.

[105] 张丹雁，刘家水，陈奕龙，等. 近红外光谱一致性检验及相关系数法快速鉴别南板蓝根真伪优劣. 时珍国医国药，2014，（3）：627-629.

[106] 刘姗姗，吴志生，邢玲，等. 基于显微近红外光谱技术的天然牛黄和人工牛黄的鉴别研究. 中华中医药杂志，2014，29（1）：84-87.

[107] 陈龙，袁明洋，陈科力. 常见矿物药近红外漫反射光谱特征归纳与分析. 中国中药杂志，2016，41（19）：3528-3536.

[108] 王东，贾永，姬生国. 近红外光谱法对不同蒸制时间地黄的鉴别研究. 光谱实验室，2010，27（4）：1356-1360.

[109] 吴志生，杜敏，潘晓宁，等. 硫磺熏蒸的葛根横纵截面快速判别分析. 中国中药杂志，2015，40（12）：2336-2339.

[110] 魏惠珍，方少敏，饶毅，等. 近红外光谱技术快速测定白芍药材烘干过程中水分. 中草药，2011，42（10）：1994-1997.

[111] 万楷杨，高慧敏，张启伟，等. 近红外漫反射光谱法快速测定苦参和白土苓药材的水分. 中国实验方剂学杂志，2011，17（10）：56-59.

[112] 史会齐，白雁，谢彩侠，等. 近红外光谱法快速测定六味地黄丸中水分含量. 实验室研究与探索，2011，30（5）：38-41.

[113] Ying XH，Pei Y，Liu MY，et al. Discrimination and quantification analysis of Acorus calamus L. and Acorustatarinowii Schott with near-infrared reflection spectroscopy. Analytical Methods，2014，6（12）：4212-4218.

[114] Luo Q，Yun Y，Fan W，et al. Application of near infrared spectroscopy for the rapid determination of epimedin A，B，C and icariin in Epimedium. RSC Advances，2015，5（7）：5046-5052.

[115] Wu Z，Xu B，Du M，et al. Validation of a NIR quantification method for the determination of chlorogenic acid in Lonicera japonica solution in ethanol precipitation process. Journal of Pharmaceutical and Biomedical Analysis，2012，62：1-6.

[116] 罗晓芳. 统计过程控制在丹参注射液生产质量控制中的应用研究. 杭州：浙江大学，2008.

[117] 刘桦，叶晓岚，杨光，等. 近红外光谱技术在线监测积雪草药材活性成分的大孔树脂分离纯化过程. 光谱学与光谱分析，2013，33（1）：98-101.

[118] 刘桦，赵鑫，齐天，等. 人参叶总皂苷大孔树脂分离纯化工艺的近红外光谱在线监测模型及其含量测定. 光谱学与光谱分析，2013，（12）：3226-3230.

[119] 王静. 过程分析技术在丹参注射液醇沉和养胃颗粒喷雾制粒中的应用研究. 杭州：浙江大学，2007.

[120] 刘永，杨华蓉，林大胜，等. 近红外光谱法测定三七通舒胶囊粉末的混合均匀度. 华西药学杂志，2012，27（4）：418-420.

[121] 柯博克，刘雪松，陈勇，等. 近红外光谱快速测定复方丹参滴丸的包衣厚度. 中草药，2006，37（5）：685-688.

[122] Li WL，Wang YF，Qu HB. Near infrared spectroscopy as a tool for the rapid analysis of the Honeysuckle extracts. Vibrational Spectroscopy，2012，62（9）：159-164.

[123] Wu Z，Xu B，Du M，et al. Validation of a NIR quantification method for the determination of chlorogenic acid in Lonicera japonica solution in ethanol precipitation process. J Pharm Biomed Anal，2012，62（2）：1-6.

[124] Wu Z，Sui C，Xu B，et al. Multivariate detection limits of on-line NIR model for extraction process of chlorogenic acid from Lonicera japonica. J Pharm Biomed Anal，2013，77：16-20.

[125] Xiong H，Gong X，Qu H. Monitoring batch-to-batch reproducibility of liquid-liquid extraction process using in-line near-infrared spectroscopy combined with multivariate analysis. J Pharm Biomed Anal，2012，70：178-187.

[126] Jiang C, Qu H. A comparative study of using in-line near-infrared spectra, ultraviolet spectra and fused spectra to monitor Panax notoginseng adsorption process. J Pharm Biomed Anal, 2015, 102: 78–84.

[127] Zhou Z, Li Y, Zhang Q, et al. Comparison of ensemble strategies in online NIR for monitoring the extraction process of PericarpiumCitriReticulatae based on different variable selections. Planta Med, 2016, 82 (1-2): 154-162.

[128] Dai X, Song H, Liu W, et al. On-line UV-NIR spectroscopy as a process analytical technology (PAT) tool for on-line and real-time monitoring of the extraction process of Coptis Rhizome. RSC Adv, 2016, 6 (12): 10078-10085.

[129] Wang P, Zhang H, Yang H, et al. Rapid determination of major bioactive isoflavonoid compounds during the extraction process of kudzu (Puerarialobata) by near-infrared transmission spectroscopy. Spectrochim Acta A Mol Biomol Spectrosc, 2015, 137: 1403-1408.

[130] Navarro EM, Rodenas SF, Li H, et al. Rapid determination of baicalin and total baicalein content in Scutellariae radix by ATR-IR and NIR spectroscopy. Talanta, 2013, 114 (10): 304-310.

[131] Li B, Wang C, Xi L, et al. Qualitative and quantitative analysis of Angelica sinensis using near infrared spectroscopy and chemometrics. Anal Methods, 2014, 6 (24): 9691-9697.

[132] Ying X, Pei Y, Liu M, et al. Discrimination and quantification analysis of Acoruscalamus L. and Acorustatarinowii Schott with near-infrared reflection spectroscopy. Anal Methods, 2014, 6 (12): 4212-4218.

[133] Liu X, Tao L, Du W, et al. Quality control of Ginkgo biloba leaves by real time release testing in combination with near infrared spectroscopy. J Near Infrared Spectrosc, 2015, 23 (6): 381-389.

[134] Kasemsumran S, Apiwatanapiwat W, Suttiwijitpukdee N, et al. Evaluation of fourier transform-near infrared spectroscopic measurements for the quantification of curcumin in turmeric herbal medicines. J Near Infrared Spectrosc, 2014, 22 (2): 113-120.

[135] Li Y, Liu B, Geng S, et al. An approach combining real-time release testing with near-infrared spectroscopy to improve quality control efficiency of Rhizomaparidis. Spectrochim Acta A Mol Biomol Spectrosc, 2016, 157: 186-191.

[136] Shao QS, Zhang AL, Ye WW, et al. Fast determination of two atractylenolides in RhizomaAtractylodisMacrocephalae by fourier transform near-infrared spectroscopy with partial least squares. Spectrochim Acta A Mol Biomol Spectrosc, 2014, 120: 499-504.

[137] Meng Y, Wang S, Cai R, et al. Discrimination and content analysis of Fritillaria using near infrared spectroscopy. J Anal Methods Chem, 2015, 2015 (1), 752162.

[138] 张铁军，刘昌孝. 中药五味药性理论辨识及其化学生物学实质表征路径. 中草药，2015，46（1）：1-6.

[139] 王亚敏，张卓勇，汤彦丰，等. 近红外光谱技术在中药鉴别及分析中的应用. 首都师范大学学报自然科学版，2004，25（3）：41-45.

[140] 蔡金龙，谢世清，张广辉，等. 药用植物 DNA 条形码鉴定研究进展. 植物科学学报，2017，35（3）：452-464.

[141] Feudale RN, Woody NA, Tan H, et al. Transfer of multivariate calibration models: a review. Chemometrics and Intelligent Laborary Systems, 2002, 64 (2): 181-192.

[142] Galvao RKH, Araujo MCU, Jose GE, et al. A method for calibration and validation subset partitioning. Talanta, 2005, 67 (4): 736-740.

[143] 刘木清，周德成，徐新元，等. 聚类算法用于中药材的近红外光谱分析. 光谱学与光谱分析，2007，27（10）：1985-1988.

[144] Rinnan A. Pre-processing in vibrational spectroscopy-when, why and how. Analytical Methods, 2014, 6 (18): 7124-7129.

[145] Shi ZL, Liu ZJ, Liu CS, et al. Spectrum-effect relationships between chemical fingerprints and antibacterial effects of LoniceraeJaponicaeFlos and LoniceraeFlos base on UPLC and microcalorimetry. Frontiers in Pharmacology, 2016, 7: 12.

[146] Yan R, Chen JB, Sun SQ, et al. Rapid identification of LoniceraejaponicaeFlos and LoniceraeFlos by Fourier transform infrared (FT-IR) spectroscopy and two-dimensional correlation analysis. Journal of Molecular Structure, 2016, 1124: 110-116.

[147] Qi LW, Chen CY, Li P. Structural characterization and identification of iridoid glycosides, saponins, phenolic acids and flavonoids in FlosLoniceraeJaponicae by a fast liquid chromatography method with diode-array detection and time-of-flight mass spectrometry. Rapid Communications in Mass Spectrometry, 2009, 23 (19): 3227-3242.

[148] Naef R. The volatile and semi-volatile constituents of agarwood, the infected heartwood of Aquilaria species: A review. Flavour and Fragrance Journal, 2011, 26 (2): 73-89.

[149] Chen HQ, Wei JH, Yang JS, et al. Chemical Constituents of Agarwood Originating from the Endemic Genus Aquilaria Plants. Chemistry and Biodiversity, 2012, 9 (2): 236-250.

[150] Naef R. The volatile and semi-volatile constituents of agarwood，the infected heartwood of Aquilaria species：A review. Flavour and Fragrance Journal，2011，26（2）：73-87.

[151] Li J，Chen D，Jiang Y，et al. Identification and quantification of 5，6，7，8-tetrahydro-2-（2-phenylethyl）chromones in Chinese eaglewood by HPLC with diode array detection and MS. Journal of Separation Science，2013，36（23）：3733-3740.

[152] Mei WL，Yang DL，Wang H，et al. Characterization and Determination of 2-（2-Phenylethyl）chromones in Agarwood by GC-MS. Molecules，2013，18（10）：12324-12345.

[153] Xia B，Li JR，Mei WL，et al. Tandem mass spectrometry fragmentation of the protonated 2-（2-ph enylethyl）chromones from Agarwood：radical ions versus non-radical ions. Journal of Mass Spectrometry，2013，48（8）：979-982.

[154] Moros J，Garrigues S，De La Guardia M. Vibrational spectroscopy provides a green tool for multi-component analysis. TRAC Trends in Analytical Chemistry，2010，29（7）：578-591.

[155] Lê LM，Caudron E，Baillet-Guffroy A，et al. Non-invasive quantification of 5 fluorouracil and gemcitabine in aqueous matrix by direct measurement through glass vials using near-infrared spectroscopy. Talanta，2014，119：361-366.

[156] Gholivand MB，Jalalvand AR，Goicoechea HC，et al. Combination of electrochemistry with chemometrics to introduce an efficient analytical method for simultaneous quantification of five opium alkaloids in complex matrices. Talanta，2015，131：26-37.

[157] Zou XB，Zhao JW，Povey MJ，et al. Variables selection methods in near-infrared spectroscopy. Analytica Chimica Acta，2010，667（1-2）：14-32.

[158] Yang L，Qiao LR，Xie D，et al. 2-（2-Phenylethyl）chromones from Chinese eaglewood. Phyto chemistry，2012，76：92-97.

[159] Chen D，Xu ZR，Chai XY，et al. Nine 2-（2-Phenylethyl）chromone derivatives from the resinous wood of aquilaria sinensis and their inhibition of LPS-Induced NO production in RAW 264.7 cells. European Journal of Organic Chemistry，2012，2012（27）：5389-5397.

[160] Dhanoa MS，Lister SJ，Barnes RJ. On the scales associated with near-infrared reflectance difference spectra. Applied Spectroscopy，1995，49（6）：765-772.

[161] Li WL，Xing LH，Cai Y，et al. Classification and quantification analysis of Radix scutellariae from different origins with near infrared diffuse reflection spectroscopy. Vibrational Spectroscopy，2011，55（1）：58-64.

[162] Li WL，Wang YF，Qu HB. Near infrared spectroscopy as a tool for the rapid analysis of the Honeysuckle extracts. Vibrational Spectroscopy，2012，62：159-164.

[163] Szłyk E，Szydłowska-Czerniak A，Kowalczyk-Marzec A. NIR spectroscopy and partial least-squares regression for determination of natural α-tocopherol in vegetable Oils. Journal of Agricultural and Food Chemistry，2005，53（18）：6980-6987.

[164] Cen HY，He Y. Theory and application of near infrared reflectance spectroscopy in determination of food quality. Trends in food science and technology，2007，18（2）：72-83.

[165] Lau CC，Chan CO，Chau FT，et al. Rapid analysis of Radix puerariae by near-infrared spectroscopy. Journal of Chromatography A，2009，1216（11）：2130-2135.

[166] Koda M，Furihata K，Wei F，et al. Metabolic discrimination of mango juice from various cultivars by band-selective NMR spectroscopy. Journal of Agricultural and Food Chemistry，2012，60（5）：1158-1166.

[167] Xuan J，Pan G，Qiu Y，et al. Metabolomic Profiling to Identify Potential Serum Biomarkers for Schizophrenia and Risperidone Action. Journal of Proteome Research，2011，10（12）：5433-5443.

[168] Beger RD，Sun J，Schnackenberg LK. Metabolomics approaches for discovering biomarkers of drug-induced hepatotoxicity and nephrotoxicity. Toxicology and Applied Pharmacology，2010，243（2）：154-166.

[169] Nicholson JK，Connelly J，Lindon JC，et al. Metabonomics：a platform for studying drug toxicity and gene function. Nature Reviews Drug Discovery，2002，1（2）：153-161.

[170] Oresic M. Metabolomics，a novel tool for studies of nutrition，metabolism and lipid dysfunction. Nutrition Metabolism and Cardiovascular Diseases，2009，19（11）：816-824.

[171] 李雯珊. 白木香内生真菌 Fusarium solani A2 和 Fimetariellarabenhorstii A20 次级代谢产物研究. 广州：广东药科大学，2016.

[172] 何梦玲，何芳，孟京兰，等. 3 种诱导子对白木香根悬浮培养细胞中 2-（2-苯乙基）色酮化合物形成的影响. 中成药，2013，35（7）：1367-1371.

[173] 张争，杨云，魏建和，等. 白木香结香机制研究进展及其防御反应诱导结香假说. 中草药，2010，41（1）：156-159.

[174] 何梦玲，戚树源，胡兰娟. 白木香悬浮培养细胞中 2-（2-苯乙基）色酮化合物的诱导形成. 广西植物，2007，27（4）：627-632.

[175] Shan GS，Zhang LX，Zhao QM，et al. Metabolomic study of raw and processed AtractylodesmacrocephalaKoidz by LC-MS. Journal of Pharmaceutical and Biomedical Analysis，2014，98：74-84.

[176] Li SL，Song JZ，Qiao CF，et al. UPLC-PDA-TOFMS based chemical profiling approach to rapidly evaluate chemical consistency between traditional and dispensing granule decoctions of traditional medicine combinatorial formulae. Journal of Pharmaceutical and Biomedical Analysis，2010，52（4）：468-478.

[177] Cozzolino D. Near infrared spectroscopy in natural products analysis. Planta Medica，2009，75（7）：746-756.

（白 钢 姜 民 丁国钰）

第九章

中药质量生物标志物及其研究方法

中药品质，是指中药及相关产品的品种、产地、规格、等级、质量及其与功效相关的属性[1]。中药品质评控，既包括对“真、伪”的鉴别，也包括对“优、劣”的判断。由于与临床有效性及安全性息息相关，如何建立科学合理的中药品质评控方法及体系是中药现代化、标准化重要的任务之一。

影响中药品质的因素众多，包括品种、栽培、产地变迁、炮制加工、储藏运输、调剂配伍等从田间到临床的全过程，因此，相关研究和标准的建立是一项复杂的系统工程。当前，中药品质评控标准是在传统性状鉴别的基础上，引入化学合成药或天然药物的质控理念和方法，设定了成分含量检测指标及指纹图谱分析要求，以期满足对其质量的控制。然而，中药品质问题异常复杂，这种重在从表型参数及内在物质观测的评控策略，存在着“只控不评、难关药效”的不足，具体体现：①所设定的指标及标准是及格线，主要用于区分合格与不合格药材及饮片，无法评价品质优劣；②对于成分复杂及药理作用多样的中药及其制剂，仅测定单个或少数指标成分含量难以反映其临床疗效或体现毒性大小；③各个指标彼此孤立，且与药效或毒性的相关程度不同，定性定量属性也不一致，难以在实际应用中进行综合的量化评估。由此可见，仅靠性状鉴别或化学检测手段把关，而不考虑临床需求，便很难体现中药最终的临床用药价值。

随着对中药品质内涵的不断解析及相关评测方法的研究，生物评价（biological assay）因其关联药效、整体可控等技术优势，渐已成为中药品质控制和评价的重要发展方向之一。2015 年，美国食品药品监督管理局（FDA）在 *Botanical Drug Development Guidance for Industry* 中提到，“在只靠化学检验不足以确保质量和疗效一致性的情况下，新药申请人应在植物药原料药和/或药品放行质量标准和稳定性方案中纳入生物检定，反映药物已知或预期作用机制的生物检定为首选”[2]；在多年中药质量提升研究的基础上，刘昌孝院士考虑中药传统用药理论、遣药组方、成药制备等影响中药质量的复杂因素，于 2016 年首次提出了中药质量标志物的概念[3]，认为中药质量标志物是存在于中药材和中药产品中固有的或加工制备过程中形成的、与中药的功能属性密切相关的化学物质或由此所产生的生物效应（与有效性和安全性有关的效应），2016 年国家药品管理局“十三五”重大专项立项“基于生物活性评价的中药质量一致性与安全性评价研究”，强调对中药质量控制由单一指标成分定性定量测定，向活性成分及生物测定综合检测过渡的积极推进；此外，也认可那些能反映中药药理作用或功效的生物活性指标可作为质量标志物，以补充完善现有质量标准和质量标志物。由此可见，生物评价在药物品质评控体系构建中的作用、价值与国际认可度已被充分肯定，将生物评价纳入中药品质评控，并建立一个多指标、定量化、关联功效的评控体系对中药品质的保证不可或缺。

本课题组在前期中药品质生物评价研究基础上，结合中药质量标志物的研究思路，首次提出了中药质量生物标志物（Q-biomarker）这一理念，并在此对其定义、科学内涵、历史发展、分类及应用等进行了论述，以供同行参考与商榷。

第一节 中药 Q-biomarker 的概念和科学内涵

一、基 本 概 念

生物评价是在特定的实验条件下，定性或定量评价供试药物作用于生物体系（整体动物、离体组织、器官、微生物和细胞及相关生物因子等）所表达出的特定生物效应[1]。基于生物评价的中药 Q-biomarker 指可以标记中药作用于生物体系表达出特定生物效应、能直接或间接反映中药及其产品临床功效或药理作用的生物学或生物化学指标。除了传统的生物活性限值、生物效价等生物效应值（bio-response value）外，生物效应谱（bio-response profile）、基于多维信息整合的中药综合量化评控指标（synthetic and quantitative evaluation index）等现代中药生物评价指标皆属于中药 Q-biomarker 这一范畴。测定方法一般包括整体测定和离体测定，整体测定直接反映生物对生物的综合作用，但需要活体动物，需用供试品量多，耗时长，精密度和灵敏度较差；离体测定个体差异小，耗时较短，精密度和灵敏度较高，能在一定程度保留药理作用特性，但不一定能反映中药在活体动物上的作用。

二、提出背景及科学内涵

中药药效物质基础复杂，多成分、多功效是其重要特点，仅采用理化方法测定少数成分不能反映其疗效，因此，选择一些关联其药理作用的 Q-biomarker，可以较好地反映中药产品的整体活性或功效，特别适用于化学物质基础不清、成分含量不能完全反映中药生物活性、常规理化方法难以评价其质量的中药及其产品。中药 Q-biomarker 实际是从整体水平对中药成分、单味药或复方制剂进行总体药效作用评价及表征的方法指标。中药 Q-biomarker 的建立及评价方法选择首先应体现其临床功效，以提高其在品质评控中的合理性及对临床用药的指导价值。同时，中药 Q-biomarker 还应尽量与中药作用机制、作用靶点、作用通路等相关联，从而提高其专属性、有效性及质量控制能力。

根据中药作用特点和药品检验的基本要求，本课题组曾提出中药功效表型组学（efficacy phenome）和中药活性表型组学（bioactivity phenome）的概念[4]，以便于中药品质生物评价及 Q-biomarker 研究思路的理解。中药临床应用多样，中药功效的内涵则涵盖其对不同的中医证候及中医证候群的作用，具有较强的组学特征，同时中药功效本身也具有较强的组学性质，如补血功效，与现代医学的多种疾病包括贫血、营养不良、脱发、免疫力低下、造血功能障碍等疾病等相关联，因此可将中药的临床疗效概括为中药功效表型组学。而中药的临床功效又是以中药生物活性为基础的，中药功效与多种药理作用相对应，如活血化瘀与抗凝血、抑制血小板凝聚、扩张血管、抗炎等活性相对应，根据这种较强的对应关系，可将中药多种生物活性定义为中药活性表型组。中药 Q-biomarker 的核心是以生物活性表型为基础进行活性表型组的表征，因此与其他中药质量控制方法相比较具有与临床功效密切相关的优势。此外，从物质内涵看，中药“近”生物制剂而“远”化学药，从某种程度上讲，中药 Q-biomarker 比单纯化学成分检测更适合中药这种复杂体系的质量评控。

第二节　中药 Q-biomarker 的适用范围及技术要求

一、适 用 范 围

理论上讲，Q-biomarker 可适用于所有中药，特别是对结构复杂、理化方法不能测定其含量或理化测定不能反映其临床生物活性的中药尤其适合，但从评价方法建立的难易程度及研究对象质量标准提升的紧迫性考虑，可在中药 Q-biomarker 构建初期，对适用对象的遴选应坚持“先后有序，逐步推广”的原则，其遴选基本原则如下。

1）功能主治突出：此处“突出”一词包括两层含义，一是拟建立 Q-biomarker 的中药功能主治相对单一，如水蛭以破血逐瘀为主；二是功能主治多样，但以某种功能主治最为主要时应优先考虑，如大黄具有泻下攻积、清热凉血的功效，但以泻下为主要作用。这样就可以方便寻找相应的评价方法及指标构建 Q-biomarker。

2）作用机制明确：在确定主要的功能主治后，需对可能的作用机制或主要途径进行研究或调研，以使 Q-biomarker 建立方法及指标的筛选有科学依据。例如，同是抗炎活性测定，可依据作用机制或途径的不同选择测定肿瘤坏死因子-α（tumor necrosis factor-α，TNF-α）、白细胞介素（interleukin，IL）或环氧合酶-2（cyclooxygenase-2，COX-2）等指标含量。

3）理化分析缺乏：理化分析多以含量或化学指纹图谱表征中药的活性成分、指标性成分等信息，但在活性成分或指标性成分不清的情况下，理化分析就难以在短期内发挥作用，如角类动物药化学成分均以角蛋白、多肽为主，化学特征信息不明确，理化分析难以达到质量控制之目的[5]。

4）优先考虑贵、稀、濒、毒药材及中药注射剂，兼顾来源复杂及多基原品种：贵、稀、濒药材一直是中药流通市场及临床应用环节掺伪混杂的高发区，也是资源可持续发展与保护及替代品研究的热点。除常规性状鉴定外，中药 Q-biomarker 是有力武器之一，如市场上流通的角类动物药大多以粉末销售，常规性状鉴定难以有用武之地；有毒药材特别是毒性成分不明确或既是毒性成分又是活性成分的情况，就更需要 Q-biomarker 进行质量控制，如附子和洋地黄叶；中药注射剂属临床疗效显著的高危品种，安全性 Q-biomarker 评价方法的建立迫切性更强；来源复杂及多基原品种往往化学特征或专属性成分不明确，这需要采用以生物活性指纹谱为 Q-biomarker 的测定方法进行甄别[6]。

二、技 术 要 求

中药 Q-biomarker 的选择除了要能与临床疗效、药理作用相关外，还须符合药物质量控制的要求，即尽可能简单、准确、稳定、易于推广。理想的 Q-biomarker 应具备定量药理学与药检分析的双重属性与要求，即既包括试验设计、量化指标、剂间距、分组、对照可靠性检验等定量药理学的内容，还需包括线性范围、精密度、重现性甚至回收率等药物分析的内容。如实验室需要进行解热、抗炎、抑菌等药理实验研究，应先建立基于生物活性检测的中药药理活性评价模式，然后用生物统计的方法筛选出比较适宜的中药 Q-biomarker，总体来说，应遵循“相关性、定量化、特异性、灵敏性、重复性、快捷性、通用性、经济性、自动化、安全性”等原则，具体要求见表 9.1[7]。

表 9.1 中药 Q-biomarker 建立的基本技术要求

遵循原则	意义
相关性（relevance）	与疗效相关，是指所选取建立 Q-biomarker 的检定实验方法的原理应明确，测定指标应尽量与该中药的“功能与主治”相一致，从而保证检测结果与临床疗效的相关性
定量化（quantification）	是指所选取的生物检定方法应能够定量地表征中药的内在质量信息，即能够测定生物效应值，将中药质量客观化、定量化
特异性（specificity）	是指所选取的检测方法除能够定量检测中药的生物活性外，还应对待检测物具有一定的专属性，包括对品种真伪、等级优劣的定性鉴别能力。中药组成（成分）复杂，单凭效应值来评价品质，难以反映其全部信息，不能检识化学药物掺假和勾兑等造假行为。而通过生物效应指纹谱，则可有效发现各种造假行为，同时更全面地体现中药的品质信息
灵敏性 sensitivity	所选取的检测指标应能客观体现反应程度随剂量的变化而有显著的改变。中药作用的量效关系通常变化缓慢，若方法灵敏度不足，药材之间复杂而细微的药效差异往往难以客观地表征
重复性 Repeatability	是指所选取的检测方法应具有较好的重现性和稳定性，保证分析结果可重复
快捷性 quickness	是指所选取的方法能够在较短的时间内完成分析工作，提高质量检测工作的效率
通用性 generality	是指选取的检测方法应具有较广的应用范围，即普适性好，最好能用一个方法、一台仪器、一套指标即可完成检测和评价，而不像一般的药理活性筛选，研究对象不同，则检测方法不同，检测仪器不同，检测指标也不同，费时费力，不易推广
经济性 economy	是指所选取的检测方法应具有较低的成本，适用于大量样品的分析检验
自动化 automatization	是指所选取的检测方法最好自动化程度高，在减少人力工时的同时，将实验误差降至最低
安全性 safety	是指所选取的方法不采用有毒害、有传染性的试验材料

当然，这里所说的对“重复性、灵敏性”的要求不能等同于理化检定，而是从生物统计学的角度来评价方法是否具有“重复性、灵敏性”；“快捷性”和“经济性”决定了一个方法推广的难易程度，一般来说，选择体外的试验方法较为适宜，如体外抗菌，离体子宫，肠、血管等平滑肌，体外血小板聚集等；“定性定量”则是在基本满足前几条原则条件下，

优先考虑采用既能定性鉴别又能定量检测的方法建立中药 Q-biomarker。

第三节　中药 Q-biomarker 发展的历史背景

一、古代朴素的中药 Q-biomarker

在古代中药的使用发展历程中，由于缺乏在分子层面对构成中药的物质成分进行具体认知的现代分析技术，古人常用不同的生物试验体系对中药药性、毒性、品质和功效等评价进行大胆探索，并开创了一个个成功的“鉴品质、辨性效”方法及实例。如中国古代医药鼻祖神农，在《淮南子・修务训》中被记载为“尝百草之滋味、识水泉之甘苦……一日而遇七十毒，由是医方兴焉”，折射出古人通过人体（生物）的反应认药、识药的实践活动与经验总结，也是古代原始的临床药理学和毒理学的评价反映。书中还将中药根据功效和毒性大小分为上、中、下三品[8]，这些评价中药功效和毒性的描述性指标，便可以说是中药 Q-biomarker 的原始形态。再如李时珍《本草纲目》中记载了体外评价苎麻消散瘀血功效的方法，“六月收野苎叶、苏叶，生猪血试之，可验也”[9]，即通过判断是否让生猪血凝固，来鉴别苎叶和苏叶，这是古人开展的以体外抗凝血 Q-biomarker 对中药进行检定的生动实例。再如《本草衍义》中对自然铜有以下记载，“有人饲折翅胡雁后遂飞去”[10]，该方法以“折翅雁”为动物模型，“饲”为给药途径，“飞去”为评价指标，这和现代药理实验的基本要素类同。

除了以离体组织器官或整体食物为反应体系外，我国古代本草典籍中也有应用人体为试验对象的生物评价方法。在《本草图经》中，对于鉴别人参真伪有方法记载如下，“欲试上党人参者，当使二人同走，一与人参含之，一不与，度走三五里许，其不含人参者必大喘，含者气息自如，此人参乃真也”[11]。从现代生物评价的观点审视，这一例子的评价样品是人参，分组包括空白对照组与实验组，建模方法为人体“度走三五里许”，评价标准是“气息自如”，非常接近中药 Q-biomarker 评价的思路策略。由此可见，在缺乏现代化学分析手段明晰中药物质基础和活性成分的古代，用于判别评测中药真伪优劣的生物检测指标和方法虽然朴素，但由于其具有关联药效、简易直观、整体可控的特点，仍然被历代医史及临床经验所承认，相关方法指标属于中药 Q-biomarker 的早期发展形势，整体思路非常类似于现代中药生物评价手段，这也从历史经验方面说明了生物评价和 Q-biomarker 应用于中药品质评控的合理性及有效性。

二、近、现代传统的中药 Q-biomarker

20 世纪 50 年代，我国医药学者所研究和建立的新的中药生物评价方法在国际学术期刊上发表，其引起了各国学者的重视并被广泛采用，其中最具标杆性质的首推 1949 年生药学家楼之岑院士发明的“楼氏法”[12]。他利用小鼠口服植物性泻药排出湿便这一生物效应，提出湿粪计数的定量式生物测定法，并创造性设计了试验装置（图 9.1）[12]，提高了试验的准确性和可重复性。他将方法应用于大黄、番泻叶等中药及其制剂的效价测定，都获得了满意的结果；并用本法研究大黄的有效成分，证明结合性大黄酸是大黄的主要泻下成分。1957 年，张庆玺等[13]采用《中华人民共和国药典》（1953 年版）中的豚鼠法和《美国药典》第 15 版（1955 年）中记载的鸽法，用洋地黄粉作为标准品，比较了 6 种国产洋地黄粉、2 种国产洋地黄毒苷和 5 种进口洋地黄毒苷的生物效价，发现洋地黄粉的测定结果比较接近，但是洋地黄毒苷效价相差较大，认为这与样品和标准品在成分上的不同有关，洋地黄毒苷的效价测定方法根据洋地黄粉作为标准品计算是不恰当的。上述生物检定方法中用于评价大黄、番泻叶泻下作用或洋地黄毒性的生物效价（毒价），是中药 Q-biomarker 发展于近代并沿用至今的重要形式之一。随后，Q-biomarker 的应用也愈加广泛，并在中药功效和活性评价中取得满意结果。例如，1981 年，袁文学等[14]根据人身具有多种药理作用的特点，比较了我国栽培 4 年、7 年和 14 年 3 种年限人参对动物活动能力的影响、抗利尿作用及离体心脏的作用，发现人参的生物活性随着年限的增长而增强。1997 年，周重阳等[15]利用大蒜提取物具有抗菌作用这一特点，采用生物检定法检测了其中大蒜辣素和大蒜新素的含量，结果与气相色谱法所测含量相近。2002 年，杨明华等[16]根据益母草缩宫效应，采用平行线四点法，建立了评价益母草药材及其制剂活性的生物检定模型及方法。这些反映中药临床疗效和安全性的生物活性指标，对于中药的品质评价和临床合理用药都具有科学的指导意义。

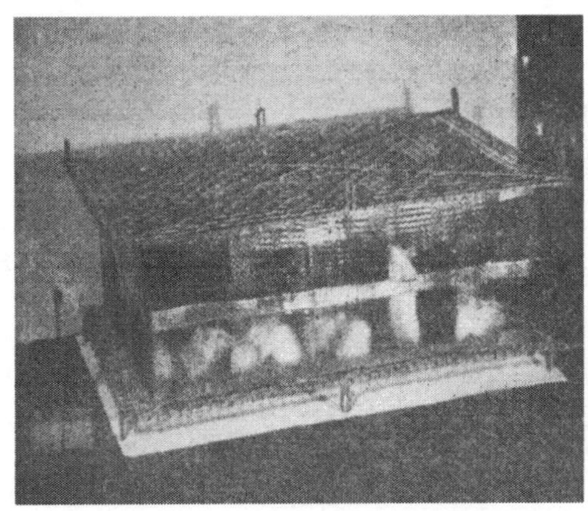
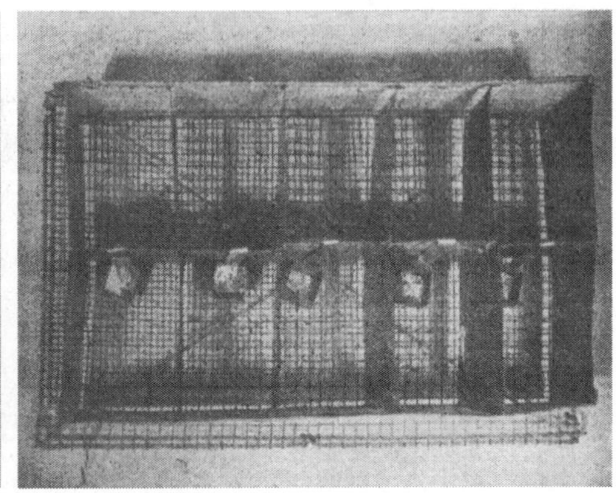

图 9.1　“楼氏法”试验装置

近 15 年来，中药品质生物评价技术发展迅速，基于此所发展的中药 Q-biomarker 形式也更加多元化，尤其是肖小河研究团队首次明确提出构建基于道地药材和生物评价的中药质量评控模式，从理念、模式和方法层面强调应将生物评价作为中药品质评控的重要内容，并探索建立了一系列关联中药功效与毒性的中药品质生物评价方法，包括抑菌、泻下、止血、抗病毒、抗炎等生物效应检定技术及 Q-biomarker [17-21]，经方法学验证及实际药效检测证明了该方法的合理可行，并得到科技部、国家自然科学基金委、国家药品管理局、国家药典委员会等相关部门和机构的大力支持，开启了现代中药 Q-biomarker 的新篇章。

第四节　现代中药 Q-biomarker 的分类及应用研究

现代中药 Q-biomarker 可根据构建理念、技术方法和表现方式的不同分为以下 3 种：第一种是生物效应值，指检测供试药物产生某一生物反应或达到某一特定生物效应的剂量，早期传统生物评价的实例几乎都属于此类检定，如生物效价（biological potency）/毒价（toxic potency）、生物活性限值（bioactivity limit）测定等，可用于评价中药质量优劣或药效毒性的大小；第二种是近年来发展的生物效应谱，是指在特定的试验条件下，供试药物作用于生物体系所表达出的一组特征生物学信息或图谱，通常具有时间-效应或剂量-效应依赖关系，相较于生物效应值测定，生物效应谱能反映药物作用于生物的更多指纹信息或影响，具有整体、动态的特点；第三种是基于多维信息整合的中药品质综合量化评控指标，指在中药生物效应检定的基础上，采用多指标综合评价法整合化学和（或）地理、历史、生态或性状鉴别等多种信息，从“品、质、性、效、用”多个层面评价中药品质的综合性指标。下面将对上述现代 Q-biomarker 的分类及相关应用研究进行具体介绍。

一、生物效应值

生物效应值测定主要是利用整体动物、离体组织、器官、细胞、微生物、功能酶、受体等为试验系，按照特定的实验设计，通过比较供试品与标准品或对照品所产生的特定生物反应强度及剂量比例，以生物统计为工具，从而测得供试品的生物效应值。在生物效应值这一 Q-biomarker 测定中，药物剂量与生物效应间一般呈曲线关系，可通过坐标转换的方法，使剂量与反应间呈直线关系，便于处理和应用。

依据所采用的实验设计、检测对象、评价目的等不同，生物效应值检测本身又包含多种不同的具体方法，因此针对不同的检测或评价对象，具体方法有不同特点及适用范围。

1）根据生物活性反应的性质不同，中药生物效应值测定可分为生物效价/毒价测定法和生物活性限值测定法：①生物效价/毒价测定法，适用于供试品作用于动物体系后（包括整体、组织、器官、细胞、细胞器、酶及相关生物因子等），在一定剂量范围内，作用趋势一致、量效关系较明显，易于量化评价的中药品种。中药生物效价与中药生物毒价检测主要区别在于适用的评价对象不同，而试验设计原理、方法学步骤等基本相同，因此往往生物效价/毒价并称，如基于凝血活酶时间（活化部分凝血活酶法或抑制活化部分凝血活酶法）的活血化瘀类中药生物效价测定方法[19]、基于抗菌效价检测的板蓝根质量生物评价[18]、基于抑制血小板聚集活性检测的血栓通胶囊质量控制[22]。②生物活性限值测定法，多用于供试品作用于动物体系后，在给药量达到某一特定值的条件下，才出现某效应的评价（如出现凝集、死亡、惊厥等），属于半定量或定性的范畴，如基于鸽最小致死量法的含强心苷类中药的效价测定[23]、具有凝集素样作用的中药对红细胞凝集活性的测定（图 9.2）[24]等。

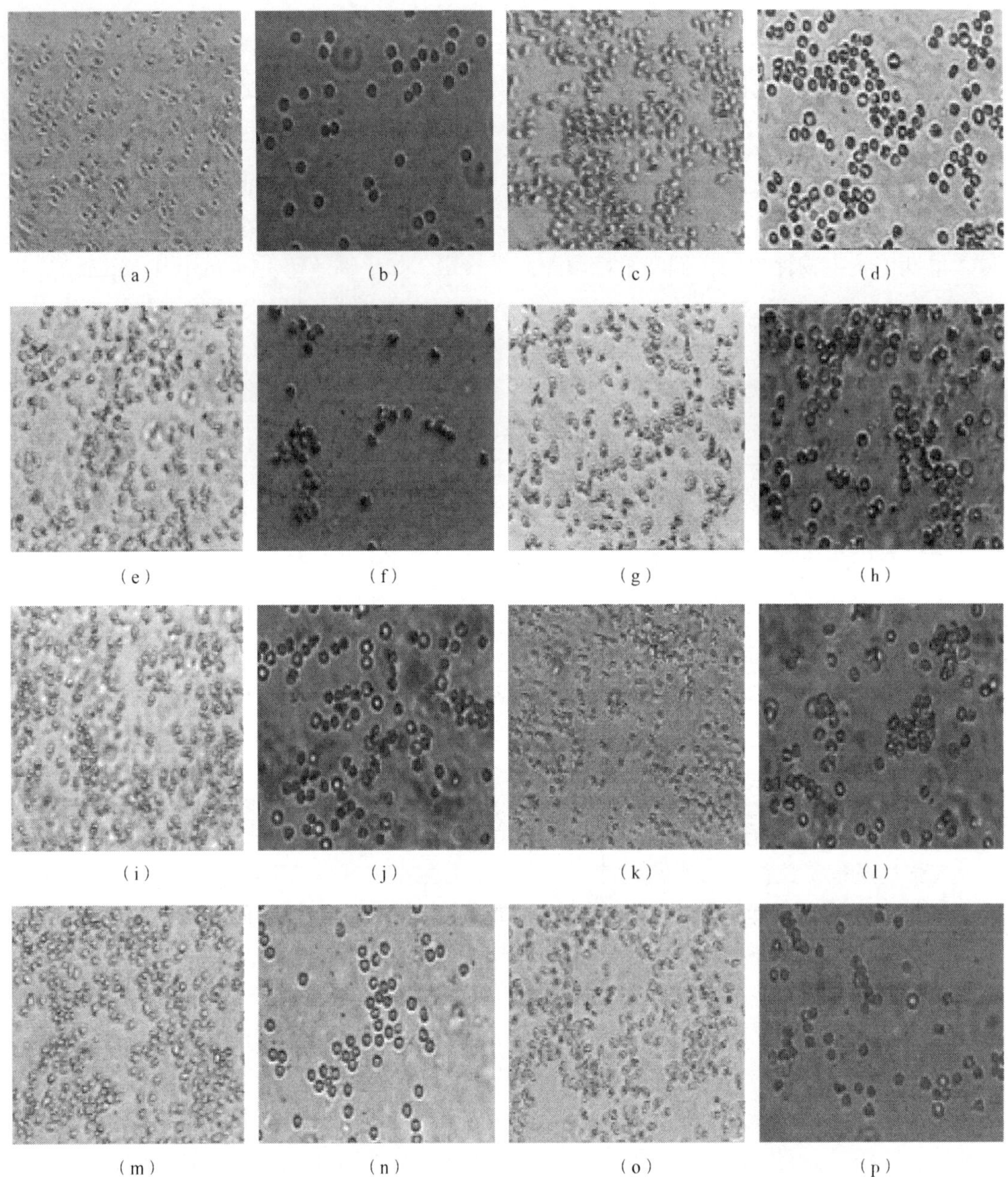

图 9.2 7 种道地药材对鸡红细胞和兔红细胞的凝集效应

对照为（a）：鸡红细胞；（b）兔红细胞。（c）、（e）、（g）、（i）、（k）、（m）、（o）：药材对鸡红细胞的凝集效应；（d）、（f）、（h）、（j）、（l）、（n）、（p）：药材对兔红细胞的凝集效应。鸡红细胞组与兔红细胞组所用药材依次为板蓝根、大黄、当归、党参、防风、甘草、黄芪

生物效价测定法与生物活性限值测定法也不是截然区别的，如对具有降糖作用的中药评价，其试验方法可以是达到某一具体血糖数值的测定（量反应法），也可以规定达到某一区间的血糖值即为一定级别（以几个“+”表示，属于半定量法）。有些药物根据需要也可以选用两种类型的评价方法，如参照胰岛素的测定方法，可以是以小鼠惊厥数为反应指标（质反应法），或以降糖的毫克数为反应指标，则属于量反应。

相对于生物效价测定法，生物活性限值测定法结果难以量化、误差大，往往是生物效价测定法的过渡，适用于尚不能建立生物效价测定的品种，此品种待条件成熟后可进一步研究采用生物效价测定法。

2）根据生物效应类型和计算方法的不同，生物效应值检测基本可分为质反应（qualitative response）和量反应（quantitative response）测定。所谓质反应，指当一定剂量的药物注入动物体内后，观察某一反应或反应的某一特定程度出现与否，例如，死或不死，惊厥或不惊厥，只有出现与不出现两种情况，故不能用量来表示个体的反应程度，只能用一组动物中出现的百分比来表示，如死亡率、惊厥率等，这类反应称为质反应。而量反应，是指药物对生物体所引起的反应随着药物剂量的变化产生的量变且可以测量者，称为量反应，例如，血压、血糖浓度的变化，组织器官重量的递增、抑菌圈直径的大小等。

质反应的直接测定法：就是在较短的时间内能够准确测得各个动物对标准品和供试品的最小有效量（minimum effective dose，MED）的方法，即质反应不能出现滞后。所谓最小有效量，是指某些发挥作用较快的药物，将药液由静脉缓慢注入动物体内，或者定时注入一较小的剂量，反应指标（如死亡、心跳停止、痉挛等）明确可靠，能清楚分辨并记录达到该特定反应指标的最小药品消耗剂量。该方法将实验对象分为两组，一组为标准品、一组为供试品，分别测定各自的最小有效量并计算均值，作为他们的等反应剂量。例如，洋地黄的生物效价测定，便是采用直接测定法，通过比较标准品与供试品对鸽的最小致死量来决定供试品效价[23]。由于直接测定法受药物性质及给药方法的限制，且动物个体存在差异，最小有效量参差不齐，用在生物评价中的例子并不多。

质反应平行线测定法：指当反应指标为质反应，而药物的作用又发挥较慢，无法准确测得其最小有效量时，便采用质反应平行线测定法。将动物分组，各组给予不同的剂量，根据各剂量组内出现正性反应指标的动物数算出该组的正性反应率，以剂量的对数为横坐标，反应百分率为纵坐标，得到一条对称的 S 形曲线。如果将反应百分比转化（查表得到）为概率单位，则概率单位与对数剂量间呈直线关系。待测品和标准品的该测定直线应该平行，所以该方法称为质反应平行线测定法。例如，李寒冰等采用流感病毒神经氨酸酶体外活性荧光检测法测定板蓝根的神经氨酸酶抑制活性，通过比较板蓝根量效曲线形状与阳性对照药特敏福，发现两者作用趋势和规律相同，且反应率与对数剂量之间呈良好的对称 S 形曲线，便采用质反应平行线测定法确定了板蓝根效价（图 9.3）[25]。

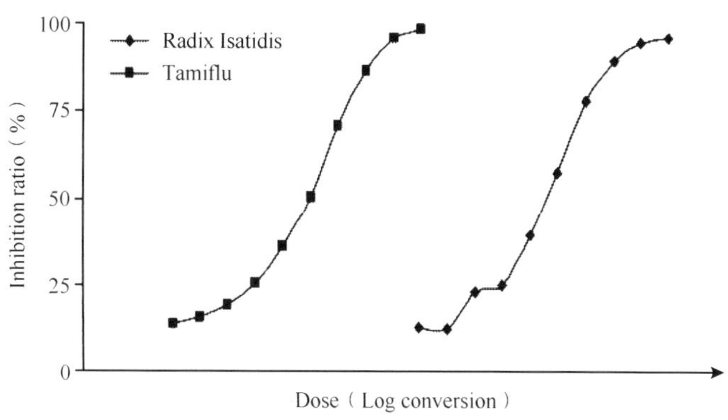

图 9.3　板蓝根和特敏福的神经氨酸酶抑制率量效曲线

量反应平行线测定法：该方法要求在一定剂量范围内，供试品和标准品的对数剂量和反应或反应的特定函数呈直线关系，当供试品和标准品的活性组分基本相同时，两直线平行。常见的类型有以下几种：①对数剂量与反应本身呈直线关系；②对数剂量与对数反应呈直线关系；③对数剂量与反应的平方根呈直线关系；④对数剂量与反应的倒数呈直线关系。例如 Zhang 等采用量反应平行线法测定三七抗凝血活性，系以阿司匹林为对照，比较三七与阿司匹林的凝血活酶时间，以测定三七抗凝血效价（图 9.4）[26]。

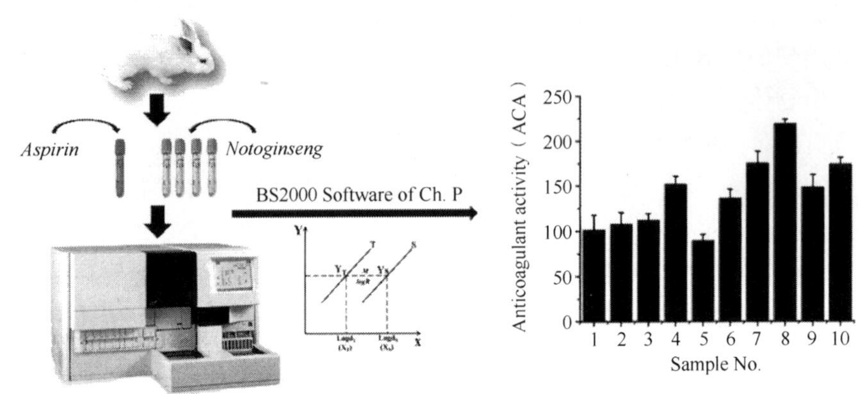

图 9.4　三七抗凝血效价测定

二、生物效应谱

以生物效应表达谱为表现形式的 Q-biomarker 指依据效应-时间或效应-剂量等关系表征生物活性的指纹谱，可通过抽提相互作用的动力学参数、谱图相似度等特征信息，来反映生物活性产生的动态整体信息[27]。目前主要包括以下几类技术方法。

1）生物热活性指纹图谱（bio-thermal activity fingerprint），其建立主要基于生物热力学这一基本理论。中药的药性功效，亦即现代意义上的生物活性作用，从本质上讲就是中药与生物机体之间的相互作用，可能是物理反应，也可能是化学反应；而任何反应发生时，能量的转移和热变化，均遵循热力学第二定律。无论是生物体自身新陈代谢还是药物与机体间的相互作用伴随的能量转移和热变化，都可以用生物热活性定性定量地测定，可以用不同生长代谢热动力学数学模型加以刻画，用热力学和中医药的整体观、动态观和平衡观加以阐释。通过测定正常情况下和不同药物作用下这种能量和产热的变化，可以间接地了解生物体新陈代谢状态和变化规律，并结合中医药基础与临床应用，从而客观定量地评价中药的内在品质。笔者团队多年来从热力学角度审视和研究中医药，以中药材、中药注射剂等为研究对象，采用热活性指纹图谱技术考察中药对不同生物热力学表达的影响，建立了一系列中药 Q-biomarker。采用微量量热法表征小檗碱类中药（黄连、三颗针、黄柏、关黄柏）抑菌活性特征指纹谱，为刻画与甄别小檗碱类中药生物活性提供了技术参考[28]。采用常规化学方法和生物热动力学方法分析不同板蓝根的化学差异及作用于细菌、病毒和免疫细胞的生物热活性差异，发现基于生物热活性指纹图谱及参数建立的数学模型可以较好地判断板蓝根的品质（图 9.5）[29]，生物热活性指纹图谱 Q-biomarker 评价模型较常规化学方法更准确、可靠，故建立了注射用双黄连冻干粉针[30]、清开灵注射液[31]、注射用益气复脉冻干（图 9.6）[32]等系列中药注射剂的热活性指纹图谱，不仅能对不同处理样品及污染样品进行有效区分，更能定性定量、实时在线地刻画中药注射液合格样品/特殊样品的质量信息，在一定程度上弥补了化学分析检测的不足，对中药注射剂质量波动的早期快速筛查及不良反应预警方法探索具有一定借鉴意义。此外，对于其他来源复杂及多基原品种等化学特征或专属性成分不明确的中药，也可采用生物热活性指纹图谱技术进行甄别。

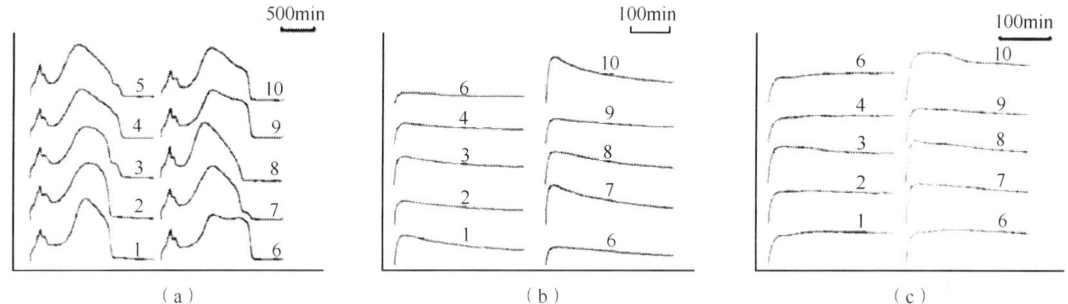

图 9.5　基于生物热活性图谱的 Q-biomarker 评价不同板蓝根样品

（a）作用于大肠杆菌；（b）作用于流行性腮腺炎病毒；（c）作用于小鼠脾淋巴细胞

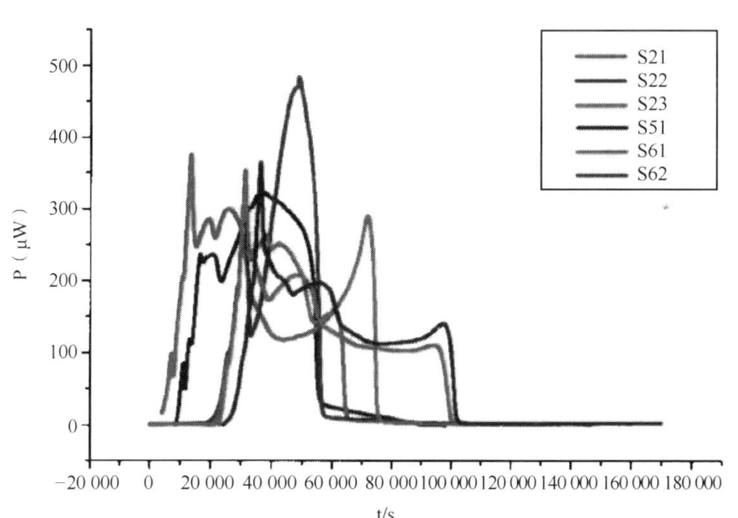

图 9.6　基于大肠杆菌生物热活性图谱的 Q-biomarker 评价不同批次注射用益气复脉冻干

2）DNA 指纹图谱（DNA fingerprint），其建立基于 DNA 分子鉴定技术。DNA 分子作为遗传信息的直接载体，信息含量大，在同种或同品种内具有高度的遗传稳定性，且不受外界环境因素和生物体发育阶段及器官组织差异的影响，因此用 DNA 分子特征作为遗传标记进行中药鉴别已成为一项迅速发展的分析技术。DNA 指纹图谱鉴别依靠反映中药个体、居群或物种基因组中具有差异特征的 DNA 片段作为 Q-biomarker，不受环境改变影响及经验限制，非常适合近源种、易混品种、动物药材、珍稀品种、破碎药材、古旧药材和样品量极为有限的植物模式标本等中药及其制品的鉴定。相关 DNA 分子标记技术主要包

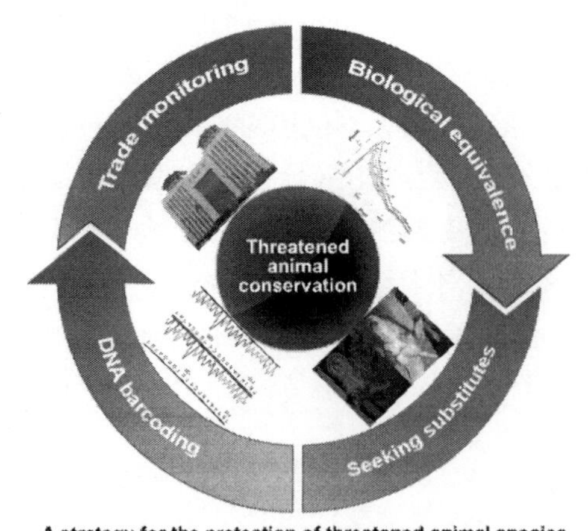

图 9.7 基于 DNA 条形码和生物评价技术的濒危动物贸易保护及替代品种开发策略

括随机引物 PCR（RP-PCR）、随机扩增多态性 DNA（RAPD）、扩增性简单序列重复（ISSR）、限制性酶切片段长度多态性（RFLP）、扩增片段长度多态性（AFLP）、单核苷酸多态性（SNP）、DNA 条形码序列分析等。目前，DNA 指纹图谱在中药材真伪鉴别及道地品种鉴定领域应用最多，2010 年版《中华人民共和国药典》也将蕲蛇和乌梢蛇的DNA指纹图谱这一Q-biomarker作为评价指标[33]。Luo 等采用 DNA 条形码技术结合生物评价方法，实现了对珍稀品种动物来源的中药和其易混品种的鉴别，并根据生物活性的对比结果推荐了与原珍稀品种效价近似的替代品种（图 9.7）[5]，为濒危动物的保护和新药用资源的开发提供了技术支撑。此外，通过 DNA 指纹标记技术和化学、生物学手段结合对道地药材进行研究，并进一步对遗传因素和环境因素在药用植物活性成分形成中的地位及其相互作用的关系进行研究，能更好地对道地药材、名优药材进行品质评价。例如，Chen 等应用 DNA 条形码技术使中药鉴别从形性描述实现到分子表征（图 9.8）[34]，加测不同中药样本的特异基因序列可理

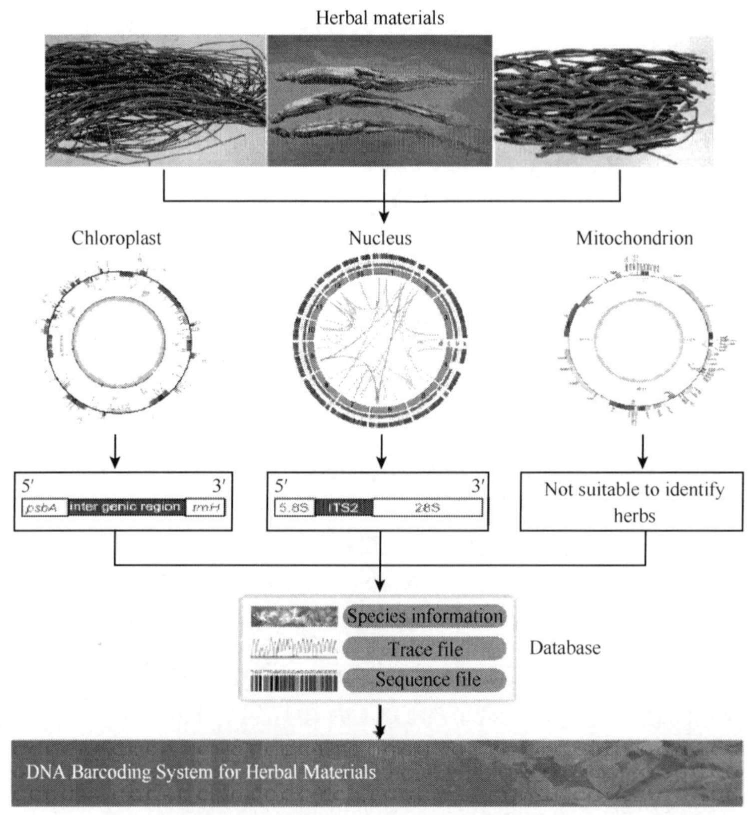

图 9.8 中药 DNA 条形码系统的建立

解为广义的中药指纹图谱，相对于传统方法，该技术具有更快速、准确、高通量及自动化的优势，能够在分子水平上快速、准确地鉴定多个单一样品及混合样品，而且样品用量较少，为中药材质量控制标准的建立提供了一种新方法。以 DNA 指纹图谱为代表的中药 Q-biomarker，以其取样量小、贵重样品损耗少、鉴定结果准确、灵敏性高等特点，近年来已成为中药鉴定的中药研究手段，中医药工作者将 DNA 指纹图谱引入到自身研究领域，已取得令人瞩目的成果，对中医药学的现代化产生了积极推动作用。

3）蛋白质指纹图谱（protein fingerprint），指中药中的蛋白质经适当处理后，采用一定的分析手段，得到的能够标示其生化特征的图谱，常见的分析方法包括电泳法、质谱分析、蛋白质芯片、抗血清鉴别等技术。蛋白质是植物中除了生物碱、多糖、皂苷等成分外的另一种关键的天然活性成分，在中药发挥药理药效过程中扮演着重要角色，根据蛋白质种类、结构、分子大小、所带电荷差异、活性等，可采用不同的分析方法获取相应的蛋白质指纹图谱，作为中药 Q-biomarker 实现对其真伪优劣的鉴别。例如，许重远等[35]采用高效毛细管电泳法（high-performance capillary electrophoresis，HPCE）建立了鸡内金及其混淆品、穿山甲及其炮制品的蛋白质 HPCE 指纹图谱，发现真品与伪品图谱具有显著差异，生品与炮制品的酸性蛋白提取液的 HPCE 图谱有一定差异，可根据蛋白质指纹图谱进行有效区分。张蕾等[36]也采用类似电泳方法建立蛋白质指纹图谱，实现了对不同来源紫草的鉴别（图 9.9）[36]。邓家彬等[37]通过同工酶鉴别技术分析姜黄属 6 种郁金类药用植物的超氧化物歧化酶（SOD）、多酚氧化酶（PPO）、细胞色素氧化酶（COD）的同工酶图谱（图 9.10）[37]发现，根据这些酶谱均能较好地区分不同品种的郁金类植物。除了上述以蛋白质电泳为分析手段的研究外，通过带蛋白质芯片检测细胞表面分子和分泌分子表达活性或集体活性分子含量等，亦可实现对中药药效的检测及品质的评价。如李春梅[38]等应用蛋白质芯片及配套的 NP10 芯片（亲水表面芯片），结合激光解析电离-飞行时间质谱（SELDITOF-MS）先进的分析技术，对传统中药龟甲胶的蛋白质和肽成分进行蛋白质组分析，测定了龟甲胶 1 500～13 000 区间蛋白质和肽的分布及分子质量，形成了龟甲胶蛋白质/肽成分质量指纹图谱，可作为龟甲胶物种鉴定的数字化质量控制标准。

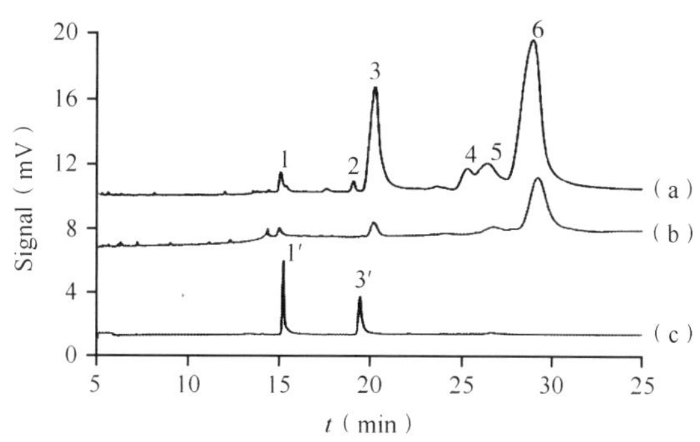

图 9.9　蛋白质电泳图

（a）新疆紫草提取液；（b）内蒙紫草提取液；（c）左旋紫草素和乙酰紫草素；1 和 1′. 左旋紫草素；3 和 3′. 乙酰紫草素；4. β-乙酰氧基异戊酰紫草素；6.β-二甲基丙烯酰紫草素；2 和 5.未鉴定成分

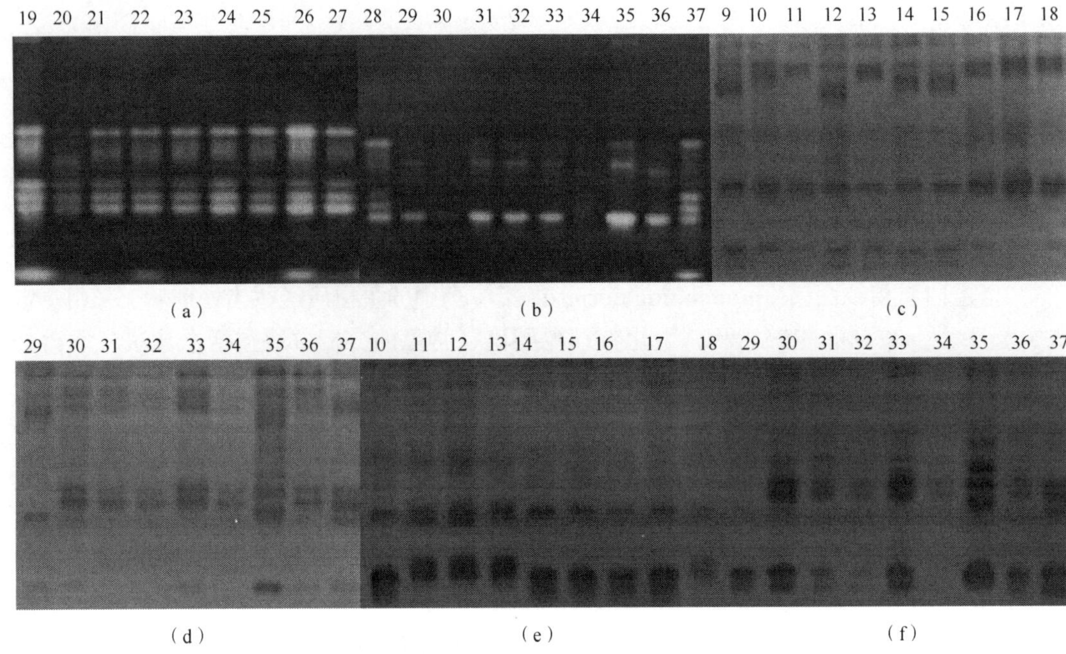

图 9.10　姜黄属植物的部分 SOD、PPO、COD 同工酶图谱

（a）（b）：19～27 和 28～27 号样品的 SOD 图谱；（c）（d）：9～18 和 29～37 号样品的 PPO 图谱；（e）（f）：10～18 和 29～37 号样品的 COD 图谱

三、中药品质综合量化评控指标

中药品质评价指标众多，皆从不同角度不同程度揭示了中药的品质性能。为了解决众多零散评价指标综合量化集成的难题，本课题组首次提出了基于多维信息整合的中药品质评控指标这一 Q-biomarker，包括效应成分指数（effect-constituent index，ECI）、效应成分当量（effect-constituent equivalence，ECE）、品质综合指数（integrated quality index，IQI）等，以期实现中药品质评控由定性化、经验化向定量化、科学化的过渡。

1）中药 ECI，是以中药临床效用为导向、以多活性成分含量测定为基础、以生物效应为权重评估不同成分的相对活性，最终综合加权并归一化处理而得的一个整合性中药 Q-biomarker [39]。其结合了化学评价与生物评价的技术优势，能较好地关联中药功效和安全性，不仅可作为中药品质的评控方法，亦可为中药临床辨质用药、辨证用药提供一定参考。本课题组以物质基础相对清楚、药效活性较为明确的临床大宗药材黄连[39]、丹参[40]、附子[41]等为模式药，开展了系列 ECI 的研究。

针对黄连清热燥湿、泻火解毒的功效，调研了基于该功效的传统应用和临床新用，初步选择了黄连两种活性抗菌及抗肿瘤效应，以及与此效应相关的活性成分，如黄连异喹啉类生物碱成分包括小檗碱（BER）、表小檗碱（EPI）、黄连碱（COP）、巴马汀（PAL）和药根碱（JAT），考察了上述成分对不同效应的活性贡献度，构建了黄连抗痢疾杆菌效应成分指数：$ECI_{抗菌}=3.1676*X_{BER}+1.0842*X_{EPI}+5.2062*X_{COP}+0.0164*X_{PAL}+0.1041*X_{JAT}$，以及黄连抗 HepG2 细胞增殖的效应成分指数：$ECI_{抗肿瘤}=3.7602*X_{BER}+0.3687*X_{EPI}+0.9718*X_{COP}+0.3862*X_{PAL}+0.3564*X_{JAT}$，并证实黄连各 ECI 与其所对应的药效活性具有显著相关性，即 ECI 值越大，所对应药效活性越好（图 9.11）。ECI 的建立有助于中药品质评价指标的选择与确定，效应权重大小直接说明了成分对药效的贡献度大小，在指标确定时，可指导我们优先选择那些效应权重大的成分作为评价指标。例如，对于抗菌效应而言，COP 活性更佳；而对 HepG2 细胞毒性而言，BER 具有更强效应。我们将 ECI 应用于不同等级、来源及产地黄连的品质评价中，因其客观精准量化的特性，可作为传统经验鉴别结果的有益补充，有助于指导优级药材品质甄别及同级药材品质差异评价，同时有效突破了品质评价时产地和来源的局限性，有效表征中药品质，有利于中药资源更大程度上的合理化应用。例如，某一 ECI 不合格但另一 ECI 合格的中药，便可将其施用于第二种功效上，这就有效避免了药材资源的误评浪费，使各类中药更好地尽其所用。而不同 ECI 的建立，也有助于发挥同一中药在不同临床功用上的“因效制宜”，ECI 高低差异较大的中药在该功效的实际应用中，可考虑适当调节药物用量，以保证摄入药物量产生效应的一致性。

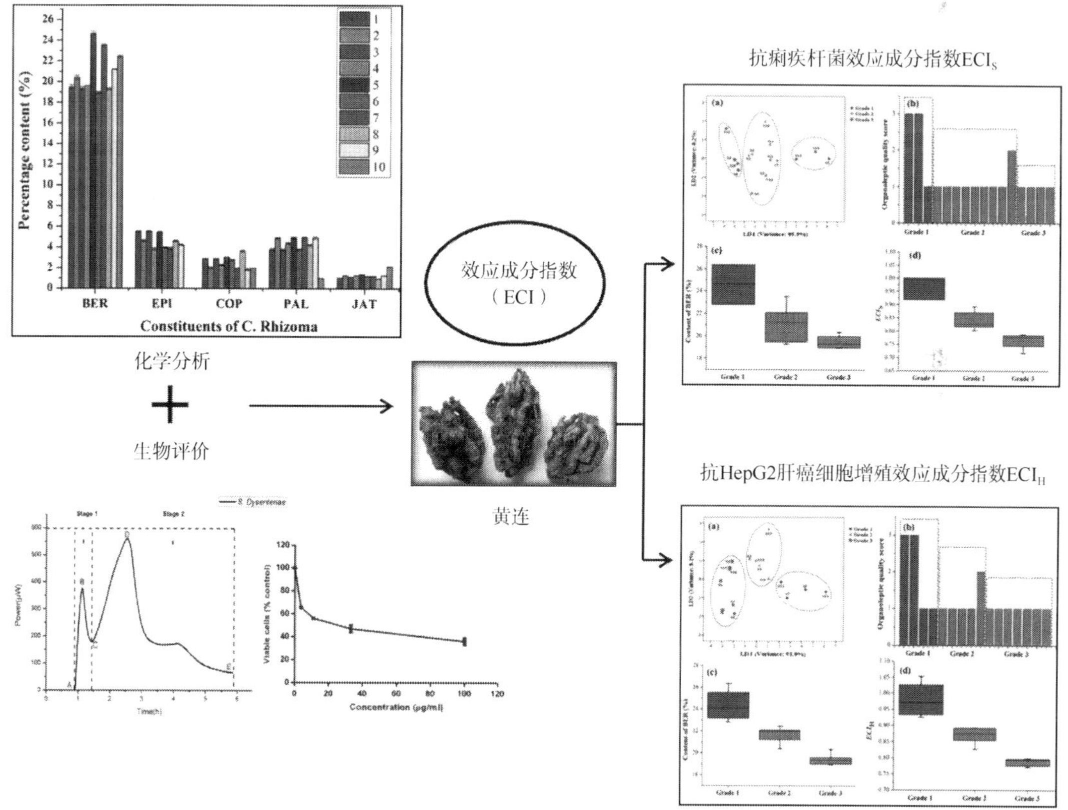

图 9.11　黄连效应成分指数的构建

再如大黄，其为泻下要药，临床常用于便秘的治疗，疗效确切。课题组采用致泻生物效价检测方法，分别检测了大黄中与致泻活性相关的 12 个单体成分的致泻相对活性，以活性最强的番泻苷 A 为参比，确定了 12 种成分的活性权重：番泻苷 A（1.00）、番泻苷 B（0.63）、芦荟大黄素-8-*O*-β-D-葡萄糖苷（0.66）、大黄酸-8-*O*-β-D-葡萄糖苷（0.71）、大黄酚-8-*O*-*β*-D-葡萄糖苷（0.45）、大黄素-8-*O*-*β*-D-葡萄糖苷（0.46）、大黄素甲醚-8-*O*-β-D-葡萄糖苷（0.56）、芦荟大黄素（0.36）、大黄酸（0.47）、大黄素（0.25）、大黄酚（0.26）、大黄素甲醚（0.52）；进一步与各成分含量相乘并求和，计算得到大黄致泻 ECI。所建立的 ECI 为评价不同品种的大黄的泻下活性提供了综合量化且准确关联活性的指标。如图 9.12 所示，致泻 ECI 可以显著区分唐古特大黄和掌叶大黄，而目前药典测定水解后 5 种游离蒽醌总含量的方法却难以区分两种大黄的内在品质差异。

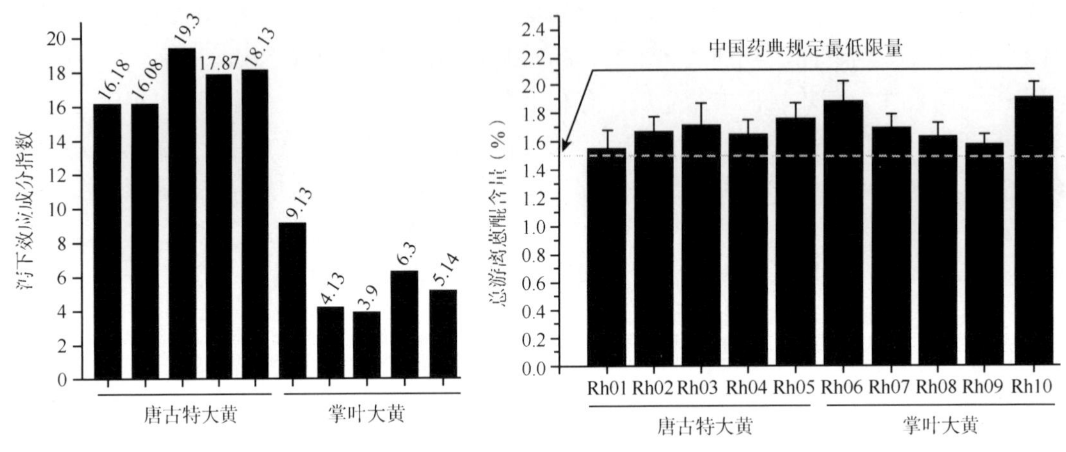

图 9.12 致泻效应成分指数用于不同品种大黄的品质评价

除了表征药效活性，ECI 也可用于评价中药毒性大小，课题组前期探索了附子毒性成分指数（toxic constituents index，TCI）的建立[41]，作为经典的毒性中药，其主要毒性成分为乌头碱、新乌头碱与次乌头碱。由于乌头碱等成分的起效剂量与中毒剂量非常接近，且次乌头碱的毒性明显弱于乌头碱与新乌头碱，采用三种生物碱含量之和简单相加，显然不能准确表征附子的毒性差异。例如，前期研究发现，道地产区及新兴产区 3 种生物碱的含量与比例存在重大差异，其中，道地产区的江油、汉中，次乌头碱占双酯型生物碱比例高达 40%～60%，而新兴产区布拖、巍山、安县等地，次乌头碱比例低于 25%，而新乌头碱比例高达 70%以上。忽视检测指标本身活性的强弱，采用药典方法含量直接相加，甚至可能得出与实际情况相反的结论。因此，通过构建化学成分与效应强度综合集成的 TCI，能有效破除评控碎片化难题，更加准确地表征附子的毒性。基于上述观点，课题组采用大鼠尾静脉推注最小致死量测定法，分别测定了乌头碱、新乌头碱、次乌头碱的最小致死量为 0.1121mg/kg、0.1580mg/kg、0.2919mg/kg，以乌头碱为参照，建立了附子毒性成分指数（图 9.13）[41]，为附子毒性评价提供了更加科学的依据。

作为化学成分分析和生物活性检测综合加权的评价指标，ECI 能使中药品质标准在目前可控的基础上，实现与药效的切实关联，能仅通过测量成分含量而体现中药之“效”，并解决不同活性成分对效应的贡献度问题，以量化集成的方式为中药品质评价和中药资源的合理配用提供参考。相较于中药品质常规评价方法，这一 Q-biomarker 具有精准可量化、集成可重现、综合可操作、有效可适用的特点（表 9.2）[39]，也为后续其他中药品质综合量化评控指标的构建奠定了基础。

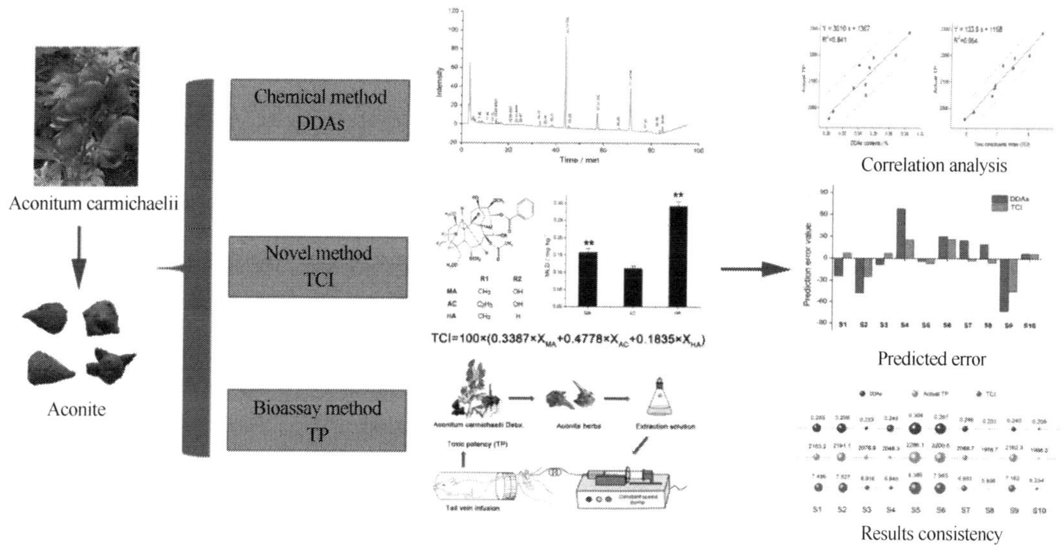

图 9.13　附子毒性成分指数的构建

表 9.2　中药品质评价方法特点对比

中药评价方法	精准量化程度	重现性	集成性	综合性	可操作性	功效关联性	临床指导意义	经济性
性状等级	+	++		+	+++	+	+	+++
指标成分	+++	+++		+	+++	+	+	++
生物效应	++	++		+	++	+++	++	++
性状等级+指标成分+生物效应	+	+		+++	+	+++	++	+
ECI	+++	+++	+++	++	+++	+++	+++	++

2）中药效应成分当量（ECE）指在标准煎煮工艺下，一定剂量单味药物煎煮汤剂的效应总量[42]。中药调剂是中药饮片应用于临床的“临门一脚”，药材质量优，调剂不当，也会使药物的疗效降低。调剂过程常受到中药饮片的品种差异、质量差异、炮制加工差异、规格等级、剂量调配、煎煮方法、服用方式等多种因素影响。课题组在 ECI 基础上，引入 ECE 这一概念，综合考虑量取和煎煮对中药调剂的影响，建立了 ECE 这一关联临床的中药调剂一致性评控 Q-biomarker。用 ECE 对饮片调剂的一致性进行评价，是从饮片使用的最终环节，统一度量饮片质量优劣和中药调剂的一致性。计算公式为煎煮终点中药饮片中活性成分含量经活性校正之和乘以中药饮片给药剂量。多次调剂所得样品的 ECE 值波动小，调剂的一致性好。对于中药饮片的质量评控，以 ECE 高，饮片质量好，ECE 低，饮片质量差。

课题组以黄连为模式药，将前期建立的黄连 ECI 乘以给药剂量，构建了黄连 ECE，比较了不同规格黄连饮片在相同调剂条件下的 ECE 值，以及 ECE 的一致性。结果发现，黄连饮片规格能影响生物碱的煎煮溶出效率，其中粉末状的饮片煎煮溶出状态不同于片型饮片，其中粗粉溶出效率优于细粉；4 种片型饮片的溶出效率以去须根横片为优，其余 3 种片型饮片的煎煮溶出曲线差异无统计学意义；去须根横片与粗粉相比，溶出较慢但稳定性好，且煎煮终点的溶出效果优于粗粉（图 9.14）[42]。此外，不同规格黄连饮片，量取均一性不同，煎煮溶出效果也不同。ECE 的构建，使我们能从饮片煎煮的终点观察量取和煎煮的波动对饮片药效稳定性的影响（图 9.15）[42]。自定义去须根横片具有相同剂量煎煮，ECE 高，均一性好的优点，便于临床疗效的稳定发挥。

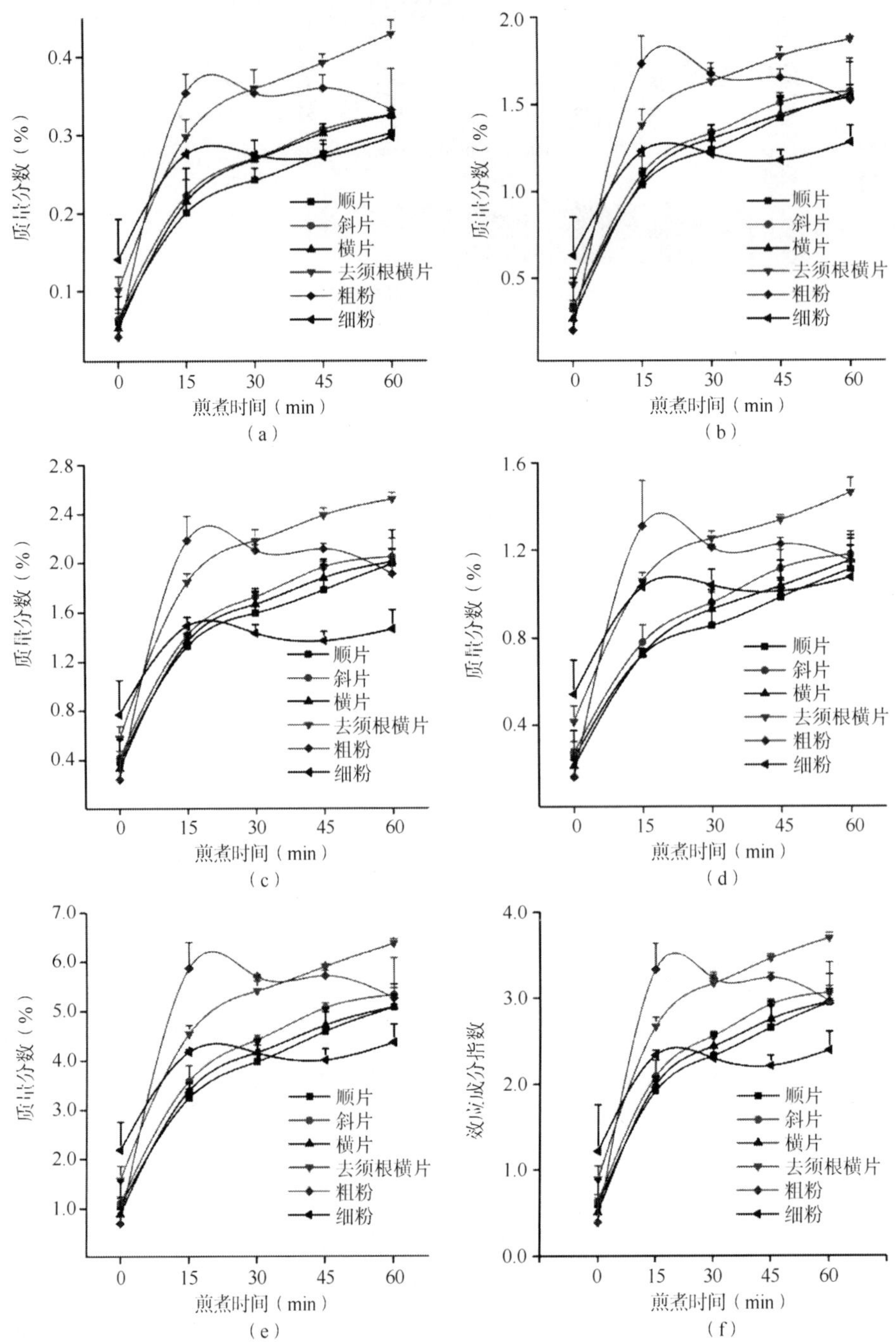

图 9.14　不同规格黄连饮片中生物碱成分煎出规律及效应指数

（a）盐酸表小檗碱；（b）盐酸黄连碱；（c）盐酸巴马汀；（d）盐酸小檗碱；（e）效应成分指数；（f）随煎煮时间变化曲线

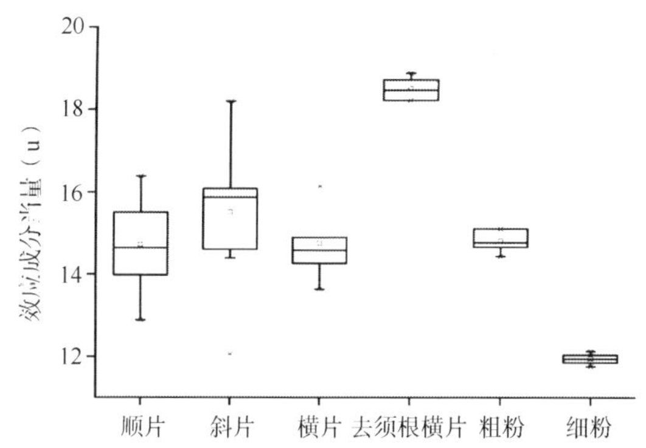

图 9.15　不同规格黄连饮片效应成分当量一致性结果

ECE 可以贯穿于中药调剂的各个环节，通过对过程一致性的评控，达到调剂终点的一致，或通过调剂终点的 ECE 值，合理的调节给药量，同样达到调剂一致性的目的。饮片研制过程中，可以根据 ECE 值优选饮片加工工艺。临床医生可以根据饮片 ECE 值，合理调节给药剂量，以保证临床疗效的稳定。

3）中药 IQI，又称“道地品质指数”（Dao-di index）[43]，是以道地（优级）药材作为参照，将中药品质分解为产区历史、产区生态适宜性、商品规格等级、组分黄金比例及生物效/毒价五大要素，分门别类地比较其他药材与道地药材的差异，计算五大要素的系数，并通过对上述系数的综合加权，得出中药材道地性与品质优劣度的综合量化 Q-biomarker。中药的道地性既是一个地理概念，也是一个包含地理、历史、生态、资源、加工、鉴别、文化等信息的综合品质概念，是优质药材临床疗效的代称。因此，IQI 的内涵应当囊括上述元素。具体来说，产区历史可通过本草文献追踪与产区实地调研确定。产区生态适宜性可采用中药材产地适宜性分析地理信息系统测定不同产区的日照、气温、降雨量、土壤类型、海拔等因子的相似性。商品规格等级可采用 Delphi 评分方法，形成经验鉴别的专家共识，判别不同产地药物的规格等级[44]。对于黄连、大黄等有效成分已相对清楚的药物，可直接计算不同产区、不同来源药效组分的比较；对于大部分药效成分不甚清楚的药物，可采用成分敲出/敲入技术、化学指纹图谱相似度评价或基于质谱检测的化学代谢组学技术确定不同来源药物成分的相似性。关于生物效应检测，则需借鉴或新建有关评价方法，评控药物品质。

中药 IQI 的提出，将历史、地理、生态（阳光、雨水、土壤）、经验鉴别、化学含测、生物评价等众多影响因子囊括其中，通过引入相对性思维、客观化表征、去量纲操作、多元统计分析等研究思路与方法，实现了复杂问题简单化，简单问题科学化，集中体现了中药品质评控综合量化集成的特点。

如著名道地药材附子，传统道地产区为江油，次之为汉中。然而，随着我国城市化进程的不断发展及产业转移升级，传统道地产区，如江油、汉中等平原地区的种植面积不断萎缩，而新兴产区产量逐渐上升，渐成主流，四川布拖成为我国最大的附子产区。不同产地的附子道地性有何差异，如何评价，这些问题亟待解决。课题组采用三角形面积法，对附子性状规格评价、化学评价与生物评价结果进行归一化、集成化等数据处理，将附子品质综合刻画为一个 0～1 的相对性数值，构建了附子 IQI 计算模型。通过计算，发现江油附子、汉中附子、布施附子、巍山附子、安县附子的指数均值分别为 0.842±0.091、0.597±0.047、0.442±0.033、0.454±0.038、0.170±.021，即江油附子个大质优、效强毒弱，品质综合评价最优，这与附子传统的道地性认识一致，证明了本方法的合理性与科学性，可用于药材道地性的评价（图 9.16）[45]。如规定道地药材的 IQI 须高于特定的数值，指数越高，道地性越强。

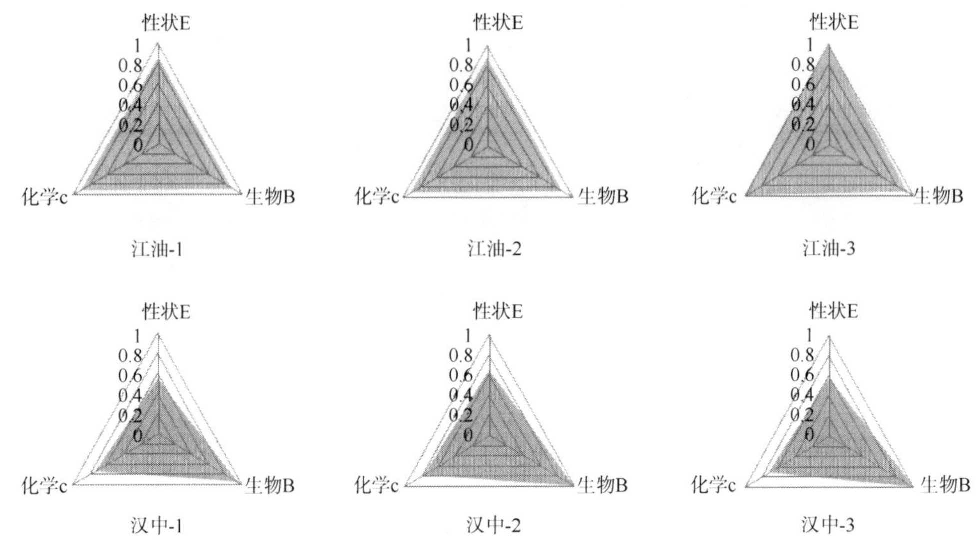

图 9.16　基于品质综合指数评价不同产地附子的品质

中药 IQI 虽然只是一个相对数值，但其实质内涵很丰富，综合反映了中药的品质内涵，可用于中药材、中药饮片的内在质量评价，使质量评价标准更加贴近临床，对于中药产业化发展与临床合理用药方面具有积极的参考价值与应用前景。

结　　论

1. 中药 Q-biomarker 与质量标志物的区别

刘昌孝院士对中药质量标志物进行了定义，中药质量标志物是指存在于中药材和中药产品（如中药饮片、煎剂、提取物、中成药制剂）中固有的或加工制备过程中形成的、与中药的功能属性密切相关的化学物质[3]。例如，三七的质量化学标志物为三七皂苷 R_1 和人参皂苷 Rg_1、Rb_1，其本质为化学成分。而中药 Q-biomarker 是一广义的中药质量标志物，属于其定义的五元素中的一个元素（反映安全有效的生物效应）的研究范畴，反映中药作用于生物体表达出生物效应的一类生物学或生物化学指标，如大黄的致泻效应、黄连的抗菌效应，其本质是以生物活性表型为基础的生物或生化指标，表现方式可以是效应值、效应谱或生物反应的发生等。

2. 中药 Q-biomarker 与生物标志物的异同

在 2014 年药物研发工具资格的指导原则中，美国 FDA 对生物标志物的定义为“生物学效应的定量检测，以提供作用机制和临床有效性之间的信息关联，可以在既定的科学框架即证据中阐明其生理、毒理、药理或实验结果的临床意义”[46]。从核心内容和与临床的关联度来看，中药 Q-biomarker 属于传统生物标志物的衍生，因其研究亦是从反映临床有效性的目的出发，并在一定程度能体现其医学用途和临床意义。在涉及的生理和病理过程来看也具有一定相似性，两者均可作为生物体发生变化的预警指标，涉及细胞分子结构和功能的改变、生化代谢过程的变化、生理活动的异常表现、部位和整体的异常变化等。但从应用目的来看，中药 Q-biomarker 与生物标志物又有所不同。生物标志物主要作为一种辅助手段，用于早期、快速、准确、灵敏地判断疾病的发生，监测疾病的发展和严重程度，检验临床治疗效果，预测个体发病的风险。根据美国国立卫生研究所资助项目所提出的 BIPED 生物标志物分类[47]（疾病严重程度标志物、研究性标志物、预后标志物、干预治疗疗效标志物和诊断标志物）可以看出，生物标志物主要是以防控人体疾病为导向。而中药 Q-biomarker 是中药品质评控体系的组成部分，用于有效、定量化、特异性地表征中药品质，是以保障中药临床用药的有效性和安全性为目的。此外，中药 Q-biomarker 与生物标志物的组成内容和检测范围也有差异。生物标志物的选择对象主要是那些能反映生物机体在与环境相互作用中发生的能够被测定的特征活性物质，如 α-甲胎蛋白被 FDA 批准在临床上用于肝癌诊断和预后判断[48]；而中药 Q-biomarker 还包括此类活性物质发生变化后的不同表现形式，如金银花的抗病毒 Q-biomarker 可以是对病毒的抑制率，也可以是对病毒的抑制效应图谱。

3. 中药 Q-biomarker 的提出对中药标准化建设的意义

中药品质评控指标众多，其目标都应是保证临床用药的安全有效可控性。但长期以来，中药品质评控手段、评价指标及质量标准与临床功效缺乏紧密关联，存在多重在性状与化学指征，五大要素“品、质、性、效、用”彼此独立、相互割裂，零散而不系统，缺少反映临床有效性的系统评控体系。中药 Q-biomarker，是在中药品质评控研究过程中充分发挥中医药学的原创思维、原创优势及原创成就，以临床功用为导向、以生物评价和质量标志物理念为基础、交叉融合多学科所发展而来的系统性中药品质评控指标。当前药典常规检测及外来有害物质检测属于控制性门槛标准，重在确保中药的真实可靠，是判定原生药材入药所具备的基本条件。在把关药材合格后，还应在此基础上开展中药品质的优劣评价，而中药 Q-biomarker 因能较直接表征药物活性，是完善现行中药标准、使质量标准从实验走向临床的必要尝试，这为建立符合中医药特点且能关联临床功效和安全性的中药品质评控新模式和方法体系提供了技术支撑。

参考文献

[1] 中华中医药学会. 中药品质评价方法指南. 北京：中国中医药出版社，2017.

[2] US Food and Drug Administration. Botanical drug development guidance for industry. http：//www.fda.gov/downloads/drugs/guidancecomplianceregulatoryinformation/guidances/ucm458484.pdf[2017-03-01].
[3] 刘昌孝，陈士林，肖小河，等. 中药质量标志物（Q-Marker）：中药产品质量控制的新概念. 中草药，2016，47（9）：1443-1457.
[4] 李寒冰，吴宿慧，牛明，等. 中药品质生物评价的历史与发展. 中草药，2017，48（14）：2809-2816.
[5] Luo J，Yan D，Song J，et al. A strategy for trade monitoring and substitution of the organs of threatened animals. Sci Rep，2013，3：3108.
[6] Ren YS，Zhang P，Yan D，et al. A strategy for thedetection of quality fluctuation of a Chinese herbalinjection based on chemical fingerprinting combined withbiological fingerprinting. J Pharm Biomed Anal，2011，56（2）：436-442.
[7] 肖小河. 中医药转化医学中的关键科学问题：中药质量生物评价与控制. 中药与临床，2010，1（4）：1-7.
[8] 王家葵. 本草鼻祖：《神农本草经》. 文史知识，2016，（1）：58-62.
[9] 程雅君，程雅群. 《本草纲目》药理学的哲学渊源. 哲学研究，2015，（9）：38-44.
[10] 白璐. 自然铜微生物浸出液的药理药效学初步研究. 兰州：兰州大学，2008.
[11] 刘雅莉，谢琪，刘保延，等. 临床试验百年历程概述. 中国循证医学杂志，2016，16（11）：1241-1249.
[12] 楼之岑. 植物性泻药的生物测定法. 药学学报，1953，1（1）：49-71.
[13] 张庆玺，赵雅灵，徐玉均. 商品洋地黄毒苷生物检定中豚鼠法与鸽法测得效价的比较. 药学学报，1957，5（1）：73-77.
[14] 袁文学，桂绿荷，李绮云，等. 不同生长年限人参药理作用的比较. 中医杂志，1981，（11）：65-66.
[15] 周重阳，陈海波，罗艳，等. 用生物检定法测定大蒜油中大蒜辣素和大蒜新素的含量. 中草药，1997，28（1）：18-20.
[16] 杨明华，杨苏蓓，金祖汉，等益母草药材生物检定方法的研究（Ⅱ）——缩宫素、益母草量效关系和检定适用效应模式的建立. 中药材，2002，25（6）：409-411.
[17] 魏丽，李远，李寒冰，等. 基于抗菌效价检测的板蓝根药材品质评价方法的研究. 世界科学技术（中医药现代化），2008，10（2）：33-36.
[18] 王伽伯，金城，肖小河，等. 泻下类中药质量的生物控制方法及基本问题探讨. 药学学报，2009，44（5）：500-505.
[19] 山丽梅，赵艳玲，肖小河，等. 三七止血活性与商品规格划分的相关分析. 中草药，2011，42（9）：1779-1782.
[20] 李寒冰，鄢丹，武彦舒，等. 基于抗病毒活性检测的板蓝根质量生物评价方法及优化研究. 中草药，2011，42（8）：1560-1565.
[21] 罗云，金城，周健，等. 基于环氧合酶抑制作用的人工麝香质量评价方法研究. 药学学报，2011，46（4）：438-442.
[22] 韩冰，毛鑫，韩淑娴，等. 基于抑制血小板凝集活性检测的血栓通胶囊质量控制研究. 中国中药杂志，2015，40（23）：4597-4602.
[23] 何嘉琅，唐丽. 应用不麻醉鸽进行洋地黄的生物检定. 药学学报，1959，7（6）：234-236.
[24] 袁毅君，赵丽，焦成瑾，等. 7种甘肃道地药材凝血活性初步分析. 天水师范学院学报，2016，36（5）：15-18.
[25] 李寒冰，鄢丹，王伽伯，等. 基于神经氨酸酶活性检测的板蓝根品质的生物评价. 药学学报，2009，44（2）：162-166.
[26] Zhang H，Liu D，et al. Zhang D，Quality assessment of Panax notoginseng from different regions through the analysis of marker chemicals，biological potency and ecological factors. Plos One，11（10）：e0164384.
[27] 鄢丹，肖小河. 基于道地药材和生物测定的中药质量控制模式与方法研究——工作参照物. 中国中药杂志，2011，36（9）：1249-1252.
[28] 方艺霖. 含小檗碱类中药品质生物评价与控制的初步研究. 成都：成都中医药大学，2008.
[29] 赵艳玲，山丽梅，金城，等. 基于生物热活性表达的中药板蓝根品质评价研究. 中药材，2008，31（5）：743-747.
[30] 张雅铭，鄢丹，张萍，等. 基于化学指纹图谱-生物热活性指纹图谱关联检测的注射用双黄连冻干粉针质量控制方法研究. 杭州：全国中药注射剂安全性及产业发展交流研讨会，2009：30-38.
[31] 武彦舒，张倩，金城，等. 清开灵注射液生物热活性指纹图谱的初步研究. 中国药学杂志，2009，44（6）：471-474.
[32] 闫琰，鄢丹，张萍，等. 主要基于生物热动力学表征的中药注射剂（注射用益气复脉冻干）质量评控方法研究，中国中药杂志，2012，37（1）：41-45.
[33] 国家药典委员会. 中国药典.第三部. 北京：中国医药科技出版社，2015.
[34] Chen SL，Pang XH，Song JY，et al. A renaissance in herbal medicine identification：from morphology to DNA. Biotechnol Adv，2014，32（7）：1237-1244.
[35] 许重远，张焜，李亦蕾，等. 高效毛细管蛋白电泳法对鸡内金和穿山甲的鉴别. 解放军药学学报，2007，23（6）：464-466.
[36] 张蕾，张爱芹，王嫚，等. 新疆紫草的毛细管电泳指纹图谱研究. 分析化学，2017，45（11）：1727-1733.
[37] 邓家彬，苟琳，丁春邦，等. 姜黄属药用植物的3种同工酶分析. 中草药，2011，42（2）：346-352.

[38] 李春梅，王若光，王陆颖，等. 基于激光解析/离子化飞行时间质谱技术的中药龟甲胶蛋白质组分析. 湖南中医药大学学报，2007，27（6）：21-23，29.

[39] 熊吟. 中药品质整合评价方法研创——以黄连为例. 北京：北京中医药大学，2015.

[40] Liu Z，Shi Z，Tu C，et al. An activity-calibrated chemical standardization approach for quality evaluation of Salvia miltiorrhiza Bge. Rsc Adv，2017，7（9）：5331-5339.

[41] Zhang D，Li R，Han X，et al. Toxic constituents index：a toxicity-calibrated quantitative evaluation approach for the precise toxicity prediction of the hypertoxic phytomedicine—Aconite. Front Pharm，2016，7：164.

[42] 董芹，王伽伯，张定堃，等. 基于效应成分当量的黄连饮片调剂一致性研究. 中国中药杂志，2015，40（20）：3981-3986.

[43] 肖小河，王伽伯，鄢丹，等. “道地综合指数”的构建及其应用价值. 中国中药杂志，2012，37（11）：1513-1516.

[44] 楚笑辉，王伽伯，孔维军，等. 基于 Delphi 法的黄连药材商品规格感官评价的重现性研究. 世界科学技术：中医药现代化，2011，13（2）：321-327.

[45] 张定堃，王伽伯，杨明，等. 中药品质整合评控实践：附子品质综合指数. 中国中药杂志，2015，40（13）：2582-2588.

[46] US Food and Drug Administration. Qualification Process for Drug Development Tools.http：//www.fda.gov/downloads/Drugs/GuidanceComplianceRegulatoryInformation/Guidances/UCM230597.pdf[2014-01-06] [2016-08-03].

[47] Bauer DC，Hunter DJ，Abramson SB，et al. Classification of osteoarthritis biomarkers：a proposed approach. Osteoarthr Cartilage，2006，14（8）：723-727.

[48] Biselli M，Conti F，Gramenzi A，et al. A new approach to the use of α-fetoprotein as surveillance test for hepatocellular carcinoma in patients with cirrhosis. Brj cancer，2015，112（1）：69-76.

（王嘉伯　肖小河　熊　吟　李寒冰）

第十章

基于数据挖掘的中药质量标志物预测

数据挖掘是从大量的数据中，抽取出潜在的、有价值的知识（模型或规则）的过程。数据挖掘的分析方法可以分为两类：直接数据挖掘和间接数据挖掘。直接数据挖掘的目标是利用可用的数据建立一个模型，这个模型对剩余的数据，对一个特定的变量（可以理解成数据库中表的属性）进行描述。而间接数据挖掘的目标不是选出某一具体的变量，用模型进行描述，而是在所有的变量中建立起某种关系。

在技术层面上，数据挖掘可以根据它的工作过程分为数据的抽取、数据的存储和管理、数据的展现等关键技术。在数据抽取方面，未来的技术发展将集中在系统功能集成化方面，以适应数据仓库本身或数据源的变化，使系统更便于管理和维护。统计和挖掘各种统计分析方法，从数据中得到关于数据关系和模式的知识。我们阅读相关文献对于理解数据挖掘的基本内容，获得者的信息，为质量标志物的预测提供依据。

数据挖掘需要符合并简化数据挖掘过程，进而提高数据挖掘的效率和能力，确保数据挖掘中数据来源的广泛性和完整性。

对于中医药文献数据，在已有数据库的基础上，重视其重要性和相对独立性。数据挖掘和数据库是融合与互动发展的，数据库将成为数据挖掘专家和行业专家共同努力的成果，实现最终转变的功能，发挥预测和研究设计的指导作用。基于古今中外的中医药文献，如中医古籍和国内外权威期刊的中医论文，可挖掘出所有中医古籍中的相关记载。利用已拥有的中医古籍和国内外权威期刊的中医论文及其他合作院校所提供的数据资料、网上发表的论文等有效研究资料及所建立的数据库，能通过搜索获得中医古籍对中药材、中药饮片的描述和现代研究的信息。

第一节　数据挖掘的作用与一般执行过程

数据挖掘（data mining）是从大量的数据中，抽取出潜在的、有价值的知识（模型或规则）的过程。数据挖掘可以从六种分析方法开展工作：分类（classification）、估值（estimation）、预言（prediction）、相关性分组或关联规则（affinity grouping or association rules）、聚集（clustering）及描述和可视化（description and visualization）。数据挖掘的分析方法可以分为两类：预测性数据挖掘和描述性分析数据挖掘（图 10.1）。直接数据挖掘的目标是利用可用的数据建立一个模型，这个模型对剩余的数据，对一个特定的变量（可以理解成数据库中表的属性）进行描述。而间接数据挖掘的目标不是选出某一具体的变量，并用模型进行描述，而是在所有的变量中建立起某种关系。

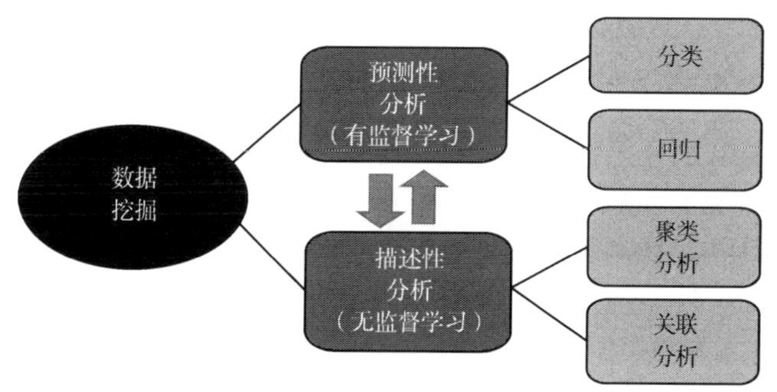

图 10.1　数据挖掘相关分析

在技术层面上，数据挖掘可以根据它的工作过程分为数据的抽取、数据的存储和管理、数据的展现等关键技术。而关键是数据的抽取。数据的抽取是数据进入分析和预测的入口。

总之，数据挖掘被认为是一个知识发现的过程，利用已经公开的数据库进行数据集成（data integration）、数据清理（data cleaning），获得临时的数据仓库（data warehouse），形成有目标的任务相关数据（task-relevant data），再进行数据评价研究，这个过程是知识发现的过程（图 10.2）。也就是说，从数据中得到关于数据关系和模式的知识对于其创新研究的科学价值。我们阅读相关文献[1-13]对于理解数据挖掘的基本内容会有较大收获。

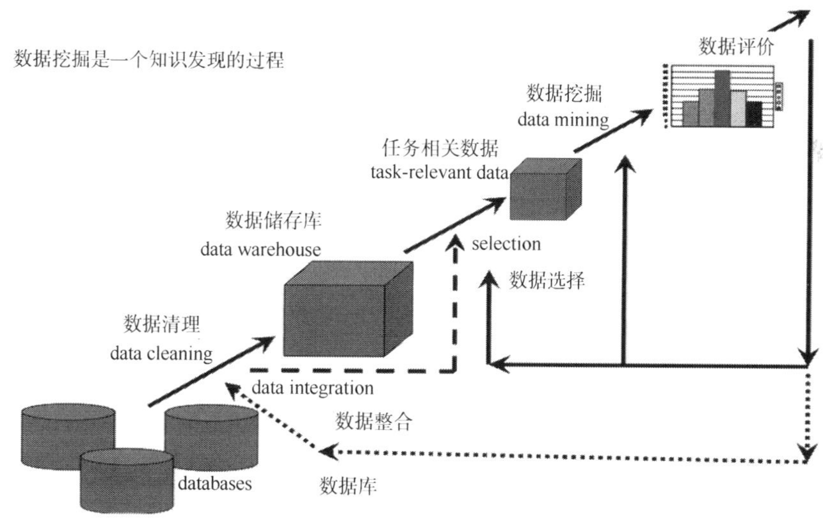

图 10.2　数据挖掘是知识发现的过程

数据抽取过程在技术上主要涉及互连、复制、增量、转换、调度和监控等几个方面的处理。未来的技术发展将集中在系统功能集成化方面，以适应数据仓库本身或数据源的变化，使系统更便于管理和维护。

在数据的存储和执行管理上，数据仓库的组织管理方式决定了它有别于传统数据库的特性，也决定了其对外部数据的表现形式。数据仓库管理所涉及的数据量比传统事务处理大得多，且随时间的推移而快速累积。在数据仓库的数据存储和管理中需要解决的是如何管理大量的数据、如何对大量的数据进行优化查询等。并提供的技术解决方案等扩展的可用功能和展现功能。图 10.3 给出数据挖掘建立模型和执行数据挖掘计划的基本内容。从原数据（数据源）出发，执行数据挖掘计划，选择模型进行数据处理，来执行已经确定任务，准备初级数据，用于数据认识和建立模型与评价。

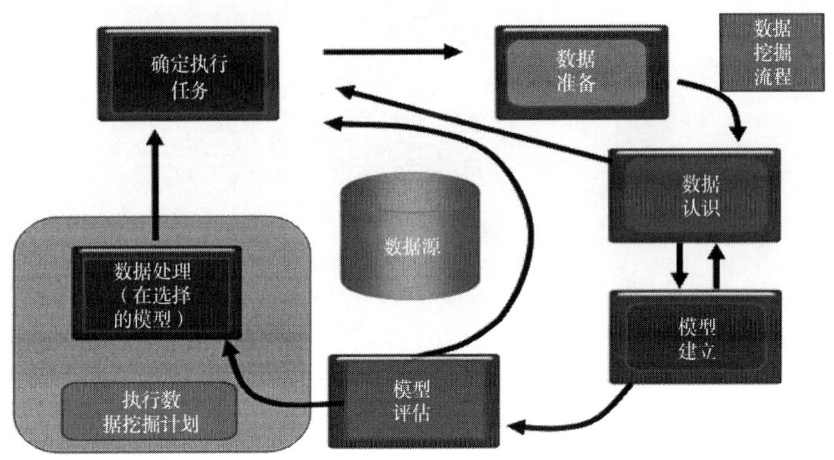

图 10.3　数据挖掘建立模型和执行挖掘计划的基本内容

在数据的展现上，由此产生关系数据表格、复杂表格、报告及各种综合报表，还可以形成可视化的信息，用易于理解的点线图、网状图，以及交互式可视化、动态模拟技术表现复杂数据及其相互关系。数据挖掘需要符合并简化数据挖掘过程，进而提高数据挖掘的效率和能力，确保数据挖掘中数据来源的广泛性和完整性。

对于中医药文献数据，在已有数据库的基础上，重视其重要性和相对独立性。数据挖掘和数据库是融合与互动发展的，数据库将成为数据挖掘专家和行业专家共同努力的成果，实现最终转变的功能，发挥预测和研究设计的指导作用。基于古今中外的中医药文献，如中医古籍和国内外权威期刊的中医论文，挖掘出所有中医古籍中的相关记载。利用已拥有的中医古籍和国内外权威期刊的中医论文及其他合作院校所提供的数据资料、网上发表的论文等有效研究资料可建立数据库，通过搜索可查找中医古籍对中药材、中药饮片的描述。

第二节　中医药数据挖掘的特点

根据搜索获得的参数，建好可靠的数据模型对数据进行分析、计算，建立数据库，不断完善数据库，完善的数据库会使分析结果更加准确。我国研究者在这方面做过大量研究[1-6]。中药药性物质基础研究的文献也为我们丰富了数据挖掘的来源[14-23]。

一、方药数据分析

中华民族五千年的历史是中医药发生、发展和传承的基础。古典医药巨著在中医药领域保留下来无数临床实践与理论研究，积累了大量的科学知识。大量方药，特别是经典方剂，分散在中医药古籍文献及当前的研究文献。这些资源是当今研究挖掘的宝库，因此如何有效地利用这些宝贵资源是关键。中医药学宝库具有系统性、整体性、复杂性、不确定性等特点，从海量的数据中寻找潜在的规律是现代研究人的重要任务。因此应用数据挖掘技术进行有效模式、知识的获取研究，必将加速推进中医药国际化、现代化、规范化和知识化进程，对中医药学的长期稳定发展具有重要科学意义和社会经济意义。数据挖掘是近20年来随着人工智能和数据库技术发展起来的，是一门涉及人工智能与数据库、统计学、预测学等不同学科和领域的交叉学科。面对中医药数据描述多样化且不完备等现象，在标准化处理的同时，还必须对现有的数据挖掘技术进行改进和发展。

中药方剂是中医药学的一门重要学科，其配伍规律有着重要的意义。中医药经过几千年的发展积累了丰富的资料和大量的经典书籍，面对如此海量的数据，普通的人工处理方法已经难以满足人们对中医药理论研究的需求。因此，对中医药的信息化研究已经迫在眉睫。本部分主要通过数据挖掘技术对中药方剂进行研究，主要工作概念及模型如下：①贡献度概念：基于药物顺序贡献度的方法来发现方剂中的核心药物，此算法可以挖掘出频次方法中忽略的一些低频药物。②关联度概念：结合某一标准点式或信息得到一个评价药物关联程度的指标 DPMI，在 DPMI 的基础上提出一种类似 Apriori 的药物组合挖掘算法，此算法挖掘出的药物组合既有经常使用的传统药对，也有桑白皮、茯苓和地骨皮等一些有效的药物组合。③兴趣度的概念：结合风险分析，运用风险评价分析工具和管理程序，将支持度和兴趣度结合起来，提出了一种基于兴趣度的算法（如 FP-Growth）对方剂进行挖掘，此算法无论是在降低项集规模，还是在算法时间效率上都取得了很好的效果。④方剂挖掘模型：使用 LDA 模型对方剂进行挖掘，根据 LDA 模型药物主题下的药物分布获得药物的聚类，并基于方剂的主题分布，对方剂进行层次聚类。由实验结果可知，基于主题的 LDA 模型对肺痿方剂的药物和方剂聚类均有很好的效果。

二、基于中药指纹图谱的药效物质基础分析

数据挖掘技术是以大数据为基础，以多元、非线性统计分析为技术方法的分析，预测技术方法，尤其适合中药复杂体系及其生物质量表达规律的预测所述。中药指纹图谱数据挖掘形象地反映了药用植物物种具有遗传特性的次生代谢“共有特征”，又由于次生代谢中地域、生长环境、采收等多种不定因素影响，具有统计学中多元随机分布的“模糊性”，就是利用模糊数学、统计学、计算机技术等建立一种同时反映这两种特征的方法，即从中药指纹图谱数据信息库中提取隐含的具有潜在的应用价值，最终获得可理解的模式的过程。

中药物种的多样性和多元性，中药成分的丰富性和复杂性，有效性表达具有多维、多元的特点，加之中药配伍的灵活性和多变性的基本属性，中药信息资源的急剧增长和海量资料的挖掘和整理，使得中药研究现有实验技术凸显许多局限和不足，决定了中药研究不可想象的复杂性和艰巨性。我们认识到要正确理解构成中药复杂系统的要素（组成成分）、

要素间的相互作用及其个体和整体的效应，需要改变常规的思维方式，在现有的医药学实验科学方法的基础上，应用计算科学及其方法，处理中药研究中关键的科学问题。在信息研究中可对常规实验无法触及的领域和由来已久的技术难题给出合理而独具特色的研究思路与方案，对中医药领域的抽象概念和高度概括的理论讲述给出科学而定量的分析判断证据。对于厘清和阐明中药复杂体系的药效物质基础，提炼和明确质量控制指标具有尤为重要的意义。

研究和解析中药指纹图谱潜在信息是一基本功，是评价和控制中药质量及研究中药定量组效关系（quantitative composition-activity relationship，QCAR）的重要内容。其中包含三个过程：①中药指纹图谱的获取：获得信息化后的指纹图谱，需要研究如何来利用这些信息，即实现指纹图谱知识化。②指纹图谱知识化：包括信息解读、比较和判断，化学信息和药效信息相关性研究和信息的利用，即从大量指纹图谱数据中得到有关规律和知识。③数据挖掘、分析和判断：采用的方法有聚类分析、模式判别、关联度分析、人工网络等。

聚类分析就是根据一定的规律和要求，对研究的对象进行分类。其基本思路是用“相似度”来衡量样品之间的亲疏程度，并以此来实现分类。通常将相似度大的样本归为一类，相似度小的样本归为不同类。对于不同批次的中药样品其色谱指纹图谱经计算机快速辨识处理可依据样品的批间的相似度，确定中药样品的批间稳定性。模式判别的基本思路是先建立标准样本模式的色谱指纹图谱，然后对未知模式（待鉴定样品）的色谱指纹图谱进行计算机解析，依据其与标准样本模式的“隶属度”判别未知模式的真伪及优劣。关联分析是衡量药品质量终极标准的中药分析。采用化学分析方法控制药品质量是一种间接的质量控制手段。一般而言，化学药是成分单一的化合物或化学成分明确的混合物，这些化学成分的性质和数量决定了药品的疗效，因此定性和定量地控制这些化学成分就可全面地控制药品的内在质量。但中药与西药不同，中药相当于一个大复方，其成分多而复杂，大部分中药的化学成分不完全明确，某些已知成分并不能代表中药的全部疗效，因此传统的质量控制模式即单一成分的定性与定量难以控制药品质量。所谓关联度，是指两个系统或两个因素间关联性大小的量度。关联度描述了系统发展过程中因素间相对变化的情况。如果两者在发展过程中相对变化基本一致，则认为两者关联度大；反之则两者关联度小。人工网络随着模式识别理论的发展实践也得到了迅速的提高，在诸多领域都有广泛应用。网络法更接近人脑思维过程，具有自组织性和容错性的优点。

实现指纹图谱知识化的方法还包括峰重叠法、夹角法、决策树及近邻算法等。近来又出现了几种相似度计算的方法。将药材、中间体直至最终产品的大量指纹图谱汇集成数据库，采用数学方法比对等，就能确定各个峰之间的相关性，从而做到对整个生产过程实现“全过程质量管理”，而对基础研究和新药开发，则可实现对药物形成全过程的化学成分群的表征。再加上多维信息（HPLC/PDAD/MS/MS）的指纹图谱，对整个研究而言存在大量需要处理的信息，建立指纹图谱智能数据库，就能较好地解决此类问题。

第三节　中药质量标志物预测思路和路径

中药资源是在一定空间范围内可供作为传统中药、民族药及民间草药使用的植物、动物及矿物资源的总和。中药资源是中国人民长期与自然及疾病做斗争的过程中利用当地自然资源的经验总结。因而既有中药本身的物质基础，又有如何使用它们的经验基础，需要以人文性来认真整理、总结和发展，并加以提高。

从现实来看，由于中药材多来源、多产地等复杂情况，中药产品的质量差异悬殊，特别是有效成分的量差异明显。在《中国药典》（2015 年版）一部收录的中药材中，来源于 2 种或 3 种，甚至 4 种或 5 种的多基原情况较普遍（约占《中国药典》药材品种的三分之一），给质量评价和标准制定带来许多难题。特别是当用这类药材制成复方制剂时，如果基于测定一种或几种有效成分的量来进行质量评价，通常难以真正反映该中药的质量与疗效的关系。再加之不珍惜资源发展规律，追求利润最大化、产量最大化而无视质量地无序利用中药资源和扩张利用范围，将失去可持续发展的基础。也给质量标志物预测研究带来多种不确定因素。

例如，钩藤属约有 34 种。其中大多数在世界范围内被广泛用作治疗发烧、头痛、胃肠道疾病、高血压、癫痫、伤口和溃疡等的传统药物[24, 25]。吲哚生物碱是丰富的生物活性成分，从钩藤属[24]中分离得到的吲哚生物碱约有 120 种。《中国药典》2015 年版合法收集了 5 个品种[*U. rhynchophylla*（UR）、*U. hirsuta*（UH）、*U. macrophylla*（UM）、*U. sinensis*（USI）和 *U. sessili* 果糖（USE）]的茎和钩，如用于高血压、癫痫、惊厥、发热、头痛、头晕等症状的钩藤[26]。

果德安等建立了第一个系统的五种钩藤植物源的比较，发现有 66 种吲哚类生物碱存在于这些植物中，UR、UM 和 USI 的特征成分比例较高（＞35%）（图 10.4）。为了验证和发现新的化合物，研究者分离并鉴定了三种新的生物碱 n-氧化物。研究结果有助于了解五种不同生物碱的化学多样性和化学差异，对钩藤的质量控制具有重要意义[27]。该方法能有效地揭示和综合描述中药复方成分，并能有效地从复杂体系中发现微量结构。该研究提供了一种新的数据依赖采集方法，改进了目标覆盖和高选择性。该综合策略是可行的，可以有效地揭示和综合描述草药中的复杂成分。

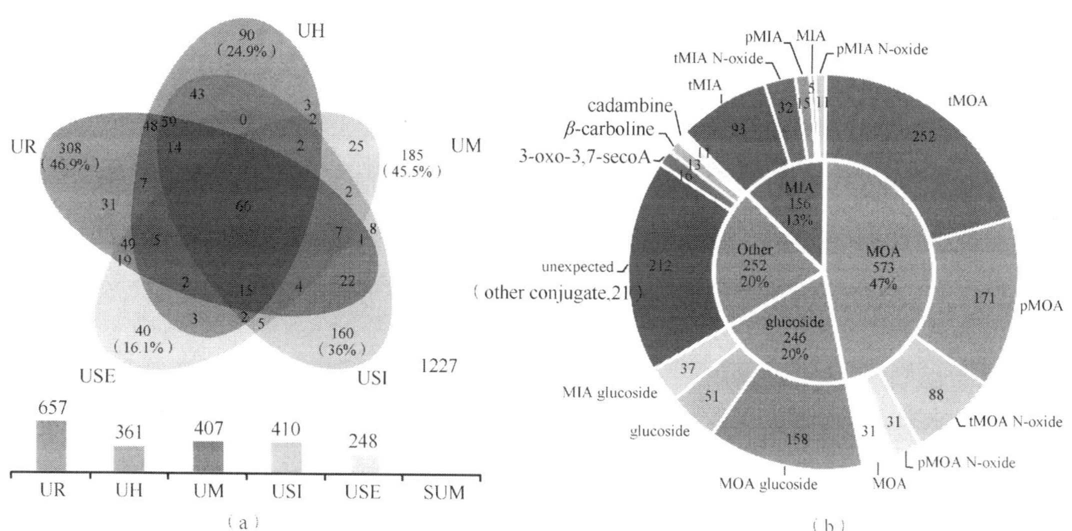

图 10.4 五种不同钩藤植物源中吲哚生物碱的系统比较

历史和现实的原因特点决定了中药资源发展的特殊性（如地域性）和规律性（如多样性和可变性）。

2016 年刘昌孝院士提出中药质量标志物的核心理论与研究方法时，曾强调质量标志物的定义：①存在于中药材和中药产品中固有存在的次生代谢物，或加工制备过程中形成化学物质、是来源某药材（饮片）特有的物质，而不是来源于其他药材的化学物质；②有明确的化学结构和生物活性；③可以进行定性鉴别和定量测定的物质；④在中医药理论指导下，所确定的标志物与中医配伍组方相适应的药的代表性物质。⑤在生产制造过程中建立基于质量传递与溯源的全程质量控制体系。

认识以质量标志物统领复方中药质量研究与评价及质量体系的科学依据时，根据质量标志物五原则，关注：①通过“特有”的原则反映质量特征的基原特点，并与有效性的特点相关联；②通过“有效”的原则反映质量特征与临床有效性，并与特有性的特点相关联；③基于药味“配伍”使质量研究回归和还原中医药理论和临床作用的本质特点；④以“可测性”物质与配伍、炮制、工艺、剂型关联研究的原则和研究思路再现中药质量属性；⑤以“质量传递与溯源”指导和应用全程质量控制体系。

认识以质量标志物统领复方中药质量研究与评价及质量体系的预测研究时，根据质量标志物的“五原则”，从以下途径设计预测技术路线：基于成分特有性及近源药材的差异性的预测分析、传统功效的药效作用相关性预测分析、传统功效的药性特点相关性预测分析和传统理论与现代新临床用途相关性预测分析。

第四节　质量过程控制的可视化管理

数据可视化（data visualization）的目标是通过图形的方式将大型数据库中的数据及其结构关系以直观的方式表达，如资源可靠性的 GPS 定位数据可以实现可视化。采用将数据转换成图形的方式进行分析，能够更形象直观地实现数据的高效关联分析。可视化技术尤其适合将数据间的复杂关系按照人的思维关联模式，从不同的视角观察和深入分析数据，发现数据中隐含的有用规律和关键模式。本书将结合中药制药企业实际收集的历史生产数据，对数据可视化技术在中药制造技术品质提升中的运用进行初步探讨。在生产过程中，对于生产数据可以进行可视化分析：生产过程监测、生产规律发现（如关键质量控制点分析）、历史数据回顾分析、车间整体优化分析等。生产过程监测也可以实现可视化，以对生产过程中测定的工艺参数、物料参数等数据进行实时显示，操作员对仪表数据进行集中监测，直观地了解生产状况。通常可在自动控制系统的操作员工作站上选定需要监测的装置与位点，动态显示如温度、压力、流量等工艺参数。还有关键质量控制点分析的可视化，可以在收集生产过程数据的基础上，对工艺参数和质量控制参数进行关联分析建立定量模型，从而发现与中药质量相关的关键工艺操作参数。可以采用的可视化方法包括统计分析模型、网络分析模型、统计回归树分析模型等，以便在全质量过程中评估过程风险因素。

第五节　黄精的质量标志物预测的实例

黄精为常用中药，《中国药典》2015 年版记载黄精为滇黄精 *P. kingianum* Coll. et Hemsl.、黄精 *P. sibiricum* Red.或多花黄精 *P. cyrtonema* Hua 的干燥根茎[28]，具有补气养阴、健脾、润肺、益肾的作用，临床用于治疗脾胃气虚、体倦乏力、胃阴不足、口干食少、肺虚燥咳、劳嗽咳血、精血不足、腰膝酸软、须发早白、内热消渴。百合科（Liliaceae）黄精属 *Polygonatum* Mill.全球有 60 余种，主要分布于北温带和北亚热带，我国有 31 种[29]。

一、化 学 成 分

黄精含有多种化学成分，主要包括甾体皂苷木脂素、三萜、黄酮、生物碱、植物甾醇、多糖及挥发油等，其中多糖和甾体皂苷类成分在黄精中量较大，为其主要药效成分。

1. 甾体皂苷

甾体皂苷类是黄精属植物的特征性成分，也是主要活性成分之一，黄精中的甾体皂苷主要有薯蓣皂苷元、毛地黄糖苷、菝葜皂苷元等[30]，但黄精皂苷的量较低，陈立娜等[31]采用 HPLC 测定黄精薯蓣皂苷元的量，发现质量分数仅在 0.01%～0.05%，酸水解前后均含有薯蓣皂苷元。黄精中含有多种甾体皂苷类成分[32]，目前对该类成分的文献报道多集中于黄精和滇黄精，多花黄精中也含有大量的甾体皂苷类成分[33, 34]，前体苷元多为螺甾烷醇型和异螺甾烷醇型，其他苷元均是由这 2 种类型衍生而来[35]，其结构骨架见图 10.5。

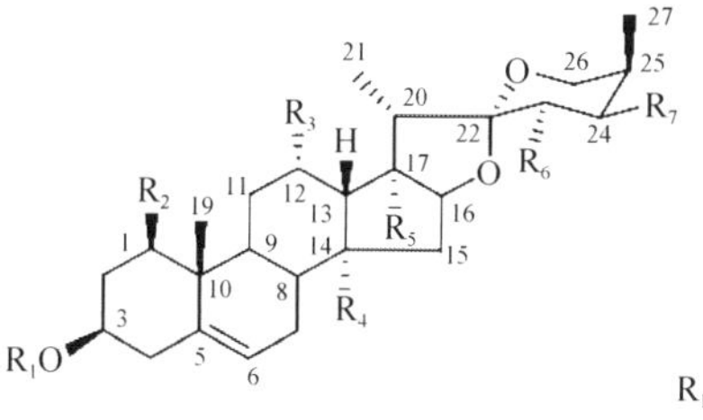

1～10 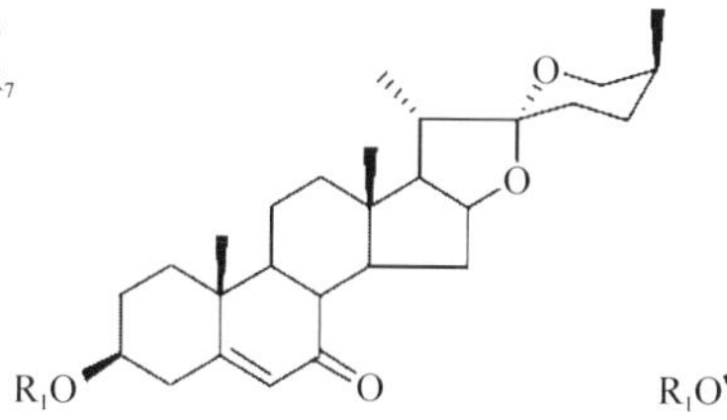　　11 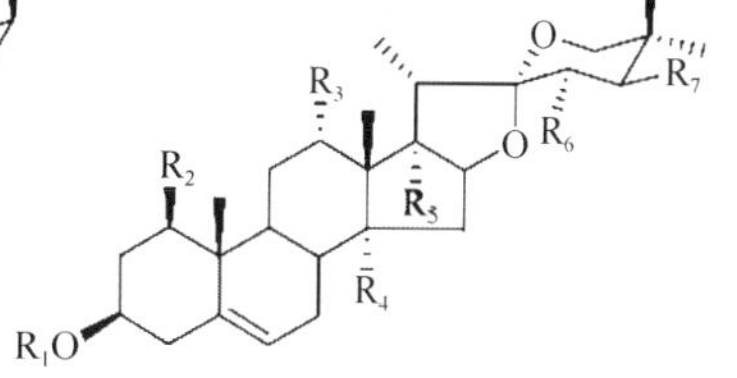　　12～48

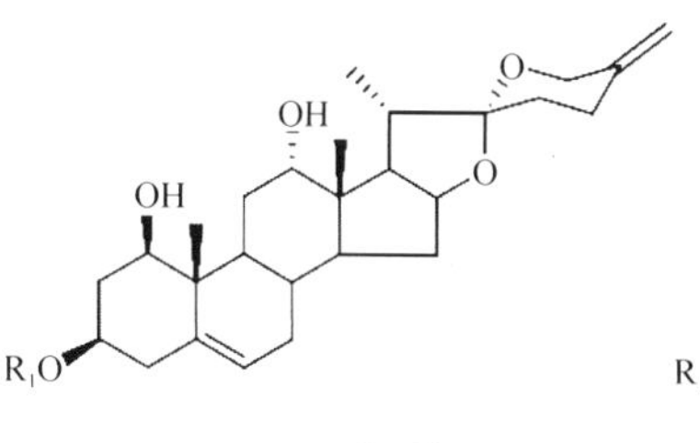

49、50 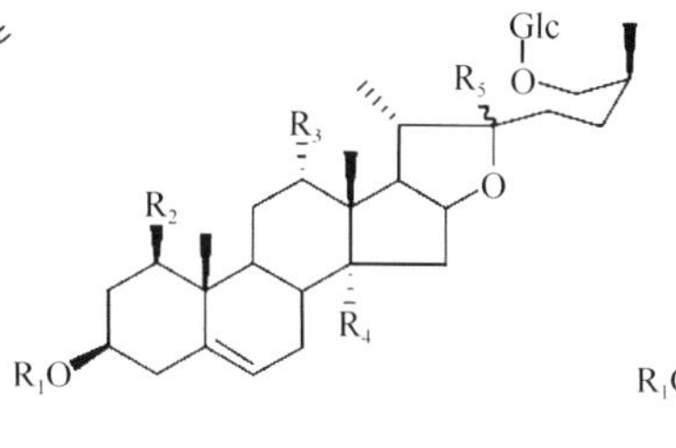　　51～57 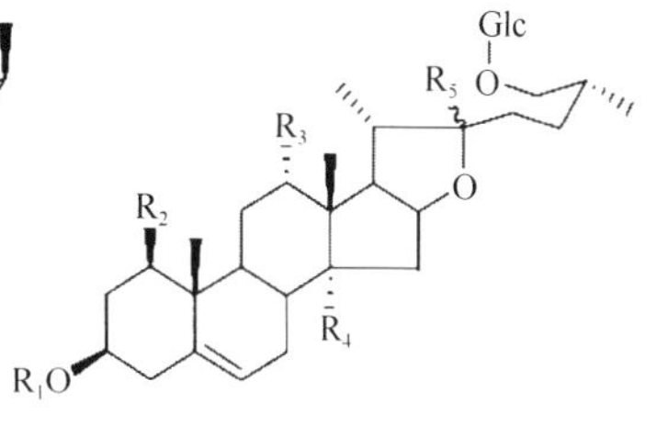　　58～62

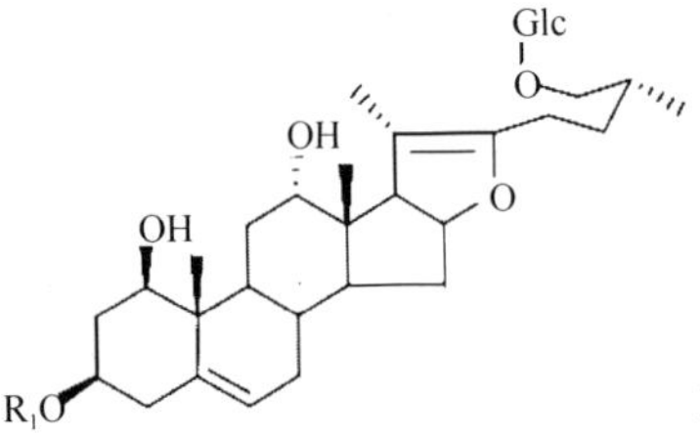

63 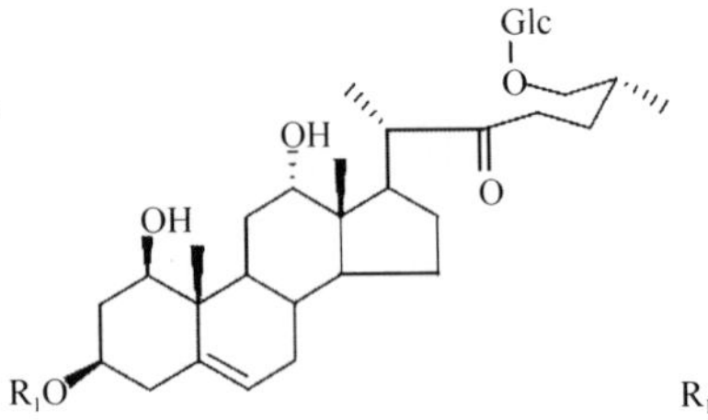 64 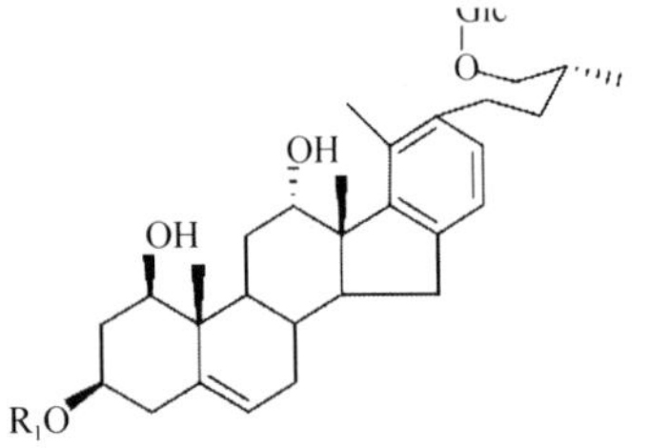 65

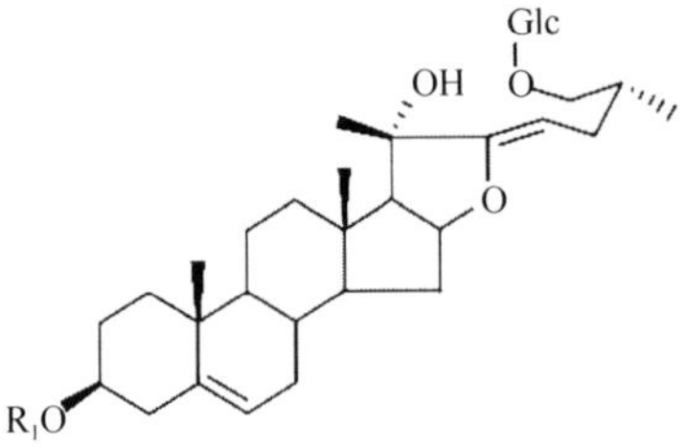

66 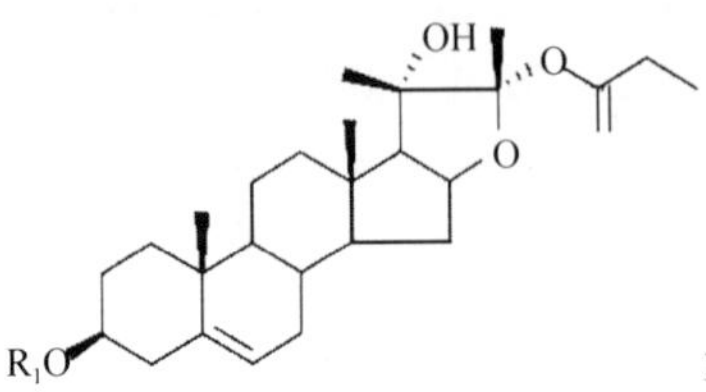 67 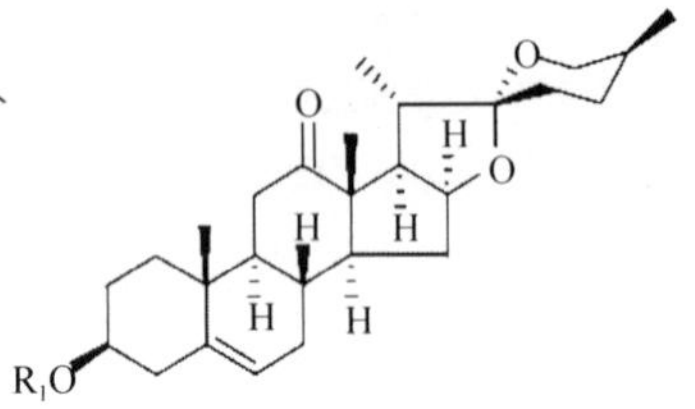 68、69

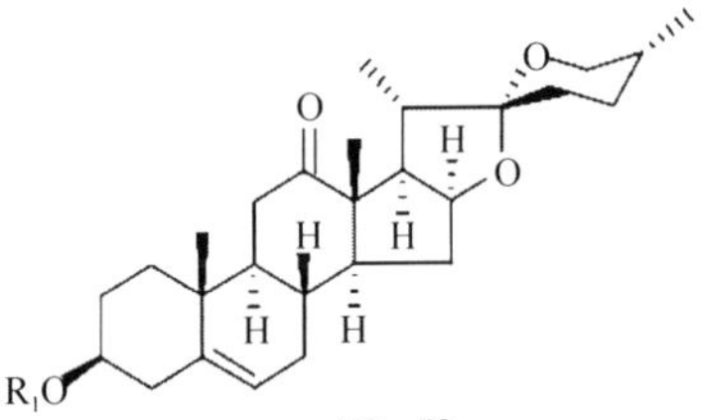

70～72 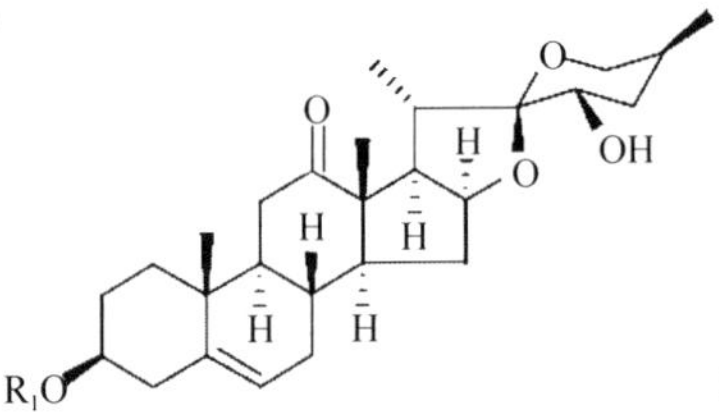 73 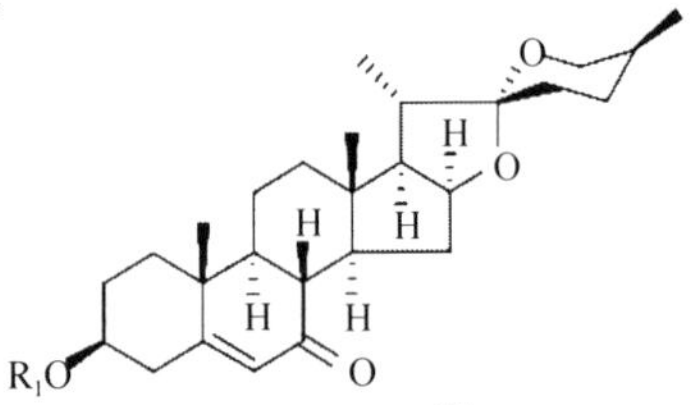 74

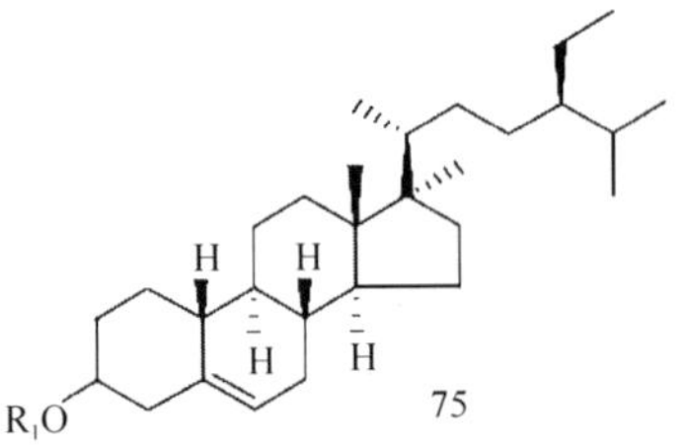

75

图 10.5 黄精、滇黄精和多花黄精中甾体皂苷元的结构骨架[34]

从滇黄精和黄精中分离得到 20 多种甾体皂苷单体化合物[35, 36]。张洁[37]从滇黄精中分离并鉴定出 10 种新的化学成分；从黄精根茎中分离得到 4 种新的甾体皂苷类化合物新西伯利亚蓼苷 A～D（neosibiricoside A～D）及 2 种已知的甾体皂苷类化合物 PO-2、PO-3。此外，从卷叶黄精 *P.cirrhifolium*（Wall.）Royle 中分离得到非洲龙血树皂苷和薯蓣皂苷、薯蓣皂苷元[38]。从多花黄精中分离到 2 种新的甾体皂苷类化合物滇黄精苷 J、K（kinginaoside J、K）和已知的甾体皂苷类化合物胡萝卜苷（daucosterol）[39]。目前共从黄精、滇黄精和多花黄精中分离得到 75 种甾体皂苷类化合物，按照苷元的骨架类型不同可分为 16 种。黄精皂苷常见的糖基有葡萄糖、半乳糖、鼠李糖、阿拉伯糖、木糖和岩藻糖（图 10.6）。

2. 木脂素类

从黄精中分离鉴定出 4 种木脂素类化合物，分别为右旋丁香脂素、右旋丁香脂素-*O*-*β*-*D*-吡喃葡萄糖苷和右旋松脂醇-*O*-*β*-*D*-吡喃葡萄糖基-（6→1）-*β*-*D*-吡喃葡萄糖苷，另分离出 1 种混合物，该混合物为几种黄精神经鞘苷混合物[36]。

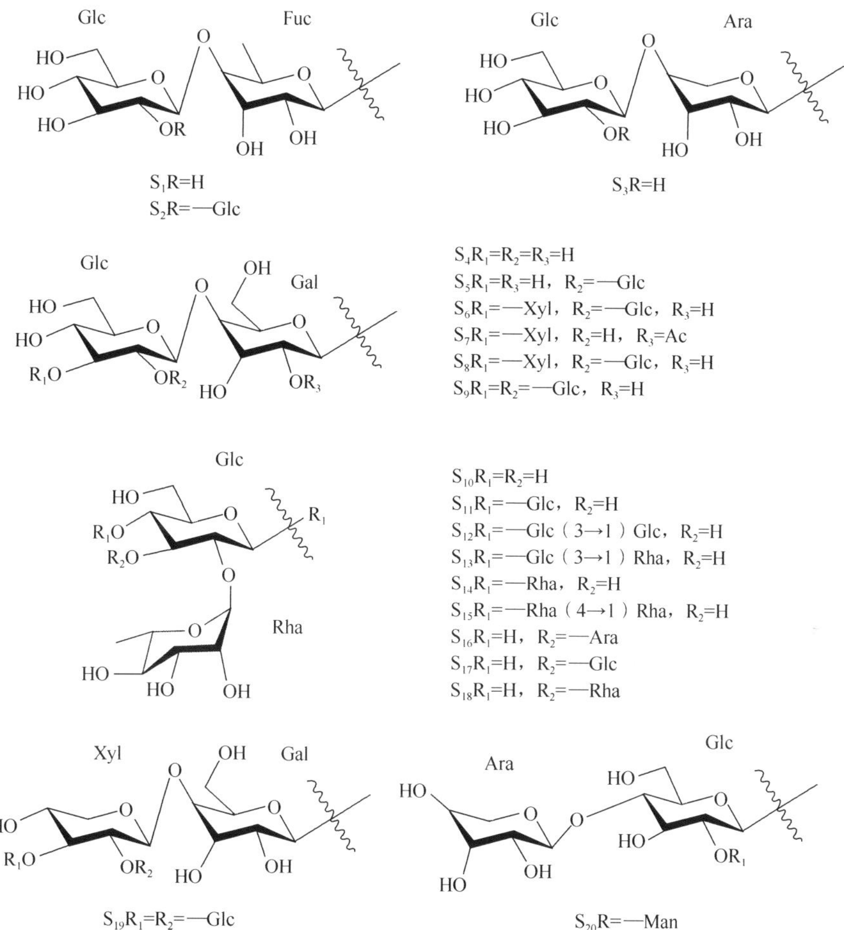

图 10.6　黄精、滇黄精和多花黄精中甾体皂苷的主要糖基类型[24, 29]

3. 三萜皂苷类

目前从黄精和滇黄精中共分离得到 12 种三萜皂苷类化学成分，分别为 2 种乌苏酸型五环三萜皂苷积雪草苷和羟基积雪草苷[40]，7 种齐墩果烷型五环三萜皂苷[41]，3 种达玛烷型四环三萜皂苷伪人参皂苷 F_{11}[42]、人参皂苷 Rc[43]和人参皂苷 Rb_1[39]。

4. 黄酮类和蒽醌类

黄精的另一种特征性成分是高异黄酮类，即母核结构比异黄酮多 1 个碳原子，自然界发现的较少，仅在少数植物中含有。目前从滇黄精、黄精和多花黄精中分离得到该类成分有 4 种，即为高异黄酮 4′，5，7-三羟基-6，8-二甲基高异黄酮[42]、disporopsin[44]和（3*R*）-5，7-dihydroxy-8-methyl-3-（2′-hydroxy-4′-methoxy-benzyl）-chroman-4-one[45]、2，4，5，7-四羟基-高异黄酮（2，4，5，7-tetrallydorxy-homoisoflvanaone）[37]；还分离得到了 2 种二氢黄酮新甘草苷和甘草素，2 种查耳酮异甘草素和新异甘草苷[46, 47]，4 种异黄酮类 4′，7-二羟基-3′-甲氧基异黄酮[46]、2′，7-二羟基-3′，4′-二甲氧基异黄烷、2′，7-二羟基-3′，4′-二甲氧基异黄烷苷、鸢尾苷，以及（6a*R*，11a*R*）-10-羟基-3，9-二甲氧基紫檀烷[46, 48]。多花黄精叶中含有牡荆素木糖苷和 5，4′-二羟基黄酮苷；其根茎中含有吖啶-2-羧酸、毛地黄精苷及多种蒽醌类化合物[49]。Chopin 等[50]从多花黄精新鲜叶子中首次分离得到 2 种碳苷类黄酮 8-*C*-芹菜素吡喃半乳糖苷及 6-*C*-吡喃半乳糖-8-*C*-芹菜素吡喃阿拉伯糖苷，同时从该植物还得到 6-*O*-*β*-*D*-glucosyl-rhaminoside-5，7，4′ -trihydoxyflavone 和 6-*O*-*β*-*D*-glucosyl-rhaminoside-7-*O*-glucoside-5，4’-dihydoxyflvaone。从新鲜黄精中分离鉴定出大豆脑苷 II、芹菜素-7-*O*-*β*-*D*-葡萄糖苷、山柰酚、杨梅素、（6*R*，9*R*）-长寿花糖苷、鹅掌楸苷[51]。从日本黄精 *P. falcatum* 中分离得到 1 种金黄色的色素 polygonaquinone[52]。从短筒黄精 *P. alte-lo batum* 的根茎分离到 2 种新的 1，4-苯醌同系物黄精醌 A 和 B[53]。

5. 生物碱类

黄精属植物中所含生物碱量较低，目前发现种类较少，从滇黄精和黄精中共分离得到 5 种生物碱类化合物，主要为吲哚嗪类生物碱，分别为 polygonatine A、polygonatine B[54]、kinganone[55]、*N-trans-p*-coumaroyloctopamine[47]和腺苷[56]，从滇黄精中分离得到 3-丁氧甲基-5，6，7，8-四氢-8-吲哚哩嗪酮[57]。

6. 植物甾醇类

从黄精和滇黄精中发现 2 种甾醇类化合物（22*S*）-cholest-5-ene-1，3，16，22-tetrol-1-*O*-α-*L*-rhamnopyranosyl-16-*O*-*β*-*D*-glucopyranoside[58]、棕榈酸-3*β*-谷甾醇[47]。从黄精、滇黄精、卷叶黄精[59, 60]中均鉴定出胡萝卜苷和 *β*-谷甾醇[46, 47]。

7. 多糖类

王晓丹等[61]比较了泰山、安徽、浙江的黄精的多糖量，结果表明泰山黄精多糖量最高。从黄精中分离得到 3 种由葡萄糖和果糖组成的低聚糖[62]及 2 种中性多糖 PSW-1a 和 PSW1b-2[63]，还从黄精中分离得到多糖 PSPI[64]和 3 种由葡萄糖、甘露糖和半乳糖醛酸（6∶26∶1）组成的多糖类成分 PKP I～III[65]。另外从多花黄精中分离得到由葡萄糖、半乳糖组成的黄精多糖 PCPs-1、PCPs-2、PCPs-3[66]，研究表明不同产地的黄精多糖的量有差异，安徽九华山的黄精多糖量高达 17.79%[67]。

8. 挥发油

从黄精中提取并鉴定出的挥发性成分约有 51 种[68]。采用水蒸气蒸馏法提取采自安徽九华山地区多花黄精的挥发油，利用气相色谱-质谱联用技术对其化学成分进行了分析，共鉴定出 16 种化合物，占总挥发油的 95.97%[69]。

9. 氨基酸和其他物质

黄精中含有多种氨基酸，其中游离氨基酸中苏氨酸和丙氨酸较为丰富[70, 71]，另外还含有赖氨酸、谷氨酸、亮氨酸、异亮氨酸、甘氨酸、酪氨酸、脯氨酸等[72]。黄精根茎中未检出胱氨酸、半胱氨酸、鸟氨酸等氨基酸[73]。从黄精中分离得到正丁基-*β*-*D*-吡喃果糖苷、正丁基-*β*-*D*-呋喃果糖苷、正丁基-*α*-*D*-呋喃果糖苷、4-羟甲基糠醛和水杨酸[62]。另外黄精还含有 Fe、Zn、Sr 等 18 种微量元素及 K、Mg、P 等常量元素[73]。

二、药 理 作 用

1. 抗氧化和抗衰老作用

黄精多糖可明显提高模型组小鼠血清和肝脏总超氧化物歧化酶（T-SOD）和谷胱甘肽过氧化物酶（GSH-Px）的活性，降低丙二醛（MDA）的量[74]。实验证明黄精会使小鼠肝脏中 SOD 活性明显提高[75]。黄精水煎剂能使小鼠心肌和脑组织中乳酸脱氢酶活性明显提高[76]。黄精具有抗衰老作用[77]。有研究表明黄精多糖对老龄大鼠 α-醋酸萘酯酯酶（ANAE）染色活性淋巴细胞百分率，红细胞、晶体核、晶体皮质 SOD 活性，心脏脂质过氧化物（LPO）量和脑中 B 型单胺氧化酶（MAO-B）活性均有明显改善作用[78]。在顺铂致肝损伤模型中，发现黄精多糖可降低模型动物血清 ALT 活性及 MDA 量，同时使 AST、SOD 及 GSH-Px 活性显著升高[79]。黄精多糖是一种良好的抗衰老剂，实验表明黄精口服液具有抗衰老作用[80, 81]。黄精多糖可增加肝损伤小鼠肝组织中 GSH-Px 量，且呈剂量依赖关系[82]。此外，黄精多糖有体外抗氧化作用，对氧自由基具有直接清除作用[83]。研究表明，黄精多糖可保护脂多糖所致人脐静脉内皮细胞损伤[84-86]。黄精具有抗自由基氧化、阻止膜的脂质过氧化和保护心肌线粒体结构完整的作用[87]。黄精多糖可以降低阴虚模型小鼠血浆中的 cAMP 量及 cAMP/cGMP 值，表明黄精多糖具有明显的滋阴抗衰老作用[88, 89]。

2. 抑制老年痴呆和改善学习记忆

研究发现黄精多糖具有防治老年痴呆的作用[90, 91]。对血管性痴呆模型大鼠以 10%黄精口服液持续给药，结果表明黄精口服液具有重塑突触结构与功能、改善血管性痴呆大鼠学习记忆能力的作用[92, 93]。黄精多糖能显著改善老龄大鼠学习记忆及记忆再现能力，降低错误次数[94]。黄精总皂苷对东莨菪碱所致小鼠记忆获得障碍有明显改善作用[95]。

3. 降血糖作用

黄精多糖对 *α*-葡萄糖苷酶具有很强的抑制作用[96]。黄精多糖降血糖作用可能是通过抑制 *α*-葡萄糖苷酶的活性实现的[97]。滇黄精提取物显著降低四氧嘧啶性糖尿病小鼠的血糖水平[98]。在黄精多糖作用下葡萄糖苷酶活性受到显著抑制，黄精乙醇提取物及其水煎剂可显著降低高脂血症大鼠的血清总胆固醇（TC）及三酰甘油（TG）水平[99]。黄精多糖可显著降低实验性糖尿病鼠血糖和血清糖化血红蛋白浓度，并能显著升高血浆胰岛素及 C 肽水平[100]。黄精多糖能够降低链脲佐菌素诱导的糖尿病大鼠的血糖，提高胰岛素表达[101]。黄精浸膏或甲醇提取物对正常小鼠、兔及由链脲霉素诱发血糖升高的小鼠和兔均有降血糖作用[102]。链脲佐菌素致糖尿病小鼠模型研究结果显示黄精能明显降低其血糖含量及血清中 TC、TG 的量[103]。黄精多糖能降低糖尿病大鼠的血糖水平，还可改善糖尿病肾病症状，保护肾脏[104]。实验证实黄精水提液通过增强 2 型糖尿病胰岛素抵抗大鼠 *GLUT* 基因表达，而起到降低血糖的作用[105, 106]。实验证实黄精多糖可以有效调节老年糖尿病小鼠脑组织糖基化终产物受体（RAGE）mRNA 表达，提示其具有降低血糖的作用[107]。

4. 对心血管系统的作用

Hirai 等[108]研究证实黄精的甲醇提取物具有强心作用。许苏旸[109]研究证实黄精多糖有减轻心肌微结构损伤、调节心脏内分泌的作用。有研究发现 0.4%黄精液则使离体兔心率加快[110]。有泽宗久[111]研究显示黄精甲醇冷浸物的氯仿萃取部分能较强地抑制血管紧张素转化酶的活性而具有降压作用。

傅晓骏等[112]观察发现中药黄精水煎剂可降低慢性肾衰小鼠血清中血管内皮素、血管紧张素I和血管紧张素II的量，抑制血管收缩，降低血管阻力，增加肾血管有效血流量。研究表明黄精多糖能降低运动下小鼠脑组织中诱导型一氧化氮合酶（inducible nitric oxide synthase，iNOS）活性[113]，并提高内皮型一氧化氮合酶（endothelial nitric oxide synthase，eNOS）活性。黄精能增强心肌收缩力，扩张冠脉，增加冠脉血流量[114]。

通过实验证实黄精多糖可降低小鼠血中 TC、TG 的量，对实验性高脂血症小鼠具有明显的预防和治疗作用[115]。张融瑞研究表明，黄精水煎剂和乙醇提取物拌和饲料饲喂高脂血症大鼠，能显著降低其血清 TC 及 TG 的量[116]。李友元等研究发现黄精多糖能阻止血管内皮炎症反应的发生、发展[117-122]。研究表明黄精多糖可以发挥抗动脉粥样硬化的作用。

5. 对神经系统的作用

黄精多糖 PSP 可以通过上调缺氧神经细胞 *Bcl-2* 表达、下调 *Bax* 表达和提高 *Bcl-2/Bax* 值以避免缺氧的神经细胞凋亡[123]。黄精多糖能明显改善帕金森病模型大鼠向左侧的旋转行为，并能促进黑质纹状体多巴胺神经元再生[124]。不同浓度的黄精多糖对体外培养的缺氧性神经细胞发挥着不同的作用[125]。研究[126-128]发现黄精皂苷（浓度为 100mg/kg、200mg/kg、400mg/kg）能纠正抑郁模型小鼠的自主活动和学习记忆能力。黄精总皂苷可增强慢性应激抑郁模型大鼠的免疫功能[129]。

6. 抗骨质疏松作用

黄精多糖具有预防骨质疏松症的作用[130]。采用骨髓间充质干细胞骨向分化细胞为模型，发现黄精多糖能够促进大鼠骨折的愈合[131-136]。

7. 免疫调节作用

实验表明黄精多糖直接作用于红细胞，使红细胞免疫黏附功能增强，并且呈现量效关系[137]。黄精多糖对环磷酰胺小鼠免疫抑制模型小鼠的免疫器官质量、血清溶血素和腹腔巨噬细胞吞噬功能的影响实验表明[138]，黄精多糖具有提高巨噬细胞的功能[139, 140]。

8. 抗菌和抗病毒作用

黄精醇提取水溶液（质量分数＞2%）对多种真菌具有抑制作用[141]。黄精对抗酸杆菌及致病性皮肤真菌有抑制作用[142]。多花黄精石油醚提取物在质量浓度为 5g/L 时对苹果炭疽病菌的菌丝抑制率为 70%以上[143]。黄精多糖对大多数细菌、放线菌和单细胞真菌均具有明显的抑制作用[144]。研究发现黄精煎液对伤寒杆菌、金黄色葡萄球菌、结核杆菌、耐酸杆菌等有抑制作用[145]。黄精水提液在体外对伤寒杆菌、金黄色葡萄球菌有较强的抑制作用，对多种致病真菌亦有抑制作用[146]。多花黄精中分离得到一株具抗菌活性的菌株 zjqy610，其发酵液醋酸乙酯粗提物能强烈抑制多种供试植物病原真菌[147]。黄精多糖滴眼液治疗单纯疱疹病毒性角膜炎具有较好的临床疗效，推测其机制为增强免疫和多靶点抗病毒的综合作用[148]。从黄精中分别提取到 2 种小分子粗多糖（PD、PP）和两种粗多糖的纯化产物（RPD、RPP），以及两种粗多糖的硫酸酯衍生物（PDS、PPS）[149]，研究结果表明 PD、RPD 均有一定的抗病毒活性，PDS、PPS 的抗病毒活性与 PD、RPD 相比有显著性差异。

9. 抗肿瘤作用

黄精多糖给药 48h 后，体外人食管癌 Eca-109 细胞、人胃癌 HGC-27 细胞、人直肠癌 HCT-8 细胞 S 期百分比率显著升高，提示肿瘤细胞可能被阻滞于 S 期而加速凋亡[150]。体外实验表明黄精多糖对人宫颈癌 HeLa 细胞、人乳腺癌 MDA-MB-435 细胞、人白血病 HL-60 细胞及人肺癌 H14 细胞，均具有显著的抑制作用[151]。黄精多糖 PSP 能够增强自然杀伤细胞（NKC）与细胞溶解性 T 淋巴细胞（CTL）活性[152]。黄精凝集素具有一定的抗肿瘤活性[153]。

三、质量标志物的预测分析

黄精为多基原药材，且所含化学成分复杂多样。《中国药典》2015 年版仅规定了黄精多糖的含量限度，其测定方法的专属性不强，仅以多糖为质量控制指标，难以反映黄精的质量特点。中药质量标志物是存在于中药材和中药产品（饮片、中药煎剂、中药提取物、中成药制剂等）中固有的或加工制备过程中形成的、与中药的功能属性密切相关的化学物质，作为反映中药安全性和有效性的标示性物质，以利于进行质量控制[154-158]。因此，通过文献分析，对质量标志物进行预测，有利于建立黄精药材科学的质量控制方法。

1. 基于原植物亲缘学及化学成分特有性证据的质量标志物预测分析[35]

黄精来源于百合科黄精属多种植物，黄精属 *P.* Mill.全世界有 60 余种，广布于北温带，主要分布于东喜马拉雅至横断山脉地区。我国有 31 种，占世界种类的 2/3 左右，有许多特有种，是该属植物的分布中心和分化中心。该属分为 2 个组，即 *Sect. Polygonatum* 和 *Sect. Verticillata*。前者包括苞叶系、互叶系和短筒系；后者包括独花系、点花系、对叶系、滇黄精系和轮叶系。

黄精含有多种化学成分，包括多糖、甾体皂苷、三萜、生物碱、木脂素、黄酮、植物甾醇等，其中多糖和甾体皂苷类成分在黄精中的量较大，为其主要药效成分。

甾体皂苷也是百合科植物的重要化学标志物（chemical marker）。甾体皂苷是黄精属植物的主要次生代谢产物，也是该属药用植物的主要生理活性物质。迄今已从该属植物中分离得到 100 余种甾体皂苷类成分，黄精属植物中螺甾烷型甾体皂苷通常在 C-3 位羟基上连接糖链，为单糖链配糖体（monodesmoside）。呋喃甾烷型通常还在 C-26 位羟基上配糖化，形成双糖链配糖体（bisdesmoside）。呋喃甾烷型配糖体是与其对应的螺甾烷型皂苷生物合成的前体。黄精属植物 C-27 甾体皂苷具有分子多样性，甾体皂苷元随氧化程度不同，形成多样的结构（图 10.7），迄今发现的黄精属植物甾体皂苷元分子的氧化程度最高为五级氧化水平。

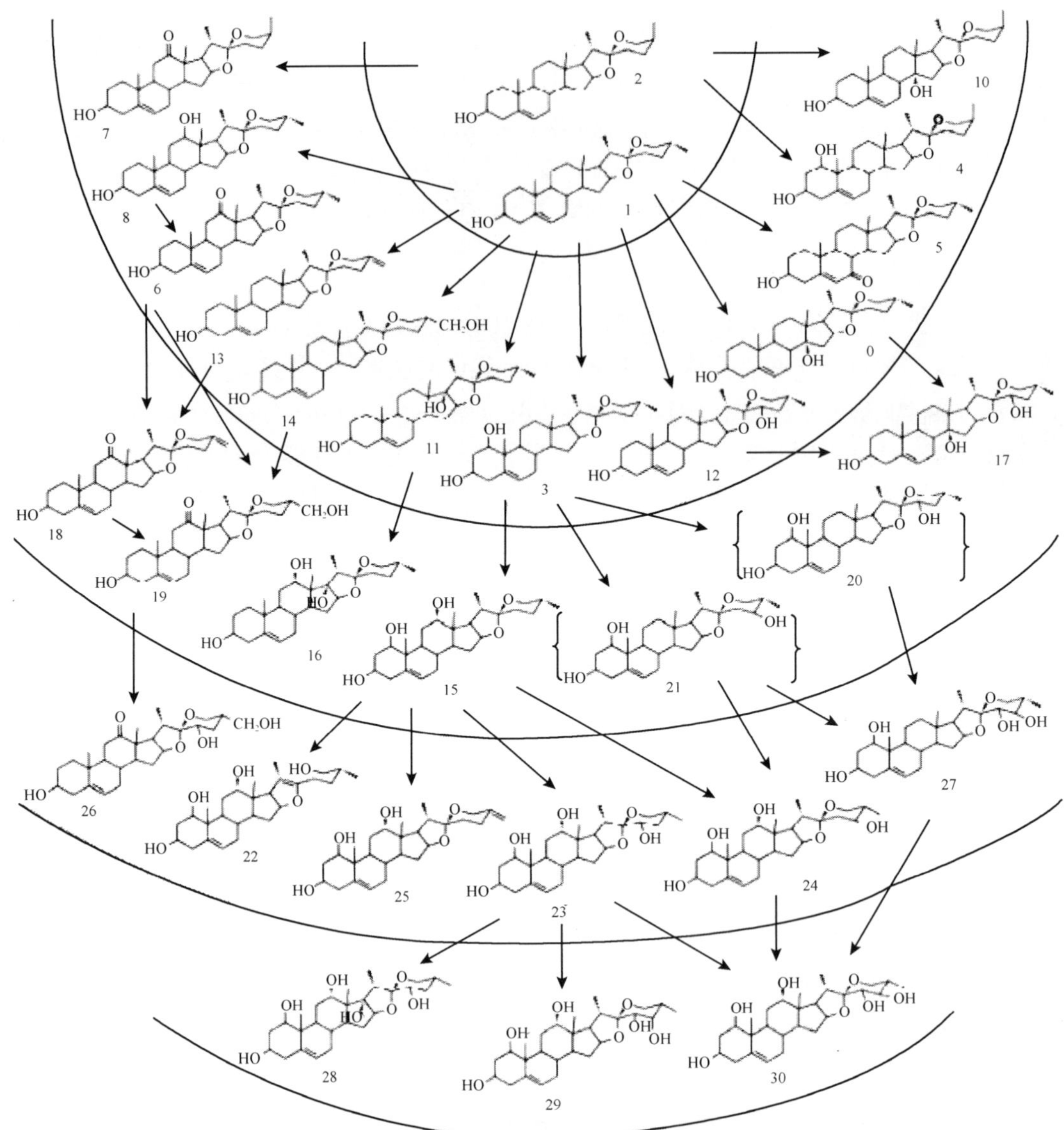

图 10.7 黄精属植物中甾体皂苷元的氧化水平与可能的生物合成途径

在不同的氧化水平上，通过不同位置的氧化反应，形成了若干多氧取代的化合物，构成了黄精属植物甾体皂苷元丰富的分子多样性。而甾体皂苷元的氧化水平及糖链结构的多样化还是分子进化的标志，多羟基 C-27 甾体皂苷元从低氧化水平到高氧化水平的分子进化，不仅构成了丰富的分子多样性，而且与植物的亲缘关系和系统演化显示相关性，为黄精属植物的种系演化和分类系统提供了重要的信息。按生源途径和分子进化的规律，处于一级氧化水平的薯蓣皂苷元和约莫皂苷元是黄精属植物甾体皂苷分子进化的前体，在该属中是比较原始的次生代谢产物，薯蓣皂苷元的配糖体是黄精属植物的共有成分。因此，黄精属植物的种系演化、亲缘关系及皂苷类成分的差异和特有性分析，可作为质量标志物确定的重要证据和可行路径。

《中国药典》2015 年版收载滇黄精 *P. kingianum* Coll. et Hemsl.、黄精 *P. sibiricum* Red.

或多花黄精 *P. cyrtonema* Hua 3 种植物作为中药黄精的原植物。其中，多花黄精隶属互叶系，该系约 11 个种，主产于我国华东至东北，个别种类分布在西南地区，是国产黄精属的主要类群之一。多花黄精的主要甾体皂苷均为薯蓣皂苷元的配糖体。仅有少数微量皂苷的苷元具 C-1 或 C-14 羟基取代，属二级氧化水平。互叶系甾体皂苷的 C-3 位糖链基本为典型的四糖基糖链，末端有时为葡萄糖基，有时则为三糖基糖链。个别化合物在 C-1 位上配糖化。按分子进化的规律，与其他系的甾体皂苷成分比较，互叶系应为黄精属中比较原始的类群。

黄精隶属轮叶系，该系约 11 个种，也是国产黄精属的主要类群之一。轮叶系的甾体皂苷表现出较显著的分子多样性。黄精的甾体皂苷元氧化取代频繁，属于高氧化水平及其过渡类型，并出现双糖链的甾体配糖体。同时，内侧糖基的类型增多，除 *D*-半乳吡喃糖基外，还有以 *L*-岩藻吡喃糖基和 *L*-阿拉伯吡喃糖基，以及结构更加稳定的 *D*-吡喃葡萄糖基。显然，轮叶系应是黄精属中比较进化的类群。综上分析，皂苷类成分的差异和特有性分析，可作为黄精质量标志物确定的重要证据和可行路径。

2. 基于化学成分与有效性相关证据的质量标志物预测分析

质量标志物是评价和控制中药有效性的主要指标，因此必须与有效性密切相关。通过文献分析发现黄精含有多糖、甾体皂苷、三萜、生物碱、木脂素、黄酮、植物甾醇及挥发油等多种成分，按照质量标志物的定义和要求，可从以下 3 方面与有效性进行相关分析，以进一步确定质量标志物。

（1）成分与传统功效的相关性

传统功效（功能主治）是中药有效性的概括，也是临床用药的依据。黄精始载于《名医别录》，《中国药典》2015 年版收载黄精具有补气养阴、健脾、润肺、益肾的作用，用于脾胃气虚、体倦乏力、胃阴不足、口干食少、肺虚燥咳、劳嗽咳血、精血不足、腰膝酸软等。黄精多糖具有广泛的抗氧化、抗衰老、保肝、增强免疫功能和改善记忆等作用；黄精总皂苷具有改善记忆、抗衰老和调节免疫的作用。与黄精的传统功效一致，以上两类成分是黄精传统功效的主要药效物质基础，也应是质量标志物的主要选择。

（2）成分与传统药性的相关性

中药的性味归经是中药的基本属性，也是临证治法、遣药组方的重要依据，因此，也应作为质量标志物确定的依据之一。黄精性味甘、平，归脾、肺、肾经。根据中药药性理论，“甘味”的物质基础首先应具有甘味的味觉特征；同时，还应具有甘味的功能属性。有报道对常用中药的化学成分进行分析发现，甘味药的化学成分多以糖类、蛋白质、氨基酸类为主；现代化学研究表明，糖类、皂苷、脂肪、维生素、蛋白质、甾醇及氨基酸等是甘味中药甘味的主要来源。根据以上分析，黄精中的多糖类和甾体皂苷类成分应是其“性味”的主要物质基础，也应是质量标志物的主要选择。

（3）成分与新的药效用途的相关性

黄精常用于治疗糖尿病的复方药物中，如以黄精为主要原料的降糖甲片、参精止渴丸（降糖丸）、渴乐宁胶囊等中成药用于治疗气阴两虚型糖尿病。研究发现黄精多糖可改善糖脂代谢，具有降血糖作用，是治疗糖尿病的药效物质基础，也应是质量标志物的主要选择。

3. 基于化学成分可测性的质量标志物预测分析

化学成分的可测性也是质量标志物确定的重要依据。多糖和甾体皂苷类成分是黄精质量标志物的主要选择。多糖类成分结构复杂，分离纯化和结构鉴定难度大，不同基原黄精多糖结构特异性研究报道很少，不同多糖与活性相关性的构-效关系不清，且目前缺少特异性、专属性的定量测定方法。《中国药典》2015 年版已规定了黄精多糖的测定方法和限度要求。黄精口服后甾体皂苷类成分大多被水解成次级苷或苷元吸收入血发挥生物效应，因此，可将总皂苷、不同类型的苷元或特征性甾体皂苷成分作为质量控制指标。甾体皂苷结构中不具共轭体系，无紫外吸收，紫外区末端测定条件苛刻，可考虑蒸发光散射检测器。

综合分析，黄精中的多糖和皂苷类成分与其有效性密切相关，是其可能的主要药效物质基础，可作为质量标志物进行选择，宜进一步聚焦其所含甾体皂苷类成分化学物质组的深入研究，探寻不同基原黄精的差异，建立专属性的测定方法，提高质量评价和质量控制的科学性。

黄精作为著名的补益中药，具有广泛的生理活性，其多方面的药用价值具有广阔的开发利用前景。黄精为多基原中药，除《中国药典》收载的黄精、滇黄精和多花黄精外，还有多种同属植物也在不同省区作为黄精入药。同时，黄精药材大多来源于野生资源，近些年来，由于过度采挖造成黄精药材产量下降。因此，如何建立科学、合理的质量评价方法，对多基原黄精的质量进行全面准确地评价并指导黄精资源的合理利用，对于黄精产业的健康发展具有重要的现实意义。基于中药质量标志物的核心概念，我们根据黄精属植物的亲缘关系及甾体皂苷类成分的化学亲缘学和生源途径分析，并结合化学成分与有效性相关证据，对黄精质量标志物的筛选和确定进行了文献分析和论证，提出了中药质量标志物分析的可行路径和可参照的模式方法。

第六节　郁金类药材质量标志物预测的实例

郁金始载于《唐本草》，性寒，味苦、辛，归肝、肺和心经，具有活血止痛、利胆退黄、清心凉血、行气解郁之功，常用于治疗胸胁刺痛、胸痹心痛、黄疸尿赤、妇女经闭痛经、乳房胀痛、癫痫发狂等症。《中国药典》2015 版记载郁金为温郁金 *C. wenyujin* Y.H. Chen et C. Ling、姜黄 *C. longa* L.、广西莪术 *C. kwangsiensis* S.G.Lee et C.F.Liang 或蓬莪术 *C. phaeocaulis* Val.的干燥块根[159]，分别习称为“温郁金”、“黄丝郁金”、“桂郁金”、“绿丝郁金”。以上四种植物又分别为中药莪术、姜黄和片姜黄的基原植物，但入药部位、炮制方法不同，功效和临床应用亦异。

一、郁金及其近源药材基本情况

郁金及其近源药材基本情况见表 10.1。

表 10.1 郁金及其近源药材基本情况

基本情况	郁金	莪术	姜黄	片姜黄
基原	温郁金、姜黄、广西莪术或蓬莪术的干燥块根	蓬莪术、广西莪术或温郁金的干燥根茎	为姜科植物姜黄的干燥根茎	为姜科植物温郁金的干燥根茎
性味归经	辛、苦，寒 归肝、心、肺经	辛、苦，温 归肝、脾经	辛、苦，温 归脾、肝经	辛、苦，温 归脾、肝经
功效主治	活血止痛，行气解郁，清心凉血，利胆退黄。用于胸胁刺痛，胸痹心痛，经闭痛经，乳房胀痛，热病神昏，癫痫发狂，血热吐衄，黄疸尿赤	行气破血，消积止痛。用于癥瘕痞块，瘀血经闭，胸痹心痛，食积胀痛	破血行气，通经止痛。用于胸胁刺痛，胸痹心痛，痛经经闭，癥瘕，风湿肩臂疼痛，跌仆肿痛	破血行气，通经止痛。用于胸胁刺痛，胸痹心痛，痛经经闭，癥瘕，风湿肩臂疼痛，跌仆肿痛
炮制	蒸或煮至透心，干燥	蒸或煮至透心，晒干或低温干燥后除去须根和杂质	煮或蒸至透心，晒干，除去须根	趁鲜纵切厚片，晒干
含量测定	无规定	含挥发油不得少于 1%（ml/g）	含挥发油不得少于 5%（ml/g）；含姜黄素（$C_{21}H_{20}O_6$）不得少于 0.9%	含挥发油不得少于 1%（ml/g）
用量	3～10g	6～9g	3～10g，外用适量	3～9g

二、化学成分

郁金中含有多种化学成分，包括姜黄素类、挥发油类、多糖、生物碱、微量元素、木质素类、脂肪酸等，其中姜黄素类和挥发油类为主要活性成分。

1. 姜黄素类

姜黄素类是郁金中重要的特征性成分，按照庚烷母体结构中取代基的种类和数目可以分成九类：庚（烯）酮类、庚（烯）二酮类、庚（烯）醇类、庚醇酮类、庚二醇酮、庚烯醇二酮类、庚二醇类、庚三醇类和环醚型庚烷类[160]。其中姜黄素、脱甲氧基姜黄素、双脱甲氧基姜黄素为主要的酚性色素单体。Qin 等[161]从姜黄中分离得到了 3 种新的姜黄素类化合物，为 curcumaromins A-C（1-3，resp.），并阐明了新化合物的结构。研究表明因郁金品种不同，姜黄属植物中姜黄素含量差异相差甚大。王晓华等[162]研究发现姜黄属植物中姜黄的根茎中总姜黄素含量最高，三种主要姜黄素含量均在 2%以上，其余种类均低于 0.1%，须根为 0.488%，块根仅 0.023%。翁金月等[163]采用 HPLC 法测定不同产地不同部位郁金的姜黄素含量，得出四川产的黄丝郁金中姜黄素的含量最高，温郁金中的姜黄素含量则比黄丝郁金中少很多，从部位上来看，茎叶中的姜黄素含量则比块根中的高很多。

2. 挥发油类

挥发油类是郁金中重要的有效成分，目前对郁金的相关研究均侧重于挥发油成分的分离与鉴定，其主要成分为倍半萜类。郁金及其近源植物中的挥发油有许多共同成分，但在主要成分含量上差异较大，翁金月等[164]运用 GC-MS 分析比较 10 个不同产地郁金挥发油化学组分，所共有的成分包括 1-石竹烯、吉马酮、莪术烯、莪二酮 4 种，但各成分的含量差异仍较为悬殊。四川产黄丝郁金，其挥发油成分中 α-姜黄烯、β-倍半水芹烯的含量比其他产地样品高很多，而吉马酮、莪术烯、莪二酮含量则相对低很多，同时其含有两种独有成分：反式角鲨烯、l-b-Bisabolene。广西产桂郁金，其 δ-榄香烯含量较其他产地样品高很多，而 1，1，7-Trim-ethyl-4-methylenedecahydro-1H-cyclopropa[e]azulene、新莪术二醇为其独有成分。各品种间郁金挥发油含量差异较大，同一植物的不同部位挥发油含量也存在差异，蔡定多等[165]在比较温郁金主根茎与侧根茎挥发油含量时发现，其主根茎挥发油含量比侧根茎高 23.20%。郁金及其近源药材主要挥发油类成分详见表 10.2。

表 10.2　郁金及其近源药材主要挥发油类成分（参考文献[161-186]）

序号	化学成分	郁金	莪术	姜黄	片姜黄
1	β-榄香烯	+	+	+	+
2	莪术醇	−	+	−	−
3	异莪术醇	−	+	−	+
4	莪术二酮	+	+	+	+
5	γ-榄香酮	+	−	+	+
6	δ-榄香烯	+	+	−	+
7	α-蒎烯	+	+	+	+
8	石竹素	+	+	−	+
9	新莪术二酮	+	+	+	−
10	姜黄新酮	−	−	+	−
11	吉马酮	+	+	+	+
12	石竹烯	+	+	−	+
13	姜黄酮	−	−	+	−
14	莪术烯	+	+	−	+
15	α-姜黄烯	−	−	+	+
16	β-榄香酮	+	+	−	+
17	桉叶油醇	−	+	+	−
18	月桂烯	+	+	−	+
19	莰烯	−	+	+	+
20	β-蒎烯	+	+	+	+
21	伞花烃	+	+	−	+
22	*D*-柠檬烯	+	+	+	−
23	1，8-桉叶素	+	+	−	+
24	2-壬酮	−	+	−	+
25	芳樟醇	+	−	−	−
26	龙脑	+	−	+	+
27	异龙脑	+	−	−	+
28	α-蛇麻烯	+	−	−	−
29	吉马烯	+	+	−	+
30	榄香醇	−	+	−	−

续表

序号	化学成分	郁金	莪术	姜黄	片姜黄
31	莪术酮	–	+	–	+
32	异莪术烯醇	+	+	–	+
34	芳姜黄酮	+	–	+	–
35	郁金二酮	+	–	–	–
36	郁金烯酮	+	–	–	–
37	郁金二醇	+	–	–	–
38	异郁金二醇	+	–	–	–
39	1-石竹烯	+	+	+	+

"+"表示已有报道，"–"表示迄今未见报道

3. 多糖

姜黄属植物中多糖含量较低，Gonda 等[187]从姜黄的根茎中分离得到多糖成分 Ukonan A～D，其主要由不同比例的 *D*-葡萄糖、*D*-半乳糖、*L*-阿拉伯糖、*D*-木糖、*L*-鼠李糖和 *D*-半乳糖醛酸等所组成。不同基原的郁金中多糖的含量也有所不同，王晓华等[188]采用水提醇沉法提取郁金多糖，用苯酚-硫酸法测定其含量，得出绿丝郁金多糖含量最高，桂郁金次之，黄丝郁金最低。

4. 生物碱

郁金中含有多种生物碱，Wang 等[189]从黄丝郁金块根中提取分离得到一种喹啉类生物碱化学成分：2-（2′-methyl-1′-propenyl）-4，6-dimethyl-7-hydro-xyquinoline；黄伟等[190]从温郁金中分离得到 curcuminol Ⅰ；Ma 等[191]分离得到 aurantiamide。

5. 其他

何飞龙等[192]以桂郁金为原料进行研究，结果表明各产地郁金均含有较高含量的 Co、Fe、Zn，其中浙江瑞安产郁金中的 Co、Fe 含量最高。Huang 等[193]从郁金中分离出三种新的二苯基醚木质素：1-阿魏酰氧-2-甲氧基肉桂酸，（1-p-羟基肉桂酰）肉桂酸，1-阿魏酰氧肉桂酸。汤敏燕等[194]研究发现郁金挥发油中的蜡质成分为长直链脂肪酸和长直链烷烃。金建忠[195]测定出郁金中含有软脂酸、亚油酸。

三、药 理 作 用

1. 心血管保护作用

郁金和莪术都是传统的活血化瘀药，通过降低血液的黏稠度，减少血小板聚集，增加血液循环达到活血化瘀的作用。郁金中的莪术二酮有抗血小板聚集和抗凝血作用[196]。庞雪芬[197]等研究发现，姜黄素通过双重调节血管紧张素转换酶与血管紧张素Ⅱ受体来抑制心肌纤维化，改善心功能。

2. 抗炎止痛作用

郁金有抗炎作用，黄宣等[198]的研究发现 NF-κB 信号通路在 Hp 引起慢性胃炎的发病机制中起到核心作用，采用温郁金二萜类化合物 C 可阻断 NF-κB 信号通路，可以有效减少 Hp 诱导的促炎性因子的分泌与增加抑炎因子的分泌。莪术也有抗炎镇痛的药理作用。孙秀燕等[199]在体外抗炎实验中发现蓬莪术环二烯和莪术烯对 THP21 细胞分泌 TNF-α 炎症因子有明显的抑制作用。姜黄中的姜黄素具有抗炎作用，Zhao 等[200]的实验研究发现，不同质量浓度的姜黄素作用于体外培养的小鼠巨噬细胞有不同的治疗效果。

3. 抗肿瘤作用

莪术中含有抗肿瘤作用的主要成分包括 β-榄香烯、莪术醇（姜黄环奥醇）、莪术二酮、莪术酮、吉马酮和异莪术醇等。*β*-榄香烯的治疗肿瘤的机制已有研究 [201]。张晔等[202]的实验研究表明，*β*-榄香烯以给药时间与给药剂量相关的方式，通过抑制胃癌细胞 SGC7901/Adr 中 ERK 信号转导通路的活化，下调 GST-π 蛋白的表达，使抗肿瘤药在体内能更好地发挥作用，使细胞耐药性降低，提高肿瘤药物的治疗效果。刘俊松等[203]的实验研究表明 *β*-榄香烯可能是抗胃癌的药效物质基础。王超等[204]的研究中发现，莪术油中的吉马酮能有效抑制人肺癌细胞 A549 的增殖，抑制效果与药物剂量呈正相关；吉马酮还能抑制人肺鳞癌 LK2 细胞的体外增殖，并致其凋亡[205]。温郁金的抗肿瘤作用研究方面，金海峰等[206, 207]采用 MTT 比色法检测发现，不同浓度的化合物 C 都能对结肠癌 SW620 细胞的增殖产生抑制，对 SGC-7901 细胞的增殖也有明显的抑制作用，从而有利于肿瘤细胞的侵袭并转移。Jacomasso 等[208]的实验研究表明姜黄素能通过抑制 *RECK* 基因启动子区域甲基化，上调 *RECK* 基因的表达，降低细胞内甲基化水平而重新获得对 MMP 的调控，从而抑制了肿瘤的侵袭和转移。

4. 其他药理作用

莪术油中的 β-榄香烯具有提高免疫保护的效应，余成浩等[209]的研究中发现，经 *β*-榄香烯处理的瘤苗可诱导小鼠 H22 肝癌细胞 HSP70 表达，且效果明显优于丝裂霉素 C 及热休克处理的瘤苗，说明莪术瘤苗可增强瘤细胞的免疫原性，提高机体抗肿瘤的特异性主动免疫效应。张婉娴等[210]的实验研究中，用郁金的水煎液对 CCL_4 急性肝损伤的小鼠模型进行灌胃给药，发现郁金阻碍了凋亡基因 *p53* 和 caspase-3 蛋白的表达，影响了肝细胞的凋亡，对 CCl_4 所导致的小鼠急性肝损伤有保护作用。

四、基于郁金成分特有性对郁金中药质量标志物的研究思路和路径

通过对郁金及其近源药材的分析，目前郁金质量研究主要存在 5 个方面问题：①基原复杂，不同药材之间、同一药材不同基原之间差异性不清；②物质基础的种类、含量及其与各类成分的比例关系不清；③传统功效–生物效应表达方式–物质基础的关联关系不清；

④质量评价指标单一，质量控制方法不全面；⑤针对中成药大品种的对应性质量控制手段欠缺。郁金为多基原药材，并且与莪术、姜黄、片姜黄等药材之间存在来源、用药部位和加工炮制的交叉和不同，因而出现药性、归经、功能主治和用法用量的差异（表 10.1）。此状况使我们认识到用一般单一基原植物来源的品种开展质量标志物研究的方法和思路带来困难。因此，针对郁金类药材质量标志物研究和预测应基于以下依据：①同一类药材区别于其他药材的特征性成分；②同一类、不同种药材之间差异成分；③同一种药材不同基原之间的差异成分；④成分的生源途径及亲缘学依据。在此基础上提出以“基原-炮制-药用部位”为基点的郁金成分特有性研究思路。如图 10.8 所示的质量标志物预测研究的途径可以基本反映基原的植物分类和亲缘学差异的标志物预测、药材不同入药部位（组织器官）标志物预测和药材炮制的标志物预测三者的复杂关系。

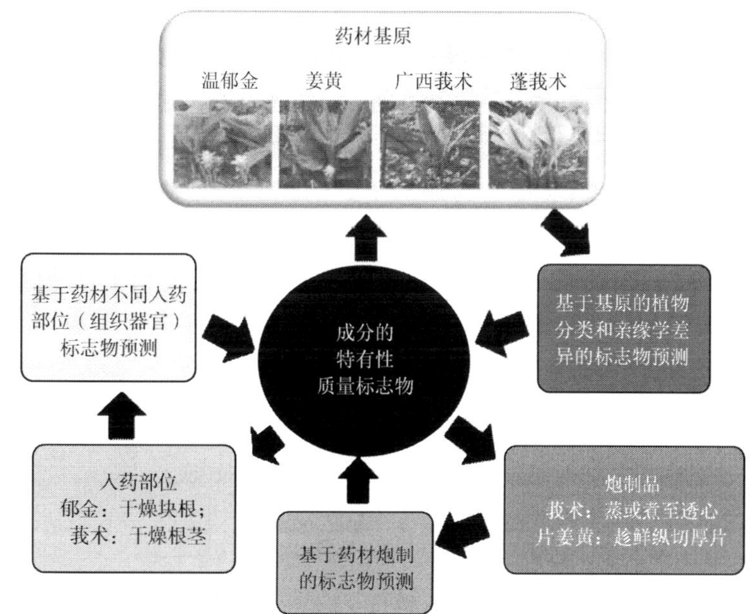

图 10.8 以“基原-炮制-药用部位”为基点的郁金及其近源药材成分特有性思路和路径

五、郁金及其近源药材质量标志物的预测分析

《中国药典》2015 年版仅规定了郁金的显微鉴别法和薄层色谱法鉴别方法，尚未建立含量测定项目。国内研究者针对郁金质量研究所存在的问题，做了大量研究和探索，如用 HPLC 法测定双去甲氧基姜黄素、去甲氧基姜黄素和姜黄素的含量；以吉马酮和莪术二酮、莪术醇等为挥发油类成分含量指标；采用 GC 色谱法建立指纹图谱，并发现 4 种基原的郁金所含化学成分和含量在品种间差异很大。因此，通过文献分析，以及上述分析中郁金及其近源药材的异同，特从化学成分的特有性、有效性对郁金质量标志物进行预测分析，如图 10.9 所示，以期为郁金药材质量控制方法的确定提供参考。

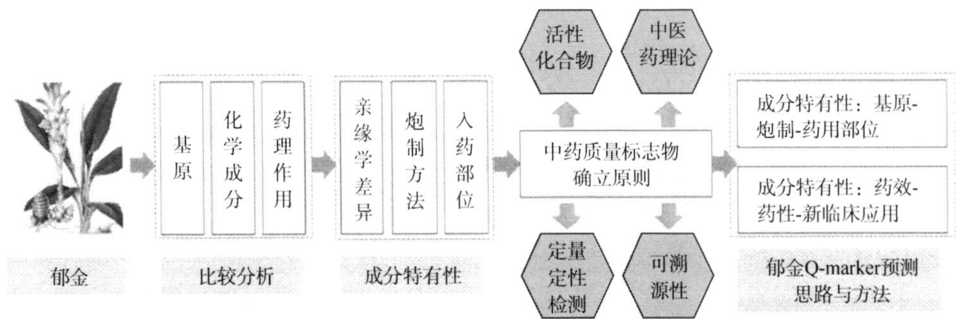

图 10.9　郁金及其近源药材质量标志物的预测分析

1. 基于成分特有性的郁金及其近源药材质量标志物的预测分析

郁金中的次级代谢产物包括挥发油性成分、姜黄素类、生物碱、黄酮、甾醇等，其中挥发油和姜黄素类成分为郁金及其近源药材主要药效成分。运用 HPLC 双波长法，同时测定不同产地的郁金（来源于浙江、广西、四川）、姜黄（来源于四川）、莪术（来源于浙江、广西、四川）中的次级代谢产物。得出：①来源于莪术块根的郁金中几乎不含姜黄素类化合物，而来源于姜黄块根的郁金中姜黄素的含量很高，去甲氧基姜黄素和双去甲氧基姜黄素含量相对较少；姜黄中姜黄素、去甲氧基姜黄素、双去甲氧基姜黄素含量都很高。②莪术烯醇在蓬莪术中的含量最高，在温莪术中含量很少，几乎没有，但异莪术烯醇则刚好相反，在温莪术中的含量高出蓬莪术的 10 倍，广西莪术和蓬莪术中，呋喃二烯酮的含量都很高，而温莪术中呋喃二烯酮的含量几乎没有。③不同来源的郁金都含有较高量的吉马酮和呋喃二烯，呋喃二烯酮和莪术醇的含量都很低，几乎检测不到。另外，张军等[167]对 4 种郁金挥发油的共有成分进行分析，得出共有成分不多，但大量交互存在的成分很多，研究还发现吉马酮在温郁金、桂郁金、绿丝郁金中所占比例较高，但在黄丝郁金中未检测到，故可认为吉马酮可作为前 3 种郁金的含量测定指标性成分，姜黄酮、芳姜黄酮在黄丝郁金所占比例较高，可作为黄丝郁金含量检测的指标性成分。综上分析所得姜黄素和挥发油成分如呋喃二烯酮、莪术醇、姜黄酮、吉马酮等都是姜科姜黄属植物中标志性的次级代谢产物，根据姜黄素、挥发油成分的差异和特有性分析，可将二者作为郁金及其近源药材质量标志物确定的重要证据和可行路径。

郁金是中药中多基原现象的典型代表，其基原植物关系错综复杂。孙敬茹[211]等研究表明来源于同一物种的根茎和块根的挥发性代谢物种类相似但含量存在差异；植物姜黄根茎（药材姜黄的基原）与其他 3 种植物根茎的挥发性代谢物差异大；除植物姜黄根茎外的其他 3 种植物根茎（药材莪术的基原）含有多种共有成分，但 3 种根茎挥发性代谢物差异均达到了显著水平；4 种植物块根（药材郁金的基原）含有的多种共有单萜类化合物和总体挥发性代谢物存在差异。本研究从挥发性代谢物角度揭示了中药姜黄、郁金、莪术基原植物的共有代谢物及代谢差异，能够为这 3 种中药的临床用药提供参考，也对开展它们的质量标志物的差异和证实预测标志物的研究均具有重要意义[212]。

2. 基于化学成分的有效性郁金及其近源药材质量标志物的预测分析

质量标志物是控制和评价中药有效性的主要指标，因此必须与有效性密切相关。通过文献分析和数据挖掘，发现郁金含有姜黄素、挥发油、生物碱等多种成分，按照质量标志物的定义和要求，其质量标志物的预测应基于成分与药效、药性及新临床功效等进行确定。

（1）与传统功效的药效作用相关分析

郁金始载于《唐本草》,《中国药典》2015 年版收载的郁金具有活血止痛、行气解郁、清心凉血、利胆退黄的作用，用于治疗胸胁刺痛、胸痹心痛、经闭痛经、乳房胀痛、热病神昏、癫痫发狂、血热吐衄、黄疸尿赤等[162]，现代研究表明，郁金、莪术、姜黄等药材还具有抗肿瘤等作用。现代药理学研究表明，郁金中挥发油成分具有抗肿瘤、抗炎镇痛、抗血栓的作用，如莪术醇、莪术二酮等具有降低血液黏稠度、减少血小板聚集、增加血液循环的作用，与传统功效“活血止痛”、“行气解郁”相一致；姜黄素具有抗肿瘤、抗氧化、降血糖血脂、抗炎、对神经元具有保护作用等作用，其中姜黄素的抗炎作用，可以预防心律失常，保护肝脏和肾脏，与传统功效“清心凉血”、“利胆退黄”相一致。以上两类成分是郁金传统功效的主要药效物质基础，也应是其质量标志物的主要选择。

（2）与传统功效的药性特点相关分析

性味与归经既是中药的基本属性，也是临证治法、遣药组方的必要依据。郁金及其近源药材性味皆为辛、苦，归肝、脾经。根据中药药性理论，“辛”味的基本功效有能行、能散，总结归纳辛味药与归经的关系可以得出，辛味药主要入肝、脾、肺、胃经，其化学成分大多包括挥发油、生物碱和苷类等。“苦”味的基本功效有能坚、能燥、能温、能发，赖昌生等[213]对 466 味苦味中药进行统计得出，苦味药主要入肝、肺、胃经，其化学成分大多为挥发油、生物碱及苦味素（苷类、醌类、黄酮类）等。另外，龙小琴等[214]的研究中发现，姜黄属中药均具有辛、苦味，归肝经，有活血、行气和止痛功效，而且也都含有挥发油性成分。根据以上分析，郁金中的挥发油成分可作为其质量标志物的主要选择。

（3）与现代新临床用途相关性分析

郁金在临床中常用来治疗抑郁症、咳喘、癫痫抽搐、中风失语。研究发现郁金挥发油中的β-榄香烯、莪术醇等具有抗肿瘤作用，能抑制肿瘤细胞的增殖，是治疗肿瘤的药效物质基础。以上两种成分不仅与郁金的传统功效密切相关，在现代新临床应用中也至关重要，基于以上观点，姜黄素和挥发油成分应是郁金及其近源药材质量标志物的主要选择。

结　　论

前述内容介绍了数据挖掘的基本过程和特点，其数据挖掘的任务可以归结三期，即数据采集期、数据处理期和数据输出期（图 10.10）。每期任务不同，但它们是相互联系的整体。数据采集期明确采集的范围和数据的选择，在数据处理期从已有的只是数据库中挖掘数据的潜力，在进行处理，形成数据输出和结果输出，其中可视化输出可能更为直观和实用。

中医药文献数据挖掘和数据库是融合与互动发展的，数据库能成为数据挖掘专家和行业专家共同努力的成果，实现最终转变的功能，发挥预测和研究设计的指导作用。但是，面对中医药数据描述多样性、不系统和不完备等现象，在标准化处理中必须对现有的数据挖掘技术进行改进和发展。特别是对于药材、饮片和复方制剂，如果基于测定一种或几种有效成分的量来进行质量评价，通常难以真正反映该中药的质量与疗效的关系，也给质量标志物预测研究带来多种不确定因素。

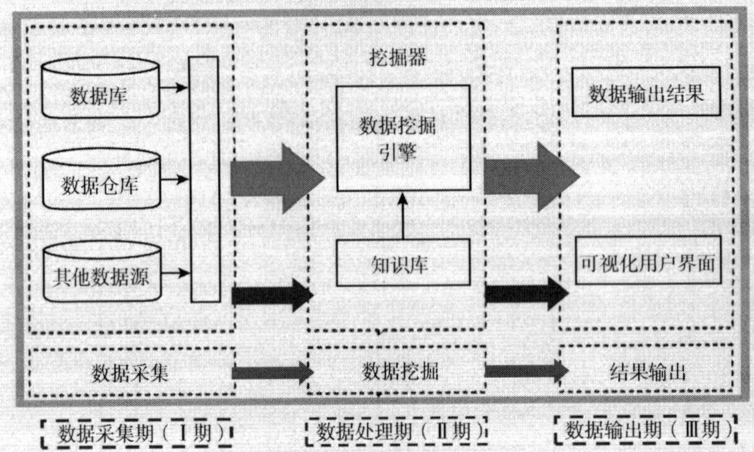

图 10.10 数据挖掘任务的三期

结合中药遣方用药的特点，在开展从单味药到复方的复杂体系的多元交互利用研究过程中，注中医配伍理论的药味相互作用的影响，基于中药成分可测性、质量评价、质量标准和质量控制体系的最终目的，应充分利用数据挖掘技术，选择适宜的数据处理模型，对中药质量控制指标专业科学的预测和判断，并基于“全息成分”的视角和“点–线–面–体”的评价策略，制订全面、合理的质量评估分析，建立完整可行的质量控制体系（图 10.11）。

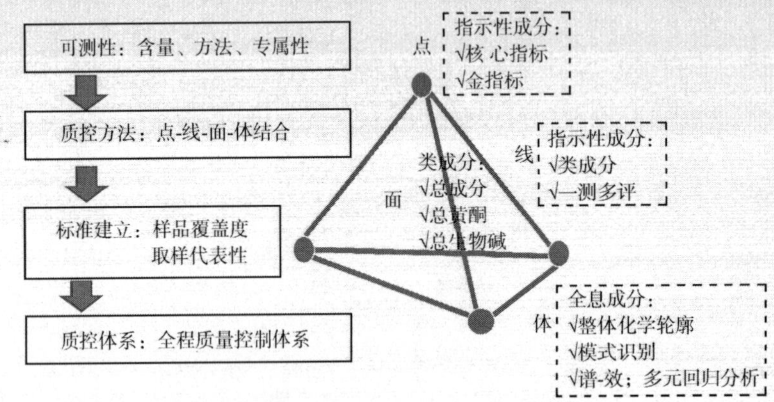

图 10.11 药味间“点–线–面–体”相互作用

本章基于中药质量标志物的核心概念，阐述了中医药数据挖掘的特点，提出基本思路和预测方法，并结合实例预测质量标志物的数据挖掘过程研究。这些内容有益于建立科学、合理的质量评价方法，也有益于中药材的健康发展。在此质量标志物预测的基础上，研究并确定所列中药的质量标志物，为建立质量标志物的定量和定性分析方法奠定了信息研究基础。

参 考 文 献

[1] 刘彩霞，施毅. 数据挖掘技术在分析中医药临床文献中的应用. 中华医学图书情报杂志，2011，20（09）：6-8.

[2] 谢含. 数据挖掘在中医药文献研究中的应用. 中医药信息，2005，22（06）：5-6.

[3] 杨旭杰，周计春，支政，等. 数据挖掘对于培养中医药文献研究生的重要意义. 教育教学论坛，2017（08）：224-225.

[4] 麦乔智. 数据挖掘模型的创建及其在中医药文献中的应用研究. 南京：南京中医药大学，2009.

[5] 陈金. 古代方剂数据挖掘前期数据准备方法探讨. 沈阳：辽宁中医药大学，2010.

[6] 周雪忠. 文本挖掘在中医药中的若干应用研究. 杭州：浙江大学，2004.

[7] 张培培，王若楠. 基于 SQL Server 的 OLAP 和数据挖掘设计. 电脑编程技巧与维护，2018，（02）：95-98.

[8] 葛舜卿. 基于 Web 数据挖掘技术的个性化学习系统的设计与实现. 上海：复旦大学，2013.

[9] 石景明. 基于卫生行业信息系统的数据仓库和数据挖掘设计. 上海：上海交通大学，2007.

[10] 滕云. 基于云计算技术的数据挖掘平台设计及技术分析. 电脑知识与技术，2015，11（30）：5-7.

[11] 胡常忠. 数据仓库技术在 CRM 中的应用与研究. 成都：四川大学，2004.

[12] 邢洁清. Web 挖掘的网络拓扑结构更新研究. 重庆：重庆大学，2005.

[13] 刘芝怡，常睿. 数据挖掘在 SQL Server2005 中的应用. 电脑知识与技术，2006，（17）：156-157.

[14] 王薇，李峰. 中药药性物质基础研究现状分析. 西北药学杂志，2011，26（04）：303-305.

[15] 刘昌孝，张铁军，何新，等. 活血化瘀中药五味药性功效的化学及生物学基础研究的思考. 中草药，2015，46（05）：615-624.

[16] 方金苗，杜武勋. 中药四气、五味药性物质基础研究. 辽宁中医药大学学报，2015，17（12）：66-68.

[17] 王晓燕. 中药药性物质基础研究中数学建模思路探讨. 中国实验方剂学杂志，2013，19（15）：337-339.

[18] 欧阳兵，王鹏，王振国. 关于中药寒热药性物质基础研究几个问题的讨论. 山东中医药大学学报，2009，33（05）：357-358.

[19] 张燕玲，王耘，乔延江. 基于药效团的药性物质基础研究. 世界科学技术：中医药现代化，2009，11（05）：735-738.

[20] 程薇薇. 中药寒热药性的实验评价方法及物质基础研究. 西安：西北大学，2010.

[21] 闫波，孙国祥，孙万阳，等. 中药寒热温凉四性研究方法与思路. 中南药学，2016，14（06）：572-580.

[22] 周正礼. 基于初生物质成分的寒热药性识别和偏最小二乘路径模型的建立. 济南：山东中医药大学，2012.

[23] 汪宇. 基于电子鼻技术的经方药物药性物质基础研究. 南京：南京中医药大学，2015.

[24] Zhang Q，Zhao JJ，Xu et al. Medicinal uses，phytochemistry and pharmacology of the genus Uncaria. J Ethnopharmacol，2015，173：48-80.

[25] Laus G. Advances in chemistry and bioactivity of the genus Uncaria，Phytother Res，2004，18（4）：259-274.

[26] Chinese Pharmacopoeia Commission，Pharmacopoeia of the People's Republicof China，vol. 1. Science and Technology Press，Beijing：Chinese Medical Science and Technology Press，2015.

[27] Huiqin Pan，Changliang Yao，Wenzhi Yang，et al. An enhanced strategy integrating offline two-dimensional separationand step-wise precursor ion list-based raster-mass defect filter：Characterization of indole alkaloids in five botanical origins ofUncariae Ramulus Cum Unicis as an exemplary application. Journal of Chromatography A. 2018，17：124-134.

[28] 姜程曦，张铁军，陈常青，等. 黄精的研究进展及其质量标志物的预测分析. 中草药，2017，48（1）：1-16.

[29] 中国科学院中国植物志编辑委员会. 中国植物志（第 15 卷）. 北京：科学出版社，2000.

[30] 徐德平，孙蜻，齐斌，等. 黄精中三萜皂苷的提取分离与结构鉴定. 中草药，2006，37（10）：1470-1472.

[31] 陈立娜，高艳坤，都述虎. 黄精质量标准的研究. 中药材，2006，29（12）：1367-1369.

[32] Son K H，Do J C，Kang S S. Steroidal saponins from the rhizomes of Polygonatum sibiricum. J Nat Prod，1990，53（2）：333-339.

[33] 范书珍，陈存武，王林. 多花黄精总皂苷的提取研究. 皖西学院学报，2005，21（5）：39-41

[34] Ma K，Huang X F，Kong L Y. Steroidal saponins from Polygonatum cyrtonema. 2013，49（5）：888-891.

[35] 杨崇仁，张影，王东，等. 黄精属植物甾体皂苷的分子进化及其化学分类学意义. 云南植物研究，2007，29（5）：591-600.

[36] 孙隆儒，李铣. 黄精化学成分的研究（Ⅱ）. 中草药，2001，32（7）：586-588.

[37] 张洁. 滇黄精化学成分的研究. 郑州：河南中医学院，2006.

[38] 李娟丽. 卷叶黄精化学成分及其生物活性的研究. 杨凌：西北农林科技大学，2007.

[39] Yu H S，Ma B P，Song X B，et al. Two new steroidal saponins from the processed Polygonatum kingianum. Helv Chim Acta，2010，93（6）：1086-1092.

[40] 王彩霞，徐德平. 黄精中乌苏酸型皂有的分离与结构鉴定. 食品与生物技术学报，2008，27（3）：33-36.

[41] 徐德平，孙婿，齐斌，等. 黄精中三萜皂苷的提取分离与结构鉴定. 中草药，2006，37（10）：1470-1472.
[42] 马百平，张洁，康利平，等. 滇黄精中一个三萜皂苷的 NMR 研究. 天然产物研究与开发，2007，19（1）：7-10.
[43] Yu HS，Ma BP，Kang LP，et al. Saponins from the processed rhizomes of Polygonatum kingianum. Chen Pharm Bull. 2009，57（9）：1011-1014.
[44] 康利平，张洁，余和水，等. 滇黄精化学成分的研究//第七届全国天然有机化学学术研讨会论文集. 成都：中国化学会，2008.
[45] Gan LS，Chen JJ，Shi MF，et al. A new homoisoflavanone from the rhizomes of Polygonatum cyrtonema. Nat Prod Commun，2013，8（5）：597-598.
[46] 李晓，来国防，王易芬，等. 滇黄精的化学成分研究（Ⅱ）. 中草药，2008，39（6）：825-828.
[47] 王易芬，穆天慧，陈纪军，等. 滇黄精化学成分研究. 中国中药杂志，2003，28（6）：524-527.
[48] 张普照. 黄精采收加工技术及其化学成分研究. 杨凌：西北农林科技大学，2006.
[49] 郑虎占，董泽宏，佘靖，等. 中药现代研究与应用（第 5 卷）. 北京：学苑出版社，1998.
[50] Chopin J，Dellamonica G，Benson E，et al. C-galactosylflavones from Polygonatum multiflorum. Phytochemistry，1977，16（12）：1999-2001.
[51] 高颖，戚楚露，张磊，等. 黄精新鲜药材的化学成分. 药学与临床研究，2015（4）：365-367.
[52] Nakata H，Sasaki K，Morimoto I，et al. The structure of polygonaquinone. Tetrahedron，1964，20（10）：2319-2323.
[53] Huang P L，Can K H，Wu R R，et al. Benzoquinones，a homoisoflavanone and other constituents from Paltelobatum. Phytochemistry，1997，44（7）：1369-1373.
[54] Sun LR，Li X，Wang SX. Two new alkaloids from the rhizome of Polygonatum sibiricum. J Asian Nat Prod Res，2005，7（2）：127-130.
[55] Wang YF，Lu CH，Lai GF，et al. A new indolizinone from Polygonatum kingianum. Planta Med，2003，69（11）：1066-1068.
[56] Son KH，Do JC，Kang S S. Isolation of adenosine fromthe rhizomes of Polygonatum sibiricum. Arch Pharm Res，1991，14（2）：193-194.
[57] 朱艳玲. 两种药用植物的化学成分研究. 昆明：昆明医学院，2008.
[58] Ahn MJ，Cho H，Lee MK，et al. A bisdesmosidic cholestane glycoside from the rhizomes of Polygonatum sibiricum. Nat Prod Sci，2011，17（3）：183-188.
[59] 王冬梅，朱玮，李娟丽. 卷叶黄精根茎的化学成分及抗菌活性研究. 四川大学学报：自然科学版，2007，44（4）：918-921.
[60] 童红，申刚. 黄精药材中黄精多糖的含量测定. 中国药业，2007，16（9）：20-21.
[61] 王晓丹，田芳，史桂云，等. 不同产地黄精中多糖含量的比较. 泰山医学院学报，2008，29（9）：657-658.
[62] 杨明河，于德全. 黄精多糖和低聚糖的研究. 中国药学杂志，1980，15（7）：44.
[63] Liu L，Qun D，Dong XT，et al. Strucutral investigation of two neutral polysaccharises isolated from rhizome of Polygonatum sibiricum. Carbohydr Polym，2007，70（3）：304-309.
[64] 方圆，王彩霞，徐德平. 黄精多糖的分离及结构鉴定. 食品与发酵工业，2010，36（8）：79-82.
[65] 吴群绒，胡盛，杨光忠，等. 滇黄精多糖 I 的分离纯化及结构研究. 林产化学与工业，2005，25（2）：80-82.
[66] 王聪. 多花黄精多糖提取分离、分子量测定及其粗多糖的初步药效研究. 成都：成都中医药大学，2012.
[67] 祝义伟，祝利，陈秋生，等. 黄精的化学成分、药理作用及其产品开发//第六届全国中西医结合营养学术会议论文资料汇编. 重庆：中国中西医结合学会营养专业委员会，2015.
[68] 王进，岳永德，汤锋，等. 气质联用法对黄精炮制前后挥发性成分的分析. 中国中药杂志，2011，36（16）：2187-2191.
[69] 佘红，张小平，邓明强，等. 多花黄精挥发油 GC-MS 分析及其生物活性研究. 中国实验方剂学杂志，2008，14（5）：4-6.
[70] 刘彦东，陈文生，张权，等. 不同生长期的黄精中氨基酸含量的测定与分析. 时珍国医国药，2017，(2):444-447.
[71] 王冬梅，朱炜，张存莉，等. 黄精化学成分及其生物活性. 西北林学院学报，2006，21（2）：142-145.
[72] 王婷，苗明三. 黄精的化学、药理及临床应用特点分析. 中医学报，2015，30（5）：714-715，718.
[73] 王曙东，宋炳生，金亚丽，等. 黄精根茎及须根中微量元素及氨基酸的分析. 中成药，2001，23（5）：369-370.
[74] 公惠玲，尹艳艳，李卫平，等. 黄精多糖对四氧嘧啶诱导的糖尿病小鼠血糖和抗氧化作用的影响. 安徽医科大学学报，2008，43（5）：538-540.
[75] 刘中申，李占伟. 黄精对小鼠超氧化物岐化酶褐心肌脂褐素的影响. 中医药学报，1990（3）：44-45.
[76] 陈淑清. 当归、枸杞、黄精、黄芪、竹节参总皂苷的实验研究：对小鼠羟脯酸含量耐缺氧和抗疲劳作用的影响. 中药药理

与临床，1990，6（3）：28-29.
[77] 王爱梅，周建辉，欧阳静萍. 黄精对 D-半乳糖所致衰老小鼠的抗衰老作用研究. 长春中医药大学学报，2008，24（2）：137-138.
[78] 赵红霞，蒙义文. 黄精多糖对果蝇寿命的影响. 应用与环境生物学报，1995，1（1）：74-77.
[79] 李超彦，周媛媛，王福青，等. 黄精多糖对顺铂致肝损害大鼠肝功能的保护及抗氧化指标的影响. 中国实验方剂学杂志，2013，19（16）：229-231.
[80] 赵红霞，蒙义文，曾庆华. 黄精多糖对老龄人鼠衰老生理生化指标的影响. 应用与环境生物学报，1996，2（4）：356-360.
[81] 陈金水，陈松苍. 黄精口服液对剧烈运动小鼠氧自由基代谢及肌酸激酶影响. 中医研究，1996，9（4）：6-8.
[82] 石娟，赵煌，雷杨. 黄精粗多糖抗疲劳抗氧化作用的研究. 时珍国医国药，2011，22（6）：1409-1410.
[83] 夏晓凯，张庭廷，陈传平. 黄精多糖的体外抗氧化作用研究III. 湖南中医杂志，2006，22（4）：90-96.
[84] 陈广，严士海. 黄精多糖对过氧化氢致血管内皮细胞损伤的保护作用. 时珍国医国药，2011，22（3）：623-624.
[85] 倪文澎，朱营营，王海丹，等. 黄精多糖对脂多糖诱导人脐静脉内皮细胞损伤的保护机制研究. 中华中医药学刊，2012，30（12）：2644-2648.
[86] 王玉勤，吴晓岚，张广新，等. 黄精多糖对大鼠抗氧化作用的实验研究. 中国现代医生，2011，49（5）：6-11.
[87] 王玉勤，于晓婷，吴晓岚，等. 黄精多糖对力竭小鼠脑组织自由基代谢影响. 中国公共卫生，2014，30（9）：1165-1167.
[88] 薛春苗，任汉阳，薛润苗，等. 黄精粗多糖对温热药致阴虚模型小鼠抗氧化作用的实验研究. 河南中医，2006，26（3）：24-26.
[89] 任汉阳，薛春苗，张瑜，等. 黄精粗多糖对温热药致阴虚模型小鼠滋阴作用的实验研究. 山东中医杂志，2005，24（1）：36-37.
[90] 吴石星. 黄精多糖对 AD 大鼠学习记忆能力和海马细胞凋亡的影响. 长沙：中南大学，2009.
[91] 成威，田伟，李友元，等. 黄精多糖对 APP 转基因小鼠海马 CA1 区突触结构的影响. 中国实验方剂学杂志，2010，16（10）：165-167.
[92] 赵小贞，王玮，康仲涵，等. 黄精口服液对血管性痴呆大鼠学习记忆与海马突触可塑性的影响. 神经解剖学杂志，2005，21（2）：147-153.
[93] 易玉新，吴石星，叶茂盛，等. Aβ1-42 海马注射对大鼠海马细胞的影响及黄精多糖的干预研究. 中南大学学报：医学版，2014，39（4）：344-348.
[94] 黄芳，陈桃林，蒙义文. 黄精多糖对老龄大鼠记忆获得和记忆再现的影响. 应用与环境生物学报，1999，5（1）：36-39.
[95] 孙隆儒，李铣，郭月英，等. 黄精改善学习记忆障碍等作用的研究. 沈阳药科大学学报，2001，18（4）：286-289.
[96] Xie W，Du L. Diabetes is an inflammatory disease：evidence from traditional Chinese medicines. Diabetes Obes Metab，2011，13（4）：289-301.
[97] 高英，叶小利，李学刚，等. 黄精多糖的提取及其对 α-葡萄糖苷酶抑制作用. 中成药，2010，32（12）：2133-2137.
[98] 陈兴荣，赖泳，王成军. 滇黄精对诱导性高血糖小鼠影响的实验研究. 时珍国医国药，2010，21（12）：3163-3164.
[99] 冯桂玲，尤昭玲. 补肾健脾法辅治卵巢低反应经验总结. 中华中医药学刊，2012，30（11）：2379-2381.
[100] 李友元，邓洪波，张萍，等. 黄精多糖对糖尿病模型小鼠糖代谢的影响. 中国临床康复，2005，9（27）：90-91.
[101] 公惠玲，李卫平，尹艳艳，等. 黄精多糖对链脲菌素糖尿病大鼠降血糖作用及其机制探讨. 中国中药杂志，2009，34（9）：1149-1154.
[102] 沃兴德，楼兰花. 补气药对正常小白鼠血浆核脾组织 cAMP、cCMP 含量的影响. 浙江中医杂志，1984，19（5）：232-233.
[103] 王建新. 黄精降糖降脂作用的实验研究. 中国中医药现代远程教育，2009，7（1）：93-94.
[104] 张炜. 黄精多糖对糖尿病肾病大鼠的治疗作用及机制研究. 杭州：浙江大学，2011.
[105] 董琦，董凯，张春军. 黄精对 2 型糖尿病胰岛素抵抗大鼠葡萄糖转运蛋白-4 基因表达的影响. 新乡医学院学报，2012，29（7）：493-495.
[106] Kato A，Miura T，Yano H，et al. Suppressive effects of polygonati rhizoma on hepatic；glucose output GLUT2 mRNA expression and its protein content in rat liver. Endar，1994，41（2）：139-144.
[107] 吴桑荣，李友元，邓洪波，等. 黄精多糖对老年糖尿病小鼠脑组织糖基化终产物受体 mRNA 表达的影响. 中华老年医学杂志，2004，23（11）：817-819.
[108] Hirai N，Miura T，Moriyasu M，et al. Cardiotonic activity of the rhizome of Polygonatum sibircum in rats. Biol Pharm Bull，1997，20（12）：1271-1273.

[109] 许苏旸. 黄精多糖对大强度运动后人体心肌微损伤及心脏内分泌功能的影响. 成都：成都体育学院，2012.
[110] 四军大冠心病药理研究小组. 黄精对冠脉流量等药理作用的初步观察. 四川中草药通讯，1974，(2)：24.
[111] 有泽宗久. 生药中 ACE 抑制活性成分的研究. 国外医学. 中医中药分册，1984，(6)：31.
[112] 傅晓骏，傅志慧. 中药制黄精对慢性肾衰人鼠血液动力学的影响. 中华中医药学刊，2012，30（10）：2161-2163.
[113] 叶素英，周艳阳，叶绍凡. 黄精多糖对人强度训练人鼠血红蛋白、乳酸及脑组织抗氧化能力、一氧化氮体系的影响. 中国老年学杂志，2014，4（23）：6706-6708.
[114] 吴桑荣，李友元，肖洒. 黄精多糖的用途：中国，CN1494913.2002-05-12.
[115] 张庭廷，夏晓凯，陈传平，等. 黄精多糖的生物活性研究. 中国实验方剂学杂志，2006，12（7）：42-45.
[116] 张融瑞. 黄精的几种不同溶剂提取物对大鼠高脂血症的作用. 江苏中医，1998，(7)：411.
[117] 李友元，张萍，邓洪波，等. 动脉粥样硬化家兔 VCAM-1 表达及黄精多糖对其表达的影响. 医学临床研究，2005，22(9)：1287-1288.
[118] 李友元，吴桑荣，肖洒. 黄精多糖调脂作用的实验研究. 中华老年心脑血管病杂志，2002，4（6）：434.
[119] 李友元，邓洪波，向大雄，等. 黄精多糖的降血脂及抗动脉粥样硬化作用. 中国动脉硬化杂志，2005，13（4）：429-431.
[120] 吴桑荣，李友元，土小清，等. 黄精多糖对脂肪组织分泌的生物活性物质致肝细胞 HepG2 分泌 C 反应蛋白的影响. 中华医学杂志，2004，84（17）：1447-1448.
[121] 吴桑荣，李友元，肖洒. 黄精多糖调脂作用的实验研究. 中国新药杂志，2003，12（2）：108-110.
[122] 张萍，刘丹，李友元. 黄精多糖对动脉粥样硬化家兔血清 IL-6 及 CRP 的影响. 医学临床研究，2006，23（7）：1100-1101.
[123] 胡国柱，聂荣庆，肖移生，等. 黄精多糖对新生人鼠人脑皮层神经细胞缺氧性凋亡的影响. 中药药理与临床，2005，21（4）：37-39.
[124] 陈娟，李友元，田伟，等. 黄精多糖对帕金森病大鼠脑组织中 PPAR-r 表达的影响. 现代生物医学进展，2010，10（5）：814-817.
[125] 文珠，肖移生，唐宁，等. 黄精多糖对神经细胞的毒性及抗缺氧性坏死和凋亡作用研究. 中药药理与临床，2006，22(2)：29-31.
[126] 耿甄彦，徐维平，魏伟，等. 黄精皂苷对抑郁模型小鼠行为及脑内单胺类神经递质的影响. 中国新药杂志，2009，18(11)：1023-1026.
[127] 黄莺，徐维平，魏伟，等. 黄精皂苷对慢性轻度不可预见性应激抑郁模型大鼠行为学及血清中微量元素的影响. 安徽医科大学学报，2012，47（3）：286-289.
[128] 陈辰，徐维平，魏伟，等. 黄精多糖对慢性应激抑郁小鼠模型行为学及脑内 5-HT 的影响. 山东医药，2009，49(4)：39-41.
[129] 徐维平，祝凌丽，魏伟，等. 黄精总皂苷对慢性应激性抑郁模型大鼠免疫功能的影响. 中国临床保健杂志，2011，14(1)：59-61.
[130] Zeng GF, Zhang ZY, Lu L, et al. Protective effects of Polygonatum sibiricum polysaccharide on ovariectomy-induced bone loss in rats. J Ethnopharmacol，2011，136（1）：224-229.
[131] 曾高峰，宗少晖，邹斌，等. 黄精多糖对小鼠骨髓间充质干细胞向成骨细胞分化中 ALP 和 BGP 表达的影响. 中国骨质疏松杂志，2014，20（7）：779-783.
[132] 傅淑平，张荣华. 不同浓度梓醇对 SD 大鼠骨髓间充质干细胞增殖及骨向分化的影响. 时珍国医国药，2012，23（10）：2398-2400.
[133] Zen GF, Zong SH, Zhang ZY, et al. Effects of Polygonatum polysaccharide on the expression ofinterleukin-1 and 6 in rats with osteoporotic fracture. Chin J Tissue Eng Res，2012，16（2）：220-222.
[134] Zen GF, Zong SH, Zhang ZY, et al. Effects of polygonatum polysaccharide on bone metabolism cytokines in osteoporotic frac; turerats. J Clin Rehabil Tissue Eng Res，2011，15（33）：6199-6202.
[135] 胡微煦，文珠，戎吉平，等. 黄精多糖干预长春新碱诱导的骨髓间质细胞生长抑制及凋亡. 中药药理临床，2012，28(6)：79-82.
[136] 文珠，胡国柱，俞火，等. 黄精多糖干预长春新碱抑制骨髓基质细胞增殖的研究. 中华中医药杂志，2011，26（7）：1630-1632.
[137] 王红玲，张渝侯，洪艳，等. 黄精对哮喘儿红细胞免疫功能影响的体外验研究. 中国当代儿科杂志，2002，4（3）：233-235.
[138] 傅圣斌，钱建鸿，陈乐意，等. 黄精多糖的提取及其对小鼠免疫活性的影响. 中国食品学报，2013，13（1）：68-72.

[139] 薄芯，董历平. 黄精、党参和绿茶减轻环磷酰胺毒副反应初探. 中医研究，1997，10（3）：20-22.
[140] 朱模波，王慧贤，焦炳忠，等. 黄精调节免疫及防治肿瘤作用的实验研究. 中国中医药科技，1994，1（6）：31-33.
[141] 黄骏. 黄精首乌醋治疗足癣 55 例. 中医杂志，1984（9）：31.
[142] 苏伟，赵利，刘建涛，等. 黄精多糖抑菌及抗氧化性能研究. 食品科学，2007，28（8）：55-57.
[143] 胡骄阳，汤锋，操海群，等. 多花黄精提取物对水果采后病原菌的抑菌活性研究. 植物保护，2012，38（6）：31-34.
[144] 郑春艳，汪好芬，张庭廷. 黄精多糖的抑菌和抗炎作用研究. 安徽师范大学学报：自然科学版，2010，33（3）：272-275.
[145] 邵春源. 中药黄精对豚鼠实验性结核病的疗效初步观察报告. 浙江医学，1962，10（4）：3-10.
[146] 吕小迅，周玉珍. 黄芩黄精联合抗真菌实验研究. 中国皮肤性病学杂志，1996，10（2）：80.
[147] 汪滢，王国平，王丽薇，等. 一株多花黄精内生真菌的鉴别及其抗菌代谢产物. 微生物学报，2010，50（8）：1036-1043.
[148] 李凯. 黄精多糖滴眼液治疗单纯疱疹性角膜炎的临床研究. 南京：南京中医药大学，2003.
[149] 段华，王保奇，张跃文. 黄精多糖对肝癌 H22 移植瘤小鼠的抑瘤作用及机制研究. 中药新药与临床药理，2014，25（1）：5-7.
[150] 孙晓娟. 黄精、巴戟天、白芷有效成分体外抗肿瘤作用的研究. 郑州：郑州大学，2012.
[151] Cai J，Liu M，Wang Z，et al. Apoptosis induced by dioscin in Hela cells. Biol Pharm Bull，2002，25（2）：193-196.
[152] 张峰，高群，孔令雷，等. 黄精多糖抗肿瘤作用的实验研究. 中国实用医药，2007，2（21）：95-96.
[153] Wang SY，Yu QJ，Bao JK，et al. Polygonatum cyrtonema lectin，a potential antineoplastic drug targeting programmed cell death pathways. Biochem Biophys Res Commun，2011，406（4）：497-500.
[154] 刘昌孝，陈士林，肖小河，等. 中药质量标志物（Q-Marker）：中药产品质量控制的新概念. 中草药，2016，47（9）：1443-1457.
[155] 刘昌孝. 从中药资源-质量-质量标志物认识中药产业的健康发展. 中草药，2016，47（18）：3149-3154.
[156] 张铁军，许浚，韩彦琪，等. 中药质量标志物（Q-marker）研究：延胡索质量评价及质量标准研究. 中草药，2016，47（9）：1458-1467.
[157] 张铁军，许浚，申秀萍，等. 基于中药质量标志物（Q-Marker）的元胡止痛滴丸的“性-效-物”三元关系和作用机制研究. 中草药，2016，47（13）：2199-2211.
[158] 熊亮，彭成. 基于中药质量标志物（Q-Marker）的基本条件研究益母草和赶黄草的 Q-Marker. 中草药，2016，47（13）：2212-2220.
[159] 中华人民共和国药典委员会. 中华人民共和国药典：一部. 2015 年版. 北京：中国医药科技出版社，2015：208.
[160] 肖长坤. 姜黄属植物的化学成分研究进展. 中国实验方剂学杂志，2012，18（21）：339-347.
[161] Qin XD，Zhao Y，Gao Y，et al. Curcumaromins A，B，and C，three novel Curcuminoids from Curcuma aromatica. Helvetica Chimica Acta, 2015，98（9）：1325-1331.
[162] 王晓华，朱华，陈旭，等. 郁金化学成分及其质量控制研究进展.安徽农业科学，2012，40（10）：5873-5875.
[163] 翁金月，张春椿，林君，等. HPLC 分析比较不同产地郁金姜黄素的化学组分. 中华中医药学刊，2015，33（6）：1393-1395.
[164] 翁金月，张春椿，陈茜茜，等. GC-MS 分析比较不同产地温郁金挥发油的化学组分. 中华中医药学刊，2015，33（4）：981-985.
[165] 蔡定多，苏孝兴，郑冰珊. 温郁金主根茎与侧根茎姜黄素及挥发油含量测定. 中药材.2015，38（7）：1447-1448.
[166] 刘晶，王光函，庞敏，等. 气相色谱法测定温郁金挥发油中 5 种成分含量. 中华中医药学刊，2017，35（9）：2415-2418.
[167] 张军，王亮，石典花，等. 4 种不同药材来源郁金饮片中挥发油成分的 GC-MS 分析. 中国实验方剂学杂志，2017，23（13）：1-7.
[168] 汤敏燕，汪洪武，孙凌峰. 中药姜黄挥发油化学成分研究. 江西师范大学学报（自然科学版），2000，24（3）：274-277.
[169] 刘喜华，赵应学，黄敏琪，等. 不同形态桂郁金挥发性成分 GC-MS 分析. 中药材，2014，37（5）：819-822.
[170] 张清哲，杨芳，朱晶晶，等. GC-MS 比较温郁金、温莪术、片姜黄中挥发油的化学组成. 中国中药杂志，2010，35（19）：2590-2593.
[171] Yang FQ，Wang YT，Li SP. Simultaneous determination of 11 characteristic components in three species of Curcuma rhizomes using pressurized liquid extraction and high-performance liquid chromatography. J Chromatogr A，2006，1134（1-2）：226-231.
[172] Lou Y，Zhao F，Wu ZH，et al. Germacrane-type sesquiterpenes from Curcuma wenyujin. Helv Chim Acta. 2009，92（8）：1665-1672.
[173] 钮智刚，陈豪华，高成威，等. 温莪术药渣化学成分的研究. 广东化工，2014，41（16）：22-23.
[174] 刘红星，陈福北，黄初升，等. 从姜黄及姜黄浸膏中提取的挥发油化学成分研究. 分析测试学报，2007，26（21）：

146-148.

[175] Wang XS，Yang W，Dong J H，et al. Cell apoptosis induced by δ-elemene in colorectal adenocarcinoma cells via mitochondrial-mediated pathway. Chinese Pharmacological Bulletin，2010，26（5）：646-652.

[176] 王利霞，邓志威，黄可新，等. 温郁金茎叶化学成分研究. 中国中药杂志，2008，33（7）：785-788.

[177] 刘娜，余德顺，代明权，等. 蓬莪术挥发油提取技术的研究及其化学成分分析. 西南师范大学学报：自然科学版，2002，27（3）：430-432.

[178] 徐玉平，钱海兵，王祥培. 温郁金水煎剂中石油醚提取物的 GC-MS 分析. 中国实验方剂学杂志，2012，18（21）：139-141.

[179] 赵秀玲. 姜黄的化学成分、药理作用及其资源开发的研究进展. 中国调味品，2012，37（5）：9-13.

[180] Dang YY，Li XC，Zhang QW，et al. Preparative isolation and purification of six volatile compounds from essential oil of Curcuma wenyujin using high performance centrifugal partition chromatography. J Sep Sci，2010，33（11）：1658-1664.

[181] 罗春兰，吴爱琴. 不同品种莪术挥发油成分 GC-MS 分析. 广东药学，2005，15（2）：10-11.

[182] 刘晓宇，楼燕，胡丹，等. 温郁金挥发油的化学成分. 沈阳药科大学学报，2007，24（11）：682-686.

[183] 陈佩东，陆兔林. 莪术的化学成分研究. 中药材，2006，29（7）：675-677.

[184] 张萍，张桂芝，樊晴月，等. GC-MS 法分析姜黄饮片挥发油的特征性化学成分. 现代中药研究与实践，2008，22（3）：41-44.

[185] 周欣，李章万，王道平，等. 姜科姜黄属植物有效成分的研究. 分析测试学报，2004，23（6）：53-56.

[186] Lou Y，Zhao F，He H，et al. Guaiane-type sesquiterpenes from Curcuma wenyujin and their inhibitory effects on nitric-oxide production. J Asian Nat Prod Res，2009，11（8）：737-747.

[187] Gonda R，Tomoda M，Shimizu N，et al. Characterization of polysaccharides having activity on the reticuloendothelial system from the rhizome of Curcuma longa. Chen Pharm Bull，1990，38（2）：482-486.

[188] 王晓华，朱华，陈旭，等. 不同基原的郁金类药材中郁金多糖的含量测定. 安徽农业科学，2012，40（9）：5173-5174.

[189] Wang LY，Zhang M. zhan C F，et al. Alkaloid and sesquiterpenes from the root tuber of Curcume loga. Acta pharm sin，2008，43（7）：724-727.

[190] 黄伟. 温郁金活性成分的研究. 杭州：浙江大学，2008.

[191] Ma ZJ，Meng ZK，Zhang P. Chemical constituents from the radix of Curcuma wenyujin. Fitoterapia, 2009，80（6）：374-376.

[192] 何飞龙，刘辉庭，黄巧燕，等. 电感耦合等离子体法测定桂郁金中的微量元素. 桂林理工大学学报，2012，32(2)：250-252.

[193] Huang J，Ogihara Y，Gonda R，et al. Novel biphenyl ether lignans from the rhizomers of Curcuma chuanyujin. Chem Pharm Bull，2000，48（8）：1228-1229.

[194] 汤敏燕，孙凌峰，汪洪武，等. 中药郁金挥发油成分及挥发油中蜡质成分研究. 天然产物研究与开发，2000，12（4）：74-78.

[195] 金建忠. 超临界 CO_2 萃取温郁金挥发油及其成分分析研究. 中国中药杂志，2006，31（3）：255-257.

[196] 王秀. 莪术二酮抗血栓和抗血小板聚集作用研究. 合肥：安徽医科大学学位论文，2012.

[197] 庞雪芬. 姜黄素在血管紧张素II致大鼠心机纤维化中的作用及机制研究. 太原：山西医科大学，2016.

[198] 黄宣，吕宾，赵敏，等. 温郁金二萜类化合物 C 对幽门螺杆菌诱导人胃 GES-1 上皮细胞炎症的抑制作用及其对 NF-κB 信号通道的影响. 中国药理学通报，2013，29（4）：562-567.

[199] 孙秀燕，郑艳萍，刘志峰，等. 温莪术环状含氧倍半萜类化学成分的研究. 分析测试学报，2006，25（6）：27-30，34.

[200] Zhang Y，Zhao C，He W，et al. Discovery and evaluation of asymmetrical monocarbonyl analogs of curcumin as anti-inflammatory agents. Drug Des Devel Ther，2014，8：373-382.

[201] 汤秀红，秦叔逵，谢恬. 榄香烯注射液抗肿瘤作用基础研究的现状和进展. 临床肿瘤学杂志，2010，15（3）：266-273.

[202] 张晔，曲秀娟，刘云鹏，等. β-榄香烯对人胃癌 SGC7901/Adr 细胞 ERK 通路的活化和 GST-π 表达的影响. 世界华人消化杂志，2011，19（13）：1394-1397.

[203] 刘俊松，车向明，仇广林，等. β-榄香烯对人胃癌细胞 SGC7901 作用的蛋白质组学研究. 西安交通大学学报：医学版，2015，36（6）：840-844，861.

[204] 王超，张毅，何平. 吉马酮对人肺癌 A549 细胞系增殖、凋亡的影响. 实用药物与临床，2013，16（4）：280-281.

[205] 周勇，张毅，白雪，等. 吉马酮对人肺鳞癌 LK2 细胞系增殖和凋亡的影响. 中国医科大学学报，2013，42（6）：508-510.

[206] 金海峰，吕宾，陈喆，等. 温郁金二萜类化合物 C 对人结肠癌细胞 SW620 增殖的影响. 医药导报，2011，30（2）：160-163.

[207] 金海峰，吕宾，戴金锋，等. 温郁金二萜类化合物 C 抗胃癌作用的实验研究. 中国中西医结合杂志，2015，35（2）：216-221.

[208] Jacomasso T, Trombetta LM, Sogayar MC, et al. Downregulation of breversion-inducing cysteine-rich protein with Kazal motifs in malignant melanoma: inverse correlation with membrane-type 1-matrix metalloproteinase and tissue inhibitor of metalloproteinase 2. Melanoma Res，2014，24（1）：32-39.
[209] 余成浩，彭成，余葱葱. 川产道地中药材蓬莪术的研究进展. 时珍国医国药，2008，19（2）：388-389.
[210] 张婉娴，朱彤彤，鲁育铭，等. 郁金水煎剂对四氯化碳致急性肝损伤小鼠肝细胞 p53 和 caspase-3 表达的影响及其对肝损伤的保护作用. 吉林大学报（医学版），2014，40（1）：82-86.
[211] 孙敬茹，卜俊玲，赵欢，等. 四种姜黄属药用植物根茎和块根挥发性代谢物的多元数据比较分析. 药学学报，2018，53（8）：1215-1224.
[212] 刘睿，高丹丹，崔涛，等. 郁金及其近源药材的研究进展与质量标志物（Q-marker）的预测分析. 中草药，2019，50（2）：273-280.
[213] 赖昌生，张蕙缨. 苦味中药性能及功效特点分析. 河南中医，2015，35（1）：166-170.
[214] 龙小琴，秦华珍，黄燕琼，等. 姜科五属中药性效与亲缘关系相关性研究进展. 中国药房，2016，27（23）：3301-3304.

（王玉丽　姜程曦　刘　睿　刘昌孝　张铁军）

第十一章

中药质量研究与中药产品质量追溯体系建设

中药产业链的产业链条很长且行业跨度大，在一个链条上同时存在以下问题：①药材生产靠天吃饭的中药农业产业的一部分，其质量与多种因素相关联，GAP生产过程管理也受到人员技术水平、种植技术条件、管理以及利益驱动和市场价格的影响。②如此复杂因素下生产出的药材进入工业生产系统的科技含量影响中药工业发展，也受到企业中药知识水平、设备条件、生产技术、质量控制技术、过程控制技术和企业整体管理水平的影响。③快速发展的中药流通业，使产业各环节发展不平衡，导致大量瓶颈现象产生，使整条产业链运行不够顺畅。④从国民经济行业划分、三次产业分类、要素密集度产业划分角度分析，跨国民经济行业、跨三次产业、跨不同要素密集度产业导致中药产业链结构复杂。这种复杂性主要体现在产业主体复杂、产品形式多样、各产业环节分工协作关系复杂、各产业环节技术进步速度差异等。

中药质量标志物从概念到理论的发展过程中，得到我国中药科研与产业界的重视。中药质量是影响产业发展和民生需求的重大问题，随着科学技术的进步，对中药质量的要求发生很大变化，医药行业要求高质量的药材和产品供应市场，以降低对其发展的危害。自国家2015年以来严格监管中药材和中成药质量，以及消费者对医疗信任的觉醒，防止了质差价高又有不良反应的医药产品对患者的危害。

2016年以来，以中药质量为主题的多次国内国际学术会议均讨论了中药质量标志物研究和应用问题，国内外也发表了一些有代表性的中文论文[1-28]和英文论文[29-86]，展示了国内外学术活动和研究领域重视中药质量标志物研究的成果和科学间的贡献。通过确定影响中药质量的标志物，并综合信息分析、风险评估，明确和控制影响产品质量的所有因素。特别是通过从药材源头到成品全过程的质量、标准和控制研究，构建全程可溯源的控制和基于中药质量标志物的中药产品质量追溯系统，应是保证中药质量和产业过程全程控制的关键。

第一节　中药质量是影响产业发展和民生需求的重大问题

一、中药资源的地域性、多样性、可变性与提高其与中药质量的关系

1. 地域性是道地药材维系其道地性的基础

中药资源与其所分布的自然环境条件密不可分。中药资源的种类及其数量和质量均受

到地域自然条件的制约，因此中药资源是有限的。不可复制的合宜的自然条件是道地药材的自然基础，否则成不了道地药材。地域条件限制必然影响药材产量有限供给，如何规划大产业发展的可行性和持续性是值得重视的问题。

2. 药材来源多样性是中药生物资源的重要组成部分

具有物种多样性、遗传多样性和生态环境多样性，是维持持续发展的基础。应该保护这种生物多样性，更应该利用和开发其生物多样性，创造出品质优良的中药新品种。研究多样与可替代性的关系是保证质量一致性的必要途径。

3. 可变性是提出资源保护和利用的基点

随着社会的不断发展，一方面由于人类过度或不合理的利用，使资源逐渐枯竭甚至消失。保护物种，发展和扩大新资源，防止资源消失。目前基础研究与质量研究的结合值得深思！基础研究与质量研究的关联是关键，特别是随着现代种植技术的发展、环境条件的变化，研究资源质量的可变性，有利于资源持续发展。

中药资源是中国劳动人民长期与自然及疾病做斗争的过程中利用当地的自然资源的经验总结。既有中药本身的物质基础研究又需要以人文性来认真整理、总结、发展和提高。人文性研究应与科学性相结合，分析资源发展的文化源泉的历史价值。

二、中药材资源与质量的短板

中医药是我国传统医药的重要组成部分，也是我国经济资源、医药资源、科技资源和生态资源的重要组成部分。中药材资源是我国中医药传承和发展的重要物质基础，中药材产业的快速发展为中医药事业提供了资源保障。40 年的发展，中药产业的战略地位日益凸显。中药质量控制体系建设也就成为了中药产业发展的重要一环，成为国家关注的焦点问题。

中药资源，质量与产品发展关系密切，在一定程度上与大产业与资源和环境的矛盾、人工栽培产量与质量的矛盾、当前发展与可持续发展的矛盾和合格药材与需求的矛盾不无关联。2011 年以来，第四次全国中药资源普查为弄清中药资源的“家底”做出了巨大的贡献。野生中药资源的无序采挖，带来的不仅仅是药用植物本身的濒临灭绝，更会导致与之共生的生态系统走向消失的境地。近年来，已有 15～30 个物种消失，中药材生态系统也正以历史上前所未有的速度消失，这些都将成为中药资源、产业发展、工业发展和产品质量的短板的起点。

1. 中药材种类、来源和分布的多样性决定了供应链参与主体的多样性和分散性

我国现有中药材资源 12 807 种，包括天然资源和生产资源 2 种（天然资源即野生动植物和天然矿物，生产资源即人工驯养和种植的动植物），其分布具有广泛性和不均衡性的特点。这一特点造成了中药材供应链涉及的主体多、环节多、地域广。尤其是野生动植物资源的获取，在组织和生产过程中呈现出区别于普通农产品的复杂性，其主体更是呈现出较高的分散化、碎片化特征，进而加大了中药材供应链的监管困难。

2. 药材和饮片的批发市场是中药材供应链的重要环节

药材来源于个体种植户，农户分散供应链中，集贸市场、批发市场、到大型药材流通的中药材供应链中，中药材的特殊属性决定了批发市场在中药材流通体系中的核心地位。当前，全国共有 17 个大型中药材专业批发市场，如亳州、安国、樟树、玉林等大型中药材市场，承担了我国绝大部分中药材的流通、集散功能，每年总计有超过 2000 亿元的交易额。如安徽亳州中药材专业市场，其 2016 年交易额达 243 亿元。这些已经逐渐形成为大宗交易、商务和价格中心，已经成为全国中药材供应链中的核心节点，在中药材流通体系中对中药农业、中药贸易、中药工业发挥着重要作用。

3. 中药饮片企业是中药材供应链的核心企业

在供应链管理中，核心商业企业是整个产业链条的主导者，它既是供应链的信息中心，也是物流集散的调度中心，其协调能力决定了供应链的运作效率和竞争力。在此供应链中，核心企业流通渠道和物流运行模式具有多样性。在中药材供应链中，一是中药材的药用属性限制了其流通渠道，二是中药饮片企业在产业链条中拥有较强的产品开发能力，具备雄厚的经济实力和较好的商业信誉，奠定了中药饮片企业担负整合产业资源、主导中药产品开发、生产、经营、销售的核心地位的基础。

4. 中药材供应链的不确定性较大

在中药材供应链上游，中药材种植栽培和生产管理往往受自然环境因素、市场因素影响较大，导致中药材供应不稳定；在中药材供应链中游，中药材加工、炮制等企业受制于人力、资金和管理水平等因素，其药材质量差异较大，影响市场控制的稳定，容易产生断链；在中药材供应链下游，中药材的流通渠道日益多元化、消费者偏好转移等都会加大中药材供应链的不确定性。此外，源自中药材供应链环节的质量风险和中药材资源带来的供应链的风险，也是造成中药材供应链不确定性的重要影响因素。

我们统计了 2015 年版《中国药典》一部大宗药材（饮片）在成药品种中出现的频次，看到在成药品种出现频次超过 100 个方药的药材有 13 种，它们分别是甘草 418 个方药、芍药 301 个方药、地黄 292 个方药、当归 285 个方药、川芎 230 个方药、黄芩 221 个方药、黄芪 200 个方药、冰片 168 个方药、丹参 156 个方药、人参 147 个方药、党参 134 个方药、黄连 101 个方药、三七 100 个方药。

再深入分析，看到同一药材有来源于不同植物的情况。如大黄的药用来源有 3 种，分别为廖科植物掌叶大黄（*R. palmatum* Linn.），分布四川、甘肃、青海、西藏等地，唐古特大黄（*R. tanguticum* Maxim. ex Balf.），分布青海、甘肃、四川、西藏等地，药用大黄（*R. officinale* Baill.），分布湖北、四川、云南、贵州等地。

又如黄连为毛茛科植物黄连（*C. chinensis* Franch.）、三角叶黄连（*C. deltoidea* C. Y. Cheng et Hsiao）或云连（*C. teeta* Wall.）的干燥根。它们分布于四川、贵州、湖南、湖北、陕西南部等地。由于品种来源、产地和炮制的差异，其质量物质基础可能不同。但是在成药处方中并未指明药用品种和产地来源。

再如黄芪的来源为蒙古黄芪 *A. membranaceus*（Fisch.）Bge. var. mongholicus（Bge.）Hsiao，膜荚黄芪 *A. membranaceus*（Fisch.）Bge.，还有非正品黄芪，梭果黄芪（*A. ernestii* Comb.）、多花黄芪（*A. floridus* Bcnth.ex Bge.）、东俄洛黄芪（*A. tongolcnsis* Ulbr）、金翼黄芪（*A. chrysopterus* Bge.）、单蕊黄芪（*A. monadelphus* Maxim.）和四川黄芪（*A. sutchuenensis* Franch）等。黄芪属多年生草本植物，是中国特有，分布于山西、河北、内蒙古、黑龙江、吉林等地。由于这些正品或非正品黄芪植物来源和产地不同，肯定其物质基础和药性有异。

天津药物研究院张铁军研究员领衔完成的《中药大品种质量标准提升研究》于 2015 年由科学出版社出版[88]，总结了天津药物研究院具有的自主知识产权的中药新药，以及承担的国家中药大品种质量标准提升研究成果，特别对提升二次开发研究的大品种的质量标准产生了积极作用，也更为研究中药质量的科学问题和切入点奠定了基础。

第二节　中药质量标志物研究为提升中药产品质量的基础

一、植物次生代谢在发现中药质量标志物中的重要性

自然界植物中的一级代谢物和千变万化的酶系统为神奇的生物合成途径奠定了基础，植物的次生代谢形成了丰富多彩的植物次生代谢物，为质量标志物的物质基础。如以苯丙氨酸和酪氨酸为原料的多酚类化合物的合成、以甲羟戊酸（MVA）和 2-甲基-4-磷酸-*D*-赤藓糖醇（MEP）为原料的甾体化合物的合成和以氨基酸为原料的生物碱类化合物的合成。

二、质量标志物定义及其确定和完善是提升中药产品质量的重要方向

什么是中药质量标志物？随着时间推移，人们对中药质量标志物的认识从概念上升到理论，中药质量标志物的定义越来越明确，质量标志物必须具备以下 5 个要素：

1）是来源于中药材、饮片、提取物、单方或复方制剂中的与功效有关的化学物质和物质群；

2）是可以用化学分析方法和生物测定方法进行定性和定量的物质；

3）具有生物学效应（有效与安全）的特异性；

4）具有来源的溯源性和产业过程的传递性；

5）在中医理论指导下，体现组方配伍规律（如以君药为主的、臣、佐、使兼顾的原则）。

根据以上 5 个基本要素，建立中药质量标志物的确定过程也较为明确。在此过程中，制备标准汤剂或标准提取物作为参比对照品是实现分析结果的可重现性的基础。

三、质量标志物确定的方法和技术是提升中药质量的技术保障

可基于基原鉴别、物质分析和生物学评价 3 类方法和技术的集成和整合来确定质量标志物，达到标志物在从药材到成药生产过程中传递与追溯的目的（图 11.1）。其基原鉴别方法和技术主要有经验识别、形态观察、生物基原、DNA 条码等。物质分析方法和技术主要有紫外光谱、红外光谱、指纹图谱、化学标志物等。生物学评价方法和技术主要有生物色谱、生物效价、药效指标、毒理学指标、药代指标和代谢产物、根据中医理论建立的药物性味和功效测定方法、网络药理学与网络毒理学方法等。通过现代技术集成和整合综合分析发现和确定与效应广泛关联的、在产业过程中可以传递和追溯的质量标志物。

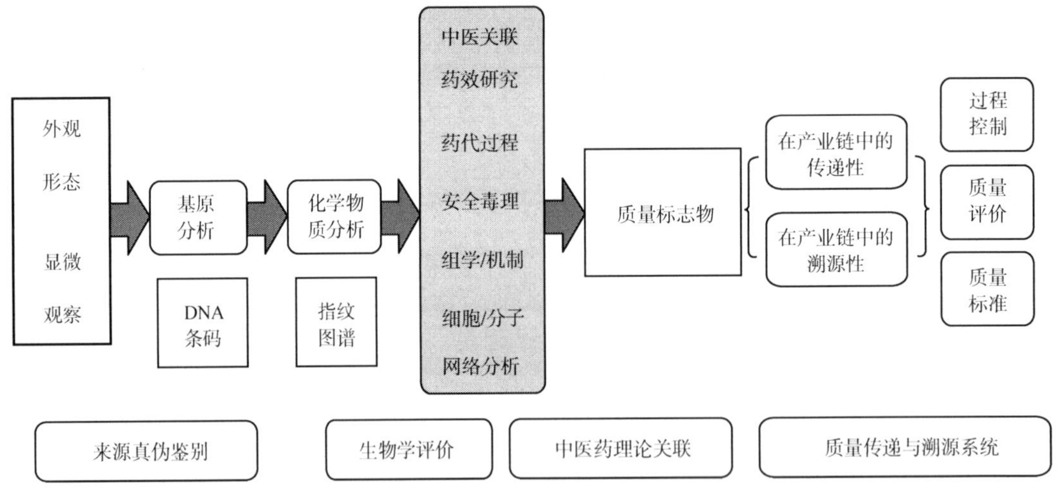

图 11.1　质量标志物研究的现代技术的集成与整合

第三节　中药质量标志物与中药产业全过程质量追溯体系建设

一、为何要建设质量追溯系统

中药质量追溯是一个全产业链的追溯系统。从分析其追溯系统建立的必要性来看，主要出于以下原因：

1）药材整体质量问题突出。中国食品药品检定研究院的数据显示，2013～2016 年全国药品质量抽验监测，中药材与饮片总体合格率分别为 64%、68%、75%、77%。也就是说，有四分之一的中药材是不合格的。根据 CFDA 的统计数据，2016 年共收回了 172 张 GMP 证书，其中涉及中药饮片的有 81 张，占比高达 47.1%。可见中药材和中药饮片的质量已经到了令人担忧的地步。使用不合格的中药材影响成药质量：百分之百生产不出

来合格的中成药。国家药典委专家表示，如果大量中药饮片不合格，会加剧中成药不合格的风险。

2）建立中药质量追溯系统有利于提高产品质量。由原生地采集的道地性中药材，与现在90%的中药材来自人工种植的质量差异当然无可厚非。现在中国大多数药材是以药农种植为来源的，有些中药材种植企业盲目追求经济效益，滥用化肥、农药，缩减生长期，导致药性改变，不具备药典标准，甚至毒副作用超标。为了规避风险，下游企业也会使用合格的药材。从中药材、中药饮片，到中成药，产品质量提高均有不相适应的问题。中药材、中药饮片、中成药的产品都有更高的标准，更高的质量，这无论对于企业或用户或患者来说，都是十分必要采用科学方法来控制全过程的质量问题的。

3）生产过程可变因素多，手工操作及机械化、自动化和智能化操作在不同生产线实施程度不一，还常常混用。对质量是中药产业的生命线的认识和管理等面临着很多挑战，而中药追溯能让每个环节都可控，将对产业发展起到重要作用，因而特别有意义。

4）中药材在各环节的溯源的质量信息，通过质量信息的动态传递，可从根本上约束造假现象的发生。如何通过风险管理发现质量问题还存在许多难点。

5）建立中药溯源系统，对每个流通加工环节都进行实时记录，通过每个成品形成产品信息，就能掌握道地药材种类、数量、种植面积、道地来源、成分含量、生产、加工、制造等资料信息，形成强大的信息流。

二、设计的物质基础

从植物次生代谢物中发现具有生物活性的物质，通过现代分析和鉴定技术与药物效应关系研究，鉴别并确认为质量标志物的特有物质，将其用于生产制造过程中，并证实其具有质量的传递性和追溯性是研究的关键（图 11.2）。

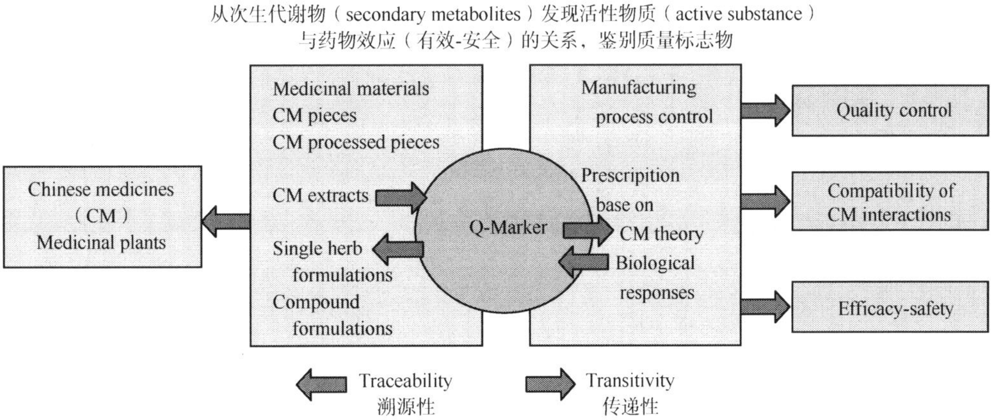

图 11.2　中药质量标志物的传递性和追溯性

从中药材到成药过程的信息主要由物流信息和生产制造信息两部分组成（图 11.3）。在物流过程中将整个药材的种植、栽培、管理、采收、加工和储运等全过程的信息数据形成物流信息数据库。在生产制备过程中，将种植信息、植物信息、加工生产制备的过程信息、成品质量管理和成品入库管理的信息汇集成生产信息数据库。最终将这两大信息流数据库汇总成一个用于进行中药生产全过程的品种数据库，才能为质量追溯的风险分析提供研究数据。

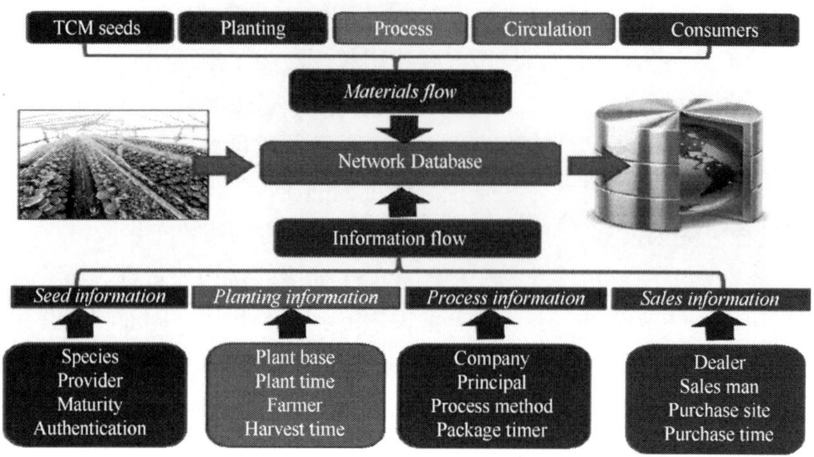

图 11.3　中药生产全过程追溯系统数据库建设

三、设 计 步 骤

在药物生产制造中，原料选择、工艺条件、环境、成品质量标准科学性等多个因素影响产品制造过程，建立能满足产品性能的工艺设计空间（design space），建立质量风险管理和质量控制策略及药品质量体系（product quality system，PQS），整个过程强调对产品和生产的认识。在整个产品制造过程中必须坚定地贯彻实施 QbD[89-91]、优良工程规范（good engineering practice，GEP）管理理念[92-95]。QbD 包括上市前的产品设计和工艺设计，以及上市后的工艺实施。也就是说，QbD 是在确定研究对象和想要达到目标的基础上，通过大量的处方筛选和工艺研究，找到影响处方和工艺的关键变量及变量的波动范围，由此建立药品质量体系，是一种基于过程设计的产品特性和高效过程的生产过程的质量管理体系（图 11.4）。QbD 的两大要素是医药产业的知识和生产过程的认识，这是保证产品持续完善和发展的出发点。

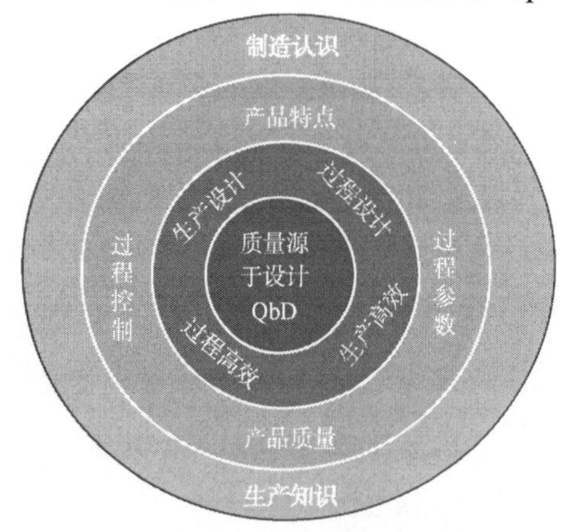

图 11.4　基于过程设计的产品特性和高效过程的生产过程的质量管理体系

从数学角度上讲，QbD 是药材质量、炮制质量、辅料质量、工艺过程等的函数。国际协调理事会（International Council for Harmonisation of Technical Requirements for Registration of Pharmaceuticals for Human Use，ICH）曾明确提出，要想达到理想的质量控制状态，必

须从药物研发以及质量源于设计、质量风险管理及药物质量体系建设入手，明确说明质量不是通过检验标准注入到产品的，而是通过设计赋予的结果。这些管理理念同样适用于中药生产全过程控制。就中药产业而言，传统制药过程管理很难处理创新工程解决方案和新的工程过程。多年来中药产品制造受到一个监管框架的控制，该框架保护的是最终产品的质量，但是批次原料药材、饮片质量差异和制造操作的差异，均会造成最终产品特性的变化，因此给相关的质量追溯带来多种变量和监管的困难。

在中药生产过程中，从药材到成药的每个阶段，质量标志物是建立质量标准和控制体系的基础，这类物质的传递性和可溯源性可能构成产品质量跨越的系统。因此提出 4W（What，Where，When，Why）原则，即必须明确其研究“做什么（what）？在哪里（where）做？何时（when）做？为什么（why）做？”的问题。为此，提出 3 步设计的基本过程，对生产过程中质量标志物的传递性和溯源性进行目标的确定。

1）为确定标志物的传递性和溯源性建立设计目标和过程；

2）为保证产品质量的传递性和可溯源性，降低有效性、安全性和产业风险，在相关过程获取和存储生产批次和成品的质量数据；

3）报告关于传递性和可溯源性的信息。该信息包括生产链中质量标志物的识别，回答产业链中“什么，何地，何时和为什么”获得质量数据的问题。

在中药产品制造过程中，如药材生产过程的中药材生产质量管理规范（food agriculture practice，GAP），加工处理（炮制）生产过程的药品生产质量管理规范（good manufacturing practice，GMP），研究过程的药品非临床研究管理规范（good laboratory practice，GLP）和药品临床研究管理规范（good clinical practice，GCP）均是一般的基本的指导原则，并不是具体的一成不变的管理规范。

QbD 的理念已经体现在医药产业之中[89-92]，必须按照 QbD 原则具体问题具体处理。实施 QbD 是将过程分析技术与风险管理综合应用于药品工艺开发的过程，其目的不是消灭生产过程中的偏差，而是建立一种可以在一定范围内调节偏差来保证产品质量稳定性的生产工艺。如实施 GMP 时，QbD 是动态药品生产管理规范的基本组成部分，是科学的基于风险的全面主动的药物开发方法，从产品概念到工业化均精心设计，是对产品属性、生产工艺与产品性能之间关系的透彻理解。

ICH 提出了 PAT 和 QbD。然而必须强调 PAT 的概念不是全新的，因为过程分析/控制已经是数十年来化学工程的重要领域。PAT 是实现药品 QbD 的关键工具之一。在线（Online）和原位（In-line）等 PAT 技术的使用，为中药生产质量控制提供及时、准确的数据和决策支持，在稳定产品质量、优化工艺操作、提高生产效率和节能降耗等方面发挥了积极作用。从分析功能和属性角度出发，可以将 PAT 技术分为五大基本技术，一是模拟视觉分析技术，二是模拟听觉分析技术，三是模拟味觉分析技术，四是模拟触觉分析技术，五是多功能集成在线分析技术。

基于 QbD 的理念能否会为新世纪的医药产品制造科学带来发展机遇还是值得思考的问题。国际制药工程协会提出 GEP，旨在推动对 GEP 的概念和原则，以其基本要素规范工业过程管理，使医药及相关产业过程尽可能可控，过程风险尽可能降低[93-95]。

第四节 质量风险管理

一、QbD 是产业发展的基本思想

QbD 是产业发展的基本思想，该思想形成于生产过程中，也贯穿于整个生产过程中，更是在降低风险中渐渐优化和在生产的生命周期中提高。QbD 发展历程中，围绕质量设计、质量控制和质量改进详细解读了生产过程中的风险，在实施 QbD 方略中降低质量控制的风险。为此，在分析中药研发和生产应用 QbD 难点和特点的基础上，为中药生产质量控制而提出 QbD 模式，必须从全局设计、物流和信息流的全信息分析、全过程控制分析和全过程优化四方面来体现中药质量控制设计的系统性。在全局设计中，构建从药材—饮片—中间品—成品的全生产和流通过程为导向和以多学科理论知识为基础，理清中药质量控制的关键和解决方案节点，经过分析、调整、优化的方法和技术，形成具有更合理的中药质量理解和设计整合功能，并综合应用于与风险控制有关的质量控制、统计质量控制、预测质量控制和智能质量控制，以实现中药产品质量一致性和工艺过程可靠性。全程优化致力于生命周期内的中药质量和过程能力改进。实施 QbD 有利于处理好中药研发和生态系统内在矛盾，降低研发和生产风险，为中药质量和产业效益及质量提升的管理保障。

二、风险管理的方法

目前，风险管理（risk management）的几种方法广泛应用于各行业。质量风险管理（quality risk management，QRM）用于风险识别、评估和确定风险的综合评价，使其风险最小化，能够用于质量监测和质量控制相关的不良事件。当应用于药物产品的整个生命周期质量控制时，一般认为 QRM 最有效。在 QbD 背景下，与药物开发和制造相关的 QRM 必须对所有的风险管理活动都应由具有足够背景的团队来执行，并能对产品和制造过程的风险提出相应的处理意见。团队的日常工作是根据现有的支持标准和指导原则，正确使用风险评估（risk assessment）工具和方法。

中药资源是我国中医药赖以生存与发展的物质基础。中药的发展首先有赖于稳定、良好的中药药材资源。因此，从药材到成药的中药产业发展将受到产业链各个环节的影响，其风险也来源于产业链各个环节。而如何把握 QbD 理念贯穿于药品整个生命周期，对药品的研发、生产、工程、质量管理、上市、退市等进行系统的规范化的管理就显得十分重要。QbD 以预先设定的目标产品质量特性作为研发的起点，在了解关键物质属性的基础上，通过实验设计，研究产品的关键质量属性，确立关键工艺参数。在质量源于设计框架下，过程控制策略是用于确保产品质量和降低工艺过程风险的一套计划性控制技术、方法、步骤和风险分析的组合。工艺控制策略的先进程度取决于对药品和制药工艺的理解和相关知识水平的积累。

三、质量风险管理思路和策略

在药品 GMP 形成之前，行业奉行的是“质量源于检验”（quality by testing，QbT）管理策略，到了药品 GMP 形成并深化之后，“质量源于生产”（quality by manufacturing，QbM）替代了往日的检验，随着 GMP 的不断更新，我们对“质量风险管理”、“质量体系管理”、“质量源于设计”概念已有深入认识。然而由于监管科学发展的有限性，我国多年来是奉行 QbT 的质量管理思路和策略，致使质量标准很难随着科学技术的进步和工艺技术的发展而提高，也给民众对国产药物的质量自信和世界带来影响。目前我国制药工艺过程控制，特别是比较落后的中药工业过程控制正经历从 QbT 模式向 QbD 模式的转变。

在多种影响因素下，建立能满足产品性能且工艺稳健的设计空间，并根据设计空间，建立质量风险管理，确立质量控制策略和药品质量体系。设计一个良好的 QRM 系统，使之评估失误最小化，为下一级风险管理提供更为详细的风险评估工具，可选择各种普遍接受的工具，但是风险评估结果取决于发展状况。在药品制造环境中，主要采用风险分析方法、支持工厂或设备资质、工艺、方法或计算机化系统验证和维护 QMR 评价。这些 QRM 工具还要支持 GMP 和 GEP 规范的实施[96]。

在整个风险评估过程中，首先，需要确定一些指标（如鉴别指标、分析方法、评价指标）开展风险评估，确定其风险来自何方。其次，需要研究如何降低风险的问题，提出风险控制（risk control）到何种程度，其控制标准是可以接受的（acceptable）或不可接受的（inacceptable）。最后，对确定的控制标准是可以接受的或不可接受的进行评价。如图 11.5 所示，质量风险评估过程的完成需要建立风险管理的方法和运用分析评价的统计工具（risk management methods and tools）。

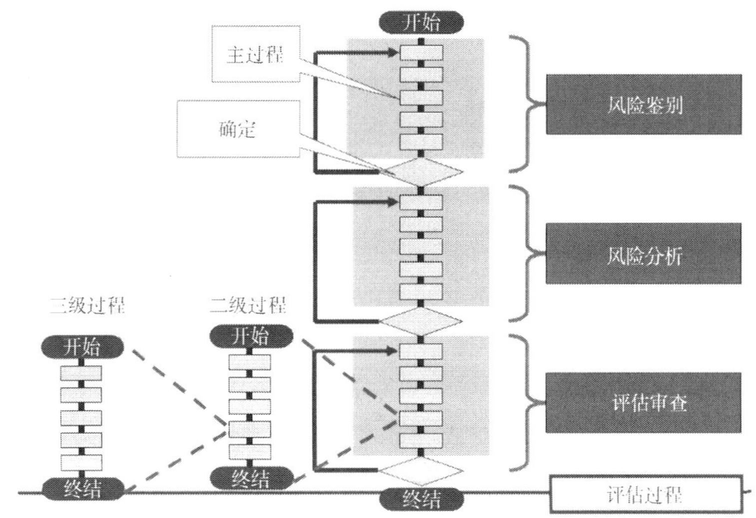

图 11.5　质量控制的风险管理评估过程

四、质量风险评估的内容

风险评估过程不能无视从原料（如药材来源变更、饮片炮制变更）到成品的生产工艺过程的变化（如温度、压力、分离、提取、时间等），这些都是风险管理的内容。如果其工艺过程与原有过程，过程中的方法、条件发生改变，需要通过风险验证，通过风险评估证明工艺或工艺过程中的方法、条件变化是否对工艺参数有影响，是否对已经建立的质量标准有影响。如果影响质量，必须对所有更改的过程、方法、条件等评估，直到证明其改变没有潜在的质量影响。

质量管理系统（quality management system，QMS）是产业链的质量系统（quality system，QS）的基础管理系统。其主要包括 4 大部分内容（图 11.6）：①在产品开发阶段，原料（药材、饮片）成药制剂辅料、生产全过程的质量控制是关键。②在技术转移阶段，从开发技术、制备过程的转移、试验—产业—市场转移是否具有质量和工艺传递过程的质量控制。③在商业制造过程中，特别是物料控制、原料—中间体-成品的质量控制、质量保证体系的控制、存储运送和配给过程的控制。④在产品退市的控制管理中，各类生产过程的文件保存、退市评价文件的形成和管理、样品保留控制、市场流动的产品回收销毁处理，最终报告文件和监管部门批复的文件管理均是执行时必须控制和管理的。这个系统能否有效运转，还需要通过质量管理的风险鉴别、风险等级评估的考验。并证明风险的严重性、可能性和可测性是否在预期的质量风险和法规风险的等级范围内（图 11.7）。风险等级关系到风险的严重程度和风险后果。

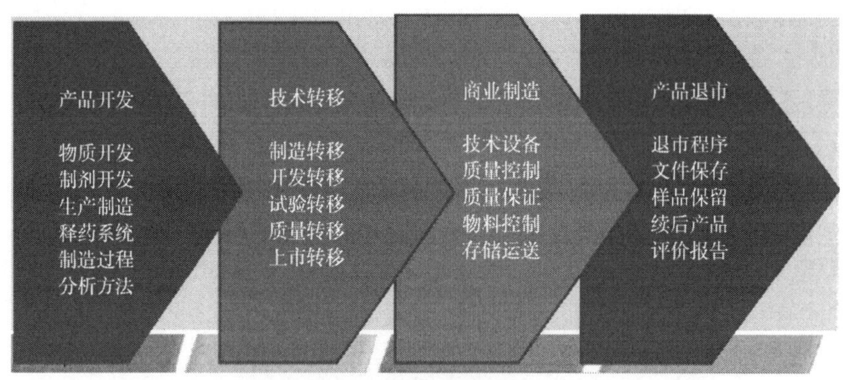

图 11.6　质量管理系统的主要内容

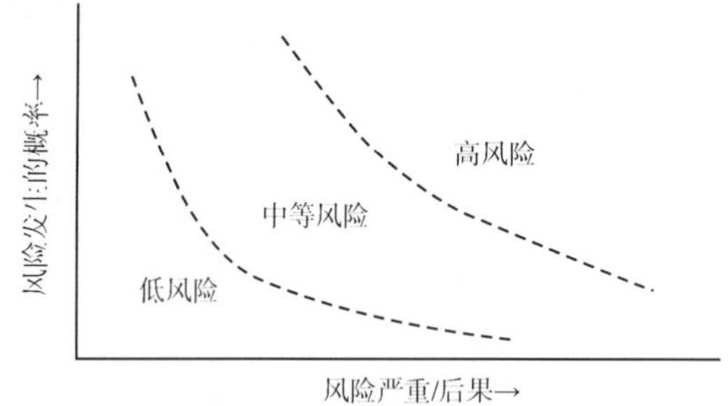

图 11.7　风险等级与风险的严重程度和风险后果的关系

风险评估是风险鉴别、分析和评价过程。根据风险等级的严重性、可能性和可测性，需要按表 11.1 的规定对风险等级予以分析。

表 11.1　风险等级的评价标准

风险等级	严重性（风险对产品质量影响程度）	可能性（偏差风险的可能性）	可测性（风险趋势可测性）
高	关键质量属性会严重影响质量控制，必须严格控制参数偏离范围	操作变化接近设计空间或注册的参数范围较小时，在一般情况下出现偏离的高低的可能性	风险发生或有其趋势时，能够被测定和发现
中	对关键质量属性有影响，但在规定偏离范围内不会出现严重偏差	操作变化接近设计空间或注册的参数范围较大时，在一般情况下出现偏离较容易控制，而在异常时的才有偏离确定参数的可能	风险发生及有风险发生趋势时，能够立刻测定或发现
低	对关键质量属性影响很低，参数偏离小或极低	操作范围接近设计空间或注册的参数范围较小时，出现偏离较宽，偏离参数的可能性极低	风险发生及有风险发生趋势时在一定时间后才能测定或发现

然而对法律法规要求有关的风险评估还要用特殊的评估规程进行风险评价。它包括政策、法规、执法、社会、责任、管理、评估等问题。表 11.2 列出了违反法律法规的风险评估项目。

表 11.2　违反法律法规的风险评估项目

风险等级	风险内容
高	造成生产线破坏，工艺重大改变，造成产品不合格或报废，出现质量事故影响产业安全和用户安全或社会信任
中	造成生产线破坏影响较低，工艺较小改变，可能造成产品不合格或报废，不会因质量问题影响产业安全和用户安全
低	造成生产线破坏影响很小，工艺微小改变，不可能造成产品不合格，不会因质量问题影响产业安全和用户安全
微	造成生产线或工艺变化影响极低，工艺极微改变，产品合格不受影响，不会影响产业安全和用户安全

人用药技术要求 ICH 认为 ICH Q7、Q8、Q9、Q10、Q11 和 Q12 相连接的技术文件[97-106]。ICH Q11 文件实施工作组的报告表示，对于拟定起始物料的决定是非常重要的；他们对应在 CTD（通用技术文件）中提交的质量信息以及适用于上市前评估和上市后变更的内容设定了预期要求，将会无法获得商业供应。提供了用于选择起始物料的一系列一般性原则。认为除起始物料领域外，ICH Q11 的实施已经十分成功。起始物料方面一直相当有挑战性。这种清晰度的缺乏体现在因起始物料信息不充分而对大量药物主文件的拒绝上。监管机构关心由杂质造成的质量风险。另外，供应链远比过去复杂得多，而且现在对于起始物料的合成更加缺乏可见性。另外，一个稳健的工艺所需的合成步骤数量与一个不太稳健的工艺所需的步骤数量会有差异。结合中药产业发展，理解和认识这些文件的意义和关联应用也十分重要。特别在实行“橘皮书”对中药产业全生命期管理时，质量管理贯穿全过程的依据就是这些文件。

为了解决原来 ICH 应用 QbD 的问题，ICH 在 Q10 文件的《QRM 指南》[97-99]推荐了最常用的风险管理方法和工具[98]，如引入 IEC 和 WHO 的风险排序和过滤、初步危害分析、关键性评估、故障树分析、故障模式和影响分析（FMEA）[96-98]，以及危害因素分析和关键控制点分析[99]、危害性和可操作性分析[100]，进而满足 ICH 的 Q10 文件对人用药物注册质量的要求[101]。

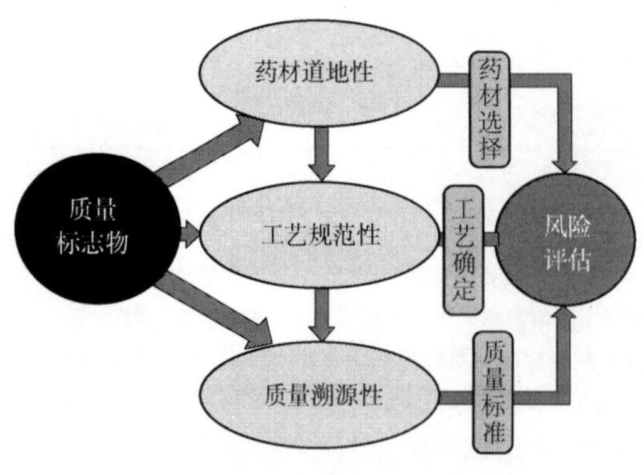

产业链：道地药材→进入经典名方→标准汤剂→标准成药

图 11.8　质量标志物与风险评估的关系

选择中药质量标志物进行风险评估研究，可显著降低风险，因为从药材选择上，药材的道地性能保证其来源的确定性。制造工艺（包括炮制工艺、制剂制备工艺）研究确定后，建立可操作的工艺规范，每个步骤按标准规程（SOP）操作能保证过程的可重现性，有利于产品生产过程的质量可追溯性的实现。如图 11.8 所示，在经典名方的产业研发链上，选用道地药材、经典组方、标准汤剂作为标准成药的参比，更有把握利用质量标志物开展其研发的风险评估。

五、基于中药质量标志物的中药质量追溯体系建设

根据影响质量的因素，确定质量标志物，进行综合信息分析和风险评估，确定并控制影响产品质量所有因素（图 11.9）中药质量标志物从概念到理论的发展过程中，得到全国中药科研与产业界的重视，特别是通过从药材源头到成品全过程的质量、标准和控制研究，构建全程可溯源的控制方案成为保证中药质量和产业过程全程控制的关键，提出基于中药质量标志物的中药产品质量追溯体系建设将会对中药产业健康发展产生新的影响。

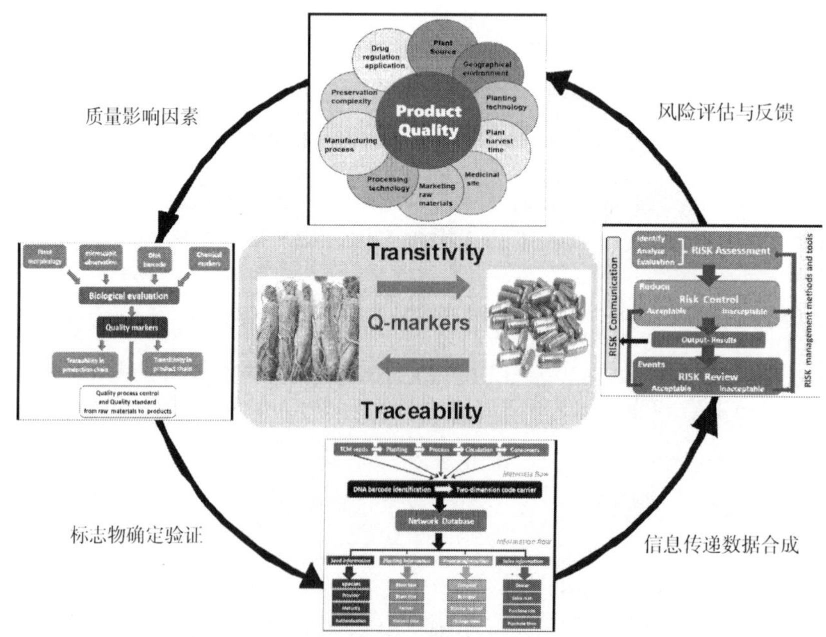

图 11.9　基于影响质量因素–确定质量标志物–信息分析–风险评估–确定控制产品质量影响因素的全过程追溯体系评价

第五节　研究方法与实例

一、构建特征图谱与指纹图谱的应用技术用于中药质量标志物研究

《中国药典》2015 年版一部重点加强了中药质量的整体控制，特征图谱与指纹图谱的应用有大幅度增加，特别是中药材标准中首次收入特征图谱，中成药标准中特征图谱引入了对照药材随行对照技术及与多成分含量测定相结合的整体控制模式，使中药质量可控性明显增强[10]。基于中药有效成分间可能存在内在关系和规律性，提出的一测多评法，实现了用一个对照品同步测定中药中多个成分的含量，也实现了单一成分控制向多成分控制的转变。随着指纹图谱技术在中药及其复方质量控制领域更加深入的应用，基于化学计量学和计算机科学的模式识别，多种联合分离分析技术的应用对中药指纹图谱的制备和评价发展发挥不可替代的作用[39, 44, 47, 53, 55, 58]。应用网络药理学和药效学、药代动力学及毒理学方法结合分析谱效关系[45, 46, 48, 54, 56, 59, 61, 63, 64, 66, 73]，可分析出化学成分与相应的药效和作用机制，阐明指纹图谱特征与药效的相互关系，从而使构建的药效指纹图谱更有针对性的控制中药质量。但目前中药注射剂还是以化学评价为主，缺乏生物评价。质量标志物的提出，为中药质量控制提出了新要求，同时也带来了新的思路，所建立的思维模式和研究方法着眼于生产全过程的物质基础的特有性、差异性、动态变化和质量的传递性、溯源性，有利于建立中药全程质量控制及质量溯源体系。

二、配伍对元胡止痛方质量标志物的影响

元胡止痛方治疗头痛效果确切，其镇痛作用与多巴胺受体、阿片受体、单胺类神经递质及一氧化氮的合成均有一定关系。血脑屏障作为血液和脑组织的分界面，可以选择性阻碍体内物质由血液循环进入脑组织，应用于中枢系统的药物必须透过血脑屏障才能发挥其治疗作用。获取延胡索、白芷和元胡止痛方提取物，比较分析各质量标志物在脑组织中药动学参数的变化，探讨延胡索与白芷配伍对延胡索甲素、延胡索乙素、原阿片碱、欧前胡素及异欧前胡素在脑组织中分布的影响，为元胡止痛方中质量标志物的确定提供进一步的实验证据。确定元胡的生物碱类成分延胡索甲素、延胡索乙素、原阿片碱和香豆素类成分欧前胡素、异欧前胡素为其质量标志物后，发现中药复方的根本在于药味间的相互配伍作用，药-药之间的动力学相互作用体现为对效应化学成分体内药动学行为的影响，改变药物生物利用度是复方发挥疗效的关键。

元胡止痛方由醋制延胡索和白芷两味中药组成，其中延胡索辛散温通，能行血中之气滞、气中之血滞，专治一身上下诸痛，为活血行气止痛之良药；而白芷药性芳香走窜、上行头目，以通窍止痛见长，二药配伍后可明显增强组方的头痛治疗作用。中药复方体内暴露，特别是在靶器官的分布及其动力学规律，是阐释其功效的重要基础和其最终“效应成

分”及 PK-PD 规律的重要路径。

按照中药质量标志物的概念及其“有效”、“传递与溯源”的要求，药物成分在靶器官的分布及其药动学规律也是质量标志物确定的重要依据。元胡止痛方治疗头痛的干预机制和作用靶点与脑内受体和神经递质密切相关，研究证实了延胡索甲素、延胡索乙素、原阿片碱、欧前胡素及异欧前胡素等成分的特有性和有效性，进一步阐释了其脑组织分布的动力学规律及配伍协同作用，延胡索与白芷配伍具有协同作用，能促进延胡索甲素、延胡索乙素、原阿片碱、欧前胡素及异欧前胡素在大鼠脑组织中的分布。以上化合物可作为元胡止痛方的质量标志物[21]。

三、夏天无与延胡索药材的区别研究

夏天无与延胡索药材的原植物同为紫堇属植物，均收载于《中国药典》2015 年版一部，性味功效相近，但实际临床应用侧重点有所不同。通过查阅文献，从传统功效、化学成分、药理作用等方面比较分析夏天无与延胡索的异同；并基于质量标志物的核心概念，从生源途径、药效、药动学和体内过程及传统药性药效等方面对夏天无质量标志物进行预测分析，为建立和完善其药材质量标准提供理论依据[22]。

研究者基于有效性的质量标志物预测，以传统功效（功能主治）是中药有效性的概括的临床用药为依据。夏天无味苦、微辛，温，归肝经。“苦味”的主要物质基础为挥发油、生物碱、苷类等，可以结合传统药性，筛选出“辛、苦”性味的主要物质基础。体内过程是有效性表达的基础，与归经理论相关联。可以通过研究其体内代谢过程，筛选出夏天无的药效成分，并将其作为夏天无的质控指标。与夏天无的传统功效一致，药效成分也应是其质量标志物的主要选择。夏天无中的生物碱类成分应是其“辛、苦”性味的主要物质基础，其中原小檗碱型和原阿片碱型生物碱也应是质量标志物的主要选择。

对于延胡索，本课题组前期以味觉、嗅觉仿生手段对药物的味觉嗅觉进行客观、量化的划分和表征，推测原小檗碱型化合物可能为其药材中的苦味成分，延胡索乙素和原阿片碱可作用于与辛、苦味相关的功能受体。运用 UPLC-Q/TOF-MS 结合多变量统计分析快速筛选出复方中药元胡止痛滴丸口服给药后大鼠血浆和脑组织中的 28 个入血成分，并分析其体内代谢过程。再通过网络药理学的手段分析发现延胡索中生物碱类成分巴马汀、别隐品碱、延胡索乙素、（四氢）小檗碱、原阿片碱等。比较分析夏天无中巴马汀、别隐品碱、延胡索乙素、（四氢）小檗碱、原阿片碱等原小檗碱型和原阿片碱型生物碱应是其质量标志物的主要选择。研究发现生物碱类成分为两药的主要有效成分，延胡索以原小檗碱型生物碱、原阿片碱型生物碱和阿朴啡类生物碱为主，而夏天无以苯酞异喹啉类生物碱、原阿片碱型生物碱和简单异喹啉类生物碱为主。

四、蒙药玉簪花的质量标志物研究

玉簪花是百合科玉簪属植物玉簪（*H. plantaginea*（Lam.）Aschers.）的干燥花，为蒙医特色药材之一，蒙药名“哈斯-哈塔胡尔-其其格”。其性寒，味涩、苦，效软、柔、稀，具有治疗急慢性咽炎、咽喉肿痛、口干咽燥、扁桃体炎等功效[27]。

近年来对玉簪花的药理学和化学研究表明，该药材醇提取物及部分化合物具有抗菌作用，采用 MTT 实验考察 4 个化合物对狗肾细胞 MDCK 的细胞毒性和对人慢性髓细胞性白血病细胞 K562、小鼠淋巴瘤细胞 YAC-1、人肝癌细胞 SMMC-7721 的体外增殖抑制作用。玉簪花中 4 个单体化合物对 4 个细胞株均表现出不同程度的生长抑制作用。发现支脱皂苷元对癌细胞具有良好的选择性，支脱皂苷元-3-*O*-[*O*-*β*-*D*-吡喃葡萄糖基（1→2）-*O*-*β*-*D*-吡喃葡萄糖基-（1→4）-*β*-*D*-吡喃半乳糖苷]对肿瘤细胞具有较强的增殖抑制作用，但对正常细胞毒性很强。化合物 1 和 2 可作为玉簪花药材的质量标志物。

五、丹参及其制剂的质量标志物研究

在丹参药材中，主要有 2 个丹酚酸类成分，即丹酚酸 B（占总酚酸的比例＞90%）和迷迭香酸（占总酚酸的比例＞5%）；而在复方丹参滴丸中，主要有 8 个丹酚酸类成分，即丹参素、原儿茶醛、迷迭香酸和丹酚酸 A、B、D、T、U，其中丹参素、原儿茶醛含量相对较高。在提取加工中，紫草酸和丹酚酸 B、E、T、U 能转化生成相对分子质量相对较小的丹酚酸类成分，而丹参素、原儿茶醛是主要的终产物[19]。

研究者在此基础上形成假设，丹参药材中丹酚酸 B 和迷迭香酸为主要丹酚酸类成分，并来源于生源合成。而丹参在加工提取等过程中，丹酚酸 B 和迷迭香酸会转化生成其他丹酚酸类成分，这些成分之间也存在着相互转化关系。丹参素、原儿茶醛和丹酚酸 A、D、T、U 主要由丹酚酸 B 降解生成。后续我们将根据中药质量标志物的研究模式，展开药动学、药效学等相关研究，对复方丹参滴丸的质量标志物进行深入研究[19]。

六、中药注射剂的质量标志物的研究

中药注射剂作为中药现代化的重要代表，已成为中医药产业不可或缺的一部分。中药注射剂质量控制研究决定其安全性与有效性。针对中药注射剂成分复杂、药效物质基础不明确等问题，利用高效液相色谱法、气相色谱法等对其内在成分进行定量，从单一指标到多指标，结合指纹图谱、模式识别、谱效关系、质量标志物的研究也取得了很大的进展[25]。

基于质量标志物的质量控制，中药质量标志物是存在于中药材和中药产品（如中药饮片、中药煎剂、中药提取物、中成药制剂）中固有的或加工制备过程中形成的、与中药的功能属性密切相关的化学物质，作为反映中药安全性和有效性的标示性物质进行质量控制。其研究内容主要包括药效物质基础研究、化学成分专属性研究、化学结构和生物活性研究、可测性研究、指纹图谱研究等。杨静等[28]以丹红注射液为例，从化学物质基础、质量标志物、质控方法 3 个层次，阐述了中药注射液质量标志物的辨析策略。应用试验模型研究该注射液的质量标志物也得到类似的结果[43]。

结　论

本章主要介绍了中药质量是影响产业发展和民生需求的重大问题、关注影响中药质量的因素、从植物次生代谢物中发现中药质量标志物和质量标志物的定义、中药产品制备过程中的质量标志物的传递性和溯源性研究设计以及质量管理风险等方面内容。

一般认为，实现全过程质量控制，QbD 是基本的理论，其将质量的概念扩展到产品质量活动的各个领域和环节。中药全过程质量控制与 QbD 等全面质量控制理念的内涵去实现内在质量一致性、质量可追溯性和可溯源性，为 QbD 在中药研发和生产中的应用奠定了良好基础。

根据影响质量的因素，确定质量标志物，进行综合信息分析和风险评估，确定并控制影响产品质量所有因素。中药质量标志物的提出有利于建立中药全程质量控制及质量溯源体系，中药质量标志物源自中药基原生物体内生物合成，经历采收加工、炮制及制药工艺过程的物质传递及化学变化，最终以复方制剂的形式通过药物传输过程发挥临床疗效，其以物质-功能为核心贯穿中药形成及生产全过程，以中药饮片标准汤剂为研究的核心范本进行质量研究，确定质量标志物，并向药材和饮片（及炮制品）溯源，并向复方制剂和中成药延伸，所建立的思维模式和研究方法着眼于生产全过程的物质基础的特有性、差异性、动态变化和质量的传递性、溯源性，有利于建立中药全程质量控制及质量追溯体系。

中药产业链长，产业全流程包含药材的种植养殖、流通贮存、饮片加工炮制、中成药生产、处方使用等环节，横跨一、二、三产业，涉及农林、药监、商务、中医药等多个领域，体系较为复杂，监管难度大。就目前情况看，各个环节管理水平参差不齐，交错纠葛整个产业市场。因此，建立中药全产业链的追溯系统的数据管理（图 11.10）目前还十分困难。突破当前中药质量困境，亟需通过加强跨部门间监管协调机制、溯源机制及标准化等工作，实现有效的中药产业全过程质量管理，推动中药产业高质量健康发展。

就产业发展的产品生产过程中的追溯体系建设而言，完善的物流信息和技术流信息所构成的生产过程数据库（图 11.11）是生产企业管理的关键，也是降低风险和风险监管的基础。

中药质量标志物从概念到理论的发展过程中，得到全国中药科研与产业界的重视，特别是通过从药材源头到成品全过程的质量、标准和控制研究，构建全程可溯源的控制方案，提出基于中药质量标志物的中药产品质量追溯体系建设是应用中药质量标志物理论保证中药质量和产业过程全程控制的关键。这些思想和思路对落实 2016 年 3 月国务院发布的《国务院办公厅关于促进医药健康产业健康发展的指导意见》的要求，建立完善质量标准体系，健全以《中国药典》为核心的国家药品标准体系，为今后完善中药、民族药及药品生产技术规范和质量控制标准，提高标准的科学性、合理性及可操作性，为强化标准的权威性和严肃性提供科学研究的新思路和新策略，通过建立中药全程质量控制体系，实现质量的传递性和溯源性也是国家社会经济发展的需求。

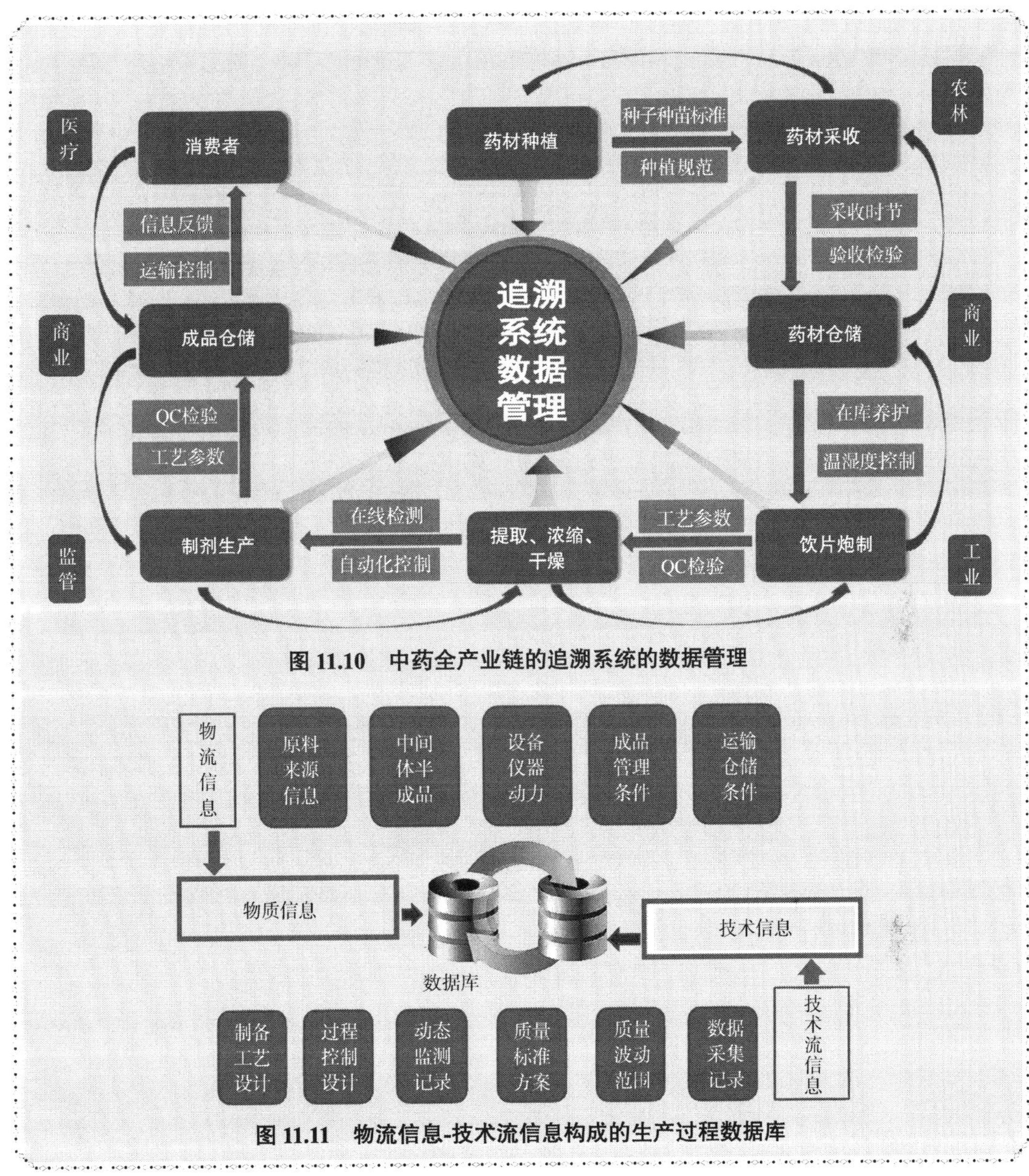

图 11.10　中药全产业链的追溯系统的数据管理

图 11.11　物流信息-技术流信息构成的生产过程数据库

参 考 文 献

[1] 刘昌孝，陈士林，肖小河，等. 中药质量标志物（Q-marker）：中药产品质量控制的新概念. 中草药，2016，47（9）：1443-1457.

[2] 张铁军，许浚，韩彦琪，等. 中药质量标志物（Q-marker）研究：延胡索质量评价及质量标准研究. 中草药，2016，47（9）：1458-1467.

[3] 张铁军，许浚，申秀萍，等. 基于中药质量标志物（Q-marker）的元胡止痛滴丸的“性-效-物”三元关系和作用机制研究. 中草药，2016，47（13）：2199-2211，2323.

[4] 熊亮，彭成. 基于中药质量标志物（Q-marker）的基本条件研究益母草和赶黄草的 Q-marker. 中草药，2016，47（13）：2212-2220.

[5] 江振作，王跃飞. 基于“药材基原-物质基础-质量标志物-质控方法”层级递进的中药质量标准模式研究. 中草药，2016，47（23）：4127-4133.

[6] 刘昌孝. 从中药资源-质量-质量标志物认识中药产业的健康发展. 中草药，2016，47（18）：3149-3154.

[7] 白钢，丁国钰，侯媛媛，等. 引进近红外技术用于中药材品质的快速评价. 中国中药杂志，2016，41（19）：3501-3505.

[8] 杨燕，田成旺. 现代中药发展的几个关键问题. 中草药，2016，47（18）：3346-3350.

[9] 刘昌孝. 基于中药质量标志物的中药质量追溯系统建设. 中草药，2017，48（18）：3669-3676.

[10] 张铁军，王杰，陈常青，等. 基于中药属性和作用特点的中药质量标志物研究与质量评价路径. 中草药，2017，48（6）：1051-1060.

[11] 郝敏，陆兔林，毛春琴，等. 基于中药质量标志物的饮片质量控制研究. 中草药，2017，48（9）：1699-1708.

[12] 周秀娟，李燕芳，陈莹，等. 基于 UPLC-Q Exactive 四级杆-轨道阱液质联用法快速建立清热灵颗粒中潜在中药质量标志物（Q-Marker）成分库. 中草药，2017，48（1）：67-74.

[13] 杨岩涛，李森，刘金玲，等. 中药质量标志物与“网通虹势”代谢规律. 中国中药杂志，2017，42（12）：2420-2424.

[14] 王亮，窦立雯，郭威，等. 基于中药传统用法的毒性 Q-Marker 发现：以吴茱萸为例. 中草药，2017，48（6）：1159-1166.

[15] 佘一鸣，胡永慧，韩立云，等. 中药质量控制的研究进展. 中草药，2017，48（12）：2557-2563.

[16] 姜程曦，张铁军，陈常青，等. 黄精的研究进展及其质量标志物的预测分析. 中草药，2017，48（1）：1-16.

[17] 王楠，高晓霞，代子彦，等. 鹿茸药效物质基础、药理作用、临床应用及质量控制的研究进展. 中草药，2017，48（22）：4784-4790.

[18] 张铁军，白钢，陈常青，等. 基于“五原则”的复方中药质量标志物（Q-marker）研究路径. 中草药，2018，49（1）：1-13.

[19] 李伟，李淑明，李挺洋，等. 复方丹参滴丸中君药丹参的质量标志物研究. 中草药，2018，49（9）：2000-2006.

[20] 许姗姗，许浚，张笑敏，等. 常用中药陈皮、枳实和枳壳的研究进展及质量标志物的预测分析. 中草药，2018，49（1）：35-44.

[21] 武欣，张洪兵，许浚，等. 基于质量标志物的元胡止痛方配伍大鼠脑组织分布研究. 中草药，2018，49（1）：45-49.

[22] 张笑敏，许浚，许姗姗，等. 夏天无与延胡索的比较分析及其质量标志物预测. 中草药，2018，49（8）：1733-1745.

[23] 侯小涛，郝二伟，秦健峰，等. 肉桂的化学成分、药理作用及质量标志物（Q-marker）的预测分析. 中草药，2018，49（1）：20-34.

[24] 李冲冲，龚苏晓，许浚，等. 车前子化学成分与药理作用研究进展及质量标志物预测分析. 中草药，2018，49（6）：1233-1246.

[25] 褚延斌，苏小琴，李德坤，等. 中药注射剂质量控制研究进展. 药物评价研究，2018，41（3）：345-353.

[26] 刘妍如，唐志书，宋忠兴，等. 多元统计及“成分-靶点-疾病”在线关联分析脑心通胶囊中质量标志物. 中草药，2018，49（12）：2775-2785.

[27] 武毛毛，李晓娟，薛培凤，等. 蒙药玉簪花中支托皂苷元及其三个皂苷的体外细胞毒活性研究. 现代中药研究与实践，2018，32（2）：16-18.

[28] 杨静，江振作，柴欣，等. 中药注射液“Q-Markers”的辨析研究——丹红注射液研究实例. 世界科学技术：中医药现代化，2016，18（12）：2056-2061.

[29] Liu C X，Cheng Y Y，Guo D A，et al. A new concept on quality marker for quality assessment and process control of Chinese medicines. Chin Herb Med，2017，9（1）：3-13.

[30] Guo D A. Quality marker concept inspires the quality research of traditional Chinese medicines. Chin Herb Med，2017，9（1）：1-2.

[31] Zhang P J，Li Y M，Zhang Y N，et al. Application and prospect of toxicity quality markers of Chinese materiamedica based on metabolomics. Chinese Herbal Medicines，2018，10（2）：108-116.

[32] Wang ZQ Shen J，Li P，et al. Research on quality markers of moutan cortex：quality evaluation and quality standards of moutan Cortex. chinese Herbal Medicines，2017，9（4）：307-320.

[33] Liu C M，Qin J A，Dou X W，et al. Extrinsic harmful residues in Chinese herbal medicines：types，detection，and safety evaluation. Chinese Herbal Medicines，2018，10（2）：117-136.

[34] Ding G Y，Wang Y S，Liu A N，et al. From chemical markers to quality markers：an integrated approach of UPLC/Q-TOF，NIRS and chemometrics for the quality assessment of honeysuckle buds. RSC Adv，2017，7（36）：22034-22044.

[35] Cecchi L，Innocenti M，Melani F，et al. New isobaric lignans from Refined Olive Oils as quality markers for Virgin Olive Oils. Food Chemistry，2017，219：148-157.

[36] Wang F，Wang B，Wang L，et al. Discovery of discriminatory quality control markers for Chinese herbal medicines and related

processed products by combination of chromatographic analysis and chemometrics methods：Radix Scutellariae as a case study. Journal of Pharmaceutical and Biomedical Analysis，2017，138：70-79.

[37] Yang W，Zhang Y，Wu W，et al. Approaches to establish Q-markers for the quality standards of traditional Chinese medicines. Acta PharmaceuticaSinica B，2017，7（4）：439-446.

[38] Dai X M，Cui D N，Wang J，et al. Systems pharmacology based strategy for Q-markers discovery of HuangQin decoction to attenuate intestinal damage. Frontiers in Pharmacology，2018，9：236.

[39] Ding G，Li B，Han Y，et al. A rapid integrated bioactivity evaluation system based on near-infrared spectroscopy for quality control of Flos Chrysanthemi. J Pharm Biomed Anal，2016，131：391-399.

[40] Jiang Z，Zhao C，Gong X，et al. Quantification and efficient discovery of quality control markers for Emilia prenanthoidea DC. By fingerprint-efficacy relationship modelling. Journal of Pharmaceutical and Biomedical Analysis，2018，156：36-44.

[41] Wu L F，Wang K F，Mao X，et al. Screening and analysis of the potential bioactive components of poriacocos（Schw.）Wolf by HPLC and HPLC-MS（n）with the aid of chemometrics. Molecules，2016，21（2）：227.

[42] Qi Y Q，Zhao X P，Liu H，et al. Identification of a quality marker（Q-Marker）of Danhong injection by the zebrafish thrombosis model. Molecules，2017，22（9）：1443.

[43] Wu L，Liang W，Chen W，et al. Screening and analysis of the marker components in ganoderma lucidum by HPLC and HPLC-MS^n with the aid of chemometrics. Molecules，2017，22（4）：584.

[44] Rocchi R，Mascini M，Sergi M，et al. Crocins pattern in saffron detected by UHPLC-MS/MS as marker of quality，process and traceability. Food Chemistry，2018，264：241-249.

[45] Xiang W，Suo T C，Yu H，et al. A new strategy for choosing "Q-markers" via network pharmacology，application to the quality control of a Chinese medical preparation. Journal of Food and Drug Analysis，2017，26（2）：858-868.

[46] Zhang C，Zheng X，Ni H，et al. Discovery of quality control markers from traditional Chinese medicines by fingerprint-efficacy modeling：current status and future perspectives. Journal of Pharmaceutical and Biomedical Analysis，2018，159：296-304.

[47] Zhou M，Ma X，Ding G，et al. Comparison and evaluation of antimuscarinic and anti-inflammatory effects of five Bulbus fritillariae，species based on UPLC-Q/TOF integrated dual-luciferase reporter assay，PCA and ANN analysis. Journal of Chromatography B，2017，1041-1042：60-69.

[48] Li K，Fan H，Yin P，et al. Structure-activity relationship of eight high content flavonoids analyzed with a preliminary assign-score method and their contribution to antioxidant ability of flavonoids-rich extract from Scutellaria baicalensis，shoots. Arabian Journal of Chemistry，2018，11（2）：159-170.

[49] Liu C X，Liu L，Guo D A. Quality marker of TCMs：concept and applications. Phytomedicine，2018，44：85-86.

[50] Liu C，Guo D A，Liu L. Quality transitivity and traceability system of herbal medicine products based on quality markers. Phytomedicine，2018，44：247-257.

[51] Bai G，Zhang T，Hou Y，et al. From quality markers to data mining and intelligence assessment：a smart quality-evaluation strategy for traditional Chinese medicine based on quality markers. Phytomedicine，2018，44：109-116.

[52] Gao X，Du X，An L，et al. Wilforine，the Q-marker and PK-maker of Tripterygium glycosides tablet：based on preparation quantitative analysis and PK-PD study. Phytomedicine，2018，54：357-364.

[53] Chen T B，Zuo Y H，Dong G T，et al. An integrated strategy for rapid discovery and identification of quality markers in GuanxinKangtai preparation using UHPLC-TOF/MS and multivariate statistical analysis. Phytomedicine，2018，44：239-246.

[54] Feng G，Chen YL，Li W，et al. Exploring the Q-marker of "sweat soaking method" processed radix Wikstroemiaindica：based on the "effect-toxicity-chemicals" study. Phytomedicine，2018，45：49-58.

[55] Guo R，Zhang X，Su J，et al. Identifying potential quality markers of Xin-Su-Ning capsules acting on arrhythmia by integrating UHPLC-LTQ-Orbitrap，ADME prediction and network target analysis. Phytomedicine，2018，44：117-128.

[56] He J，Feng X，Wang K，et al. Discovery and identification of quality markers of Chinese medicine based on pharmacokinetic analysis. Phytomedicine，2018，44：182-186.

[57] Hou J J，Cao C M，Xu Y W，et al. Exploring lipid markers of the quality of coix seeds with different geographical origins using supercritical fluid chromatography mass spectrometry and chemometrics. Phytomedicine，2018，45：1-7.

[58] Huang B M，Zha Q L，Chen T B，et al. Discovery of markers for discriminating the age of cultivated ginseng by using UHPLC-QTOF/MS coupled with OPLS-DA. Phytomedicine，2018，45：8-17.

[59] Jiang Z, Yang J, Wang Y. Discrimination and identification of Q-markers based on 'Spider-web' mode for quality control of traditional Chinese medicine. Phytomedicine, 2017, 44: 98-102.

[60] Kang T, Dou D, Xu L. Establishment of a quality marker (Q-marker) system for Chinese herbal medicines using burdock as an example. Phytomedicine, 2018, 54: 339-346.

[61] Li K, Li J, Su J, et al. Identification of quality markers of Yuanhu Zhitong tablets based on integrative pharmacology and data mining. Phytomedicine, 2018, 44: 212-219.

[62] Li W, Polachi N, Wang X, et al. A quality marker study on salvianolic acids for injection. Phytomedicine, 2018, 44: 138-147.

[63] Li Y, Zhang Y, Wang Y, et al. A strategy for the discovery and validation of toxicity quality marker of Chinese medicine based on network toxicology. Phytomedicine, 2018, 54: 365-370.

[64] Li Z, Liu J, Li Y, et al. Identify super quality markers from prototype-based pharmacokinetic markers of Tangzhiqing tablet (TZQ) based on in vitro, dissolution/permeation and in vivo, absorption correlations. Phytomedicine, 2018, 45: 59-67.

[65] Li Z, Liu J, Zhang D, et al. Nuciferine and paeoniflorin can be quality markers of Tangzhiqing tablet, a Chinese traditional patent medicine, based on the qualitative, quantitative and dose-exposure-response analysis. Phytomedicine, 2018, 44: 155-163.

[66] Liao M, Shang H, Li Y, et al. An integrated approach to uncover quality marker underlying the effects of Alismaorientale, on lipid metabolism, using chemical analysis and network pharmacology. Phytomedicine, 2018, 45: 93-104.

[67] Liu W L, Zhang X L, Fan S Q, et al. A novel concept of Q-Markers: molecular connectivity index. Phytomedicine, 2018, 45: 36-40.

[68] Nie C, Zhang F, Ma X, et al. Determination of quality markers of Xuezhiling tablet for hyperlipidemia treatment. Phytomedicine, 2018, 44: 231-238.

[69] Sun H, Zhang AH, Yang L, et al. High-throughput chinmedomics strategy for discovering the quality-markers and potential targets for Yinchenhao decoction. Phytomedicine, 2018, 54: 328-338.

[70] Tang Z S, Liu Y R, Lv Y, et al. Quality markers of animal medicinal materials: correlative analysis of musk reveals distinct metabolic changes induced by multiple factors. Phytomedicine, 2018, 44: 258-269.

[71] Wang X J, Zhang A H, Kong L, et al. Rapid discovery of quality-markers from Kaixin San using chinmedomics analysis approach. Phytomedicine, 2017, 54: 371-381.

[72] Wu X, Zhang H, Fan S, et al. Quality markers based on biological activity: a new strategy for the quality control of traditional Chinese medicine. Phytomedicine, 2018, 44: 103-108.

[73] Xiong Y, Hu Y, Li F, et al. Promotion of quality standard of Chinese herbal medicine by the integrated and efficacy-oriented quality marker of Effect-constituent Index. Phytomedicine, 2018, 45: 26-35.

[74] Zhang A H, Yu J B, Sun H, et al. Identifying quality-markers from Shengmai San protects against transgenic mouse model of Alzheimer's disease using chinmedomics approach. Phytomedicine, 2018, 45: 84-92.

[75] Zhang F, Zhang Y, Li X, et al. Research on Q-markers of Qiliqiangxin capsule for chronic heart failure treatment based on pharmacokinetics and pharmacodynamics association. Phytomedicine, 2018, 44: 220-230.

[76] Zhang H, Wu X, Xu J, et al. The comparative pharmacokinetic study of Yuanhu Zhitong prescription based on five quality-markers. Phytomedicine, 2018, 44: 148-154.

[77] Zhang T, Bai G, Han Y, et al. The method of quality marker research and quality evaluation of traditional Chinese medicine based on drug properties and effect characteristics. Phytomedicine, 2018, 44: 204-211.

[78] Zhang Y T, Xiao M F, Deng K W, et al. Novel mathematic models for quantitative transitivity of quality-markers in extraction process of the Buyanghuanwu decoction. Phytomedicine, 2018, 45: 68-75.

[79] Zhang Y T, Xiao M F, Liao Q, et al. Application of TQSM polypharmacokinetics and its similarity approach to ascertain Q-marker by analyses of transitivity in vivo of five candidates in Buyanghuanwu injection. Phytomedicine, 2018, 45: 18-25.

[80] Zhong Y, Zhu J, Yang Z, et al. Q-marker based strategy for CMC research of Chinese medicine: a case study of Panax Notoginseng saponins. Phytomedicine, 2018, 44: 129-137.

[81] Zhang WY, Yu Y, Yan LL, et al. Discovery of cardio-protective constituents of Gualou Xiebai Decoction, a classical traditional Chinese medicinal formula. Phytomedicine, 2018, 54: 318-327.

[82] Wu J J, Zhu Y F, Guo Z Z, et al. Aconitum alkaloids, the major components of Aconitum species, affect expression of multidrug resistance-associated protein 2 and breast cancer resistance protein by activating the Nrf2-mediated signalling pathway.

Phytomedicine，2017，44：87-97.

[83] Wu J J，Guo Z Z，Zhu Y F，et al. A systematic review of pharmacokinetic studies on herbal drug Fuzi：implications for Fuzi as personalized medicine. Phytomedicine，2018，44：187-203.

[84] Soundharrajan I，Kim D H，Srisesharam S，et al. Limonene promotes osteoblast differentiation and 2-deoxy-d-glucose uptake through p38MAPK and Akt signaling pathways in C2C12 skeletal muscle cells. Phytomedicine，2018，45：41-48.

[85] Li C R，Li M N，Yang H，et al. Rapid characterization of chemical markers for discrimination of Moutan Cortex and its processed products by direct injection-based mass spectrometry profiling and metabolomic method. Phytomedicine，2018，45：76-83.

[86] Ma C，Oketch-Rabah H，Kim N C，et al. Quality specifications for articles of botanical origin from the United States Pharmacopeia. Phytomedicine，2018，45：105-119.

[87] 韩启德. 对当前发展中医药的几点建议. 紫光阁，2016，(3)：29.

[88] 张铁军，刘昌孝. 中药大品种质量标准提升研究. 北京：科学出版社，2016.

[89] Pramod K，Tahir MA，Charoo NA，et al. Pharmaceutical product development：a quality by design approach. Int J Pharm Investig，2016，6 (3)：129-138.

[90] Yu L X，Amidon G，Khan M A，et al. Understanding pharmaceutical quality by design. AAPS J，2014，16 (4)：771-783.

[91] Rathore A S，Winkle H. Quality by design for biopharmaceuticals. Nat Biotechnol，2009，27 (1)：26-34.

[92] Summers A E. IEC 61511 and the capital project process-a protective management system approach. J Hazard Mater，2006，130 (1-2)：28-32.

[93] Hauser G.ISPE Good practice guide：good engineering practice. http：//www.ispe.org/ispe-good-practice-guides/good-engineering-practice 2017-07-29.

[94] Franklin D. Implementing risk-based verification for pharmaceutical manufacturing companies . https：//hum-molgen.org/meetings/meetings/5616.html[2017-08-12].

[95] Warren A.Analysis of FDA's risk assessment methodology at pharmaceutical manufacturing sites. https：//www.questia.com/library/journal/1G1-240968487/analysis-of-fda-s-risk-assessment-methodology-at-pharmaceutical-Manufacturing-Sites[2017-08-12].

[96] Rantanen J，Khinast J. The future of pharmaceutical manufacturing sciences. J Pharmaceut Sci，2015，104 (11)：3612-3638.

[97] Lotlikar M V. Quality risk management (QRM)：a revew. J Drug Deliv Therap，2013，3 (2)：149-154.

[98] International conference on harmonization of technical requirements for registration of pharmaceuticals for human Use. Q9 quality risk management. 2005.

[99] International conference on harmonization guidance for industry：Q9 quality risk management. 2006.

[100] Analysis techniques for system reliability-Procedures for failure mode and effects analysis (FMEA). 2006.

[101] Stamatis D H. American Society for Quality. Milwaukee：Quality Press，2003.

[102] Quality assurance of pharmaceuticals. A compendium of guidelines and related materials. (Vol. 2) Good manufacturing practices and inspection. 2nd ed. 2007.

[103] Hazard Operability analysis (HAZOP) -application guide. 2001.

[104] Pharmaceutical Quality System Q10. International conference on harmonization of technical requirements for registration of pharmaceuticals for human use. 2008.

[105] Pharmaceutical Quality System Q11. International conference on harmonization of technical requirements for registration of pharmaceuticals for human use. 2012.

[106] Pharmaceutical Quality System Q12. International conference on harmonization of technical requirements for registration of pharmaceuticals for human use. 2016.

[107] 祝明，陈碧莲，石上梅. 中药指纹图谱技术在中国药典 2015 年版一部中的应用. 中国现代应用药学，2016，33 (5)：611-614.

（刘昌孝　张铁军）

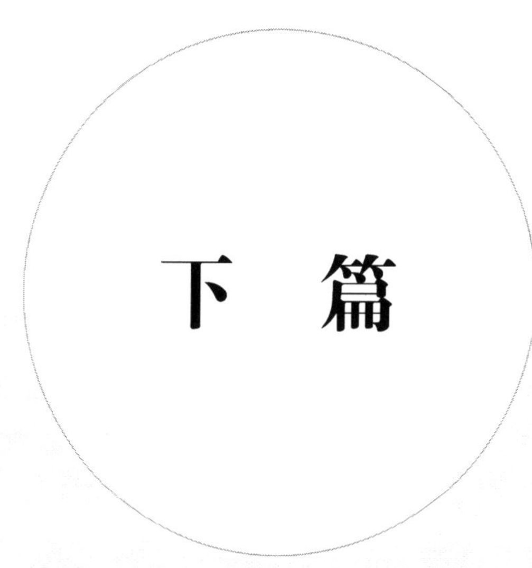

下　篇

中药质量标志物的实践应用

第十二章
基于质量标志物的疏风解毒胶囊物质基础研究

复方中药制剂，特别是源于经典名方的复方中药制剂体现了中医药理论精华中的整体观与辨证论治，是在长期医疗实践中形成的中医临床用药的主要形式和手段，中药复方制剂通常遵循“君、臣、佐、使”配伍理论，针对机体产生多组分、多靶点、多途径的整体综合调节治疗作用，具有独特疗效。中药复方制剂研发如果要体现独特的传统配伍和炮制方式，并形成认可的制备生产工艺，就应该遵循临床应用目标最大限度保留其原有临床疗效的基本思路。中药复方在形成现代中药制剂时，其成型工艺还需要进行包括中药提取分离和浸膏浓缩加工等关键物理属性参数的研究，并建立原料物理属性、辅料物理属性、工艺参数、产品质量之间的相关数学模型。就现代研发而言，中药复方制剂工艺研究更需要运用“质量源于设计”（QbD）的理念，在保证制剂疗效、安全性、质量可控的前提下，合理设计工艺路线，保证产品生产的可行性及产品质量的稳定性，降低研发的风险。

疏风解毒胶囊为治疗急性上呼吸道感染中药大品种，由虎杖、连翘、柴胡、板蓝根、马鞭草等 8 味药材组成，具有清热解毒、疏风解表的作用[1-11]，临床用于治疗急性上呼吸道感染风温肺热证。该方源于湘西名老中医的经验方，疗效显著，得到业内专家的高度认可，为《风温肺热病（病毒性肺炎）（轻症）中医诊疗方案》（2017 年）、《外感发热（上呼吸道感染）诊疗方案》（2017 年）等 12 个重大疾病的推荐用药，对流行性感冒等重大公共健康事件做出了贡献。为《国家基本医疗保险、工伤保险和生育保险药品目录》（简称《国家医保目录》）和《国家基本药物目录》收载品种。然而，同大多数中药品种一样，该品种存在基础研究薄弱，药效物质基础与作用机制不清楚，质量控制水平低等问题，制约了其进一步的临床推广和市场拓展。

根据中药质量标志物的成分特有性、有效性、可测性、传递性和中医理论关联性“五属性”原则，本章及其后两章的主要内容是开展基于中药质量标志物的疏风解毒胶囊物质基础、质量标志物和质量标准提升的科学研究。也希望通过该研究，为中药复方制剂研究提供科学合理的途径，促进中药行业的科学发展，保障药品的安全与质量稳定。

第一节　基于质量标志物的中药复方制剂研究的基本思路

中药质量标志物（Q-marker）是近年来提出的中药质量评价与质量控制的核心概念，自提出后我国科技工作者广泛开展了中药质量标志物的相关研究，但迄今为止，大多数研究仍仅限于单味药材和饮片的质量标志物研究，尚不能全面反映质量标志物概念的所有要素。基于中药质量标志物的定义和基本要求，确定了质量传递与溯源、成分特有性、成分的有效性、成分的可测性及复方配伍环境五大原则。按照质量标志物的概念和中药临床运用形式，复方中药更能反映质量标志物的有效、特有、传递与溯源、可测和处方配伍的所有要素要求，也更具有临床价值和建立全程质量控制体系的可行性。为此，我们在前 10 年中药大品种质量提升研究上，提出基于“五原则”的复方中药质量标志物的研究路径，以本课题组的研究工作为例，提出了基于“五原则”的复方中药质量标志物发现的基本思路和研究路径。可以说，我们的研究思路与以往的质量研究思路不同，中药质量标志物概念的重要意义在于聚焦中药质量属性的本质特征以及质量评价与质量控制的最终目的，以“五原则”统领复方中药质量评价和质量控制：一是通过“有效”和“特有”的原则反映质量评价体系与有效性的关联和专有性的特点；二是基于“配伍环境”使质量研究回归和还原到中医药理论和临床作用的本质特点；三是以“可测性”的“点—线—面—体”的基本原则和研究思路再现中药质量属性的全貌；四是以“质量传递与溯源”指导全程质量控制体系的建立。复方中药质量标志物的发现研究是满足“五原则”的基本路径。

复方中药是临床用药的主要方式，只有复方中药才能实现“质量传递与溯源”；才能阐释基于配伍环境的生物效应表达方式及其效应物质；才能建立全程质量控制体系，提高中药产业质量控制水平。我们根据所形成的思路和方法的基本框架，围绕质量标志物的原则，并深入开展其研究，不断丰富和完善中药质量标志物的理论和研究方法，应用于中药质量评价，为进一步提升我国中药质量和监管控制能力。

从质量管理来说，虽然影响中药产品质量的因素很多，但是从物质来源来认识，主要有三个方面，即药材的“道地性”和均一质量的“稳定性”、饮片和炮制工艺的“规范性”及制备工艺质量的“传递性”和质量过程的“可控性”。

一、从药用植物（动物）到法定药材的质量标志物研究

中药材质量，在药典标准中，一般包括外观性状（如形状大小、色泽、质地、气味等）、有效成分、药理作用与功效等。外观性状是中药材品质的外观标志，它与药材原植物的基原、遗传基因密切相关。有效成分、药理作用与功效等是反映其内在质量的具体标准，反映药材作为防病、治病的特殊物品的质量并确保用药安全有效。国家药品监督管理总局发布的药典标准和部颁标准作为评定中药材质量的依据。凡是在全国经销的药材或生产中成药所用的药材，必须符合药典标准和部颁标准。凡不符合以上两个标准或其他地方标准的药材可鉴定为伪品。

质量标志物的核心内容是基于有效、特有、传递与溯源、可测和处方配伍的“五原则”，既反映与有效性和安全性的关联关系，又体现中药成分的专属性、差异性特征。结合质量标志物在药材中的存在 “物质特有性”，提出中药材质量标志物的研究原则、思路、方法和研究路径（图 12.1）。以物质传递为主线，在基原研究的基础上，比较药用部位、采集

时间、预加工处理和储存条件对质量的影响等确定药材的内在物质，提出其质量标志物研究信息，为判定其是否符合法定药材提供科学依据。

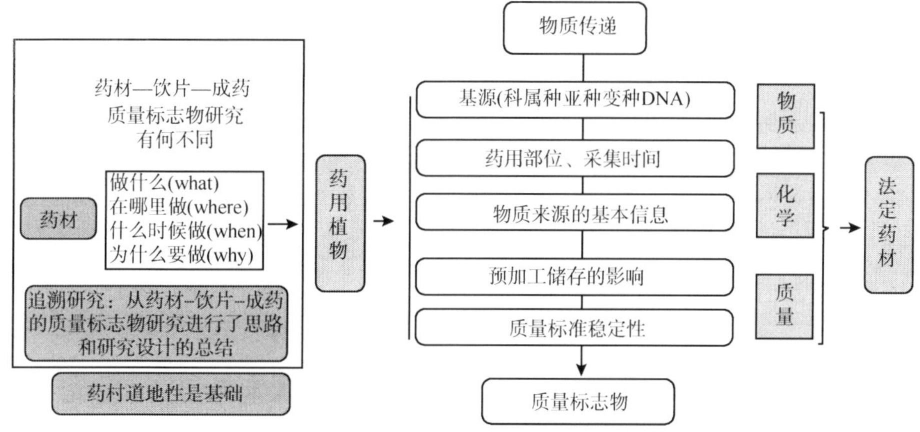

图 12.1　从药用植物（动物）到法定药材的质量标志物研究

二、从法定药材到饮片（炮制饮片）的质量标志物研究

饮片是中药配方颗粒、中药汤剂、中成药的原料药，其质量好坏直接影响三大中药产品的质量。作为“中药材—饮片—中成药”产业链的中间环节，饮片质量至关重要。中药质量控制一直以药材为主，饮片的质量控制虽逐渐被业内重视，但仍不能体现其本身特性，缺乏科学性、有效性、合理性，严重影响了中药产业的健康发展。

中药饮片-中成药质量标准缺乏关联性、溯源性，中药材经过产地处理、炮制加工后形成饮片，饮片经过提取—浓缩—制粒等工艺过程形成中成药，其三者质量相互关联，然而药典标准中三者的质量缺乏溯源性，尤其是中成药的质量标准缺乏以饮片的质量作为标准的依据。图 12.2 给出了从法定药材到饮片（炮制饮片）的质量标志物研究路径。可以看出，饮片加工过程或炮制过程和方法的规范是物质传递的最大影响因素，一是影响指纹成分的可重现性，二是影响炮制与功效的关联性。这二者肯定会影响饮片质量物质的可测性和质量的稳定性，也会影响由饮片支撑的标准汤剂和成药的质量。

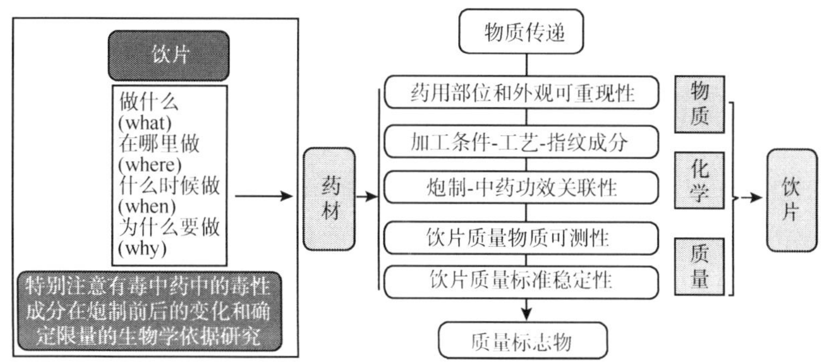

图 12.2　从法定药材到饮片（炮制饮片）的质量标志物研究路径

三、从“饮片—炮制饮片—标准汤剂”到中药制剂的质量标志物研究

中药材或饮片经提取、纯化等制备工艺制成复方中药制剂，其中药制备过程既有有效性（药效物质基础）的获取，又有去粗取精、去伪存真的过程，是中药质量传递与溯源的重要环节。图 12.3 给出从“饮片—炮制饮片—标准汤剂”到新制剂的质量标志物研究路径。制剂中的成分既是饮片原料化学成分的获取和传递的结果，也是药物体内过程所形成的代谢物的来源。上溯源头和下延效应物质，研究中药制剂的功效和药理作用，以及传输途径，吸收、代谢、分布并产生特异性的生物效应，为发现和确定中药制剂的质量标志物提供科学和实验依据。在此路径下，物质传递中指纹成分与工艺过程关系密切，建立可重现质量的工艺技术路线是关键，通过生物学研究（有效性、安全性研究，中药药理学和功效研究）与质量物质可测性和稳定性相关联。

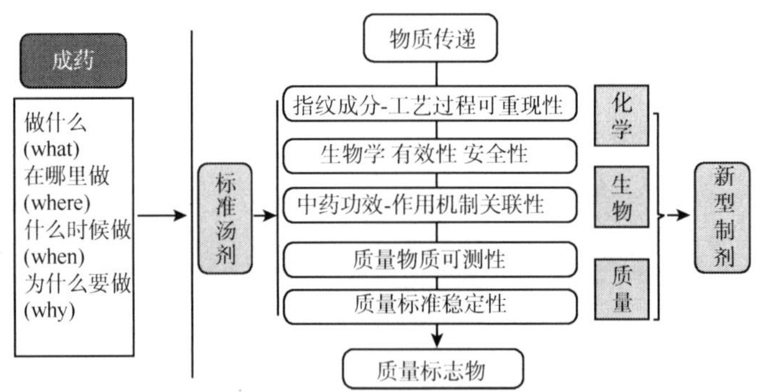

图 12.3　从“饮片—炮制饮片—标准汤剂”到新制剂的质量标志物研究路径

中药质量标志物概念和理论的提出，针对的是中药生物属性、制造过程及配伍理论等自身医药体系的特点，整合多学科知识，统领质量研究，并密切中药有效性-物质基础-质量控制标志性成分的关联度；所建立的思维模式和研究方法着眼于中药形成全过程物质基础的特有、差异、动态变化和质量的传递性、溯源性，有利于建立中药全程质量控制及质量溯源体系。

第二节　基于质量传递与溯源的疏风解毒胶囊质量标志物研究

中药化学成分是其功效表达的物质基础，是反映中药质量的客观实质。中药不同于化学药物，其原料来源于生物有机体，并经历药材采收加工、饮片炮制、提取纯化及制剂成型工艺等复杂的药物制备过程，药物传输及体内过程具有多组分的交互作用的特点。按照

中药质量标志物的定义中可“传递与溯源”的要求，质量标志物研究首先应对中药形成过程各环节的化学物质组进行系统的辨识和表征，明确其量值传递及其变化规律。本实验采用液-质联用的方法对疏风解毒胶囊及其原料药材的化学物质组进行了系统的表征和辨识，并结合血清药物化学方法研究血中移行成分、组织分布特点及其动力学规律，为疏风解毒胶囊质量标准提升提供了研究基础。

一、疏风解毒胶囊原料药材化学物质组研究

1. 虎杖化学物质组表征和辨识

虎杖药材的供试品 HPLC-TOF/MS 正、负总离子流色谱图见图 12.4。通过质谱裂解规律的分析并结合文献对照[12-18]，共检测出 13 种化合物，包括 4 个二苯乙烯类化合物，5 个蒽醌类化合物，1 个黄酮类成分，1 个儿茶素类酚酸类成分，2 个决明松类成分（图 12.5）。

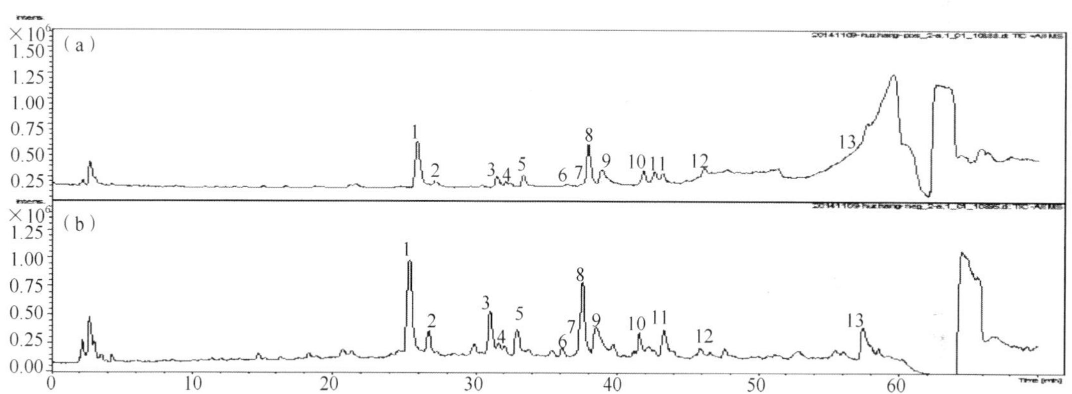

图 12.4 虎杖药材的供试品 HPLC-TOF/MS 正、负总离子流色谱图

（a）正离子流图；（b）负离子流图

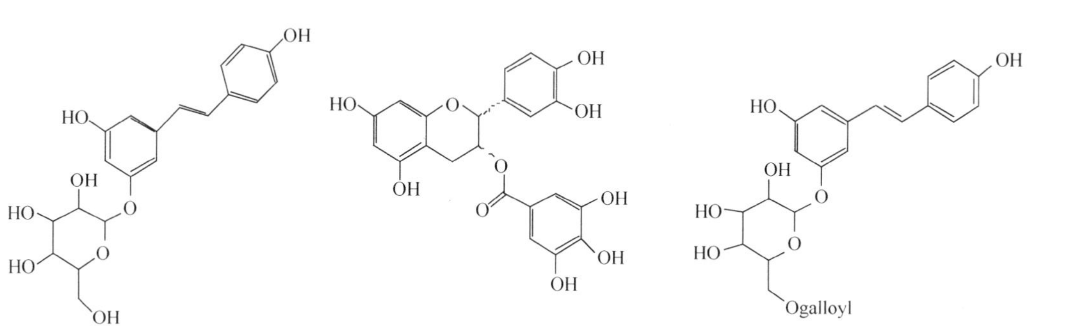

1 2 3

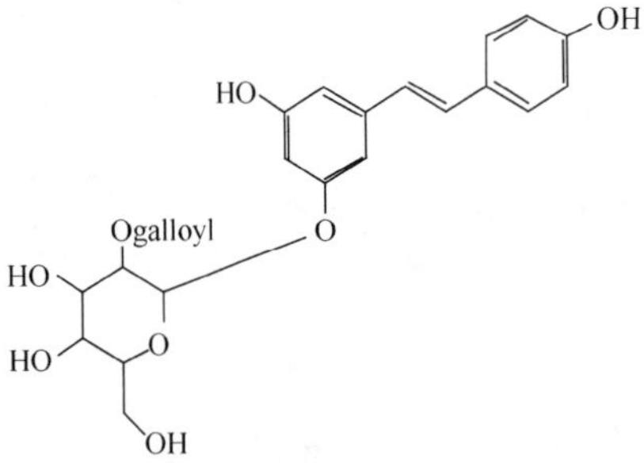

图 12.5　虎杖药材中化学成分的结构式

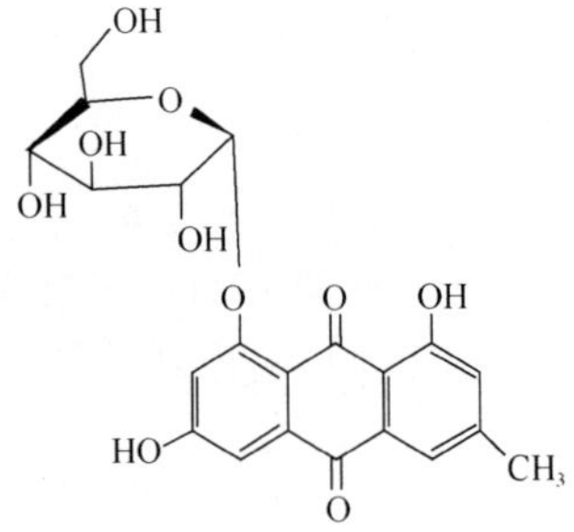

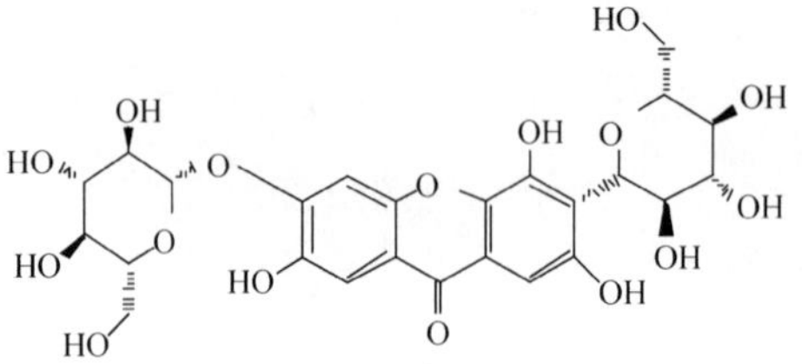

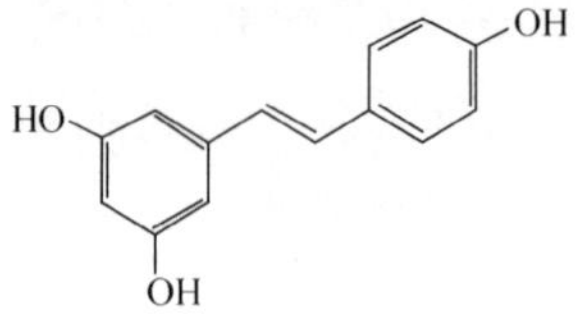

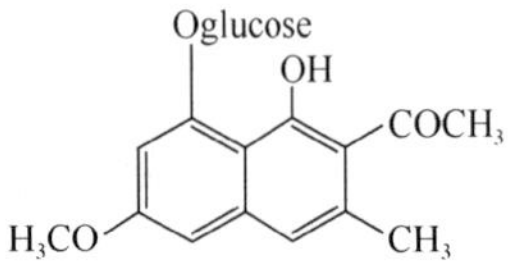

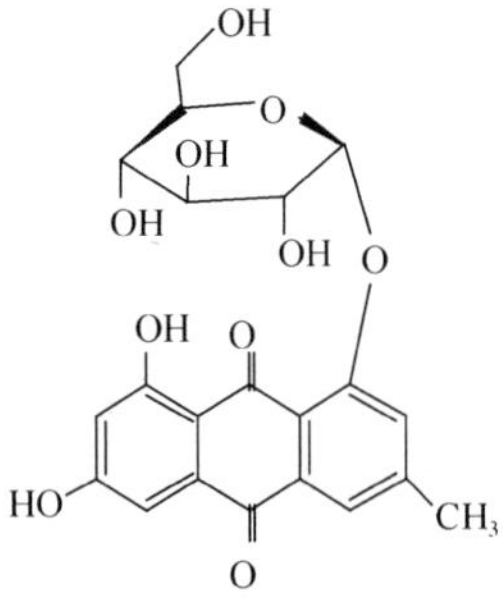

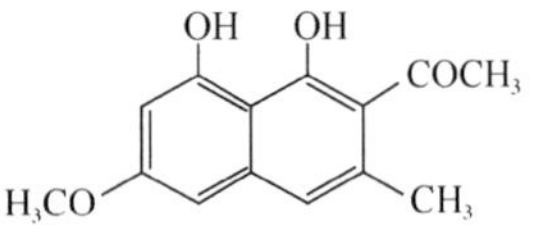

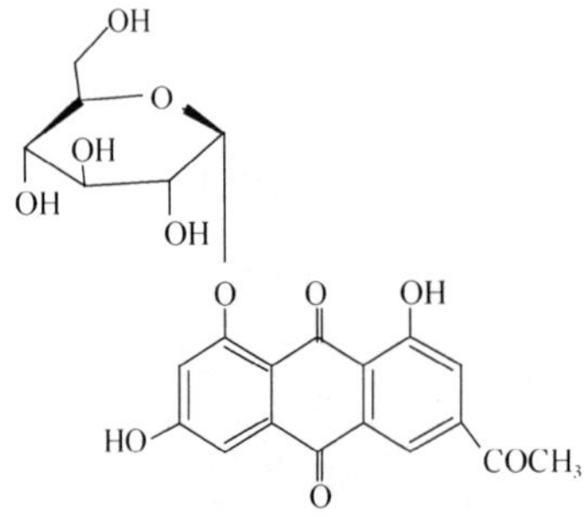

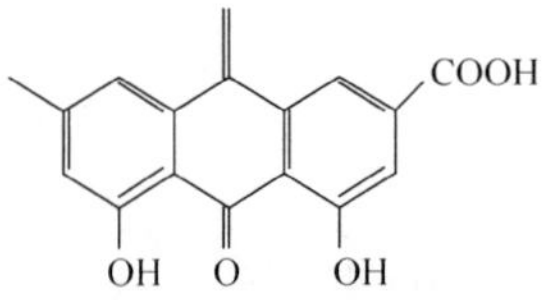

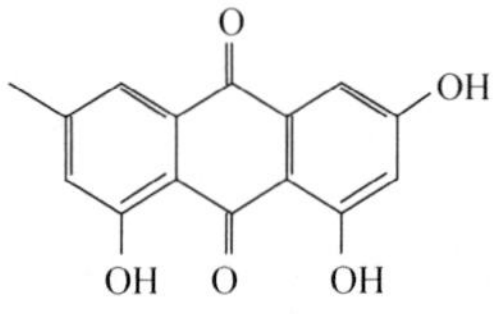

2. 连翘化学物质组表征和辨识

连翘药材的供试品 HPLC-TOF/MS 正、负总离子流色谱图见图 12.6，通过质谱裂解规律的分析并结合文献对照[19-22]，共检测出 25 种化合物，包括 12 个苯乙醇苷类成分，8 个木脂素类成分，5 个黄酮类化合物（图 12.7）。

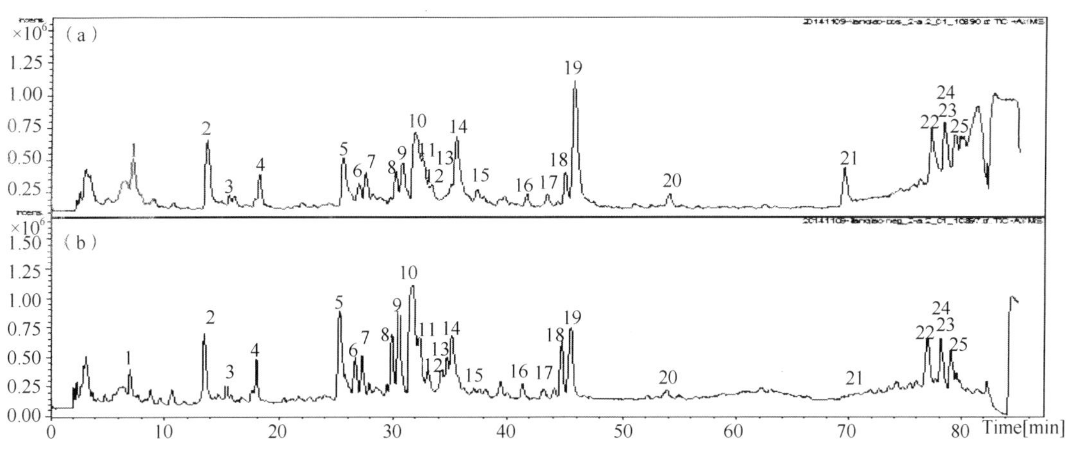

图 12.6　连翘药材的供试品 HPLC-TOF/MS 正、负总离子流色谱图

（a）正离子流图；（b）负离子流图

1　2　3

4　5

6　7

8　9

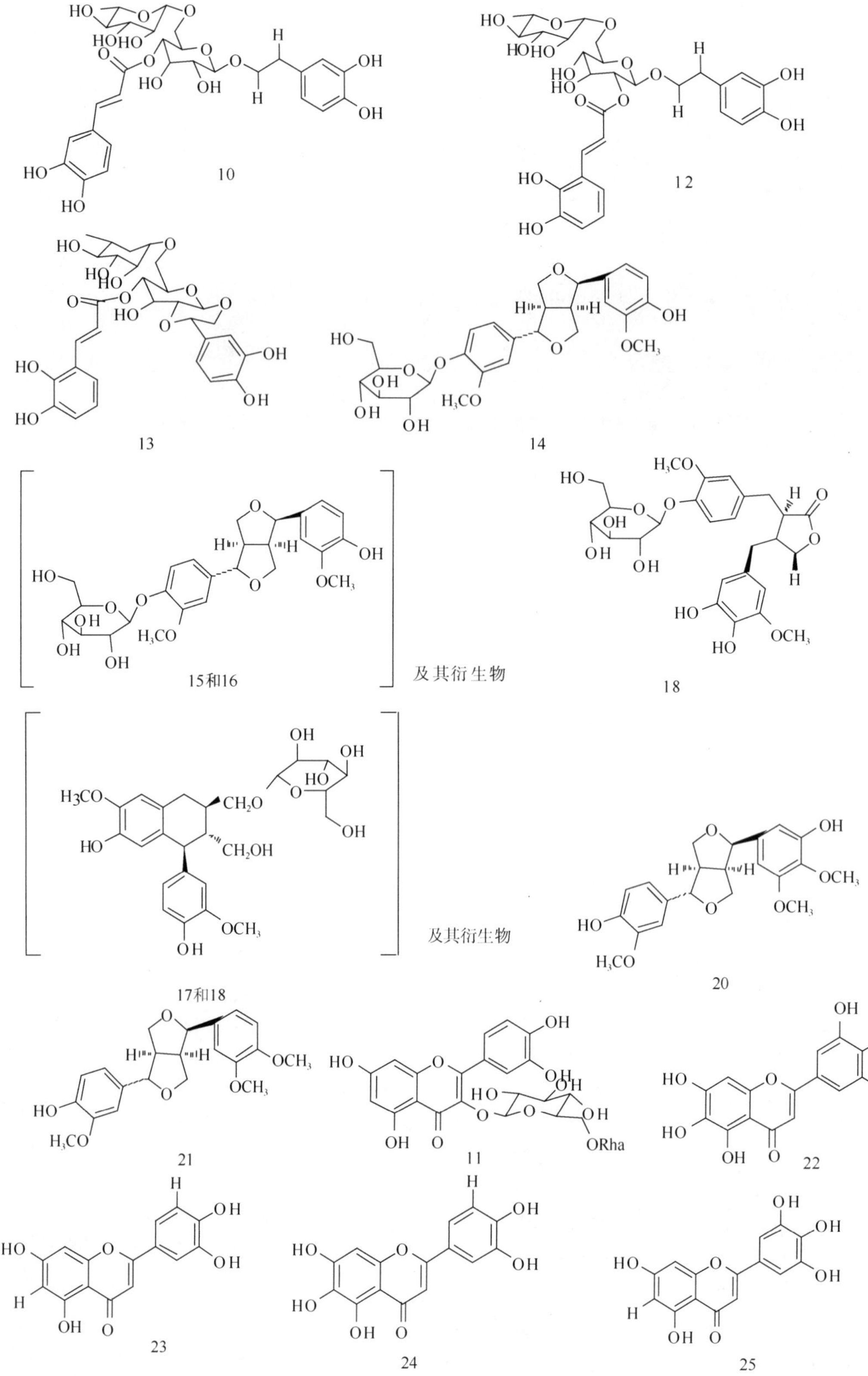

10

12

13

14

15和16 及其衍生物

18

17和18 及其衍生物

20

21

11

22

23

24

25

图 12.7 连翘药材中化学成分的结构式

3. 板蓝根化学物质组表征和辨识

板蓝根药材的供试品 HPLC-TOF/MS 正、负总离子流色谱图见图 12.8，通过质谱裂解规律的分析并结合文献对照[23-27]，共检测出 23 个离子流峰，识别了其中 22 个化合物（图 12.9），包括 8 个氨基酸类成分，1 个生物碱类成分，3 个糖类成分，3 个木质素类成分，3 个黄酮类成分，4 个小分子酚酸类成分。

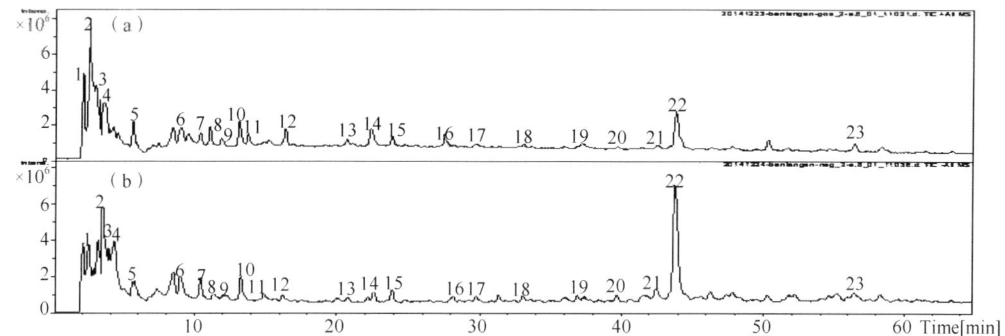

图 12.8　板蓝根药材的供试品 HPLC-TOF/MS 正、负总离子流色谱图

（a）正离子流图；（b）负离子流图

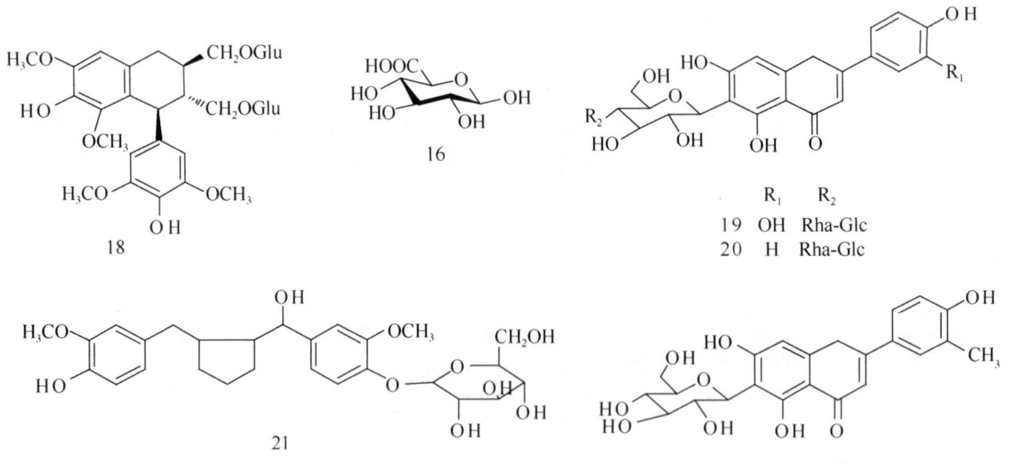

18　16

	R_1	R_2
19	OH	Rha-Glc
20	H	Rha-Glc

21　22

图 12.9　板蓝根药材中化学成分的结构式

4. 柴胡化学物质组表征和辨识

柴胡药材的供试品 HPLC-TOF/MS 正、负总离子流色谱图见图 12.10。共检测出 24 个离子流峰，分析其质谱裂解规律，并参考文献结合标准品对照[28-32]，共识别了其中的 22 个峰，包括 3 个酚酸类化合物，4 个黄酮类成分，15 个三萜皂苷类化合物（图 12.11）。

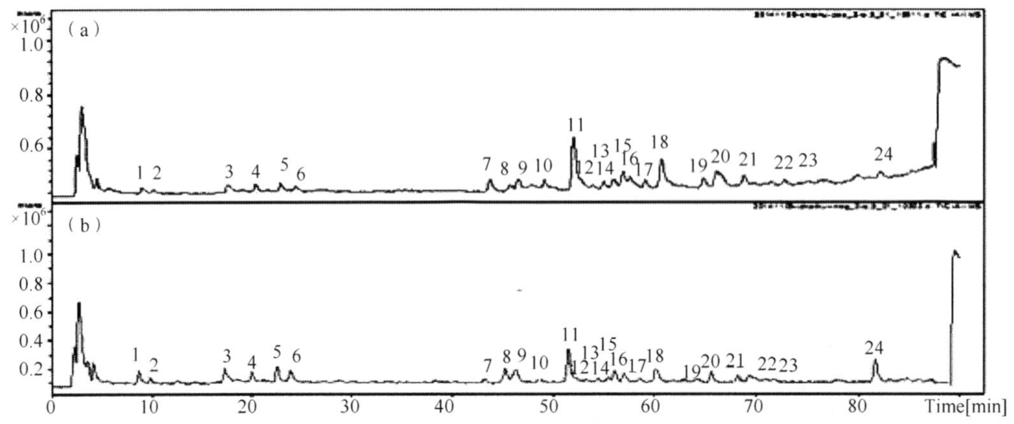

图 12.10　柴胡药材的供试品 HPLC-TOF/MS 正、负总离子流色谱图

（a）正离子流图；（b）负离子流图

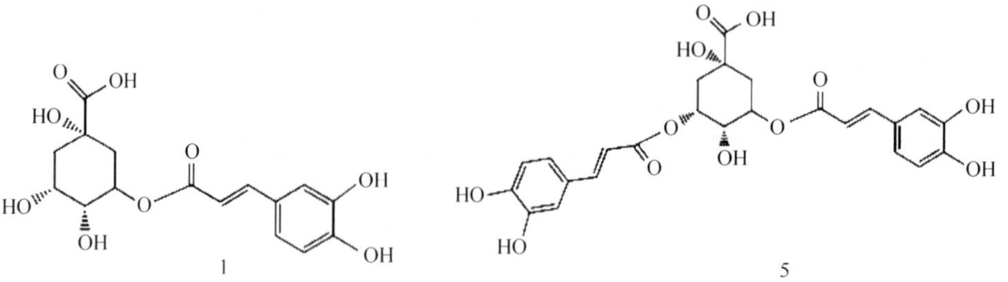

1　5

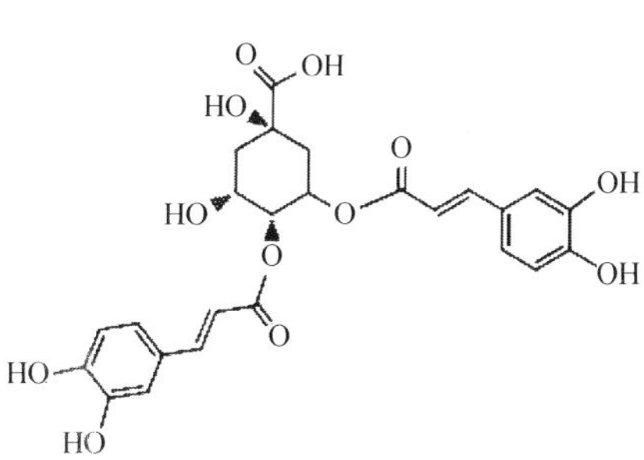

	R_1	R_2
3	H	-Rhm
4	CH_3	-Rhm

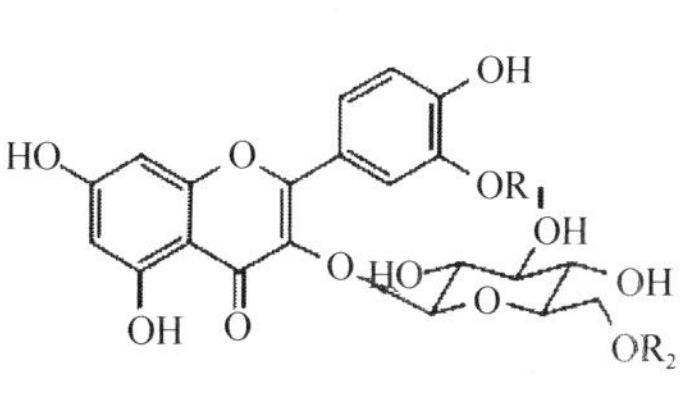

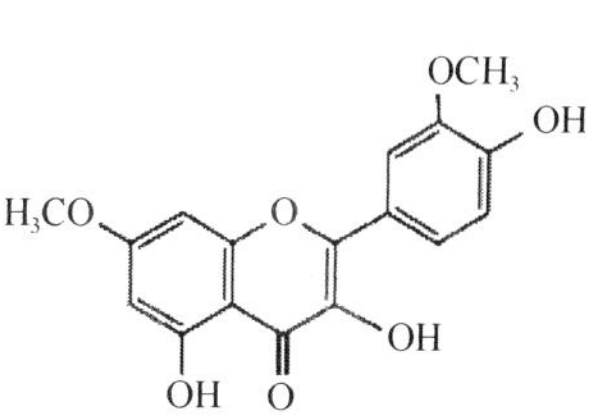

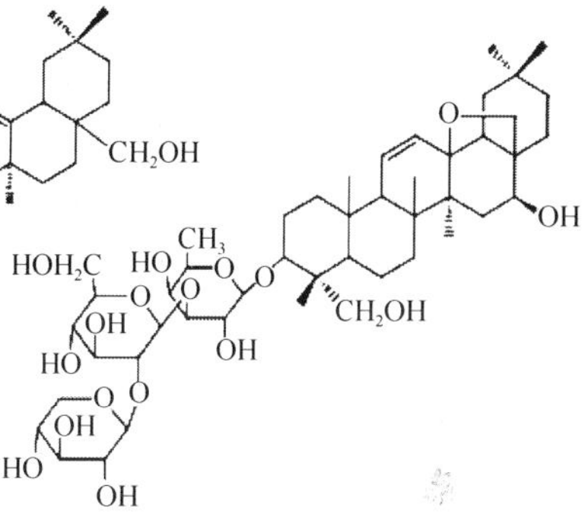

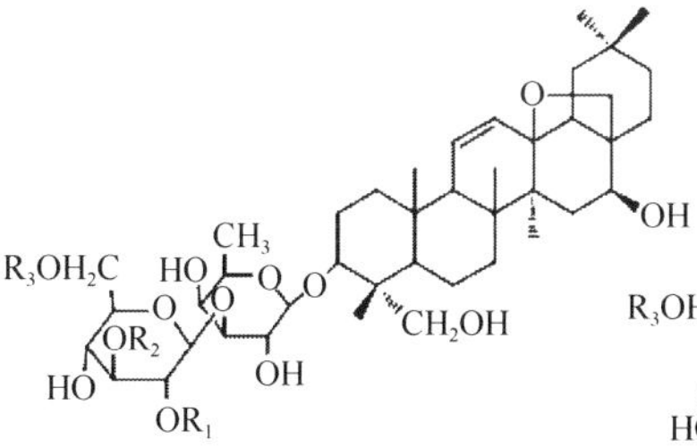

	R_1	R_2	R_3
11	H	H	H
13	H	acetyl	H
17	acetyl	H	H
19	H	H	acetyl
22	acetyl	acetyl	H

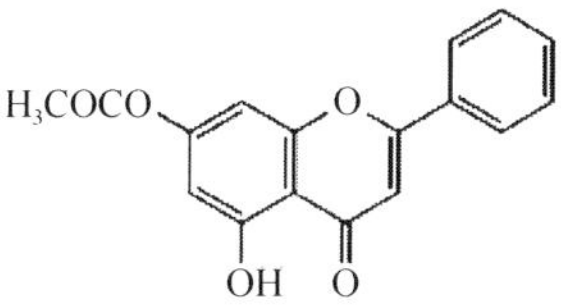

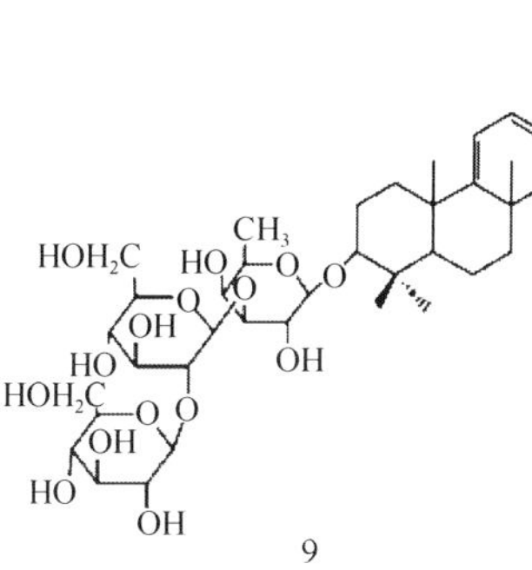

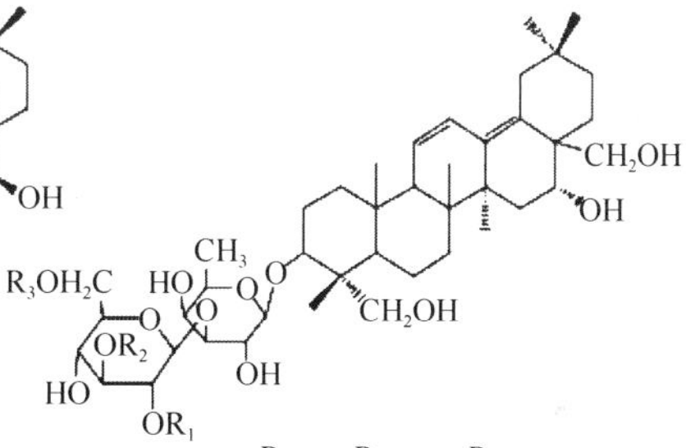

	R_1	R_2	R_3
12	H	H	H
14	H	acetyl	H
20	H	H	acetyl
23	acetyl	acetyl	H

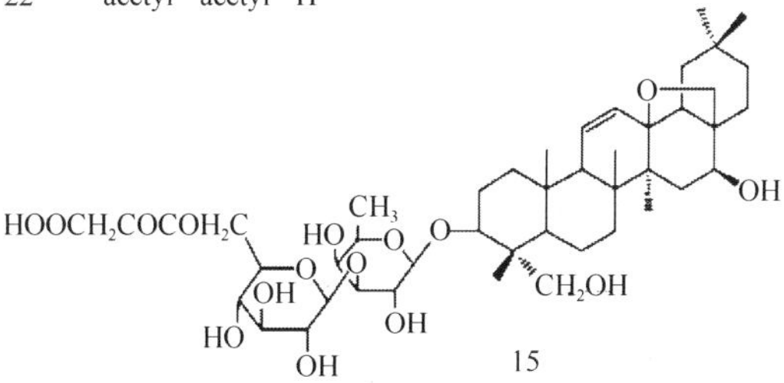

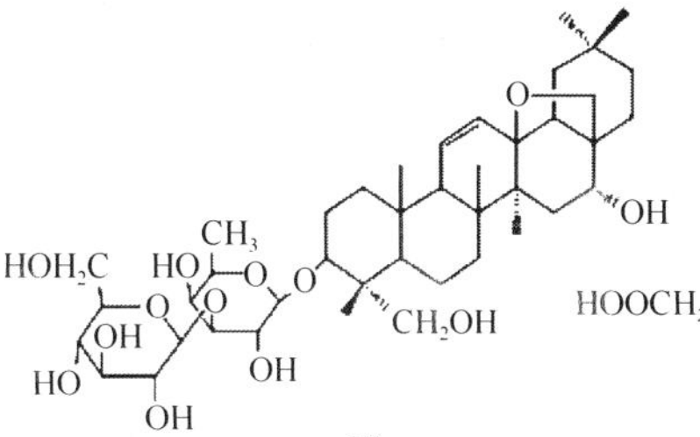

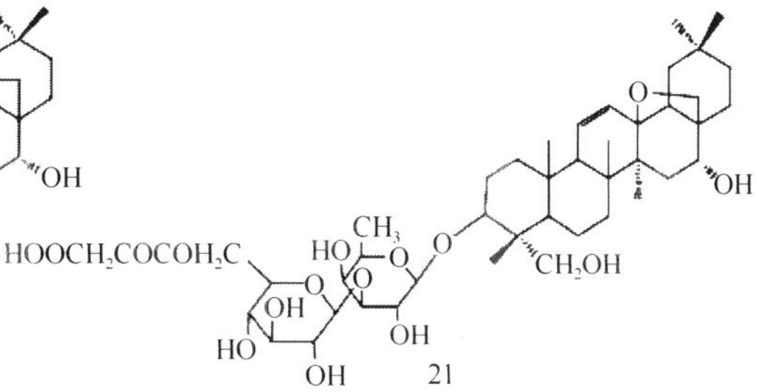

图 12.11　柴胡药材中化学成分结构式

5. 马鞭草化学物质组表征和辨识

马鞭草药材的供试品 HPLC-TOF/MS 正、负总离子流色谱图见图 12.12。通过质谱裂解规律的分析并结合文献对照[33-37]，共检测出 21 种化合物，包括 4 种环烯醚萜，7 种苯丙素类成分，9 种黄酮类成分，1 种小分子酸性成分（图 12.13）。

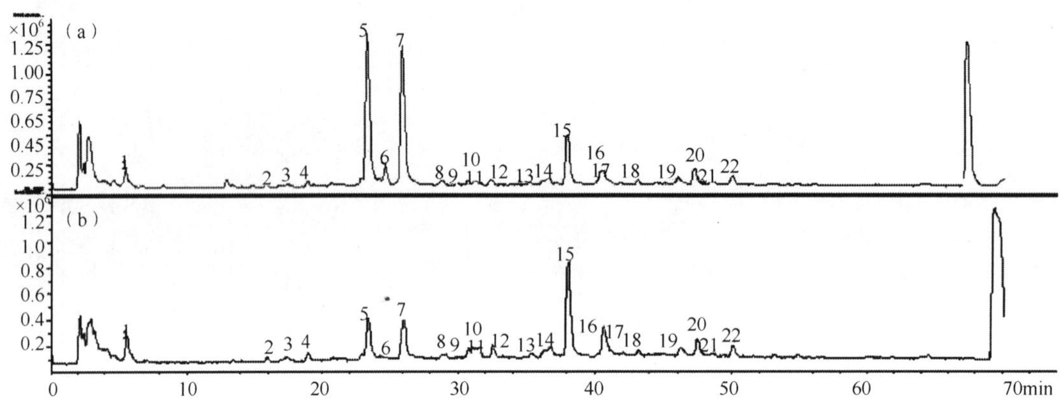

图 12.12　马鞭草药材的供试品 HPLC-TOF/MS 正、负总离子流色谱图

（a）正离子流图；（b）负离子流图

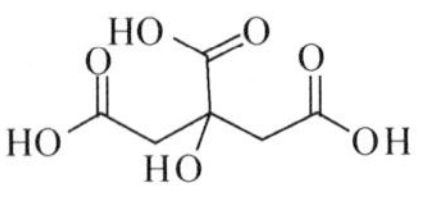

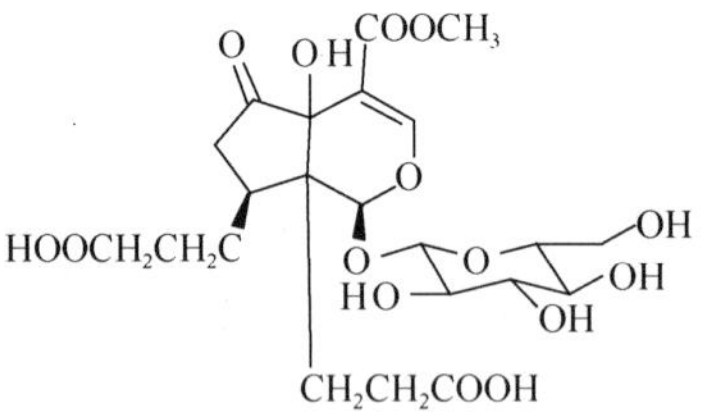

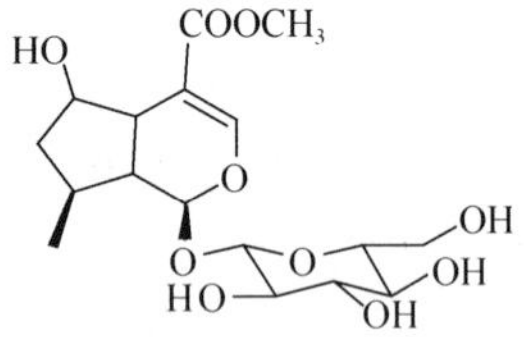

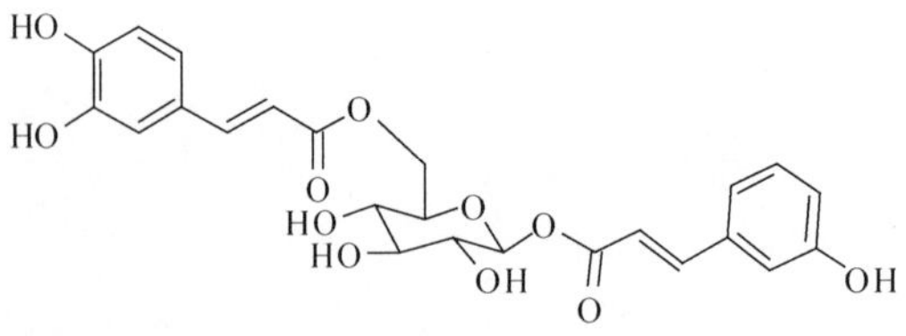

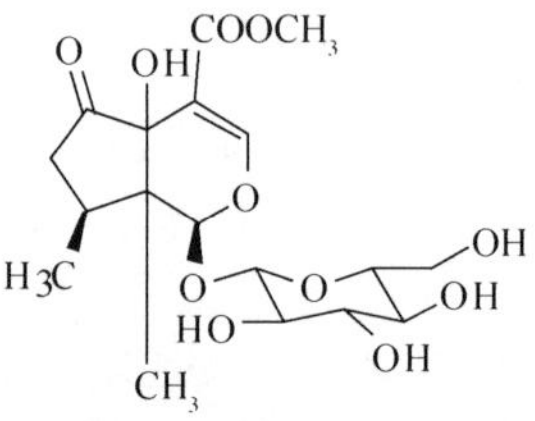

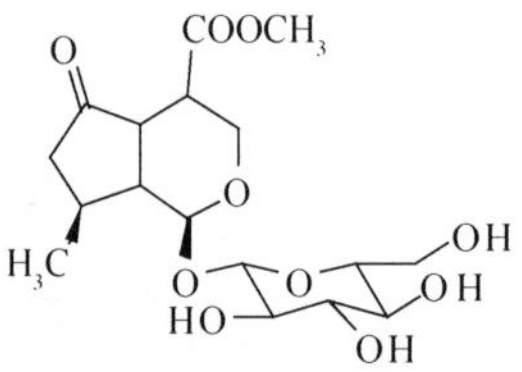

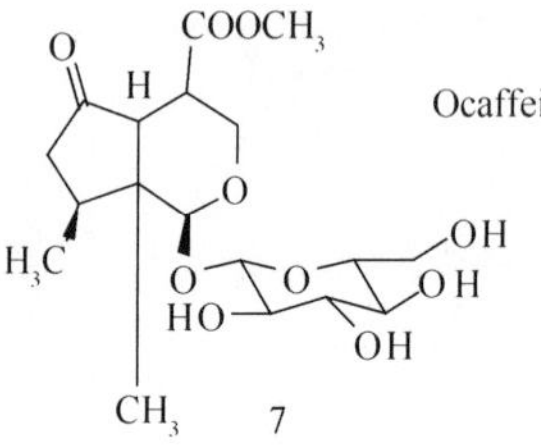

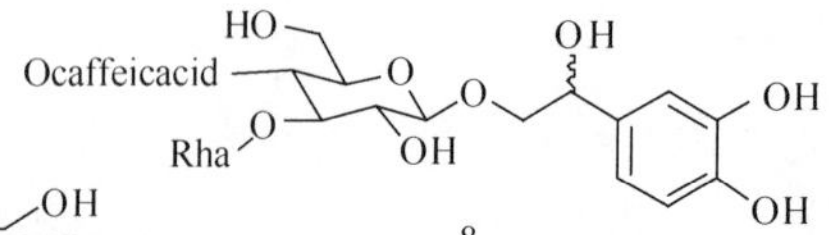

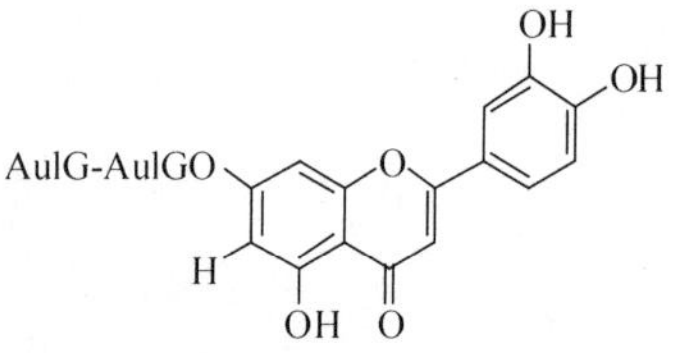

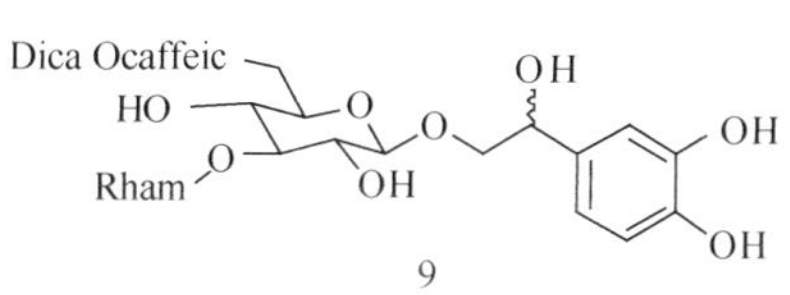

9

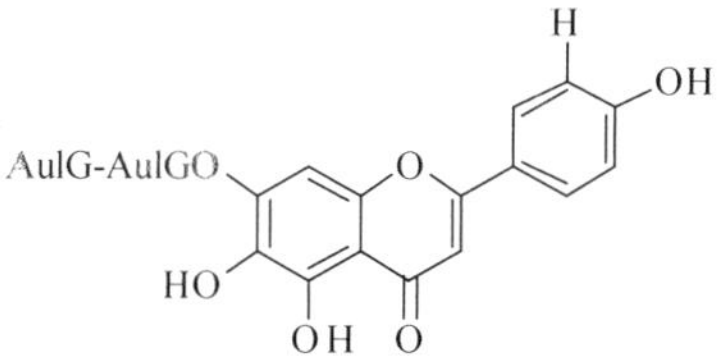

11

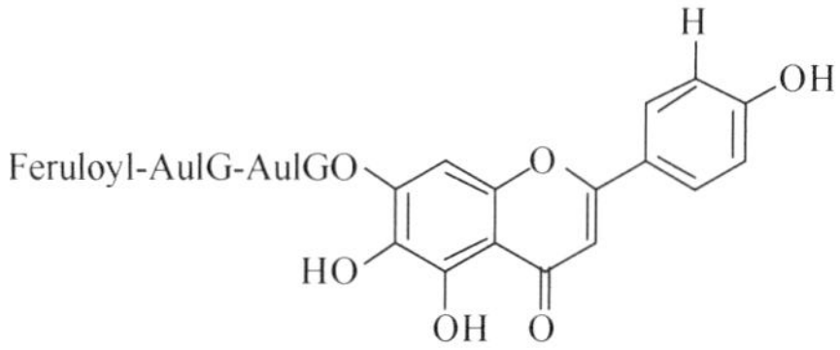

12

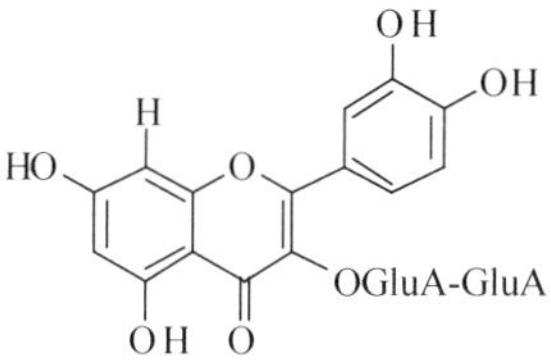

13

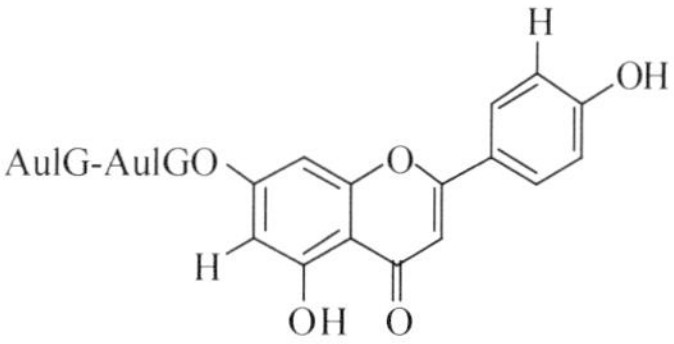

14

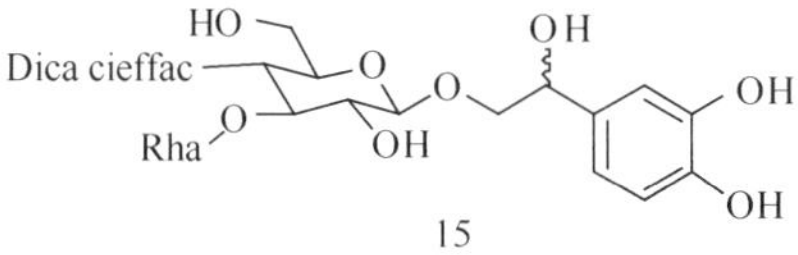

15

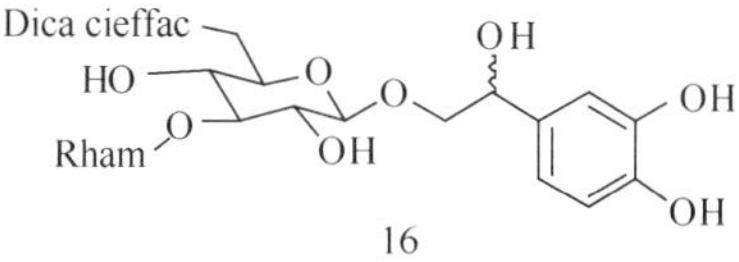

16

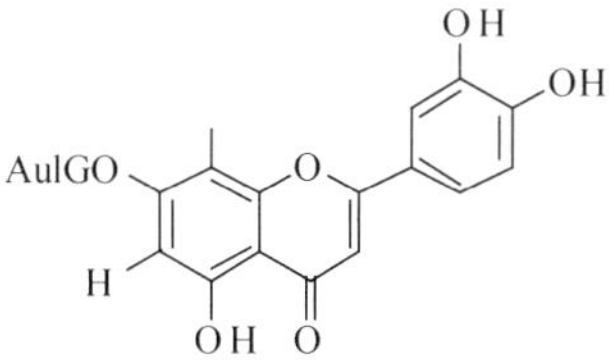

17

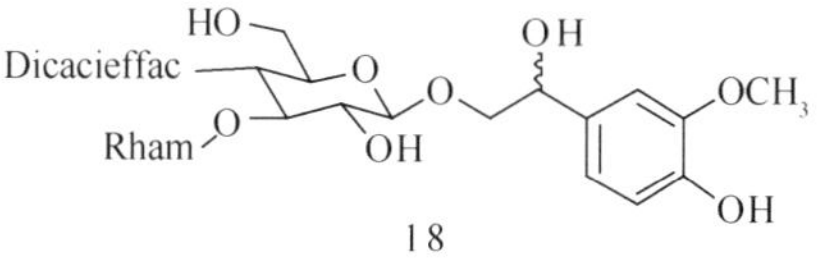

18

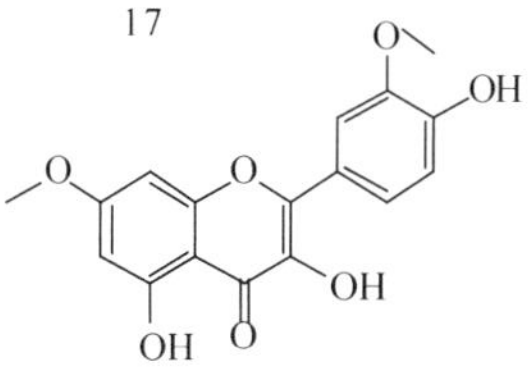

19

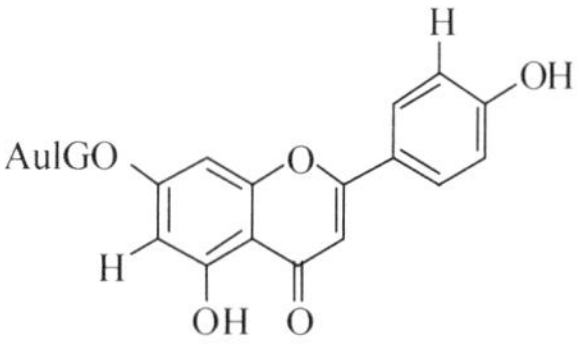

20

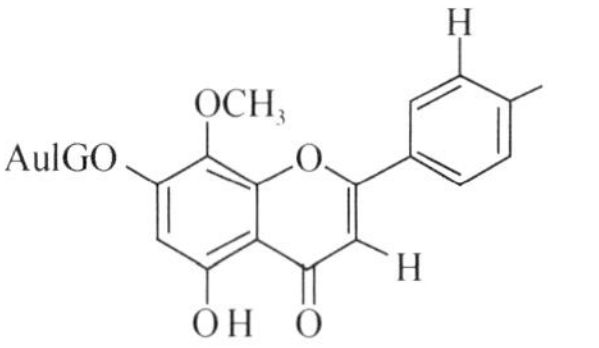

21

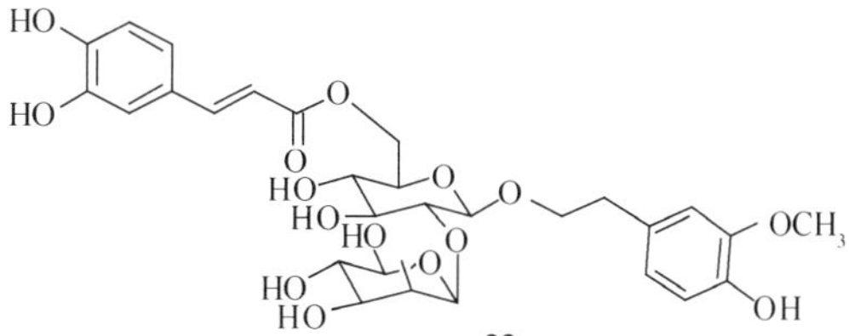

22

图 12.13　马鞭草药材中化学成分的结构式

6. 败酱草化学物质组表征和辨识

败酱草药材的供试品 HPLC-TOF/MS 正、负总离子流色谱图见图 12.14，共检测出 22 种化合物，其中包括 4 个环烯醚萜类成分，2 个香豆素类成分，5 个黄酮苷类成分，6 个木脂素类成分，4 个三萜类成分（图 12.15）。其中 1 号、6 号、7 号、12 号、13 号和 20 号色谱峰为首次从该种植物中分析鉴定。

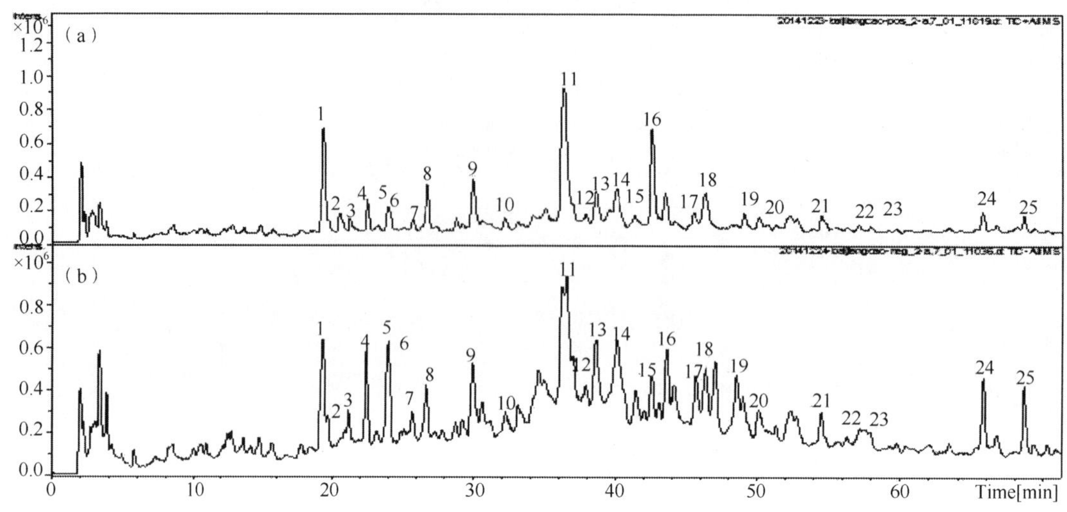

图 12.14　败酱草药材的供试品 HPLC-TOF/MS 正、负总离子流色谱图

（a）正离子流图；（b）负离子流图

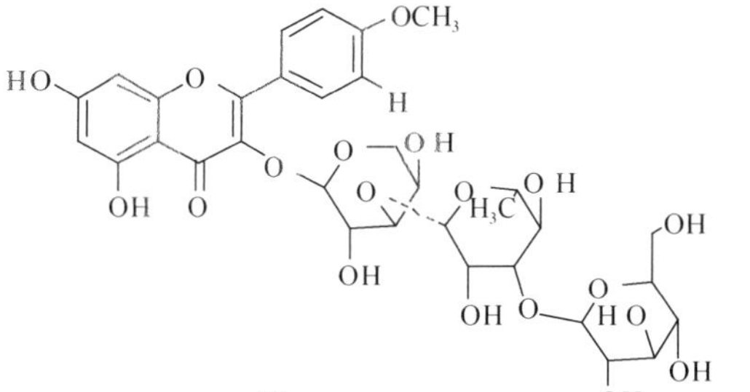

10

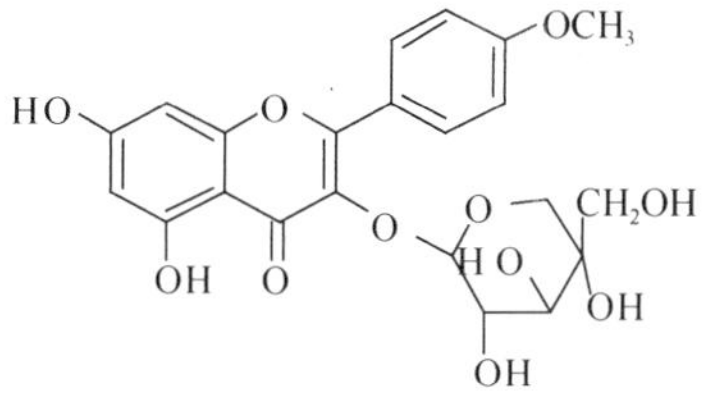

11

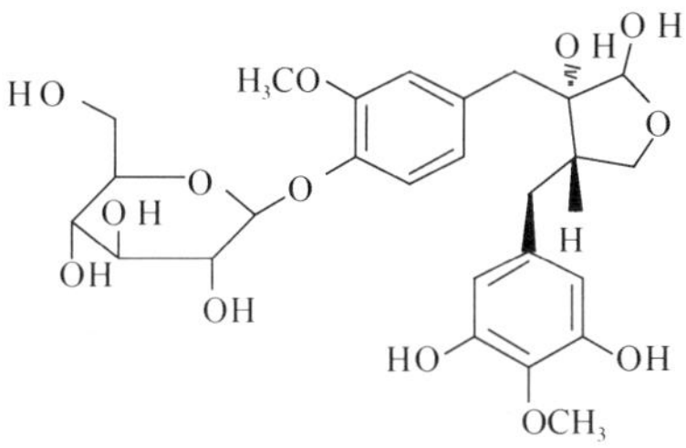

12

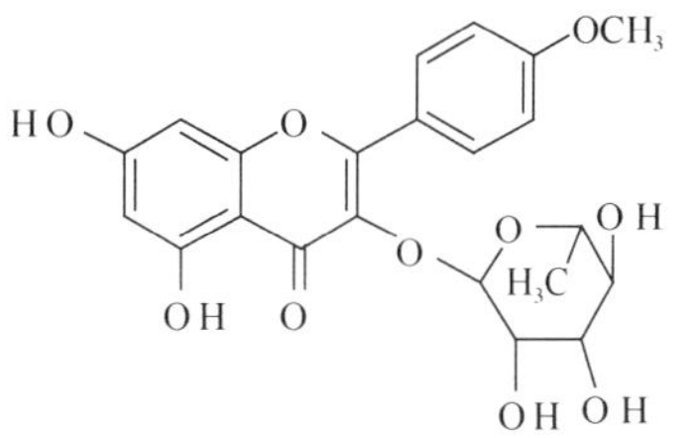

13

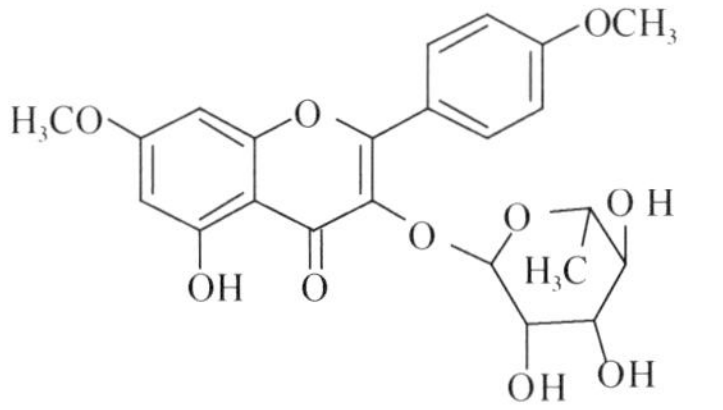

14

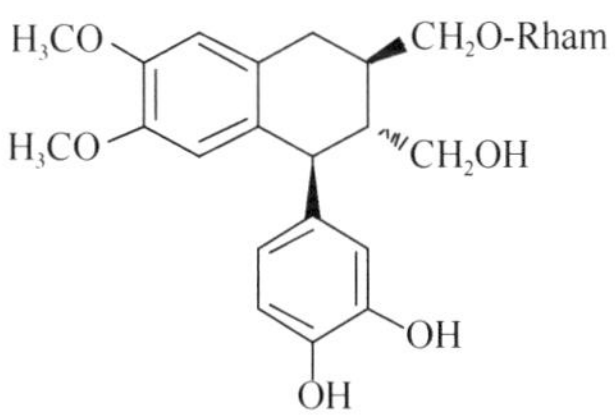

15

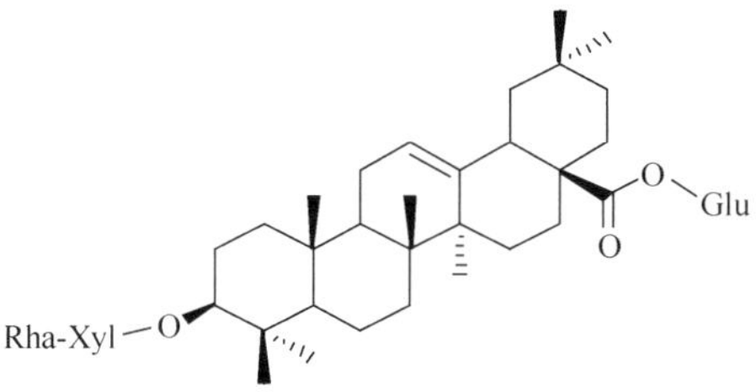

18

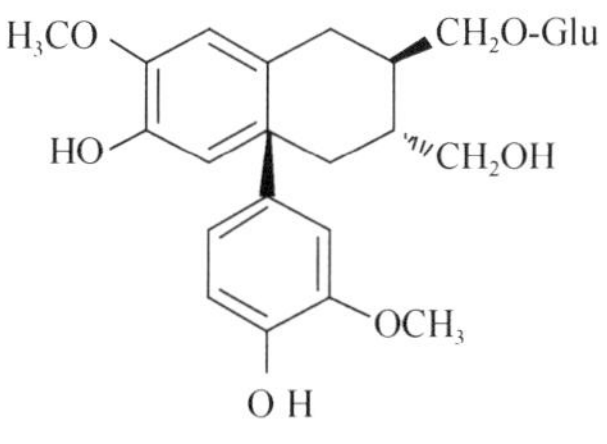

19

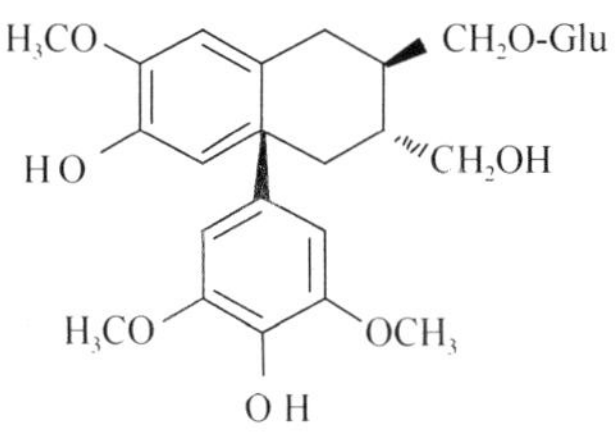

20

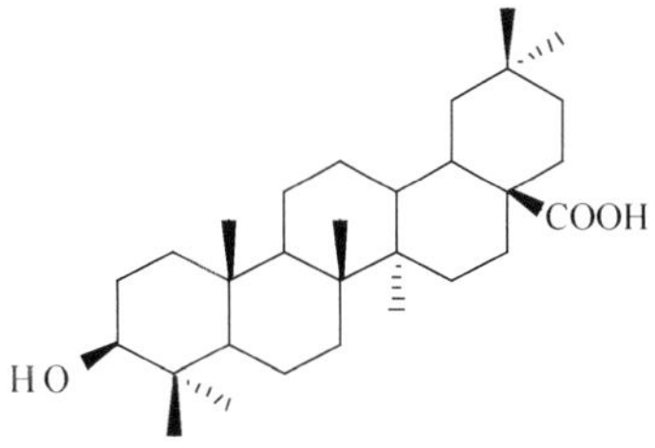

21

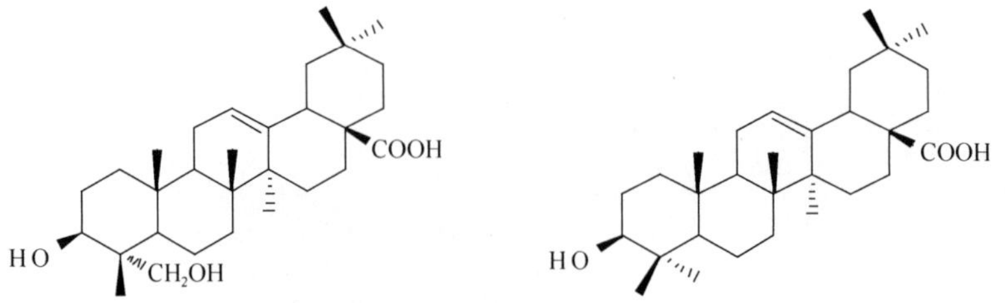

22 23

图 12.15 败酱草药材中化学成分的结构式

7. 芦根化学物质组表征和辨识

芦根药材的供试品 HPLC-TOF/MS 正、负总离子流色谱图见图 12.16。通过质谱裂解规律的分析并结合文献对照[38-40]，共检测出 12 个离子流峰，辨识出 9 个化合物，包括 3 个生物碱，2 个酚酸，1 个木质素，3 个其他类化合物（图 12.17）。

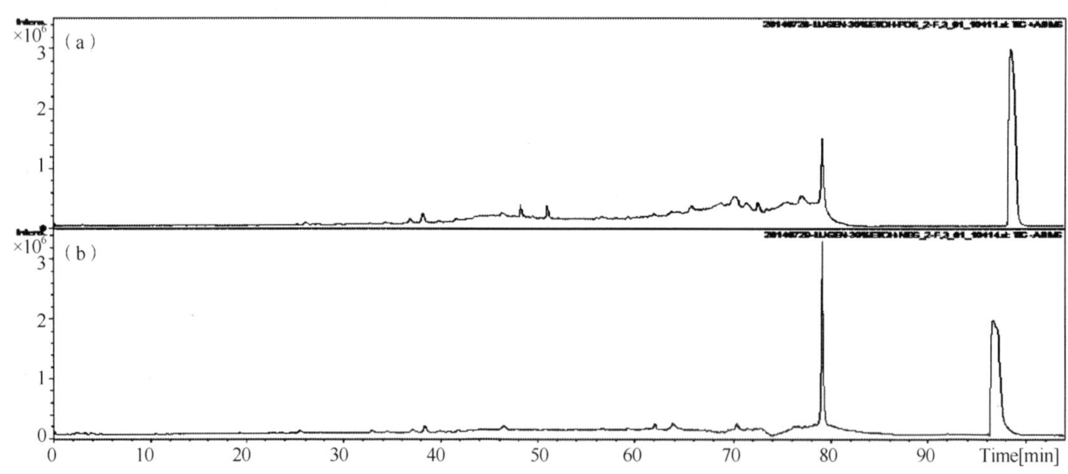

图 12.16 芦根药材的供试品 HPLC-TOF/MS 正、负总离子流色谱图

（a）正离子流图；（b）负离子流图

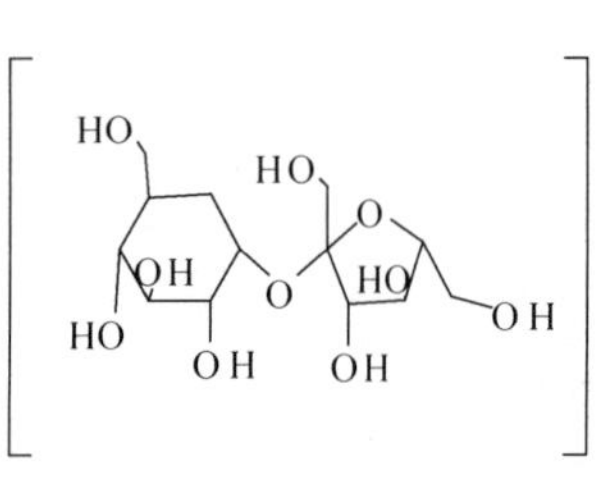

及其异构体

1 2 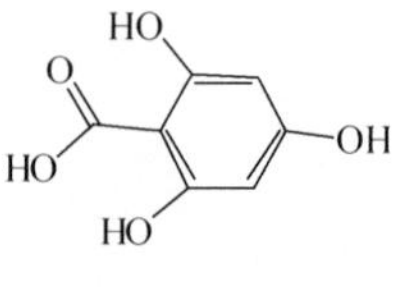 5

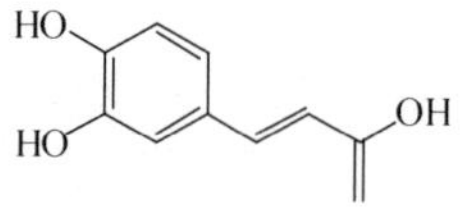

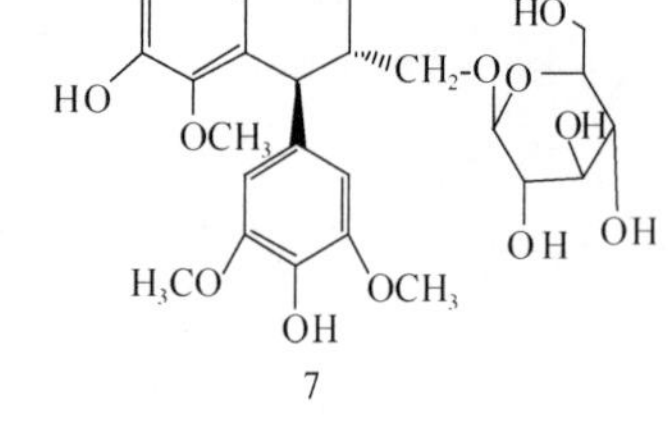

7 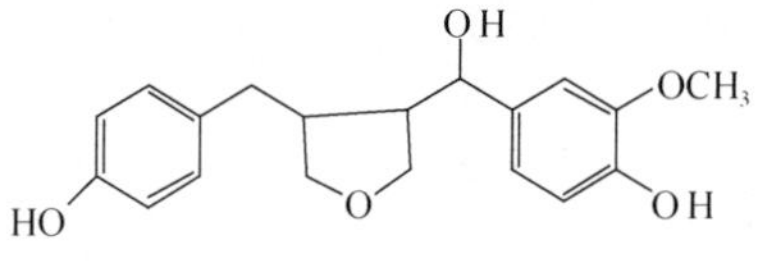 8 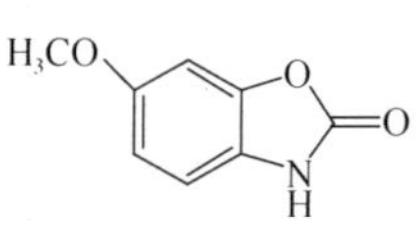 12

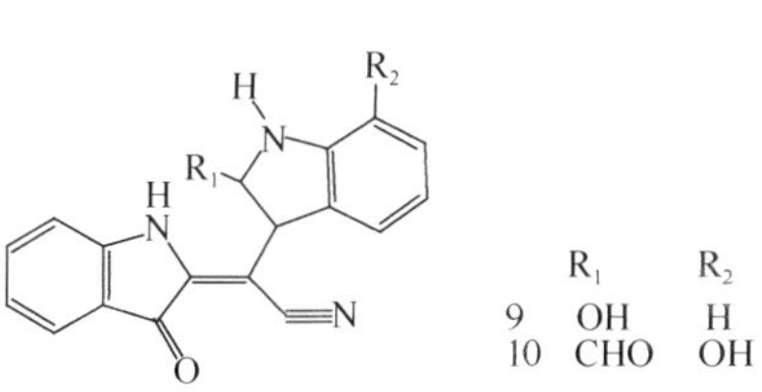

	R_1	R_2
9	OH	H
10	CHO	OH

图 12.17　芦根药材中化学成分的结构式

8. 甘草化学物质组表征和辨识

甘草药材的供试品 HPLC-TOF/MS 正、负总离子流色谱图见图 12.18，共识别了 44 个色谱峰。通过质谱裂解规律的分析并结合文献对照[41-44]，鉴定了 40 种化合物，包括 26 个黄酮类成分，11 个三萜皂苷类成分，2 个香豆素类化合物，1 个其他类化合物（图 12.19）。

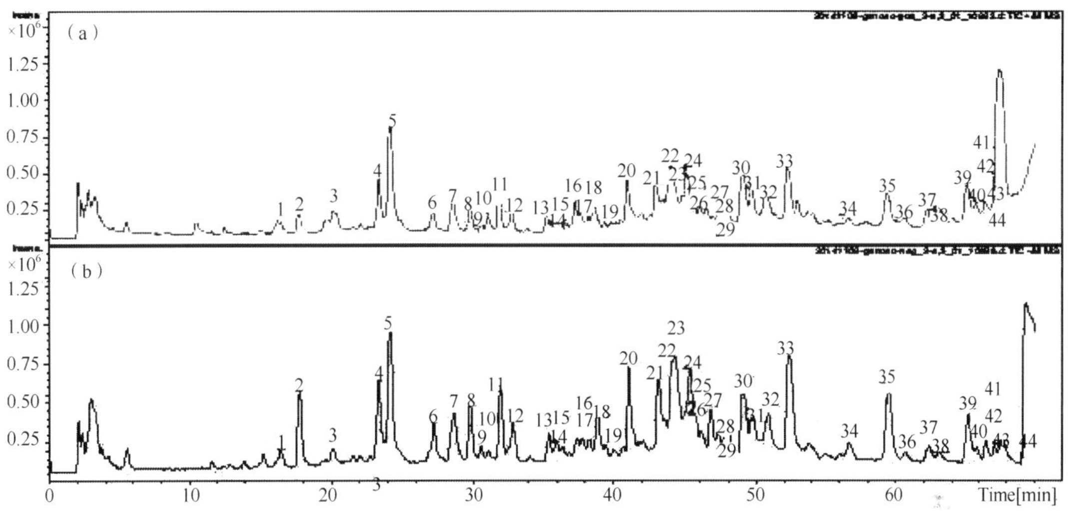

图 12.18　甘草药材供试品 HPLC-TOF/MS 正、负总离子流色谱图

（a）正离子流图；（b）负离子流图

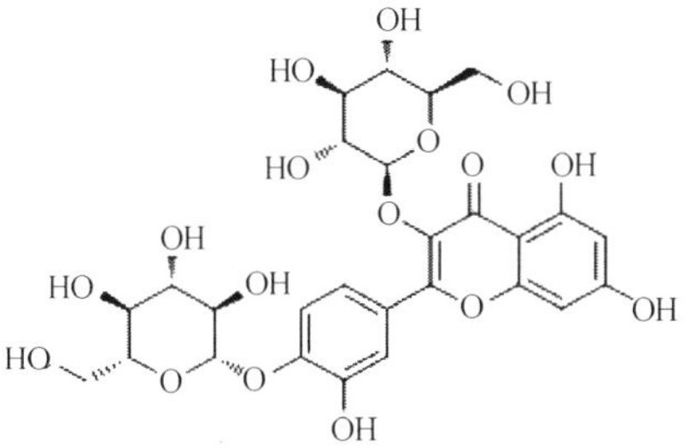

1 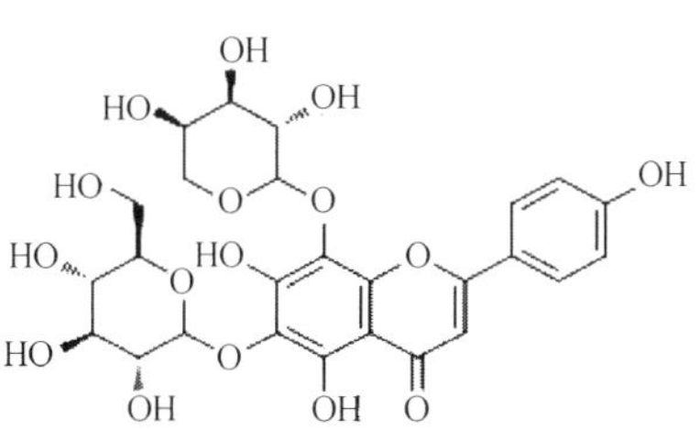　3 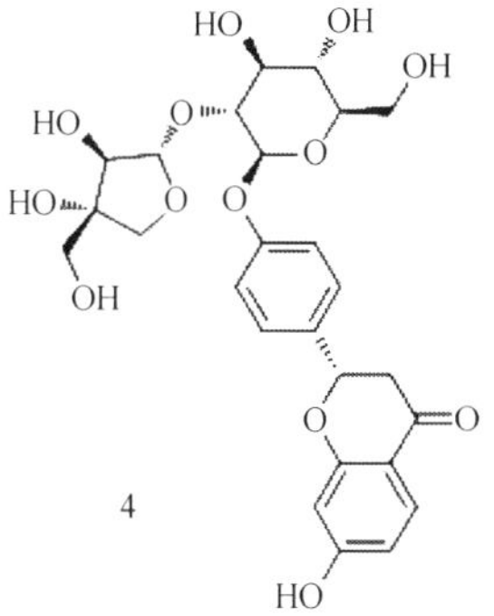　4

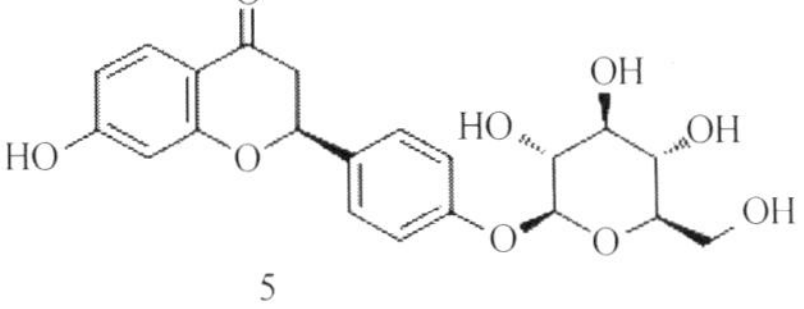

5 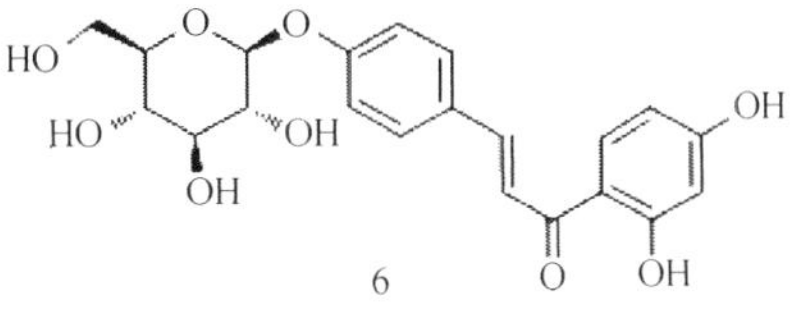　6

7 8 9

10 11 12

13 14 15 16

17 18

19 21

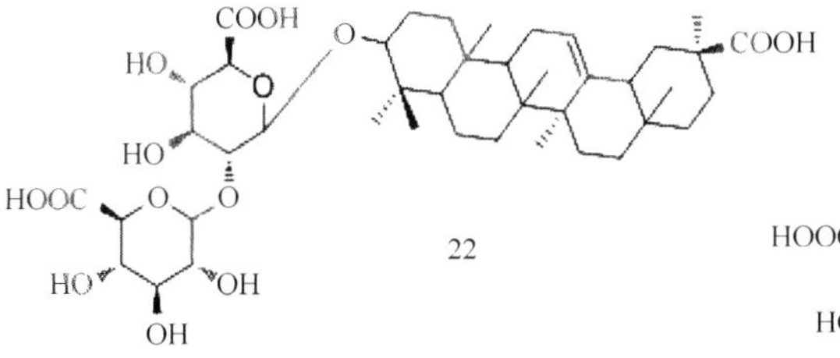

22 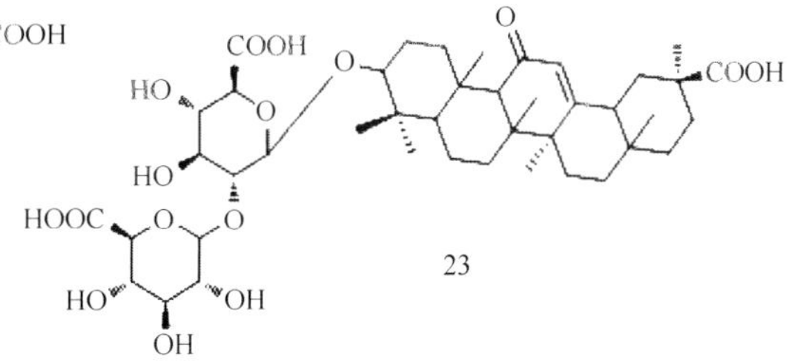 23

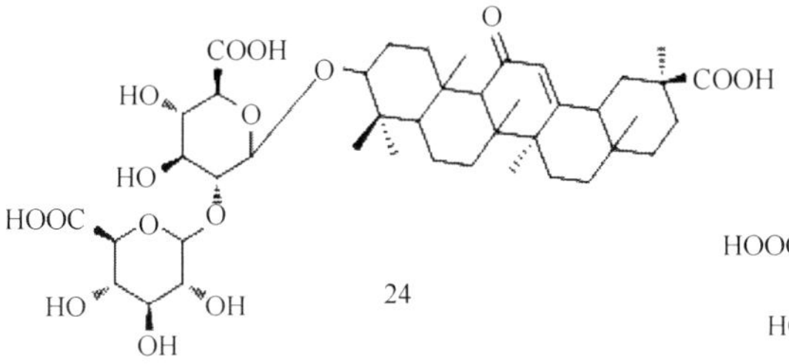

24 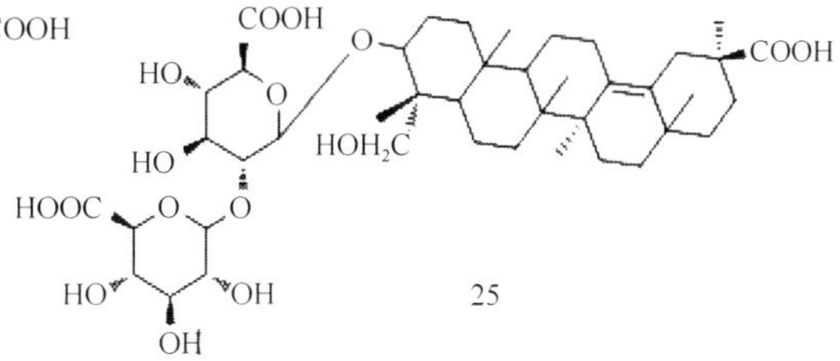 25

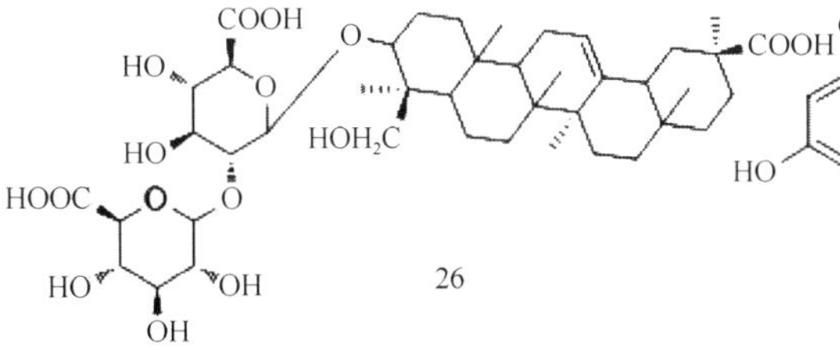

26 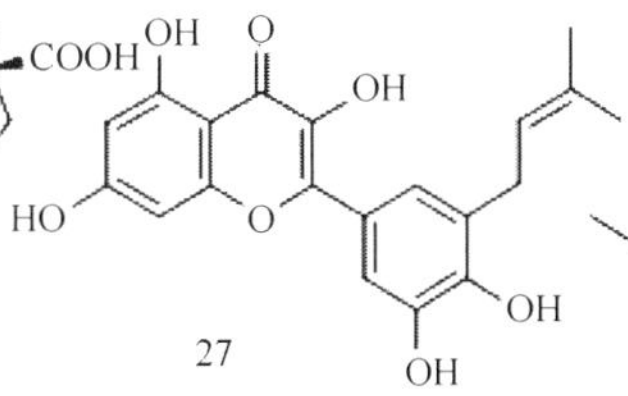 27 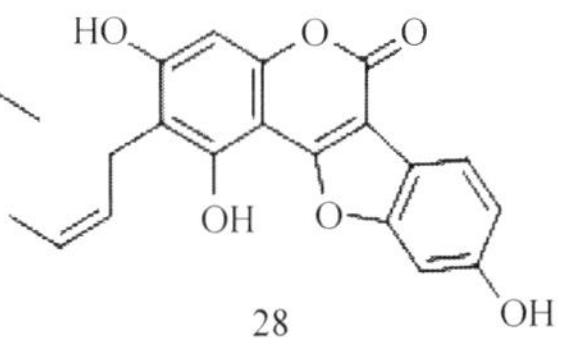 28

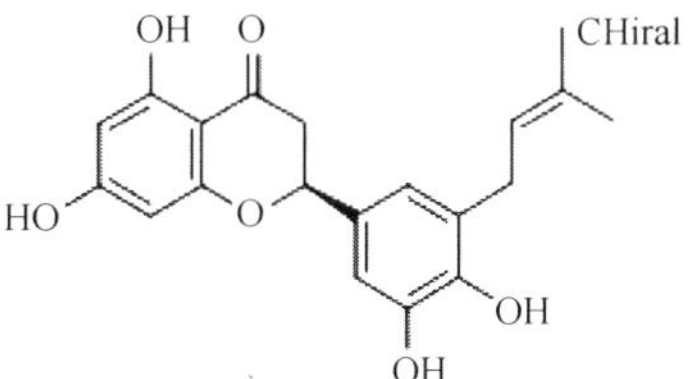

29 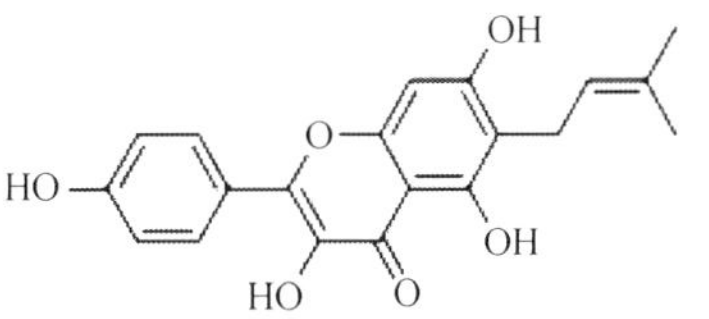 30 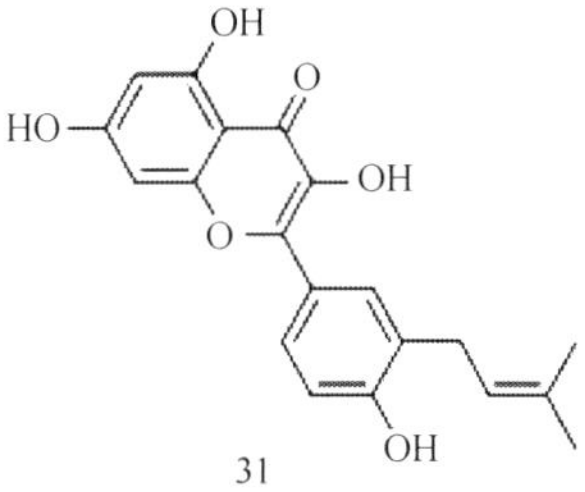 31

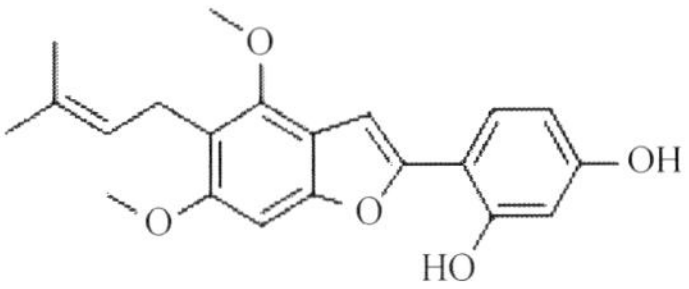

32 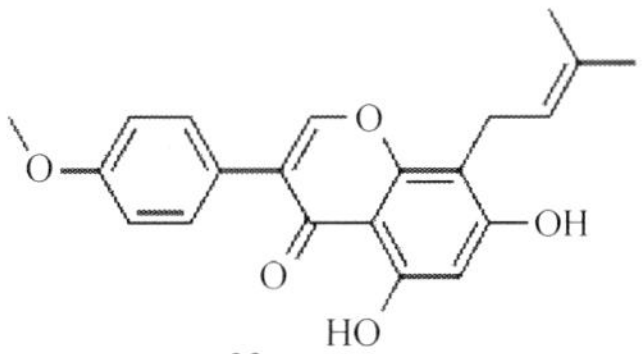 33 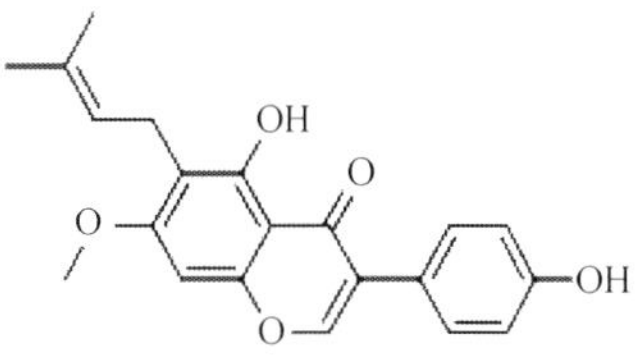 34

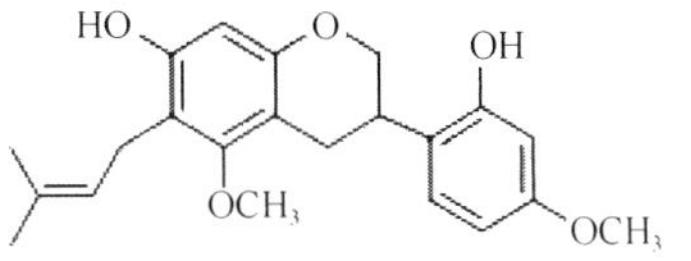

35 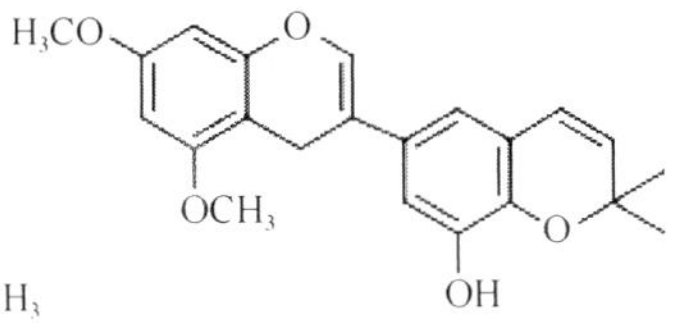 36 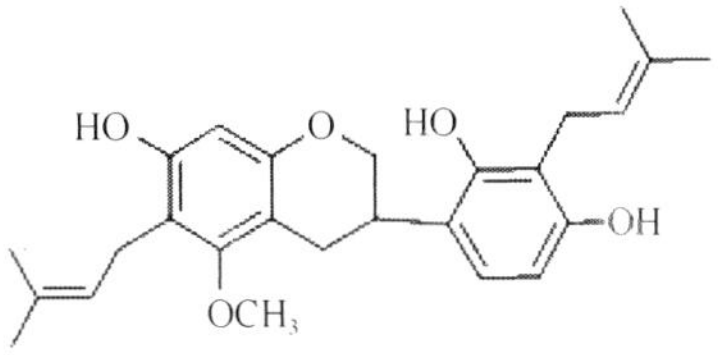 38

37和39 及其异构体　　40和41 及其异构体

图 12.19　甘草药材中化学成分的结构式

二、疏风解毒胶囊成品化学物质组表征和辨识

本实验建立了疏风解毒胶囊的 HPLC-Q-TOF-MS 表征方法，通过离子色谱解析共辨识出 94 个化合物，包括黄酮类化合物 25 个，苯乙醇苷类化合物 11 个，环烯醚萜化合物 7 个，蒽醌类化合物 6 个，三萜类化合物 18 个，二苯乙烯类化合物 2 个，木脂素类化合物 5 个，香豆素类化合物 1 个，酚酸类化合物 4 个，生物碱类化合物 5 个，氨基酸 7 个，糖类 1 个，其他小分子化合物 2 个，其中有 15 种化合物是采用对照品进行确认的。正、负总离子流色谱图见图 12.20，解析结果见表 12.1。

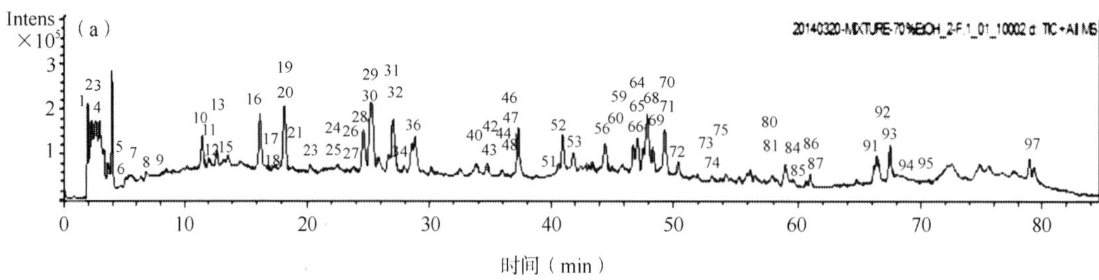

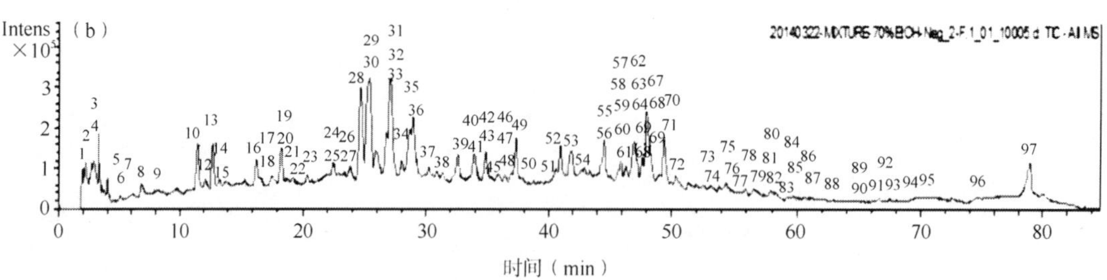

图 12.20　疏风解毒胶囊供试品 HPLC-Q-TOF-MS 正、负总离子流色谱图

（a）正离子流图；（b）负离子流图

表 12.1 疏风解毒胶囊的 HPLC-Q-TOF-MS 鉴定结果

No.	t_R (min)	$[M-H]^-$ (m/z)	$[M+H]^+$ (m/z)	MS/MS fragmentaion (m/z)	Molecular formula	Identification	Source
1	2.2	173.1033	175.1190		$C_5H_{12}N_2O_2$	Arginine（精氨酸）	I
2	2.6	242.0777	244.0934	$487[2M+H]^+$，$112[M+H-rib]^+$	$C_9H_{13}N_3O_5$	Cytidine（胞苷）	I
3	3.0	341.1084	$365.1052[M+Na]^+$	$203[M+Na-Glc]^+$	$C_{12}H_{22}O_9$	Sucrose and its isomer（蔗糖及其异构体）	I
4	3.2	179.0344	$203.0521[M+Na]^+$		$C_{10}H_{10}O_3$	Cafferic acid（咖啡酸）	PT
5	5.2	128.0170	130.0498	$152[M+Na]^+$	$C_4H_7N_3OS$	Epigoitrin/Goitrin（表告依春/告依春）	I，F
6	5.4	266.0890	268.1035	$136[M+H-rib]^+$	$C_{10}H_{13}N_5O_4$	Adenosine（腺苷）	I
7	5.5	243.0617	245.0631		$C_{10}H_{13}NO_6$	Uridine（尿苷）	I
8	6.9	282.0839	284.0983	$152[M+H-rib]^+$	$C_9H_{13}N_5O_5$	Guanosine（鸟苷）	I
9	8.2	164.0712	166.0872	$120[M+H-HCOOH]^+$，	$C_9H_{11}NO_2$	Phenylalanine（苯丙氨酸）	I
10	11.4	375.1328	$399.1285[M+Na]^+$	$215[M+H-Glucose]^+$，$197[M+H-Glucose-H_2O]^+$，$179[M+H-Glucose-H_2O\times2]^+$	$C_{16}H_{24}O_{10}$	2-methoxy-3，4，5-trihydroxyphenylethanoid glycoside（2-甲氧基-3，4，5-三羟基苯乙醇苷）	F
11	12.0	325.1102			–	unknown	P
12	12.0	461.1694	$485.1668[M+Na]^+$	$317[M+H-Rhamnose]^+$，$155[M+H-Rhamnose-Glucose]^+$	$C_{20}H_{30}O_{12}$	Forsythoside E（连翘酯苷 E）	F
13	12.7	461.1659	$485.1668[M+Na]^+$	$317[M+H-Rhamnose]^+$，$155[M+H-Rhamnose-Glucose]^+$	$C_{20}H_{30}O_{12}$	Forsythoside E isomer（连翘酯苷 E 异构体）	F
14	13.1		$385.1402[M+Na]^+$	$747[2M+Na]^+$，$223[M+Na-Glu]^+$	$C_{16}H_{26}O_9$	Dehydroxypatrinoside（去羟基败酱苷）	PS
15	13.7	487.1241	489.1403	$325[M+H-164]^+$，$163[M+H-164-Glucose]^+$	$C_{24}H_{24}O_{11}$	p-Coumaroyl-（6-*O*-caffeoyl）-glucoside（对-香豆酰-（6-氧-咖啡酰基）-葡萄糖苷）	F
16	16.2	449.1333 $[M+HCOO]^-$	$427.1387[M+Na]^+$	$405[M+H]^+$，$243[M+H-Glucose]^+$，$225[M+H-Glucose-H_2O]^+$，$207[M+H-Glucose-2H_2O]^+$，$193[M+H-Glucose-2H_2O-14]^+$	$C_{18}H_{26}O_{11}$	Hastatoside*（戟叶马鞭草苷*）	V
17	17.4	353.0873	$377.0985[M+Na]^+$	$163[M+H-quinine\ acyl]^+$	$C_{16}H_{18}O_9$	Chlorogenic acid（绿原酸）	B
18	17.4	389.1448	$413.1397[M+Na]^+$	$391[M+H]^+$，$211[M+H-Glucose-H_2O]^+$，$179[M+H-Glucose-2H_2O-14]^+$	$C_{17}H_{26}O_{10}$	3，4-dihydroverbenalin（3，4-二氢马鞭草苷）	V
19	18.2	433.1380 $[M+HCOO]^-$	389.1435	$227[M+H-Glucose]^+$，$195[M+H-Glucose-2H_2O-14]^+$	$C_{18}H_{26}O_{10}$	Verbenalin*（马鞭草苷*）	V

续表

No.	t_R（min）	$[M-H]^-$（m/z）	$[M+H]^+$（m/z）	MS/MS fragmentaion（m/z）	Molecular formula	Identification	Source
20	18.3	433.1346	457.1373$[M+Na]^+$	273$[M+H\text{-}Glucose]^+$	$C_{18}H_{26}O_{12}$	methyl-10-hydrohastatoside（9-甲基-10-羟基戟叶马鞭草苷）	V
21	19.0	425.2176	427.2276	449$[M+Na]^+$	$C_{24}H_{36}O_8$	Patridoid II	PS
22	19.6		381.2137	219$[M+H\text{-}Glc]^+$	$C_{21}H_{35}O_{11}$	Dihydro patrinoside（二氢败酱苷）	PS
23	20.3	639.1925	663.1914$[M+Na]^+$、	679$[M+Na]^+$、477$[M+H\text{-}H_2O\text{-}Rhamnose]^+$、325$[477\text{-}152]^+$、163$[325\text{-}Glucose]^+$	$C_{29}H_{36}O_{16}$	β-hydroxyforsythoside A（β-羟基连翘酯苷 A）	F
24	22.3	637.1041	639.1126	463$[M+H\text{-}Glucuronide\ acid]^+$，287$[M+H\text{-}Glucuronide\ acid\times 2]^+$	$C_{27}H_{26}O_{18}$	Luteolin7-*O*-diglucuronide（木犀草素-7-O-二葡萄醛醛酸苷）	V
25	22.4	389.1236	391.1386	229$[M+H\text{-}Glucose]^+$	$C_{20}H_{22}O_8$	Polydatin*（虎杖苷*）	P
26	23.8	609.1456	633.1775$[M+Na]^+$	479$[M+H\text{-}Xylose]^+$、325$[479\text{-}154]^+$、163$[325\text{-}Glucose]^+$	$C_{20}H_{23}O_9$	Forsythoside J（连翘酯苷 J）	F
27	24.5	623.1976	647.2002$[M+Na]^+$	479$[M+H\text{-}Xylose]^+$、325$[479\text{-}154]^+$、163$[325\text{-}Glucose]^+$	$C_{29}H_{36}O_{15}$	Forsythoside A*（连翘酯苷 A*）	F
28	25.2	623.1976	647.2002$[M+Na]^+$	479$[M+H\text{-}Xylose]^+$、325$[479\text{-}154]^+$、163$[325\text{-}Glucose]^+$	$C_{29}H_{36}O_{15}$	Forsythoside I（连翘酯苷 I）	F
29	25.8	609.1456	611.1589	465$[M+H\text{-}Rhamnose]^+$、303$[M+H\text{-}Rhamnose\text{-}Glucose]^+$	$C_{27}H_{30}O_{16}$	Lutin（芦丁）	F、P、B
30	25.8	549.1608	573.1637$[M+Na]^+$	551$[M+H]^+$、419$[M+H\text{-}Apiose]^+$、257$[M+H\text{-}Apiose\text{-}Glucose]^+$、	$C_{21}H_{26}O_{12}$	Apiosyl-isoliquiritin	G
31	26.7	623.1976	625.2083	477$[M+H\text{-}Rhamnose]^+$、325$[M+H\text{-}Rhamnose\ \text{-}152]^+$	$C_{29}H_{36}O_{15}$	Verbascoside*（毛蕊花糖苷*）	V
32	27.0	417.1186	419.1322	257$[M+H\text{-}Glucose]^+$	$C_{21}H_{22}O_9$	Liquiritin（甘草苷）	G
33	27.0		781.2829	391$[M+H\text{-}390]^+$、229$[M+H\text{-}390\text{-}Glucose]^+$	$C_{40}H_{44}O_{16}$	Dimer piceid（虎杖苷二聚体）	P
34	27.9	477.1438	479.1536	325$[479\text{-}154]^+$、163$[325\text{-}Glucose]^+$	$C_{23}H_{26}O_{11}$	Calceolarioside A（木通苯乙醇苷 A）	F
35	28.4		443.0949	273$[M+H\text{-}Glucuronide\ acid]^+$	$C_{21}H_{20}O_{11}$	Naringenin 7-*O*-glucuronide（柚皮素-7-O-葡萄糖醛酸苷）	P
36	28.9	623.1976	625.2096	647$[M+Na]^+$、477$[M+H\text{-}Rhamnose]^+$、325$[M+H\text{-}Rhamnose\ \text{-}152]^+$	$C_{29}H_{36}O_{15}$	Isoverbascoside（异毛蕊花糖苷）	V
37	30.2		567.1956	405 $[M+H\text{-}Glucose]^+$、387 $[M+H\text{-}Glucose\text{-}H_2O]^+$	$C_{26}H_{34}O_{11}$	dihydroxyphillyrin	F
38	31.0		903.2095	757$[M+H\text{-}Rham]^+$，595$[M+H\text{-}Rham\times 2]^+$，449$[M+H\text{-}Rham\times 2\text{-}GLu]^+$、303$[M+H\text{-}Rham\times 2\text{-}Glu\text{-}Rham]^+$、	$C_{36}H_{47}O_{26}$	Quercetin 7-*O*-rhamnosyl、3-*O*-glucosyl -1-6- rhamninosyl-1-3-rhamnoside	PS

续表

No.	t_R（min）	$[M-H]^-$（m/z）	$[M+H]^+$（m/z）	MS/MS fragmentaion（m/z）	Molecular formula	Identification	Source
39	33.5		539.2041	499$[M+H-CH2O]^+$，337$[M+H-Glucose]^+$，319$[337-H_2O]^+$，163$[327-156]^+$	$C_{26}H_{34}O_{12}$	Hydroxydihydromatairesinoside	PS
40	33.8	445.0771	447.0915	271 $[M+H-Glucuronide\ acid]^+$	$C_{27}H_{26}O_{18}$	Apigenin-7-*O*-glucuronide（芹菜素-7-O-葡萄糖醛酸苷）	V
41	33.8		517.1298	539$[M+Na]^+$，499$[M+H-H_2O]^+$，355$[M+H-caffeic\ acyl]^+$	$C_{25}H_{24}O_{12}$	Isochlorogenic acid B（异绿原酸 B）	B
42	34.7	431.1015	455.0926$[M+Na]^+$	271 $[M+H-Glucose]^+$	$C_{21}H_{20}O_{10}$	Emodin-8-*O*-glucoside（大黄素 -8-O- 葡萄糖苷）	P
43	34.7	549.1608	551.1677	419$[M+H-Apiose]^+$，257$[M+H-Apiose-Glucose]^+$	$C_{26}H_{30}O_{13}$	Apiosylliguiritin	G
44	35.9	541.2213			-	Unknown	P
45	35.9		431.1318	269$[M+H-Glucose]^+$	$C_{22}H_{22}O_{12}$	7-methoxyflavone-4′-glucoside	G
46	36.4	651.2289	675.2193$[M+Na]^+$	653$[M+H]^+$，485$[M+H-168]^+$，339$[M+H-168-Rhamnose]^+$，177$[M+H-168-Rhamnose-Glucose]^+$	$C_{31}H_{40}O_{15}$	Epimeridinoside A（广防风苷 A）	V
47	36.4	521.2023	523.1799	343$[M+H-Glucose-H_2O]^+$，219$[M+H-Glucose-H_2O-124]^+$	$C_{26}H_{34}O_{11}$	Isolariciresinol-6-*O*-β-glucoside	F、PS
48	36.8		147.0484$[M+Na]^+$		$C_7H_8O_2$	5-hydroxymethylfurfural	PT
49	37.8		239.0787	146$[M+H-C_6H_5OH]^+$	$C_{14}H_{10}N_2O_2$	3-（2'-hydroxyphenyl）-4（3H）-quinazolinone	I
50	38.2		177.0359$[M+Na]^+$	145$[M+Na-2H_2O]^+$	$C_7H_6O_4$	Trihydroxybenzaldehyde	PT
51	40.2	445.1135	469.2012$[M+Na]^+$	301$[M+H-Rham]^+$	$C_{22}H_{22}O_{10}$	Kaempferide-3-O-rhamninoside（山柰酚 3-O-鼠李糖苷）	PS
52	40.9	407.1342	409.1073	247$[M+H-Glucose]^+$	$C_{19}H_{20}O_{10}$	2-methoxy-6-acetyljuglone-glucoside	P
53	41.7	431.0978	433.1112	271 $[M+H-Glucose]^+$	$C_{21}H_{20}O_{10}$	Emodin-1-*O*-glucoside（大黄素-1-O-葡萄糖苷）	P
54	42.4		257.0727	137$[M+H-120]^+$	$C_{15}H_{12}O_4$	Isoliquiritigenin（异甘草素）	G
55	44.4		839.3951	663$[M+H-Glucuronide\ acid]^+$，487$[M+H-Glucuronide\ acid\times2]^+$，469$[487-H_2O]^+$	$C_{42}H_{62}O_{17}$	Hydroxy glycyrrhizic acid and its isomer（羟基甘草酸及异构体）	G
56	44.4	283.0243	285.0765		$C_{17}H_{12}O_5$	Rhein*（大黄酸）	P
57	45.8		839.3954	663$[M+H-\ Glucuronide\ acid]^+$，487$[M+H-Glucuronide\ acid\times2]^+$，469$[487-H_2O]^+$	$C_{42}H_{62}O_{17}$	Hydroxy glycyrrhizic acid and its isomer（羟基甘草酸及异构体）	G
58	45.8		353.2275	295$[M+H-\ H_2O\times2]^+$，231$[M+H-\ H_2O\times2\ -64]^+$	$C_{17}H_{16}O_7$	7-methoxyisohamnetin（7-甲氧基异鼠李素）	B
59	45.8	269.0483	271.0666		$C_{15}H_{10}O_5$	Emodin*（大黄素）	P
60	45.8	269.0450	271.0651		$C_{15}H_{10}O_5$	Apigenin（芹菜素）	V
61	46.3		353.0724$[M+Na]^+$		$C_{19}H_{22}O_5$	Demethoxy-Indigoticalignane A	I、PT

续表

No.	t_R (min)	$[M-H]^-$ (m/z)	$[M+H]^+$ (m/z)	MS/MS fragmentaion (m/z)	Molecular formula	Identification	Source
62	46.7		301.0699		$C_{16}H_{12}O_6$	4'-hydroxywogonin（4'-羟基汉黄芩素）	V
63	46.9		839.3954	663[M+H–Glucuronide acid]$^+$, 487[M+H-Glucuronide acid×2]$^+$, 469[487-H_2O]$^+$	$C_{42}H_{62}O_{17}$	Hydroxy glycyrrhizic acid and its isomer（羟基甘草酸及异构体）	G
64	47.0	825.4699 [M+HCOO]$^-$	781.4639	763[M+H-H_2O]$^+$, 745[M+H-H_2O×2]$^+$, 619[M+H-Glucose]$^+$, 473[M+H-Glucose-fucose]$^+$	$C_{42}H_{68}O_{13}$	Saikosaponin A*（柴胡皂苷 A）	B
65	47.5	821.3957	823.4057	647[M+H–Glucuronide acid]$^+$, 471[M+H-Glucuronide acid×2]$^+$	$C_{42}H_{62}O_{16}$	glycyrrhizic acid and its isomer（甘草酸及其异构体）	G
66	47.9	821.3953	823.3992	647[M+H-Glucuronide acid]$^+$, 471[M+H-Glucuronide acid×2]$^+$	$C_{42}H_{62}O_{16}$	glycyrrhizic acid and its isomer（甘草酸及其异构体）	G
67	48.1		304.0993			2-[（2'-hydroxy-2', 3'-dihydryo-3'-indole） cyanomethylene]-3-indolinone	I、PT
68	48.4	821.4677	823.4053	619[M+H-Glucose-acetyl]$^+$, 473[M+H-Glucose-fucose]$^+$	$C_{44}H_{70}O_{14}$	3″-acetylSaikosaponin A and its isomer（3″-乙酰基柴胡皂苷 A 及异构体）	B
69	48.7	821.3958	823.4090		$C_{42}H_{62}O_{16}$	glycyrrhizic acid and its isomer（甘草酸及其异构体）	G、PS
70	49.3	821.4685	823.4040	619[M+H-Glucose-acetyl]$^+$, 473[M+H-Glucose-fucose]$^+$	$C_{44}H_{70}O_{14}$	3″-acetylSaikosaponin A and its isomer（3″-乙酰基柴胡皂苷 A 及异构体）	B
71	49.3	371.1492	373.1558	355[M+H-H_2O]$^+$, 337[M+H-H_2O×2]$^+$, 137[3-hydroxy-4-methoxy benzyl]$^+$	$C_{21}H_{24}O_6$	Phillygenin（连翘脂素）	F
72	50.3	865.4582	867.4571	705[M+H-Glucose]$^+$, 473[M+H-Glucose-fucose-malonyl]$^+$	$C_{45}H_{70}O_{16}$	Malonylsaikosaponin D and its isomer	B
73	53.0	367.1179	369.1254		$C_{21}H_{20}O_5$	Hydroxy Gancaonin M and its isomer	G
74	53.7	353.1021	357.1258		$C_{20}H_{20}O_6$	Uralenin（乌拉尔宁）	G
75	54.6	351.1227	353.1049		$C_{21}H_{20}O_5$	Gancaonin M and its isomer	G
76	54.8		327.1382	223[M+Na-126], 201[M+H-126]$^+$	$C_{18}H_{18}N_2O_4$	Isaindigodione（依靛蓝酮）	I
77	55.6		797.4653	819[M+Na]$^+$, 635[797-Glu]$^+$, 473[635-2Glu]$^+$, 455[aglycone-H_2O]$^+$	$C_{42}H_{68}O_{14}$	28-*O*-β-D-glucopyranosyl-（1-6） β-D-glucopyranosyl hederagin ester	PS
78	57.2		757.4459[M+Na]+	735[889-Arab]$^+$, 586[735-Rham]$^+$, 457[586-Xyl]$^+$, 439[M+H-Rham-Xyl-H_2O]$^+$	$C_{41}H_{66}O_{11}$	3-*O*-α-L-Rhamnosyl-1-2-arabinosyl- oleanicaside	PS
79	57.7		757.4485M+Na]$^+$	735[889-Arab]$^+$, 586[735-Rham]$^+$, 457[586-Xyl]$^+$, 439[M+H-Rham-Xyl-H_2O]$^+$	$C_{41}H_{66}O_{11}$	3-*O*-α-L-Rhamnosyl-1-2-arabinosyl- ursolicaside	PS

续表

No.	t_R（min）	$[M-H]^-$（m/z）	$[M+H]^+$（m/z）	MS/MS fragmentaion（m/z）	Molecular formula	Identification	Source
80	57.8	353.1017	355.1188		$C_{20}H_{18}O_6$	Licoflavonol（甘草黄素）	G
81	57.8	353.1021	355.1167		$C_{20}H_{18}O_6$	Isolicoflavonol（异甘草黄素；）	G
82	57.8		357.0380$[M+Na]^+$	335$[M+H]^+$，303$[M+H-32]^+$	$C_{15}H_{10}O_8$	4′，6-dihydroxyquercetin（4′，6-二羟基槲皮素）	F
83	58.2		303.9485		$C_{15}H_{10}O_6$	Quercetin（槲皮素）	F
84	59.2	283.0241	285.0967		$C_{15}H_8O_6$	Rhein and its isomer（大黄酸及异构体）	P
85	59.6	351.1239	353 .1018		$C_{20}H_{16}O_6$	Gancaonin N and its isomer（甘草宁 N 及异构体）	G
86	60.6	369.0968	371.1735		$C_{20}H_{18}O_7$	Uralenol（乌拉尔醇）	G
87	60.8	317.0292	319.0257	341$[M+Na]^+$，301$[M+H-H_2O]^+$	$C_{15}H_{10}O_3$	6-hydroxyquercetin（6-羟基-槲皮素）	F
88	62.2		297.0391	319$[M+Na]^+$，297$[M+H]^+$	$C_{17}H_{12}O_5$	5-hydroxy-7-acetoxyflavone（5-羟基-7-乙酰氧基黄酮）	F、G
89	65.7		301.1398$[M+Na]^+$		$C_{16}H_{20}N_2O_3$	Hydroxyindirubin（羟基靛玉红）	I
90	65.8		149.0240$[M]^+$		$C_8H_7NO_2$	2，5-dihydroxy-indole（2，5-二羟吲哚）	I
91	66.5	469.3311	471.3450	493$[M+Na]^+$，453$[M+H-H_2O]^+$，427$[471-44]^+$	$C_{30}H_{46}O_4$	Glycyrrhetic acid*（甘草次酸）	G
92	67.4	469.3321	471.3450	493$[M+Na]^+$，453$[M+H-H_2O]^+$，427$[471-44]^+$	$C_{30}H_{46}O_4$	Glycyrrhetic acid and its isomer（甘草次酸及其异构体）	G
93	67.6	471.3471	473.3422		$C_{30}H_{48}O_4$	Hederagenin（常春藤皂苷元）	PS
94	68.2	455.3521	457.3487		$C_{30}H_{48}O_3$	Ursolic Acid（熊果酸）	PS
95	70.1	453.3361	455.3418		$C_{30}H_{50}O_3$	Oleanonic acid*（齐墩果酸）	PS
96	74.5		381.1156		$C_{21}H_{18}O_6$	5-*O*-methyl-glycyrol	G

P：虎杖；F：连翘；I：板蓝根；B：柴胡；V：马鞭草；PS：败酱草；PT：芦根；G：甘草. *通过对照品指认

三、疏风解毒胶囊的物质归属

1. 环烯醚萜类化合物

疏风解毒胶囊的液-质分析图谱中有 7 个环烯醚萜类化合物，其中 4 个化合物来源于药材马鞭草，另外 3 个化合物来源于药材败酱草。来源于马鞭草的 4 个环烯醚萜类化合物都表现出了相似的裂解规律。如丢失 Glu（162Da）、H_2O（18Da）、CH_2（14Da）、CO（28Da）、CO_2（44Da）或其组合。以化合物 19 的裂解过程为例，该类化合物在阳离子质谱中可以观察到$[M+Na]^+$、$[M+H]^+$、[M+H–162（Glu）]$^+$、[M+H–162（Glu）–H_2O]$^+$、[M+H–162（Glu）–H_2O–CH_2]$^+$等一系列的碎片峰（图 12.21）。从而判断这 4 个化合物的基本骨架都是相同的。而化合物 18 比化合物 19 多出两个质子，根据其极性并通过对比文献确定其为二氢马鞭草苷；化合物 16 比化合物 19 多丢失一个 H_2O 碎片，与标准品比对确定化合物 16 为戟叶马鞭草苷；化合物 20 与化合物 16 比多出一个甲氧基和一个羟基，结合文献数据确定化合物 20 为 9-甲氧基-10-羟基戟叶马鞭草苷（图 12.21）。

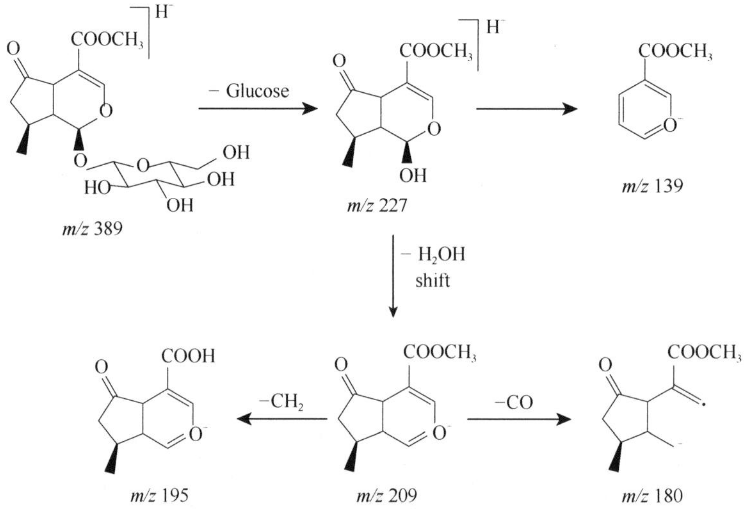

图 12.21　化合物 19（马鞭草苷）的裂解过程

来自于败酱草中的化合物 14（t_R=13.1min，*m/z* 362）比文献报道的 patrinoside 的分子质量少 16Da，其他裂解碎片基本一致，因此确定其为 patrinoside 脱去一个羟基的结构，同时通过比对文献数据可以确定化合物 1 为 dehydroxypatrinoside。化合物 22（t_R=19.6min，*m/z* 380）与化合物 14 的母核非常接近，只是结构中缺少一个 OH，且与化合物 patrinoside 相比多出 2 个氢原子，因此确定其为 dihydro patrinoside。化合物 21（t_R=19.0min，*m/z* 426）与文献报道的从黄花败酱中分离得到的 patridoid Ⅱ的性质和极性非常相近，从质谱的裂解过滤比较确定其为 patridoidⅡ。

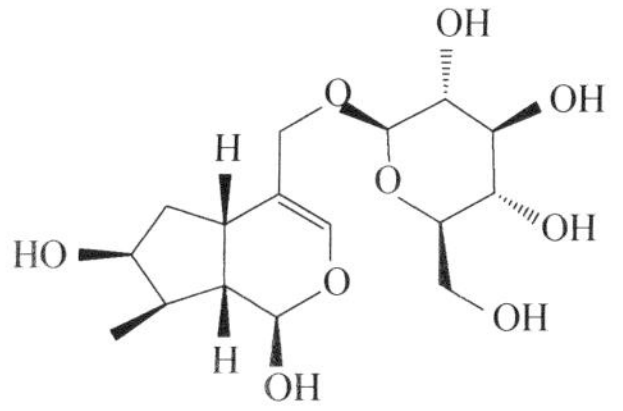

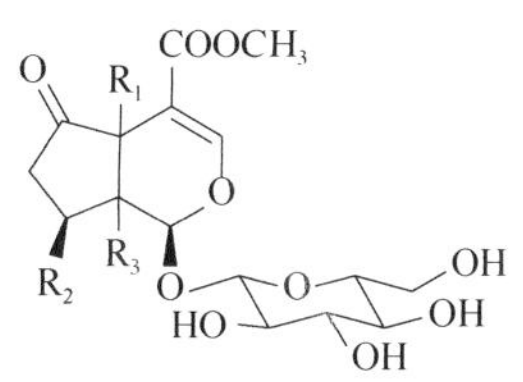

	R_1	R_2	R_3
化合物16	OH	CH_3	H
化合物19	H	CH_3	H
化合物20	OH	CH_2OH	CH_3

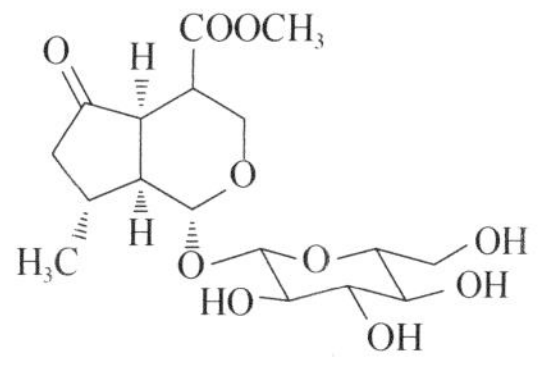

化合物14　化合物18 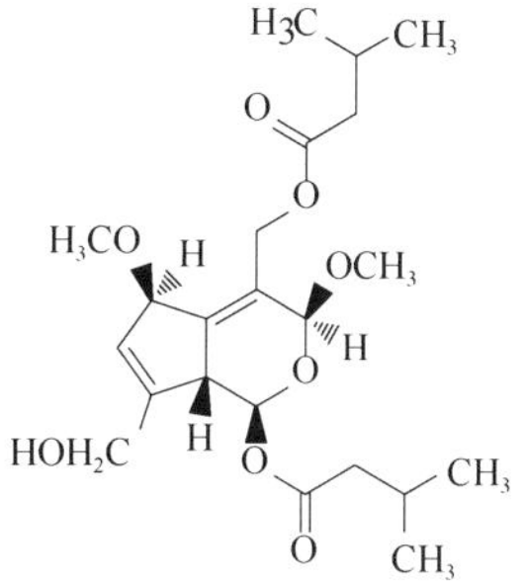　化合物21 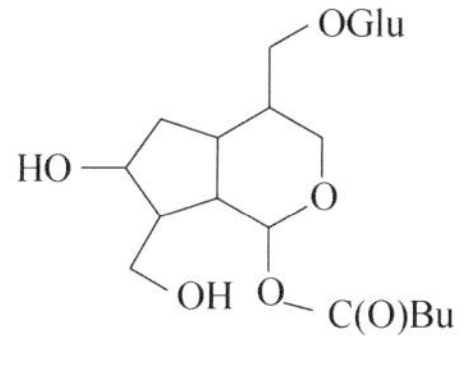　化合物22

图 12.22　疏风解毒胶囊中环烯醚萜类化学成分的结构式

2. 黄酮类化合物

黄酮类化合物是疏风解毒胶囊的主要物质组成，在分析确定结构的 94 个化合物中有 25 个化合物都是黄酮类化合物（图 12.28）。除板蓝根和芦根药材中没有黄酮类化合物的贡献外，其他六味药材中都有黄酮类化合物的贡献。

将化合物 24 的质谱数据与文献中的质谱数据进行比对，确定其为木犀草素-7-*O*-二葡萄糖醛酸苷。具体裂解过程见图 12.23 所示。

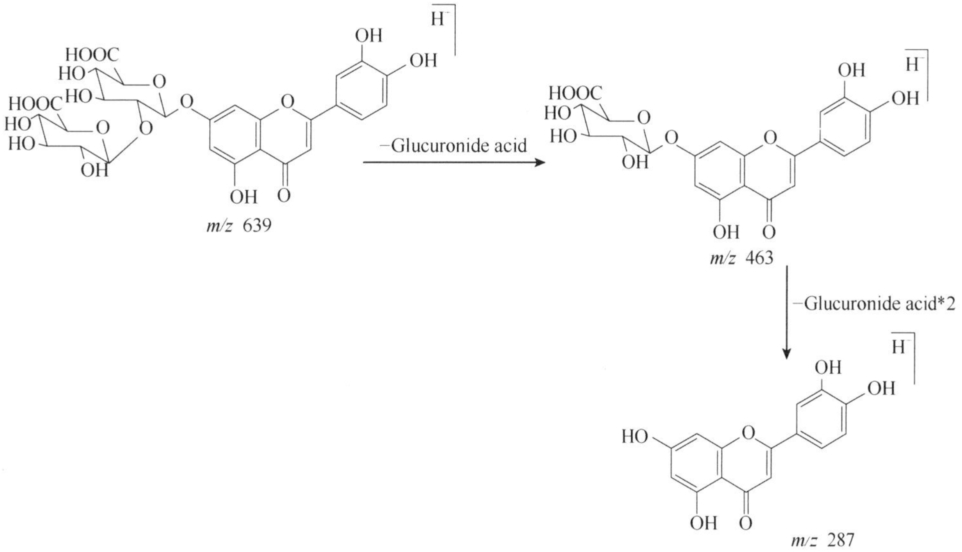

m/z 639　−Glucuronide acid　*m/z* 463　−Glucuronide acid*2　*m/z* 287

图 12.23　化合物 24 可能的裂解过程

化合物 29 脱去了一分子鼠李糖基和一分子葡萄糖基而得到的苷元碎片（*m/z* 303），是槲皮素苷元的特征离子峰，结合与对照品对比确定其为芦丁（图 12.24）。

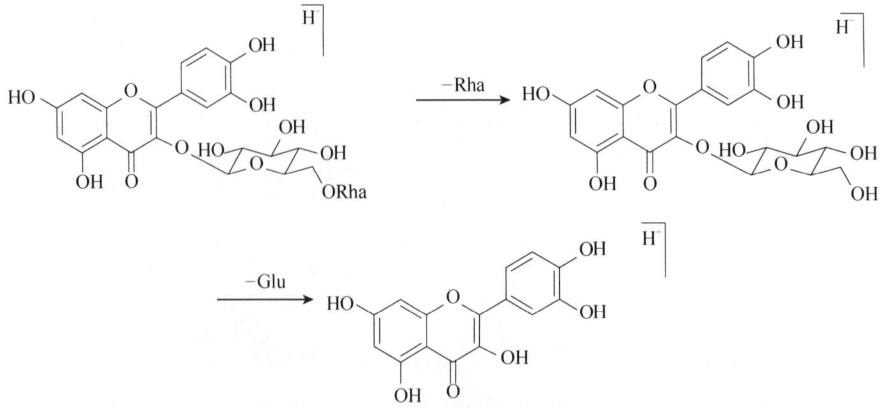

图 12.24　化合物 29 可能的裂解过程

从峰 32 的阳离子质谱中可以观察到 441.1208$[M+Na]^+$、419.1367$[M+H]^+$、403$[M+H-Glu]^+$、271$[M+H-Glu-Arabinose]^+$，从阴离子质谱中可以观察到 417.1275 的$[M-H]^-$，根据元素分析结果综合分析确定分子式为 $C_{21}H_{22}O_9$。根据其裂解规律可以判断结构中存在两个糖取代基。此外其苷元部分的裂解规律符合黄酮类化合物的裂解规律（图 12.25 和图 12.26），且与标准品甘草苷的质谱裂解规律完全一致，因此将峰 5 鉴定为甘草苷，而峰 54 就是其苷元的结构，为 Liquiritigenin。根据对峰 30 的质谱信息分析确定其分子式为 $C_{26}H_{30}O_{13}$，根据其裂解碎片可以判断其与峰 32 相比较仅多了一个丢失芹糖基（132Da）的碎片峰，检索文献确定峰 30 为 Liquiritigenin-4′-apiosyl（1-2）-glucoside。

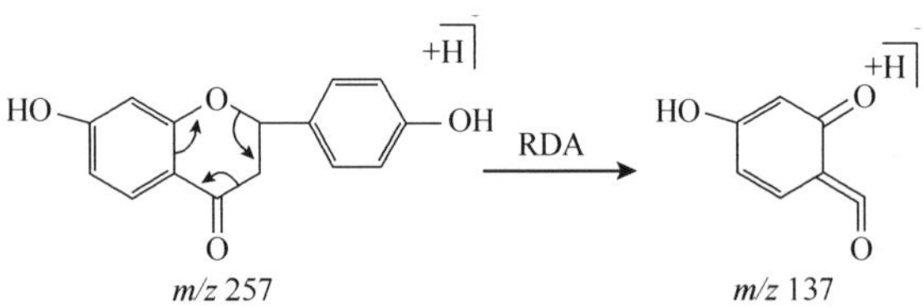

图 12.25　峰 32 的苷元部分裂解过程推断

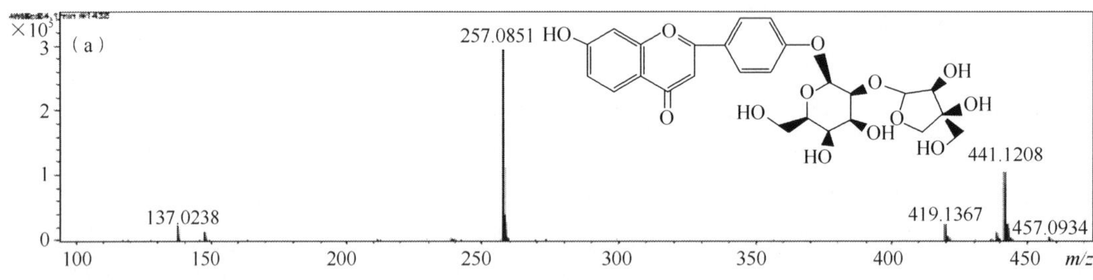

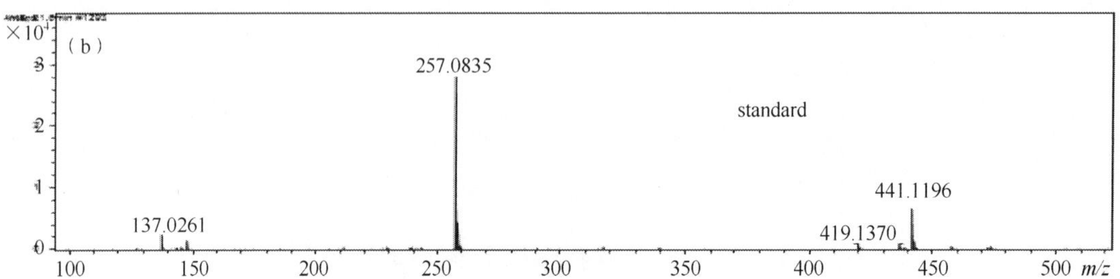

图 12.26　峰 32 和对照品的质谱比对分析

化合物 38（t_R=31.0min，*m/z* 902）的阳离子质谱中有一系列的脱糖碎片 903[M+H]$^+$、757[M+H–Rha]$^+$、595[M+H–Rha×2]$^+$、449[M+H–Rha×2–Glu]$^+$、303[M+H–Rha×2–Glu–Rha]$^+$，因此确定其是糖苷类化合物（图 12.27）。与文献数据对照其核质比、MS 谱和紫外最大吸收波长，可以确定化合物 38 为槲皮素 7-*O*-鼠李糖基-（1→3）-鼠李糖基-（1→6）-葡糖基-（1→3）-鼠李糖苷。

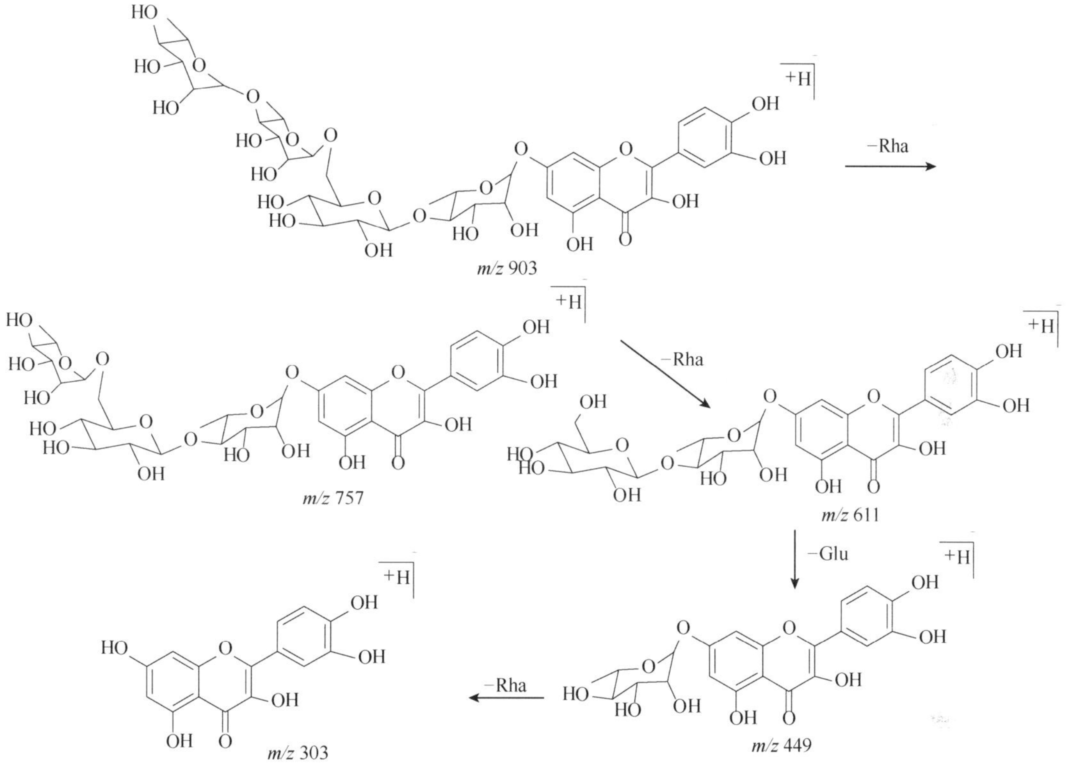

图 12.27　化合物 38 的质谱和裂解过程

根据峰 40 的苷元碎片峰（*m/z* 271，芹菜素），再根据其裂解脱掉的葡糖醛酸的个数，参考峰 24 的解析过程，结合文献的数据对照，确定峰 40 为芹菜素-7-*O*-葡糖醛酸苷。

峰 43 的阳离子质谱结合元素分析确定其分子式为 $C_{26}H_{30}O_{13}$。峰 43 的裂解碎片与化合物 Isoliquiritin 相比多一个芹糖基碎片，结合文献分析峰 43 是 Isoliquiritin 的芹糖基化产物，确定为 Isoliquiritin-4′-apioside。

峰 45 的质谱信息分析确定其分子式为 $C_{22}H_{22}O_9$，与峰 32 比较是黄酮类化合物，且结构中多一个甲氧基结构，由于其 4′位被羰基取代，因此其甲氧基位置确定为 7 位，故峰 45 确定为 7-methoxyflavone-4′-glucoside。

化合物 51（t_R=40.2min，*m/z* 446）的阳离子质谱中有一系列的脱糖碎片 469[M+Na]$^+$、301[M+H–Rham]$^+$，断裂碎片为苷元连接了一个 146 的六碳糖碎片，与文献数据对照其核质比、MS 谱和紫外最大吸收波长，可以确定化合物 51 为山柰素-3-*O*-鼠李糖苷。

峰 74 的阳离子质谱中观察到 *m/z* 357.1675[M+H]$^+$，阴离子质谱中观察到 *m/z* 355.1532[M-H]$^-$，根据元素分析结果综合分析确定峰 74 的分子式为 $C_{20}H_{20}O_6$。峰 74 的结构中有 RDA 裂解的碎片 *m/z* 153，说明 A 环中比峰 5 多了一个羟基；在其质谱的裂解碎片中有丢失了 56Da 的碎片峰 *m/z* 301，说明峰 74 的结构中 B 环存在异戊烯基结构，检索文献并对比化合物信息，确定峰 74 为 Uralenin。

峰 80 的阳离子质谱中可以观察到 355.1088$[M+H]^+$，阴离子质谱中可以观察到 353.1086 的$[M-H]^-$，确定其分子式为 $C_{20}H_{18}O_6$。在质谱信息中可以观察到脱去 68Da 的碎片峰和发生 RDA 裂解的 221 的碎片峰，因此可以确定异戊烯基连接在 A 环，结合文献信息分析，确定峰 80 为 Licoflavonol。峰 81 的质谱裂解信息与峰 80 基本一致，因此峰 81 被确定为 Licoflavonol 的同分异构体。

峰 73 和峰 75 的质谱信息与峰 80 非常接近，峰 75 的 A 环裂解碎片可以分析成存在一个甲氧基的碎片信息，只是丢失了两个氢原子，结合文献分析确定峰 75 为 Gancaonin M。峰 85 的质谱信息与峰 75 的非常接近，给出的分子式也一致，但是极性比峰 75 降低很多，推断其为峰 75 的同分异构体。峰 73 比峰 75 的极性稍大，且质谱信息中发现其比峰 75 多 16Da，检索文献确定峰 73 为 Hydroxy gancaonin M。

将峰 86 的质谱信息分析结果与峰 74 比较，发现其丢失了两个氢原子，但是多了一个羟基取代，结合文献分析确定峰 86 为黄酮醇类化合物，通过结构鉴定其为 Uralenol。

峰 96 的质谱信息与文献报道的化合物 5-*O*-methyl-glycyrol 的一致，结构和极性也吻合，确定峰 96 为 5-*O*-methyl-glycyrol。

峰 58、峰 82、峰 83 和峰 87 均为苷元，根据分子离子峰和裂解的碎片信息结合文献将它们分别鉴别为 7-methoxyisohamnetin、4′6-dihydroxyquercetin、槲皮素和 6-羟基槲皮素。峰 88 也是苷元，结构的裂解碎片中有明显的脱去乙酰基的碎片，核对文献确定其结构为 5-hydroxy-7-acetoxylflavone。化合物 60 为化合物 40 的苷元部分，是芹菜素。化合物 62 的离子碎片峰为 *m/z* 301$[M+H]^+$，可以确定其为黄酮苷元，根据其阴离子裂解碎片信息结合文献数据分析，确定峰 62 为 4′-羟基汉黄芩素。

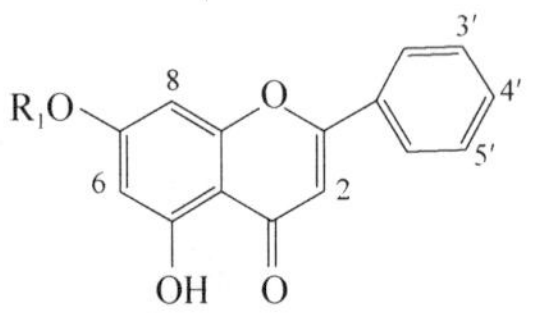

化合物24 R_1=GluA-GluA　6=8=3′=4′=OH
化合物40 R_1= GluA　4′=OH
化合物45 R_1=MeO　4′=Glu
化合物60 R_1=H　4′=OH
化合物64 R_1=H　8=MeO　4′=OH
化合物75 R_1= OCH_3　4′=OH　6=C_5H_9
化合物80 R_1=H　6=CH_2-CH=CH_2　4′=5′=OH
化合物88 R_1=$COHCH_3$

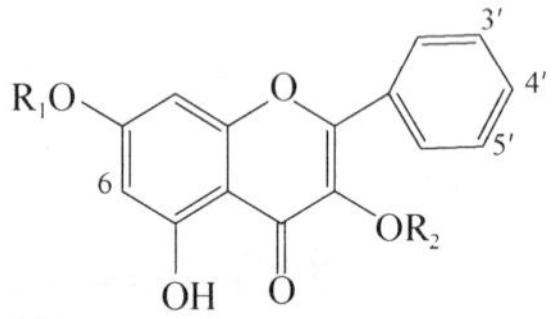

化合物29 R_1=H　4′=5′=OH　R_2=Glu-Rha
化合物38 R_1= Glu　4′=5′=OH　R_2= Glu-Rha-Rha
化合物51 R_1=H　4′=MeO　R_2= Rha
化合物58 R_1= OCH_3　R_2=H　3′= OCH_3　4′=OH
化合物82 R_1=R_2=H　6=3′=4′=5′=OH
化合物83 R_1=R_2=H　4′=5′=OH
化合物86 R_1=R_2=H　3′=4′=OH　5′=C_5H_9
化合物87 R_1=R_2=H　4′=5′=OH

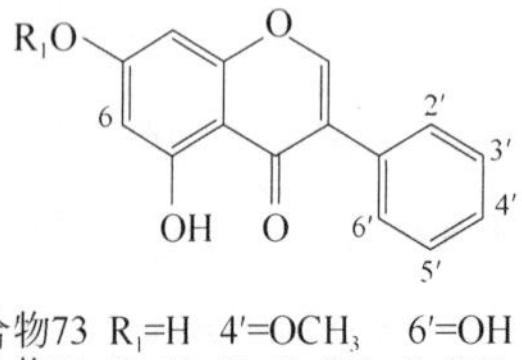

化合物73 R_1=H　4′=OCH_3　6′=OH　6=C_5H_9
化合物81 R_1=H　3′=4′=OH　6=C_5H_9

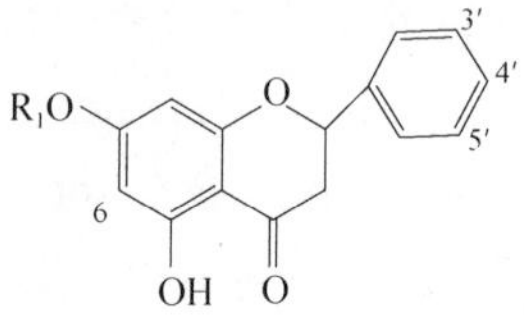

化合物32 R_1=H　4′= Glu
化合物35 R_1=GlcUA　4′=OH′
化合物74 R_1=H　4′=5′=OH　3′=C_5H_9

图 12.28　疏风解毒胶囊中黄酮类化学成分的结构式

3. 二苯乙烯类化合物

峰 25 的裂解碎片与虎杖苷对照品一致，其阳离子质谱中可以观察到 413.1[M+Na]$^+$、391.1[M+H]$^+$、229.1[M+H–Glu]$^+$、135.0[M+H–Glu–92]$^+$（详细裂解规律如图 12.29 所示），在其阴离子质谱中可以观察到的 *m/z* 435，经分析为虎杖苷[M–H]$^-$在 ESI 负离子模式下与流动相中甲酸分子形成的加合物 435.1[M+HCOO]$^-$，其他的离子碎片分别归属为 389.1[M–H]$^-$、227.1[M–H–Glu]，与虎杖苷标准品一致。

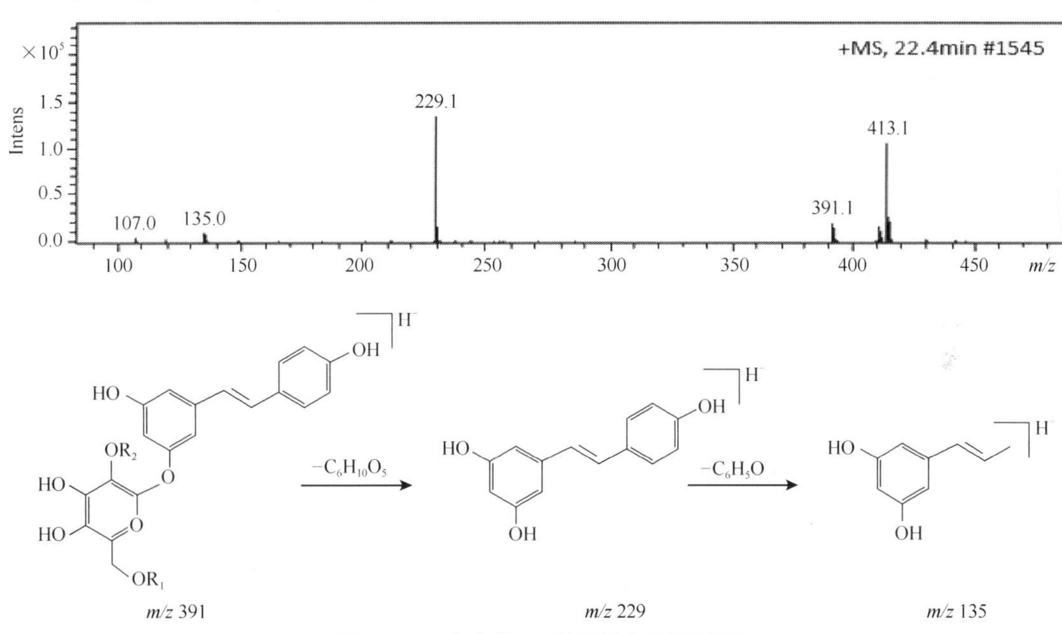

图 12.29　化合物 25 的质谱和裂解过程

峰 33 的分子量均为 780，其裂解碎片中均是先断裂一个 *m/z* 390 的碎片，后续的裂解规律与峰 25 虎杖苷一致。检索文献，确定 *m/z* 390 的碎片可能为另一个虎杖苷的裂解碎片。峰 33 是两个虎杖苷形成的聚合物。因此鉴定为峰 33 为虎杖苷的二聚体。

4. 三萜皂苷类化合物

三萜皂苷类成分是疏风解毒胶囊中的另外一类重要成分。本章利用 HPLC-Q-TOF，在指纹图谱体系下共识别了 18 个三萜皂苷类化合物，主要来自甘草、柴胡和败酱草三味药材的贡献。

以化合物 65 为例阐述三萜皂苷类成分的裂解规律。该化合物的阳离子质谱中可观察到 *m/z* 823.4181 为[M+H]$^+$，阴离子质谱中可观察到 *m/z* 823.4127 为[M–H]$^-$，综合分析可确定其分子量为 822.4038，通过元素分析确定其分子式为 $C_{42}H_{62}O_{16}$。在化合物 65 阳离子质谱的碎片峰中可以观察到 *m/z* 647[M+H–Glucuronide acid]$^+$和 471[M+H–Glucuronide acid×2]$^+$，确定其具有连接两个葡糖醛酸的结构。470 应该为苷元的分子量。之后又观察到 *m/z* 304、262、206 和 175 的碎片峰，结构分析表明它们可能是由于发生了麦氏重排和 RDA 裂解产生的碎片，详细裂解过程如图 12.30 所示。苷元的结构中由于存在 C_{11} 位羰基，C_1 上又具有可转移的 γH 原子，容易发生麦氏重排，并伴随烯丙（C_7—C_8之间）键均裂，生

成 m/z 303 碎片离子；麦氏重排伴随 C_1 上 1 个 H 原子转移也可引起烯丙（C_7—C_8 之间）键均裂，生成的 m/z 304 离子也具有相当的丰度，继续丢失 CH_3 及中性分子 $C_9H_{14}O_2$ 后生成 m/z 135（有时为基峰）。由于具有以上特征的裂解碎片峰，并将其与标准品对比分析后，将峰 65 鉴定为甘草酸。

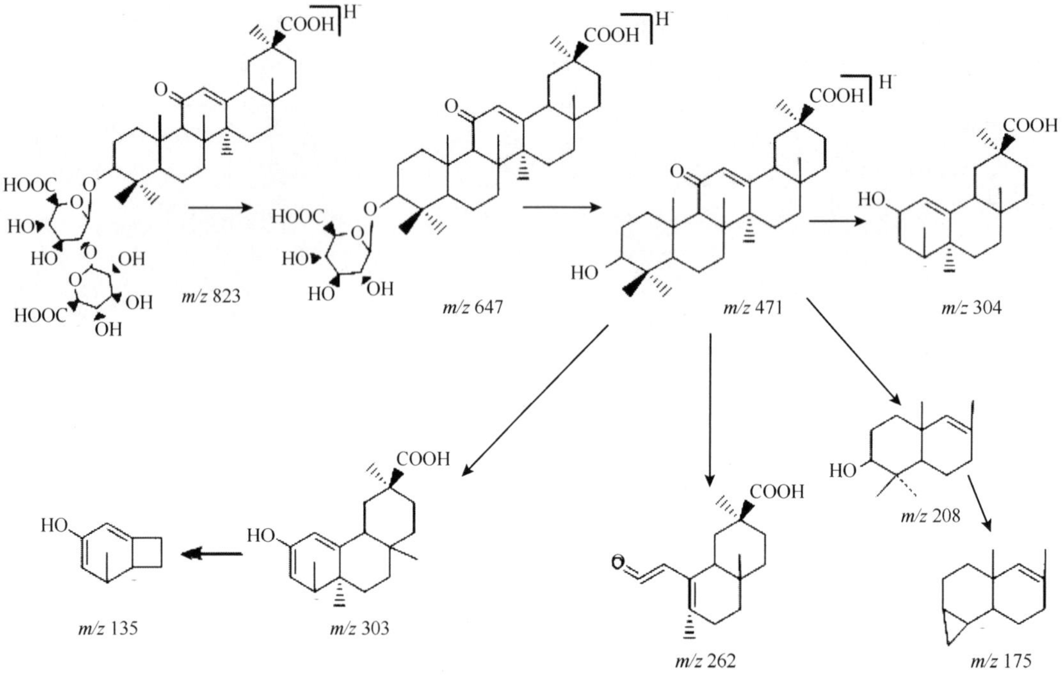

图 12.30　化合物 65（甘草酸）的裂解过程

峰 55、峰 57、峰 63 的分子离子峰均比 65 号峰多 16Da，但在离子碎片中脱糖的碎片峰是相同的，都具有脱去两分子糖醛酸的碎片峰，仅比苷元碎片多出一个脱掉一分子水（18Da）的碎片峰，可以确定苷元在甘草酸苷元的基础上进行了羟基化。因此离子流中 55、57、63 均为甘草酸的一个羟基化的产物。

可以观察到峰 66、峰 69 的阳离子质谱和阴离子质谱数据与化合物 65 是一致的，而且结构中糖链的断裂碎片也一致，说明其为化合物 65 的同分异构体，只是苷元的结构存在差异，苷元是同分异构体类结构。

峰 91 的阳离子质谱中可以观察到 493[M+Na]$^+$、471[M+H]$^+$ 和 453[M+H–H_2O]$^+$，阴离子质谱中可以观察到 469[M–H]$^-$，从而确定化合物的分子量为 470。由于其质谱信息与标准品甘草次酸完全一致，因此确定峰 91 是甘草次酸的结构。峰 92 的质谱信息与峰 91 非常接近，说明峰 92 是峰 91 的同分异构体，即化合物 92 是甘草次酸的同分异构体。

在 HPLC-ESI-MS/MS 条件下，峰 11 以 m/z 781[M+H]$^+$为准分子离子峰，丢失一个葡糖基（–162）形成 m/z 619[M+H–Glc]$^+$碎片离子；丢失一个葡糖基和一个海藻糖基（–162–146）形成 m/z 473[M+H–Glc–Fuc]$^+$碎片离子。结合标准品的质谱图进行比对确定峰 64 为柴胡皂苷 A（图 12.31）。

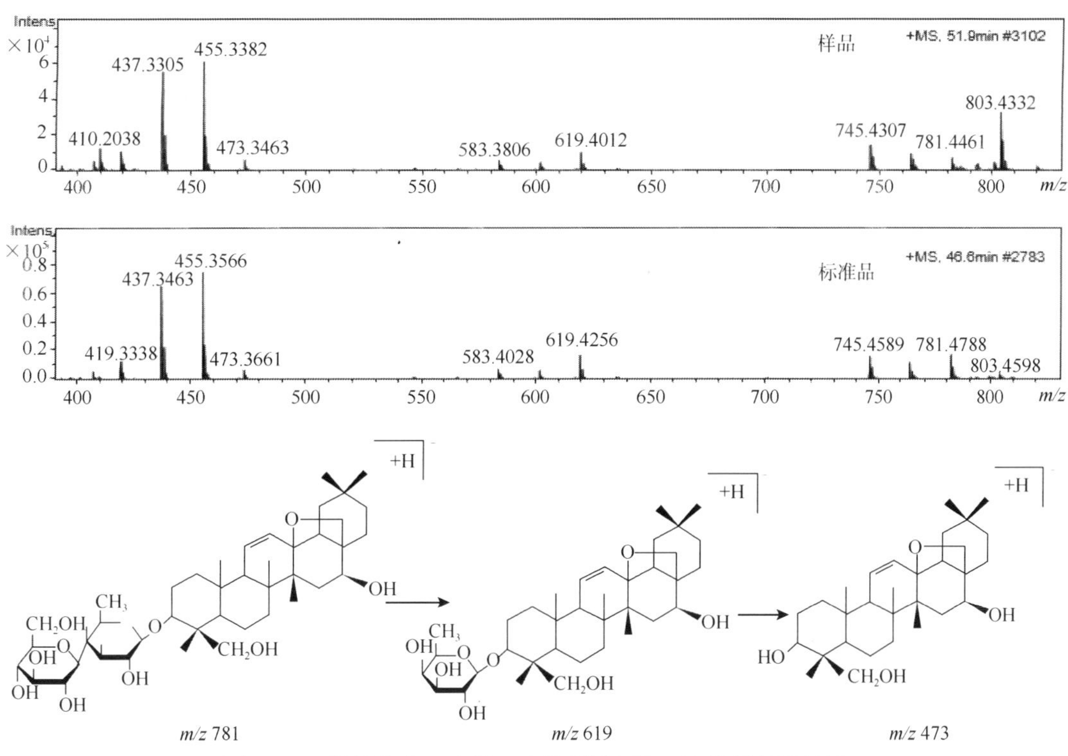

图 12.31　柴胡皂苷 A（峰 64）的质谱图比对和裂解规律推测

峰 68 和峰 70 是在峰 64 的化合物不同位置进行了乙酰化得到的一系列柴胡皂苷产物，这也是文献报道的一类主要的柴胡皂苷化合物。而且其质谱的裂解过程中都可以首先观察到丢失 42Da 的碎片峰，因此将这两个化合物进行了鉴别归属。

峰 72 的质谱裂解过程中可以观察到脱落 malonyl 基团 86Da 的碎片，其他的与峰 64 裂解过程非常相近，结合文献归属了峰 72。峰 72 被分析鉴定为 Malonylsaikosaponin A。

化合物 77（t_R=55.6min，*m/z* 796）的阳离子 MS 谱中 819[M+Na]$^+$，797[M+H]$^+$，751[M+H–Rha]$^+$，635[M+H–Glu]$^+$，473[M+H–Glu×2]$^+$，通过观察到脱去两分子葡萄糖的碎片峰，说明结构中存在二糖片段。与文献数据对照其核质比、MS 谱和紫外最大吸收波长，可以确定其为 3-*O*-β-D-glucopynanosyl-（1→6）-*β-D*-glucopynanosylhederagin ester。同样比对文献确定了化合物 78 和 79 的结构，为齐墩果酸或者乌苏酸的衍生物。而通过质谱数据结合极性分析，并参考文献，确定化合物 93、94 和 95 是化合物 77、78 和 79 的苷元结构。

化合物78　R_1=3-*O*-L-Rha-(1-2)-Ara　R_2=CH_3
化合物93　R_1=H R_2=CH_2OH

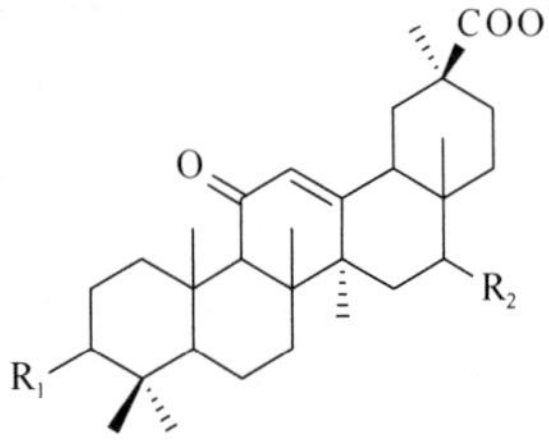

化合物55 R_1=3-*O*-¦Â-D-GlcA-¦Â-D-GlcA R_2=OH
化合物57 R_1=3-*O*-¦Â-D-GlcA-¦Â-D-GlcA R_2=OH
化合物63 R_1=3-*O*-¦Â-D-GlcA-¦Â-D-GlcA R_2=OH
化合物65 R_1=3-*O*-¦Â-D-GlcA-¦Â-D-GlcA R_2=OH
化合物66 R_1= 3-*O*-¦Â-D-GlcA-¦Â-D-GlcA R_2=H
化合物69 R_1= 3-*O*-¦Â-D-GlcA-¦Â-D-GlcA R_2=H

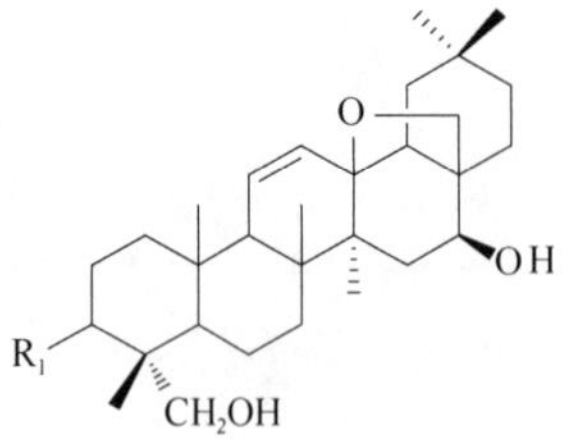

化合物64 R_1=3-*O*-¦Â-*D*-Glc-¦Â-D-Gal
化合物68 R_1=3-*O*-[6-*O*-(1-oxo-2-carboxyethyl)-¦Â-D-Glc]-¦Â-D-Gal
化合物70 R_1=3-*O*-[6-*O*-(1-oxo-2-carboxyethyl)-¦Â-D-Glc]-¦Â-D-Gal

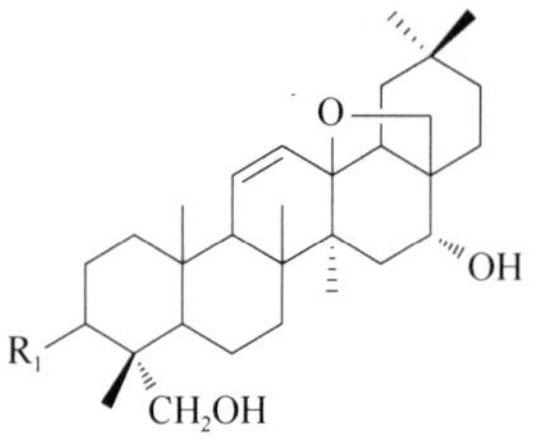

化合物72 R_1=*β*-*D*-Fuc-*β*-*D*-Glc-$COCH_2COOH$

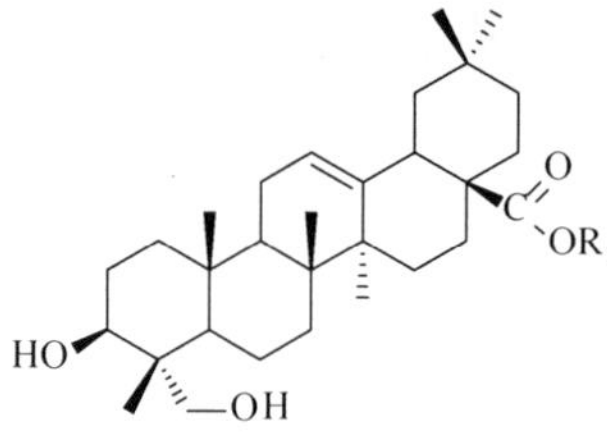

化合物77 R_1=*β*-*D*-glucopyranosyl-(1→6)-*β*-*D*-glucopyranosyl

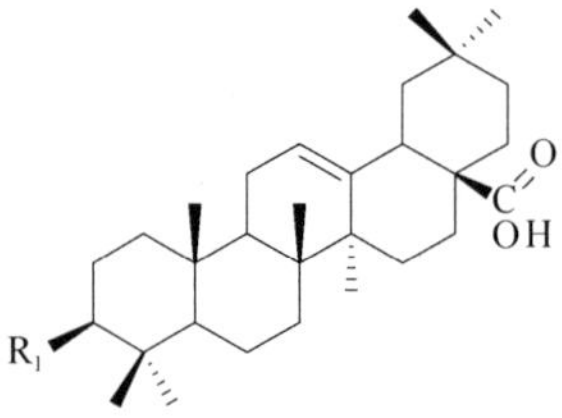

化合物78 R_1=3-*O*-*α*-*L*-Rha-(1→2)-Ara

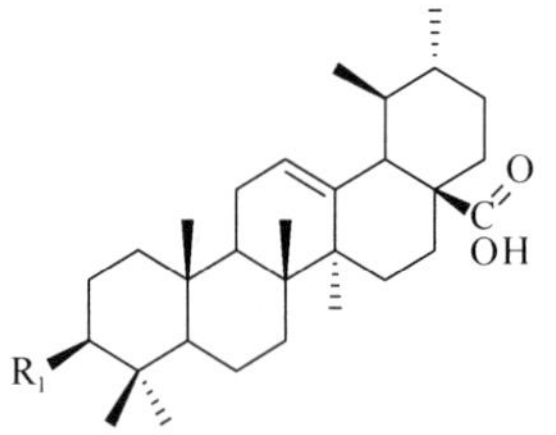

化合物79 R_1=3-*O*-*α*-L-Rha-(1→2)-Ara

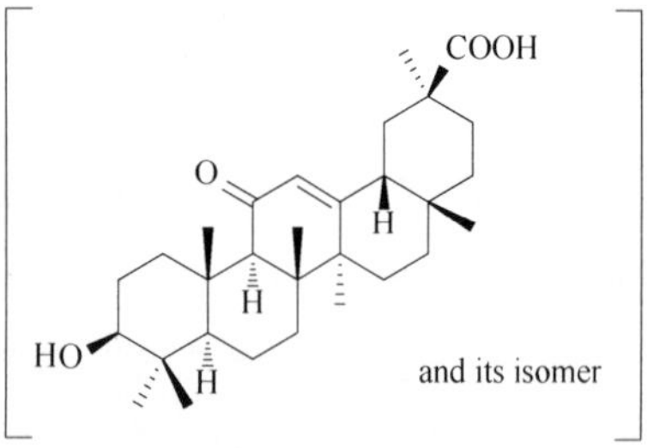

化合物91和92

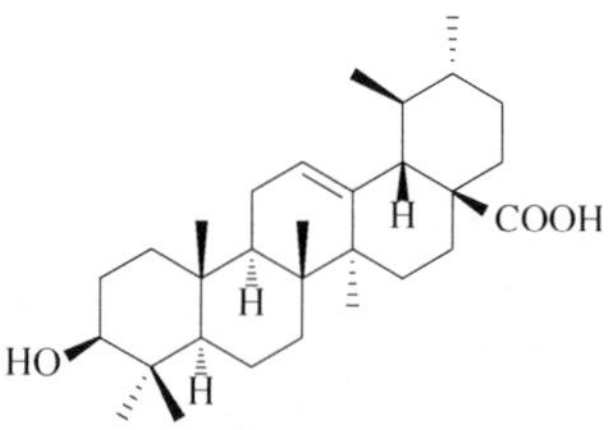

化合物94

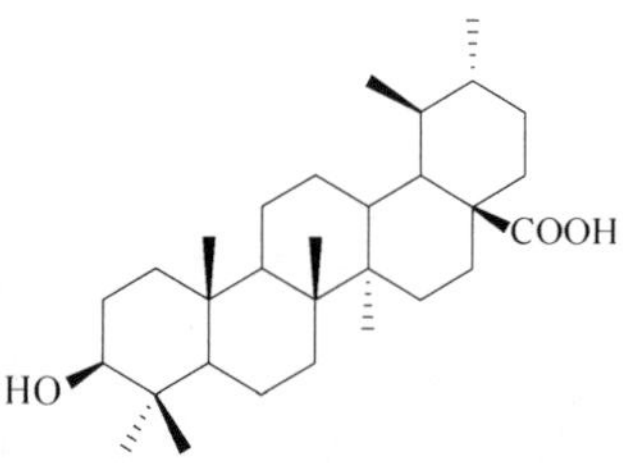

化合物95

图 12.32 疏风解毒胶囊中三萜皂苷类化学成分结构式

5. 蒽醌类化合物

疏风解毒胶囊中的 6 个蒽醌类成分全部来源于药材虎杖。蒽醌类化合物在 ESI 负离子模式下均有良好的信号，生成较强的$[M-H]^-$准分子离子峰，适于进行裂解碎片的规律研究；而正离子模式下蒽醌类化合物的$[M+H]^+$准分子离子峰较弱，特别是大黄酸在正离子模式下无法产生相应的$[M+H]^+$准分子离子峰。因此，选择 ESI 负离子模式进行蒽醌类化合物裂解规律的研究。

在多级质谱中，共有 5 个组分的质谱裂解方式符合蒽醌类化合物的碎裂特征，峰 42、峰 53、峰 56、峰 59 和峰 84 都是蒽醌类成分（图 12.33 和图 12.34）。其中峰 42 在阳离子质谱中能够观察到的准分子离子峰为 *m/z* 455[M+Na]$^+$和 *m/z* 271[M+H–Glu]$^+$，而在阴离子质谱中可以观察到 *m/z* 431[M–H]$^-$、*m/z* 269[M+H–Glu]$^+$和 *m/z* 241[M+H–Glu–CO]$^+$，其碎裂过程中出现六碳糖中性丢失，后续丢失 CO 碎片为大黄素的典型碎片。虎杖中糖苷类成分所含糖基一般为葡萄糖[5-10]，且多在 8 位取代，与标准品对照，判断峰 42 为大黄素-8-*O*-葡萄糖苷。峰 53 与峰 42 的主要碎裂途径一致，判断均为大黄素葡萄糖苷。峰 53 与峰 42 保留时间的差异显示峰 9 极性较小，说明峰 53 与峰 42 糖基化位点不同。根据文献报道，在虎杖活性成分的研究过程中，鉴别得到大黄素-8-*O*-葡萄糖苷。当葡萄糖在 1 位取代时，葡萄糖上的羟基可与大黄素 9 位羰基以及 3 位羟基形成分子内氢键，从而降低了化合物的极性，延长了保留时间。因此根据以上分析，推测峰 53 为大黄素-1-*O*-葡萄糖苷。

峰 52 的阳离子质谱中可以观察到 431.1[M+Na]$^+$，409[M+H]$^+$，247[M+H–Glu]$^+$，205[M+H–Glu–CH_3CO]$^+$。阴离子质谱中给出 407[M–H]$^-$，结合文献确定该化合物为 $C_{19}H_{20}O_{10}$。结合文献对比确定化合物 52 为 2-methoxy-6-acetyljuglone-glucoside。

峰 56 和峰 59 的裂解规律分别与大黄酸和大黄素一致，且色谱行为与标准品一致，因此确定其分别为大黄酸和大黄素。峰 84 的裂解碎片和峰 56 的信息相近，分子量相同，极性降低很多，因此确定峰 84 为峰 56 的同分异构体。

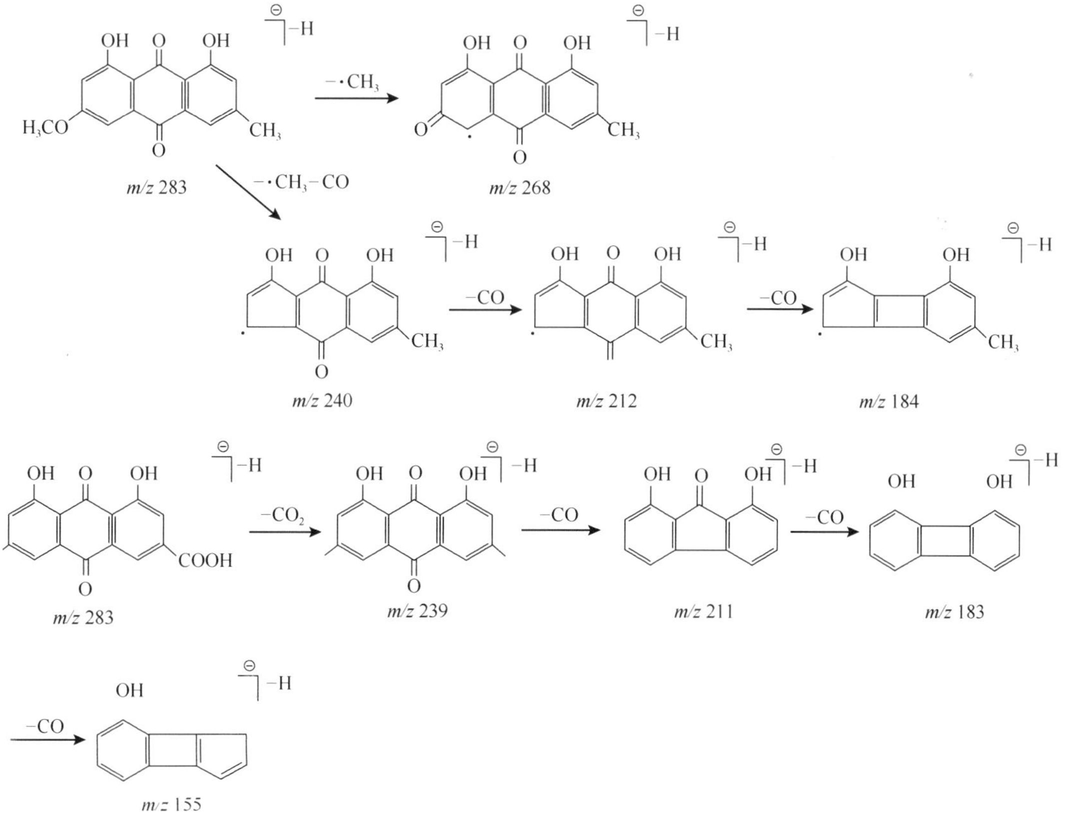

图 12.33　大黄素甲醚和大黄酸的裂解过程

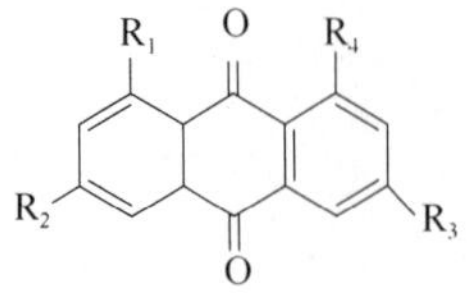

化合物42: R_1=Glu R_2=OH R_3=H R_4=OH
化合物53: R_1=OH R_2=OH R_3=CH_3 R_4=Glu
化合物56: R_1=OH R_2=COOH R_3=H R_4=OH
化合物59: R_1=OH R_2=OH R_3=CH_3 R_4=OH
化合物84: R_1=OH R_2=COOH R_4=OH

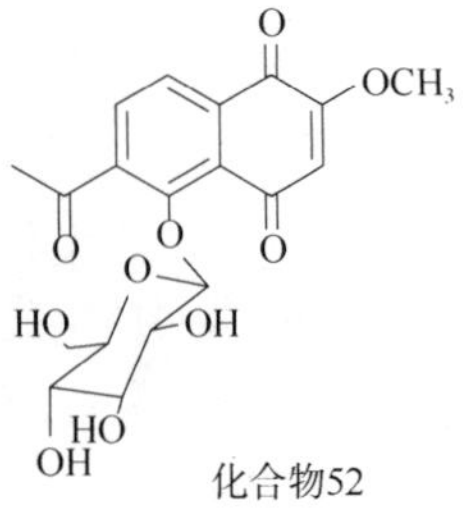

化合物52

图 12.34 疏风解毒胶囊中蒽醌类化学成分结构式

6. 香豆素类化合物

峰 85 的阳离子质谱中给出了 353.1054$[M+H]^+$，阴离子质谱给出了 351.0908$[M-H]^-$，根据元素分析确定了分子式为 $C_{20}H_{16}O_6$。该化合物的极性小于峰 15，且阳离子质谱中出现了明显的脱去 68Da 的 *m/z* 285 的碎片峰，阴离子质谱中可以观察到脱去 58Da 的碎片峰 *m/z* 293，说明结构中存在异戊烯基结构，且还可以观察到明显的香豆素特征峰 *m/z* 146.9，对比文献确定峰 85 为甘草宁 N（Gancaonin N）。

7. 苯乙醇苷类化合物

从疏风解毒胶囊中共识别了 11 个苯乙醇苷类成分，其中有 8 个成分来源于药材连翘，而苯乙醇苷类成分也是连翘药材中的特征性成分。化合物 27 是该药材中的标志性成分，已经通过标准品进行了比对，鉴定为连翘酯苷 A。其他化合物通过与参考文献比较推测可鉴定得出。

化合物在阳离子质谱中可以清楚地看到其$[M+Na]^+$、$[M+H]^+$，在阴离子质谱中可以观察到相应的$[M-H]^-$，比对后可以清楚确定该化合物的分子量。同时根据获得的碎片峰鉴定化合物的结构。液质分析图谱中 11 个苯乙醇苷类化合物，表现出了相似的裂解规律，如丢失 Rha（146Da）、H_2O（18Da）、Caffic acyl（162Da），这类化合物都存在很多相似的裂解碎片峰，如 *m/z* 479、*m/z* 325、*m/z* 163 等。以化合物 27（连翘酯苷 A）的质谱裂解规律为例（如图 12.35 所示）阐述苯乙醇苷类化合物的可能裂解规律。

如图 12.35 所示，$[M+H]^+$离子（*m/z* 625）首先发生丢失 146Da 的裂解反应，产生 *m/z* 479 的离子，这是由于一个鼠李糖基位于结构的外侧，易于脱落；在此基础上，结构再次脱落苯乙醇部分片段，丢失 152Da 的碎片，产生了 *m/z* 325 的离子；最后该离子脱去葡萄糖基碎片，丢失 162Da 的碎片，得到咖啡酰基的片段碎片，产生 *m/z* 163 的离子。由此可以判断出该类化合物中丢失 Rha、苯乙醇基片段、葡萄糖基片段之后获得的 *m/z* 479、325、163 的离子是该类化合物鉴定的特征信号离子。对于从连翘中鉴定的其他该类化合物，在阳离子质谱中都可以观察到$[M+Na]^+$、$[M+H]^+$、$[M+H-146(Rha)]^+$、$[M+H-132(Xylose)]^+$、$[M+H-146(Rha)-152]^+$、$[M+H-146(Rha)-152-162]^+$等一系列的碎片峰，从而判断其他的 10 个化合物的基本骨架都是相同的（图 12.36）。

化合物 12 与化合物 27 相比没有咖啡酰基，质谱裂解碎片终未见到 *m/z* 163 的特征峰，

只看到了 *m/z* 155 的苯乙醇片段碎片，结合文献和化合物的极性确定该化合物为连翘酯苷 E。同样化合物 13 与化合物 12 分子量相同，表现成了相同的裂解过程，因此可以确定化合物 13 是化合物 12 的同分异构体。

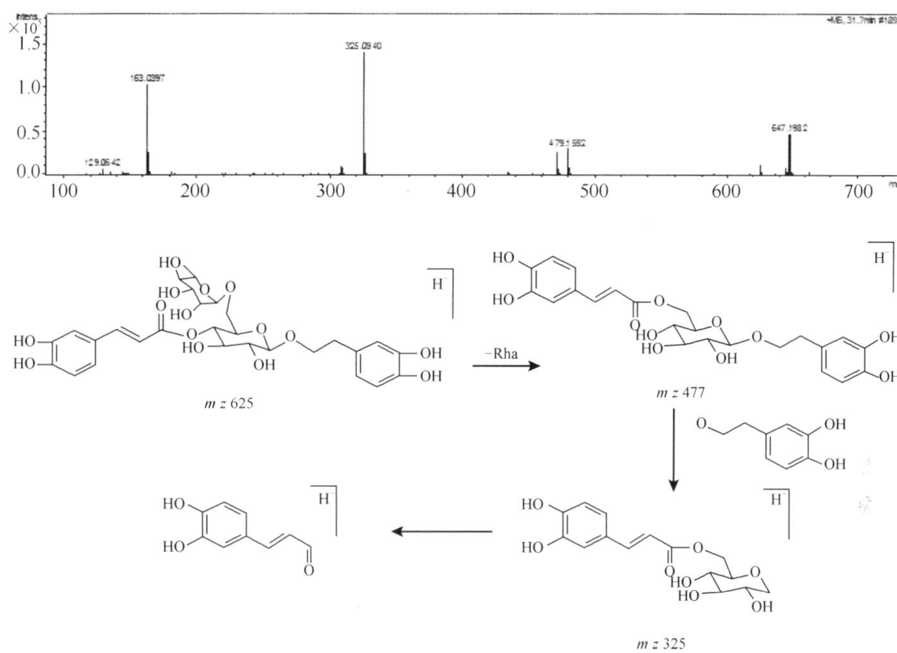

图 12.35 化合物 27（连翘酯苷 A）的裂解过程

化合物 26、28 与化合物 27 的分子量信息和质谱裂解规律完全相同。检索文献，其为连翘酯苷 A 的同分异构体，就是咖啡酰基在葡萄糖基上的连接位置存在差异，通过文献调研，化合物极性分析和标准品比对，确定化合物 26 为连翘酯苷 I，化合物 28 为连翘酯苷。此外化合物 23 与化合物 27 相比多出一个酚羟基。同时在质谱裂解碎片中可以观察到丢失一分子水（18Da）的信息，说明三者是连翘酯苷 A 的羟基化产物，也是同分异构体。检索文献对比，确定化合物 23 为羟基化连翘酯苷 I。

化合物 15 的结构与化合物 10 相比较，苯乙醇基结构发生了变化，变成了香豆酰基的结构，而且未连接鼠李糖的结构。对比文献鉴定为 *p*-Coumaroyl-（6-*O*-caffeoyl）-glucoside。

化合物 34 与化合物 27 比较，在裂解碎片中减少了一个 162Da 的质子碎片，说明结构中丢失了一个葡萄糖，因此检索文献确定化合物 34 是化合物 27 脱去一分子葡萄糖获得的产物，鉴定其结构为 Calceolarioside A。

峰 31 通过阴阳离子图谱 *m/z* 647$[M+Na]^+$，625$[M+H]^+$，623$[M-H]^+$的对比，确定其分子量为 *m/z* 624，并与标准品相对照，确定 31 号峰为毛蕊花苷。而 36 号峰，其阳离子质谱中可以获得 *m/z* 647$[M+Na]^+$，625$[M+H]^+$，477$[M+H–Rha]^+$，325$[M+H–Rha–152]^+$，163$[325–Glu]^+$，该化合物的一系列裂解碎片与 31 号峰完全相同，且 *m/z* 152 和 *m/z* 163 的碎片是毛蕊花苷类的苯丙素类成分的特征碎片，结合文献将 36 号峰确定为异毛蕊花苷。46 号峰与 31 号峰比较又多出了 2 个 14Da 碎片，也具有 *m/z* 177 的碎片离子峰，结合文献确定其为 Epimeridinoside-A。

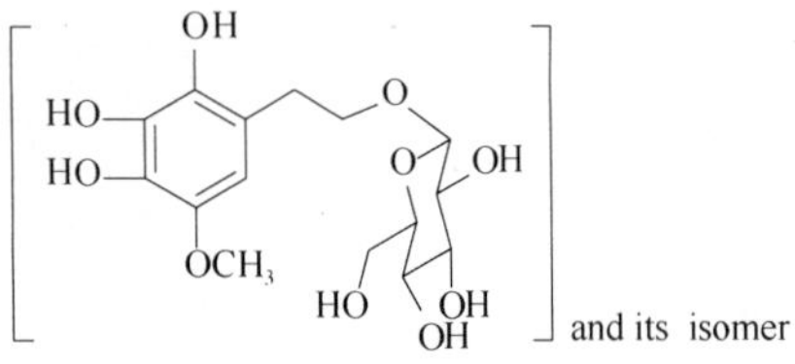

化合物12和13

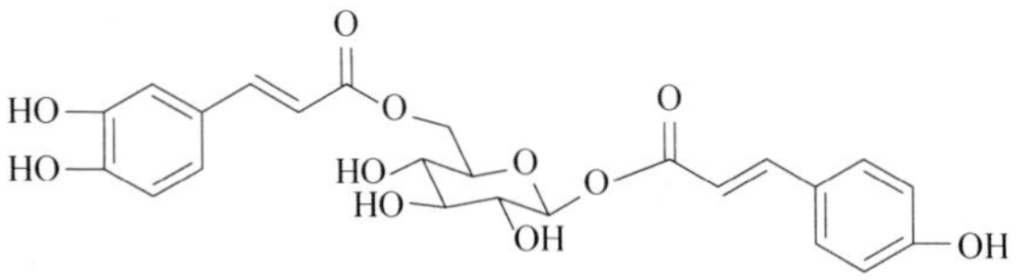

化合物15

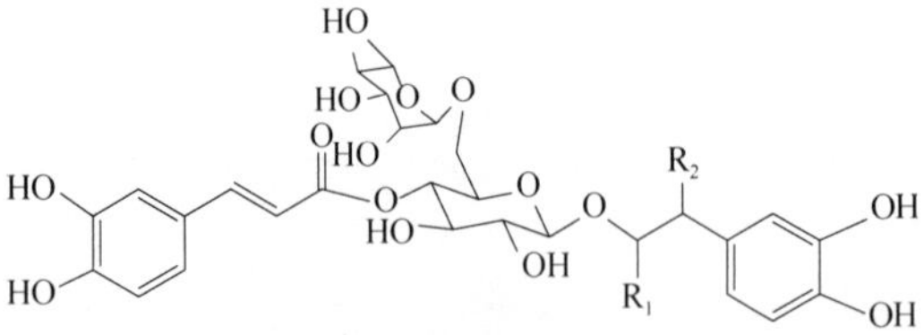

化合物23 R_1=H　R_2=OH
化合物26 R_1=H, R_2=H
化合物27 R_1=H　R_2=H
化合物28 R_1=H　R_2=H

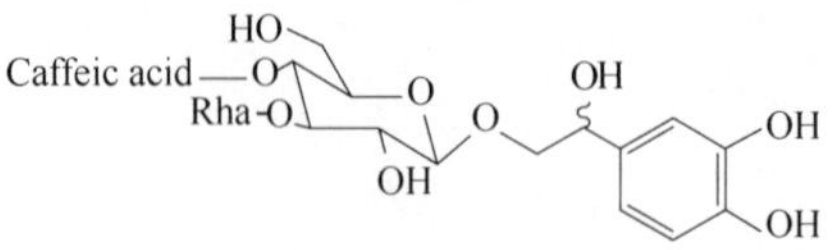

化合物31和36

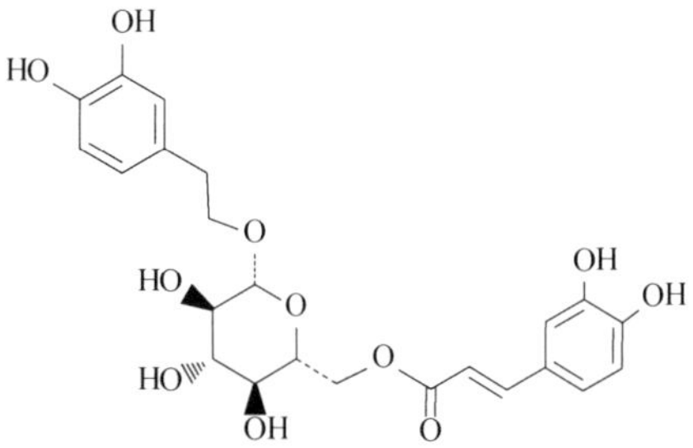

化合物34

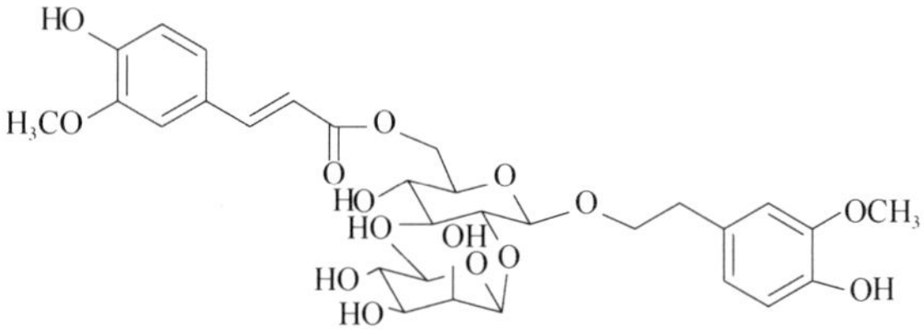

化合物46

图 12.36　疏风解毒胶囊中苯乙醇苷类化学成分结构式

8. 木脂素类化合物

木脂素类是疏风解毒胶囊中的另一类重要成分，主要来源于连翘和败酱草。其中相对含量较高的木脂素类成分有连翘苷、（+）-表松脂素-4-*O*-*β*-*D*-葡萄糖苷、（+）-松脂素-4-*O*-*β*-*D*-葡萄糖苷。本文利用 HPLC-Q-TOF-MS 在指纹图谱体系下共识别了 5 个木脂素类化合物（图 12.37）。木脂素类成分的解析主要采用标准样品比对结合图谱分析。

木脂素类结构相对比较稳定，结构中连有糖苷类成分，因此都有脱去一个葡萄糖基（162Da）的裂解碎片。化合物 47 的质谱中有脱去 1 分子 162Da 基因的碎片峰，同时还有 *m*/*z* 124 的裂解碎片。与标准品比较确定化合物 47 为 Isolariciresinol-6-*O*-*β*-glucoside。化合物 37 的质谱碎片中有脱去 1 分子 162Da 基因的碎片峰，此外与连翘苷的结构相比较多出两个 16Da 基因，且能够观察到丢失 2 分子水的峰值，可以确定化合物 37 是羟基化的连翘苷，结合文献鉴定化合物 37 是二羟基连翘苷。而化合物 71 的质谱信息与连翘苷标准品的质谱信息相比较丢失了一分子葡萄糖基碎片，是其苷元连翘脂素的结构。

化合物 39（t_R=33.5min，*m*/*z* 539）的阳离子质谱中可以观察到一系列的碎片 539[M+H]$^+$，499[M+H−CH_2O]$^+$，337[M+H−Glu]$^+$，319[337−H_2O]$^+$，163[319−156]$^+$，与文献数据对照其核质比、MS 谱和紫外最大吸收波长，可以确定化合物 39 为羟基二氢穗罗汉松树脂苷。

化合物 61（t_R=46.3min，m/z 330）的阳离子质谱中可以观察到 353[M+Na]$^+$，阴离子可以观察到 329[M−H]$^-$，从而确定化合物分子量为 330。该化合物来源于板蓝根中，和板蓝根的特征木脂素——板蓝根木质苷 A 相比较缺少一个葡萄糖片段，与其苷元板蓝根木质素 A 相比较，极性小，且结构中相差一个 30Da 的结构，再和文献对比确定化合物 61 为 Demethoxy-Indigoticalignane A。

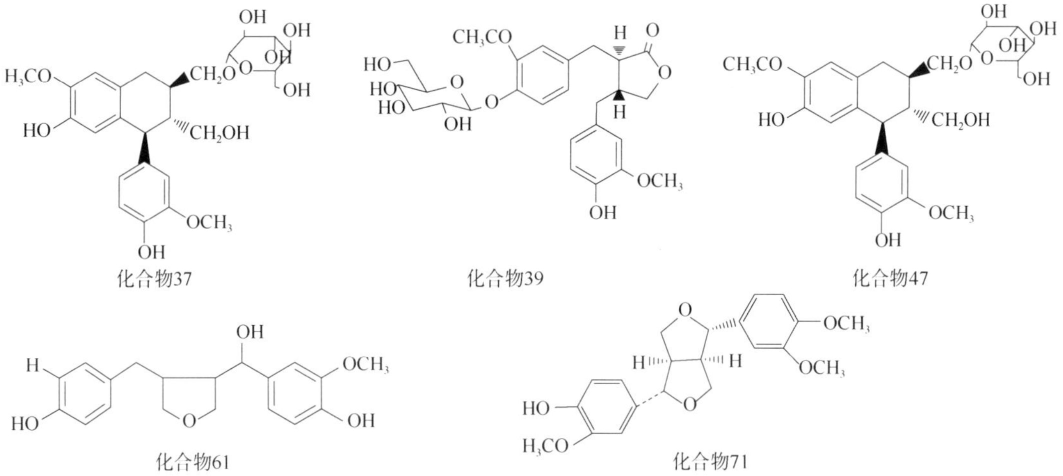

化合物37　化合物39　化合物47

化合物61　化合物71

图 12.37　疏风解毒胶囊中木脂素类化学成分结构式

9. 酚酸类化合物

疏风解毒胶囊中的酚酸类化合物主要为小分子酚酸类成分和绿原酸类成分。绿原酸类化合物在阳离子质谱中可以清楚地看到其[M+Na]$^+$、[M+H]$^+$，在阴离子质谱中可以观察到相应的[M−H]$^-$，比对后可以清楚确定该化合物的分子量。同时根据获得的碎片峰鉴定化合物的结构。峰 4 是小分子化合物，结合阴阳离子质谱信息，确定其分子量为 180。结合文献和化合物的极性确定峰 4 为咖啡酸。另一个小分子化合物峰 50 的分子量为 154。结合文献和化合物极性确定峰 50 为三羟基苯甲醛。绿原酸类化合物在质谱解析中表现出了相似的裂解规律。如图 12.38 所示，[M+H]$^+$离子（m/z 517）首先发生丢失 163Da 基因的裂解反应，产生 m/z 355 离子，这是由于一个咖啡酰基位于结构的外侧，易于脱落；在此基础上，结构再次脱落奎宁酸基团部分片段，丢失 192Da 的碎片，剩余一个咖啡酰基的片段碎片，产生 m/z 163 的离子。因此结合文献对照确定该类化合物为绿原酸类化合物，为异绿原酸类化合物，结合标准品对照确定峰 41 为异绿原酸 B。在此基础上，我们发现峰 17 的裂解碎片中只有一个奎宁酸片段和一个咖啡酰基片段，结合标准品的裂解规律对比，确定其为绿原酸（图 12.38，图 13.39）。

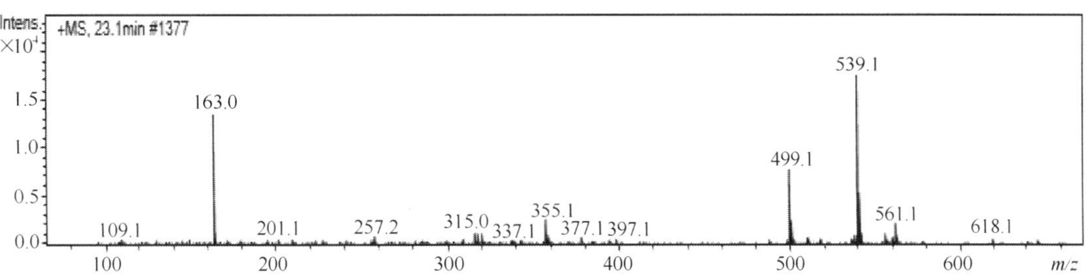

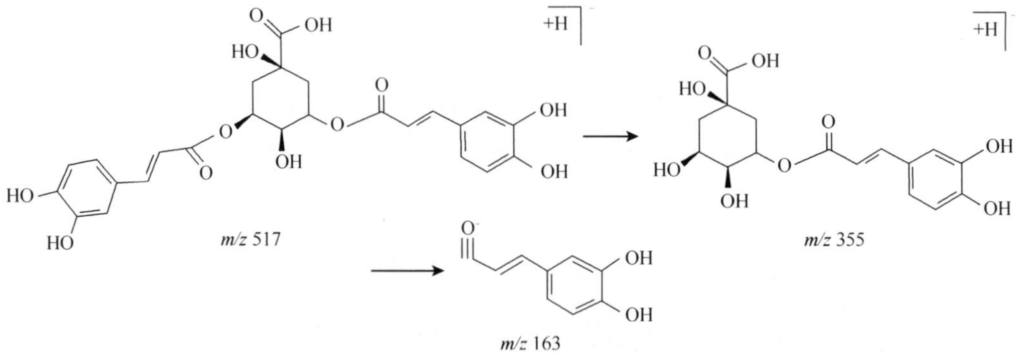

图 12.38 峰 41 的阳离子质谱及其可能的裂解过程

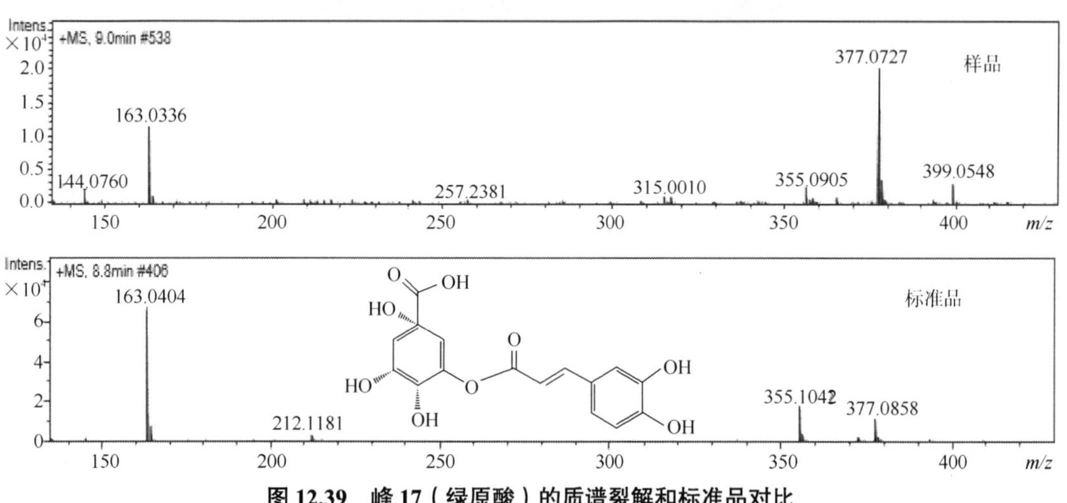

图 12.39 峰 17（绿原酸）的质谱裂解和标准品对比

10. 生物碱类化合物

化合物 49、67、76、89、90 为含氮的生物碱类化合物，全部来自药材板蓝根的贡献。化合物 76 和化合物 89 的质谱裂解数据和标准品比对完全一致，因此将化合物 76 的结构确定为依靛蓝酮，化合物 89 鉴定为羟基靛玉红。另外化合物 49、67 和化合物 90 也是板蓝根中分离鉴定的化合物。结合文献数据对比确定化合物 49 为 3-羟基苯基喹唑酮，化合物 67 为 2-[（2′-羟基-2′，3′-二氢-3′-吲哚）腈基亚甲基]-3-吲哚酮，化合物 90 为 2，5-二羟基吲哚。

11. 其他类化合物

由化合物 48 的阴阳离子质谱数据对比确定其分子量为 124。该化合物来自药材芦根，根据文献对比和芦根药材中的化合物特点，确定化合物 48 为糠醛类化合物。再结合文献数据确定化合物 48 为 5-hydroxymethylfurfural。

四、疏风解毒胶囊成分与各味药材归属分析

疏风解毒胶囊成分与各味药材归属见表 12.2。

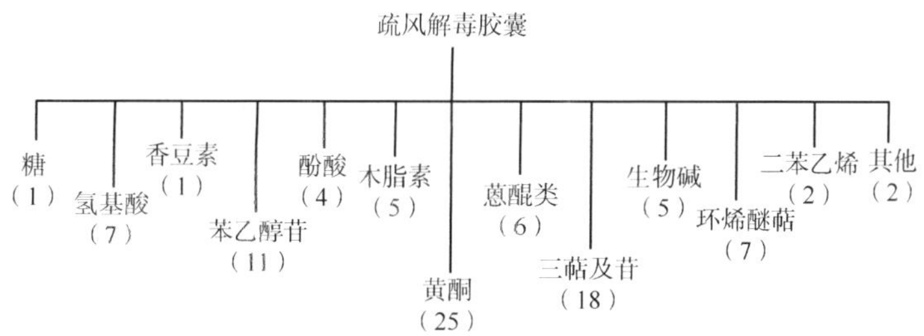

表 12.2　疏风解毒胶囊成分与各味药材归属分析结果

药材来源	复方中可识别的化合物的峰号	总计数目	成分类型
板蓝根	1，2，3，5，6，7，8，9，49，61，67，76，89，90	14	氨基酸和生物碱
虎杖	11，25，29，33，35，42，44，52，53，56，59，84	12	二苯乙烯、黄酮、蒽醌
甘草	30，32，43，45，54，55，57，63，65，66，69，73，74，75，80，81，85，86，88，91，92，96	22	黄酮、三萜及其苷类、香豆素
连翘	5，10，12，13，15，23，26，27，28，29，34，37，47，71，82，83，87，88	18	生物碱、苯乙醇苷、黄酮、木脂素和小分子化合物
柴胡	17，29，41，58，64，68，70，72	8	绿原酸类、黄酮、三萜及其苷
败酱草	14，21，22，38，39，47，51，69，77，78，79，93，94，95	14	环烯醚萜、黄酮、木脂素、三萜及其苷
马鞭草	16，18，19，20，24，31，36，40，46，60，62	11	环烯醚萜、苯乙醇苷、黄酮
芦根	4，48，50，61，67	5	生物碱、酚酸和木脂素

中药复方的体外化学成分群表征是其给药后体内吸收物质组确证及代谢过程研究的基础。基于超高效液相色谱串联四级杆-飞行时间质谱（UPLC-Q-TOF/MS）的全成分分析，具有高效率、高分辨率和高灵敏度的特点，能够得到丰富的化合物结构信息。

本部分研究采用 UPLC-Q/TOF-MS 方法，优化色谱、质谱分离检测条件，从疏风解毒胶囊 8 味原料药材中辨识出 174 个化合物。其中：从虎杖药材中辨识出 13 个化合物，包括 4 个二苯乙烯类化合物，5 个蒽醌类化合物，1 个黄酮类成分，1 个酚酸类成分，2 个决明松类成分；从连翘药材中辨识出 25 个化合物，包括 12 个苯乙醇苷类成分，8 个木脂素类成分，5 个黄酮类化合物；从板蓝根药材中辨识出 22 个化合物，包括 8 个氨基酸类成分，1 个生物碱类成分，3 个糖类成分，3 个木脂素类成分，3 个黄酮类成分和 4 个小分子酚酸类成分；从柴胡药材中辨识出 22 个化合物，包括 3 个酚酸类化合物，4 个黄酮类成分，15 个三萜皂苷类化合物；从马鞭草药材中辨识出 22 个化合物，包括 5 个环烯醚萜，7 个苯丙素类成分，9 个黄酮类成分和 1 个小分子酸性成分；从败酱草药材中辨识出 21 个化合物，包括 4 个环烯醚萜类成分，2 个香豆素类成分，5 个黄酮苷类成分，6 个木脂素类成分和 4 个三萜类成分；从芦根药材中共辨识出 9 个化合物，包括 3 个生物碱，2 个酚酸，1 个木质素，3 个其他类；从甘草药材中辨识出 40 个化合物，包括 26 个黄酮类成分，11 个三萜皂苷类成分，2 个香豆素类化合物和 1 个其他类化合物。

从疏风解毒胶囊中共识别了 96 个离子流色谱峰，分析确定了 94 个化合物，其中包括：环烯醚萜化合物 7 个，苯乙醇苷类化合物 11 个，二苯乙烯类化合物 2 个，黄酮类化合物 25 个，木脂素类化合物 5 个，蒽醌类化合物 6 个，三萜类化合物 18 个，香豆素类化合物

1 个，生物碱类化合物 5 个，酚酸类化合物 4 个，氨基酸 7 个，糖类 1 个，其他小分子化合物 2 个。其中，12 个成分来源于虎杖药材、18 个成分来源于连翘药材、8 个成分来源于柴胡药材、14 个成分来源于板蓝根药材、11 个成分来源于马鞭草药材、14 个成分来源于败酱草药材、5 个成分来源于芦根药材、22 个成分来源于甘草药材。疏风解毒胶囊物质组的阐明为进一步阐释血中移行成分提供了研究基础。

五、疏风解毒胶囊入血成分及其代谢产物的辨识研究

前期研究明确了疏风解毒胶囊的化学物质组，然而这些化学物质组不能等同于最终效应物质，大多数中药临床口服用药，原型药效物质需吸收入血才能发挥作用，质量控制应关联药物的最终"效应成分"。药物达到疾病的病理组织部位，才能发挥最终生物学效应。因此，原型化学物质组阐明之后，应进一步分析入血成分及其代谢产物。

本部分运用 UPLC-Q/TOF-MS 对疏风解毒胶囊制剂样品、大鼠给药血浆及空白血浆样品检测分析，通过比对三者色谱图的差异，锁定目标离子信号并分析其质谱裂解行为，成功地确定了口服给予疏风解毒胶囊后大鼠血浆中的吸收原型药物成分及其代谢产物。正、负离子模式下，疏风解毒胶囊制剂、大鼠空白血浆和给药血浆样品的总离子流色谱图（TICs）如图 12.40 和图 12.41 所示。

1. 入血成分分析

通过比对分析疏风解毒胶囊制剂、给药血浆及空白血浆样品的总离子流色谱图，同时存在于疏风解毒胶囊制剂与给药血浆样品中的离子被认为是潜在的以原型形式吸收的药

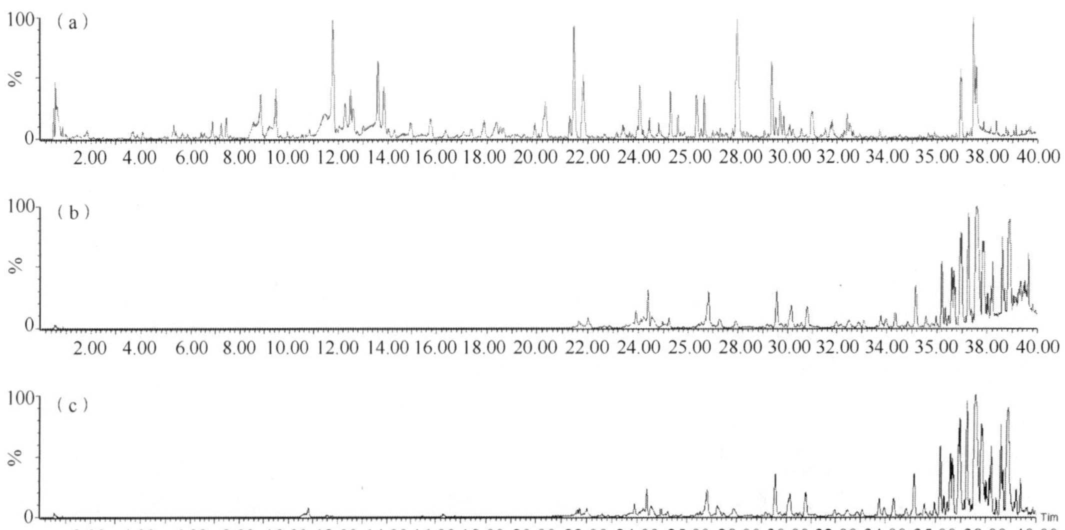

图 12.40 正离子模式总离子流色谱图

（a）疏风解毒胶囊；（b）空白血浆；（c）给药血浆

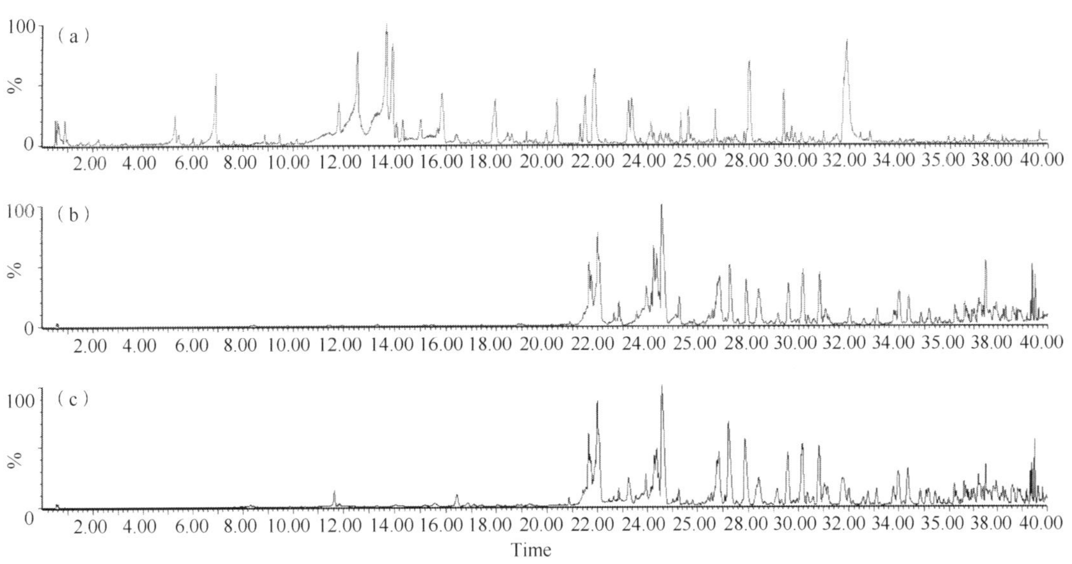

图 12.41　负离子模式总离子流色谱图

（a）疏风解毒胶囊；（b）空白血浆；（c）给药血浆

物成分，而仅在给药血浆样品中出现的离子则认为是潜在的体内代谢产物。检索文献数据和一些公共数据库（如 MassBank，http：//www.massbank.jp/；Chemspider，http：//www.chemspider.com/），分析质谱裂解规律，在给予疏风解毒胶囊的大鼠血浆中共鉴定得到 46 个血行药物成分，其中包括 27 个吸收原型成分和 19 个代谢产物。

2. 原型成分的鉴定

大鼠血浆中鉴定得到的 27 个疏风解毒胶囊吸收原型药物成分，包括黄酮类 8 个、蒽醌类 4 个、二苯乙烯类 4 个、环烯醚萜类 2 个、木脂素类 2 个、萘类 2 个、苯乙醇苷类 1 个、三萜皂苷类 1 个和其他化合物 3 个。UPLC-Q/TOF-MS 数据见表 12.3，TOF-MS 的测得值与理论值比较，精确质量数的误差均小于 10ppm。在已鉴定的化合物中，9 个化合物经与标准品比对保留时间、质谱数据，得到进一步确证。

3. 代谢产物的鉴定

在不同药物代谢酶的作用下，吸收入血的原型药物成分在体内会被进一步代谢。经过Ⅰ相和Ⅱ相代谢反应，如氧化、还原及与内源性分子结合等，原型成分的化学结构和精确质量数将会被改变。然而，绝大多数代谢物仍然保留了原型化合物的结构特征，裂解规律的分析在很大程度上易化了疏风解毒胶囊相关代谢产物的结构鉴定。通过筛选仅在给药血浆样品中出现的离子信号，最终在大鼠血浆中共鉴定得到 19 个代谢产物，其体内代谢途径如图 12.42 所示。

六、化学物质组传递溯源规律

通过对药材、制剂及血行成分的系统辨识，并将制剂中的成分与药材中的成分进行比对归属，明确了质量属性的传递过程。疏风解毒胶囊中辨识出的 94 个成分，来源于虎杖的有 12 个（13→12）、板蓝根有 14 个（22→14）、连翘有 18 个（25→18）、马鞭草有 11 个（22→11）、甘草有 22 个（40→22）、柴胡有 8 个（22→8）、败酱草有 14 个（21→14）、芦根有 5 个（9→5）。在大鼠血浆中共鉴定得到 43 个疏风解毒胶囊相关的外源性化合物，包括 24 个原型药物成分和 19 个代谢产物，主要来源于虎杖、马鞭草、连翘、甘草（表 12.3，12.4）。

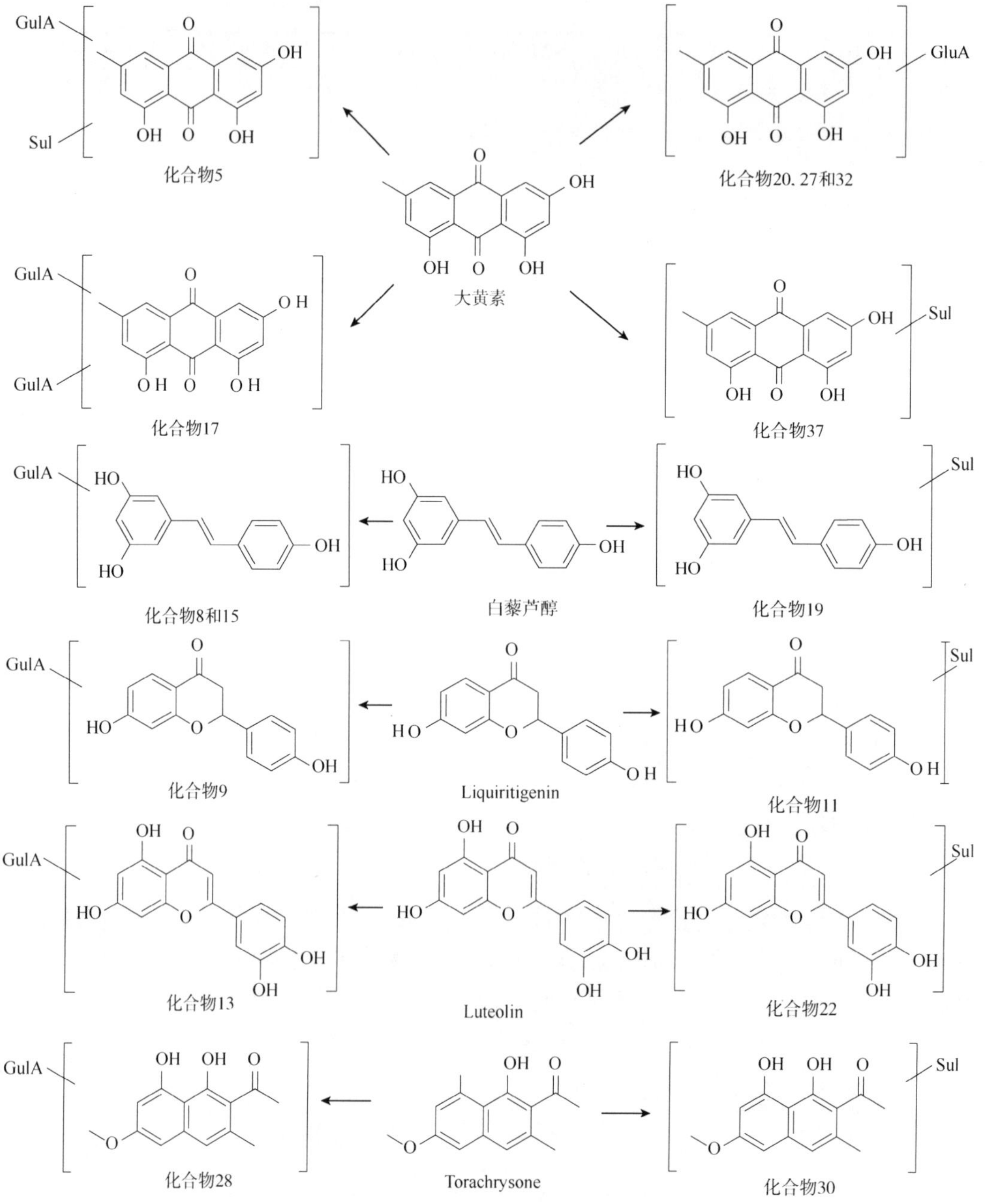

图 12.42　疏风解毒胶囊大鼠体内的代谢途径

表 12.3　疏风解毒胶囊大鼠血中移行成分 LC-MS 数据

序号	t_R (min)	[M–H]⁻		[M+H]⁺		Formula	MS/MS fragmentation		Identification	来源
		Detected	Error (ppm)	Detected	Error (ppm)		ESI⁻	ESI⁺		
1	8.30	565.1523	−6.0			$C_{26}H_{30}O_{14}$	403，227		Polydatin glucuronide	M
2	8.86	449.1290[#]	−1.1	427.1215*	−0.2	$C_{17}H_{24}O_{11}$	403，241，223	405，243，225，207，193	Hastatoside	P
3[a]	9.45	433.1343[#]	−0.7	411.1256*	−2.7	$C_{17}H_{24}O_{10}$	387，225	389，227，195，177	Verbenalin	P
4	10.82			206.1187	2.9	$C_{12}H_{15}NO_2$		164，132	Unidentified	P
5	11.52	525.0357	3.4			$C_{21}H_{18}O_{14}S$	445，269，241，225		Emodin glucuronide and sulfate	M
6	11.64	565.1555	−0.4			$C_{26}H_{30}O_{14}$	403，227		Polydatin glucuronide	M
7[a]	11.82	389.1232	−1.0			$C_{20}H_{22}O_8$	227，185，143		trans-Polydatin	P
8	11.84	403.0995	−8.4			$C_{20}H_{20}O_9$	227，185，143		Resveratrol glucuronide	M
9	12.11	431.0940	−8.8	433.1167	7.4	$C_{21}H_{20}O_{10}$	255，135	257，137	Liquiritigenin glucuronide	M
10[a]	13.89	623.1962	−2.2	647.1944*	−1.2	$C_{29}H_{36}O_{15}$	461，443，179，161，135	625，471，325，163	Forsythoside A	P
11	14.53	335.0233	2.4			$C_{15}H_{12}O_7S$	255，135		Liquiritigenin sulfate	M
12[a]	14.98	519.1852	−2.7			$C_{26}H_{32}O_{11}$	357，342		pinoresinol-*β*-*D*-glucoside	P
13	15.57	461.0757	8.0			$C_{21}H_{18}O_{12}$	285，257，239，211		Luteolin glucuronide	M
14[a]	16.41	227.0704	−1.8			$C_{14}H_{12}O_3$	185，143		trans-Resveratrol	P
15	16.46	403.1001	−6.9			$C_{20}H_{20}O_9$	227，185		Resveratrol glucuronide	M
16	16.86	389.1238	0.5			$C_{20}H_{22}O_8$	227，185，143		cis-Polydatin	P
17	17.10	621.1064	−4.5			$C_{27}H_{26}O_{17}$	445，269，225		Emodin diglucuronide	M
18	17.40	475.0867	−2.1	477.1013	−4.2	$C_{22}H_{20}O_{12}$	299，284	301，286	chrysoeriol-7-glucuronide	P
19	17.43	307.0255	−6.8			$C_{14}H_{12}O_6S$	227，185，143		Resveratrol sulfate	M
20	18.06	445.0742	−6.5			$C_{21}H_{18}O_{11}$	269，241，225		Emodin glucuronide	M
21	18.37	417.1177	−2.2	419.1324	−4.3	$C_{21}H_{22}O_9$	255，135	257，137	Liquiritin	P
22	19.31	364.9993	7.1			$C_{15}H_{10}O_9S$	285，257，239，211		Luteolin sulfate	M
23	19.45	431.0952	−6.0	433.1127	−1.8	$C_{21}H_{20}O_{10}$	255，135，119	257，137	Isoliquiritigenin glucuronide	M
24	20.35	227.0700	−3.5	557.1991*	−1.4	$C_{27}H_{34}O_{11}$	533，371，356	535，373，355	Phillyrin	P

续表

序号	t_R（min）	[M−H]$^-$		[M+H]$^+$		Formula	MS/MS fragmentation		Identification	来源
		Detected	Error（ppm）	Detected	Error（ppm）		ESI$^-$	ESI$^+$		
25	20.56	227.0700	−3.5			$C_{14}H_{12}O_3$	185，143		cis-Resveratrol	P
26	21.45	407.1335	−1.7	409.1468	−7.6	$C_{20}H_{24}O_9$	245，230，215	247，229，214，201	Torachrysone-8-O-glucoside	P
27	21.59	445.0773	0.4			$C_{21}H_{18}O_{11}$	269，241，225		Emodin glucuronide	M
28	21.76	421.1098	−8.8	423.1264	−6.4	$C_{20}H_{22}O_{10}$	245，230，215	247，229，214，201	Torachrysone glucuronide	M
29	23.21	285.0396	−1.1			$C_{15}H_{10}O_6$	257，239，211		Luteolin	P
30	23.24	325.0369	−4.0	327.0555	5.2	$C_{14}H_{14}O_7S$	245，230，215	247，229，214，201	Torachrysone sulfate	M
31	23.70	459.0943	3.5			$C_{22}H_{20}O_{11}$	283，268，240		Wogonin glucuronide	M
32	23.98	445.0767	−0.9			$C_{21}H_{18}O_{11}$	269，241，225		Emodin glucuronide	M
33	24.03	285.0400	0.4			$C_{15}H_{10}O_6$	257，239，211		Kaempferol	P
34	24.46	255.0647	−3.9	257.0803	−4.3	$C_{15}H_{12}O_4$	135	137	Liquiritigenin	P
35	24.69	299.0188	−1.3			$C_{15}H_8O_7$	255，227，211		Emodicacid	P
36[a]	24.89	267.0650	−2.6	269.0801	−4.8	$C_{16}H_{12}O_4$	252，251，223，195	254，253，225，197	Formononetin	P
37	26.58	349.0006	−3.4			$C_{15}H_{10}O_8S$	269，241，225，197		Emodin sulfate	M
38	26.67	269.0440	−3.7			$C_{15}H_{10}O_5$	241，225		Aloe-emodin	P
39[a]	27.01	283.0261	6.4			$C_{15}H_8O_6$	239，211，183		Rhein	P
40	27.43	283.0593	−4.6	285.0741	−7.7	$C_{16}H_{12}O_5$	268，240	270，242	Wogonin	P
41	27.58	255.0659	0.8	257.0798	−6.2	$C_{15}H_{12}O_4$	135，119	137	Isoliquiritigenin	P
42	27.98	821.3927	−4.0	823.4161	5.5	$C_{42}H_{62}O_{16}$	803，759，645，351，193	647，471，453	Glycyrrhizic acid	P
43	29.49	327.0496	−2.8			$C_{17}H_{12}O_7$	268，239		Unidentified	P
44	30.93			283.0958	−4.2	$C_{17}H_{14}O_4$		265，250，222	Unidentified	P
45	31.46	245.0807	−2.9	247.0966	−1.6	$C_{14}H_{14}O_4$	230，215，187，159，131	229，214，201	Torachrysone	P
46[a]	31.75	269.0443	−2.6			$C_{15}H_{10}O_5$	241，225，210，197		Emodin	P

a：与标准品比对确证；#：[M+HCOO]$^-$；*：[M+Na]$^+$；P：原型成分；M：代谢物。

表 12.4　疏风解毒胶囊制剂及入血成分与各味药材归属分析结果

药材来源	药材中化合物数	制剂中化合物峰号	制剂中化合物数	成分类型	入血（代谢）成分数
虎杖	13	11，25，29，33，35，42，44，52，53，56，59，84	12	二苯乙烯、黄酮、蒽醌	23（13）
板蓝根	22	1，2，3，5，6，7，8，9，49，61，67，76，89，90	14	氨基酸和生物碱	—
连翘	25	5，10，12，13，15，23，26，27，28，29，34，37，47，71，82，83，87，88	18	生物碱、苯乙醇苷、黄酮、木脂素	3
马鞭草	22	16，18，19，20，24，31，36，40，46，60，62	11	环烯醚萜、苯乙醇苷、黄酮	8（3）
甘草	40	30，32，43，45，54，55，57，63，65，66，69，73，74，75，80，81，85，86，88，91，92，96	21	黄酮、三萜及其苷类、香豆素	8（3）
柴胡	22	17，29，41，58，64，68，70，72	8	绿原酸类、黄酮、三萜及其苷	—
败酱草	21	14，21，22，38，39，47，51，69，77，78，79，93，94，95	14	环烯醚萜、黄酮、木脂素、三萜及其苷	1
芦根	9	4，48，50，61，67	5	生物碱、酚酸和木脂素	—

结　　论

中药形成过程包括从植物—药材—饮片—制剂—体内全过程，因此，对于中药化学物质组的辨识和表征应反映中药形成的各个环节及其物质组的传递与溯源关系。从物质组的生物合成、转化、获取、吸收和体内代谢的角度，物质组传递与溯源关系可分为“植物中的生物合成成分”、“原有成分”、“原型成分”、“效应成分”等主要的表现形式。中药原料为天然生物有机体，其中，绝大多数来源于植物，中药的有效成分多为植物的次生代谢产物，不同植物具有不同遗传物质基础和生物合成途径，因而形成各异的次生代谢产物，故称之为“植物中的生物合成成分”。次生代谢产物的种类、含量及各成分之间的相对比例是决定中药有效性和质量优劣的核心，植物中的生物合成成分是中药形成的第一环节，是优质药材选育、产地选择及栽培技术规范化重点关注的环节。进一步根据药用目的，对植物的器官（根、茎、叶、花、果实、种子等）进行采收和产地加工，才能形成药材，相对于加工炮制后的饮片和提取制备后的制剂，药材是初始原料，故将药材中的成分称为“原有成分”。植物的不同物候期其次生代谢产物的合成和积累差异很大，采收时间直接决定成分含量；产地加工方式方法也会对药材成分种类和含量产生影响。挥发性成分和水溶性成分在加工中容易损失；一些苷类成分在适当的条件下会酶解成苷元。中药制剂需要通过制剂工艺过程获取处方药材中的药用物质，作为药品的主要化学物质基础，是中药的 “原型成分”。最后，药物经一定的传输途径，入血、代谢、分布并产生特异性的生物效应，因此入血成分及其代谢产物才是最终的“效应成分”。从质量传递与溯源的角度，血中的效应成分是质量传递体系的最终环节，也是中药质量标志物确定的重要依据。本章对疏风解毒胶囊原料药材、制剂及血行成分进行了系统辨识，从 8 味原料药材中辨识出 174 个化合物，从制剂中辨识出的 94 个成分，并分别对各化学成分来源药材进行归属，从大鼠血浆中共鉴定得到 43 个疏风解毒胶囊相关的外源性化合物，包括 24 个原型药物成分和 19 个代谢产物，明确了疏风解毒胶囊化学物质组的传递与溯源关系。

参 考 文 献

[1] 刘颖，时瀚，金亚宏，等. 疏风解毒胶囊防治流感体内药效学研究. 世界中西医结合杂志，2010，5（2）：107-110.

[2] 郭姗姗，金亚宏，王意忠，等. 疏风解毒颗粒防治手足口病的体内外药效学研究. 中国实验方剂学杂志，2012，18（2）：206-209.

[3] 吕伟伟，朱童娜，邱欢，等. 疏风解毒胶囊抗病毒及抗菌的体外药效学实验研究. 中药新药与临床药理，2013，24（3）：234-238.

[4] 薛明明，高静琰，陈东旭，等. 疏风解毒胶囊对 D-氨基半乳糖/脂多糖诱导大鼠急性肝损伤保护作用. 中草药，2015，46（9）：1348-1353.

[5] 张亚平，陶振刚，宋振举，等. 疏风解毒胶囊对小鼠病毒性心肌炎模型的影响. 中草药，2016，47（1）：110-113.

[6] 陶振钢，高静炎，薛明明，等. 疏风解毒胶囊对于内毒素诱导大鼠急性肺损伤模型中 MAPK/NF-κB 通路的抑制作用. 中华中医药杂志，2014，29（3）：911-915.

[7] 奚肇庆，周建中，梅建强，等. 疏风解毒胶囊治疗病毒性上呼吸道感染发热患者 130 例临床观察. 中医杂志，2010，51（5）：426-427.

[8] 叶祥庆，曾德志，罗世芳，等. 疏风解毒胶囊治疗感冒风热证临床观察. 安徽医药，2013，17（4）：664-666.

[9] 胡蓉，王丽华，张珺珺，等. 疏风解毒胶囊治疗急性咽炎风热证的临床观察. 药物评价研究，2014，37（5）：460-462.

[10] 李文. 疏风解毒胶囊治疗小儿急性上呼吸道感染的疗效观察. 现代药物与临床，2015，30（9）：1140-1143.

[11] 王书臣，罗海丽. 疏风解毒胶囊治疗上呼吸道感染 480 例临床观察. 世界中西医结合杂志，2009，4（12）：872-875.

[12] Yi T，Zhang H，Cai ZW. Analysis of Rhizoma Polygoni Cuspidati by HPLC and HPLC-ESI/MS. Phytochemical Analysis，2007，18（5）：387-392.

[13] Lu C，Huang Z，Li X，et al. Study on the extract of bacteriostatic composition from *Polygonum cuspidatum* of the Western Hunan. Natural Product Research and Development，2005，17（5）：557-560.

[14] Nonomura S，Kanagawa H，Makimoto A. Chemical constituents of polygonaceous plants. I. Studies on the components of Ko-jo-kon.（Polygonum cuspidatum sieb. Et Zucc.）. Yakugaku Zasshi，1963，83：988-990.

[15] Vastano BC，Chen Y，Zhu N，et al. Isolation and identification of stilbenes in two varieties of *Polygonum cuspidatum*. Journal of Agricultural and Food Chemistry，2000，48（2）：253-256.

[16] Xiao K，Xuan L，Xu Y，et al. Constituents from *Polygonum cuspidatum*. Chemical and Pharmaceutical Bulletin，2002，50（5）：605-608.

[17] 董静，王弘，万乐人，等. 高效液相色谱/电喷雾-离子阱-飞行时间质谱分析鉴定中药虎杖中的主要化学成分. 色谱，2009，27（4）：425-430.

[18] Zhang H，Li C，Kwok ST，et al. A review of the pharmacological effects of the dried root of *Polygonum cuspidatum*（Hu Zhang）and its constituents. Evidence-based Complementary and Alternative Medicine，2013，2013：208349.

[19] Huang WY，Sheu SJ. Separation and identification of the fifteen constituents in forsythiae fructus. Journal of Food and Drug Analysis，2007，15（1）：33-39.

[20] Milder IEJ，Arts ICW，Venema DP，et al. Optimization of a liquid chromatography-tandem mass spectrometry method for quantification of the plant lignans secoisolariciresinol，matairesinol，lariciresinol，and pinoresinol in foods. Journal of Agricultural and Food Chemistry，2004，52（15）：4643-4651.

[21] Yan G, Zhang A, Sun H, et al. An effective method for determining the ingredients of Shuanghuanglian formula in blood samples using high-resolution LC–MS coupled with background subtraction and a multiple data processing approach. Journal of Separation Science，2013，36（19）：3191-3199.

[22] Han J，Ye M，Guo H，et al. Analysis of multiple constituents in a Chinese herbal preparation Shuang-Huang-Lian oral liquid by HPLC-DAD-ESI-MSn. Journal of Pharmaceutical and Biomedical Analysis，2007，44（2）：430-438.

[23] Pan YL，Xue P，Li X，et al. Determination of nucleosides and nucleobases in Isatidis Radix by HILIC-UPLC-MS/MS. Analytical Methods，2013，5（22）：6395-6400.

[24] Wang XM，Xie YY，Hu XM，et al. Qualitative and quantitative analysis of glucosinolates and nucleosides in *Radix isatidis* by HPLC and liquid chromatography tandem mass spectrometry. Acta PharmaceuticaSinica B，2013，3（5）：337-344.

[25] Zhou W，Zhang XY. Research progress of Chinese herbal medicine *Radix isatidis*（banlangen）. The American Journal of Chinese Medicine，2013，41（4）：743-764.

[26] Zuo L，Li JB，Xu J，et al. Studies on chemical constituents in root of Isatis indigotica. China Journal of Chinese Materiamedica，2007，32（8）：688-691.

[27] Ye WY，Li X，Cheng JW. Screening of eleven chemical constituents from *Radix isatidis* for antiviral activity. African Journal of Pharmacy and Pharmacology，2011，5（16）：1932-1936.

[28] Yang YY，Tang YZ，Fan CL，et al. Identification and determination of the saikosaponins in *Radix bupleuri* by accelerated solvent extraction combined with rapid-resolution LC-MS. Journal of Separation Science，2010，33（13）：1933-1945.

[29] Hsieh YZ，Huang HY. Determination of saikosaponins by micellar electrokinetic capillary chromatography. Journal of Chromatography A，1997，759（1-2）：193-201.

[30] Hu Z，Cai M，Liang HH. Desirability function approach for the optimization of microwave-assisted extraction of saikosaponins from *Radix bupleuri*. Separation and Purification Technology，2008，61（3）：266-275.

[31] He J，Balasubramanian R，Karthikeyan S，et al. Determination of semi-volatile organochlorine compounds in the atmosphere of Singapore using accelerated solvent extraction. Chemosphere，2009，75（5）：640-648.

[32] Yoshida T，Majors RE. High-speed analyses using rapid resolution liquid chromatography on 1.8-μm porous particles. Journal of Separation Science，2006，29（16）：2421-2432.

[33] Atef A，Al-Amier HA，Ibrahim TA. Comparative study of the flavonoids of some Verbena species cultivated in Egypt by using high-performance liquid chromatography coupled with ultraviolet spectroscopy and atmospheric pressure chemical ionization mass spectrometry. Journal of Chromatography A，2010，1217（41）：6388-6393.

[34] Quirantes-Piné R，Funes L，Micol V，et al. High-performance liquid chromatography with diode array detection coupled to electrospray time-of-flight and ion-trap tandem mass spectrometry to identify phenolic compounds from a lemon verbena extract. Journal of Chromatography A，2009，1216（28）：5391-5397.

[35] Bilia AR，Giomi M，Innocenti M，et al. HPLC–DAD–ESI–MS analysis of the constituents of aqueous preparations of verbena and lemon verbena and evaluation of the antioxidant activity. Journal of Pharmaceutical and Biomedical Analysis，2008，46（3）：463-470.

[36] Quirantes-Piné R，Herranz-López M，Funes L，et al. Phenylpropanoids and their metabolites are the major compounds responsible for blood-cell protection against oxidative stress after administration of Lippiacitriodora in rats. Phytomedicine，2013，20（12）：1112-1118.

[37] Wang X，Sun W，Sun H，et al. Analysis of the constituents in the rat plasma after oral administration of Yin Chen Hao Tang by UPLC/Q-TOF-MS/MS. Journal of Pharmaceutical and Biomedical Analysis，2008，46（3）：477-490.

[38] Choi SE，Yoon JH，Choi HK，et al. Phenolic compounds from the root of *Phragmites communis*. Chemistry of Natural Compounds，2009，45（6）：893-895.

[39] Oh JY，Choi U，Kim YS，et al. Isolation and identification of antioxidative components from bark of *Rhus javanica* Linne. Korean Journal of Food Science and Technology，2003，35（4）：726-732.

[40] Kanchanapoom T，Kamel MS，Kasai R，et al. Lignan glucosides from *Acanthus ilicifolius*. Phytochemistry，2001，56（4）：369-372.

[41] Yan Z，Chen Y，Li T，et al. Identification of metabolites of Si-Ni-San，a traditional Chinese medicine formula，in rat plasma and urine using liquid chromatography/diode array detection/triple–quadrupole spectrometry. Journal of Chromatography B，2012，

885-886：73-82.

[42] Yin Q，Wang P，Zhang A，et al. Ultra-performance LC-ESI/quadrupole-TOF MS for rapid analysis of chemical constituents of S haoyao-G ancao decoction. Journal of Separation Science，2013，36（7）：1238-1246.

[43] Wang Y，He S，Cheng X，et al. UPLC-Q-TOF-MS/MS fingerprinting of traditional chinese formula SiJunZiTang. Journal of Pharmaceutical and Biomedical Analysis，2013，80：24-33.

[44] 周燕，王明奎，廖循，等.甘草化学成分的高效液相色谱串联质谱分析. 分析化学，2004，32（2）：174-178.

（张铁军　许　浚　刘岱林　张洪兵　韩彦琪　刘素香　刘昌孝）

第十三章

基于特有性-有效性-功效关联性的疏风解毒胶囊的质量标志物研究

一个“好的”质量评价方法或质量标准应具有对特定药材的“针对性”和“专属性”，才能避免“张冠李戴”“以假乱真”。但现行的质量标准中还有很多药材均以普遍存在的成分（如绿原酸、芦丁等）作为含量测定指标，显然难以反映不同药材的“特质”，不能准确地评价不同药材的各自特有的质量特点，也给掺假和掺伪留有了可乘之机。“特有性”不但要有实验研究的证据，还需要有可靠的生源途径、药材的组织部位（组织化学）、生长时期（采收期）等理论依据。疏风解毒胶囊由虎杖、板蓝根、连翘、马鞭草、败酱草、柴胡、芦根和甘草等8味药组成，其中，虎杖为处方君药，连翘为臣药，马鞭草为佐药，甘草为使药，以上4味药也是疏风解毒胶囊入血成分的主要来源，故本课题组对其成分的特有性和生源途径进行了初步分析。

第一节　基于成分特有性的疏风解毒胶囊质量标志物研究

一、虎杖化学成分生源途径分析

虎杖为蓼科植物虎杖 *Polygonum cuspidatum* Sieb.et Zucc.的干燥根茎和根。据文献分析及本课题组的研究表明：虎杖主要含有蒽醌类化合物，其中以游离型为主，游离蒽醌衍生物主要有大黄素、大黄素甲醚、大黄酚等，结合型的主要有大黄素甲醚-8-葡萄糖苷等；芪类化合物有白藜芦醇及其白藜芦醇苷；此外还含有黄酮类、香豆素类及鞣质类等成分。按照植物化学分类学分析，蒽醌类和芪类成分是蓼科植物的特征性成分，其中，白藜芦醇苷等芪类成分在虎杖中含量高，特征明显。

1. 芪类生物合成途径

苯丙氨酸在苯丙氨酸裂解酶（PAL）催化作用下可裂解为反式肉桂酸，然后在肉桂酸-4-羟基化酶（C4H）的催化下合成反式香豆酸，经香豆酰连接酶（4CL）催化合成香豆酰-CoA，与3个分子的丙二酰-CoA作用生成芪类化合物[1, 2]（图13.1）。

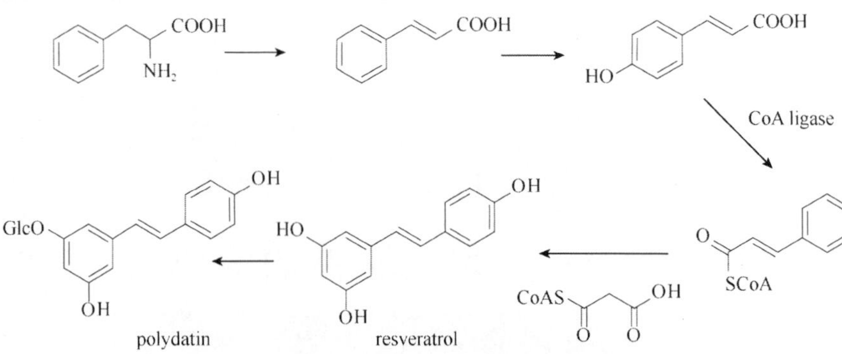

图 13.1 芪类化合物生物合成途径

2. 蒽醌类成分生物合成途径

大黄素型蒽醌主要通过聚酮途径合成，大致分为 3 个阶段：①以乙酰 CoA 为起始单元，在查尔酮合成酶家族的作用下，连续与 8 个丙二酸单酰 CoA 发生缩合，缩合形成聚八酮化合物；②聚八酮化合物经过还原、脱羧及氧化等步骤，形成大黄酚、芦荟大黄素与大黄酸等蒽醌类化合物；③聚八酮化合物经过水解、脱羧、脱水与甲基化等步骤，形成大黄素与大黄素甲醚等蒽醌类化合物（图 13.2）[3]。

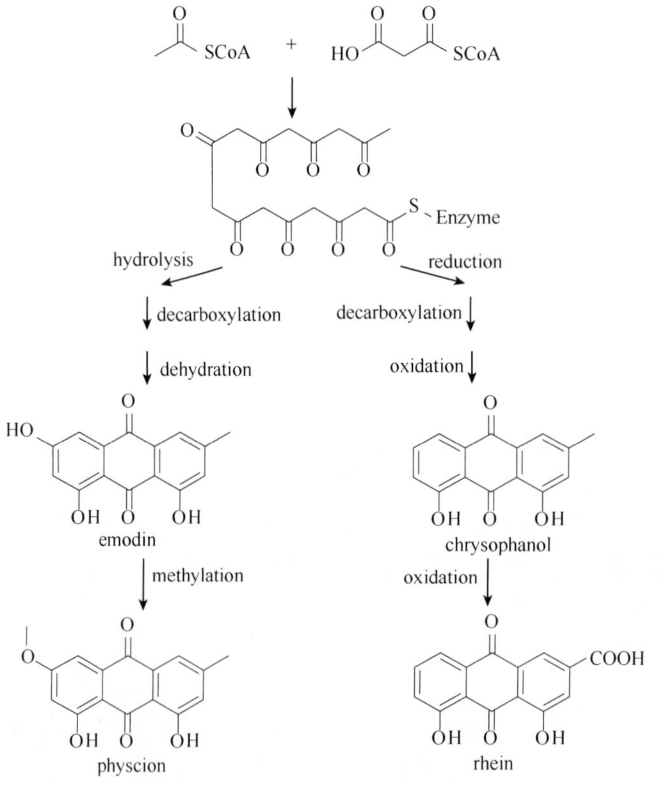

图 13.2 蒽醌类化合物生物合成途径

二、连翘的成分特有性分析

连翘为木犀科植物连翘 *Forsythia suspensa*（Thunb.）Vahl 的干燥果实，据文献分析及本课题组的研究表明：连翘化学成分主要有苯乙醇苷类、木脂素类、三萜类、醌类及挥发油等。

木脂素类成分是连翘中的特征性成分之一，该类成分主要通过苯丙氨酸代谢途径合成，由苯丙氨酸脱氨形成肉桂酸起始，经一系列羟基化、甲基化与还原反应，首先生成木脂素单体松柏醇，然后松柏醇在聚合蛋白酶（DIR）和松脂醇还原酶（PLR）的催化作用下最终生成落叶松脂素。在某些植物中，落叶松脂素能进一步被松脂醇还原酶催化生成开环异落叶松脂素，开环异落叶松脂素在开环异落叶松脂素脱氢酶（SIRD）的作用下生成罗汉松树脂酚，在糖基转移酶（UGT）的作用下生成开环异落叶松脂素二葡萄糖苷（图 13.3）[4]。

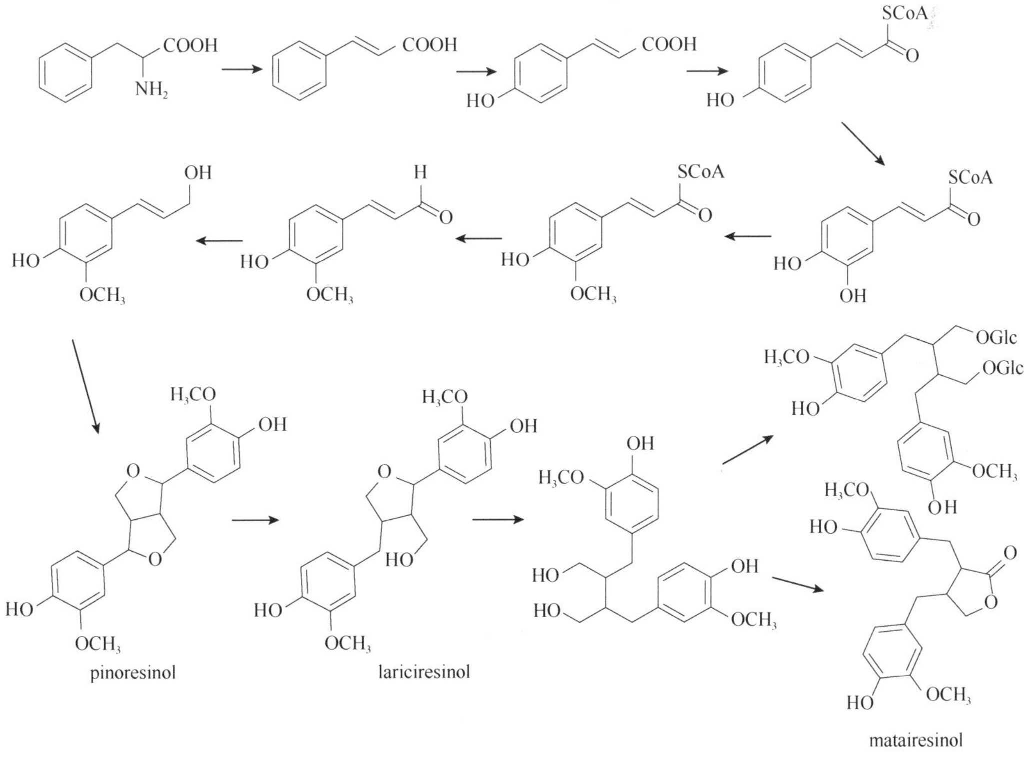

pinoresinol　lariciresinol　matairesinol

图 13.3　木脂素类化合物生物合成途径

三、马鞭草的成分特有性分析

马鞭草为马鞭草科植物马鞭草 *Verbena officinalis* L.的干燥地上部分，据文献分析及本课题组的研究表明：马鞭草主要含有环烯醚萜、黄酮类、三萜类、甾体类、糖类等。马鞭草的极性成分以环烯醚萜苷类物质为主，也是主要镇咳作用的药效物质基础，其中马鞭草苷和戟叶马鞭草苷（即羟基马鞭草苷）为含量最大的主要成分，也是该药中的特征性成分。

环烯醚萜类由焦磷酸香叶酯（GPP）衍生而成，GPP 在植物体内逐步转化为臭蚁二醛（iridoidial），经烯醇化和羟醛缩合形成表伊蚁二醛（epi-iridodial），再衍生成各类环烯醚萜类化合物（图 13.4）[5]。

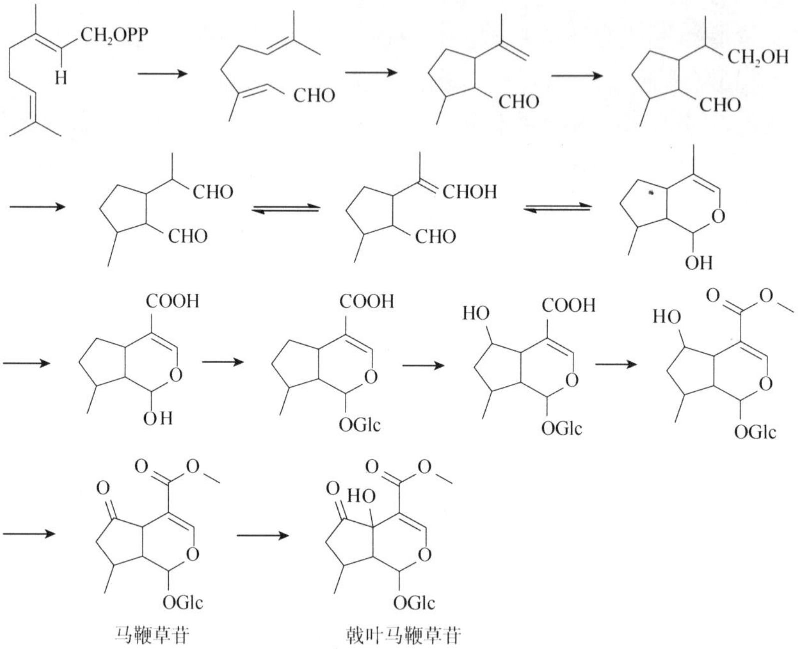

CH_2OPP H → CHO → CHO → CH_2OH CHO → CHO CHO ⇌ CHOH CHO ⇌ O OH → COOH O OH → COOH O OGlc → HO COOH O OGlc → HO O O O OGlc → O O O O OGlc → O HO O O O OGlc

马鞭草苷　　戟叶马鞭草苷

图 13.4　环烯醚萜类化合物生物合成途径

四、甘草的成分特有性分析

甘草为豆科植物甘草 *Glycyrrhiza uralensis* Fisch.的干燥根和根茎。主要含有甘草酸和甘草次酸等三萜皂苷类化合物。

三萜皂苷类成分主要通过甲戊二羟酸途径合成，由三分子的乙酰辅酶 A 缩合后，在酶的催化作用下形成了含有 6 个碳原子的甲羟戊酸（MVA），再经过一系列的反应得到了异戊二烯磷酸（IPP），IPP 异构化变成了二甲丙烯焦磷酸（DMPP）；IPP 和 DMPP 头尾缩合得到了含有 10 个碳原子的牻牛儿基焦磷酸（GPP），进一步在法尼基焦磷酸合酶（FPS）的作用下，将 IPP 与 GPP 结合产生了含有 15 个碳原子的法尼基焦磷酸（FPP）；两分子的 FPP 头头缩合在鲨烯合酶（SS）的催化下生成了反式角鲨烯，再经鲨烯环氧酶（SE）的作用，反式角鲨烯在 2 号碳原子和 3 号碳原子的位置环氧化成了 2，3-氧化鲨烯；以 2，3-氧化鲨烯为底物，经过不同的反应，分别得到了不同的三萜皂苷类化合物（图 13.5）[6, 7]。

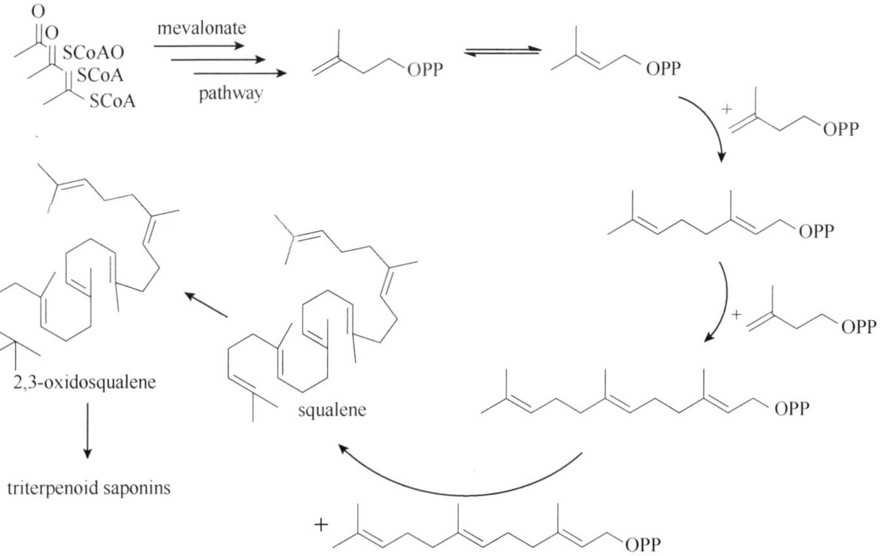

图 13.5 三萜皂苷类化合物生物合成途径

第二节 基于成分有效性的疏风解毒胶囊质量标志物研究

一、疏风解毒胶囊抗炎药效物质筛选研究

本部分根据疏风解毒胶囊的功能主治和适应证，首先针对抗炎活性成分进行筛选。利用 UPLC/Q-TOF-MS 整合 NF-κB 双荧光素酶报告基因系统的筛选体系，快速准确地筛选鉴定疏风解毒胶囊中潜在的抗炎活性成分，进一步采用网络药理学方法对筛选出的化合物的可能作用靶点和相关通路进行预测，最后，采用小鼠急性肺炎模型进行基因组学研究。

本实验利用 UPLC/Q-TOF-MS 收集得到 80 段疏风解毒胶囊样品，采用 NF-κB 双荧光素酶报告基因系统对收集到的样品进行细胞活性测试。按原浓度给药后共筛选出 9 段 10 个活性峰对 NF-κB 表达有显著的抑制作用，峰号按时间顺序依次为 1、2、3、4、5、6、7、8、9、10 号（图 13.6）。对疏风解毒胶囊中 10 个有抗炎活性的化学成分进行了鉴定分析，具体成分的鉴定结果参见表 13.1，结构式见图 13.7。

二、抗炎活性单体验证实验

1. BEAS-2B 细胞验证实验结果

疏风解毒胶囊中筛选出的 10 个 NF-κB 抑制剂选取 5 个单体（马鞭草苷、连翘酯苷 A、连翘苷、牡荆苷、大黄素）标准品采用 NF-κB 依赖的双荧光报告基因系统进行验证。结果如图 13.8 所示，与阳性药地塞米松（Dex，10^{-5}mol/L）相比，5 个 NF-κB 抑制剂在 10^{-4}、10^{-5}mol/L 均能显著抑制 BEAS-2B 细胞中 TNF-α 诱导的 NF-κB 激活（$p<0.05$，$p<0.01$，$p<0.001$）。其中连翘苷在 10^{-6}mol/L 的给药浓度下仍表现出明显的 NF-κB 抑制活性，各单体都体现出浓度梯度依赖性。

2. 小鼠腹腔巨噬细胞验证实验结果

从疏风解毒胶囊中筛选出的 10 个抗炎活性单体中，选取马鞭草苷、连翘酯苷 A、连翘苷、牡荆苷、大黄素 5 个具有代表性的单体标准品进行 LPS 诱导的小鼠腹腔巨噬细胞炎症药效验证实验。实验用 ELISA 方法测定了细胞上清液中 TNF-α、IL-6、IFN-α 和 NF-κB 的含量变化，四个指标的标准曲线分别为 $Y=0.0021X+0.1004$（$R^2=0.9914$）；$Y=0.0034X+0.0591$，（$R^2=0.9914$）；$Y=0.0038X+0.0328$（$R^2=0.999$）；$Y=0.0008X+0.0495$（$R^2=0.9953$）。

TNF-α 含量变化结果见图 13.9，由图可知，与模型组相比，五个单体及疏风解毒胶囊都能显著抑制小鼠腹腔巨噬细胞的 TNF-α 表达，且体现出浓度梯度依赖性。其中连翘酯苷 A 和连翘苷在 10^{-4}、10^{-5}mol/L 均有较好的活性；而马鞭草苷、牡荆苷在 10^{-4}、10^{-5}、10^{-6}mol/L 均体现出较强的抗炎活性，生物活性最好；大黄素在 10^{-4}mol/L 没有活性，推测是由于给药浓度过高，导致部分细胞死亡。

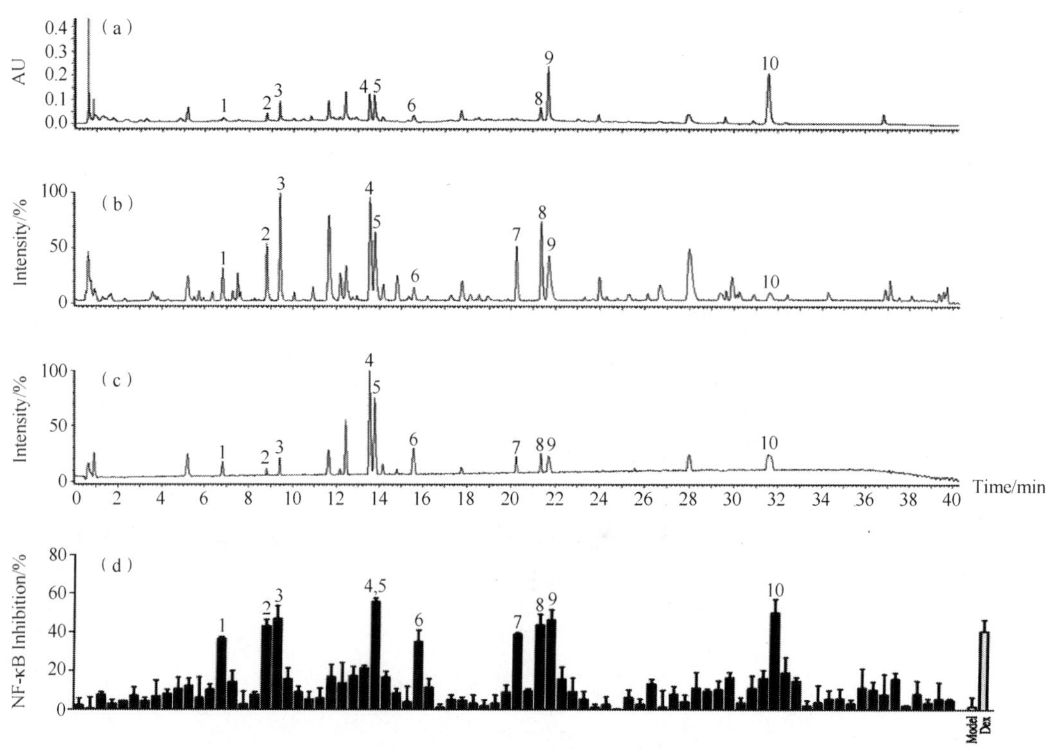

图 13.6　疏风解毒胶囊 UPLC/Q-TOF-MS 及生物活性分析

（a）254nm 下紫外谱图；（b）正模式质谱图；（c）负模式质谱图；（d）NF-κB 抑制率图

表 13.1　疏风解毒胶囊抗炎活性单体结构信息表

t_R（min）	MS（m/z）	MSMS	UV（nm）	分子式	分子量	Identification	Herbal source
6.83	461.1628	315[M–H–Rha]$^-$，135[M–H–Rha–Glu]$^-$	196，221，284	$C_{20}H_{30}O_{12}$	462.4510	连翘酯苷 E（forsythoside E）	连翘
8.81	405.1388	243[M+H–Glu]$^+$，225[M+H–Glu–H_2O]$^+$，207[M+H–Glu–2H_2O]$^+$，193[M+H–Glu–H_2O–CH_4O]$^+$	232，192	$C_{17}H_{24}O_{11}$	404.3710	戟叶马鞭草苷（hastatoside）	马鞭草
9.40	389.1407	227[M+H–Glu]$^+$，195[M+H–Glu–CH_4O]$^+$，177[M+H–Glu–CH_4O–H_2O]$^+$	238	$C_{17}H_{24}O_{10}$	388.3716	马鞭草苷（verbenalin）	马鞭草
13.52	623.2007		198，220，326	$C_{29}H_{36}O_{15}$	624.5958	连翘酯苷 A（forsythoside A）	连翘
13.77	623.1971	623[M–H]$^-$，461[M–H–Rha]$^-$，161[M–2H–461]$^-$				毛蕊花糖苷（verbascoside）	马鞭草
15.58	623.1978					异连翘酯苷 A（isoforsythoside A）	连翘
20.25	535.2187	557[M+Na]$^+$，355[M+H–Glu]$^+$，249[M+H–Glu–anisole]$^-$ 189[M+H–Glu–anisole–2CH_2O]$^-$	200，230，277	$C_{27}H_{34}O_{11}$	534.5604	连翘苷（phillyrin）	连翘
21.35	407.1294	407[M–H]$^-$，245[M–H–2C_5H_7–CO]$^-$	237	$C_{25}H_{28}O_5$	408.4943	3-羟基光甘草酚（3-hydroxyglabrol）	甘草
21.77	431.0843	269[M–H–Glu]$^-$，225[M–H–Glu–CO_2]$^-$	222，271，194	$C_{21}H_{20}O_{10}$	432.3838	牡荆苷（vitexin）	板蓝根
31.61	269.0423	269[M+H]$^+$，241[M+H–CO]$^+$，225[M+H–CO_2]$^+$	287，266，224	$C_{15}H_{10}O_5$	270.2414	大黄素（emodin）	虎杖、板蓝根

（1）连翘酯苷E

R_1=RHa，R_2=OH，R_3=OH

（4）连翘酯苷A

R_1=RHa，R_2=caffeoyl，R_3=OH

（5）毛蕊花糖苷

R_1=OH，R_2=caffeoyl，R_3=RHa

（2）戟叶马鞭草苷，R=OH

（3）马鞭草苷，R=OH

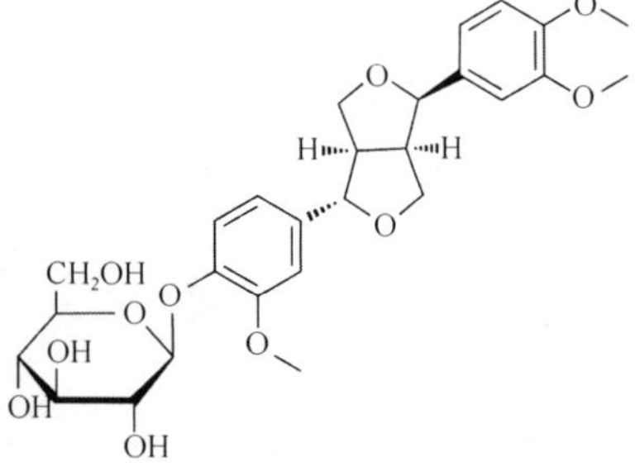

（7）连翘苷

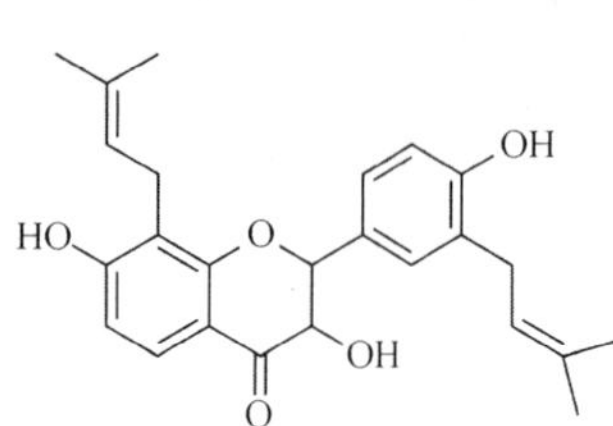

（8）3-羟基光甘草酚

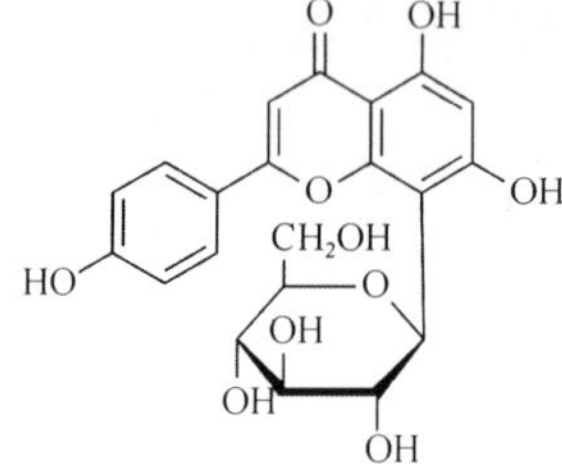

（9）牡荆苷

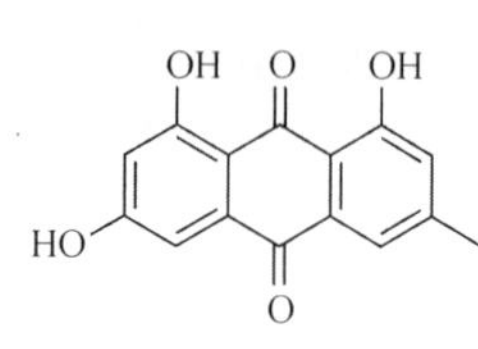

（10）大黄素

图 13.7　疏风解毒胶囊中 10 个活性单体结构式

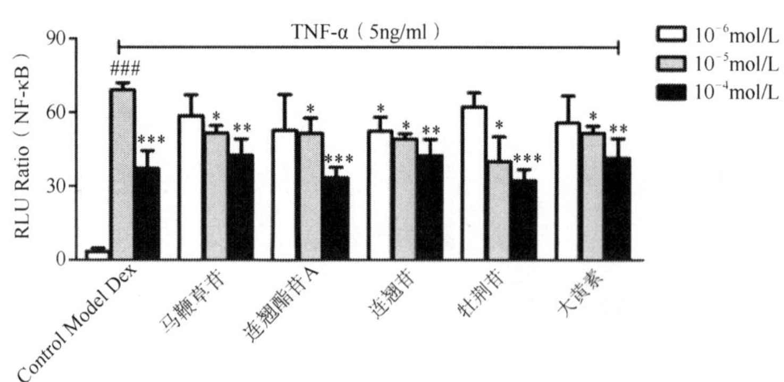

图 13.8　疏风解毒胶囊潜在的 NF-κB 抑制剂的荧光活性验证

###$p<0.001$ *vs* the control group，*$P<0.05$，**$P<0.01$，*** $P<0.001$ *vs* the model group

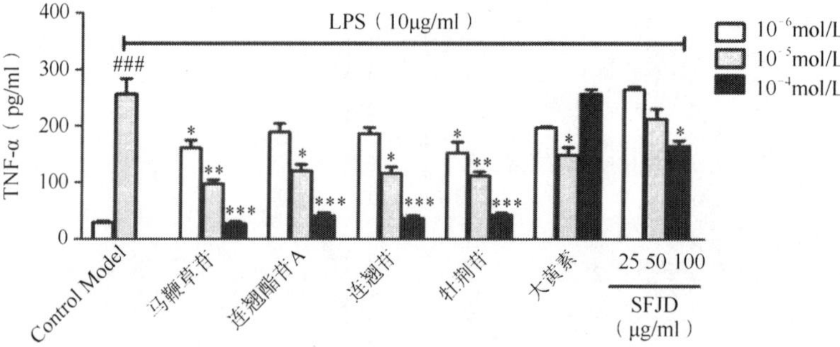

图 13.9　疏风解毒胶囊及五个单体对小鼠腹腔巨噬细胞 TNF-α 表达的影响

###$p<0.001$ *vs* the control group，*$P<0.05$，**$P<0.01$，*** $P<0.001$ *vs* the model group

IL-6 含量变化结果见图 13.10，由图可知，与模型组相比五个单体及疏风解毒胶囊都能显著抑制小鼠腹腔巨噬细胞的 IL-6 表达，且体现出浓度梯度依赖性。

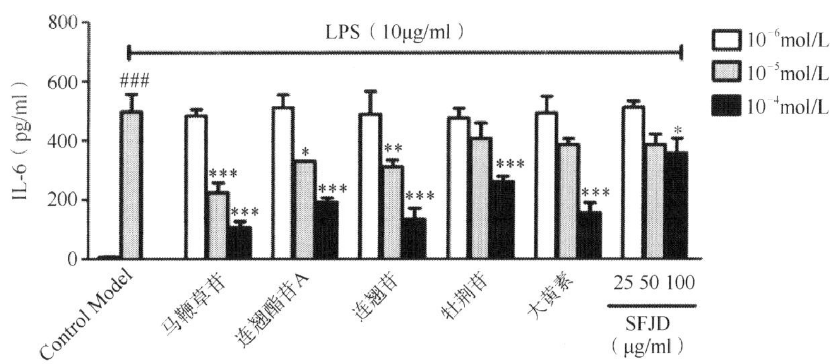

图 13.10　疏风解毒胶囊及五个单体对小鼠腹腔巨噬细胞 IL-6 表达的影响

###$p<0.001$ *vs* the control group，*$P<0.05$，**$P<0.01$，*** $P<0.001$ *vs* the model group

三、抗炎网络药理学研究

目前网络药理学的研究思路有两种：一是根据公共数据库和公开发表的数据建立特定药物作用机制网络预测模型，预测药物作用靶点，并从生物网络平衡的角度解析药物作用机制；二是利用各种组学技术以及高内涵和高通量技术，采用生物信息学的手段分析和构建药物-靶点-疾病网络，建立预测模型，进而解析药物的网络药理学机制。可构建的网络如 Disease-Gene 网络、Disease-Pathway 网络、Disease-microRNA 网络等。

在本部分研究中采用第一种研究思路，对筛选鉴定出的 10 个抗炎活性单体（连翘酯苷 E、连翘酯苷 A、异连翘酯苷 A、毛蕊花糖苷、戟叶马鞭草苷、马鞭草苷、连翘苷、3-羟基光甘草酚、牡荆苷、大黄素）利用 PharmMapper 和 KEGG 等生物信息学手段进行靶点及作用通路的预测分析，预测 10 种成分可能通过 HRAS、PDPK1、MAP2K1 等 31 个靶点，作用于炎症反应的 Focal adhesion、MAPK、Fc epsilon RI、PPAR、Toll 样受体、NK 细胞介导的细胞毒、VEGF、B 细胞受体和 T 细胞受体信号等 19 条通路，最后利用 Cytoscape 软件构建了疏风解毒胶囊抗炎活性成分的“分子-靶点-通路”的网络预测图（图 13.11）。

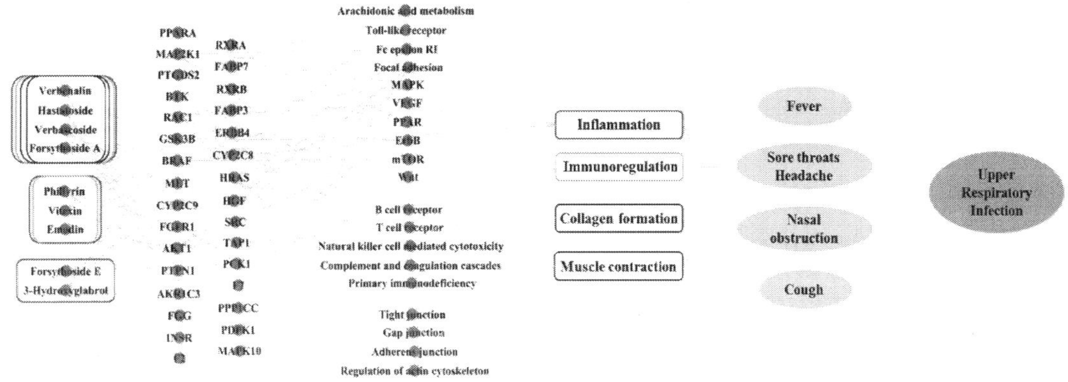

图 13.11　疏风解毒胶囊抗炎网络药理图

结果显示，环烯醚萜苷类化合物马鞭草苷和戟叶马鞭草苷，以及苯乙醇苷类化合物连翘酯苷 A 和毛蕊花糖苷与相应的靶蛋白结合后主要作用于和炎症、免疫、胶原蛋白形成、肌肉收缩相关的信号通路，从而起到抗炎、免疫调节和镇咳的作用；木脂素类化合物连翘苷（Phillyrin）、黄酮类化合物牡荆苷、蒽醌类化合物大黄素主要作用于和炎症及免疫相关的通路而起到抗炎和免疫调节的作用；连翘酯苷 E 和 3-羟基光甘草酚则主要通过作用于炎症通路而起到基础抗炎的作用。由此我们推测，在这些药效物质基础中，马鞭草苷、戟叶马鞭草苷、连翘酯苷 A 和毛蕊花糖苷通过多靶点多途径的作用机制起到了最主要的药效，是药效物质基础中最重要的四个化合物。

通过筛选、验证及反向对接实验，我们推测疏风解毒胶囊中主要的抗炎活性成分为苯乙醇苷类、环烯醚萜苷类、木脂素类、黄酮类和蒽醌类化合物，文献报道苯乙醇苷类化合物对大鼠腹腔中性白细胞中花生四烯酸（AA）代谢产物白三烯 B_4（LTB_4）有较强的抑制作用，表现出很好的抗炎作用；并且代表性化合物毛蕊花糖苷可以直接促进小鼠骨髓来源树突状细胞的增殖，可与细胞因子有明显的协同作用，能显著提高机体的免疫功能。环烯醚萜苷类化合物可通过抑制 COX-2、NF-κB 等起到抗炎作用。木脂素类化合物对角叉菜胶所致的大鼠急性炎症和棉球肉芽肿都有明显的抑制作用，体现较好的抗炎活性。黄酮类化合物对二甲苯所致的小鼠耳肿胀、乙酸所致的小鼠腹腔毛细血管通透性增加，鸡蛋清致大鼠足肿胀这三种急性炎症都有明显的抑制作用；且黄酮类化合物可以通过巨噬细胞、T 淋巴细胞、B 淋巴细胞、自然杀伤细胞、LAK 细胞、细胞因子及影响胸腺来进行免疫调节作用。蒽醌类化合物可以明显抑制角叉菜胶引起的大鼠足趾肿胀及醋酸引起的大鼠腹腔毛细血管通透性增高，且可显著抑制内毒素引发的巨噬细胞内钙升高，促进胞内 c-AMP 水平升高。以上文献研究表明，疏风解毒胶囊中的五类化合物都有明显的抗炎及免疫调节的作用。

急性上呼吸道感染通常是由病毒和细菌感染引起，当外源性致热原（细菌、病毒、内毒素）作用于人体细胞后产生如肿瘤坏死因子 α（TNF-α）、白介素 1（IL-1）、白介素 2（IL-2）和 γ 干扰素（IFN-γ）等内源性致热因子，这些因子将激活 Toll 样受体信号途径，活化 B 细胞受体、T 细胞受体和 NK 细胞介导的细胞毒等信号，引起 T 细胞、B 细胞、NK 细胞等免疫细胞的聚集，伴随免疫球蛋白 IgE 依赖的 Fc epsilon RI、Focal adhesion 信号的活化，进一步激活 MAPK 信号途径，从而引起一系列的炎症反应，持续的炎症刺激能诱导 VEGF 信号途径依赖的气道狭窄，导致气道重塑。同时内源性致热原产生前列腺素作用于下丘脑，从而引起发热，这些内源性致热因子在体内相互影响，不仅可以诱导细胞产生相同的细胞因子，也可以诱导产生其他细胞因子，从而导致机体防御性发热。本研究的靶点预测及作用通路分析结果提示，疏风解毒胶囊的抗炎作用可能通过 PDPK1、HRAS、MAP2K1、MAPK10 等靶点来干预上述所有炎症、免疫相关通路，因此控制上述炎症途径在上呼吸道感染治疗中具有重要意义，也初步揭示了疏风解毒胶囊“分子–靶点–通路”的复杂调控网络。

在本章研究中，以复方中药疏风解毒胶囊中的抗炎活性成分为研究对象，通过网络药理学的手段分析了上述成分可能的作用靶标及作用途径。本章建立了一条“药物–靶点–通路–网络”的复方中药网络药理学的研究模式，初步揭示了疏风解毒胶囊抗炎作用的多维调控网络，为下一步深入研究疏风解毒胶囊的作用机制打下了基础。

四、疏风解毒胶囊对小鼠肺炎模型基因组学研究

1. 疏风解毒胶囊对小鼠急性上呼吸道感染损伤的保护作用

疏风解毒胶囊对小鼠死亡率的影响：KM 小鼠随机分成空白对照组（Con）、阳性药左氧氟沙星组（Lev）、疏风解毒胶囊低剂量组（SF-L）、疏风解毒胶囊高剂量组（SF-H）、模型组（Mod）五组。如图 13.12 和表 13.2 所示，铜绿假单胞菌株 PAK 造模后，小鼠出现死亡，与模型组比较，疏风解毒胶囊能显著地降低小鼠死亡率。

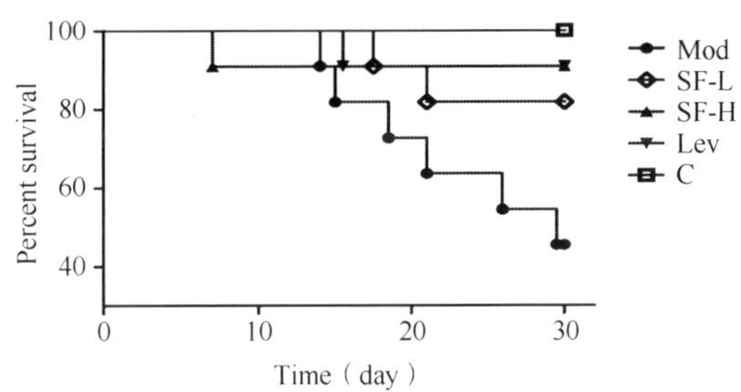

图 13.12　疏风解毒胶囊对 *P. aeruginosa* 诱导的小鼠肺炎存活率的影响

表 13.2　疏风解毒胶囊对 *P. aeruginosa* 诱导的小鼠肺炎存活率的影响

组别	总数量（只）	存活量（只）	存活率（%）
Con	6	6	100
Mod	11	5	45
SF-L	11	9	82
SF-H	11	10	91
Lev	11	10	91

肺组织形态学观察：观察结果如图 13.13 所示，与肺组织结构正常、炎症细胞浸润较少的正常组比较，模型组气道周围血管扩张充血，有大量的炎症细胞浸润，部分上皮细胞呈空泡样变性、坏死、脱失；而疏风解毒胶囊给药组的坏死脱落明显改善，水肿减小，炎症因子浸润明显降低。结果表明疏风解毒胶囊有较好的抗炎效果，能显著地改善铜绿假单胞菌株 PAK 诱导的肺组织的病理状态。

疏风解毒胶囊对肺组织中炎症因子表达的影响：铜绿假单胞菌 PAK 感染 30h 后，采用 ELISA 方法检测肺组织中炎症因子的变化。从图 13.14 中可以看出，PAK 感染 30h 后模型组小鼠肺组织中 IL-6、IL-8 等炎症因子的表达明显升高，疏风解毒胶囊干预能显著地降低上述炎症因子的表达（$p<0.05$ 或 $p<0.01$）。以上结果表明，疏风解毒胶囊能有效地抑制 PAK 诱导的肺部炎症。

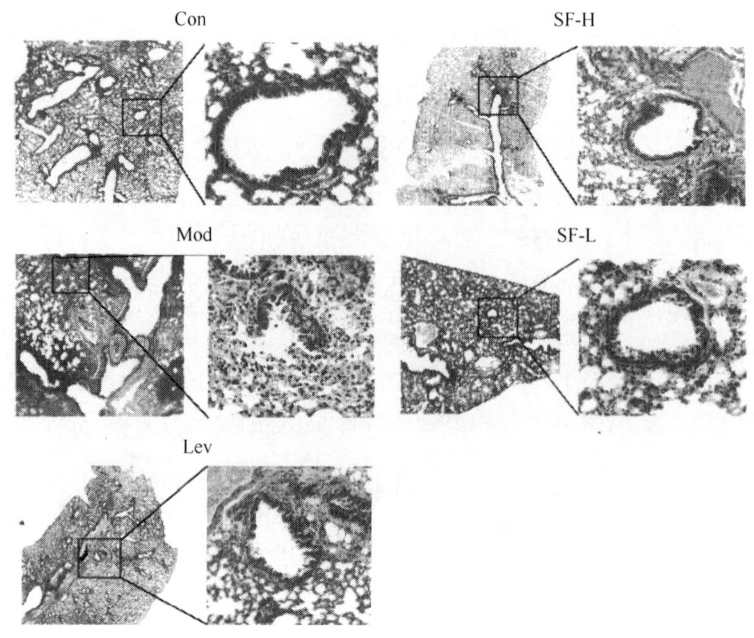

图 13.13　小鼠肺部组织 HE 染色切片图

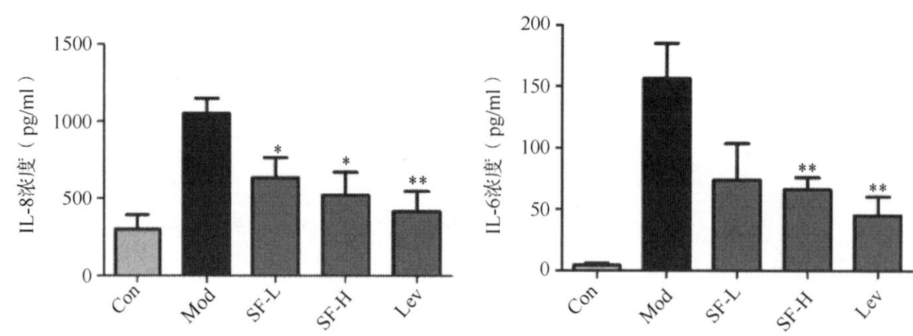

图 13.14　疏风解毒胶囊对血浆中 IL-8、IL-6 等炎症因子表达的影响

*P<0.05，**P<0.01 *vs*. 模型组

2. 疏风解毒胶囊对急性肺炎小鼠基因表达谱的影响

空白对照组肺样本 C，疏风解毒胶囊低剂量组肺样本 M，模型组肺样本 S，通过两两比较差异基因，选取差异基因中 Log2Ratio 绝对值大于 2 的差异较大的基因，共得到 70 条差异较大基因，此 70 条显著差异基因的聚类图如图 13.15 所示。将 70 条显著差异基因投入 String 9.1（http：//string-db.org/）后可得到 60 种和小家鼠相匹配的基因，继续分析可得到 58 种基因的作用图（如图 13.16 所示）和 84 条作用通路。

在得到的 84 条作用通路中，和细胞因子受体相互作用通路有关的基因共有 10 个，分别是 Il21r、Ccl3、Cxcl10、Cxcr5、Pdgfra、Tnfrsf17、Tnfrsf13c、Tnf、Tnfrsf13b、Il1r2；和原发性免疫缺陷通路相关的基因共有 4 个，分别是 Tnfrsf13c、Tnfrsf13b、Btk、Cd19；和 Toll 样受体信号通路有关的基因共有 4 个，分别是 Ccl3、Cxcl10、Tnf、Pik3cg；和丝裂原活化蛋白激酶信号通路有关的基因共有 5 个，分别是 Map4k1、Pdgfra、Tnf、Il1r2、Ptpn7；

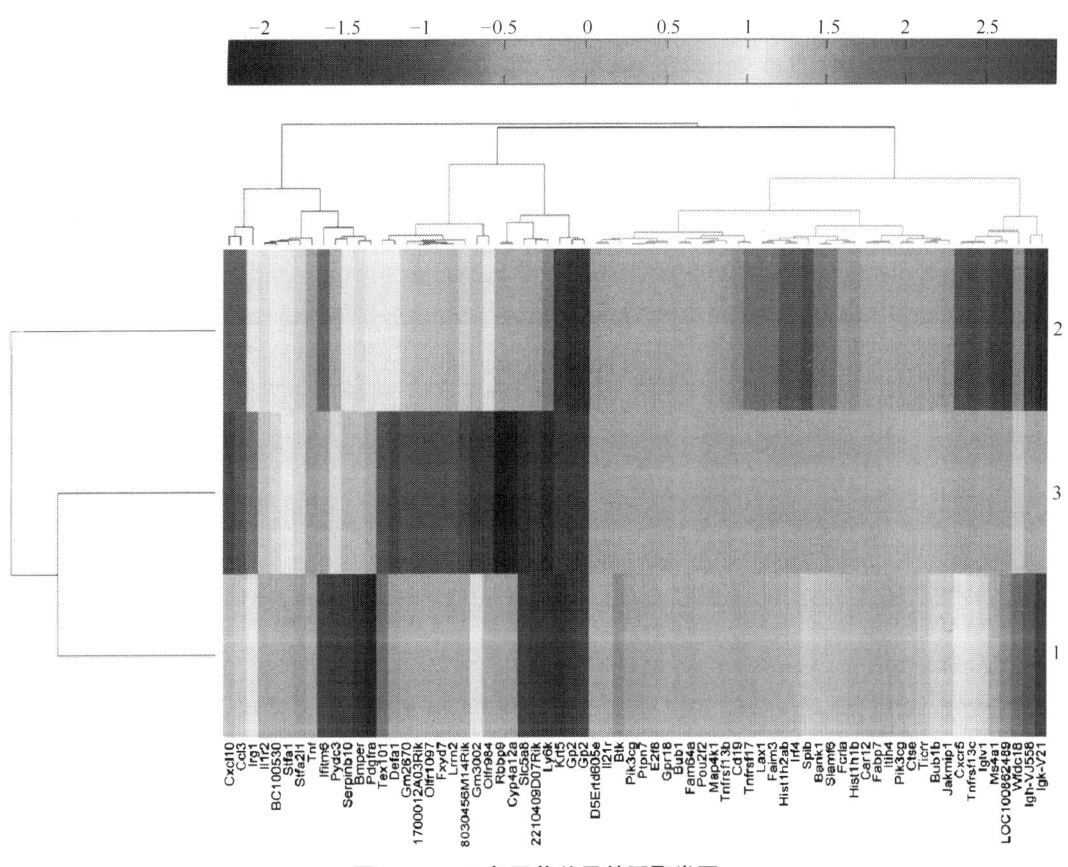

图 13.15　70 条显著差异基因聚类图

1 为给药组和空白组肺样本的差异基因；2 为模型组和空白组的差异基因；3 为模型组和给药组的差异基因

和 B 细胞受体信号通路有关的基因共有 3 个，分别是 Btk、Pik3cg、Cd19；和 Fc epsilon 受体 I 信号通路相关的基因有 3 个，分别是 Tnf、Btk、Pik3cg；过氧化物酶体增殖剂激活受体信号通路有关的基因共有 2 个，分别是 Fabp7、Cyp4a12a；和自然杀伤细胞介导的细胞毒相关通路的有关基因共有 Tnf、Pik3cg；和 Jak-STAT 信号通路有关的基因共有 2 个，分别是 Pik3cg、Il21r；和黏着斑有关的基因有 2 个，分别是 Pik3cg、Pdgfra；和哮喘相关通路有关的基因为 Tnf；和磷酸肌醇代谢通路相关的基因为 Pik3cg；和花生四烯酸代谢通路相关的基因为 Cyp4a12a；和肌醇磷脂信号系统通路相关的基因为 Pik3cg；和 mTOR 受体通路相关的基因为 Pik3cg；和缝隙连接通路相关的基因为 Pdgfra；和白细胞迁移通路相关的基因为 Pik3cg；和 TGF-beta 信号通路相关的基因为 Tnf；和 ErbB 信号通路相关的基因为 Pik3cg；和抗原呈递通路相关的基因为 Tnf；和钙信号通路相关的基因为 Pdgfra；和血管内皮生长因子信号通路相关的基因为 Pik3cg。

3. 疏风解毒胶囊治疗急性上呼吸道感染作用机制分析

本章实验的主要目的是将通过基因芯片技术分析得到的显著差异表达基因及其相关作用通路和第三章通过生物信息学手段预测的作用靶标和相关通路进行比对，分析疏风解毒胶囊组成成分可能的作用机制。

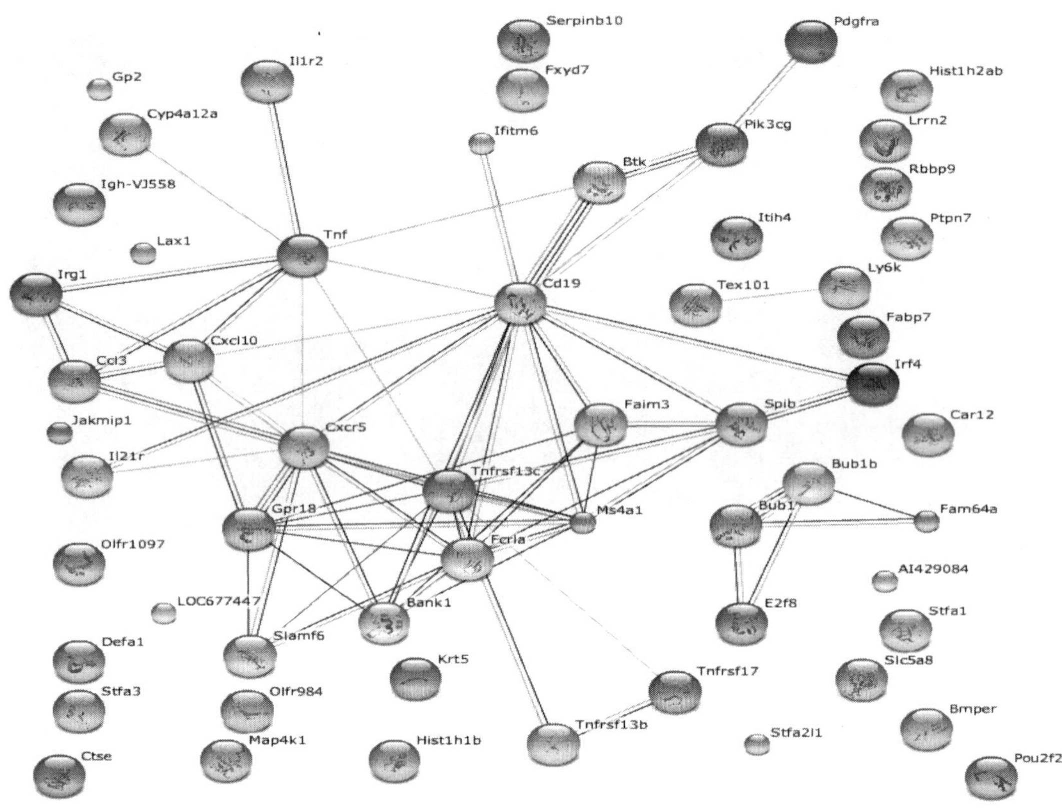

图 13.16　显著差异基因之间的相互作用图

将通过 PharmMapper 数据库和博奥数据库预测到的作用通路和通过基因芯片技术得到的显著表达差异基因投入 String9.1 所得到的作用通路进行比对，可得到 10 条相同的通路，分别是 mTOR 信号通路、Toll 样受体信号通路、丝裂原活化蛋白激酶 MAPK 信号通路、B 细胞受体信号通路、Fc epsilon 受体 I 信号通路、过氧化物酶体增殖剂激活受体（PPAR）信号通路、黏着斑（focal adhesion）通路、缝隙连接（gap junction）通路、ErbB 信号通路和血管内皮生长因子（VEGF）信号通路。此 10 条通路及其对应的相关基因如表 13.3 所示。疏风解毒胶囊抗炎活性化合物、作用靶点蛋白、相关抗炎通路和相关基因的对照关系如图 13.17 所示。

表 13.3　比对所得 10 条通路及相关基因对照表

通路	基因数目	基因
Toll 样受体信号通路	4	Ccl3 Cxcl10 Tnf Pik3cg
MAPK 信号通路	5	Map4k1 Pdgfra Tnf Il1r2 Ptpn7

续表

通路	基因数目	基因
B 细胞受体信号通路	3	Btk
		Pik3cg
		Cd19
PPAR 信号通路	2	Fabp7
		Cyp4a12
Fc epsilon 受体 I 信号通路	3	Tnf
		Btk
		Pik3cg
黏着斑通路	2	Pik3cg
		Pdgfra
mTOR 信号通路	1	Pik3cg
缝隙连接通路	1	Pik3cg
ErbB 信号通路	1	Pik3cg
VEGF 信号通路	1	Pik3cg

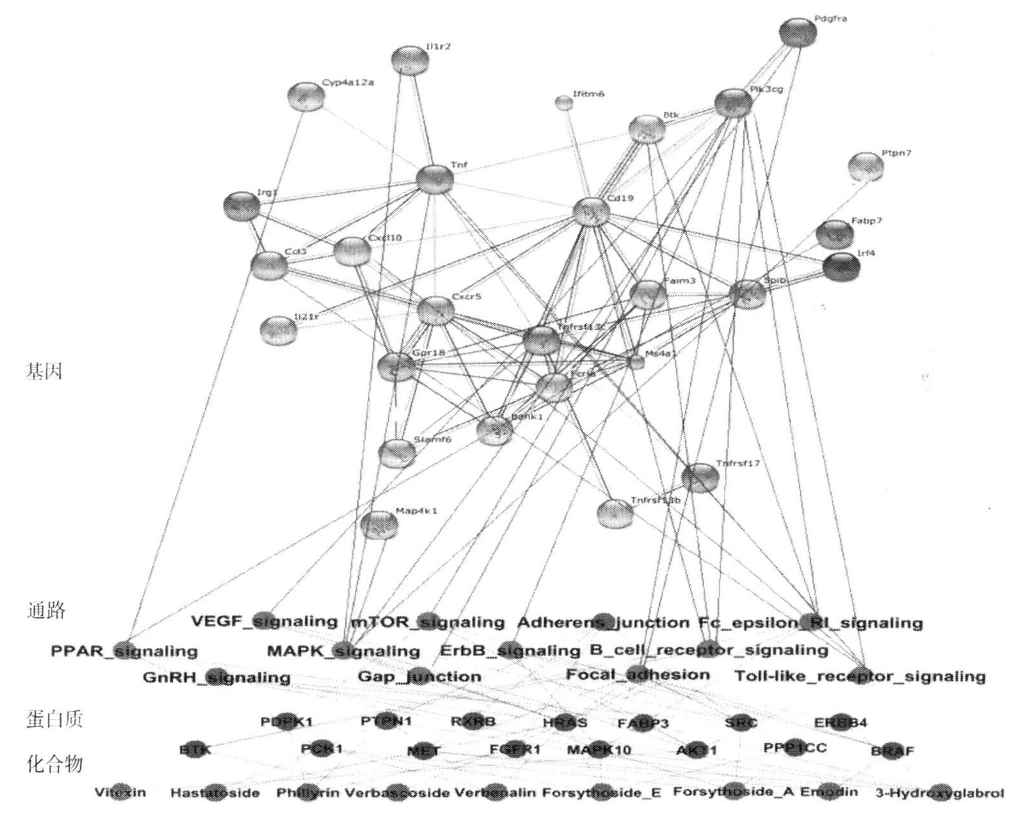

图 13.17　活性化合物、靶点蛋白、抗炎通路及相关基因关系图

然后分析疏风解毒胶囊成分的作用机制。分析疏风解毒胶囊的成分中连翘的活性化合物连翘酯苷 E、连翘酯苷 A 和连翘苷，马鞭草的活性化合物戟叶马鞭草苷、马鞭草苷、毛蕊花糖苷，甘草的活性化合物 3-羟基光甘草酚，板蓝根的活性成分牡荆苷，虎杖的活性成分大黄素所对应的作用通路，得到疏风解毒胶囊组成成分的作用通路及作用靶点，如表 13.4 所示。

表 13.4　疏风解毒胶囊成分作用通路及靶标

成分	通路	基因
连翘	黏着斑通路	PPP1CC；MAPK10；HRAS；SRC
	Fc epsilon 受体 I 信号通路	MAPK10；HRAS
	ErbB 信号通路	MAPK10；HRAS；SRC
	MAPK 信号通路	MAPK10；HRAS
	PPAR 信号通路	PCK1；PDPK1
	B 细胞受体信号通路	HRAS
	VEGF 信号通路	HRAS；SRC
	mTOR 信号通路	PDPK1
马鞭草	B 细胞受体信号通路	HRAS；BTK
	VEGF 信号通路	HRAS
	Fc epsilon 受体 I 信号通路	HRAS；BTK
	ErbB 信号通路	HRAS
	PPAR 信号通路	PCK1
	缝隙连接通路	HRAS
甘草	PPAR 信号通路	FABP3；RXRB
	ErbB 信号通路	ERBB4；MAPK10
	黏着斑通路	MET；MAPK10
	Fc epsilon 受体 I 信号通路	MAPK10
板蓝根	mTOR 信号通路	AKT1；BRAF
	VEGF 信号通路	AKT1
	ErbB 信号通路	AKT1；BRAF
	Toll 样受体信号通路	AKT1
	黏着斑通路	BRAF；MET；PPP1CC
虎杖	黏着斑通路	BRAF；MET；PPP1CC
	mTOR 信号通路	BRAF
	ErbB 信号通路	BRAF

然后运用 UNIPRO 数据库（http：//www.uniprot.org/）将预测到的疏风解毒胶囊作用靶标和比对所得的 10 条通路的基因进行比对，可找到三个重合的作用靶标、酪氨酸蛋白激酶、脂肪酸结合蛋白和无受体类型酪氨酸蛋白磷酸酶。

疏风解毒胶囊由虎杖、连翘、板蓝根、柴胡、败酱草、马鞭草、芦根、甘草八味药组成。其中虎杖、连翘既有辛凉透邪、清热化痰之功，又具芳香辟秽解毒之效，共为君药；板蓝根、败酱草清热解毒，柴胡和解表里，又能清热，共为臣药；马鞭草解毒散瘀，芦根清热养阴，防止热盛成瘀，耗伤阴液，共为佐药；甘草调和诸药，为使药。全方以清热解毒为主，兼顾养阴，为治疗风热上感的代表方剂。

本实验首先通过超高效液相色谱–四级杆/飞行时间质谱（UPLC-Q/TOF）结合双荧光素酶报告基因检测系统对疏风解毒胶囊中潜在的 NF-κB 抑制剂进行了筛选，得到 10 个具有抗炎活性的化合物，分别为苯乙醇苷类化合物（连翘酯苷 E、连翘酯苷 A、异连翘酯苷 A、毛蕊花糖苷）、环烯醚萜苷类化合物（戟叶马鞭草苷、马鞭草苷）、木脂素类化合物（连翘苷）、黄酮类化合物（3-羟基光甘草酚、牡荆苷）和蒽醌类化合物（大黄素），明确了其抗炎药效物质基础。

随后的实验中，课题组选取了药效物质基础中每个结构类型的代表性化合物：连翘酯苷 A、马鞭草苷、连翘苷、牡荆苷和大黄素，利用 TNF-α 刺激的人支气管上皮细胞（BEAS-2B）和 LPS 刺激的原代小鼠腹腔巨噬细胞进行了单体标准品的抗炎活性验证实验。实验结果表明选取的五个化合物在不同的细胞实验中均有较好的抗炎效果，进一步验证说明了第一部分抗炎药效物质基础筛选实验的准确性和可靠性。

最后一部分实验通过 PharmMapper、UNIPRO、MAS 3.0 和 KEGG 等数据库，利用反向对接技术对疏风解毒胶囊中的 10 个抗炎活性成分的作用靶点、通路进行虚拟预测。其中连翘中活性成分与 MAPK10、HRAS、SRC、PDPK1 等受体结合能较强，上述受体作用广泛，为 MAPK、B 细胞受体、PPAR、Fc epsilon 受体Ⅰ、黏着斑、缝连接、ErbB、mTOR、VEGF 等信号通路中关键蛋白；虎杖中活性成分与 BRAF 受体结合能较强，此受体为 ErbB、mTOR 信号通路中关键蛋白；马鞭草中活性成分与 HRAS 受体结合能力较强，此受体为 MAPK、B 细胞受体、Fc epsilon 受体 I、黏着斑、缝连接、ErbB、VEGF 等信号通路中关键蛋白。MAPK、B 细胞受体、PPAR、Fc epsilon 受体 I、黏着斑、缝连接、ErbB、mTOR、VEGF、mTOR 等信号通路均为炎症反应、免疫调节中的关键通路（图 13.18）。

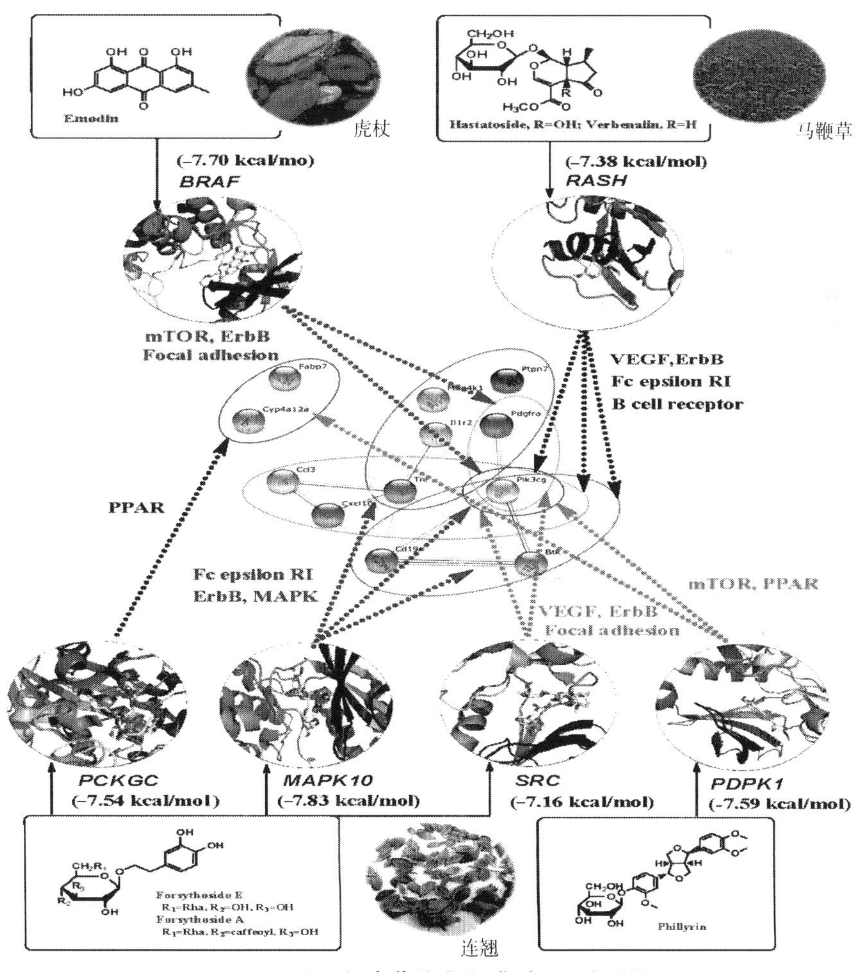

图 13.18　疏风解毒药效成分-靶点-通路网络图

综上所述，疏风解毒胶囊中连翘酯苷A、连翘酯苷E、连翘苷、大黄素、戟叶马鞭草苷、马鞭草苷等成分为其抗炎、调节免疫作用的主要物质基础，其多种成分可以通过多靶点、多通路的模式共同调控炎症与免疫反应，进而发挥治疗风热上感作用。另外，基因组学研究显示，疏风解毒胶囊作用也与调节能量代谢、微循环等方面有一定关联。

五、基于“谱-效关联分析”的疏风解毒胶囊药效物质基础研究

中药临床功效的表达方式是中药研究的核心内容，而揭示其核心内容的重要途径是明确中药的药效物质基础并阐释其作用机制[8]。中药指纹图谱是一种切实可行且为国内外广泛接受的质量评价模式，然而指纹图谱所体现的化学成分是否能够代表药效活性成分，与药效的相关程度如何并不清楚，因而并不能以此来明确中药的药效物质基础[9, 10]。目前将指纹图谱与中药的药效评价相结合，通过研究指纹图谱与其药效的相关性即“谱效关系”研究，不仅可以使指纹图谱表征的化学成分体现出中药的药效，而且还能够阐明指纹图谱特征与药效的相互关系，确定相应的质控指标，使用于中药质量控制的指纹图谱特征峰更具有针对性，更能反映中药与其药效基本一致的内在质量[11]。但基于“成分-药效”的二元研究模式，忽视了中药“药性”的基本属性，对中药功能价值表征不完整，不能很好地与中医辨证论治、治则、治法、配伍规律、药性理论等中医药理论的核心内容相关联，无法完整阐释中药的临床特点和真实价值[8]。近年来，关于中药药效物质基础及作用机制的研究模式和方法，国内很多学者提出了很多新的理论假说，诸如“证治PK”假说、“分子中药组学”学说、“性–效–物质三元论”假说、“药效团药性”假说及“霰弹理论”等。特别是“性–效–物质三元论”假说，为阐释中药的作用机制提供了新的视角和研究思路[8, 12]。中药的药效物质基础及作用机制研究不但需要借助现代分析及化学生物学的研究方法，更重要的是必须依据中医理论密切中药“药性-有效性-物质基础”的关联度，达到既“源于中医药理论”又要“回归中医药理论”的目的[12-14]。

疏风解毒胶囊是安徽济人药业有限公司生产的中药大品种，具有疏风清热，解毒利咽之功，一系列临床研究表明疏风解毒胶囊对于治疗急性上呼吸道感染有良好的疗效[15-17]。目前，对疏风解毒胶囊的研究多见于其临床应用及其多指标含量测定及指纹图谱等质量控制研究[18-24]，而对其药效物质基础研究尚少报道，更未见其与中药性味关联进行药效物质基础研究的报道。因此，本文基于“性–效–物”三元论，建立疏风解毒胶囊的药效与化合物的谱效关系研究。

本研究基于疏风解毒胶囊的传统功效，选择与传统功效密切相关的药效表达模型进行谱效关联分析。运用均匀设计对疏风解毒胶囊的八味药材进行配比，以配比的22个组合为研究对象，选择与辛味、苦味相关的体外药效模型（如乙酰胆碱受体、脂多糖诱导的炎症模型），采用“谱-效”关系研究方法，对不同组合的疏风解毒胶囊进行LC-MS谱分析和体外细胞活性实验。然后利用人工神经网络分析（ANN）等数理统计方法对获取的图

谱数据和体外活性数据进行整合分析，建立其“谱-效关系”，筛选得到与发汗、抗炎作用密切相关成分，从“疏风解表”和“清热解毒”两方面，阐释疏风解毒胶囊辛味和苦味药效物质基础，并为“性-效-物”三元论中药药效物质基础与作用机制研究提供科学依据（图 13.19）。

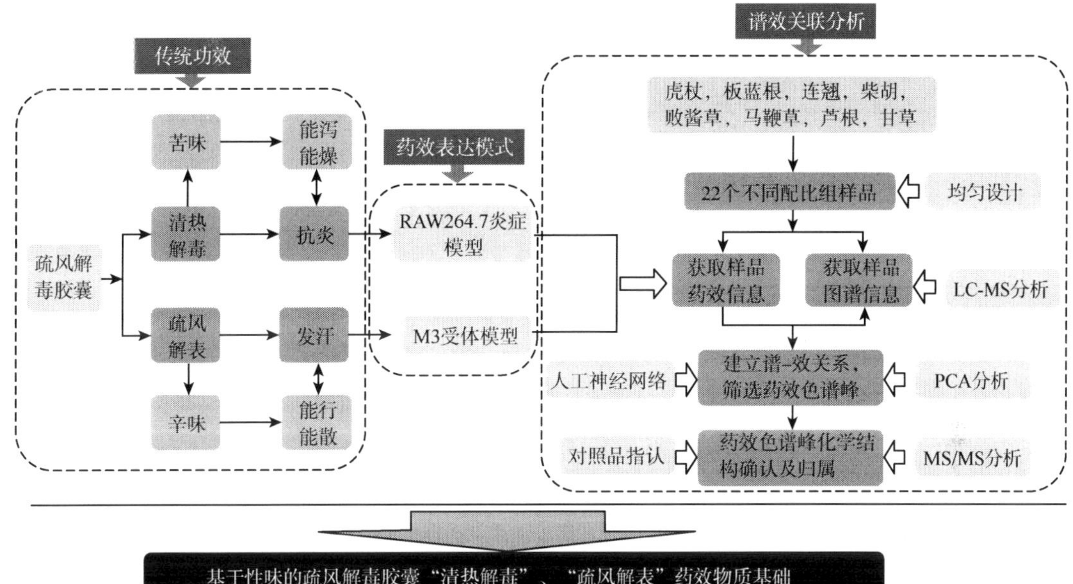

图 13.19　技术路线图

六、疏风解毒胶囊 LC-MS 图谱研究

1. 供试样品分组

采用 DPS 软件进行 8 因素 21 水平均匀设计（表 13.5），照疏风解毒胶囊制备工艺，制备各组样品。

表 13.5　药材均匀设计表

因子	虎杖	板蓝根	连翘	柴胡	败酱草	马鞭草	芦根	甘草
N0	450	360	360	360	360	360	270	180
N1	675	288	324	648	684	72	378	72
N2	855	432	180	72	396	144	135	36
N3	495	36	72	144	504	540	405	108
N4	900	180	648	432	576	684	243	216
N5	585	144	468	468	0	324	486	18
N6	810	684	36	612	144	396	351	234
N7	0	504	144	540	288	648	216	90
N8	225	396	540	684	432	576	432	324
N9	540	468	504	36	720	360	189	342

续表

因子	虎杖	板蓝根	连翘	柴胡	败酱草	马鞭草	芦根	甘草
N10	405	252	108	324	72	0	270	360
N11	180	216	0	252	648	288	81	198
N12	315	720	432	288	612	504	297	0
N13	630	612	360	180	36	612	108	270
N14	45	108	612	108	324	108	324	252
N15	450	648	576	576	468	36	54	162
N16	90	576	216	396	540	180	513	288
N17	360	324	288	0	216	720	540	180
N18	765	540	720	216	252	252	459	126
N19	720	72	252	504	360	468	0	306
N20	135	360	684	360	108	432	27	54
N21	270	0	396	720	180	216	162	144

2. LC-MS 谱建立

通过 UPLC-Q/TOF MS 分析，得到了 N0～N21 号样品的正、负模式 BPI 图（图 13.20）。采用 Waters 公司的 MassLynx 4.1 软件中 Markerlynx 模块进行色谱峰自动识别和峰匹配，将 22 个样品质谱信息导入 Markerlynx 进行主成分分析（PCA），得到 Score 图和 Loading 图（图 13.21），通过 Score 图可以看出 22 个样品的分散度较大，说明样品间差异较大。分析 Loading 图和 Marker 数据表选取了贡献值（Significance 值）较大的 44 个 marker 色谱峰进行整合，建立 22 个样品的 LC-MS 谱库，共 44 个特征峰，作为后续谱效分析实验的自变量。

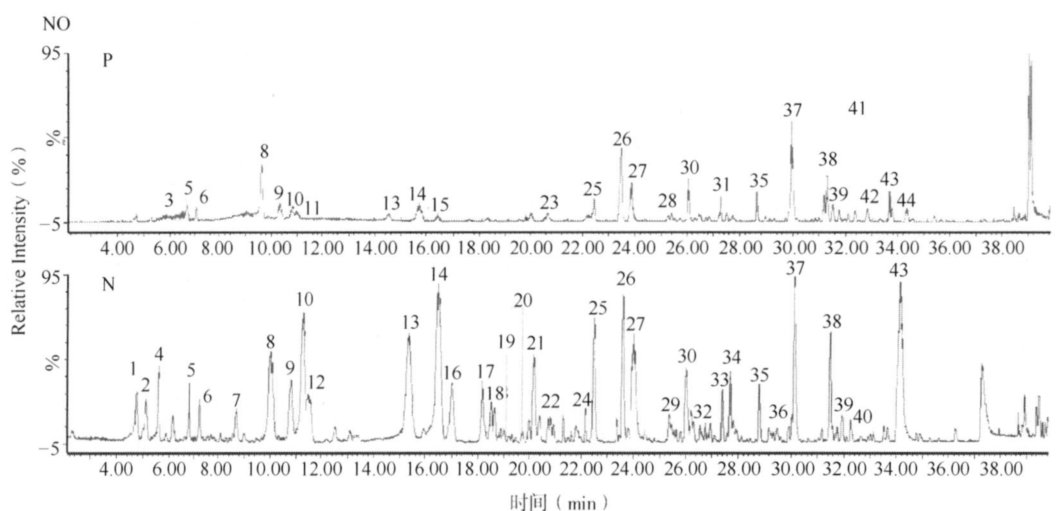

图 13.20　样品正、负模式 BPI 图（P：正模式；N：负模式）

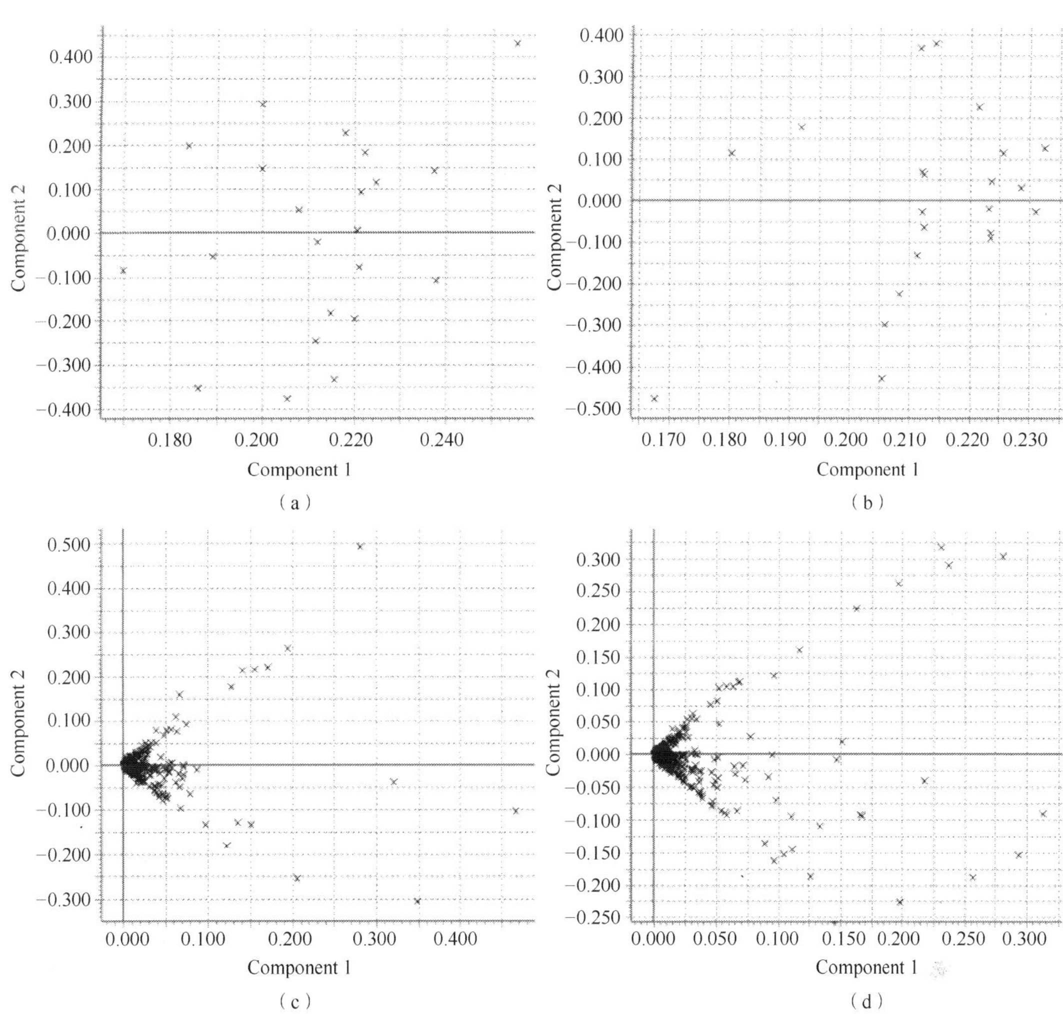

图 13.21　22 个样品 PCA 分析 Score 图（A：正模式；B：负模式）和 Loading 图（C：正模式；D：负模式）

七、疏风解毒样品体外药效研究

1. 基于 M3 受体模型的体外药效实验研究

阳性激动剂卡巴胆碱和 N0～N21 的 22 个疏风解毒样品对 M3 受体的激动效应数据见表 13.6。

表 13.6　阳性激动剂卡巴胆碱和 22 个样品对 M3 受体的激动作用结果

名称	检测浓度	EC_{50}值	激动率（%）
卡巴胆碱	2μmol/L	20.19nmol/L	92.03
N0	0.1mg/mL	N/A	66.95
N1	0.1mg/mL	N/A	91.18
N2	0.1mg/mL	N/A	78.81

续表

名称	检测浓度	EC_{50}值	激动率（%）
N3	0.1mg/mL	N/A	95.73
N4	0.1mg/mL	N/A	79.60
N5	0.1mg/mL	N/A	85.63
N6	0.1mg/mL	N/A	80.77
N7	0.1mg/mL	N/A	73.94
N8	0.1mg/mL	N/A	71.29
N9	0.1mg/mL	N/A	76.66
N10	0.1mg/mL	N/A	86.75
N11	0.1mg/mL	N/A	88.06
N12	0.1mg/mL	N/A	78.87
N13	0.1mg/mL	N/A	81.46
N14	0.1mg/mL	N/A	57.44
N15	0.1mg/mL	N/A	75.23
N16	0.1mg/mL	N/A	66.43
N17	0.1mg/mL	N/A	76.44
N18	0.1mg/mL	N/A	81.47
N19	0.1mg/mL	N/A	95.60
N20	0.1mg/mL	N/A	86.94
N21	0.1mg/mL	N/A	91.43

2. 基于炎症模型的体外药效评价研究

通过 ELISA 检测，得到 22 个样品作用于 RAW264.7 细胞后上清液中 TNF-α 和 IL-6 含量。以 TNF-α、IL-6 抑制率为指标作综合评价，总分为 100 分，TNF-α、IL-6 抑制率各占 50 分。以各指标的最大值为最高分，以此类推（如 IL-6 抑制率最大值为 76.46，评分为 50 分，其余各组的评分 $Y_{i,IL\text{-}6}=50\times X_{i,IL\text{-}6}\div 76.46$），结果见表 13.7。

表 13.7 综合评分结果

组别	IL-6		TNF-α		总分
	抑制率/%	分值/分	抑制率/%	分值/分	
0	51.01	33.36	39.23	37.87	71.23
1	58.36	38.16	34.92	33.72	71.88
2	73.77	48.24	41.99	40.53	88.77
3	65.15	42.60	37.56	36.26	78.86
4	59.92	39.18	47.05	45.43	84.61
5	71.28	46.61	51.79	50.00	96.61
6	76.46	50.00	42.62	41.14	91.14
7	26.42	17.28	5.00	4.83	22.10

续表

组别	IL-6		TNF-α		总分
	抑制率/%	分值/分	抑制率/%	分值/分	
8	10.93	7.15	16.30	15.74	22.88
9	47.41	31.00	34.98	33.77	64.77
10	32.12	21.00	12.26	11.84	32.84
11	22.07	14.43	25.87	24.98	39.41
12	21.06	13.77	18.22	17.59	31.36
13	26.27	17.18	20.63	19.92	37.10
14	20.36	13.32	9.12	8.80	22.12
15	35.07	22.93	23.73	22.91	45.84
16	7.42	4.85	8.21	7.92	12.77
17	39.23	25.65	30.58	29.52	55.17
18	42.61	27.87	34.68	33.48	61.35
19	40.93	26.76	32.64	31.51	58.27
20	−0.51	−0.33	17.40	16.79	16.46
21	59.88	39.16	7.32	7.06	46.22

八、疏风解毒谱效关系研究

本章分别以 22 个不同配比的疏风解毒样品的质谱峰面积数据为自变量矩阵 X（22×44），以对应的炎症因子抑制率数据和M3受体激动率数据为因变量矩阵 $Y_{炎}$（22×1）、Y_{M3}（22×1），使用Matlab 7.13（r2011b，Mathwork Inc.，Natick，MA，USA）结合GA工具箱进行模型研究，对于模型的关键影响因素——隐含层神经元个数和训练算法进行了筛选和对比研究。完成谱效关系建模和活性成分识别。

1. 数据预处理

只有在预测精度很高的情况下，数学模型才可以很好地阐释化学组成和药理活性之间的关系，进而识别出活性成分。由于峰面积数据来源于谱图的处理，而这一过程就会带入误差。数据平滑化处理（smoothing）可有效消除谱图处理过程中所引起的误差[25]。质谱数据因各种系统误差的影响多存在奇异值。奇异值是指相对于其他样本中同属性值而言，特别大或特别小的值。它们的存在会使网络训练时间增加，并可能导致网络无法收敛。因此对于存在奇异值的数据集，最好在训练之前先归一化以减小其负面影响。数据归一化可以将数据统一到[0，1]或者[−1，1]之间，从而有效消除特殊值对于模型的影响[26,27]。本实验所采用的平滑化公式和归一化公式分别为公式（13.1）和（13.2）。

$$X_{\text{smoothing},i}=\frac{1}{(2m+1)}\sum_{j=i-m}^{j=i+m}X_j \tag{13.1}$$

式中，m 为 x 两侧变量个数。

$$X_i'=\frac{X_i-X_{\min}}{X_{\max}-X_{\min}} \tag{13.2}$$

式中，X_{max}、X_{min} 分别为每个自变量向量组中的最大值和最小值。

2. BP 神经网络的构建

BP 神经网络（back propagation），即误差反向传播神经网络，是目前应用最广泛的神经网络之一，也是前馈型神经网络的核心。如果将网络的输入和输出分别看作是函数的自变量和因变量的话，BP 神经网络就可以看成是一个非线性函数。理论上已证明，具备一个隐含层的 BP 网络，就可以在任意精度下，实现对任意一个连续函数从 N 维到 M 维的函数逼近，这使得 BP 网络具有了广泛的有效性。另外，因其对数据本身无任何要求，BP 网络具有了广泛的适应性。BP 网络已被广泛应用于模式识别、数据压缩和函数逼近等领域。

BP 神经网络通常由输入层（input layer）、隐含层（hidden layer）和输出层（output layer）组成，神经元层数一般不包括输入层。图 13.22 显示了一个典型两层神经元层的 BP 神经网络结构。

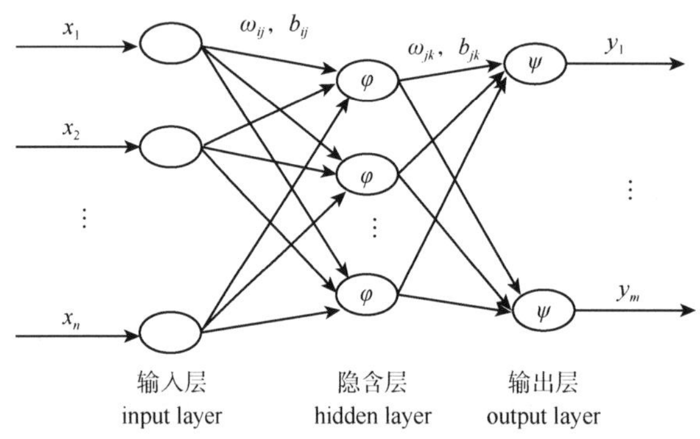

图 13.22　两层 BP 神经网络结构

图 13.22 中，x_1，x_2，…，x_n 为网络的输入值，y_1，…，y_m 为输出值，也就是预测值。ω_{ij} 和 ω_{jk} 为网络权重（也称为“权值”），b_{ij} 和 b_{jk} 为偏差值（也称为“网络阈值”），φ 和 ψ 分别为隐含层和输出层的传递函数（也称为“激励函数”）。BP 常用的传递函数有三种，分别为对数 S 型函数（logsig）、双曲正切函数（tansig）和线性函数（purelin）。其中，logsig 函数和 tansig 函数又统成为 sigmoid 函数。三种传递函数的函数式见式（13.3）。当每一个输入值输入时，在进入隐含层之前，都被赋予了一定的权重，所有输入值与对应权重相乘并求和之后，再与对应偏差值相加，就构成了一个隐含层神经元的输入，经过隐含层神经元传递函数的转换，就成为了隐含层一个神经元的输出。而后，该输出会继续进入输出层，同样在进入输出层之前，也会被赋予一定的权重，而输出层神经元的输入，就是隐含层输出值与相应权重的乘积相加，再与相应偏差值加和的结果。最后，再经过输出层神经元传递函数的转换，就成为了一个输出值，也就是一个网络预测值。公式（13.3）为隐含层输出值与输出层输出值的计算式。

$$\text{logsig}: a(n)=1/(1+e-n) \tag{13.3a}$$

$$\text{tansig}: a(n)=(en-e-n)/(en+e-n) \tag{13.3b}$$

$$\text{purelin}: a(n)=n \tag{13.3c}$$

$$\text{隐含层输出值}: a=\varphi((\sum x_{\omega j})+bj) \tag{13.3a}$$

$$\text{输出层输出值}: y=\varphi((\sum a\omega k)+bk) \tag{13.3b}$$

GA-BP 参数寻优结果：分别对算法 trainlm 和 trainrp 训练的 BP 网络进行参数寻优，两种算法在参数寻优前后训练集的 RMSE 值均降低，说明模型的拟合能力被提高，其中 trainlm 算法下模型的拟合能力更佳。M3 模型确定算法为 trainlm，隐含层神经元个数 6，结合遗传算法作为最佳模型。利用最佳参数对 GA-BP 网络进行训练，得到的回归预测曲线如图 13.23 所示，该训练模型的均方误差为 0.0212，相关系数为 0.9948。抗炎模型确定算法为 trainlm，隐含层神经元个数 6，结合遗传算法作为最佳模型。利用最佳参数对 GA-BP 网络进行训练，得到的回归预测曲线如图 13.24 所示，该训练模型的均方误差为 0.069，相关系数为 0.9844。

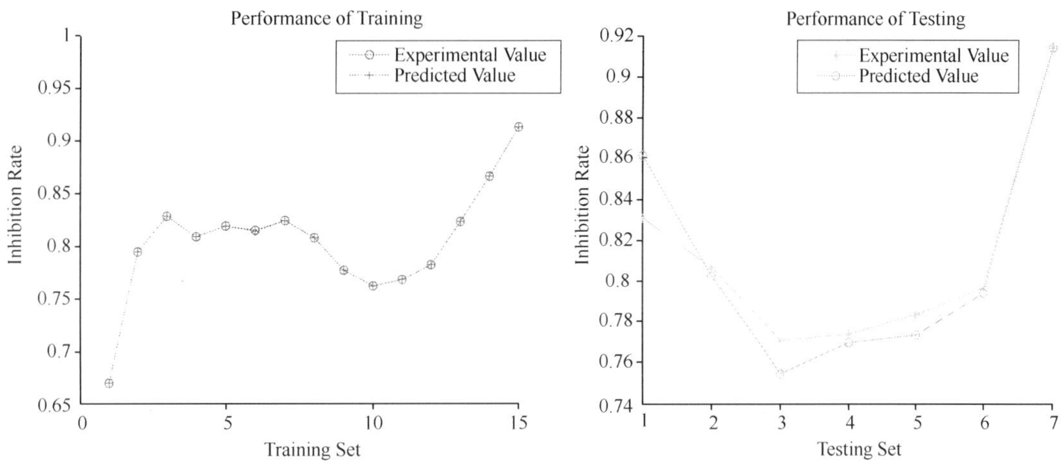

图 13.23 M3-GA-BP 模型的回归预测曲线

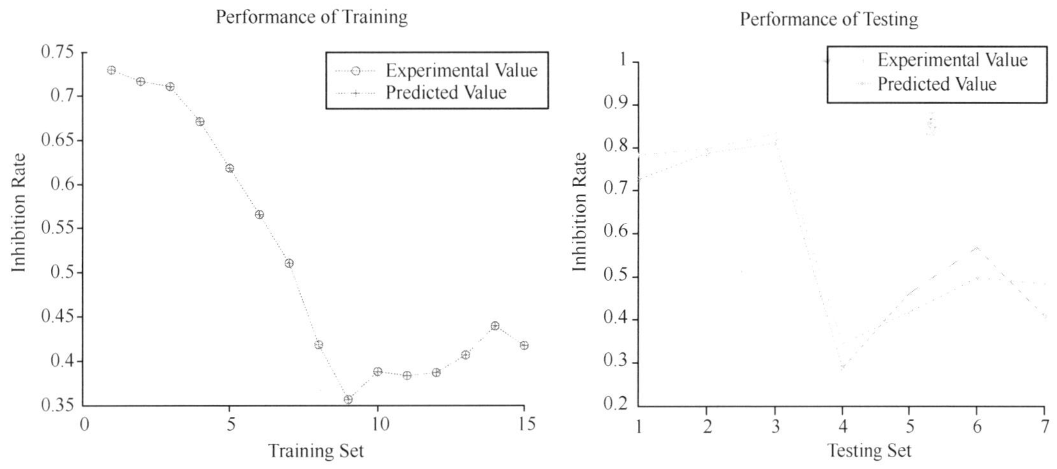

图 13.24 炎症-GA-BP 模型的回归预测曲线

3. 疏风解毒胶囊活性成分辨识

平均影响值（MIV）是评价各个自变量对因变量影响的重要性指标之一。Dombi[28]等于 1995 年将 MIV 引入神经网络，提出了用 MIV 反映网络中权重矩阵的变化情况。其符号代表相关的方向，绝对值大小代表影响的相对重要性。

具体计算过程：将 MIV 引入 GA-BP 网络中，用 MIV 作为评价输入变量对输出变量影响大小的一个指标。在 GA-BP 网络训练终止后，将训练样本 X 中每一自变量在原值基础上分别加上或减去 10%，构成两个新的训练样本 X_1 和 X_2，将它们分别作为新的训练样本代入已建成的 GA-BP 网络进行仿真，分别得到两个仿真结果 Y_1 和 Y_2，计算 Y_1 和 Y_2 的差值，作为变动该自变量后对输出产生的影响变化值（IV），最后按训练样本观测例数计算 IV 的平均值，即为该自变量对其因变量的 MIV。按照上述方法依次算出各个自变量的 MIV 值，根据 MIV 绝对值的大小对各自变量排序，得到各自变量对因变量影响相对重要性的排序，从而达到识别天然产物提取物中潜在活性成分的目的[29, 30]。

M3 模型活性成分辨识：本试验选取最优 GA-BP 模型计算各组分对 M3 受体激动率的 MIV 值，按照 MIV 值的大小排序各色谱峰，依次将前 i 个正相关的峰（i=1，2，3…25）对应的相对峰面积作为输入变量，M3 受体激动率作为输出变量，重新训练 GA-BP 模型，从而得到其对应的 MIV 值，结果如图 13.25 所示。当输入到 MIV 值排在前 16 的色谱峰对应组分时，预测相关系数 R 值达到了 0.9 以上，并且从此点之后再增加色谱峰数，预测相关系数值基本稳定。由此可见，所识别出的 16 个活性成分作为输入变量所建立的新模型预测精度与原来 44 个成分预测精度相差不大，新模型对 M3 受体激动率 Y 仍具有较强的解释能力，说明这 16 个特征峰所代表的化学成分可以作为疏风解毒的发汗活性成分。新模型的均方误差 MSE 为 0.0183，相关系数 R 为 0.9918，回归预测曲线如图 13.26 所示。排在前 16 的色谱峰绝对 MIV 值均大于 0.002，对应的峰号是 26，3，42，37，13，4，17，9，8，31，40，34，15，16，29，35，相应化合物及具体信息参见表 13.8。

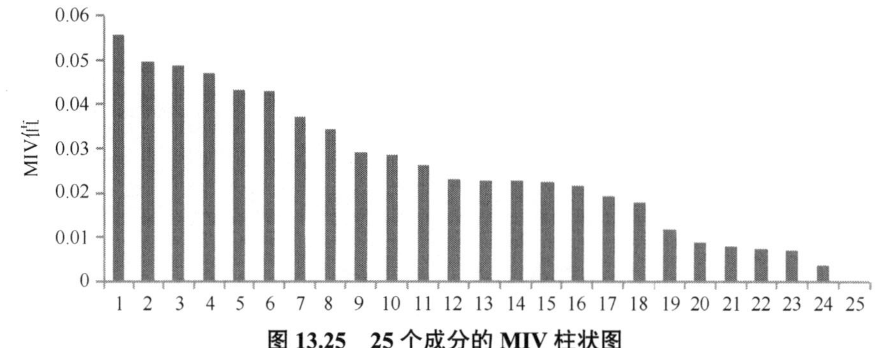

图 13.25　25 个成分的 MIV 柱状图

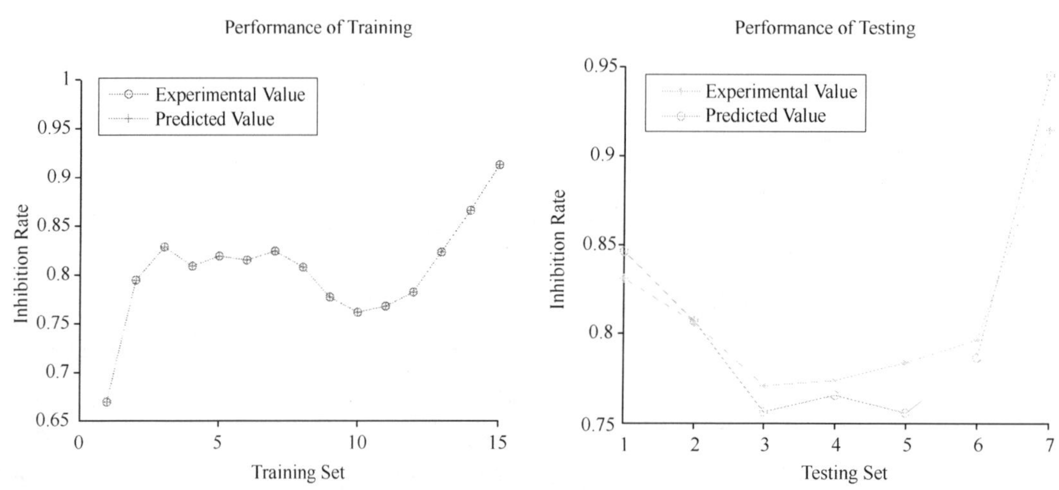

图 13.26　M3-GA-BP 新模型的回归预测曲线

表 13.8　M3 受体模型潜在活性成分详细信息

编号	t_R（min）	$[M-H]^-$	$[M+H]^+$	MS/MS 特征碎片		化合物	分子式	MIV	来源
				ESI$^-$	ESI$^+$				
27	23.99	431.1013	433.1134	433，325，271	431，863	大黄素-1-*O*-葡萄糖苷	$C_{21}H_{20}O_{10}$	0.0557	H
3	5.27		363.1405		385，200	二氢败酱苷	$C_{16}H_{26}O_9$	0.0496	B
43[a]	33.70	269.0479	271.0612	269，337	271，339	大黄素	$C_{15}H_{10}O_5$	0.0488	H
25[a]	22.19		557.1549[#]		557，535，355	连翘苷	$C_{27}H_{34}O_{11}$	0.0469	L
13	15.21	623.2028	647.1946[#]	623	647，471，325，163	连翘酯苷 I	$C_{29}H_{36}O_{15}$	0.0433	L
4	5.59	461.1699		461，497，671		连翘酯苷 E	$C_{20}H_{30}O_{12}$	0.043	L
17	18.45	623.2029		623		异毛蕊花糖苷	$C_{17}H_{24}O_{10}$	0.0371	M
9	10.75	417.1226	419.0819	255	257	甘草苷	$C_{21}H_{22}O_9$	0.0342	G
8[a]	9.59	389.1272	413.1205[#]	389，425，227	413，391，229	反式-虎杖苷	$C_{20}H_{22}O_8$	0.029	H
32	26.70	255.0687	257.0803	255	137	甘草素	$C_{21}H_{22}O_9$	0.0287	G
42	32.79	779.4777	781.3417	779	803，765，603	柴胡皂苷 D	$C_{42}H_{68}O_{13}$	0.026	C
37	30.09	821.4024	823.4104	843，821	823，647，471	甘草酸	$C_{42}H_{62}O_{16}$	0.0229	G
16[a]	16.96	623.2026	647.2346[#]	623，565，347	647，625，325	毛蕊花糖苷	$C_{29}H_{36}O_{15}$	0.0226	L、M
15[a]	16.81	519.1913	543.1838[#]	519，375	543，341，175	松脂素-*β*-*D*-葡萄糖苷	$C_{26}H_{32}O_{11}$	0.0226	L
31[a]	26.19	283.0636	285.0768	283，445	285，469，601	大黄酸	$C_{15}H_8O_6$	0.0224	H
34	27.68	329.2361	353.2306[#]	329	353，295	7-甲氧基异鼠李素	$C_{17}H_7O_{14}$	0.0215	C、BLG

a：与标准品比对确证；#：$[M+Na]^+$；H：虎杖；M：马鞭草；L：连翘；C：柴胡；G：甘草；B：败酱草；BLG：板蓝根

炎症模型活性成分辨识:本试验选取最优 GA-BP 模型计算各组分对炎症因子抑制率的 MIV 值，按照 MIV 值的大小排序各色谱峰，依次将前 i 个正相关的峰（i=1，2，3…22）对应的相对峰面积作为输入变量，炎症因子抑制率作为输出变量，重新训练 GA-BP 模型，从而得到其对应的 MIV 值，结果如图 13.27 所示。新模型的均方误差 MSE 为 0.069，相关系数 R 为 0.9837，回归预测曲线如图 13.28 所示。排在前 14 的色谱峰绝对 MIV 值均大于 0.001，对应峰号为 42，6，34，31，29，25，15，16，41，22，8，14，4，11，相应化合物及具体信息参见表 13.9。

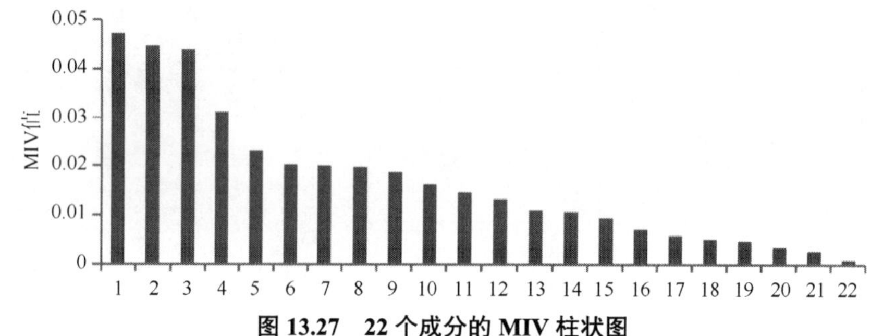

图 13.27　22 个成分的 MIV 柱状图

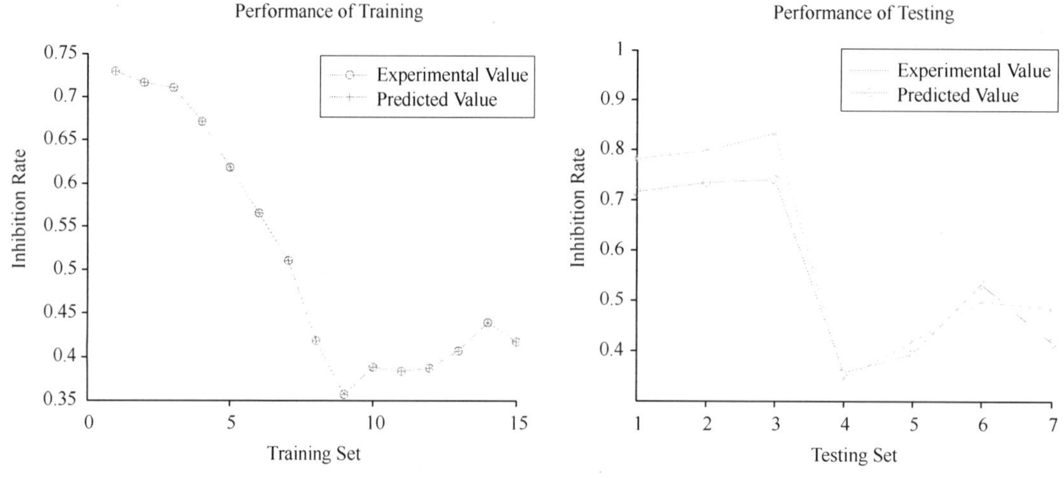

图 13.28　炎症 GA-BP 新模型的回归预测曲线

中药药性理论包括四气、五味、配伍、升降浮沉等，其中五味理论是中药药性理论的核心内容，是体现药物功效的理论基础及指导中医临床用药的重要依据[31]。辛味是中药五味之一，关于其功效，首次记载于《内经》为“辛散，酸收，甘缓……”。《类经》也有记载：“……辛能开腠里致津液者，以辛能通气也。”清代汪昂《本草备要·药性总义》中论述辛味药的功效为“辛者，能散，能润，能横行”[32]。时至今日通常认为辛味的基础功效为能行，能散。《灵枢·五味论》针对辛味发散的机制指出：“辛入而汗俱出”，说明辛味发散表邪之性，主要由发汗的方式完成[33]。人体有大汗腺和小汗腺两种汗腺，其中小汗腺分布于全身皮肤，其导管开口于皮肤表面，可通过分泌汗液来调节体温，分泌活动主要接受交感神经的乙酰胆碱能纤维支配[34]。汗腺上神经递质乙酰胆碱 ACh 作用的靶点为 M 受体，是 G 蛋白偶联受体家族的成员，包含至少五种受体基因亚型（M1～M5）[35]。这些受体在内分泌和神经系统中扮演着不同的角色，并在各个靶标器官中发挥着重要的生理、病理功能[36]。其中

表 13.9 炎症模型潜在活性成分详细信息

编号	t_R（min）	$[M-H]^-$	$[M+H]^+$	MS/MS 特征碎片		化合物	分子式	MIV	来源
				ESI^-	ESI^+				
43[a]	33.70	269.0479	271.0612	269，337	271，339	大黄素	$C_{15}H_{10}O_5$	0.0472	H
6[a]	7.01	387.138	411.1264#	225	389，227，195，177	马鞭草苷	$C_{17}H_{24}O_{10}$	0.0445	M
35	28.59	837.3983	839.4044	837	839，861，663，469	羟基甘草酸	$C_{29}H_{36}O_{16}$	0.0438	G
32	26.70	255.0687	257.0803	255	137	甘草素	$C_{21}H_{22}O_9$	0.0312	G
31[a]	26.19	283.0636	285.0768	445，891	469，601	大黄酸	$C_{15}H_8O_6$	0.0232	H
26[a]	23.56	407.1379	409.1497	245，215	247，229	决明酮-8-*O*-葡萄糖苷	$C_{20}H_{24}O_9$	0.0204	H
16[a]	16.96	623.2026	647.2346#	565，347	647，625，325	毛蕊花糖苷	$C_{29}H_{36}O_{15}$	0.0197	L、M
15[a]	16.81	519.1913	543.1838 #	375	341，175	松脂素-*β*-*D*-葡萄糖苷	$C_{26}H_{32}O_{11}$	0.0201	L
42	32.7	779.4777	781.3417	779	803，765，603	柴胡皂苷 D	$C_{42}H_{68}O_{13}$	0.0188	C
18	20.77	417.1227	419.1337	549，417	551，419，257	芹糖基-异甘草苷	$C_{26}H_{30}O_{13}$	0.0164	G
8[a]	9.596	389.1272	413.1205#	227	391，229	反式-虎杖苷	$C_{20}H_{22}O_8$	0.0149	H
14[a]	15.58	623.2028	647.1944#	623，659，187	647，325，163	连翘酯苷 A	$C_{29}H_{36}O_{15}$	0.0131	L
11	10.94		419.0635		257，303	异甘草苷	$C_{21}H_{22}O_9$	0.0109	G
4	5.59	461.1699		461，497，671		连翘酯苷 E	$C_{20}H_{30}O_{12}$	0.0107	L

a：与标准品比对确证；#：$[M+Na]^+$；H：虎杖；M：马鞭草；L：连翘；C：柴胡；G：甘草；B：败酱草；BLG：板蓝根

M3 型受体可以控制由副交感神经节后纤维所支配的平滑肌收缩和腺体分泌，与发汗密切相关。现代药理研究虽未证明辛味药的直接发汗机制，但已证明大多辛味解表药确有发汗解热的作用，能解除实验性发热，如柴胡皂苷对注射伤寒及副伤寒混合疫苗引起的发热的大鼠有解热作用，并对正常大鼠有降温作用[37]。连翘水提物的低、中、高剂量组对 2,4-二硝基苯酚复制的发热大鼠有明显的解热作用[38]。虎杖乙酸乙酯提取物对伤寒 Vi 多糖疫苗致家兔发热和酵母致大鼠发热有显著的解热降温作用，乙酸乙酯部位含有大黄素、虎杖苷等化合物[39]。M3 模型所识别的 16 个化学成分分别为三萜皂苷类（甘草酸、二氢败酱苷、柴胡皂苷 D）、苯乙醇苷类（连翘酯苷 E、连翘酯苷 I）、木脂素（连翘苷、松脂素-*β*-D-葡萄糖苷）、蒽醌类（大黄素、大黄素-1-*O*-葡萄糖苷、大黄酸）、二苯乙烯类（反式-虎杖苷）、黄酮类（甘草素、甘草苷、7-甲氧基异鼠李素）、苯丙酸类糖苷（毛蕊花糖苷、异毛蕊花糖苷）。

炎症是许多不同类型疾病共同的病理基础。疏风解毒胶囊所治疗的病症“风热证”，多见于风热之邪侵袭卫表，导致肺卫不宣。其主要相关症状相当于现代医学的上呼吸道感染，上呼吸道感染通常是由病毒和细菌等病原体入侵导致炎症因子过度释放进而引起呼吸道黏膜急性炎症，症见发热、咽痛、头痛、鼻塞、流浊涕、咳嗽等，这些症状与风热证病因病机，“风热上扰，咽喉不利，故咽喉肿痛；与风热袭肺，肺失清肃，肺气上逆，故咳嗽；肺气失宣，鼻窍不利，津液为热邪所灼，故鼻塞流浊涕；风热袭表，卫气抗邪，阳气浮郁于表，故有发热。”一致，均属炎症症状。《内经》言：“肺苦气上逆，急食苦以泄之”。《医学入门》曰：“苦泄，谓泻其上升之火也”。不难看出，苦味能清泻火热，治疗风热证，与其抗炎作用有关。抗炎模型所识别的 14 个化学成分分别为环烯醚萜类（马鞭草苷）、黄酮类（甘草素、异甘草苷、芹糖基-异甘草苷）、木脂素（松脂素-*β*-*D*-葡萄糖苷）、苯丙酸类糖苷（毛蕊花糖苷）、二苯乙烯类（反式-虎杖苷）、三萜皂苷类（羟基甘草酸、柴胡皂苷 D）、蒽醌类（大黄素、大黄酸）、苯乙醇苷类（连翘酯苷 A、连翘酯苷 E）、蒽酮类（决明酮-8-*O*-葡萄糖苷），各类成分均已见抗炎作用的文献报道。马鞭草苷可抑制花生四烯酸代谢途径中起关键作用的酶 COX-1 和 COX-2 的活性，且马鞭草苷对 COX-2 的抑制活性高于对 COX-1 的抑制活性[40]。甘草的黄酮类成分是甘草抗炎的主要成分，甘草总黄酮可通过抑制淋巴细胞、中性粒细胞等炎性细胞浸润和 TNF-α、IL-1β 等炎症介质释放从而减少中性粒细胞聚集，有效地对抗炎症反应[41]。甘草素可抑制卵白蛋白致哮喘小鼠免疫 IgE 抗体的产生[42]。异甘草苷抑制炎症因子 PGE_2 和 NO 生成的[43]。甘草三萜皂苷可能通过调节巨噬细胞产生 NO、TNF-α 及 IL-1 等炎症因子并抑制 PLA2 酶的活性及 COX-2 的表达而降低 PGE_2 的合成来发挥抗炎作用[44]。研究证明，大黄素、大黄酸和大黄酚等蒽醌类均可不同程度地抑制激活炎性介质释放的 PTK、PKC、CaMPKs 等胞内激酶的活性，发挥抗炎作用[45]。连翘酯苷 A 在 LPS 诱导的体外 BV2 小胶质细胞和原代小胶质细胞炎症模型中可抑制 NF-κB 信号通路和提升 Nrf2 和 HO-1 的表达水平表现出其抗炎活性[46]。虎杖苷可通过下调 Toll 样受体 4（TLR4）和核因子 κB（NF-κB）来抑制促炎性细胞因子（TNF-α、IL-1β 和 IL-6）的释放[47]。体外实验表明连翘中的木脂素类及其苷[如（+）-松脂素和（+）-松脂素-*D*-糖苷]均可抑制 cAMP 磷酸二酯酶活性，升高炎症细胞 cAMP 水平从而发挥抗炎的作用[48]。综上说明，疏风解毒胶囊抗炎作用可能是味“苦”的作用。因此，MIV 法辨别的 13 个成分可能是疏风解毒胶囊“苦”味的物质基础。

第三节　基于复方配伍环境的疏风解毒胶囊质量标志物研究

G 蛋白偶联受体（GPCR）是一大类膜蛋白受体的统称，含有七个 α 螺旋跨膜区段，是迄今发现的最大的受体超家族。GPCR 在生物体中普遍存在，广泛地参与了人生理系统的各个调节过程，对很多疾病起到关键的作用，是人体内数量最多的细胞表面受体家族。大多数 GPCR 可以与多种信息物质如多肽、神经递质和离子等结合并且被激活，激活的 GPCR 可以通过 G 蛋白依赖性和非依赖性两种途径传导信号，从而调节神经、免疫以及心血管等多个系统的功能。目前市场上应用的治疗药物，30%～50%都是通过 GPCR 介导的信号途径发挥药理作用的。因此，GPCR 是非常重要的药物治疗靶点。

本研究选取了与解热、抗炎、免疫等密切相关的 4 个 GPCR 受体[β_2 肾上腺素（$ADRB_2$）受体、乙酰胆碱（M_2）受体、前列腺素（EP_1）受体和组胺（H_1）受体]为研究对象，通过运用胞内钙离子荧光技术检测疏风解毒胶囊清热解毒组（虎杖、板蓝根、败酱草、马鞭草）、解表组（连翘、柴胡、芦根）、甘草组单独给药和配伍给药，以及 8 个代表性单体如大黄素、虎杖苷（虎杖）、表告依春（板蓝根）、齐墩果酸（败酱草）、马鞭草苷（马鞭草）、连翘酯苷 A（连翘）、柴胡皂苷 a（柴胡）和甘草次酸（甘草）给药及配伍给药后对 $ADRB_2$ 受体的激动作用以及对 M_2、EP_1 和 H_1 受体的抑制作用，从而揭示疏风解毒胶囊的作用机制，并在功能受体层面探究疏风解毒胶囊的配伍合理性。

一、药材拆方研究

清热解毒组、解表组、甘草组单独给药及配伍给药对 4 个 GPCR 受体的激活和抑制作用图见表 13.10。

表 13.10　清热解毒组、解表组和甘草组单独给药及配伍给药的受体实验结果图

受体名称	阳性化合物	结果图
$ADRB_2$	异丙肾上腺素	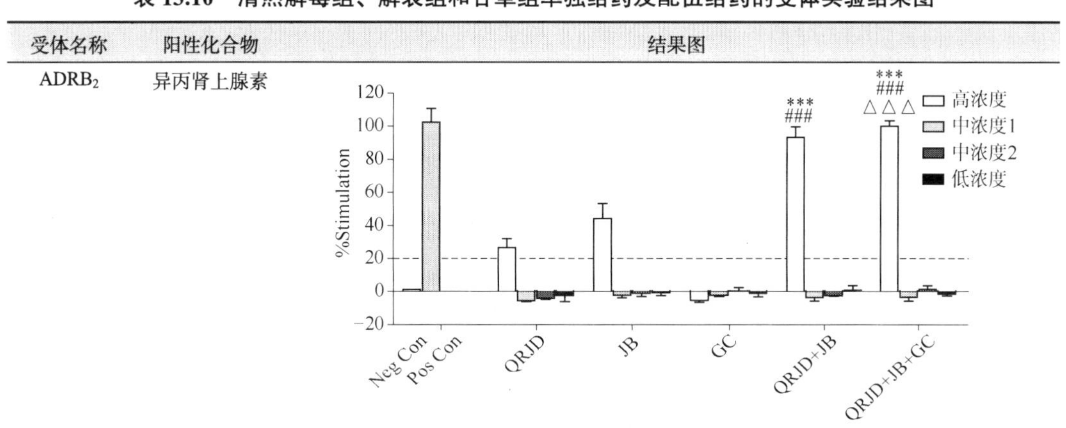

续表

受体名称	阳性化合物	结果图
M_2	AF-DX 116	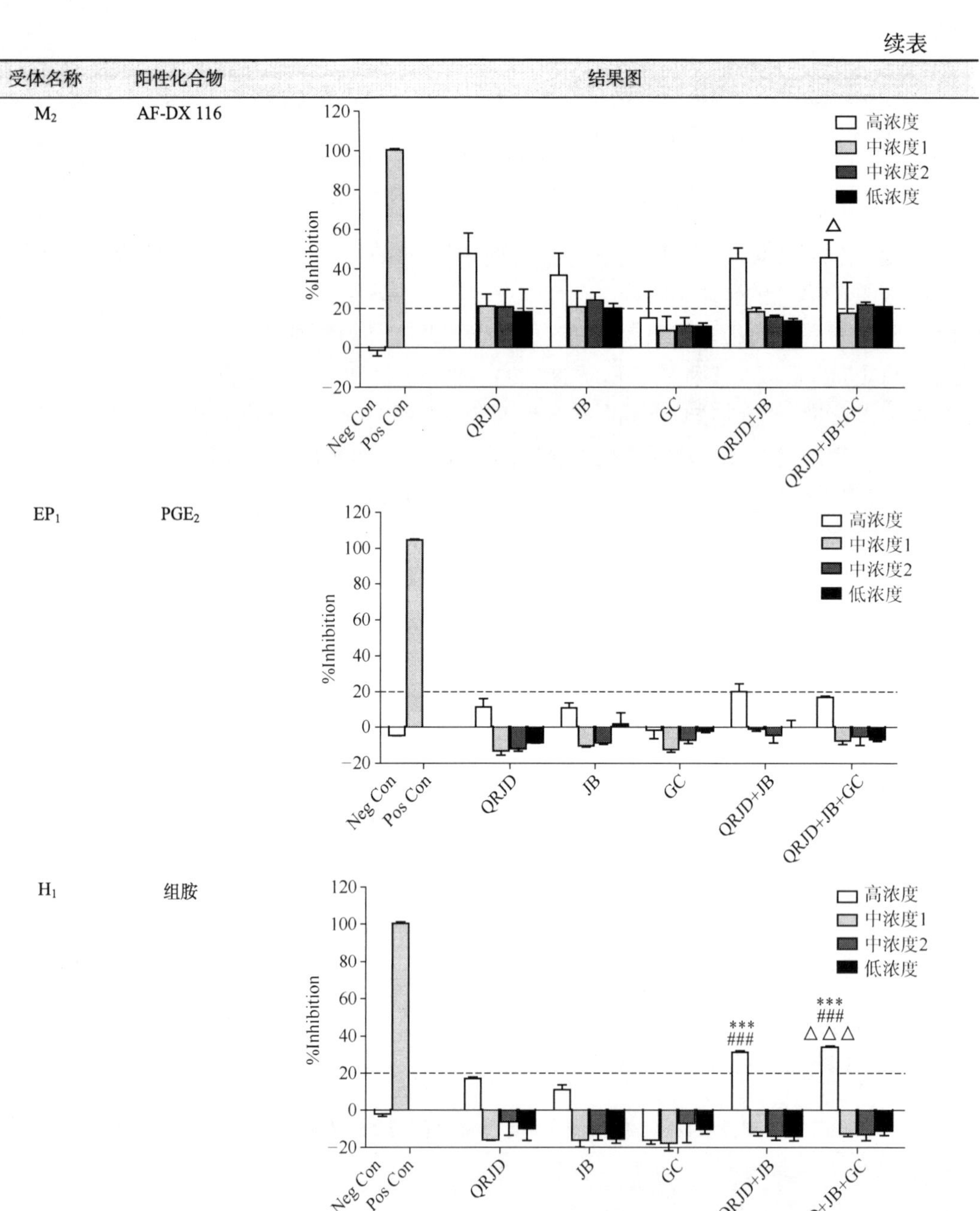
EP_1	PGE_2	
H_1	组胺	

*** $P<0.001$ *vs* 清热解毒高浓度组；### $P<0.001$ *vs* 解表高浓度组；△△△ $P<0.001$ *vs* 甘草高浓度组；△ $P<0.05$ *vs* 甘草高浓度组

由分析结果图可知，与空白对照组比较，清热解毒组和解表组的高浓度组给药后对 $ADRB_2$ 受体有一定的激活作用，对 M_2 受体有一定的抑制活性，并且体现出浓度梯度依赖性，但对 EP_1 和 H_1 受体没有显著的抑制效果。甘草组单独给药后对四个受体均没有明显的激动和抑制活性。据此推测，清热解毒组和解表组药材是通过作用于 $ADRB_2$ 和 M_2 受体引发生物级联反应，通过调节多个生物途径而发挥药效。

将清热解毒组和解表组提取物按照疏风解毒胶囊原方比列配伍给药后的高浓度组对 $ADRB_2$、M_2 和 H_1 受体都产生了显著的生物活性，对 EP_1 受体也体现了较弱的拮抗活性。将配伍后有生物活性的高浓度给药组分别与单独给药的高浓度组进行统计学分析发现，清热解毒组和解表组按原方比例配伍给药后对 $ADRB_2$ 和 H_1 受体的生物活性均比二者单独给药的活性高，且具有统计学差异，表明二者配伍后具有协同增效作用，而配伍给药后对 M_2 和 EP_1 受体的抑制活性与单独给药相比，没有统计学差异。同时，将清热解毒组、解表组和甘草组按照原方比例配伍给药后的高浓度组对 $ADRB_2$、M_2 和 H_1 受体也产生了显著的生物活性，与单独给药相比，配伍后对 $ADRB_2$ 和 H_1 受体有协同增效作用，但三组配伍给药组与清热解毒和解表配伍组相比，没有显著的差异。

综上分析，清热解毒组、解表组和甘草组配伍后可以通过激活 $ADRB_2$ 受体，抑制 M_2 和 H_1 受体来调节一系列的下游生物信号转导效应，从而发挥多种生物活性，产生协同增效作用，也体现了配伍给药的多靶点多途径作用特点。

二、主要单体化合物配伍研究

8 个单体及配伍给药对 4 个 GPCR 受体的激活和抑制作用图见表 13.11。由分析结果图可知，在对 $ADRB_2$ 受体实验中，与空白对照组比较，柴胡皂苷 a（7）高浓度组给药后对 $ADRB_2$ 受体有显著的激活作用，而大黄素（1）、虎杖苷（2）、表告依春（3）、齐墩果酸（4）、马鞭草苷（5）、连翘酯苷 A（6）和甘草次酸（8）此 7 个化合物各浓度给药组及化合物 1-5 配伍给药组对 $ADRB_2$ 受体均无生物活性。化合物 6-7，化合物 1-7 和化合物 1-8 配伍给药后的高浓度组对该受体具有显著激动活性，但与柴胡皂苷 a 单独给药相比，无统计学差异，无协同增效作用。据此推测，柴胡皂苷 a 可能为疏风解毒胶囊通过激动 $ADRB_2$ 受体发挥治疗作用的药效物质基础。

表 13.11　8 个单体化合物单独及配伍给药的受体实验结果图

受体名称	阳性化合物	结果图
$ADRB_2$	异丙肾上腺素	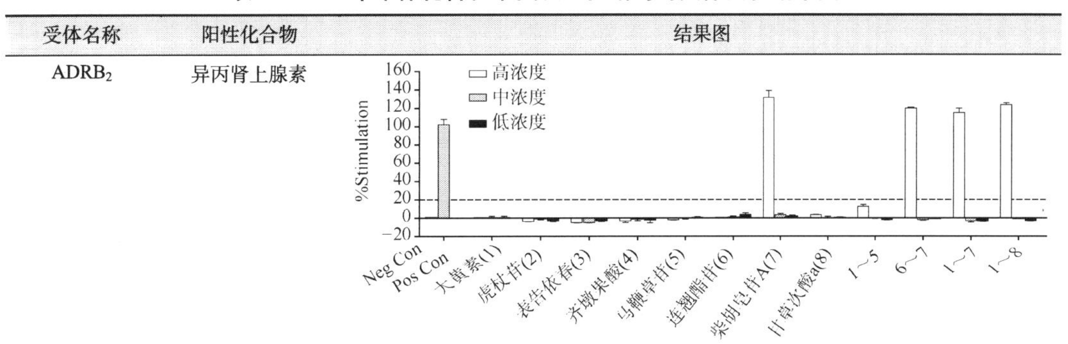

续表

受体名称	阳性化合物	结果图
M_2	AF-DX 116	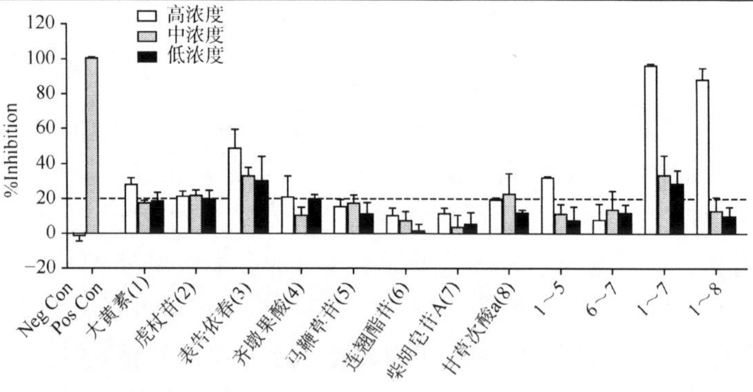
EP_1	PGE_2	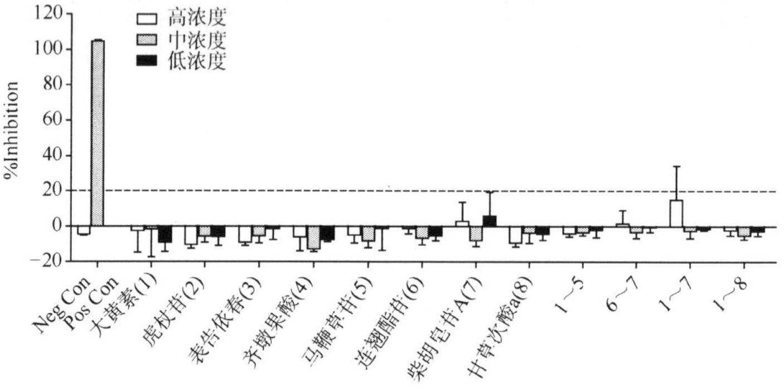
H_1	组胺	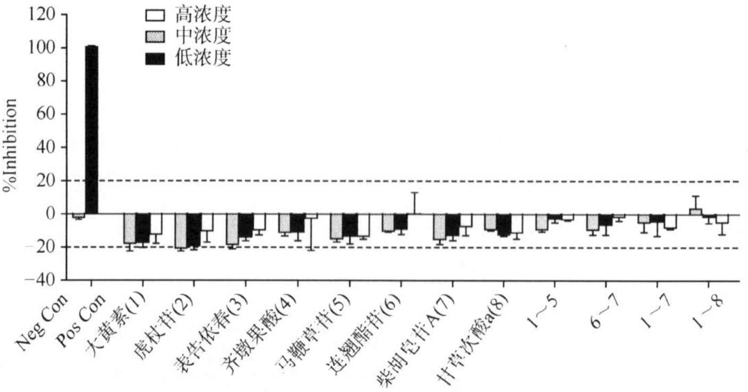

对 M_2 受体实验中，与空白对照组比较，化合物 3 给药后对 M_2 受体有显著的拮抗作用，1、2、4 和 8 对 M_2 受体有较微弱的拮抗活性。化合物 1-5 配伍给药后对 M_2 受体产生了显著的生物活性，并有一定的浓度梯度依赖性，但与 5 个化合物单独给药相比，无增效作用。而化合物 1-7 配伍给药和化合物 1-8 配伍给药后，对 M_2 受体的拮抗作用显著，与化合物单独给药组进行统计学分析发现，配伍给药后对该受体的生物活性均比化合物单独给药的活性高，且具有统计学差异，表明化合物 1-7 配伍和化合物 1-8 配伍后有增效作用。通过比较化合物 1-5、化合物 6-7、化合物 1-7 和化合物 1-8 配伍组结果发现，虽然化合物 6 和化合物 7 单独给药和配伍给药均无拮抗活性，但化合物 1-7 配伍和化合物 1-8 配伍后对 M_2 受体的拮抗活性比化合物 1-5 配伍组显著增强，且具有协同增

效作用，推测连翘酯苷 A 和柴胡皂苷 a 能促进其他化合物与 M2 受体结合，有辅助增效作用。

H_1 和 EP_1 受体实验结果中，8 个化合物及四个配伍给药组对两个受体均无生物活性，推测此 8 个化合物可能不是疏风解毒胶囊通过拮抗 H_1 和 EP_1 受体发挥治疗作用的药效物质基础。

疏风解毒胶囊由八味药材组成，方中虎杖苦微涩、微寒，功能祛风、除湿、解表、攻诸肿毒，止咽喉疼痛，为君药。连翘性凉味苦，功能清热、解毒、散结、消肿，具有升浮宣散之力，能透肌解表，清热祛风，为治疗风热的要药。板蓝根味苦性寒，功能清热解毒，为近代抗病毒常用品，二药共为臣药。柴胡性味苦凉，功能和解表里。败酱草味辛苦，微寒，功能清热、解毒、善除痈肿结热。马鞭草性味凉苦，功能清热解毒、活血散瘀、能治外感发热、喉痹。芦根味甘寒，能清降肺胃，生津止渴，治喉痛。四药共为佐药。甘草养胃气助行药，并调和诸药，为使。诸药配伍能直达上焦肺卫，祛风清热，解毒散结，切合病毒性上呼吸道感染风热证风热袭表，肺卫失宣，热毒结聚之病机。

本实验选取的肾上腺素能受体是介导儿茶酚胺作用的一类组织受体，为 G 蛋白偶联受体。根据其对去甲肾上腺素的不同反应情况，分为肾上腺素能 α 受体和 β 受体。α 受体主要分布在皮肤、肾、胃肠的血管平滑肌，β 受体主要分布在骨骼肌、肝脏的血管平滑肌及心脏。β 肾上腺素能受体（β-AR）共分为 3 种亚型，β_1-AR、β_2-AR 和 β_3-AR。激动 β_1-AR、β_2-AR 可使心率增快、血压升高，而激动心脏 β_3-AR 可抑制交感神经活性，减慢心率，解除血管痉挛[49, 50]。

乙酰胆碱受体（毒蕈碱样 M 受体）是由 460～590 个氨基酸组成的一种单链跨膜糖蛋白，属于 G 蛋白偶联受体超家族，可产生副交感神经兴奋效应，即心脏活动抑制，支气管胃肠平滑肌和膀胱逼尿肌收缩，消化腺分泌增加，瞳孔缩小等。其在体内参与肌肉收缩调节、呼吸、运动、体温调节、学习、记忆等重要的生理功能，是体内重要的受体之一[51, 52]。M 受体的异常变化可引发多种人体疾病，如心律失常、精神分裂症、帕金森综合征、膀胱过度活动症、慢性肺病、胃溃疡等[53, 54]。根据分子克隆技术将其分为 M_1、M_2、M_3、M_4 和 M_5 五种亚型。这五种受体亚型广泛分布在身体的不同组织中，在这些组织中发挥着重要的生理功能。研究表明，不同组织中的 M 受体亚型表达有差异，如在胃肠道中，M_2 和 M_3 受体所占比列为 4∶1，而在膀胱中，二者比列为 3∶1。其中 M_1 受体主要分布于交感节后神经和胃壁细胞，受体激动引起兴奋和胃酸分泌。M_2 受体主要分布于心肌、平滑肌，激动引起心脏收缩力和心率降低。

交感神经、肾上腺素都是通过 β 受体影响细胞功能，β 受体与 M 胆碱受体相互制约，对维持细胞的正常活动及体温变化具有重要意义[55]。β_2 肾上腺素受体被激活后，cAMP 含量增加，腺苷酸环化酶（AC）和磷酸激酶（PKA）被激活，导致细胞顶膜 Cl^- 通道开放，而 Cl^- 的跨膜分泌是发汗过程的必要条件[56, 57]。人体汗腺主要接受交感胆碱能纤维支配，汗腺上的 M 受体作为神经递质乙酰胆碱 ACh 作用的靶点，对维持正常的汗液分泌起着重要的作用[58]。然而，胆碱受体激动剂只在某些动物中激活汗腺，且其反应强度明显弱于肾上腺素能类药物，ACh 并不能诱导产生明显而持续的出汗[59, 60]。研究显示不管是局部还是全身，在所有物种中都可引起出汗的物质是儿茶酚胺，其中主要是肾上腺素[61-65]。激动 β 受体，可导致汗腺导管的扩张；拮抗 β 受体，可抑制发汗[66]。

致热原引起发热时，脑脊液中 PGE_2 含量明显增加，并且 PGE_2 含量升高先于体温升高，起始于发热的潜伏期并持续发热的全过程[67]。有学者对 PGE_2 受体后续的信号转导通路进行了研究，认为 PGE_2 与 EP 结合后，通过提高细胞内的 cAMP 使调定点升高[68]。PEG_2 受体有 4 种亚型：EP_1、EP_2、EP_3、EP_4，其中 EP_2、EP_4 与 Gs 偶联，可引起胞内 cAMP 水平升高；EP_1 与 Gq 偶联，激动后可升高胞质 Ca^{2+}浓度；EP_3 可与 Gq、Gi 和 Gs 偶联，胞内主要效应表现为 Ca^{2+}、IP_3 升高和 cAMP 降低。药理学研究资料显示 EP_1 和 EP_3 可能介导了 PGE_2 依赖性发热（EP_1 主要在发热早期起作用），而 EP_4 能抑制发热效应[69-71]。故本实验选取 EP_1 亚型进行受体实验。

组胺广泛存在于各种炎症及感染性疾病中，主要调控宿主免疫反应。组胺是炎症反应中重要的介质之一，可通过众多的介质和信号传导途径，经细胞内复杂的网络事件，从而在变应性炎症发生中发挥极其重要的作用[72]。组胺是通过其受体发挥生物学作用的。人体内的组胺受体可分为 4 型 H_1R、H_2R、H_3R、H_4R，H_1R 主要分布于内皮和平滑肌等多种细胞，调节血管舒张和支气管收缩；H_2R 能与 cAMP 系统偶联，主要调节胃酸分泌；H_3R 主要在神经系统作为突触前自身受体的方式进行表达；H_4R 是最新发现的受体，其高表达在与炎症反应有关的组织和与造血起源有关的细胞上，在骨髓、外周血细胞、脾、肺、小肠等与炎症相关部位的高度表达，在过敏反应、哮喘等疾病治疗中起到重要作用，表明 H_4R 是一种重要的与炎症反应有关的受体，这些发现很大程度上也促进了组胺及其受体在免疫和炎症过程中作用的研究，并对组胺、组胺受体及受体拮抗剂的作用进行重新认识[73, 74]。研究发现，组胺可以结合 H_1 受体，作为一个前炎症介质作用，促进树突状细胞成熟和 Th1/Th2 平衡，调节抗原介导的免疫反应。组胺介导的变应性炎症效应主要是结合 H_1 受体，引起皮肤黏膜充血、水肿和瘙痒等，也可以同时结合 H_1 和 H_2 受体，尤其是剂量较大的情况下，引起平滑肌收缩、全身毛细血管扩张和通透性增加，表现为哮喘、过敏性休克、心动过速、皮肤潮红和鼻充血等[75]。

本研究从功能受体角度，通过对 $ADRB_2$ 受体的激动作用和对 M_2、EP_1、H_1 受体的抑制活性实验发现，清热解毒组和解表组两组配伍以及清热解毒组、解表组和甘草组 3 组配伍给药后均可激动 $ADRB_2$ 受体，拮抗 M_2 和 H_1 受体，从而调节一系列的下游生物信号转导效应，发挥多种生物活性，体现了药材配伍给药的多靶点多途径作用特点。并且配伍给药后对 $ADRB_2$ 和 H_1 受体的生物活性均比单独给药活性高，且具有统计学差异，表明药材配伍后具有协同增效作用。单体配伍实验表明，柴胡皂苷 a 给药后可激动 $ADRB_2$ 受体，推测其可能为疏风解毒胶囊通过激动 $ADRB_2$ 受体发挥治疗作用的药效物质基础；化合物 1-7 配伍给药和化合物 1-8 配伍给药后，对 M_2 受体的拮抗作用显著，且生物活性均比化合物单独给药高，具有增效作用。连翘酯苷 A 和柴胡皂苷 a 单独给药和配伍给药对 M_2 受体均无拮抗活性，但二者与其他化合物配伍后对 M_2 受体的拮抗活性比 8 个化合物单独给药和化合物 1-5 配伍给药显著增强，具有增效作用，推测连翘酯苷 A 和柴胡皂苷 a 能促进其他化合物与 M_2 受体结合，有辅助增效作用。

第四节　基于组织分布及动力学规律的疏风解毒胶囊质量标志物研究

前期血中移行成分研究表明，疏风解毒胶囊中蒽醌类成分大黄素和环烯醚萜类成分马鞭草苷为疏风解毒胶囊的重要指标成分，具有较好的抗炎活性，且二者在血浆中具有较大暴露量。本部分采用药代动力学方法，优化生物样品中大黄素和马鞭草苷的分析方法并开展体内药代动力学研究，明确疏风解毒胶囊药代标志物的两成分在大鼠体内药动学行为特性及在疾病靶器官的分布情况，从药代动力学角度阐释疏风解毒胶囊治疗疾病的作用机制及其特点。

一、仪器与材料

1. 实验仪器

AB204-N 电子天平（德国 Mettler 公司），BT25S 电子天平（德国 Sartorius 公司），HAC-I自动浓缩氮吹仪（天津市恒奥科技发展有限公司），VORTEX-5 涡旋混合器（海门市林贝尔仪器制造有限公司），3K15 高速冷冻离心机（德国 Sigma 公司），Finnpipette F2 微量移液器（美国 Thermo Scientific 公司），DionexUltiMate 3000 超高效液相色谱（美国 Thermo Scientific 公司），AB ScixQTrap 5500MS/MS 质谱（美国 AB SCIEX 公司），Kromasil 100-3.5-C18 色谱柱（瑞典 AKZO NOBEL 公司）。

2. 试剂与试药

色谱纯乙腈（瑞典 Oceanpak 公司），色谱纯甲醇（瑞典 Oceanpak 公司），甲酸（天津市科密欧化学试剂有限公司），肝素钠（天津生物化学制药有限公司），大黄素（南京春秋生物工程有限公司），马鞭草苷（成都普思生物科技股份有限公司），7-羟基香豆素（上海将来试剂有限公司）。

3. 实验动物

雄性 SD 大鼠，体重 200g±20g，购自北京华阜康生物科技股份有限公司，动物许可证号：SCXK（京）2014-0004。置于室温 25℃、相对湿度 50%下饲养，12h 昼夜交替，自由采食、饮水适应一周后开始试验。

二、生物样品中大黄素与马鞭草苷测定 UPLC-MS/MS 方法建立

1. 溶液配制

标准储备液：精密称取大黄素、马鞭草苷、对照品适量，分别溶于甲醇中配成浓度为

500μg/mL 的标准储备溶液。

混合标准溶液：分别精密吸取上述配制的各标准储备溶液适量，混合均匀并以甲醇稀释得大黄素浓度为 200、80、40、20、4、2、0.4、0.32ng/mL 和马鞭草苷浓度为 20 000、8000、4000、2000、400、200、40、5ng/mL 的系列混合标准溶液。

内标溶液：精密称取内标 7-羟基香豆素对照品适量，溶于甲醇配制成浓度为 10μg/mL 的内标储备液，并以甲醇稀释得浓度为 50ng/mL 的内标溶液。

血浆样品标准溶液：取空白大鼠血浆 100μL，分别加入系列混合标准溶液 10μL，配制成相当于马鞭草苷浓度为 0.5、4、20、40、200、400、800、2000ng/mL 和大黄素浓度为 0.032、0.04、0.2、0.4、2、4、8、20ng/mL 的系列血浆样品标准溶液。

2. 血浆样品前处理

取 100μL 大鼠血浆置于 EP 管中，加入 7-羟基香豆素内标溶液（50ng/mL）10μL 和 290μL（含 0.1%甲酸）乙腈，涡旋振摇 2min 后，14 000r/min 离心 20min，离心机温度为 4℃，取上清 5μL 进行 UPLC-MS/MS 分析。

3. UPLC-MS/MS 测定条件

色谱条件：采用 DionexUltiMate 3000 超高效液相色谱系统，色谱柱为 Kromasil 100-3.5-C_{18}（3.0mm×150mm，3.5μm）柱，流动相系统由 A（0.1%甲酸铵溶液）和 B（乙腈）组成，流速 0.4mL/min，柱温 30℃。运用梯度洗脱，梯度程序设置。

质谱条件：质谱分析采用 AB ScixQTrap 5500MS/MS 质谱系统，离子源为 ESI 源，喷雾电压 4.5kV，离子源温度 500℃，气帘气 40psi，碰撞气（中）；辅助加热气 1 为 50psi，辅助加热气 2 为 55psi。

负离子模式采集，扫描方式为多反应监测（MRM），具体参数见表 13.12。

表 13.12 质谱扫描参数

化合物	母离子（*m/z*）	定量离子（*m/z*）	碰撞能（V）	定性离子（*m/z*）	碰撞能（V）
大黄素	269.1	225.0	–36	241.0	–35
马鞭草苷	433.1	101.0	–35	225.0	–30
7-羟基香豆素	161.0	133.0	–27	105	–32

4. 方法学确证

专属性：大鼠空白血浆、血浆样品标准溶液、给药后血浆样品色谱图如图 13.29 所示，马鞭草苷、7-羟基香豆素及大黄素的保留时间分别为 4.64min、5.32min 和 8.06min。结果表明，在选定的色谱条件下，所有检测成分均能达到较好的分离，血浆中未见代谢物和内源性物质的干扰。

标准曲线与定量限：标准曲线确证的测定结果如表 13.13 所示，大鼠血浆中大黄素在 0.032～20ng/mL，马鞭草苷在 0.5～2000ng/mL 范围内线性关系良好，各检测成分相关系数（*R*）均大于 0.99。

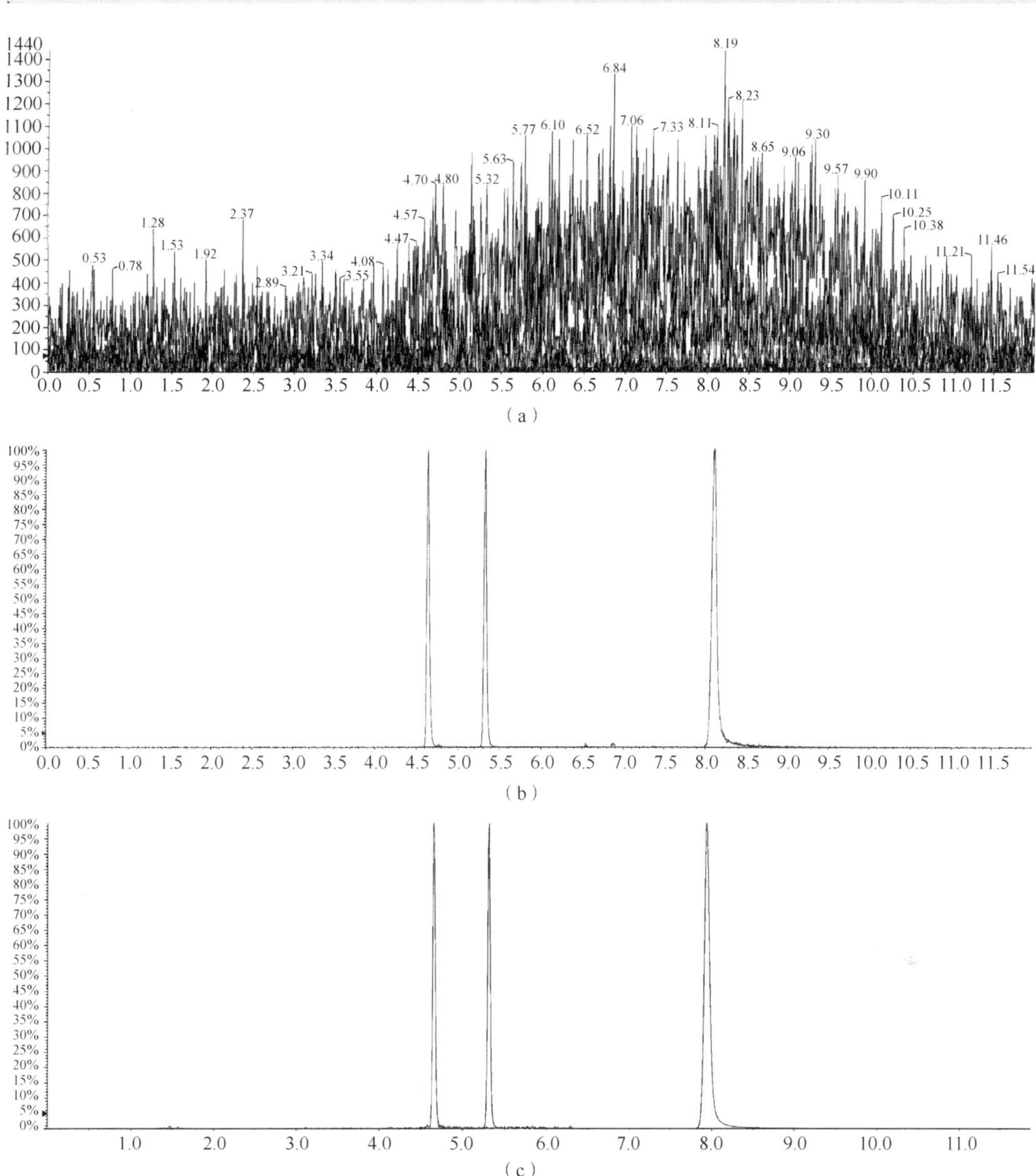

图 13.29　（a）空白血浆，（b）血浆样品标准溶液，（c）给药后血浆样品色谱图

表 13.13　标准曲线测定结果

化合物	回归方程	相关系数（R）	线性范围（ng/ml）
大黄素	y=0.08511x+9.29650×10^{-4}	0.997 57	0.032～20
马鞭草苷	y=7.88051e–4x+1.26307×10^{-4}	0.995 23	0.5～2000

定量下限检测结果显示在测定浓度下，各指标成分的精密度（RSD）和准确度（RE）均小于 20%。结果表明，大鼠血浆中大黄素定量下限为 0.032ng/mL，马鞭草苷定量下限为 0.5ng/mL。

回收率与基质效应：高、中、低三个浓度下，各检测指标成分的回收率和基质效应结果表明，该方法回收率较高且平行性好，能达到较好的提取效果；测定条件下无明显离子抑制或增强效应，对各指标成分的质谱响应没有影响。

精密度与准确度：高、中、低三个浓度下，大黄素和马鞭草苷的测定结果其日内、日间 RSD 和 RE 均小于 15%，表明该方法准确可靠，具有良好的重现性。

稳定性：高、中、低三个浓度下，各检测指标成分的不同条件稳定性测定结果显示，其 RSD 和 RE 均小于 15%，表明血浆样品中大黄素和马鞭草苷经长期冻存（–20℃，30 d）、反复冻融（三个冻–融循环）、室温放置（25℃，6h）后均稳定。

稀释可靠性：浓度高于定量上限的血浆样品标准溶液经稀释 20 倍后，大黄素和马鞭草苷的测定结果乘以稀释倍数所得计算值，与标识浓度相比其 RSD 和 RE 均小于 15%，表明对血浆样品进行稀释后分析，经校正计算后的结果能够准确反映超出线性范围的药物浓度。

三、疏风解毒胶囊大鼠药代动力学研究

大鼠单次灌胃给予疏风解毒胶囊供试药溶液后，所测得大黄素和马鞭草苷的血浆药物浓度数据见表 13.14 和表 13.15，血药浓度–时间曲线见图 13.30。

表 13.14　大黄素血浆药物浓度数据

时间（h）	浓度（ng/mL）					Mean	SD
	1	2	3	4	5		
0.08	46.92	22.69	41.04	44.50	132.10	57.45	42.80
0.25	54.59	32.39	35.19	26.84	62.74	42.35	15.46
0.5	28.73	19.81	46.51	26.79	56.13	35.60	15.12
1	6.21	8.45	48.62	20.62	43.76	25.53	19.71
2	9.54	4.68	35.42	18.97	18.13	17.35	11.74
4	5.95	7.47	42.65	13.42	30.26	19.95	15.94
6	27.82	18.03	54.07	27.85	52.00	35.95	16.12
8	91.23	12.30	75.06	33.62	79.60	58.36	33.71
12	63.01	37.88	77.29	44.98	90.15	62.66	21.78
24	18.50	20.19	8.94	6.04	48.57	20.45	16.84

表 13.15　马鞭草苷血浆药物浓度数据

时间（h）	浓度（ng/mL）					Mean	SD
	1	2	3	4	5		
0.08	21.07	9.54	14.14	10.22	11.81	13.35	4.66
0.25	60.73	12.04	37.67	21.31	20.11	30.37	19.35
0.5	96.08	47.65	61.54	40.28	28.54	54.82	25.98
1	75.34	47.34	92.98	45.45	31.84	58.59	24.89

续表

时间（h）	浓度（ng/mL）					Mean	SD
	1	2	3	4	5		
2	84.39	52.83	72.15	71.30	54.29	66.99	13.32
4	77.73	55.83	80.05	80.19	50.61	68.88	14.45
6	127.04	23.32	61.02	75.15	104.71	78.25	40.01
8	69.27	17.79	36.47	33.53	41.35	39.68	18.75
12	18.13	7.83	9.42	20.76	23.70	15.97	7.01
24	BLQ	BLQ	BLQ	BLQ	2.32	2.32	/

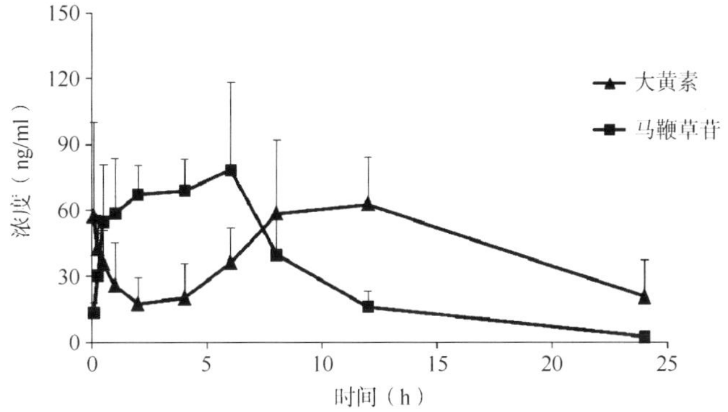

图 13.30　大黄素和马鞭草苷平均血药浓度-时间曲线

大黄素和马鞭草苷测定得到的血药浓度-时间数据，经 DAS2.0 软件以非房室模型统计矩法分析计算所得药代动力学参数见表 13.16。

表 13.16　大黄素和马鞭草苷药代动力学参数

参数	单位	大黄素	马鞭草苷
C_{max}	μg/L	76.70±38.06	92.15±26.64
T_{max}	h	8.82±5.18	4.20±2.05
$t_{1/2}$	h	6.88±2.55	3.47±1.43
AUC $_{(0\text{-}t)}$	μg · h/L	985.47±405.01	649.49±195.47
MRT $_{(0\text{-}t)}$	h	11.27±1.45	5.22±1.16

四、疏风解毒胶囊大鼠肺组织分布研究

大鼠单次灌胃给予疏风解毒胶囊供试药溶液后，不同时间点各肺组织中所测得大黄素的药物浓度数据见表 13.17，平均肺组织浓度-时间柱状图见图 13.31。

表 13.17 大黄素肺组织药物浓度数据

时间（h）	浓度（ng/g）					Mean	SD
	1	2	3	4	5		
0.25	30.15	23.48	13.29	50.40	67.80	37.02	21.91
2	38.40	60.75	57.90	84.65	62.55	60.85	16.45
4	60.75	25.22	13.14	57.30	42.45	39.77	20.47
8	21.26	43.05	17.07	34.65	11.16	25.44	13.10
12	7.11	7.80	7.94	8.49	4.31	7.13	1.65

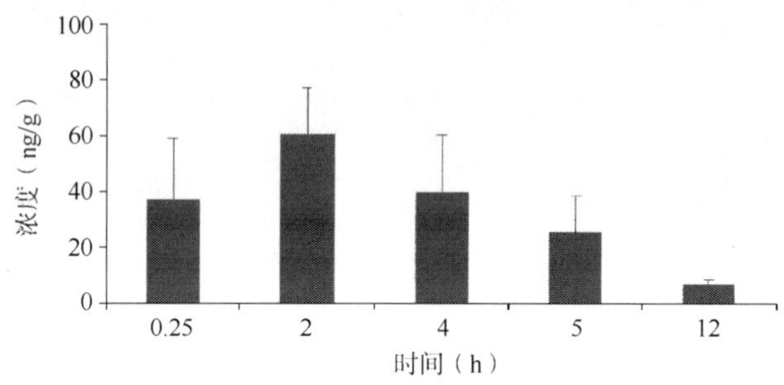

图 13.31 大黄素平均肺组织浓度–时间曲线

大黄素测定得到的肺组织浓度–时间数据，经 DAS2.0 软件以非房室模型统计矩法分析计算所得的药代动力学参数见表 13.18。

表 13.18 大黄素肺组织分布动力学参数

参数	单位	大黄素
C_{max}	ng/g	66.37±10.85
T_{max}	h	2.05±1.33
$t_{1/2}$	h	3.14±0.44
$AUC_{(0\text{-}t)}$	ng · h/g	386.43±103.77
$MRT_{(0\text{-}t)}$	h	4.40±0.68

生物样品前处理的常见方法有蛋白沉淀法、液–液萃取法和固相萃取法。固相萃取法处理所得样品虽内源性杂质较少，但其操作烦琐（需经活化、上样、洗涤、洗脱一系列步骤），且分析成本较大；液–液萃取法能有效地去除样品中内源性杂质干扰，降低质谱分析的基质效应。但是本实验中两个指标成分大黄素和马鞭草苷的极性相差较大，溶剂萃取难以获得较高的提取回收率，所以选择有机溶剂蛋白沉淀法进行样品处理。

蒽醌类成分大黄素与环烯醚萜苷类成分马鞭草苷性质差异较大，且体内含量较少，因此无法采用灵敏度较低的高效液相-紫外法（HPLC-UV）进行定量分析。本实验运用具有较高灵敏度和特异性的超高效液相色谱串联质谱法（UPLC-MS/MS）进行梯度洗脱分析，极大地提高了分析效率。流动相中加入 0.1%的甲酸铵能够明显改善峰形，并提高指标成分的质谱响应。

药代动力学研究结果显示，大鼠血浆中大黄素药物浓度的达峰时间 T_{max} 为 8.82h，峰浓度 C_{max} 为 76.70μg/L，消除半衰期 $t_{1/2}$ 为 6.88h，$MRT_{(0\text{-}t)}$ 为 11.27h，$AUC_{(0\text{-}t)}$ 为 985.47μg · h/L；

马鞭草苷药物浓度的达峰时间 T_{max} 为 4.20h，峰浓度 C_{max} 为 92.15μg/L，消除半衰期 $t_{1/2}$ 为 3.47h，MRT $_{(0-t)}$ 为 5.22h，AUC $_{(0-t)}$ 为 649.49μg · h/L。灌胃给予疏风解毒胶囊供试药溶液后，大黄素吸收较快，在 15min 内即达到较高浓度，血药浓度-时间曲线呈现双吸收峰，它在体内可能存在肝肠循环，体内滞留时间较长；马鞭草苷的吸收相对较慢，与大黄素相比，其半衰期较小，体内滞留时间较短，不存在药物肝肠循环现象。

肺组织分布研究结果显示，大鼠肺组织中大黄素药物浓度的达峰时间 T_{max} 为 2.05h，峰浓度 C_{max} 为 66.37ng/g，消除半衰期 $t_{1/2}$ 为 3.14h，MRT $_{(0-t)}$ 为 4.40h，AUC $_{(0-t)}$ 为 386.43ng · h/g。

疏风解毒胶囊具有疏风清热、解毒利咽的功效，用于治疗急性上呼吸道感染属风热症，症见发热、恶风、咽痛、头痛、鼻塞、流浊涕、咳嗽等，临床疗效显著。前期研究表明，疏风解毒胶囊能显著降低急性肺炎小鼠的死亡率，减少肺粒细胞浸润，改善肺部组织的水肿、坏死脱落，降低 IL-6、IL-8 等炎症因子的表达，具有较好的抗炎效果；还能通过降低白细胞数量，降低血清转录因子 NF-κB、趋化因子 MCP-1、炎症介质 BK 及 COX-2 水平对肺炎模型大鼠有显著的治疗作用。蒽醌类成分大黄素为疏风解毒胶囊的主要活性成分，且在体内具有较大暴露量。本实验通过测定给药后不同时间点肺组织中的药物浓度，对大黄素的肺组织分布特性进行研究，反映了疏风解毒胶囊在肺靶器官的组织分布过程，为阐明其药效作用机制和促进临床应用提供了科学依据。

结　论

中药现行的质量标准中有很多不能准确地评价不同药材特有的质量特点，难以反映不同药材的“特质”，质量评价方法不具有针对性和专属性。疏风解毒胶囊由虎杖、板蓝根、连翘、马鞭草、败酱草、柴胡、芦根和甘草等 8 味药组成，其中，虎杖为处方君药，连翘为臣药，马鞭草为佐药，甘草为使药，也是疏风解毒胶囊入血成分的主要来源。本部分在前期研究基础上，从成分特有性、有效性、配伍环境作用及体内过程多方面对疏风解毒胶囊的质量标志物进行研究。

（1）本研究系统分析了处方君药虎杖、臣药连翘、佐药马鞭草、使药甘草中含有的芪类、蒽醌类、木脂素类、环烯醚萜类及三萜皂苷类化合物在植物药材内的生源途径，主要由苯丙氨酸、乙酰辅酶 A、焦磷酸香叶酯通过不同的生物合成途径衍生形成，明确了各药材的成分特有性和特征性成分。

（2）通过 UPLC-Q/TOF 整合双荧光素酶报告基因系统研究筛选得到 10 个具有抗炎活性的化合物，经 TNF-α 刺激的人支气管上皮细胞（BEAS-2B）和 LPS 刺激的原代小鼠腹腔巨噬细胞进行单体标准品的抗炎活性验证，利用反向对接技术构建成分-通路-靶点网路，结合基因组学研究证实连翘酯苷 A、连翘酯苷 E、连翘苷、大黄素、戟叶马鞭草苷、马鞭草苷等成分为其抗炎、调节免疫作用的主要活性物质。采用 M3 受体模型、细胞炎症模型进行谱-效关联分析，识别表征了疏风解毒胶囊的辛、苦味物质基础，与其发汗、抗炎作用密切相关。

（3）从功能受体角度，运用胞内 Ca^{2+} 荧光技术对 $ADRB_2$ 受体的激动作用和对 M_2、EP_1、H_1 受体的抑制活性研究，疏风解毒胶囊组方药味配伍具有增效作用。单体活性研究证实，8 个代表性单体化合物（大黄素、虎杖苷、表告依春、齐墩果酸、马鞭草苷、连翘酯苷 A、柴胡皂苷 a 及甘草次酸）配伍对 M_2 受体的拮抗作用显著，且具有协同作用。连翘酯苷 A 和柴胡皂苷 a 能促进其它化合物与 M_2 受体结合，柴胡皂苷 a 可能为疏风解毒胶囊通过激动 $ADRB_2$ 受体发挥治疗作用的物质基础。

（4）采用 UPLC-MS/MS 建立了蒽醌类成分大黄素和环烯醚萜苷类成分马鞭草苷的定量分析方法，并应用于大鼠血浆药代动力学研究。给予疏风解毒胶囊后，大黄素在 15min 内即达到较高浓度，血药浓度-时间曲线呈现双吸收峰，它在体内可能存在肝肠循环，体内滞留时间较长；马鞭草苷的吸收相对较慢，与大黄素相比，其半衰期较小，体内滞留时间较短。肺组织分布研究显示，大黄素药物浓度的达峰时间 T_{max} 为 2.05h，峰浓度 C_{max} 为 66.37ng/g，$AUC_{(0-t)}$ 为 386.43ng · h/g，反映了疏风解毒胶囊主要成分在肺组织的分布特性。

（5）通过从成分特有性、有效性、配伍环境作用及体内过程等方面的研究，从成分的特有性和有效性的角度确定疏风解毒胶囊的质量标志物主要为虎杖苷、大黄素、连翘苷、连翘酯苷 A、戟叶马鞭草苷、马鞭草苷、毛蕊花糖苷、甘草酸、表告依春、齐墩果酸、柴胡皂苷 a 及甘草次酸等成分。

参 考 文 献

[1] 何水林，郑金贵，林明，等. 植物芪类次生代谢物的功能，合成调控及基因工程研究进展. 农业生物技术学报，2004，12（1）：102-108.

[2] 李洁，熊兴耀，曾建国，等. 白藜芦醇的研究进展. 中国现代中药，2013，24（2）：100-108.

[3] 廖海，周嘉裕. 高等植物蒽醌生物合成途径相关酶及其基因研究进展. 安徽农业科学，2009，37（24）：11388-11391.

[4] 刘东雷，徐绥绪，刘风书. 连翘属中木脂素成分生物合成研究进展. 中国药物化学杂志，1996，6（3）：221-226.

[5] 张涛，吕子敏，王菊英，等. 对马鞭草中环烯醚萜苷类生物合成路径的探讨. 江汉大学学报（医学版），2002，30（3）：16-18.

[6] Augustin JM，Kuzina V，Andersen SB，et al. Molecular activities，biosynthesis and evolution of triterpenoid saponins. Phytochemistry，2011，72（6）：435-457.

[7] 张风侠，梁新华，王俊. 植物三萜皂苷生物合成及关键酶鲨烯合酶的研究. 农业科学研究，2009，30（3）：64-68.

[8] 张铁军，许浚，申秀萍，等. 基于中药质量标志物（Q-marker）的元胡止痛滴丸的“性-效-物”三元关系和作用机制研究. 中草药，2016，47（13）：2199-2211.

[9] 吕邵娃，董书羽，郭玉岩，等. 数据分析技术在中药谱效关系中的应用进展.中国实验方剂学杂志，2015，（15）：226-230.

[10] 邓书鸿，聂磊. 中药谱效关系的分析方法及数据处理技术研究进展. 中药材，2010，33（11）：1819-1823.

[11] Liang YZ，Xie P，Chan K. Quality control of herbal medicines. Journal of Chromatography B，2004，812（1-2）：53-70.

[12] 郭倩，田成旺，任涛，等. 中药药效物质基础研究进展. 世界科学技术：中医药现代化，2015，（3）：648-654.

[13] 张铁军，刘昌孝. 中药五味药性理论辨识及其化学生物学实质表征路径. 中草药，2015，46（1）：1-6.

[14] 刘昌孝，张铁军，何新，等. 活血化瘀中药五味药性功效的化学及生物学基础研究的思考. 中草药，2015，46（5）：615-624.

[15] 王书臣，罗海丽. 疏风解毒胶囊治疗上呼吸道感染 480 例临床观察. 世界中西医结合杂志，2009，4（12）：872-875.

[16] 奚肇庆，周建中，梅建强，等. 疏风解毒胶囊治疗病毒性上呼吸道感染发热患者 130 例临床观察. 中医杂志，2010，51（5）：426-427.

[17] 叶祥庆，曾德志，罗世芳，等. 疏风解毒胶囊治疗感冒风热证临床观察. 安徽医药，2013，17（4）：664-666.

[18] 郭倩. 疏风解毒胶囊质量标准研究. 天津：天津医科大学，2015.
[19] 欧强，宁惠明. 疏风解毒胶囊在临床疾病治疗中的应用. 世界中医药，2017，(10)：2539-2542.
[20] 李颖，贾明月，张静，等. 疏风解毒胶囊治疗社区获得性肺炎临床疗效及对抗生素使用时间的影响. 中华中医药杂志，2015，(6)：2239-2242.
[21] 黄娟，刘家昌. 疏风解毒胶囊治疗慢性阻塞性肺疾病急性加重期临床疗效观察. 世界中西医结合杂志，2015,(6)：810-811.
[22] 郭倩，田成旺，朱月信，等. HPLC 法同时测定疏风解毒胶囊中 7 种活性成分. 中草药，2015，46（8）：1174-1177.
[23] 曹勇，郭倩，田成旺，等. 疏风解毒胶囊 HPLC 指纹图谱研究. 中草药，2016，47（12）：2034-2039.
[24] 张铁军，朱月信，刘素香，等. 疏风解毒胶囊的系统质量标准提升研究. 中草药，2016，47（12）：2027-2033.
[25] 赵立波. 质谱仪数据处理实验性软件平台的研制与开发. 吉林：吉林大学，2008.
[26] 徐士良. 常用算法程序集：C 语言描述.第 3 版. 北京：清华大学出版社，2004.
[27] 李自丹. 基于 ANNs 和 SVR 的姜黄总提物抗肿瘤活性成分辨识研究. 天津：天津大学，2013.
[28] Dombi GW, Nandi P, Saxe JM, et al. Prediction of rib fracture injury outcome by an artificial neural network. Journal of Trauma, 1995，39（5）：915.
[29] Jiang JL，Su X，Zhang H，et al. A novel approach to active compounds identification based on support vector regression model and mean impact value. Chemical Biology & Drug Design，2013，81（5）：650-657.
[30] 周莹. 基于 MIV 特征筛选和 BP 神经网络的滚动轴承故障诊断技术研究. 北京：北京交通大学，2011.
[31] 傅睿. 中药药性理论辛味功效及物质基础研究思路初探. 亚太传统医药，2014，10（9）：55-56.
[32] 谢建军. 辛味能"润"辨析. 陕西中医，1984，(8).
[33] 郭建生，盛展能，李钟文. 中药辛味的药性理论研讨. 湖南中医药大学学报，1982，(3)：69-81.
[34] 陈辉，王芳芳. 腋臭发病的细胞学与分子机制研究进展. 中国美容整形外科杂志，2013，24（7）：428-430.
[35] Wess J，Li B，Hamdan FF，et al. Structure-function analysis of the M3 muscarinic acetylcholine receptor using disulfide cross-linking and receptor random mutagenesis approaches. National Meeting of the American-Chemical Society. 2004：U43-U44.
[36] Gether U. Uncovering molecular mechanisms involved in activation of G protein-coupled receptors. Endocrine Reviews，2000，21（1）：90.
[37] 李向中. 关于柴胡药理研究的探讨. 中国中药杂志，1983，(2)：39.
[38] 叶良红. 连翘有效成分的提取工艺和药代动力学研究. 成都：成都中医药大学，2013.
[39] 张海防. 虎杖清热解毒药理作用研究. 北京：中国药科大学，2003.
[40] Vareed SK，Schutzki RE，Nair MG. Lipid peroxidation，cyclooxygenase enzyme and tumor cell proliferation inhibitory compounds in Cornuskousa fruits.. Phytomedicine，2007，14（10）：706-709.
[41] Xie YC，Dong XW，Wu XM，et al. Inhibitory effects of flavonoids extracted from licorice on lipopolysaccharide-induced acute pulmonary inflammation in mice. International Immunopharmacology，2009，9（2）：194-200.
[42] Shin YW, Bae EA, Lee B, et al. *In vitro* and *in vivo* antiallergic effects of *Glycyrrhiza glabra* and its components. Planta Medica, 2007，73（3）：257-261.
[43] Kwon HM，Choi YJ，Choi JS，et al. Blockade of cytokine-induced endothelial cell adhesion molecule expression by licorice isoliquiritigenin through NF-kappaB signal disruption. Experimental Biology & Medicine，2007，232（2）：235-245.
[44] 李晓红，齐云，蔡润兰，等. 甘草总皂苷抗炎作用机制研究. 中国实验方剂学杂志，2010，16（5）：110-113.
[45] 杨文修，王新宇，陈立君. 大黄蒽醌类衍生物抑癌、抗炎和抗病毒作用的分子机制. 天津市生物医学工程学会 2004 年年会论文集. 2005.
[46] Yue W，Zhao H，Lin C，et al. Forsythiaside A exhibits anti-inflammatory effects in LPS-stimulated BV2 microglia cells through activation of Nrf2/HO-1 signaling pathway. Neurochemical Research，2016，41（4）：659.
[47] Huang QH, Xu LQ, Liu YH, et al. Polydatin protects rat liver against ethanol-induced injury：Involvement of CYP2E1/ROS/Nrf2 and TLR4/NF-Î°B p65 pathway. Evid Based Complement Alternat Med，2017，2017（1）：7953850.
[48] Nikaido T，Ohmoto T，Kinoshita T，et al. Inhibition of cyclic AMP phosphodiesterase by lignans. Chemical & Pharmaceutical Bulletin，1981，29（12）：3586-3592.
[49] 郭彦青，李艳芳. β 肾上腺素受体研究进展. 中华老年心脑血管病杂志，2013，15（12）：1331-1332.
[50] 韩启德. 肾上腺素受体研究进展. 生理科学进展，1995，26（2）：103-109.
[51] Hasselmo ME. The role of acetylcholine in learning and memory. Current Opinion in Neurobiology，2006，16：710-715.

[52] Wuest M，Weiss A，Waelbroeck M，et al. Propiverine and metabolites：differences in binding to muscarinic receptors and in functional models of detrusor contraction. Naunyn-Schmiedeberg's Archives of Pharmacology，2006，374：87-97.
[53] Coulson FR，Fryer AD. Muscarinic acetylcholine receptors and airway diseases. Pharmacology & Therapeutics，2003，98：59-69.
[54] Enriquez-de-Salamanca A，Calonge M. Muscarinic receptors in the ocular surface. Current Opinion in Allergy and Clinical Immunology，2006，6：379-382.
[55] 王淑美，徐晓玉. 滋阴清热药对环核苷酸的影响. 药学专论，2003，12（7）：26-27.
[56] Bijman J，Quinton PM. Predominantly beta-adrenergic control of equine sweating. Am J Physiol，1984，246（3 Pt 2）：R349-353.
[57] Bovell DL，Riggs CM. Sidlow，G.，et al. Evidence of purinergic neurotransmission in isolated，intact horse sweat glands. Vet Dermatol，2013，24（4）：398-403，e385-396.
[58] Sato K. The physiology，pharmacology，and biochemistry of the eccrine sweat gland. Rev Physiol Biochem Pharmacol，1977，79：51-131.
[59] Findlay JD，Robertshaw D. The role of the sympatho-adrenal system in the control of sweating in the ox（*Bos taurus*）. J Physiol，1965，179（2）：285-297.
[60] Robertshaw D. The pattern and control of sweating in the sheep and the goat. J Physiol，1968，198（3）：531-539.
[61] Robertshaw D. Proceedings：Neural and humoral control of apocrine glands. J Invest Dermatol，1974，63（1）：160-167.
[62] Robertshaw D. Neuroendocrine control of sweat glands. J Invest Dermatol，1977. 69（1）：121-129.
[63] Johnson KG. Sweat gland function in isolated perfused skin. J Physiol，1975. 250（3）：633-649.
[64] Johnson KG，Creed KE. Sweating in the intact horse and isolated perfused horse skin. Comp BiochemPhysiol C，1982. 73（2）：259-264.
[65] Jenkinson DME，Elder HY，Bovell DL. Equine sweating and anhidrosis Part 1-equine sweating. Veterinary Dermatology，2006，17（6）：361-392.
[66] 刘国清，莫志贤，余林中，等. 麻黄汤的发汗作用与肾上腺素能受体的关系. 陕西中医，2006，27（3）：363-365.
[67] 焦平，钟振环，王海燕，等. 小儿退热解毒颗粒对发热大鼠下丘脑中 PGE_2 及 cAMP 含量的影响. 中国中医急症，2007，16（7）：842-843.
[68] 欧阳娟，吴小云，谢新华，等. 前列腺素 E_2 及其受体与发热机制的研究进展. 广东医学，2008，29（8）：1420-1421.
[69] Oka T. Prostaglandin E_2 as a mediator of fever：the role of prostaglandin E（EP）receptors. Front Biosci，2004，9：3046-3057.
[70] Lazarus M. The differential role of prostaglandin E_2 receptors EP3 and EP4 in regulation of fever. Mol Nutr Food Res，2006，50（4-5）：451-455.
[71] Oka T，Oka K，Saper CB. Contrasting effects of E type prostaglandin（EP）receptor agonists on core body temperature in rats. Brain Res，2003，968（2）：256-262.
[72] 冯小倩，武曦，谭颖徽. 组胺及组胺受体的研究进展. 中华肺部疾病杂志，2015，8（2）：234-237.
[73] 钟斐，蒋瑾瑾. 组胺及组胺受体对免疫系统调节作用. 中华临床医师杂志，2013，7（21）：9753-9755.
[74] 郝飞，钟华，宋志强. 组胺、组胺受体与变态反应. 皮肤病与性病，2009，31（3）：18-20.
[75] Neumann D，Schneider EH，Seifert R.Analysis of histamine receptor knockout mice in modelsof inflammation. J Pharmacol Exp Ther，2014，348（1）：2-11.

（张铁军　许　浚　白　钢　张洪兵　韩彦琪　刘素香　田成旺　刘昌孝）

第十四章

基于质量标志物的疏风解毒胶囊质量标准研究

中药复方作为临床用药的主要形式和临床防病治病的有效物质，其质量标准的制定是保证用药安全、疗效确定的重要依据。复方中药产品的质量标准总体要求必须做到：一是必须坚持质量第一原则，充分体现“安全有效，技术先进，经济合理”的原则，并要尽可能采用先进标准，使标准能起到提高质量、保证择优发展和促进对外贸易的作用。二是要从生产、流通、使用的各个环节去考察影响药品质量的因素，有针对性地规定检测项目，切实加强对药品内在质量的控制。三是检验方法的选择，应根据“准确、灵敏、简便、快速”原则，要强调方法的适用性，并注意吸收国内科研成果和国外先进经验；既要考虑当前国内实际条件，又要反映新技术的应用和发展，进一步完善和提高检测水平，可采用化学和仪器分析的方法控制其纯度。四是标准中的限度的规定，应密切结合实际要保证药品在生产、贮存、销售和使用过程中的质量，并尽可能全面符合规定。五是根据复方中药所用药材、饮片、炮制、工艺、过程和组方原则所体现的因以上差异进行灵活处理的原则，体现追溯全产业过程的风险评估原则。因此，在制定药品质量标准过程中，对一些细节要求做出具体问题具体处理的规定。

复方中药产品不同于单一成分的化学药制剂，其物质基础复杂，因此，物质基础研究是中药复方研究的难点，也是中药复方研究的重要发展方向。复方的配伍不仅是“君臣佐使”和“药物七情”理论下的中药功效的配伍，也包括复方中药的药性配伍。药性中的气、味、归经的配伍才是中药复方配伍的核心，中药复方功效的研究思路不能偏离药性配伍。因此，力求寻找并建立一种简便、快捷、符合中医中药用药原则，拓展中药复方物质基础研究和质量标准的新方法和新思路。

中药质量标志物（Q-marker）是近年来提出的中药质量评价与质量控制的核心概念，自提出后我国科技工作者广泛开展了中药质量标志物的相关研究[1-3]，不但引起研究者重视，更得到研究者的理论完善和应用面的拓展[4-8]。为能全面反映质量标志物概念的所有要素，本课题组从质量传递与溯源、成分特有性、成分有效性、成分可测性以及复方配伍环境五方面，系统论述了中药质量标志物的五要素的科学内涵及其发现和确定的原则、思路和方法，提出基于“五原则”的复方中药质量标志物研究和发现的路径，希望通过新思路和新方法的应用能为一些重要中药产品质量标准提升和建立全过程质量控制系统建设有所突破[9-17]。面对中药的复杂性，基于“药材基原-物质基础-质量标志物-质控方法”层级递进的中药质量标准模式研究提出开展中药质量标准的研究原则也是一种进步。

在开展复方中药制剂的质量标准前，必须掌握3个前提：①搞清楚原复方制剂的药味组成，来源是否道地，内在质量变异是否影响质量和存在风险。②按照质量标志物的定义明确了其基本条件，所存在的物质是否具有“特有性”、“有效性”、“可测性”、中医理论“关联性”和生产过程的“传递性”。概而言之，质量标志物的研究和确定应基于有效、特有、传递与溯源、可测和处方配伍的“五原则”，既反映了与有效性和安全性的关联关系，又体现中药成分的专属性、差异性特征，特别是基于方-证对应的配伍环境，体现针对疾病的中药有效性表达方式及其物质基础的客观实质。按照质量标志物的概念和中药临床运用形式，复方中药更能反映质量标志物的有效性、特有性、传递与溯源、可测性和处方配伍的所有要素要求，也更具有临床价值和建立全程质量控制体系的可行性。③制备工艺条件的稳定性研究是否降低了研发的风险，证明重现性有保障，为工艺放大和产品转移奠定了质量标准研究的基础。本章在相关研究基础上，进一步以质量标志物为统领，对疏风解毒胶囊进行了质量标准提升研究，为提高该药的质量控制水平及复方中药质量标志物研究提供可参照的范例。

第一节　疏风解毒胶囊指纹图谱研究

一、仪器与材料

Agilent1100-高效液相色谱仪，配置自动进样器、柱温箱、UV 检测器、Agilent 1100 色谱工作站；色谱柱：Unitary C_{18} 柱（4.6mm×200mm，5μm）；电子天平：AB204-N（METTLER TOLEDO）；超声仪：Autoscience AS3120。

乙腈（色谱纯，天津市康科德科技有限公司）；乙醇（分析纯，天津市凯信化学工业有限公司）；甲酸（分析纯，天津市光复科技发展有限公司）；其他试剂均为分析纯。疏风解毒胶囊，由安徽济人药业有限公司提供，批号见表 14.1。

表 14.1　疏风解毒胶囊样品表

编号	产地	批号	编号	产地	批号
1	安徽济人药业有限公司	140201	8	安徽济人药业有限公司	140209
2	安徽济人药业有限公司	140203	9	安徽济人药业有限公司	140210
3	安徽济人药业有限公司	140204	10	安徽济人药业有限公司	140211
4	安徽济人药业有限公司	140105	11	安徽济人药业有限公司	140212
5	安徽济人药业有限公司	140206	12	安徽济人药业有限公司	140213
6	安徽济人药业有限公司	140207	13	安徽济人药业有限公司	140214
7	安徽济人药业有限公司	140208	14	安徽济人药业有限公司	140215

二、方法与结果

1. 色谱条件

参照本品多指标含量测定中色谱条件，指纹图谱色谱条件优化为：色谱柱：Unitary C_{18}

柱(4.6mm×200nm, 5μm); 流动相: 乙腈-0.1%甲酸溶液; 检测波长 250nm; 流速: 1mL/min; 柱温 30℃。流动相梯度见表 14.2。

表 14.2　流动相梯度

时间（min）	流速（mL/min）	乙腈（%）	0.1%甲酸（%）
0	1	10	90
65	1	30	70
105	1	80	20
107	1	10	90
120	1	10	90

2. 供试品制备

取疏风解毒胶囊内容物, 称取约 1.0g, 精密称定, 置于 100mL 圆底烧瓶中, 加入 25mL 70%乙醇溶液, 称重, 回流提取 1h, 冷却后称重, 用 70%乙醇溶液补足失重, 经 0.22μm 微孔滤膜滤过, 取续滤液作为供试品溶液。

3. 方法学考察

精密度试验: 取疏风解毒胶囊内容物, 称取约 1.0g, 精密称定, 依法制备供试品溶液, 按规定色谱条件进行测定, 以色谱峰的相对保留时间和相对峰面积为指标, 计算其相对保留时间和相对峰面积的相对标准偏差（RSD）(表 14.3、表 14.4)。

表 14.3　精密度相对保留时间

峰号	1	2	3	4	5	6	RSD（%）
1	0.0744	0.0741	0.0739	0.0742	0.0742	0.0738	0.30
2	0.0811	0.0809	0.0807	0.0809	0.0810	0.0806	0.25
3	0.0981	0.0980	0.0978	0.0980	0.0980	0.0976	0.19
4	0.1147	0.1141	0.1137	0.1143	0.1142	0.1135	0.37
5	0.1313	0.1302	0.1301	0.1306	0.1305	0.1298	0.39
6	0.1605	0.1593	0.1594	0.1598	0.1598	0.1594	0.28
7	0.2770	0.2762	0.2761	0.2767	0.2768	0.2763	0.14
8	0.2919	0.2912	0.2911	0.2918	0.2918	0.2910	0.14
9	0.3060	0.3052	0.3050	0.3060	0.3058	0.3054	0.13
10	0.3121	0.3114	0.3112	0.3130	0.3119	0.3115	0.20
11	0.3304	0.3299	0.3298	0.3306	0.3304	0.3297	0.12
12	0.3717	0.3715	0.3714	0.3727	0.3717	0.3713	0.13
13	0.4689	0.4689	0.4686	0.4699	0.4688	0.4683	0.11
14	0.6090	0.6088	0.6084	0.6103	0.6091	0.6087	0.10
15	0.6342	0.6340	0.6335	0.6353	0.6341	0.6338	0.10
16	0.7543	0.7536	0.7537	0.7551	0.7538	0.7537	0.08
17	0.8200	0.8195	0.8196	0.8202	0.8198	0.8196	0.03
18	0.8458	0.8453	0.8454	0.8458	0.8457	0.8455	0.02

续表

峰号	1	2	3	4	5	6	RSD（%）
19	0.8657	0.8651	0.8653	0.8656	0.8656	0.8655	0.02
20	0.8889	0.8885	0.8887	0.8889	0.8891	0.8896	0.04
21	1.0000	1.0000	1.0000	1.0000	1.0000	1.0000	0.00
22	1.1412	1.1413	1.1411	1.1411	1.1410	1.1411	0.01

表 14.4　精密度相对峰面积

峰号	1	2	3	4	5	6	RSD（%）
1	0.0674	0.0710	0.0727	0.0730	0.0715	0.0704	2.84
2	0.0786	0.0772	0.0754	0.0795	0.0792	0.0784	1.94
3	0.0893	0.0903	0.0897	0.0911	0.0905	0.0887	0.96
4	0.0353	0.0391	0.0383	0.0384	0.0379	0.0371	3.51
5	0.1831	0.1782	0.1776	0.1878	0.1825	0.1849	2.15
6	0.3380	0.3462	0.3447	0.3499	0.3474	0.3424	1.21
7	0.2873	0.3055	0.2950	0.2969	0.3168	0.2990	3.36
8	0.5636	0.5706	0.5753	0.5737	0.5799	0.5720	0.95
9	0.4026	0.3978	0.4020	0.4086	0.4079	0.4161	1.59
10	0.3221	0.3210	0.3273	0.3305	0.3289	0.3324	1.40
11	0.0895	0.0886	0.0878	0.0904	0.0899	0.0901	1.11
12	0.1473	0.1496	0.1480	0.1514	0.1439	0.1562	2.79
13	0.2791	0.2768	0.2799	0.2822	0.2845	0.2836	1.04
14	0.2926	0.2935	0.2967	0.2967	0.2986	0.2985	0.85
15	1.0944	1.1023	1.1065	1.1171	1.1170	1.1180	0.88
16	0.1213	0.1214	0.1225	0.1236	0.1242	0.1177	1.88
17	0.0531	0.0551	0.0550	0.0556	0.0546	0.0592	3.64
18	0.3042	0.3214	0.3229	0.3263	0.3255	0.3238	2.58
19	0.1253	0.1238	0.1276	0.1278	0.1275	0.1260	1.26
20	0.0499	0.0506	0.0511	0.0509	0.0512	0.0522	1.46
21	1.0000	1.0000	1.0000	1.0000	1.0000	1.0000	0.00
22	0.1485	0.1394	0.1377	0.1373	0.1376	0.1465	3.56

从表 14.3 和 14.4 可知，相对保留时间、相对峰面积的 RSD 值均小于 5%，说明该方法的精密度良好。

重现性试验：取批号为 140201 的疏风解毒胶囊，称取其内容物约 1.0g，精密称定，共计 5 份，按法制备供试品溶液，按确定色谱条件进行测定，以色谱峰的相对保留时间和相对峰面积为指标，计算其相对保留时间和相对峰面积的相对标准偏差（RSD）（表 14.5、表 14.6）。

表 14.5　重现性相对保留时间

峰号	1	2	3	4	5	RSD（%）
1	0.0742	0.0739	0.0738	0.0737	0.0737	0.29
2	0.0810	0.0806	0.0806	0.0805	0.0804	0.26
3	0.0979	0.0976	0.0976	0.0975	0.0974	0.20
4	0.1141	0.1137	0.1137	0.1134	0.1134	0.25
5	0.1305	0.1303	0.1300	0.1299	0.1298	0.24
6	0.1595	0.1594	0.1592	0.1589	0.1589	0.18
7	0.2760	0.2760	0.2753	0.2753	0.2753	0.14
8	0.2906	0.2908	0.2901	0.2900	0.2901	0.13
9	0.3049	0.3050	0.3041	0.3041	0.3043	0.13
10	0.3111	0.3110	0.3103	0.3103	0.3104	0.13
11	0.3294	0.3293	0.3285	0.3285	0.3286	0.13
12	0.3710	0.3709	0.3701	0.3702	0.3698	0.15
13	0.4683	0.4683	0.4672	0.4673	0.4670	0.14
14	0.6085	0.6086	0.6073	0.6076	0.6071	0.11
15	0.6336	0.6338	0.6323	0.6328	0.6323	0.11
16	0.7532	0.7535	0.7521	0.7524	0.7517	0.10
17	0.8195	0.8196	0.8184	0.8188	0.8178	0.09
18	0.8454	0.8455	0.8443	0.8450	0.8438	0.09
19	0.8655	0.8655	0.8648	0.8678	0.8673	0.15
20	0.8893	0.8891	0.8938	0.8922	0.8900	0.23
21	1.0000	1.0000	1.0000	1.0000	1.0000	0.00
22	1.1409	1.1408	1.1396	1.1402	1.1392	0.06

表 14.6　重现性相对峰面积

峰号	1	2	3	4	5	RSD（%）
1	0.0592	0.0597	0.0564	0.0624	0.0599	3.64
2	0.0620	0.0607	0.0603	0.0584	0.0631	2.89
3	0.0897	0.0926	0.0948	0.0854	0.0931	4.07
4	0.0378	0.0389	0.0373	0.0343	0.0359	4.82
5	0.1670	0.1737	0.1629	0.1691	0.1728	2.61
6	0.3174	0.3340	0.3262	0.3057	0.3001	4.43
7	0.2983	0.3015	0.3035	0.2925	0.3164	2.92
8	0.5851	0.6149	0.6016	0.5738	0.6150	3.06
9	0.4139	0.4290	0.4233	0.3869	0.4247	4.07
10	0.3317	0.3291	0.3441	0.3098	0.3438	4.22
11	0.0926	0.0956	0.0878	0.0851	0.0933	4.74
12	0.1594	0.1525	0.1456	0.1426	0.1542	4.47

续表

峰号	1	2	3	4	5	RSD（%）
13	0.2851	0.2854	0.2667	0.2681	0.2865	3.60
14	0.2996	0.2805	0.2651	0.2748	0.2771	4.53
15	1.1186	1.2189	1.1412	1.1013	1.2264	4.78
16	0.1200	0.1333	0.1287	0.1228	0.1267	4.09
17	0.0596	0.0574	0.0546	0.0556	0.0573	3.37
18	0.3242	0.3077	0.3239	0.2914	0.3234	4.62
19	0.1283	0.1278	0.1174	0.1265	0.1207	3.90
20	0.0498	0.0508	0.0497	0.0493	0.0506	1.33
21	1.0000	1.0000	1.0000	1.0000	1.0000	0.00
22	0.1377	0.1383	0.1322	0.1396	0.1335	2.37

从表 14.5 和 14.6 可知，相对保留时间、相对峰面积的 RSD 值均小于 5%，说明该方法的重现性较好。

稳定性试验：取重复性试验中 1 号供试品溶液，密闭，室温放置，在不同放置时间分别取样测定，以色谱峰的相对保留时间和相对峰面积为指标，计算其相对保留时间和相对峰面积的相对标准偏差（RSD）（表 14.7、表 14.8）。

表 14.7　稳定性相对保留时间

峰号	1	2	3	4	5	RSD（%）
1	0.0729	0.0725	0.0727	0.0725	0.0724	0.28
2	0.0797	0.0791	0.0791	0.0791	0.0789	0.35
3	0.0968	0.0964	0.0966	0.0963	0.0962	0.25
4	0.1123	0.1114	0.1116	0.1112	0.1109	0.47
5	0.1290	0.1290	0.1296	0.1300	0.1298	0.36
6	0.1581	0.1580	0.1587	0.1590	0.1589	0.29
7	0.2731	0.2728	0.2736	0.2739	0.2735	0.17
8	0.2868	0.2855	0.2859	0.2858	0.2852	0.22
9	0.3023	0.3022	0.3032	0.3038	0.3034	0.23
10	0.3085	0.3084	0.3095	0.3101	0.3097	0.24
11	0.3264	0.3262	0.3275	0.3282	0.3277	0.27
12	0.3678	0.3675	0.3690	0.3699	0.3695	0.29
13	0.4639	0.4636	0.4653	0.4666	0.4661	0.28
14	0.6050	0.6053	0.6074	0.6097	0.6093	0.36
15	0.6295	0.6293	0.6312	0.6333	0.6329	0.30
16	0.7501	0.7502	0.7528	0.7559	0.7556	0.37
17	0.8166	0.8164	0.8194	0.8232	0.8232	0.41
18	0.8423	0.8418	0.8452	0.8491	0.8492	0.42

续表

峰号	1	2	3	4	5	RSD（%）
19	0.8640	0.8836	0.8831	0.8716	0.8711	0.97
20	0.9092	0.9087	0.9028	0.8944	0.8946	0.77
21	1.0000	1.0000	1.0000	1.0000	1.0000	0.00
22	1.1362	1.1349	1.1375	1.1410	1.1410	0.24

表 14.8　稳定性相对峰面积

峰号	1	2	3	4	5	RSD（%）
1	0.0430	0.0434	0.0416	0.0423	0.0435	1.87
2	0.0581	0.0556	0.0582	0.0546	0.0568	2.76
3	0.0883	0.0876	0.0895	0.0922	0.0932	2.70
4	0.0481	0.0450	0.0485	0.0449	0.0444	4.27
5	0.1837	0.1965	0.1995	0.1989	0.1965	3.31
6	0.3368	0.3307	0.3195	0.3300	0.3304	1.90
7	0.2764	0.2832	0.2729	0.2578	0.2605	3.99
8	0.5947	0.5956	0.5978	0.5939	0.5963	0.25
9	0.4116	0.4083	0.4141	0.4207	0.4278	1.87
10	0.3278	0.3261	0.3294	0.3316	0.3358	1.14
11	0.0791	0.0830	0.0827	0.0809	0.0858	3.04
12	0.1536	0.1528	0.1537	0.1527	0.1551	0.63
13	0.2823	0.2867	0.2848	0.2842	0.2876	0.73
14	0.2937	0.2998	0.2982	0.3012	0.3053	1.41
15	1.1024	1.1217	1.1145	1.1796	1.1307	2.63
16	0.1175	0.1275	0.1274	0.1299	0.1325	4.47
17	0.1103	0.1143	0.1114	0.1074	0.1087	2.39
18	0.2998	0.3187	0.3296	0.3148	0.3183	3.39
19	0.1274	0.1351	0.1396	0.1355	0.1364	3.35
20	0.0514	0.0541	0.0548	0.0510	0.0495	4.26
21	1.0000	1.0000	1.0000	1.0000	1.0000	0.00
22	0.1356	0.1320	0.1338	0.1386	0.1396	2.36

从表 14.7 和 14.8 中可知，相对保留时间、相对峰面积的 RSD 值均小于 5%，说明该方法的稳定性良好。

4. 指纹图谱及技术参数

标准指纹图谱：取 14 批疏风解毒胶囊（详见表 14.1），分别按“所确定的方法制备供试品溶液，按二、方法与结果项下所述色谱条件测定，用《中药色谱图的指纹图谱评价系统》软件（2004A）进行色谱峰的匹配，确定 22 个主要色谱峰为共有峰，制定了以第 21 号色谱峰为参照峰的标准指纹图谱，见图 14.1，各批次样品的 HPLC 叠加图见图 14.2。

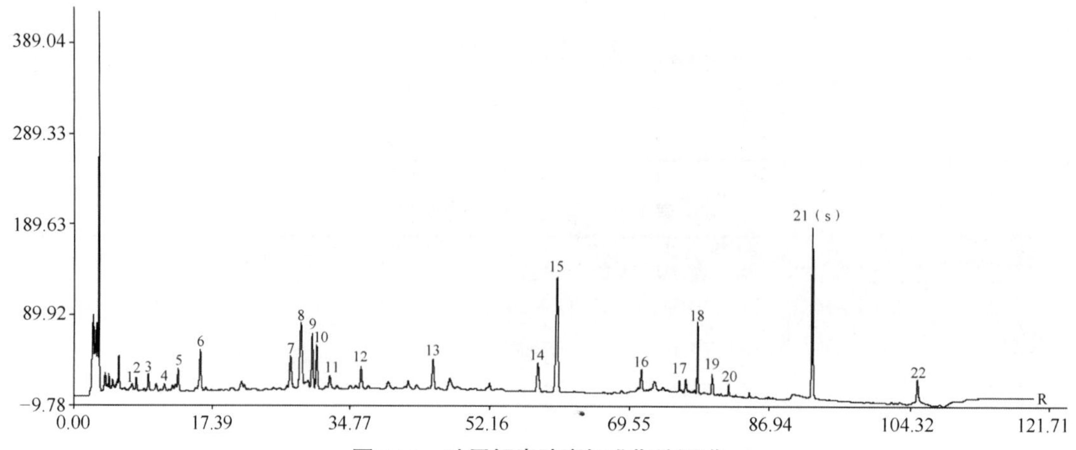

图 14.1 疏风解毒胶囊标准指纹图谱

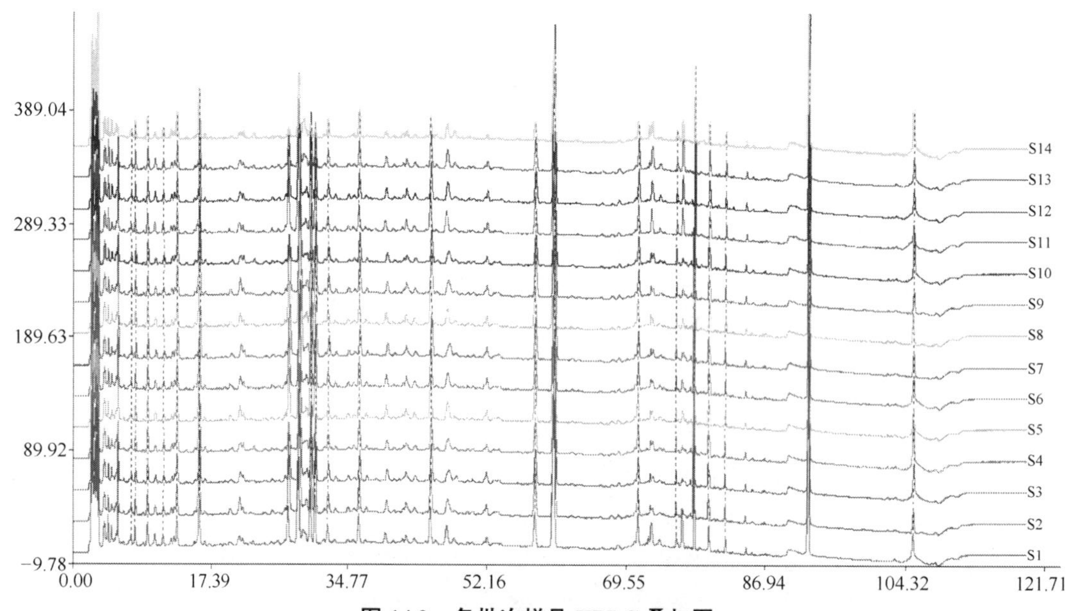

图 14.2 各批次样品 HPLC 叠加图

共有峰的确定：比较各批次样品的色谱图，其中有 22 个峰是共有的，确定为共有峰。计算各共有峰的相对保留时间和相对峰面积，计算结果见表 14.9 和表 14.10。

相似度计算：用《中药色谱图的指纹图谱评价系统》软件（2004A）进行色谱峰的匹配，计算各批次疏风解毒胶囊的相似度，结果见表 14.11。

由相似度结果可以看出，各样品与共有模式的相似度除样品 S14（140215）外，其余的样品相似度都在 0.9 以上，可见各批样品具有很大的相似性，但 S14（140215）号样品较其他样品相似度略偏低，可见其与其他 13 批样品存在一定的差异。经分析，S14（140215）的图谱和其他 13 批的图谱在峰形上并无太大差异，但各峰之间的相对大小差异较大，其原因可能与该批次药材的质量关联性较大。

表 14.9　各批次样品共有峰相对保留时间

峰号	1	2	3	4	5	6	7	8	9	10	11	12	13	14
1	0.078	0.078	0.079	0.078	0.078	0.078	0.079	0.078	0.079	0.078	0.078	0.078	0.078	0.078
2	0.084	0.084	0.084	0.084	0.084	0.084	0.085	0.084	0.085	0.083	0.083	0.084	0.084	0.084
3	0.100	0.100	0.100	0.100	0.100	0.100	0.101	0.100	0.101	0.100	0.100	0.100	0.100	0.100
4	0.122	0.122	0.123	0.122	0.122	0.122	0.123	0.122	0.122	0.122	0.121	0.122	0.122	0.122
5	0.140	0.140	0.141	0.141	0.140	0.140	0.141	0.140	0.140	0.140	0.140	0.140	0.140	0.141
6	0.171	0.171	0.171	0.171	0.171	0.171	0.172	0.171	0.172	0.171	0.171	0.171	0.171	0.171
7	0.294	0.295	0.295	0.295	0.295	0.295	0.296	0.295	0.295	0.295	0.294	0.294	0.294	0.295
8	0.309	0.309	0.310	0.309	0.309	0.309	0.310	0.309	0.309	0.310	0.307	0.308	0.308	0.308
9	0.325	0.325	0.325	0.325	0.325	0.325	0.326	0.324	0.325	0.324	0.324	0.325	0.324	0.325
10	0.332	0.331	0.332	0.331	0.331	0.331	0.332	0.331	0.331	0.331	0.331	0.331	0.331	0.331
11	0.350	0.350	0.350	0.350	0.349	0.349	0.350	0.349	0.349	0.349	0.349	0.349	0.349	0.349
12	0.391	0.392	0.392	0.392	0.391	0.392	0.393	0.391	0.392	0.391	0.391	0.391	0.391	0.392
13	0.489	0.490	0.490	0.490	0.489	0.490	0.490	0.489	0.490	0.490	0.489	0.490	0.489	0.489
14	0.630	0.630	0.630	0.630	0.630	0.630	0.630	0.630	0.630	0.630	0.630	0.630	0.630	0.630
15	0.656	0.656	0.656	0.656	0.655	0.656	0.656	0.655	0.655	0.655	0.655	0.656	0.655	0.655
16	0.770	0.770	0.770	0.770	0.770	0.770	0.770	0.770	0.770	0.770	0.770	0.770	0.770	0.770
17	0.821	0.821	0.821	0.821	0.821	0.821	0.821	0.822	0.822	0.822	0.822	0.822	0.822	0.822
18	0.845	0.845	0.845	0.845	0.846	0.846	0.845	0.846	0.846	0.847	0.847	0.846	0.846	0.847
19	0.865	0.865	0.865	0.865	0.865	0.865	0.865	0.866	0.866	0.866	0.867	0.866	0.866	0.866
20	0.889	0.888	0.888	0.888	0.888	0.888	0.888	0.889	0.890	0.890	0.890	0.889	0.889	0.889
21	1.000	1.000	1.000	1.000	1.000	1.000	1.000	1.000	1.000	1.000	1.000	1.000	1.000	1.000
22	1.140	1.140	1.140	1.140	1.140	1.140	1.140	1.140	1.140	1.140	1.140	1.140	1.140	1.140

表 14.10　各批次样品共有峰相对峰面积

峰号	1	2	3	4	5	6	7	8	9	10	11	12	13	14
1	0.070	0.061	0.052	0.036	0.059	0.056	0.056	0.052	0.051	0.032	0.070	0.066	0.063	0.028
2	0.081	0.072	0.063	0.046	0.068	0.066	0.066	0.061	0.072	0.046	0.081	0.078	0.074	0.044
3	0.108	0.105	0.103	0.073	0.109	0.109	0.097	0.102	0.107	0.079	0.105	0.103	0.099	0.074
4	0.048	0.073	0.072	0.050	0.052	0.054	0.052	0.053	0.073	0.050	0.048	0.048	0.050	0.044
5	0.153	0.171	0.149	0.115	0.148	0.148	0.147	0.136	0.171	0.115	0.163	0.153	0.143	0.106
6	0.311	0.449	0.338	0.247	0.341	0.329	0.351	0.311	0.409	0.267	0.311	0.330	0.314	0.227
7	0.428	0.401	0.361	0.130	0.372	0.374	0.360	0.332	0.368	0.130	0.428	0.346	0.335	0.159
8	0.826	0.787	0.794	0.442	0.862	0.831	0.792	0.780	0.787	0.452	0.826	0.788	0.706	0.330
9	0.537	0.531	0.470	0.174	0.506	0.492	0.473	0.441	0.531	0.174	0.557	0.516	0.340	0.068
10	0.403	0.412	0.369	0.126	0.376	0.382	0.366	0.336	0.412	0.126	0.423	0.397	0.259	0.044
11	0.123	0.147	0.157	0.099	0.155	0.125	0.160	0.131	0.138	0.109	0.123	0.112	0.110	0.081
12	0.193	0.223	0.173	0.126	0.164	0.165	0.215	0.180	0.223	0.126	0.185	0.176	0.170	0.122
13	0.293	0.306	0.252	0.147	0.309	0.263	0.276	0.262	0.306	0.187	0.301	0.261	0.241	0.107
14	0.326	0.385	0.266	0.163	0.362	0.285	0.313	0.291	0.385	0.183	0.333	0.276	0.255	0.107
15	1.322	1.249	1.107	0.647	1.272	1.195	1.156	1.142	1.235	0.647	1.322	1.239	1.170	0.513
16	0.194	0.184	0.174	0.121	0.199	0.187	0.179	0.153	0.184	0.121	0.194	0.189	0.175	0.071
17	0.052	0.058	0.056	0.042	0.054	0.055	0.053	0.053	0.058	0.042	0.052	0.047	0.043	0.028
18	0.343	0.337	0.330	0.252	0.317	0.313	0.315	0.303	0.337	0.262	0.343	0.329	0.281	0.191
19	0.162	0.145	0.144	0.102	0.137	0.141	0.138	0.130	0.143	0.102	0.162	0.102	0.105	0.067
20	0.036	0.050	0.052	0.035	0.049	0.052	0.051	0.049	0.048	0.045	0.056	0.053	0.052	0.035
21	1.000	1.000	1.000	1.000	1.000	1.000	1.000	1.000	1.000	1.000	1.000	1.000	1.000	1.000
22	0.124	0.133	0.233	0.198	0.212	0.205	0.142	0.151	0.128	0.198	0.124	0.142	0.140	0.174

表 14.11　各批次样品相似度评价结果

	S1	S2	S3	S4	S5	S6	S7	S8	S9	S10	S11	S12	S13	S14
相似度	0.920	0.974	0.951	0.960	0.972	0.974	0.952	0.977	0.974	0.960	0.915	0.919	0.920	0.872

5. 主成分分析

本研究应用 SPSS 统计分析软件对此 14 个样本进行了主成分分析，即将它们投影至低维空间来看它们之间的微细差别，先将 14×22 阶原始数据矩阵经标准化处理，再对其进行运算，主成分个数提取原则为主成分对应的特征值大于 1 的前 m 个主成分，主成分分析结果见表 14.12。

表 14.12　特征值与贡献率

成分	特征值	贡献率（%）	累积贡献率（%）
1	10.920	49.637	49.637
2	6.656	30.257	79.894
3	1.537	6.985	86.879
4	1.188	5.398	92.276
5	0.516	2.347	94.624
6	0.451	2.051	96.674
7	0.331	1.503	98.177
8	0.205	0.930	99.108
9	0.133	0.603	99.710
10	0.064	0.290	100.000
11	4.437×10^{-16}	2.017×10^{-15}	100.000

由分析结果可知，前 4 个成分累积贡献率可达 92.276%，其中前 2 个成分贡献较大。将各成分和对应的特征值做散碎石图（图 14.3），观察碎石图发现前 2 个成分的曲线非常陡，而剩余的其他成分之间的曲线则相对平缓。曲线越陡贡献率越大，曲线越平缓，贡献率越小。通过统计分析计算出因子负荷矩阵，结果见表 14.12。

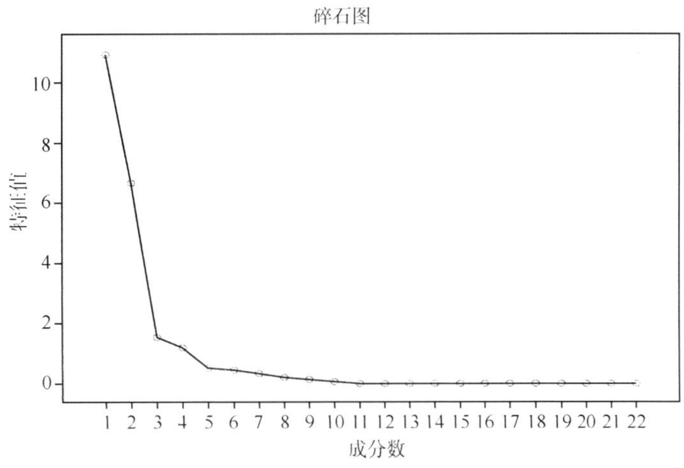

图 14.3　碎石图

表 14.13 因子负荷矩阵

色谱峰	成分			
	1	2	3	4
1	0.704	−0.535	0.360	0.273
2	0.524	−0.374	0.690	0.297
3	0.477	0.694	−0.305	0.092
4	0.286	0.861	0.088	−0.155
5	0.507	0.740	0.396	−0.043
6	0.638	0.532	0.326	−0.366
7	0.692	−0.568	−0.274	−0.312
8	0.916	−0.225	−0.291	0.106
9	0.842	−0.482	−0.132	−0.023
10	0.837	−0.481	−0.134	−0.044
11	0.717	0.535	−0.217	−0.148
12	0.587	0.405	0.304	−0.543
13	0.937	−0.283	−0.058	−0.059
14	0.918	−0.217	0.061	−0.161
15	0.879	−0.442	−0.066	0.063
16	0.886	−0.150	0.076	0.386
17	0.822	0.536	−0.061	0.129
18	0.720	0.571	0.139	0.265
19	0.788	0.356	−0.150	0.097
20	0.625	0.484	−0.292	0.038
21	−0.310	0.911	0.128	0.129
22	−0.118	0.860	−0.261	0.362

从表 14.13 可以看出 1、2、5、6、7、8、9、10、11、12、13、14、15、16、17、18、19、20 号色谱峰在第一主成分中有明显的正相负荷，表明它们增加，第一主成分增大；其他色谱峰对第一主成分影响相对较小。3、4、5、6、11、17、18、21、22 号色谱峰在第二主成分中有明显的正相负荷，表明它们增加，第二主成分增大；其他色谱峰对第二主成分影响相对较小。2 号色谱峰在第三主成分中有明显的正相负荷，表明它们增加，第三主成分增大。其他色谱峰对第三主成分影响相对较小。

6. 疏风解毒胶囊指纹图谱的归属分析与色谱峰指认

疏风解毒胶囊与虎杖药材的相关性研究：将疏风解毒胶囊和虎杖药材进行 HPLC 色谱分析，比较它们的色谱图，见图 14.4。其中有 8 个保留时间一致的色谱峰，它们的保留时间见表 14.14。同时按照疏风解毒胶囊处方工艺制备虎杖阴性对照品溶液，对其进行 HPLC 色谱分析，将虎杖阴性、疏风解毒胶囊的指纹图谱的色谱图垂直重叠、比较，见图 14.5。可见，8、12、13、14、15、16、21、22 号峰来自于虎杖。

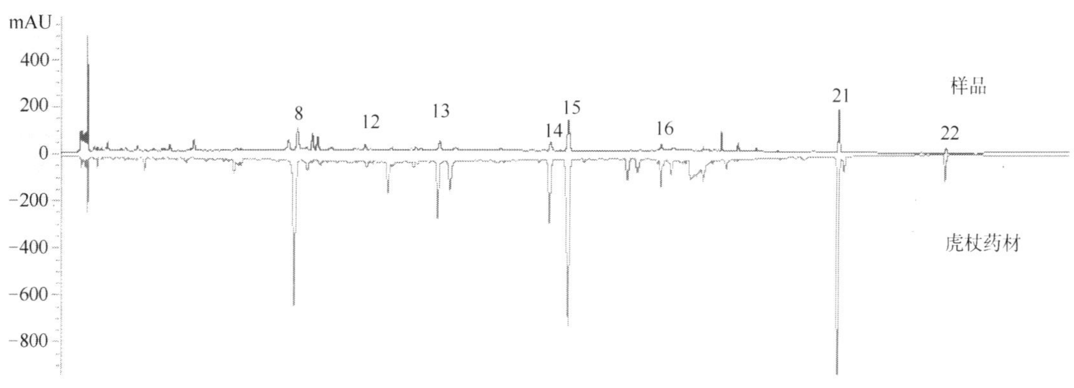

图 14.4　疏风解毒胶囊指纹图谱与虎杖指纹图谱镜像图

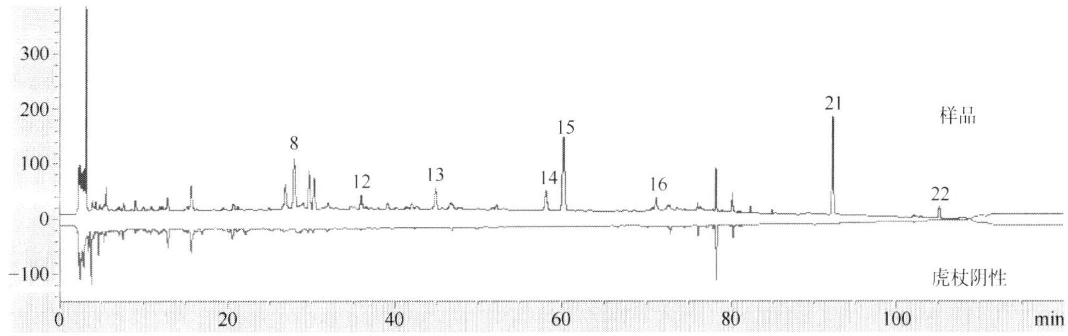

图 14.5　疏风解毒胶囊指纹图谱与虎杖阴性指纹图谱镜像图

表 14.14　疏风解毒胶囊指纹图谱与虎杖指纹图谱中对应色谱峰的保留时间（min）

峰号	8	12	13	14	15	16	21	22
虎杖	28.077	36.102	44.634	57.874	60.249	70.964	92.032	104.880
疏风解毒胶囊	28.659	36.230	45.268	58.174	60.562	71.053	92.305	105.207

疏风解毒胶囊与连翘药材的相关性研究：将疏风解毒胶囊和连翘药材进行 HPLC 色谱图对照比较分析，比较它们的色谱图，见图 14.6。其中有 6 个保留时间一致的色谱峰，它

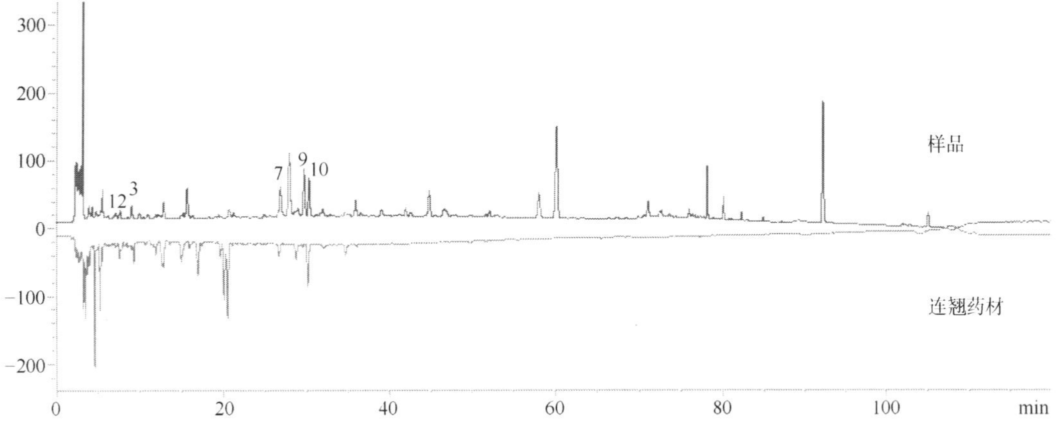

图 14.6　疏风解毒胶囊指纹图谱与连翘指纹图谱镜像图

们的保留时间见表 14.15。同时按照疏风解毒胶囊处方工艺制备连翘阴性对照品溶液，对其进行 HPLC 色谱分析，将连翘阴性、疏风解毒胶囊的指纹图谱的色谱图垂直重叠、比较，见图 14.7。可见，1、2、3、7、9、10 号峰来自于连翘。

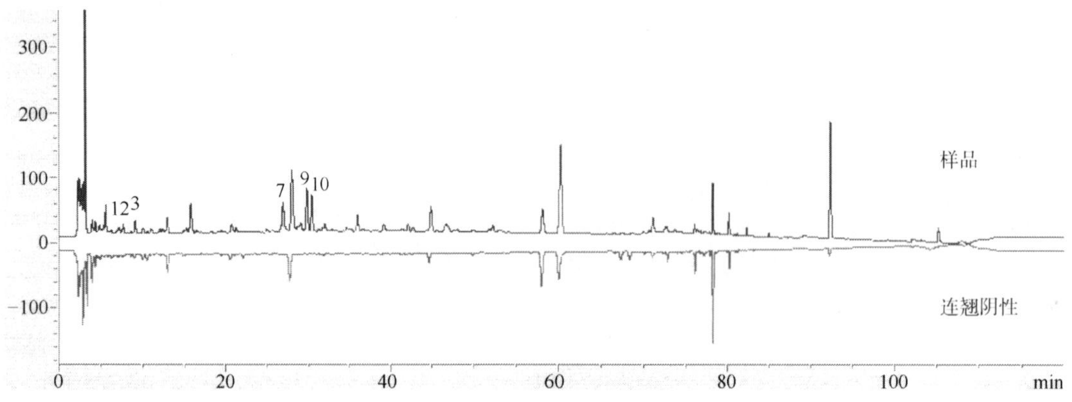

图 14.7　疏风解毒胶囊指纹图谱与连翘阴性指纹图谱镜像图

表 14.15　疏风解毒胶囊指纹图谱与连翘指纹图谱中对应色谱峰的保留时间（min）

峰号	1	2	3	7	9	10
连翘	7.117	7.736	9.357	26.759	29.581	30.177
疏风解毒胶囊	7.281	7.800	9.291	27.324	30.060	30.648

疏风解毒胶囊与马鞭草药材的相关性研究：对疏风解毒胶囊和马鞭草供试品进行 HPLC 色谱分析，比较它们的色谱图，见图 14.8。其中有 3 个保留时间一致的色谱峰，它们的保留时间见表 14.16。同时按照疏风解毒胶囊处方工艺制备马鞭草阴性对照品溶液，对其进行 HPLC 色谱分析，将马鞭草阴性、疏风解毒胶囊的指纹图谱的色谱图垂直重叠、比较，见图 14.9。可见，5、6、11 号峰来自于马鞭草。

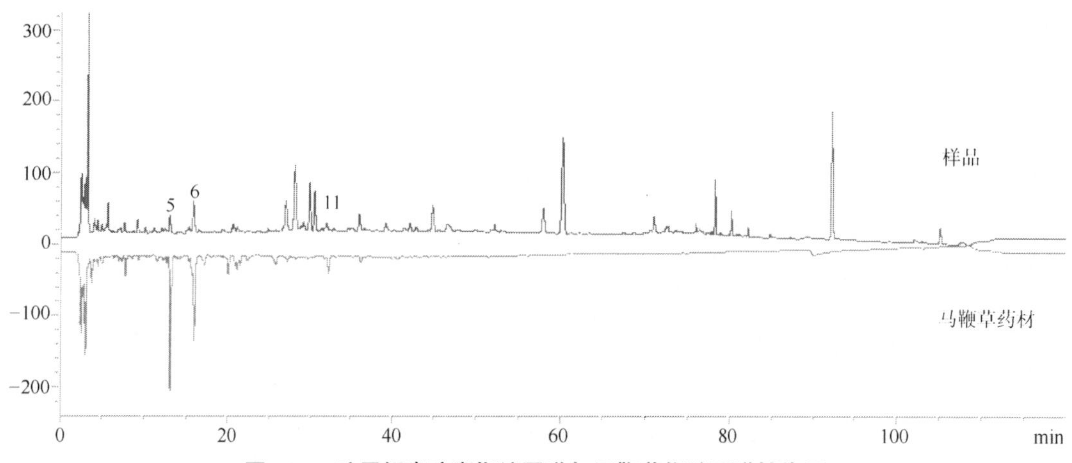

图 14.8　疏风解毒胶囊指纹图谱与马鞭草指纹图谱镜像图

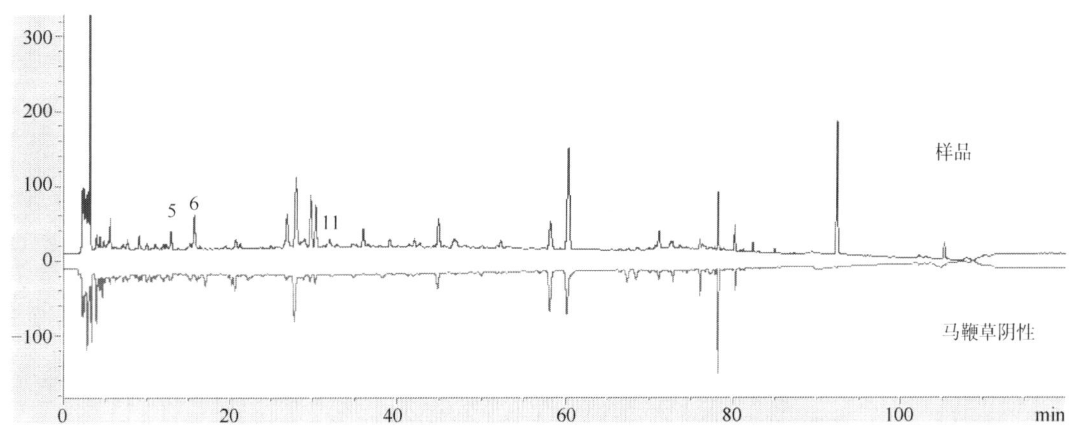

图 14.9　疏风解毒胶囊指纹图谱与马鞭草阴性指纹图谱镜像图

疏风解毒胶囊与败酱草药材的相关性研究：将疏风解毒胶囊和败酱草供试品进行 HPLC 色谱分析，比较它们的色谱图，见图 14.10。其中有 1 个保留时间一致的色谱峰，疏风解毒胶囊指纹图谱与败酱草指纹图谱中对应色谱峰（4 号）的保留时间分别为 11.361min 和 11.208min。同时按照疏风解毒胶囊处方工艺制备败酱草阴性对照品溶液，对其进行 HPLC 色谱分析，将败酱草阴性、疏风解毒胶囊的指纹图谱的色谱图垂直重叠、比较，见图 14.11。可见，4 号峰来自于败酱草。

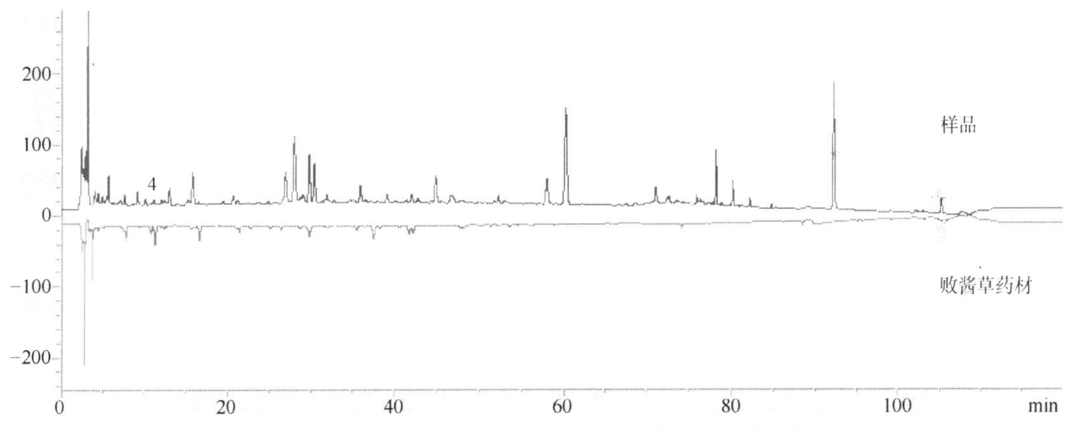

图 14.10　疏风解毒胶囊指纹图谱与败酱草指纹图谱镜像图

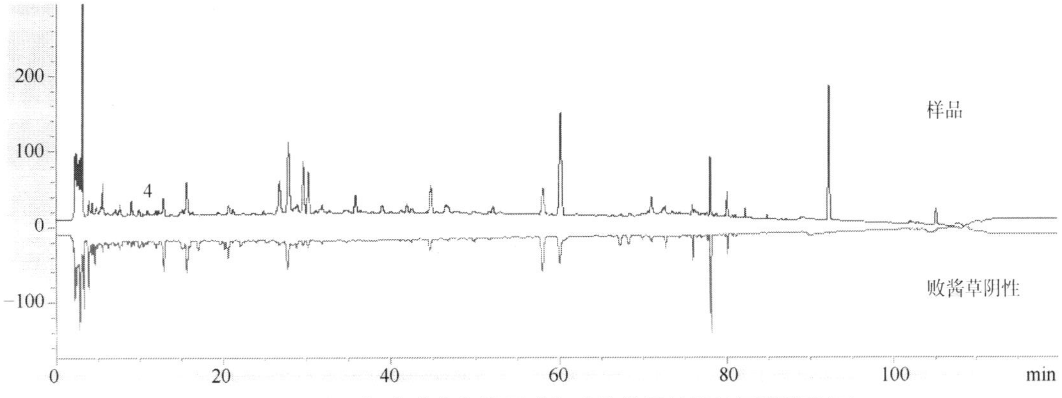

图 14.11　疏风解毒胶囊指纹图谱与败酱草阴性指纹图谱镜像图

表 14.16 疏风解毒胶囊指纹图谱与马鞭草指纹图谱中对应色谱峰的保留时间（min）

峰号	5	6	11
马鞭草	13.021	15.813	32.212
疏风解毒胶囊	13.040	15.848	32.343

疏风解毒胶囊与甘草药材的相关性研究：将疏风解毒胶囊和甘草供试品进行 HPLC 色谱分析，比较它们的色谱图，见图 14.12。其中有 2 个保留时间一致的色谱峰，它们的保留时间见表 14.17。同时按照疏风解毒胶囊处方工艺制备甘草阴性对照品溶液，对其进行 HPLC 色谱分析，将甘草阴性、疏风解毒胶囊的指纹图谱的色谱图垂直重叠、比较，见图 14.13。可见，18、19 号峰来自于甘草。

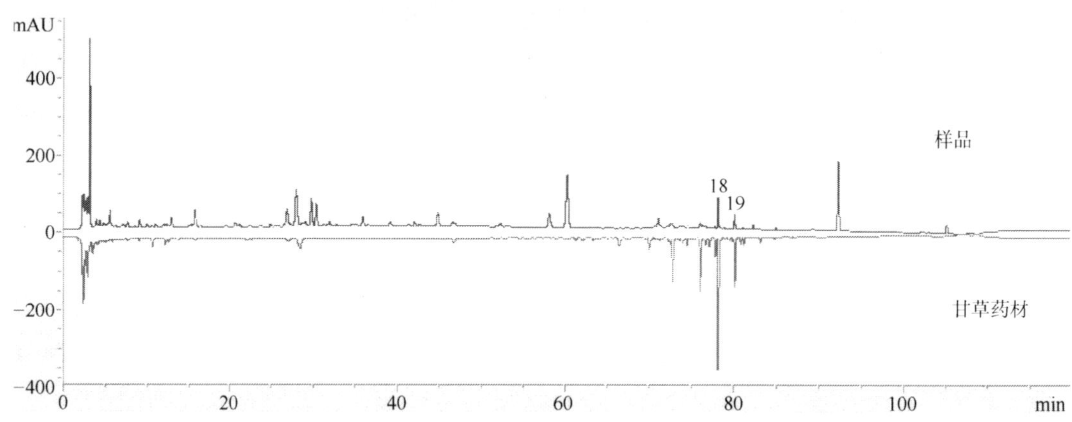

图 14.12 疏风解毒胶囊指纹图谱与甘草指纹图谱镜像图

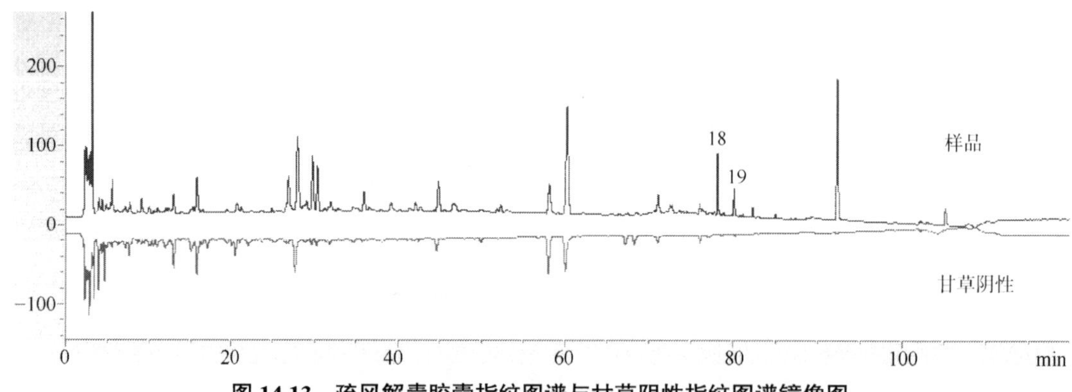

图 14.13 疏风解毒胶囊指纹图谱与甘草阴性指纹图谱镜像图

表 14.17 疏风解毒胶囊指纹图谱甘草指纹图谱中对应色谱峰的保留时间（min）

峰号	18	19
甘草	78.125	80.122
疏风解毒胶囊	78.012	79.813

根据以上的分析可以看出，疏风解毒胶囊指纹图谱 22 个共有峰中，有 20 个峰可以确定药材归属，疏风解毒胶囊指纹图谱共有峰与药材关系见表 14.18。

表 14.18　疏风解毒胶囊中共有峰与药材的关系

峰号	保留时间（min）	虎杖	连翘	马鞭草	败酱草	甘草	板蓝根	柴胡	芦根
1	7.281		+						
2	7.800		+						
3	9.291		+						
4	11.361				+				
5	13.040			+					
6	15.848			+					
7	27.324		+						
8	28.659	+							
9	30.060		+						
10	30.648		+						
11	32.343			+					
12	36.230	+							
13	45.268	+							
14	58.174	+							
15	60.562	+							
16	71.053	+							
17	75.752								
18	78.012					+			
19	79.813					+			
20	81.931								
21	92.305	+							
22	105.207	+							

7. 疏风解毒胶囊成品指纹图谱的色谱峰指认

采用液质联用方法对疏风解毒胶囊指纹图谱中主要色谱峰进行了指认：

实验仪器：Thermo Fishier LCQ Advantage Max 离子阱液质联用仪。

液相条件：色谱柱为 Unitary C18 柱（4.6mm×250mm，5μm）；流动相为乙睛（A）-0.1%甲酸溶液（B）；检测波长 250nm；流速 1mL/min；柱温 30℃；进样体积 5μL。流动相梯度为 0～65min，10%A～30%A；65～105min，30%A～80%A；105～107min，80%A～10%A；107～120min，10%A。

质谱条件：离子化模式为 ESI；离子检测模式为全扫描；分析模式为正离子模式；采集范围为 m/z 100～1000；毛细管温度为 250℃；喷雾电压为 4.5kV；毛细管电压为 25V；鞘气流速为 35arb；辅助气流速为 20arb。

采用液质联用并与对照品及文献数据对照的方法对疏风解毒胶囊指纹图谱中主要色谱峰进行了指认和结构鉴定[18-43]，实验数据见表 14.19 和图 14.14，图 14.15。

表 14.19 疏风解毒胶囊指纹图谱主要色谱峰的指认结果

峰号	t_R（min）	分子量（*m/z*）	质谱数据	分子式	分子量（Da）	鉴定结果	来源药材
1	7.281	254.0771	253$[M-H]^-$	$C_{15}H_{10}O_4$	254.230	大黄酚	虎杖
2	7.800	432.1105	431$[M-H]^-$	$C_{21}H_{20}O_{20}$	432.110	大黄素-8-*O*-葡萄糖苷	虎杖
3	9.291	284.0765	285$[M+H]^+$	$C_{15}H_8O_6$	284.210	大黄酸	虎杖
4	11.361	461.1628	315$[M-H-Rha]^-$、135$[M-H-Rha-Glu]^-$	$C_{20}H_{30}O_{12}$	462.451	连翘酯苷 E	连翘
5	13.040	405.1388	243$[M+H-Glu]^+$、225$[M+H-Glu-H_2O]^+$、207$[M+H-Glu-2H_2O]^+$、193$[M+H-Glu-H_2O-CH^4O]^+$	$C_{17}H_{24}O_{11}$	404.371	戟马鞭草苷	马鞭草
6	15.848	389.1407	227$[M+H-Glu]^+$、195$[M+H-Glu-CH_4O]^+$、177$[M+H-Glu-CH_4O-H_2O]^+$	$C_{17}H_{24}O_{10}$	388.372	马鞭草苷	马鞭草
7	27.324	390.1386	391$[M+H]^+$、389$[M-H]^-$	$C_{20}H_{22}O_8$	390.400	虎杖苷	虎杖
8	28.659	418.1999	417$[M-H]^-$	$C_{21}H_{22}O_9$	418.394	甘草苷	甘草
9	30.060	623.2007	623$[M-H]^-$、461$[M-H-caffeoyl]^-$、161$[M-2H-461]^-$	$C_{29}H_{36}O_{15}$	624.596	连翘酯苷 A	连翘
10	30.648	640.2080	639$[M-H]^-$	$C_{29}H_{36}O_{16}$	640.196	羟基化连翘酯苷 A	连翘
11	32.343	623.1971	623$[M-H]^-$、461$[M-H-caffeoyl]^-$、161$[M-2H-461]^-$	$C_{29}H_{36}O_{15}$	624.596	毛蕊花糖苷	连翘
12	36.230	623.1978	623$[M-H]^-$、461$[M-H-caffeoyl]^-$、161$[M-2H-461]^-$	$C_{29}H_{36}O_{15}$	624.596	异连翘酯苷 A	连翘
13	45.268	228.0990	229$[M+H]^+$	$C_{14}H_{12}O_3$	228.240	白藜芦醇	虎杖
14	58.174	407.1294	407$[M-H]^-$、245$[M-H-2C_5H_7CO]^-$	$C_{25}H_{28}O_5$	408.494	3-羟基光甘草酚	甘草
15	60.562	431.0843	269$[M-H-Glu]^-$、225$[M-H-Glu-CO_2]^-$	$C_{21}H_{20}O_{10}$	432.384	牡荆苷	板蓝根
16	71.053	352.1018	353$[M+H]^+$、351$[M-H]^-$	$C_{21}H_{20}O_5$	352.380	GancaoninG	甘草
17	75.752	417.1999	417$[M-H]^-$	$C_{21}H_{22}O_9$	418.390	异甘草苷	甘草
18	78.012	256.0807	257$[M+H]^+$	$C_{15}H_{12}O_4$	256.253	甘草素	甘草
19	79.813	268.0815	269$[M+H]^+$	$C_{16}H_{12}O_4$	268.264	芒柄花素	虎杖
20	81.931	370.1826	369$[M-H]^-$	$C_{20}H_{18}O_7$	370.355	uralenol	甘草
21	92.305	269.0423	269$[M+H]^+$、241$[M+H-CO]^+$、225$[M+H-CO_2]^+$	$C_{15}H_{10}O_5$	270.241	大黄素	虎杖
22	105.207	270.0606	271$[M+H]^+$	$C_{15}H_{10}O_5$	270.230	芦荟大黄素	虎杖

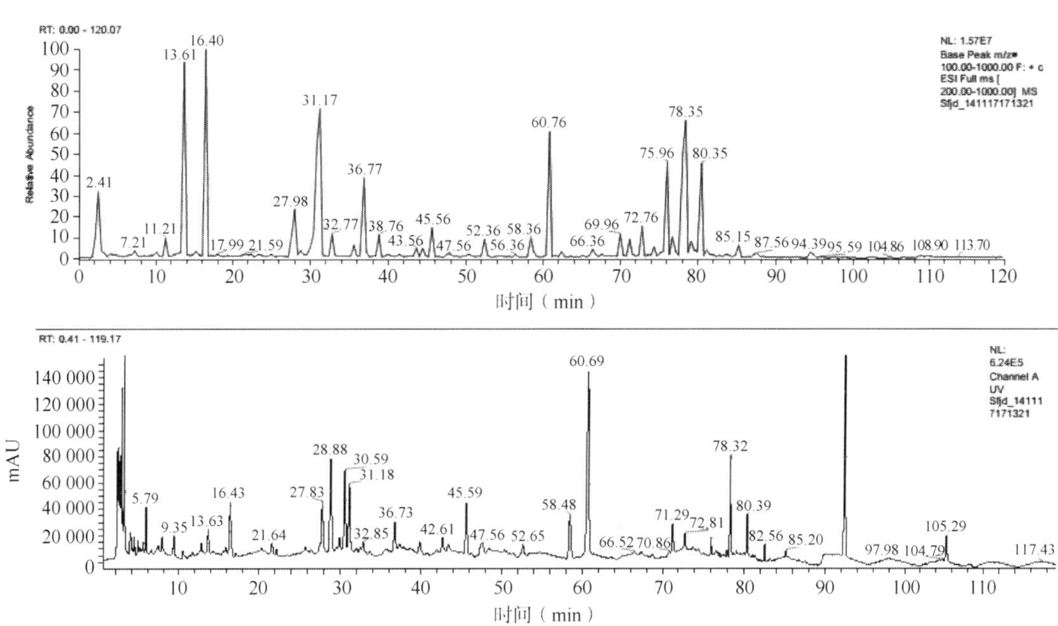

图 14.14　疏风解毒胶囊供试品 HPLC-TOF/MS 正离子流图及 HPLC/UV 色谱图

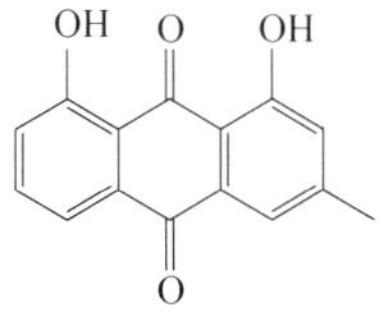

色谱峰1　大黄酚 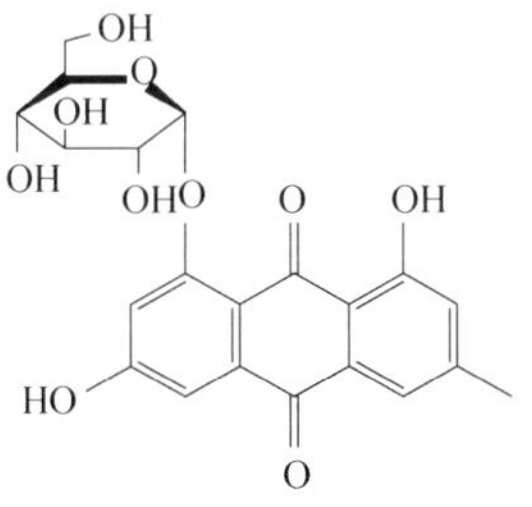　　色谱峰2　大黄素-8-*O*-葡萄糖苷 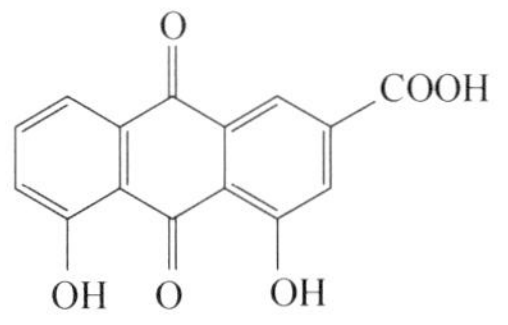　　色谱峰3　大黄酸 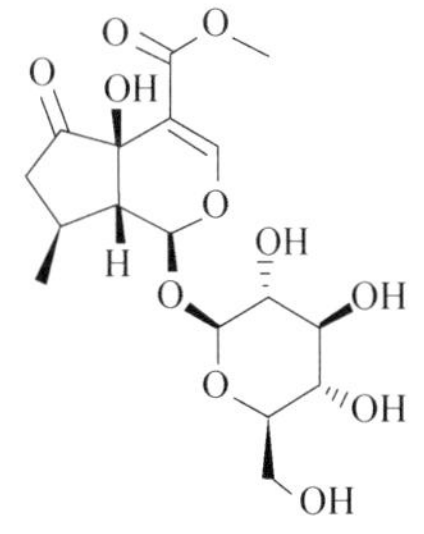　　色谱峰5　戟马鞭草苷

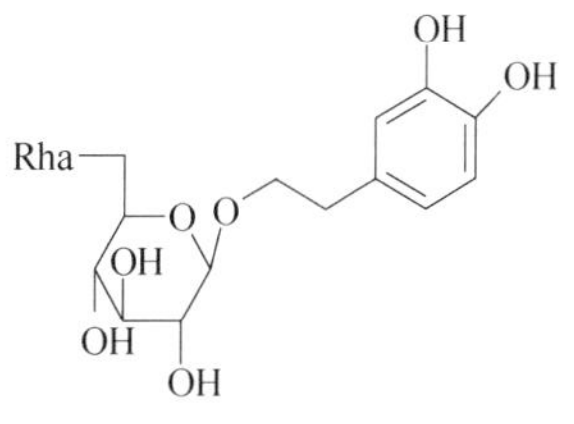

色谱峰4　连翘酯苷E 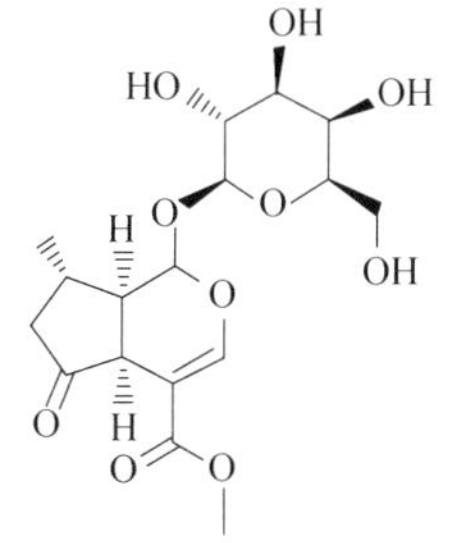　　色谱峰6　马鞭草苷 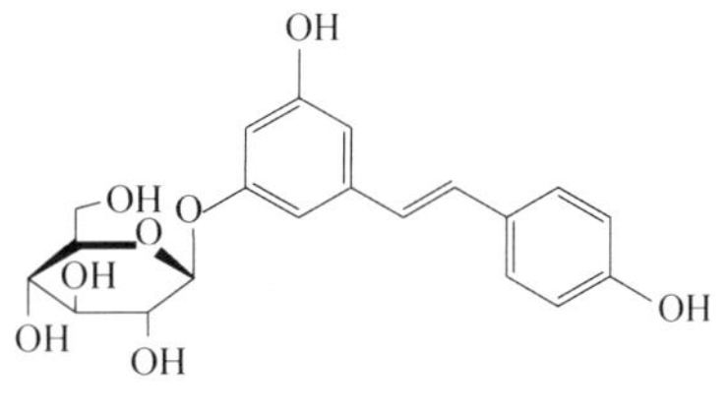　　色谱峰7　虎杖苷

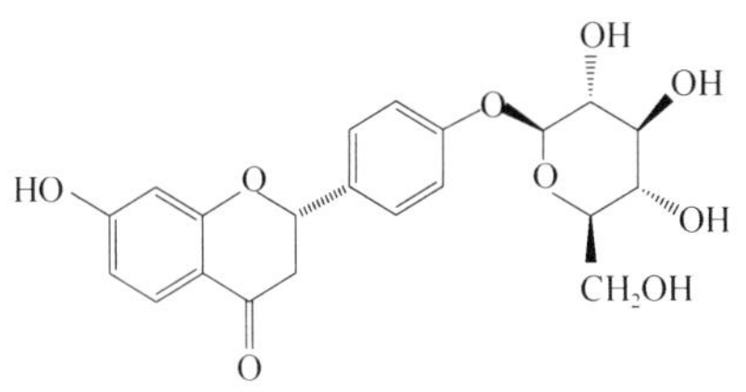

色谱峰8　甘草苷 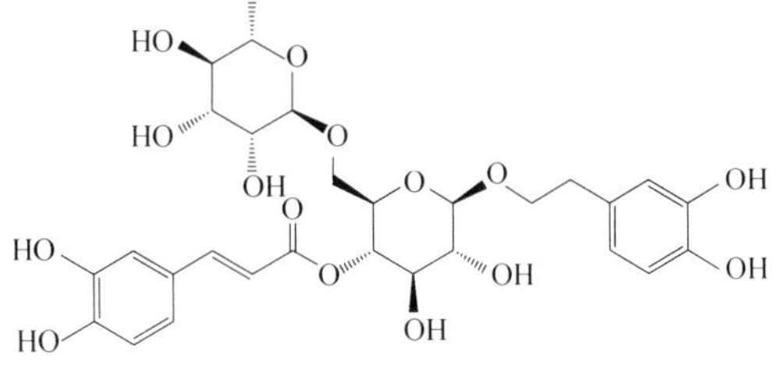　　色谱峰9　连翘酯苷A

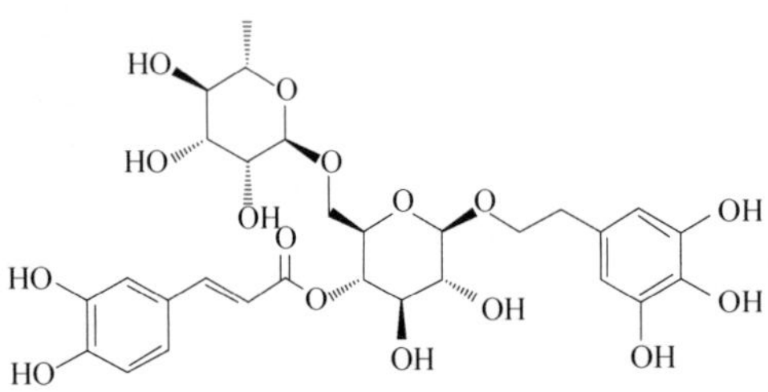

色谱峰10 羟基化连翘酯苷A

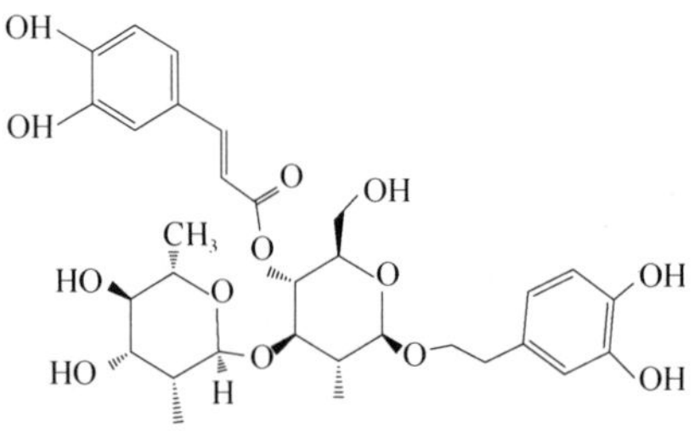

色谱峰11 毛蕊花糖苷

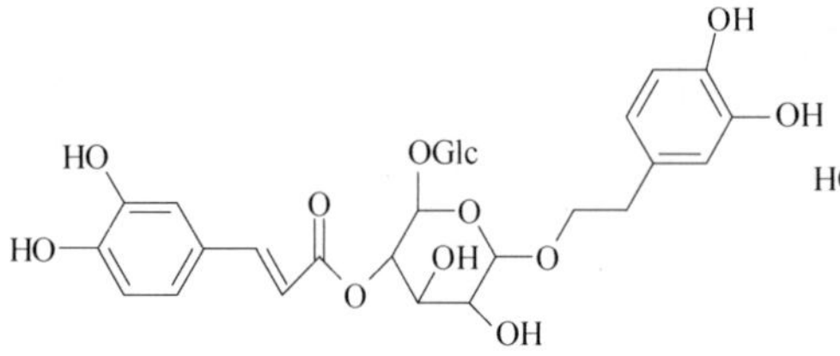

色谱峰12 异连翘酯苷A

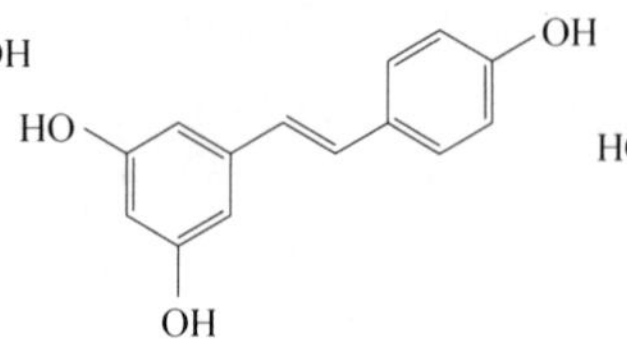

色谱峰13 白藜芦醇

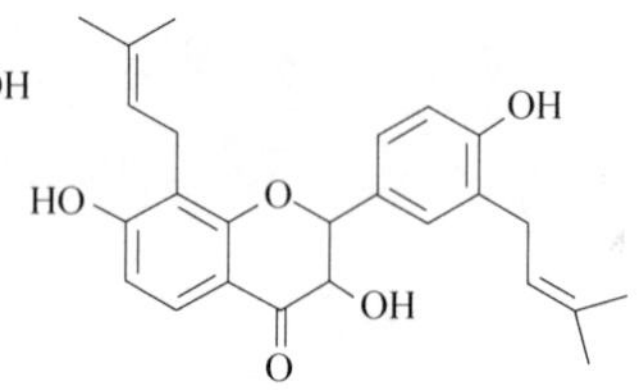

色谱峰14 3-羟基光甘草酚

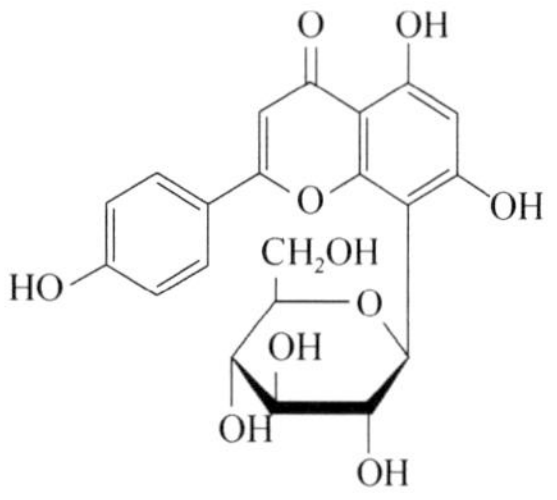

色谱峰15 牡荆苷

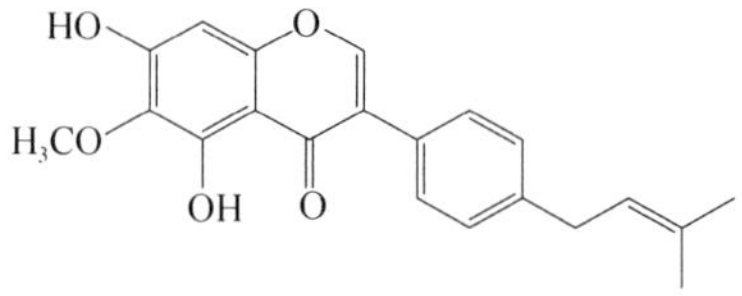

色谱峰16 gancaonin G

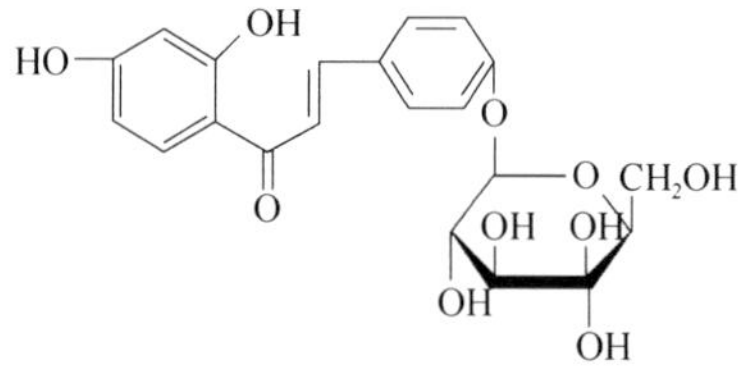

色谱峰17 异甘草苷

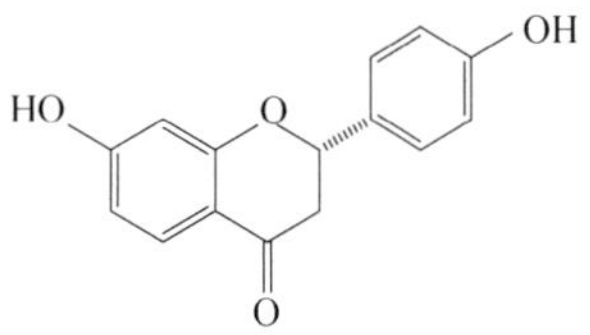

色谱峰18 甘草素

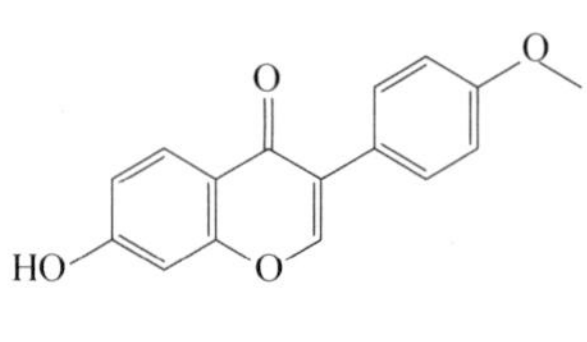

色谱峰19 芒柄花苷

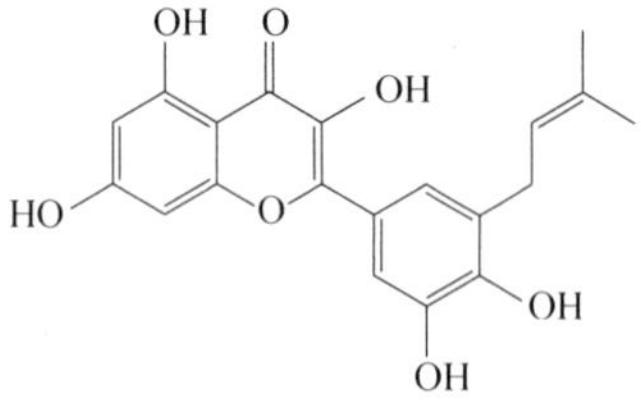

色谱峰20 uralenol

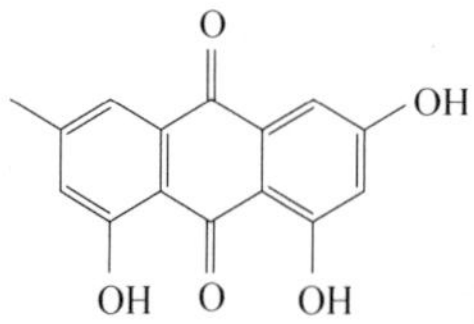

色谱峰21 大黄素

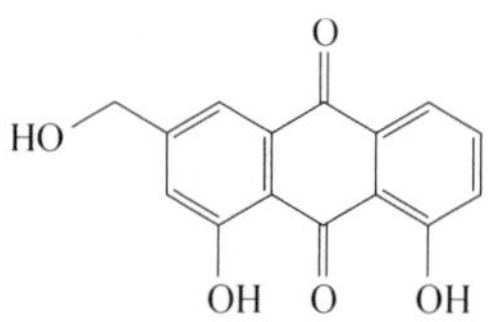

色谱峰22 芦荟大黄素

图 14.15 疏风解毒胶囊中主要化学成分的结构

第二节 疏风解毒胶囊多指标成分含量测定

根据前期筛选结果确定的 10 个抗炎活性成分[44-49]，选择其中的戟叶马鞭草苷、马鞭草苷、虎杖苷、连翘酯苷 A、毛蕊花糖苷、甘草酸单铵盐、大黄素 7 个为代表性成分，建立了疏风解毒胶囊多指标成分含量测定方法，并应用该方法对 14 批疏风解毒胶囊样品进行了多指标成分含量测定。

一、方法与结果

1. 对照品混合溶液的制备

取戟叶马鞭草苷、马鞭草苷、虎杖苷、连翘酯苷 A、毛蕊花糖苷、甘草酸单铵盐、大黄素对照品适量，精密称定，置于 25mL 容量瓶中，加适量甲醇使溶解，并稀释至刻度，摇匀，即得对照品混合溶液，每 1mL 含戟叶马鞭草苷 96μg，马鞭草苷 89.2μg，虎杖苷 119.2μg，连翘酯苷 A 58.8μg，毛蕊花糖苷 211.2μg，甘草酸单铵盐 206μg，大黄素 53.2μg。

2. 色谱条件

色谱柱：Unitary C_{18} 柱（4.6mm×200nm，5μm）；流动相：乙腈-0.1%甲酸溶液；波长 250nm；流速：1ml/min；柱温 30℃；梯度见表 14.20。

表 14.20　流动相梯度 3

时间（min）	流速（mL/min）	乙腈（%）	0.1%甲酸（%）
0	1	10	90
65	1	30	70
85	1	80	20
87	1	10	90
100	1	10	90

3. 供试品溶液制备

取疏风解毒胶囊内容物 1.0g，精密称定，置于 100mL 具塞圆底烧瓶中，准确加入 50mL 70%乙醇溶液，称定重量，回流提取 1h，冷却至室温，称定重量并用 70%乙醇溶液补足减失的重量，摇匀，用 0.22μm 微孔滤膜滤过，取续滤液作为供试品溶液。

4. 阴性对照溶液的制备

根据确定含测指标的药材归属关系，按处方制备工艺分别制备缺失虎杖、连翘、马鞭草、甘草的阴性供试品。按法制备虎杖阴性供试品溶液、连翘阴性供试品溶液、马鞭草阴性供试品溶液、甘草阴性供试品溶液。

5. 方法学研究

专属性考察：精密吸取混合对照品溶液 10μL、供试品溶液 5μL 和阴性对照溶液 5μL，进样检测，结果 7 种被测成分均能达到基线分离，与相邻色谱峰的分离度均大于 1.5，以各成分色谱峰计算理论塔板数均大于 10 000，阴性对照无干扰，HPLC 色谱图见图 15.16～图 15.18。

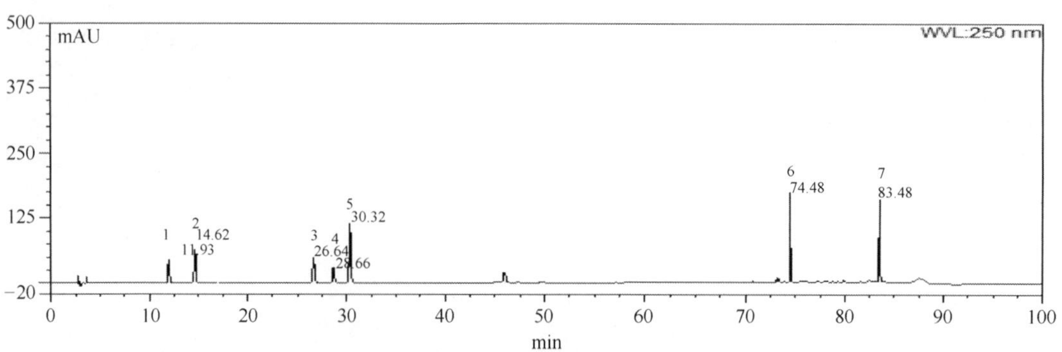

图 14.16　混合对照品溶液 HPLC 色谱图

1-戟叶马鞭草苷；2-马鞭草苷；3-虎杖苷；4-连翘酯苷 A；5-毛蕊花糖苷；6-甘草酸单铵盐；7-大黄素

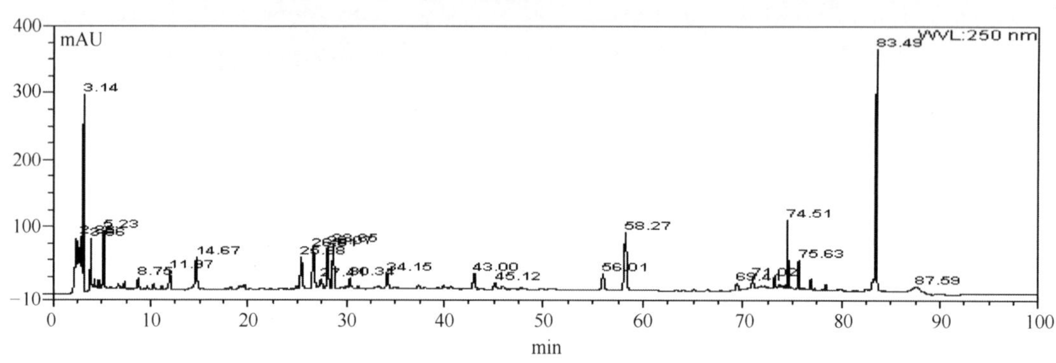

图 14.17　供试品溶液 HPLC 色谱图

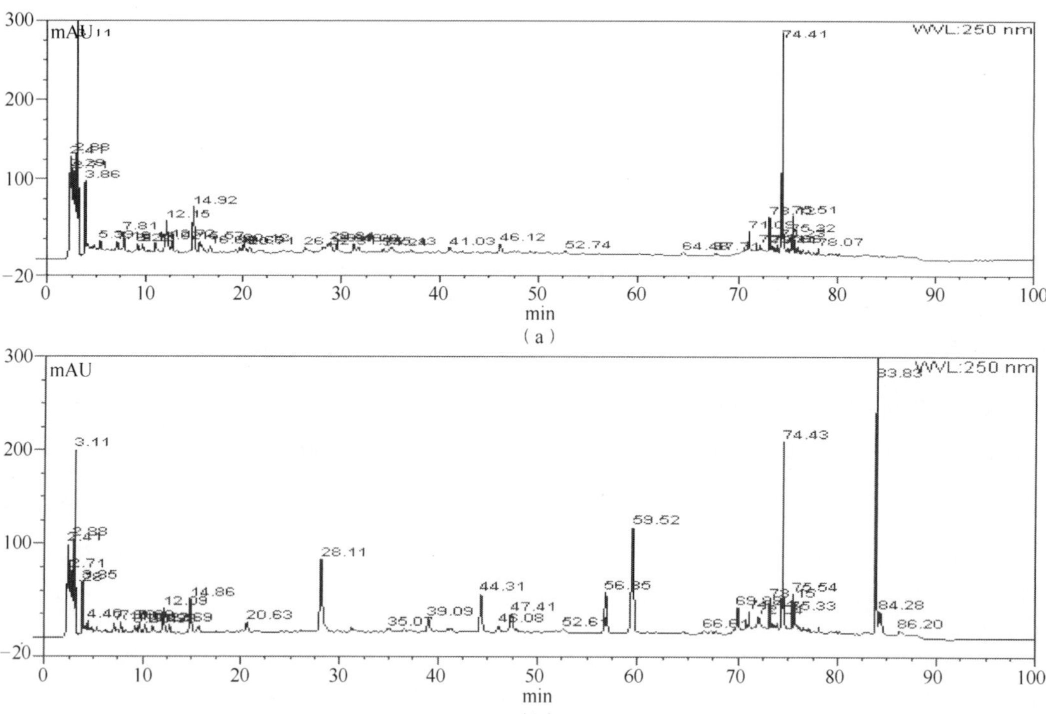

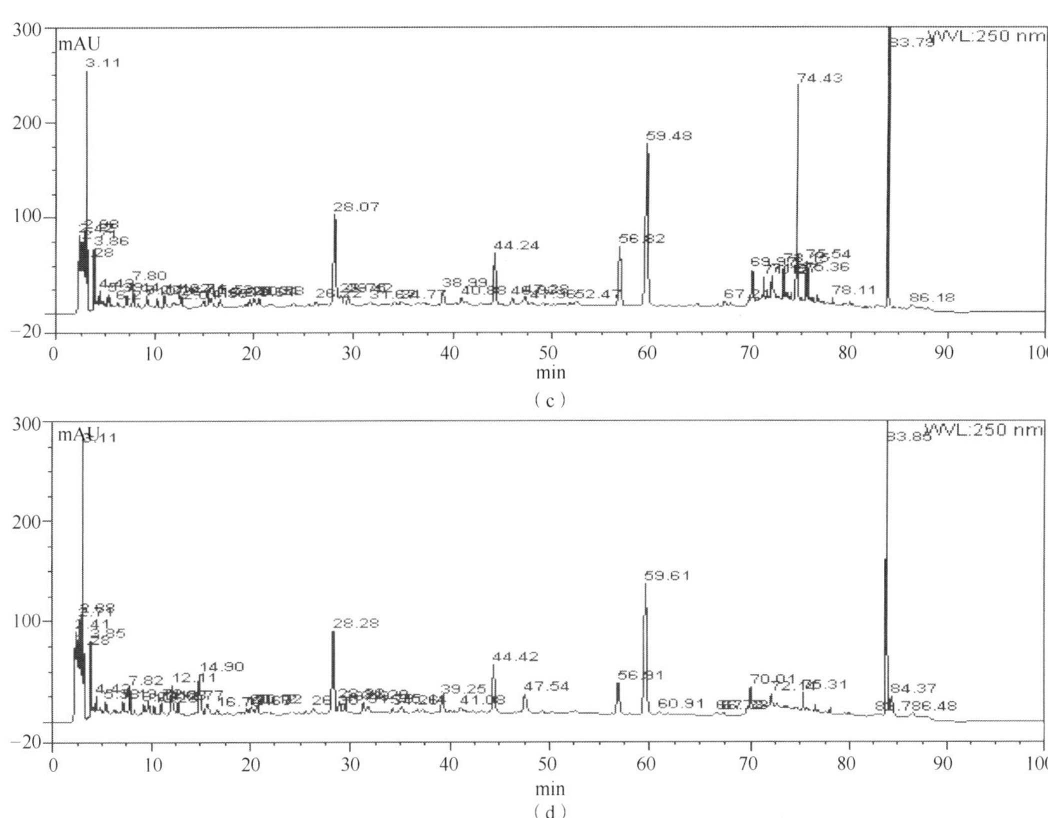

图 14.18　阴性对照样品图

（a）虎杖阴性；（b）连翘阴性；（c）马鞭草阴性；（d）甘草阴性

线性关系考察：精密吸取上述对照品混合溶液 1、5、10、15、20、30、40μL，按上述色谱条件进样检测分析。色谱图数据见表 14.21。

以峰面积 Y 为纵坐标，进样量 X（μL）为横坐标，绘制标准曲线并进行回归计算。戟叶马鞭草苷、马鞭草苷、虎杖苷、连翘酯苷 A、毛蕊花糖苷、甘草酸单铵盐、大黄素回归方程分别为：Y=60.064X+19.385，R^2=0.9994；Y=85.540X+4.223，R^2=0.9996；Y=89.113X−21.768，R^2=0.9992；Y=36.607X+29.015，R^2=0.9991；Y=170.710X+1.135，R^2=0.9996；Y=114.620X−2.239，R^2=0.9998；Y=134.80X+79.966，R^2=0.9992。结果表明戟叶马鞭草苷在 0.096～3.840μg 范围内，马鞭草苷在 0.089～3.568μg 范围内，虎杖苷在 0.119～4.696μg 范围内，连翘酯苷 A 在 0.059～4.704μg 范围内，毛蕊花糖苷在 0.021～8.448μg 范围内，甘草酸单铵盐在 0.206～8.240μg 范围内，大黄素在 0.053～2.128μg 范围内，与峰面积具有良好的线性关系。

表 14.21　各对照品标准曲线汇总表

	回归方程	R^2	线性范围（μg）
戟叶马鞭草苷	Y=60.064X+19.385	0.9994	0.096～3.840
马鞭草苷	Y=85.540X+4.223	0.9996	0.089～3.568
虎杖苷	Y=89.113X−21.768	0.9992	0.119～4.696

续表

	回归方程	R^2	线性范围（μg）
连翘酯苷 A	Y=36.607X+29.015	0.9991	0.059～4.704
毛蕊花糖苷	Y=170.710X+1.135	0.9996	0.021～8.448
甘草酸单铵盐	Y=114.620X–2.239	0.9998	0.206～8.240
大黄素	Y=134.80X+79.966	0.9992	0.053～2.128

精密度试验：取上述对照品混合溶液，连续进样 5 次，测定结果见表 14.22。

表 14.22　对照品精密度试验结果（n=5）

对照品	峰面积					RSD（%）
	1	2	3	4	5	
戟叶马鞭草苷	487.86	495.60	489.13	492.64	490.13	0.63
马鞭草苷	751.60	764.04	756.96	746.26	748.60	0.95
虎杖苷	705.78	715.80	711.79	704.02	700.06	0.89
连翘酯苷 A	365.48	377.54	376.63	369.22	367.06	1.50
毛蕊花糖苷	1444.96	1469.31	1461.03	1447.35	1442.68	0.79
甘草酯单铵盐	938.66	951.28	945.96	934.25	929.50	0.93
大黄素	1188.16	1187.44	1176.00	1165.07	1287.34	2.10

取 140201 批疏风解毒胶囊，制备供试品溶液，连续进样 5 次，测定结果显示戟叶马鞭草苷、马鞭草苷、虎杖苷、连翘酯苷 A、毛蕊花糖苷、甘草酸单铵盐和大黄素测定的 RSD 分别为 0.63%、0.95%、0.89%、1.50%、0.79%、0.93%和 2.10%。结果表明，本方法的精密度良好。

重复性试验：取批号为 140209 的疏风解毒胶囊内容物，约 1.0g，精密称定，共计 6 份，制备供试品溶液，进行测定，按外标法计算，结果显示戟叶马鞭草苷、马鞭草苷、虎杖苷、连翘酯苷 A、毛蕊花糖苷、甘草酸单铵盐和大黄素测定的 RSD 分别为 1.52%、1.34%、1.81%、2.25%、2.54%、2.48%和 1.19%。结果表明，本方法重现性良好。

稳定性试验：取重复性试验中 1 号供试品溶液，密闭，室温放置，在不同放置时间分别取样测定，按色谱条件进行测定，记录峰面积，结果显示戟叶马鞭草苷、马鞭草苷、虎杖苷、连翘酯苷 A、毛蕊花糖苷、甘草酸单铵盐和大黄素测定的 RSD 分别为 1.58%、2.16%、1.59%、2.37%、2.13%、1.75%和 2.24%。结果表明，供试品溶液室温放置 12h 内稳定。

加样回收率试验：取批号为 140201 的疏风解毒胶囊内容物，约 0.5g，精密称定，共 9 份，置于 100ml 圆底烧瓶中，加入制得的对照品溶液（依次按照供试品样品相应成分的 80%、100%和 120%各三个平行试验加入相应对照品溶液）分成三组，制备供试品溶液，按上述色谱条件进行分析，进行含量测定并计算相应成分的加样回收率（n=9），数据处理见表 14.23。

表 14.23　加样回收率试验（n=9）

序号	样品重量（g）	虎杖苷加样回收率（%）	大黄素加样回收率（%）	戟叶马鞭草苷加样回收率（%）	马鞭草苷加样回收率（%）	连翘酯苷A加样回收率（%）	毛蕊花糖苷加样回收率（%）	甘草酸单铵盐加样回收率（%）
1	0.5029	99.72	96.85	100.74	100.36	98.36	96.55	96.75
2	0.5158	100.56	98.62	101.58	101.78	97.25	95.69	97.58
3	0.5050	101.12	99.14	102.45	98.54	101.01	97.11	98.16
4	0.5104	96.43	95.85	98.56	96.44	100.58	98.7	99.29
5	0.4996	102.56	101.25	97.25	102.01	101.58	101.14	102.36
6	0.5007	99.55	97.23	98.74	100.33	98.78	99.49	101.17
7	0.5023	101.28	102.1	100.23	99.22	96.55	96.22	98.29
8	0.4954	100.7	98.18	96.55	101.47	97.31	95.87	97.68
9	0.5103	96.59	95.54	98.11	98.87	101.12	98.28	96.12
均值	/	99.83	98.31	99.36	99.89	99.17	97.67	98.60
RSD	/	1.97	2.17	1.90	1.71	1.83	1.79	1.94

由结果可以看出，虎杖苷、大黄素、马鞭草苷等 7 个主要化学成分的加样回收率均在 95%～105%，且各成分的加样回收率 RSD 值均在 3%以内，结果表明加样回收率满足相关要求。

样品的测定：取各批次的疏风解毒胶囊内容物约 1.0g，精密称定，制备 14 批供试品溶液，按上述色谱条件测定，计算样品中各成分含量，结果见表 14.24。

表 14.24　疏风解毒胶囊中各成分含量测定结果（mg/g）

含量 批号	虎杖（君药）		连翘（臣药）		马鞭草（佐药）		甘草（使药）	含量合计
	虎杖苷	大黄素	连翘酯苷 A	毛蕊花糖苷	戟叶马鞭草苷	马鞭草苷	甘草酸单铵盐	
140201	5.41	6.21	1.41	2.06	3.07	3.56	5.77	33.7
140203	9.87	4.05	5.14	2.15	3.15	4.2	5.98	38.59
140204	7.89	5.3	4.15	1.69	2.8	3.6	6.11	36.84
140105	8.93	7.3	2.77	2.08	3.69	4.21	7.68	43.96
140206	8.93	4.44	4.5	1.87	3.11	3.64	6.08	37.01
140207	11.51	5.65	5.56	2.34	3.97	4.59	7.76	47.03
120208	8.99	4.43	4.7	1.99	3.21	3.95	6.67	38.37
140209	12.06	6.11	5.53	2.16	3.58	4.2	7.37	47.12
140210	10.53	2.91	5.49	2.19	3.68	4.45	6.93	39.09
140211	10.06	4.84	5.27	2.11	3.55	4.12	7.36	42.15
140212	7.26	3.97	3.99	1.61	2.64	3.24	5.96	32.64
140213	7.92	4.64	4.76	1.75	2.95	3.57	6.87	37.1
140214	7.03	4.29	3.16	1.74	2.78	3.37	6.25	32.91
140215	6.51	5.38	1.23	1.72	2.66	3.19	4.76	30.83

由以上图表数据可以看出，各批次间戟叶马鞭草苷、马鞭草苷、毛蕊花糖苷、甘草酸单铵盐等主要活性成分的含量相对稳定，但虎杖苷、大黄素、连翘酯苷 A 等主要活性成分

的含量差异较大，有的相差近 3 倍，这将为产品的质量稳定均一和临床安全有效性带来很大的隐患，需要我们在控制药材的质量和加强制备工艺参数的控制等方面加以重视。

结 论

本研究建立了疏风解毒胶囊指纹图谱质量控制分析方法，采用所建立的方法对 14 批疏风解毒胶囊样品进行了指纹图谱测定，采用相似度、聚类分析及主成分分析等数据处理方法对指纹图谱的模式进行识别研究，确定 22 个共有峰，该方法稳定、可靠、专属性强、重现性好。对疏风解毒胶囊 HPLC 指纹图谱 22 个共有特征峰中的 20 个特征峰的来源进行了归属，其中来自于虎杖（8 个）、连翘（6 个）、马鞭草（3 个）、败酱草（1 个）、甘草（2 个）；通过采用对照品及 HPLC-MS 法对色谱峰进行了指认，分别为大黄酚、大黄素-8-*O*-葡萄糖苷、大黄酸、连翘酯苷 E、戟马鞭草苷、马鞭草苷、虎杖苷、甘草苷、连翘酯苷 A、羟基化连翘酯苷 A、毛蕊花糖苷、异连翘酯苷 A、白藜芦醇、3-羟基光甘草酚、大黄素-8-*O*-葡萄糖苷、GancaoninG、异甘草苷、甘草素、芒柄花素、uralenol、大黄素、芦荟大黄素。

建立了疏风解毒胶囊 HPLC 多指标成分含量测定的方法，该方法简便、快捷、重复性好，可同时测定虎杖苷、大黄素、连翘酯苷 A、戟叶马鞭草苷、马鞭草苷、毛蕊花糖苷、甘草酸 7 种成分。

以质量标志物统领，对疏风解毒胶囊质量标准进行了系统的提升研究，修订了疏风解毒胶囊的质量标准，并应用于该品种的生产过程的质量控制。

参考文献

[1] 刘昌孝，陈士林，肖小河，等. 中药质量标志物（Q-marker）：中药产品质量控制的新概念. 中草药，2016，47（9）：1443-1457.

[2] Liu CX，Cheng YY，Guo DA，et al. A new concept on quality marker for quality assessment and process control of Chinese medicines. Chin Herb Med，2017，9（1）：3-13.

[3] Guo DA. Quality marker concept inspires the quality research of traditional Chinese medicines. Chin Herb Med，2017，9（1）：1-2.

[4] 刘昌孝. 从中药资源-质量-质量标志物认识中药产业的健康发展. 中草药，2016，47（18）：3149-3154.

[5] 刘昌孝. 基于中药质量标志物的中药质量追溯系统建. 中草药，2017，48（18）：3669-3676.

[6] 佘一鸣，胡永慧，韩立云，等. 中药质量控制的研究进展. 中草药，2017，48（12）：2557-2563.

[7] 江振作，王跃飞. 基于"药材基原-物质基础-质量标志物-质控方法"层级递进的中药质量标准模式研究. 中草药，2016，47（23）：4127-4133.

[8] 杨岩涛，李森，刘金玲，等. 中药质量标志物与"网通虹势"代谢规律. 中国中药杂志，2017，42（12）：2420-2424.

[9] 张铁军，许浚，申秀萍，等. 基于中药质量标志物（Q-marker）的元胡止痛滴丸的"性-效-物"三元关系和作用机制研究. 中草药，2016，47（13）：2199-2211.

[10] 张铁军，王杰，陈常青，等. 基于中药属性和作用特点的中药质量标志物研究与质量评价路径. 中草药，2017，48（6）：1051-1060.

[11] 郝敏，陆兔林，毛春琴，等. 基于中药质量标志物的饮片质量控制研究. 中草药，2017，48（9）：1699-1708.

[12] 周秀娟，李燕芳，陈莹，等. 基于 UPLC-Q Exactive 四级杆-轨道阱液质联用法快速建立清热灵颗粒中潜在中药质量标志物（Q-marker）成分库. 中草药，2017，48（1）：67-74.

[13] 张铁军，白钢，陈常青，等. 基于“五原则”的复方中药质量标志物（Q-marker）研究路径. 中草药，2018，49（1）：1-13.

[14] 李伟，李淑明，李挺洋，等. 复方丹参滴丸中君药丹参的质量标志物研究. 中草药，2018，49（9）：2000-2006.

[15] 武欣，张洪兵，许浚，等. 基于质量标志物的元胡止痛方配伍大鼠脑组织分布研究. 中草药，2018，49（1）：45-49.

[16] 刘妍如，唐志书，宋忠兴，等. 多元统计及“成分-靶点-疾病”在线关联分析脑心通胶囊中质量标志物. 中草药，2018，49（12）：2775-2785.

[17] 杨静，江振作，柴欣，等. 中药注射液“Q-markers”的辨析研究——丹红注射液研究实例. 世界科学技术：中医药现代化，2016，18（12）：2056-2061.

[18] Yi T，Zhang H，Cai Z. Analysis of rhizoma polygoni cuspidati by HPLC and HPLC-ESI/MS. Phytochemical Analysis，2007，18（5）：387-392.

[19] Lu C, Huang Z, Li X, et al. Study on the extract of bacteriostatic composition from *Polygonum cuspidatum* of the Western Hunan. Natural Product Research and Development，2005，17（5）：557-560.

[20] Nonomura S，Kanagawa H，Makimoto A. Chemical constituents of polygonaceous plants. i. studies on the components of ko-jo-kon.（*Polygonum cuspidatum* Sieb. et Zucc.）. Yakugaku zasshi：Journal of the Pharmaceutical Society of Japan，1963，83：988-990.

[21] Vastano BC，Chen Y，Zhu N，et al. Isolation and identification of stilbenes in two varieties of polygonum cuspidatum. Journal of Agricultural and Food Chemistry，2000，48（2）：253-256.

[22] Xiao K，Xuan L，Xu Y，et al. Constituents from *Polygonum cuspidatum*. Chemical and Pharmaceutical Bulletin，2002，50（5）：605-608.

[23] 董静，王弘，万乐人，等. 高效液相色谱/电喷雾-离子阱-飞行时间质谱分析鉴定中药虎杖中的主要化学成分. 色谱，2009，27（4）：425-430.

[24] Zhang H，Li C，Kwok ST，et al. A review of the pharmacological effects of the dried root of *Polygonum cuspidatum*（Hu Zhang）and its constituents. Evidence-based Complementary and Alternative Medicine，2013，2013：208349.

[25] Huang WY，Sheu SJ. Separation and identification of the fifteen constituents in forsythiae fructus. Journal of Food and Drug Analysis，2007，15（1）：33-39.

[26] Milder IEJ，Arts ICW，Venema DP，et al. Optimization of a liquid chromatography– tandem mass spectrometry method for quantification of the plant lignans secoisolariciresinol, matairesinol, lariciresinol, and pinoresinol in foods. Journal of Agricultural and Food Chemistry，2004，52（15）：4643-4651.

[27] Yan G, Zhang A, Sun H, et al. An effective method for determining the ingredients of S huanghuanglian formula in blood samples using high-resolution LC–MS coupled with background subtraction and a multiple data processing approach. Journal of Separation Science，2013，36（19）：3191-3199.

[28] Han J，Ye M，Guo H，et al. Analysis of multiple constituents in a Chinese herbal preparation Shuang-Huang-Lian oral liquid by HPLC-DAD-ESI-MSn. Journal of Pharmaceutical and Biomedical Analysis，2007，44（2）：430-438.

[29] Pan YL, Xue P, Li X, et al. Determination of nucleosides and nucleobases in Isatidis Radix by HILIC-UPLC-MS/MS. Analytical Methods，2013，5（22）：6395-6400.

[30] Wang XM，Xie YY，Hu XM，et al. Qualitative and quantitative analysis of glucosinolates and nucleosides in *Radix isatidis* by HPLC and liquid chromatography tandem mass spectrometry. Acta Pharmaceutica Sinica B，2013，3（5）：337-344.

[31] Zhou W, Zhang XY. Research progress of Chinese herbal medicine *Radix isatidis*（banlangen）. The American Journal of Chinese Medicine，2013，41（4）：743-764.

[32] Zuo L, Li JB, Xu J, et al. Studies on chemical constituents in root of Isatis indigotica. China Journal of Chinese Materia Medica，2007，32（8）：688-691.

[33] Ye WY，Li X，Cheng JW. Screening of eleven chemical constituents from *Radix isatidis* for antiviral activity. African Journal of Pharmacy and Pharmacology，2011，5（16）：1932-1936.

[34] Atef A，Al-Amier HA，Ibrahim TA. Comparative study of the flavonoids of some Verbena species cultivated in Egypt by using high-performance liquid chromatography coupled with ultraviolet spectroscopy and atmospheric pressure chemical ionization mass spectrometry. Journal of Chromatography A，2010，1217（41）：6388-6393.

[35] Quirantes-Piné R, Funes L, Micol V, et al. High-performance liquid chromatography with diode array detection coupled to electrospray time-of-flight and ion-trap tandem mass spectrometry to identify phenolic compounds from a lemon verbena extract. Journal of Chromatography A, 2009, 1216 (28): 5391-5397.

[36] Bilia AR, Giomi M, Innocenti M, et al. HPLC–DAD–ESI–MS analysis of the constituents of aqueous preparations of verbena and lemon verbena and evaluation of the antioxidant activity. Journal of Pharmaceutical and Biomedical Analysis, 2008, 46 (3): 463-470.

[37] Quirantes-Piné R, Herranz-López M, Funes L, et al. Phenylpropanoids and their metabolites are the major compounds responsible for blood-cell protection against oxidative stress after administration of *Lippia citriodora* in rats. Phytomedicine, 2013, 20 (12): 1112-1118.

[38] Wang X, Sun W, Sun H, et al. Analysis of the constituents in the rat plasma after oral administration of Yin Chen Hao Tang by UPLC/Q-TOF-MS/MS. Journal of Pharmaceutical and Biomedical Analysis, 2008, 46 (3): 477-490.

[39] Yan Z, Chen Y, Li T, et al. Identification of metabolites of Si-Ni-San, a traditional Chinese medicine formula, in rat plasma and urine using liquid chromatography/diode array detection/triple–quadrupole spectrometry. Journal of Chromatography B, 2012, 885: 73-82.

[40] Yin Q, Wang P, Zhang A, et al. Ultra-performance LC-ESI/quadrupole-TOF MS for rapid analysis of chemical constituents of Shaoyao-Gancao decoction. Journal of Separation Science, 2013, 36 (7): 1238-1246.

[41] Wang Y, He S, Cheng X, et al. UPLC-Q-TOF-MS/MS fingerprinting of traditional chinese formula SiJunZiTang. Journal of Pharmaceutical and Biomedical Analysis, 2013, 80: 24-33.

[42] 周燕，王明奎，廖循，等.甘草化学成分的高效液相色谱串联质谱分析. 分析化学，2004，32（2）：174-178.

[43]曹勇，郭倩，田成旺，等. 疏风解毒胶囊 HPLC 指纹图谱研究. 中草药，2016，47（12）：2034-2039.

[44] Li Y, Chang N, Han Y, et al. Anti-inflammatory effects of Shufengjiedu capsule for upper respiratory infection via the ERK pathway. Biomedicine & Pharmacotherapy, 2017, 94: 758-766.

[45] Tao Z, Meng X, Han Y, et al. Therapeutic mechanistic studies of ShuFengJieDu capsule in an acute lung injury animal model using quantitative proteomics technology. Journal of Proteome Research, 2017, 16 (11): 4009-4019.

[46] 张铁军，朱月信，刘岱琳，等. 疏风解毒胶囊药效物质基础及作用机制研究. 中草药，2016，47（12）：2019-2026.

[47] Zhang T, Bai G, Han Y, et al. The method of quality marker research and quality evaluation of traditional Chinese medicine based on drug properties and effect characteristics. Phytomedicine, 2018, 44: 204-211.

[48] 郭倩，田成旺，朱月信，等. HPLC 法同时测定疏风解毒胶囊中 7 种活性成分. 中草药，2015，46（8）：1174-1177.

[49] 张铁军，朱月信，刘素香，等. 疏风解毒胶囊的系统质量标准提升研究. 中草药，2016，47（12）：2027-2033.

（张铁军　许　浚　张洪兵　韩彦琪　刘素香　田成旺　刘昌孝）

第十五章

元胡止痛滴丸的质量标志物研究

元胡止痛滴丸由延胡索（*Corydalis rhizoma*）和白芷（*Angelicae dahuricae* Radix）两味药组成，具有理气、活血、止痛之功效，临床上用于治疗气滞血瘀所致胃痛、胁痛、头痛及痛经等[1]。目前尚未见化学物质基础的研究报道，仅有延胡索和白芷药材的化学成分研究报道。按照中药质量标志物的定义，本章基于中药质量标志物的“可传递性”和“溯源性”、成分特有性、有效性、配伍环境以及可测性等要求，对元胡止痛滴丸质量标志物进行系统研究，并在此基础上建立科学的质量控制方法。

第一节 基于质量传递与溯源的元胡止痛滴丸化学物质组研究

本部分首先采用HPLC法对元胡止痛滴丸以及延胡索和白芷药材所含生物碱和香豆素类成分进行表征，之后采用 HPLC-MS/MS 方法对元胡止痛滴丸以及延胡索和白芷药材所含生物碱和香豆素类成分进行辨识，从元胡止痛滴丸中共鉴定出 51 个化合物，包括 28 个生物碱类成分和 23 个香豆素类成分，对元胡止痛滴丸中的化学成分的药材来源进行了归属。

其次进一步采用化学分离的方法，对元胡止痛滴丸的主要化学成分进行化学分离，获得 28 个单体化学成分，采用 ESI-MS、^{1}H-NMR、^{13}C-NMR 等方法，确定了 21 个化学成分的结构。

最后，采用血清药物化学的方法对元胡止痛滴丸的入血成分及其代谢产物进行辨识，从给药后大鼠血浆中鉴定得到 40 个外源性化合物，包括 26 个原型成分和 14 个代谢产物。

一、元胡止痛滴丸的药材、成品化学物质组表征和辨识

HPLC-Q/TOF-MS 技术具有分析速度快、检测灵敏度高、抗干扰能力强的特点。在复杂样品分析中，可以有效地降低机体干扰，提高检测的准确性，适用于中药中各种复杂组分的同时测定[2, 3]。同时，HPLC-Q/TOF-MS 技术被广泛用于结构的确定，因为该方法不仅能提供保留时间、准确的分子量、UV 光谱和分子式，也能提供 MS 信息。本实验建立了一种高效地使用 HPLC-Q/TOF-MS 鉴别元胡止痛滴丸及其药材中化学物质组的方法，并使

用该技术对元胡止痛滴丸指纹图谱中各色谱峰进行了指认，明确了其化学物质基础，为进一步明确其药效物质基础提供了参考。

1. 元胡止痛滴丸及其原料药材 HPLC-Q/TOF MS 检测

本部分建立了元胡止痛滴丸的 HPLC-Q/TOF MS 检测方法，并采用建立的方法对元胡止痛滴丸及其原料药材醋延胡索和白芷分别进行了 HPLC-Q/TOF MS 分析，得到各样品一级质谱图（图 15.1～图 15.3）。

2. 元胡止痛滴丸化学物质组辨识

在对元胡止痛滴丸全方中化学物质组进行一级质谱检测后，可以得到物质准分子离子峰（$[M]^+$、$[M+H]^+$或$[M-H]^-$）的相关信息。在此基础上，以准分子离子为母离子在相应的模式下进行二级碎片的测定，根据二级质谱结构信息以及结合相关文献的报道[4-15]，对元胡止痛滴丸全方的化学物质组进行了鉴定分析，共鉴定出 51 个化合物，其中包括 28 个生物碱类成分和 23 个香豆素类成分，并对每一个成分的药材来源进行了归属。具体鉴定结果见表 15.1，结构式见图 15.4。

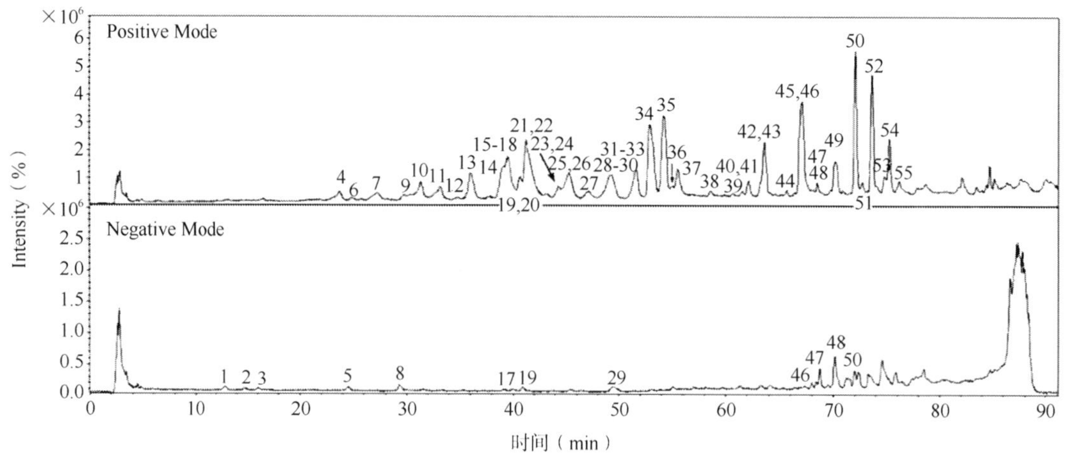

图 15.1 元胡止痛滴丸总离子流图谱

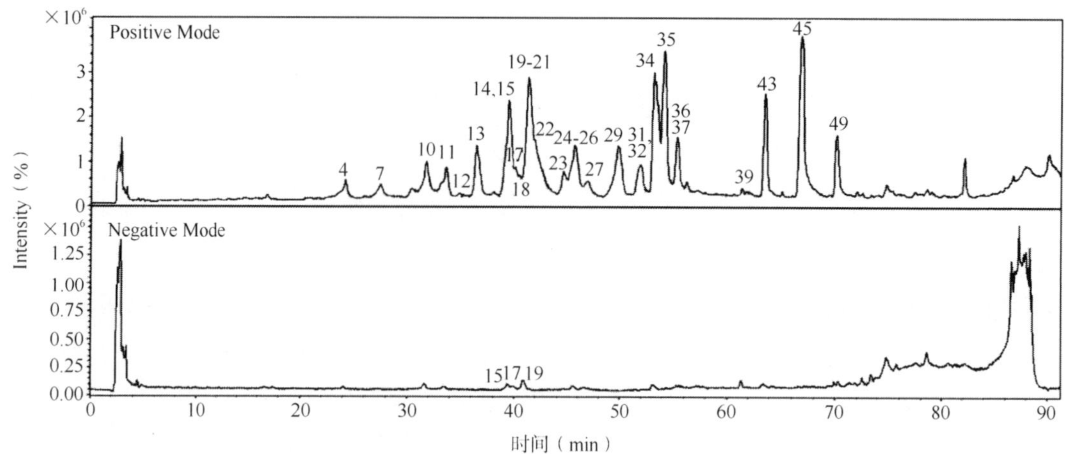

图 15.2 醋延胡索药材总离子流图谱

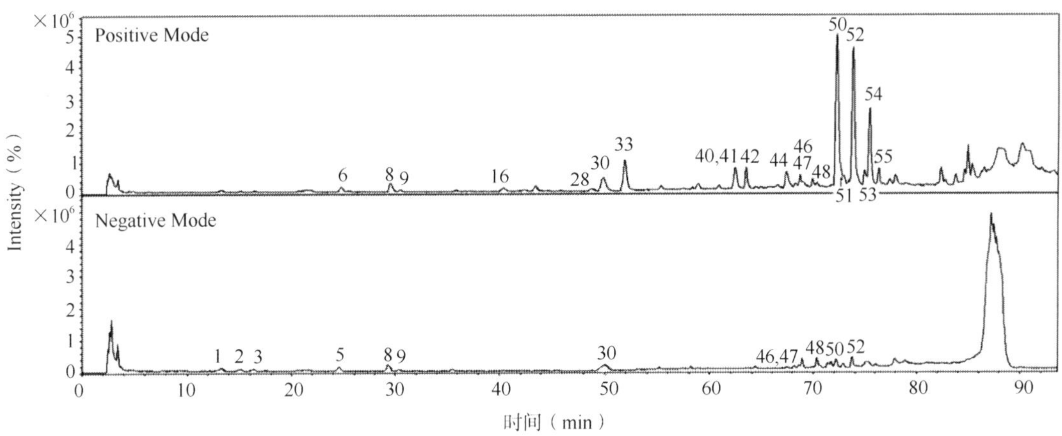

图 15.3　白芷药材总离子流图谱

表 15.1　元胡止痛滴丸化学物质组鉴定结果

峰号	t_R（min）	[M+H]⁺/[M−H]⁻（m/z）	MS/MS	化合物	分子式	来源
1	12.89	-/315.0219	174	Neobyakangelicol	$C_{17}H_{16}O_6$	2
2	14.77	-/403.0770	—	Unknown	—	2
3	16.02	-/403.0779	—	Unknown	—	2
4	23.72	314.1770/-	239，194，115，107	Unknown	—	1
5	24.53	-/385.0695	201，175	Esthole	$C_{21}H_{22}O_7$	2
6	24.85	287.0905/-	203，147	Oxypeucedanin	$C_{16}H_{16}O_6$	2
7	27.31	328.2843/-	178，163，135	Scoulerine	$C_{19}H_{21}NO_4$	1
8	29.29	-/385.1769	201，175	Senbyakangelicol	$C_{21}H_{22}O_7$	2
9	30.03	-/407.1466	467，227	Nodakenin	$C_{20}H_{24}O_9$	2
10	31.29	356.1902/-	340，308，192，177，149	Corybulbine	$C_{21}H_{25}NO_4$	1
11	33.19	356.1873/-	340，308，192，177，149	Isocorybulbine	$C_{21}H_{25}NO_4$	1
12	34.76	342.1695/-	192，176，163，148	*D*-lirioferine	$C_{20}H_{23}NO_4$	1
13	36.01	354.1378/-	188，149	Protopine	$C_{20}H_{19}NO_5$	1
14	38.95	370.1715/-	206，188	α-allocryptopine	$C_{22}H_{27}NO_4$	1
15	39.56	342.1759/340.1643	178，163，135	Tetrahydrojatrorrhizine	$C_{20}H_{23}NO_4$	1
16	39.81	203.0315/-	147，129，101	Xanthotoxol/bergaptol	$C_{11}H_6O_4$	2
17	39.88	338.1400（[M]⁺）/ 336.1325	307，279，265，178，163	Jatrorrhizine	$C_{20}H_{20}NO_4^+$	1
18	40.06	370.4063/-	206，190	Cryptopine	$C_{22}H_{27}NO_4$	1
19	40.59	328.4024/326.1845	121，115	Isoboldine	$C_{19}H_{21}NO_4$	1
20	40.69	342.1613/-	178，163，135	Tetrahydrocolumbamine	$C_{20}H_{23}NO_4$	1
21	41.34	356.1673/-	295，279，267，251，236，220	*D*-glaucine	$C_{21}H_{25}NO_4$	1
22	41.64	320.0917（[M]⁺）/-	318，290，277，262，249，234	Coptisine	$C_{19}H_{14}NO_4^+$	1
23	44.25	352.4163（[M]⁺）/-	337，321，293，265，190	Dehydrocorybulbine	$C_{21}H_{22}NO_4^+$	1
24	44.44	354.1719/-	337，321，308，293，265，190	*N*-methylcanadine	$C_{21}H_{21}NO_4$	1

续表

峰号	t_R（min）	$[M+H]^+/[M-H]^-$（m/z）	MS/MS	化合物	分子式	来源
25	44.81	370.3445/-	190	Taxilamine	$C_{20}H_{19}NO_6$	1
26	45.20	352.1589（$[M]^+$）/-	337，322，305，294，278，190	13-methyl-dehydrocorydalmine	$C_{21}H_{22}NO_4^+$	1
27	47.03	356.3134/-	192，176，165，150	Yanhunine	$C_{21}H_{25}NO_4$	1
28	48.36	233.0429/-	173，145，116	5-methoxy-8-hydroxy-psoralen	$C_{12}H_8O_5$	2
29	49.04	352.1231（$[M]^+$）/ 351.0641	336，320，294，278，264	Palmatine	$C_{21}H_{22}NO_4^+$	1
30	49.29	305.2513/-	203，147，131	Oxypeucedanin hydrate	$C_{16}H_{16}O_6$	2
31	51.07	336.0785（$[M]^+$）/-	320，318，304，292，278	Berberine	$C_{20}H_{18}NO_4^+$	1
32	51.41	368.1847/-	352，336，308	Bicuculline	$C_{20}H_{17}NO_6$	1
33	51.61	335.1138/-	318，278	Byakangelicin	$C_{17}H_{18}O_7$	2
34	52.84	366.1728（$[M]^+$）/-	350，334，308，292	Dehydrocorydaline	$C_{22}H_{24}NO_4^+$	1
35	54.12	356.1903/-	192，176	Tetrahydropalmatine	$C_{21}H_{25}NO_4$	1
36	54.88	366.4017/-	350，336，321，292，277	Unknown	—	1
37	55.55	356.3249/-	178，163，151，135	Coryphenanthrine	$C_{21}H_{25}NO_4$	1
38	58.52	217.2010/-	174，145，118	Xanthotoxin	$C_{12}H_8O_4$	2
39	61.52	340.3094/-	324，192，176，148，131	*D*-nantenine	$C_{20}H_{21}NO_4$	1
40	61.90	217.1928/-	202，174，145，118	Bergapten	$C_{12}H_8O_4$	2
41	62.14	247.0619/-	217，189，161，133	Pimpinellin	$C_{13}H_{10}O_5$	2
42	63.20	317.1028/-	218，203，188	Isobyakangelicol	$C_{17}H_{16}O_6$	2
43	63.55	340.3280/-	176，161，149	Tetrahydroberberine	$C_{20}H_{21}NO_4$	1
44	66.33	317.1014/-	231，203，188，176	Byakangelicol	$C_{17}H_{16}O_6$	2
45	66.92	370.5450/-	192，176，165，148	Corydaline	$C_{22}H_{27}NO_4$	1
46	67.88	231.1002/229.2273	147，119，103	Demethylsuberosin	$C_{14}H_{14}O_3$	2
47	68.32	271.0907/269.0919	213，184，171，153，128，115	Alloisoimperatorin	$C_{16}H_{14}O_4$	2
48	70.07	-/269.0806	253，225，197	Alloimperatorin	$C_{16}H_{14}O_4$	2
49	70.20	324.3789/-	176，161，149，119	Tetrahydrocoptisine	$C_{19}H_{17}NO_4$	1
50	71.83	271.2428/-	174，147，129	Imperatorin	$C_{16}H_{14}O_4$	2
51	72.62	317.1013/-	204，189，173，119	Neobyakangelicol	$C_{17}H_{16}O_6$	2
52	73.27	301.1109/-	218，189，173，134	Cnidilin	$C_{17}H_{16}O_5$	2
53	74.64	301.2571/-	218，189，173，162，145，134	Phellopterin	$C_{17}H_{16}O_5$	2
54	74.88	271.0987/-	147，131，119	Isoimperatorin	$C_{16}H_{14}O_4$	2
55	76.02	245.2384/-	131	Osthole	$C_{15}H_{16}O_3$	2

注：1 代表延胡索；2 代表白芷。

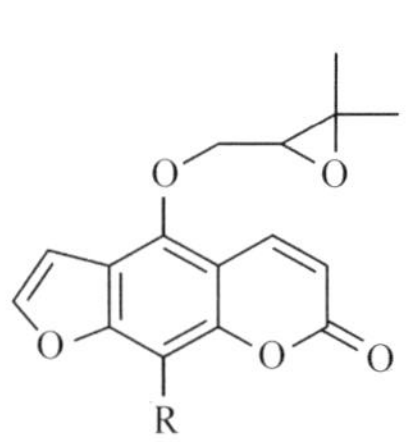

	R
6	H
42	OCH_3

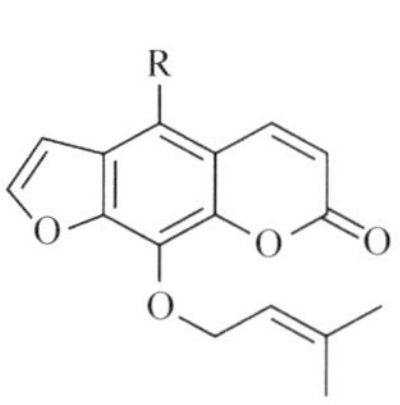

	R
50	H
53	OCH_3

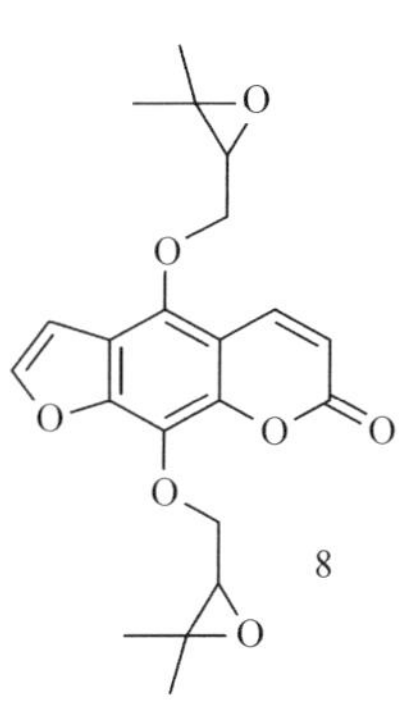

8

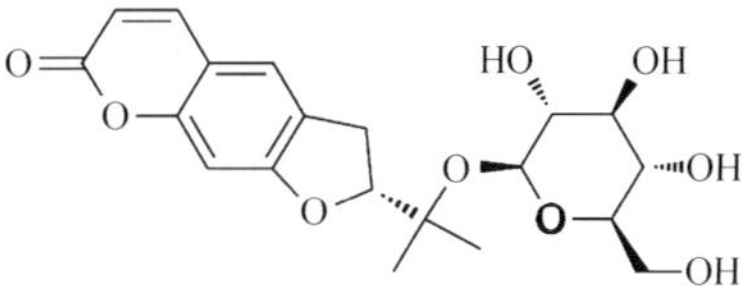

9

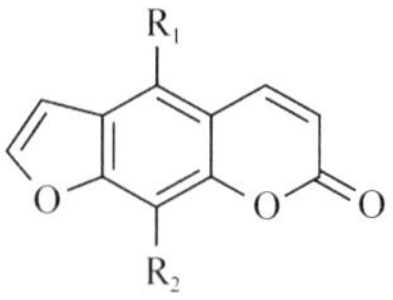

	R_1	R_2
16	H	OH
28	OCH_3	OH
38	H	OCH_3
40	OCH_3	H

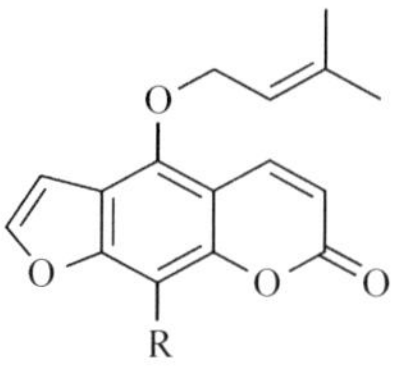

	R
54	H
52	OCH_3
48	OH

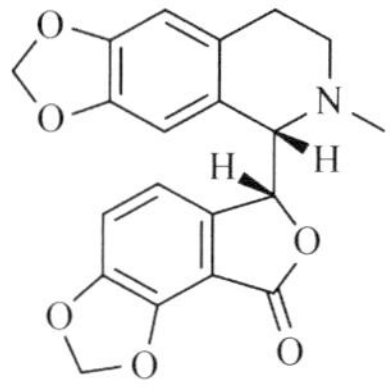

32

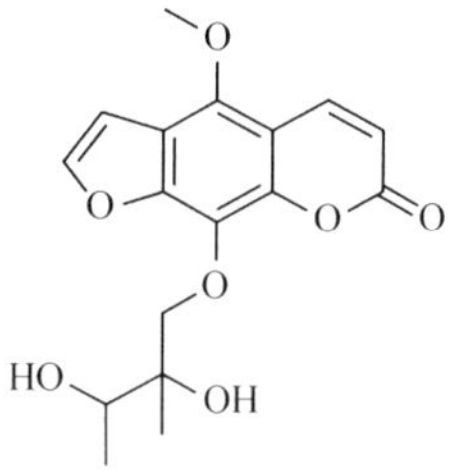

33

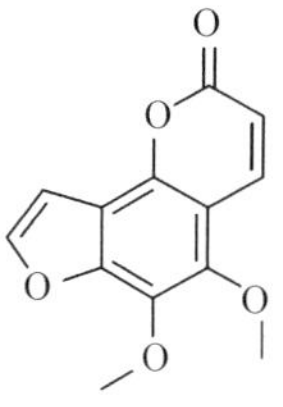

41

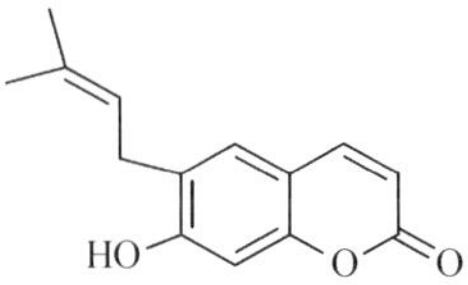

46

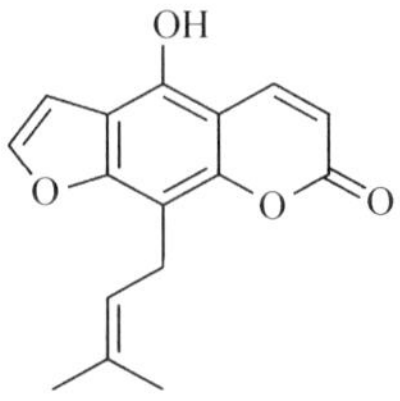

46

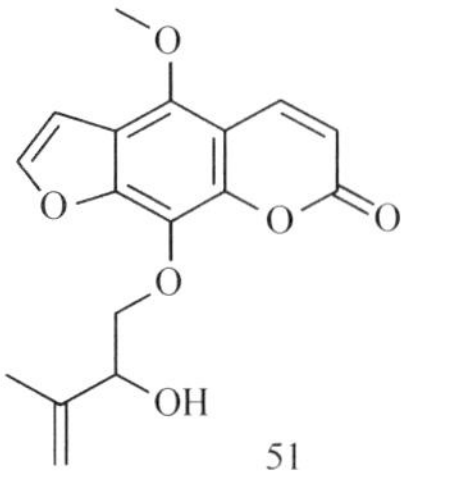

51

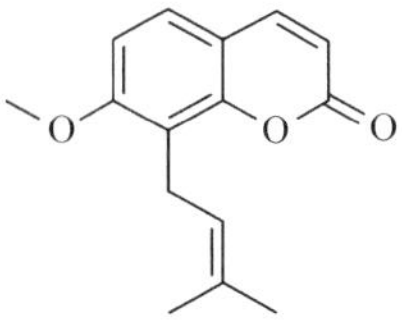

55

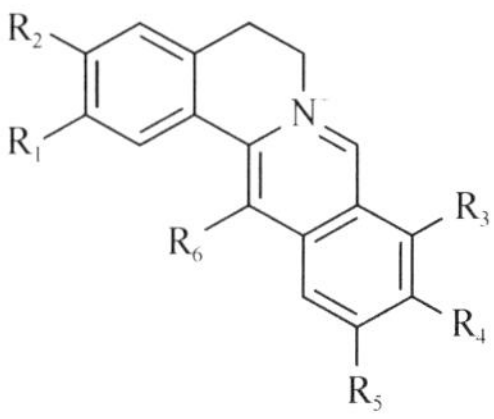

	R_1	R_2	R_3	R_4	R_5	R_6
17	OCH_3	OH	OCH_3	OCH_3	H	H
22	$O\text{-}CH_2\text{-}O$		$O\text{-}CH_2\text{-}O$		H	H
23	OCH_3	OH	OCH_3	OCH_3	H	CH_3
26	OCH_3	OCH_3	OCH	OH	H	CH_3
29	OCH_3	OCH_3	OCH_3	OCH_3	H	H
31	$O\text{-}CH_2\text{-}O$		OCH_3	OCH_3	H	H
34	OCH_3	OCH_3	OCH_3	OCH_3	H	CH_3

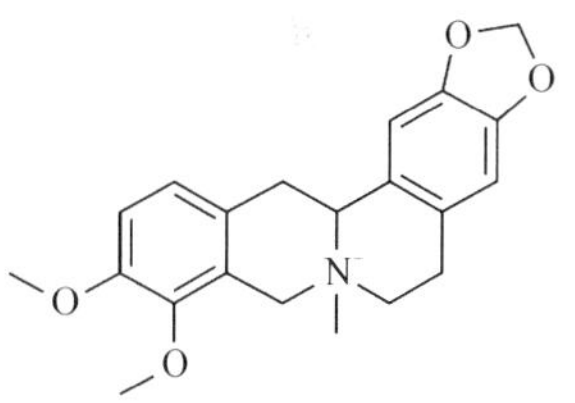

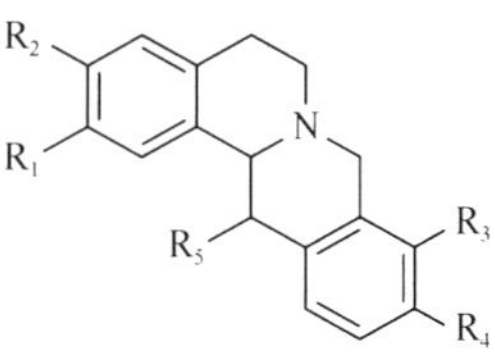

	R_1	R_2	R_3	R_4	R_5
7	OH	OCH_3	OH	OCH_3	H
10	OCH_3	OH	OCH_3	OCH_3	CH_3
11	OH	OCH_3	OCH_3	OCH_3	CH_3
15	OCH_3	OH	OCH_3	OCH_3	H
20	OH	OCH_3	OCH_3	OCH_3	H
27	OCH_3	OCH_3	OCH_3	OH	CH_3
35	OCH_3	OCH_3	OCH_3	OCH_3	H
43	$O\text{-}CH_2\text{-}O$		OCH_3	OCH_3	H
45	OCH_3	OCH_3	OCH_3	OCH_3	CH_3
49	$O\text{-}CH_2\text{-}O$		$O\text{-}CH_2\text{-}O$		H

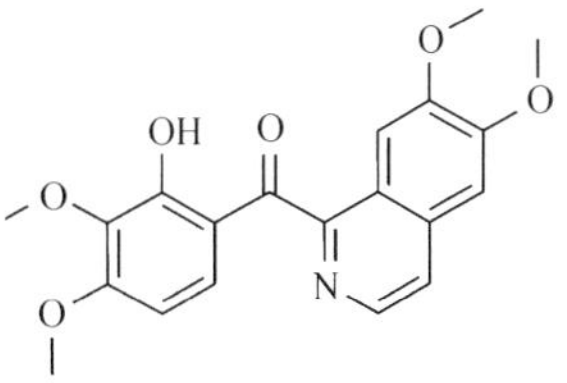

24

25

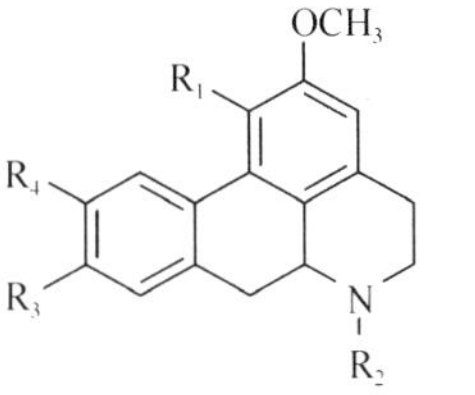

	R_1	R_2	R_3	R_4
12	OH	CH_3	OH	OH
19	OH	CH_3	OH	OCH_3
21	OCH_3	CH_3	OCH_3	OCH_3
39	OCH_3	CH_3	$O\text{-}CH_2\text{-}O$	

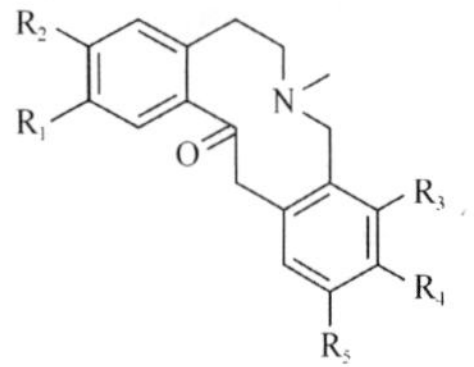

	R_1	R_2	R_3	R_4	R_5
13	O-CH_2-O		O-CH_2-O		H
14	O-CH_2-O		OCH_3	OCH_3	H
18	OCH_3	OCH_3	O-CH_2-O		H

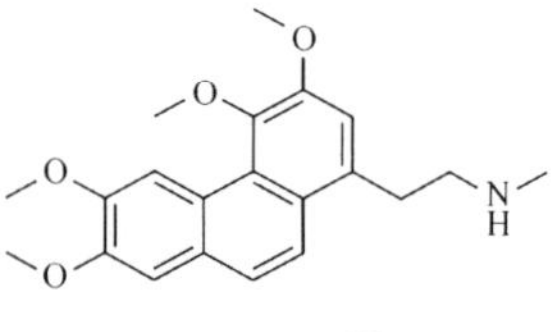

37

图 15.4 元胡止痛滴丸物质组结构式

3. 四氢原小檗碱型生物碱鉴定

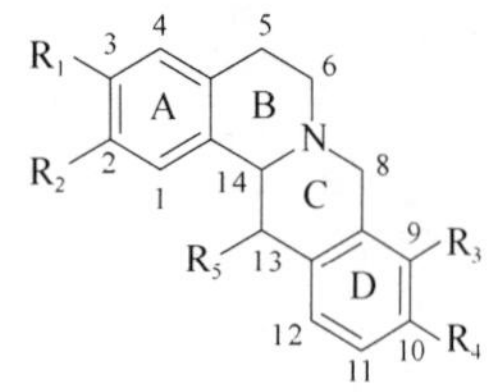

图 15.5 四氢原小檗碱型生物碱母核结构图

四氢原小檗碱型生物碱的基本骨架是苯二甲基与四氢异喹啉的两处连接构成了一个中间有脂肪环的四环系统，这使得其具有了发生 RDA 裂解的条件，可将分子离子一分为二，形成互补离子，这是在电喷雾质谱下它与其他类型生物碱相区别的最大特征。其结构中的取代基仅是出现在 A 环中的 C_2 和 C_3 位，C 环中的 C_{13} 位，以及 D 环中的 C_9 和 C_{10} 位。母核结构如图 15.5 所示。A 环和 D 环的取代基一共有三种形式，即甲氧基、羟基和亚甲二氧基。而 C 环只有一种取代形式即甲基。这种取代形式应该是与延胡索中的生物碱生物合成途径有关，这两类生物碱在取代基的取代形式上均呈现这样的取代规律。这种取代形式为质谱结构的分析也提供了一系列有价值的信息[13, 15]。

化合物 20 在质谱中显示的准分子离子峰为 *m/z* 342，碎片离子有 *m/z* 178（图 15.6），该裂解方式具有典型的 RDA 裂解的特征，所以首先判断其为四氢原小檗碱型生物碱。根据 RDA 裂解的质谱规律，化合物 20 的 C 环碎裂产生的互补碎片离子为 *m/z* 178 和 *m/z* 165。*m/z* 178 的碎片离子和准分子离子峰均较延胡索乙素相差 14Da，因此推断化合物 20 与延胡索乙素的区别应该发生在 A 环，那么化合物 20 的结构应是具有原小檗碱型生物碱的母核，而且 A 环的两个取代基一个是羟基，一个是甲氧基，D 环的两个取代基是甲氧基。根据保留时间和含量关系比较，鉴定该成分为四氢非洲防己碱（图 15.7）。

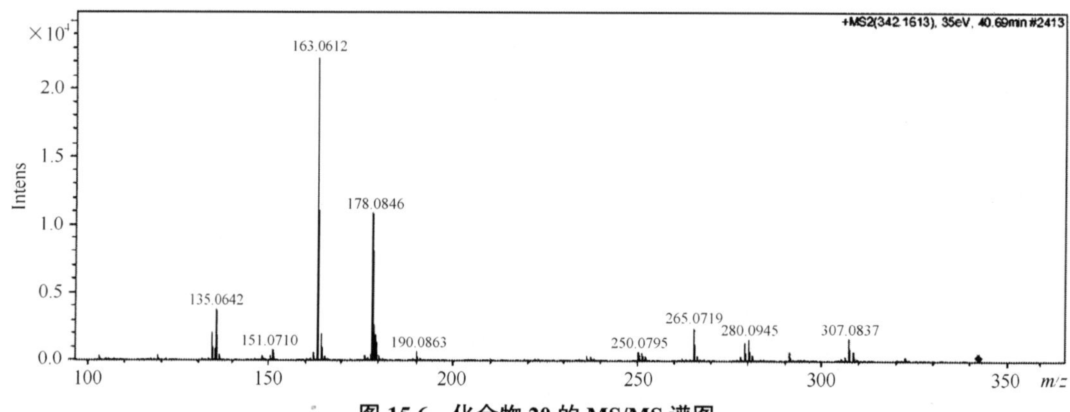

图 15.6 化合物 20 的 MS/MS 谱图

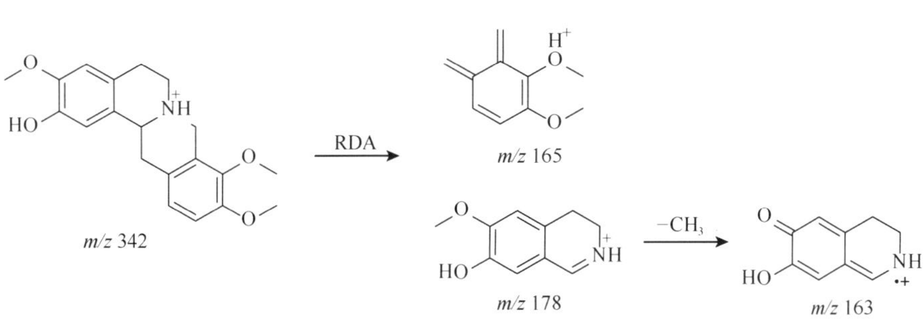

图 15.7　四氢非洲防己碱裂解途径

4. 原小檗碱类生物碱鉴定

原小檗碱型生物碱结构中的取代基仅是出现在 A 环中的 C2 和 C3 位，C 环中的 C13 位，以及 D 环中的 C9 和 C10 位。母核结构如图 15.8 所示。A 环和 D 环的取代基一共有三种形式，即甲氧基、羟基和亚甲二氧基。而 C 环只有一种取代形式即甲基，这种取代形式应该是与延胡索中的生物碱生物合成途径有关，这种取代形式为质谱结构的分析也提供了一系列有价值的信息。以原小檗碱型生物碱为例，在其他取代基相同的情况下，如果 A 环 C2 和 C3 位的取代基为甲氧基，那么在同类的这一系列成分中，这种结构的分子量应该是最高的，如果其中的一个取代位点变成了羟基，那么该化合物分子量则降低了 14Da，而如果变成了甲二氧基取代，那么该化合物分子量就会降低 16Da。由于结构中 C 环是吡啶环结构，因此无法发生 RDA 裂解，它的裂解途径主要以取代基的碎裂为主，其碎片离子集中在 *m/z* 280～350，由于氮原子以直接带正电荷的形式存在，且 C 环和 D 环存在较大的共轭结构，因此与四氢原小檗碱型生物碱相比，其取代基碎裂形成的碎片离子结构更稳定，相对丰度更大[15]。

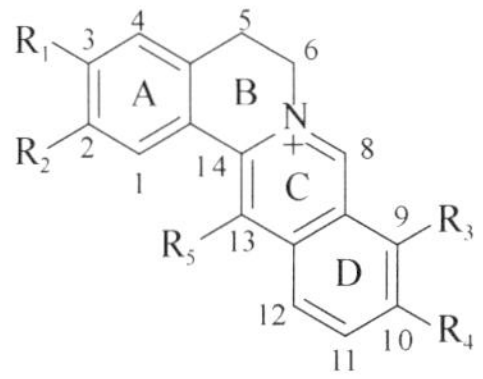

图 15.8　原小檗碱型生物碱母核结构图

化合物 22 显示的准分子离子峰为 *m/z* 320（图 15.9），没有 RDA 裂解后形成的互补离子，初步可推断其为原小檗碱型生物碱。其准分子离子峰与小檗碱相差 16Da，由此推断很可能在 D 环也被甲二氧基取代。该甲二氧基取代后发生重排和碎裂，失去 CO 而形成 *m/z* 为 292 的碎片离子，连续失去两个 CO 形成 *m/z* 为 264 的碎片离子，同时，*m/z* 为 292 的碎片离子可以继续失去 CH_2 形成 *m/z* 278 的碎片离子，并且通过与标准品谱图比对发现其与黄连碱的质谱图一致，可以鉴定化合物 22 为黄连碱，其裂解途径如图 15.10 所示。

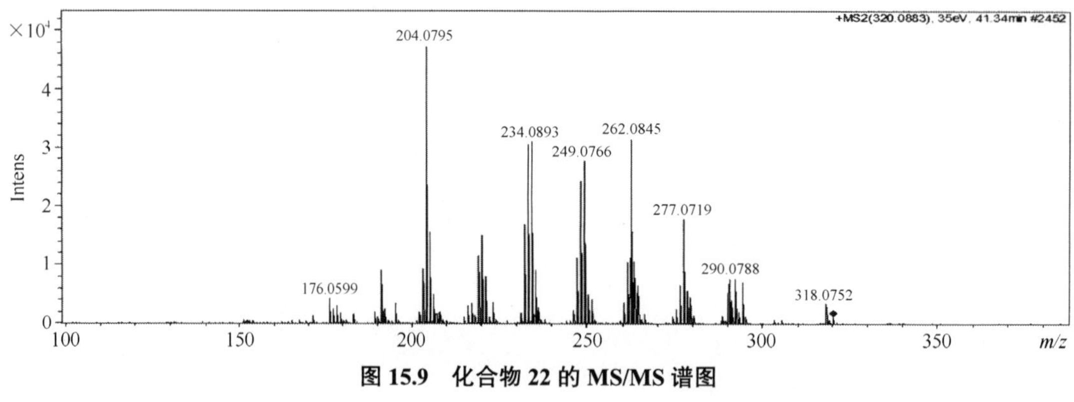

图 15.9　化合物 22 的 MS/MS 谱图

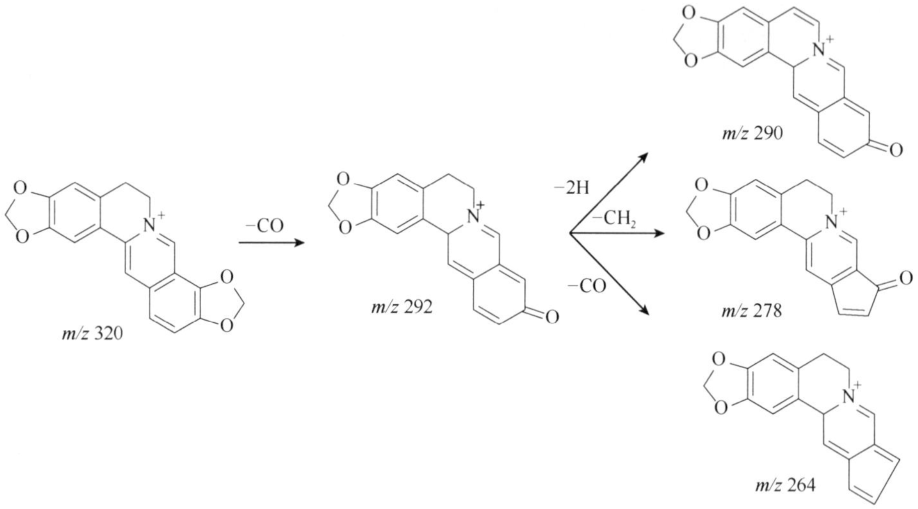

图 15.10　黄连碱裂解途径

5. 原阿片碱类生物碱鉴定

原阿片碱类生物碱的分子骨架相似于四氢原小檗碱型生物碱，结构如图 15.11 所示，只是异喹啉环开环。其取代基的性质也类似于四氢原小檗碱型生物碱，所以两类生物碱的裂解方式也很相似，都可发生 RDA 裂解，将分子一分为二，从而在 *m/z* 150～210 的质谱区段形成相对丰度最高的碎片离子。其结构与四氢小檗碱主要差别是 C14 位上，原阿片碱类生物碱不仅没有与氮原子相连，而且还与氧相连形成羧基，经过重排可以导致原阿片碱类生物碱失去一分子水，这个裂解途径不仅在母离子的碎裂中极易发生，而且在其 RDA 裂解形成的碎片离子中也极易发生，使得在质谱中相对丰度最高的碎片离子并不是由 RDA 裂解直接产生，而是 RDA 裂解后再脱水产生，因此可将两类生物碱进行很好的区分[12]。

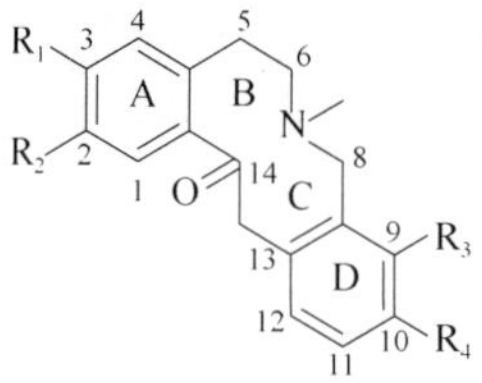

图 15.11　原阿片碱型生物碱母核结构图

化合物 13 显示的准分子离子峰为 354（图 15.12），这类化合物可以通过 RDA 裂解产生 *m/z* 188 和 *m/z* 149 的碎片离子，但这两个碎片离子质量数相加并不等于准分子离子质量数加 1Da，而是相差了一个水分子的分子量，由此可推断该化合物可能为原阿片碱型生物碱。该类化合物在延胡索中的种类很少，通过文献中的质谱信息比对可以推测化合物 13 可能为原阿片碱。*m/z* 354 的准分子离子失去水后得到 *m/z* 为 336 的碎片离子，后者可继续失去 CO 基团形成 *m/z* 308 的碎片离子，碎片离子 *m/z* 308 失去 33Da 后形成了碎片离子 *m/z* 275，推测应该是失去了 CH_3OH 和一个 H 并发生了重排。*m/z* 275 的碎片离子失去 CO 基团后形成了 *m/z* 247 的碎片离子。与文献中碎片信息和标准品谱图比对发现其与原阿片碱的质谱图一致，可知该化合物为原阿片碱，其裂解途径如图 15.13 所示。

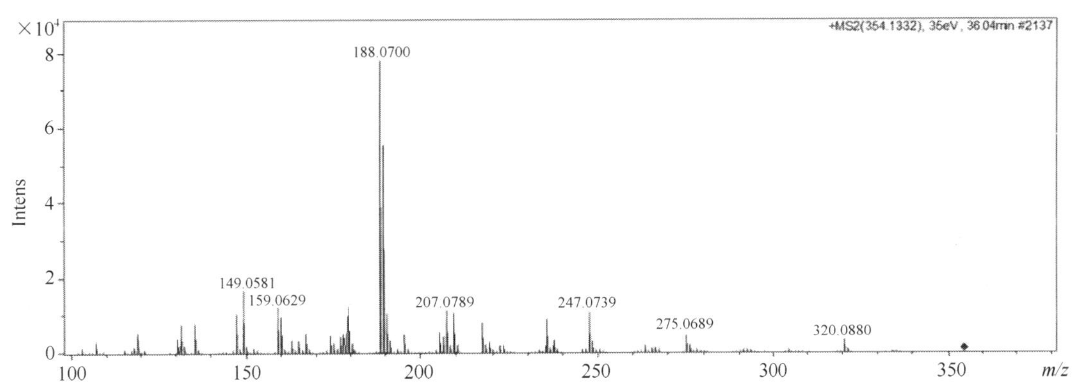

图 15.12 化合物 13 的 MS/MS 谱图

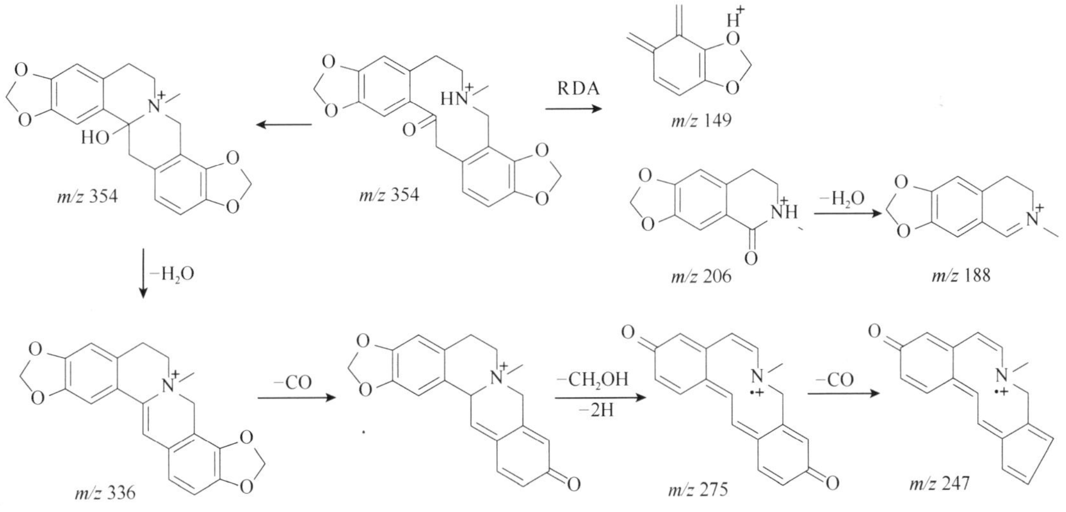

图 15.13 原阿片碱裂解途径

6. 阿朴啡类生物碱鉴定

延胡索生物碱中还有一类成分呈现出与前 3 种成分不同的裂解规律，这就是阿朴啡类生物碱，该类生物碱结构如图 15.14 所示。这种化学成分的碎片离子主要集中在 *m/z* 290～350 的高端质谱区。与原小檗碱型生物碱不同的是，该类生物碱主要是通过失去 31Da 的甲氧基而形成丰度最高的碎片离子。

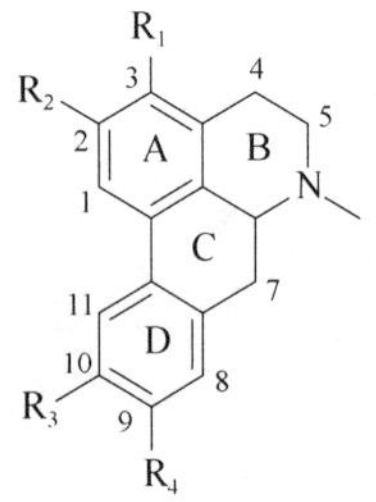

图 15.14　阿朴啡类生物碱母核结构图

化合物 21 产生的准分子离子峰为 *m/z* 356（图 15.15），通过文献查找推断其为阿朴啡类生物碱中的海罂粟碱，裂解途径见图 15.16。

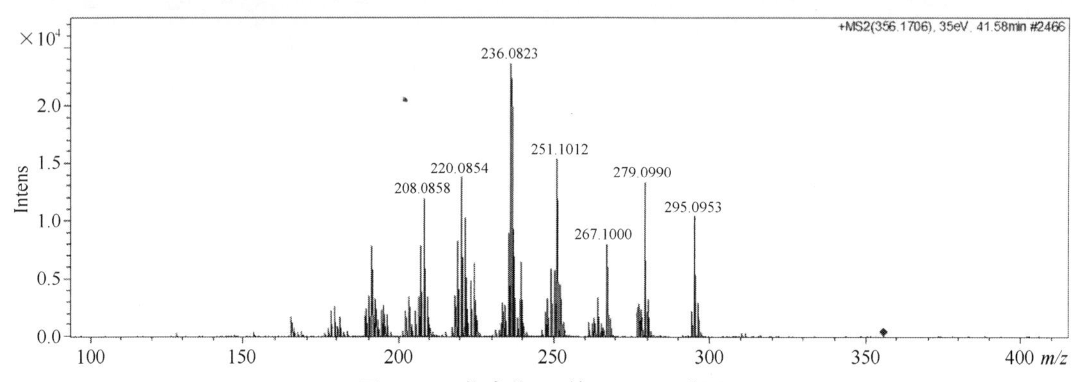

图 15.15　化合物 21 的 MS/MS 谱图

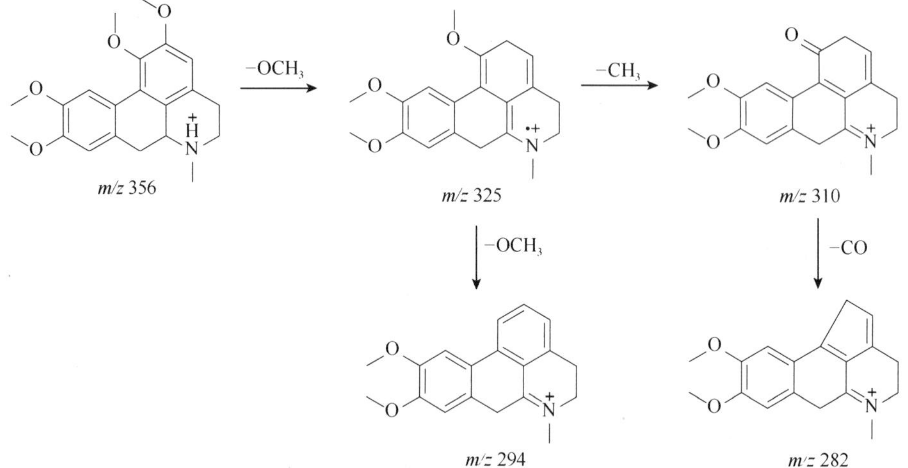

图 15.16　海罂粟碱裂解途径

7. 香豆素类化合物鉴定

香豆素母核结构（图 15.17）的质谱裂解研究已经研究的比较明确。早期对香豆素类化合物的质谱裂解规律研究主要采用电子轰击型（EI）离子源进行。经研究发现香豆素本身主要的裂解规律为连续地失去一系列的 CO 基团，再失去氢和乙炔，因此，其裂解途径是 M–CO–CO–H–C_2H_2。内酯结构使其较容易失去质量为 44 的 CO_2 分子。香豆素类化合物主要有两种碎裂形式失去羰基，由环上的羰基（5、8 位）碎裂、酯键上的羰基碎裂[7, 14]。对其失去的先后顺序进行了如下推测：酯键上的羰基失去后形成的结构仍是杂环，不如 5、8 位的羰基断裂后形成的结构稳定，故 5 位及 8 位羰基最容易失去。化合物 6 显示的准分子离子峰为 287（图 15.18），裂解规律见图 15.19。

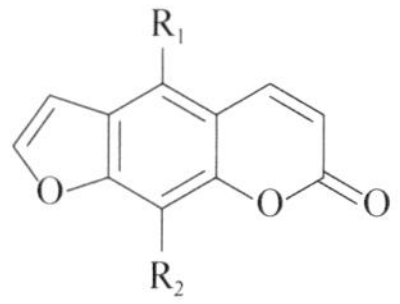

图 15.17　香豆素类化合物母核结构图

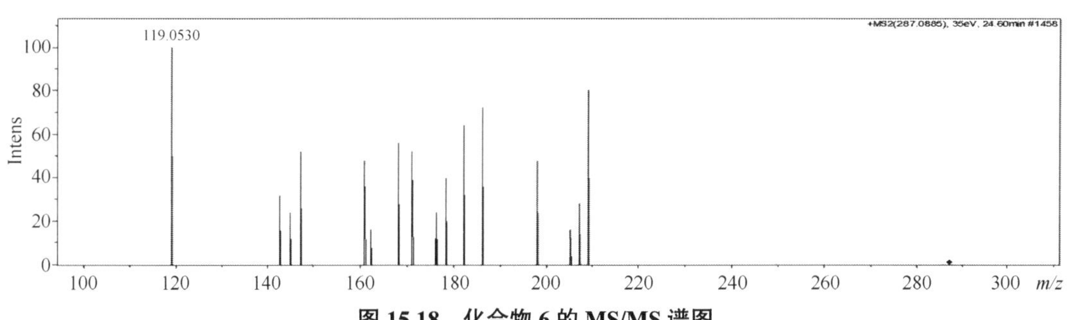

图 15.18　化合物 6 的 MS/MS 谱图

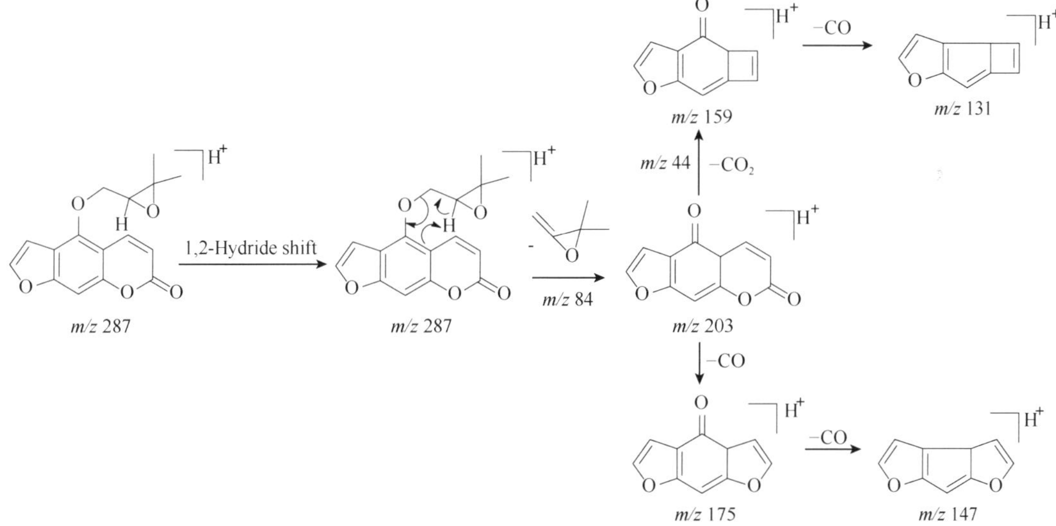

图 15.19　氧化前胡素裂解途径

二、元胡止痛滴丸主要化学成分分离和结构鉴定

在元胡止痛滴丸化学物质组辨识的基础上，进一步采用有机溶剂萃取技术、硅胶柱色谱、FLASH 色谱和制备型 HPLC 技术，以醋延胡索和白芷药材为原料，对元胡止痛滴丸主要化学成分进行分离制备，分离得到 28 个化学成分。运用 UV、MS、^{1}H-NMR、

^{13}C-NMR 等现代波谱技术，对获得的各单体成分进行结构鉴定，鉴别确定了 21 个化学成分。

1. 化合物名称和结构式

分离得到化合物后分别运用 UV、ESI-MS、NMR、TLC 等手段对其进行鉴定并与现有文献相对照，最终确定了它们的结构。

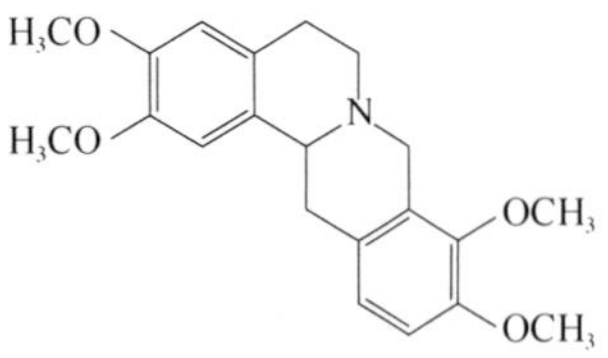

YH-1延胡索乙素
dl-tetrahydropalmatine

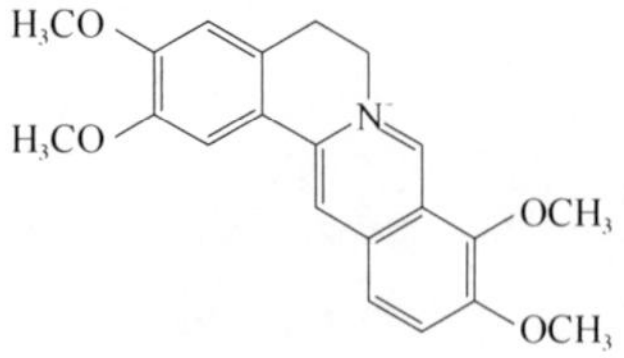

YH-2巴马汀
palmatine

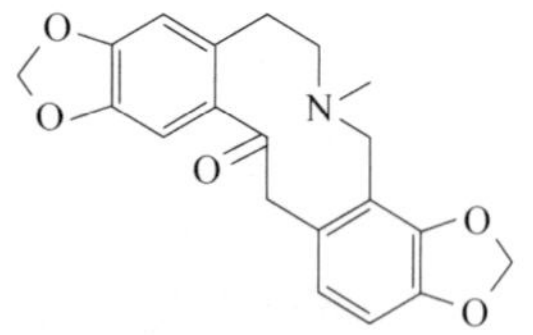

YH-3原阿片碱
protopine

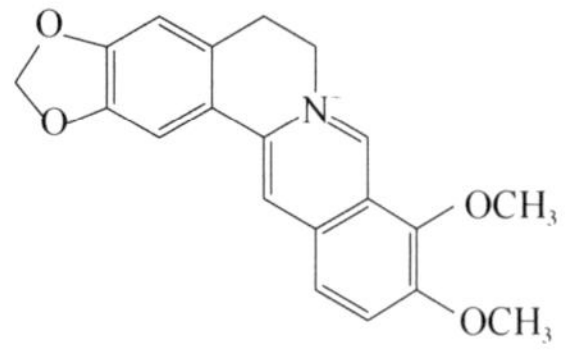

YH-5小檗碱
berberine

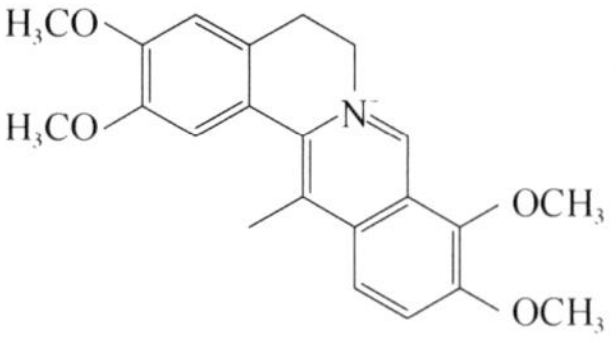

YH-6去氢延胡索甲素
dehydrocorydaline

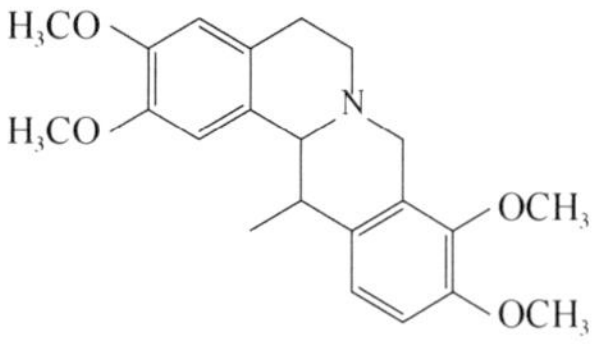

YH-8延胡索甲素
d-corydaline

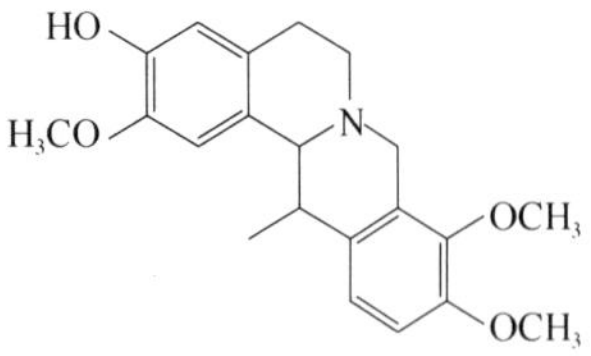

YH-9四氢药根碱
tetrahydrojatrorrhizine

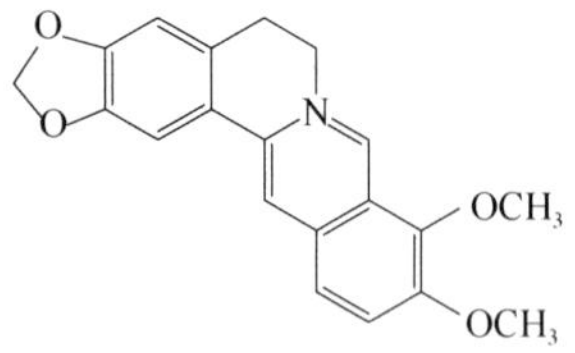

YH-11四氢小檗碱
tetrahydroberberine

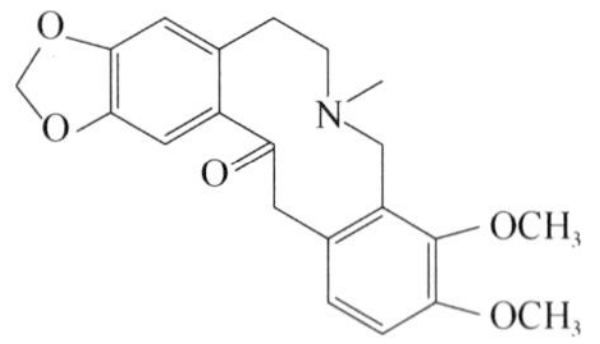

YH-12别隐品碱
α-allocryptopine

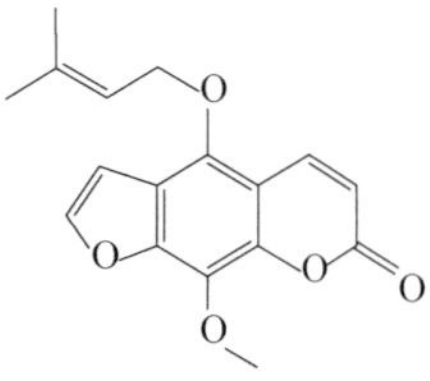

BZ-1-8-甲氧基异欧前胡素
cnidilin

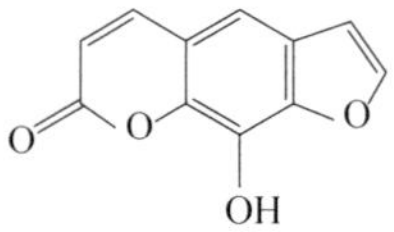

BZ-2花椒毒酚
xanthotoxol

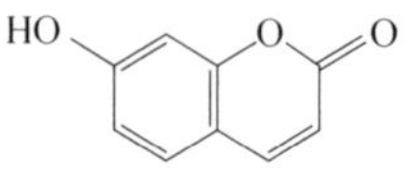

BZ-5伞形花内酯
umbelliferone

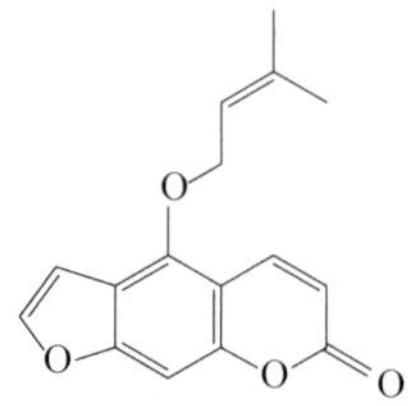

BZ-6异欧前胡素
isoimperatorin

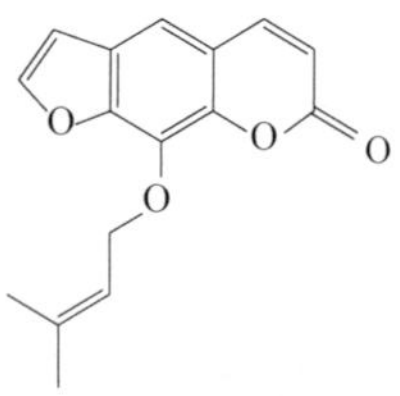

BZ-7欧前胡素
imperatorin

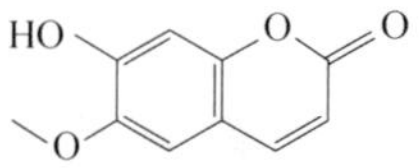

BZ-9东莨菪素
scopoletin

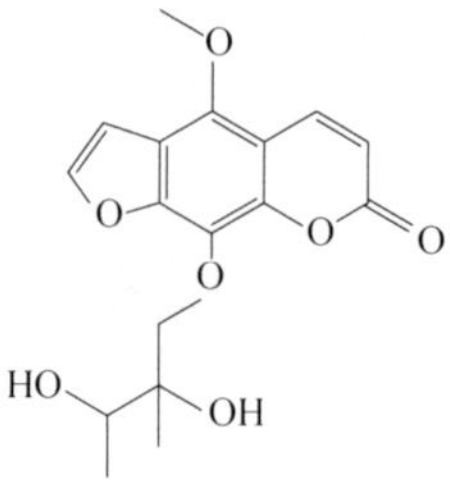

BZ-11白当归素
byakangelicin

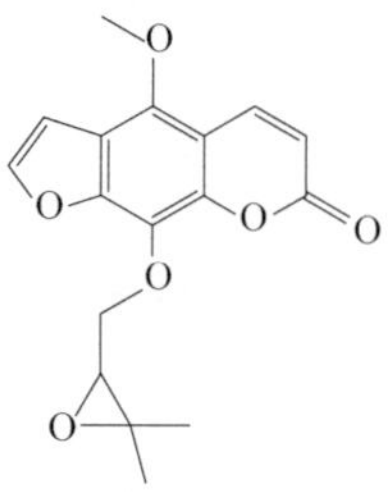

BZ-12白当归脑
byakangelicol

BZ-13佛手柑内酯
bergapten

BZ-14异补骨脂素
isopsoralen

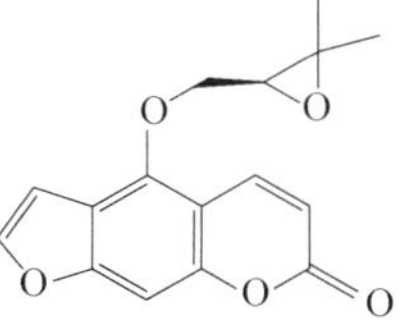
BZ-16氧化前胡素
oxypeucedanin

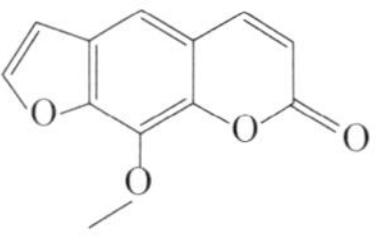
BZ-17花椒毒素
xanthotoxin

2. 结构解析

化合物 YH-1：白色粉末，碘化铋钾反应呈阳性，提示可能为生物碱。ESI-MS *m/z*：356.1874 $[M+H]^+$，推断化合物分子量为 355，结合 ^1H-NMR 和 ^{13}C-NMR 数据推测其分子式为 $C_{21}H_{25}NO_4$。^1H-NMR（400MHz，$CDCl_3$）：δH6.85（1H，d，*J*=8.4Hz，H-12）、6.76（1H，d，*J*=8.4Hz，H-11）、6.71（1H，s，H-1）、6.59（1H，s，H-4）、3.88（3H，s）、3.86（3H，s）、3.83（3H，s）和 3.82（3H，s）。^{13}C-NMR（100MHz，$CDCl_3$）：δC 150.2、147.4、147.3、145.0、129.6、128.6、127.6、126.7、123.7、111.3、110.9、108.6、60.0、59.2、56.0、55.8、55.7、53.9、51.4、36.2 和 29.0。综合上述信息，并与文献报道的延胡索乙素数据对比，其氢谱和碳谱数据基本一致，故鉴定化合物 YH-1 为延胡索乙素（*dl*-tetrahydropalmatine）。

化合物 YH-2：黄色粉末，碘化铋钾反应呈阳性，提示可能为生物碱。ESI-MS *m/z*：353.1568 $[M+H]^+$，推断化合物分子量为 352，结合 ^1H-NMR 和 ^{13}C-NMR 数据确定其分子式为 $C_{21}H_{22}NO_4^+$。^1H-NMR（400MHz，CD_3OD）：δH 9.72（1H，s，H-8）、8.75（1H，s，H-13）、8.05（1H，d，*J*=9.2Hz，H-11）、7.98（1H，d，*J*=9.2Hz，H-12）、7.58（1H，s，H-4）、4.18（3H，s）、7.00（1H，s，H-1）、4.92（1H，brt，*J*=6.4Hz，H-6）、4.06（3H，s）、3.99（3H，s）、3.91（3H，s）、3.26（2H，brt，*J*=6.4Hz，H-5）。^{13}C-NMR（100MHz，CD_3OD）：δC 153.7、151.8、150.8、146.3、145.6、139.6、135.1、130.0、127.9、124.5、123.2、121.2、120.3、112.2、109.9、62.6、57.6、57.3、57.1、56.7、27.8。综合上述信息，并与文献报道的巴马亭数据对比，其氢谱和碳谱数据基本一致，故鉴定化合物 YH-2 为巴马亭（palmatine）。

化合物 YH-3：白色粉末，碘化铋钾反应呈阳性，提示可能为生物碱。EI-MS *m/z*：354.1350$[M+H]^+$，推断化合物分子量为 353，结合 ^1H-NMR 和 ^{13}C-NMR 数据确定其分子式为 $C_{20}H_{19}NO_5$。^1H-NMR（400MHz，$CDCl_3$）：δH 6.88（1H，s，H-8）、6.66（1H，d，*J*=8.0Hz，H-13）、6.63（1H，d，*J*=8.0Hz，H-14）、6.62（1H，s，H-5）、5.93（2H，s）、5.90（2H，s）、1.90（3H，s）。^{13}C-NMR（100MHz，$CDCl_3$）：δC 195.0、148.0、146.3、146.0、145.9、136.2、132.8、129.0、125.1、117.9、110.5、108.1、106.7、101.2、100.8、57.8、50.8、41.4、46.5 和 31.8。综合上述信息，并与文献报道的原阿片碱数据对比，其氢谱和碳谱数据基本一致，故鉴定化合物 YH-3 为原阿片碱（protopine）。

化合物 YH-5：黄色粉末，碘化铋钾反应呈阳性，提示可能为生物碱。ESI-MS *m/z*：336.1243 $[M]^+$，推断化合物分子量为 335，结合 ^1H-NMR 和 ^{13}C-NMR 数据确定其分子式为 $C_{20}H_{18}NO_4^+$。^1H-NMR（400MHz，CD_3OD）：δH 9.75（1H，s，H-8）、8.67（1H，s，H-13）、8.09（1H，d，*J*=9.2Hz，H-11）、7.98（1H，d，*J*=9.2Hz，H-12）、7.63（1H，s，H-1）、6.94（1H，s，H-4）、4.20（3H，s）、6.09（2H，s）、4.92（1H，t，*J*=6.4Hz，H-6）、4.06（3H，s）、3.25（2H，t，*J*=6.4Hz，H-5）。^{13}C-NMR（100MHz，CD_3OD）：δC 152.2、152.0、149.9、

146.4、145.8、139.7、135.2、131.9、128.1、124.5、123.3、121.9、121.5、109.4、106.5（C-1）、103.7（—OCH_2O—）、62.6、57.7、57.2、28.2。综合上述信息，并与文献报道的小檗碱数据对比，其氢谱和碳谱数据基本一致，故鉴定化合物 YH-5 为小檗碱（berberine）。

化合物 YH-6：黄色粉末，碘化铋钾反应呈阳性，提示可能为生物碱。ESI-MS *m/z*：366.1723$[M]^+$，推断化合物分子量为 365，结合 ^{1}H-NMR 和 ^{13}C-NMR 数据确定其分子式为 $C_{22}H_{24}NO_4^+$。^{1}H-NMR（400MHz，$CDCl_3$）：δH 10.58（1H，s，H-8）、7.89（1H，d，*J*=9.6Hz，H-11）、7.84（1H，d，*J*=9.2Hz，H-12）、7.13（1H，s，H-1）、6.8（1H，s，H-4）、4.92（1H，t，*J*=6.4Hz，H-6）、4.30（3H，s）、4.04（3H，s）、3.96（3H，s）、3.91（3H，s）、3.25（2H，t，*J*=6.4Hz，H-5）、2.93（3H，s）。^{13}C-NMR（100MHz，$CDCl_3$）：δC 151.3、150.5、147.7、145.8、145.4、136.4、133.7、132.2、128.8、125.5、121.6、119.9、119.2、113.9、110.7、63.0、57.3、57.0、56.5、56.2、28.1、18.0。综合上述信息，并与文献报道的去氢延胡索甲素数据对比，其氢谱和碳谱数据基本一致，故鉴定化合物 YH-6 为去氢延胡索甲素（dehydrocorydaline）。

化合物 YH-8：白色粉末，碘化铋钾反应呈阳性，提示可能为生物碱。ESI-MS *m/z*：370.2040$[M+H]^+$，推断化合物分子量为 369，结合 ^{1}H-NMR 和 ^{13}C-NMR 数据确定其分子式为 $C_{22}H_{27}NO_4$。^{1}H-NMR（400MHz，$CDCl_3$）：δH 6.88（1H，d，*J*=8.4Hz，H-11）、6.80（1H，d，*J*=8.4Hz，H-12）、6.67（1H，s，H-1）和 6.59（1H，s，H-4）、3.84～3.86（12H，s）、0.93（3H，d，6.8）。^{13}C-NMR（100MHz，$CDCl_3$）：δC 150.0、147.6、147.2、144.9、134.9、128.5、128.4、128.4、124.0、111.2、111.0、108.7、63.0、60.1、56.1、55.9、55.8、54.4、51.4、38.3、29.3、18.3。综合上述信息，并与文献报道的延胡索甲素数据对比，其氢谱和碳谱数据基本一致，故鉴定化合物 YH-8 为延胡索甲素（*d*-corydaline）。

化合物 YH-9：淡黄色粉末，碘化铋钾反应呈阳性，提示可能为生物碱。ESI-MS *m/z*：342.1717 $[M+H]^+$，推断化合物分子量为 341，结合 ^{1}H-NMR 和 ^{13}C-NMR 数据确定其分子式为 $C_{20}H_{23}NO_4$。^{1}H-NMR（400MHz，DMSO-d_6）：δH 8.73（1H，s）、6.87（2H，s）、6.82（1H，s）、6.49（1H，s）、3.77（3H，s）、3.75（3H，s）、3.72（3H，s）。^{13}C-NMR（100MHz，DMSO-d_6）：δC 149.8、146.1、144.9、144.8、144.4、128.3、128.2、127.7、126.5、123.6、111.1、109.7、59.5、58.8、55.8、55.7、55.8、53.4、51.0、35.7、28.3。综合上述信息，并与文献报道的四氢药根碱数据对比，其氢谱和碳谱数据基本一致，故鉴定为四氢药根碱（tetrahydrojatrorrhizine）。

化合物 YH-11：淡黄色粉末，碘化铋钾反应呈阳性，提示可能为生物碱。ESI-MS *m/z*：340.1565 $[M+H]^+$，推断化合物分子量为 339，结合 ^{1}H-NMR 和 ^{13}C-NMR 数据确定其分子式为 $C_{20}H_{21}NO_4$。^{1}H-NMR（400MHz，$CDCl_3$）：δH 6.84（1H，d，*J*=8.4Hz，H-11）、6.76（1H，d，*J*=8.4Hz，H-12）、6.71（1H，s，H-1）、6.57（1H，s，H-4）、5.89（2H，s）、3.83（6H，s）。^{13}C-NMR（100MHz，$CDCl_3$）：δC 150.3、146.2、146.0、145.1、130.6、128.5、127.7、127.6、123.9、111.0、108.4、105.5、100.8（—OCH_2O—）、60.2、59.6、55.9、53.8、51.3、36.4、29.6。综合上述信息，并与文献报道的四氢小檗碱数据对比，其氢谱和碳谱数据基本一致，故鉴定化合物 YH-11 为四氢小檗碱（tetrahydroberberine）。

化合物 YH-12：白色粉末，碘化铋钾反应呈阳性，提示可能为生物碱。ESI-MS *m/z*：370.1674$[M+H]^+$，推断化合物分子量为 369，结合 ^{1}H-NMR、^{13}C-NMR 确定分子式为 $C_{21}H_{23}NO_5$。^{1}H-NMR（400MHz，$CDCl_3$）：δH 6.92（1H，s，H-8）、6.88（1H，d，*J*=8.0Hz，

H-14）、6.77（1H，d，*J*=8.4Hz，H-13）、6.61（1H，s，H-5）、5.92（2H，s）、3.83（3H，s）、3.76（3H，s）。^{13}C-NMR（100MHz，$CDCl_3$）：δC 193.3、151.6、148.0、147.3、146.0、136.0、132.9、129.6、128.6、127.7、110.6、110.4、109.2、101.1、60.7、57.5、55.6、50.2、46.3、41.2、32.3。综合上述信息，并与文献报道的 α-别隐品碱数据对比，其氢谱和碳谱数据基本一致，故鉴定化合物 YH-12 为 α-别隐品碱（α-allocryptopine）。

化合物 BZ-1：浅黄色粉末，紫外灯下呈淡黄色荧光，异羟肟酸铁反应呈阳性，推测为香豆素类化合物。ESI-MS *m/z*：301.1109[M+H]$^+$，推断化合物分子量为 300，结合 ^{1}H-NMR 和 ^{13}C-NMR 数据确定其分子式为 $C_{17}H_{16}O_5$。^{1}H-NMR（400MHz，$CDCl_3$）谱中共观测到 16 个质子信号，其中在低磁场区存在 δ8.09（1H，d，*J*=10.0Hz）、δ7.60（1H，d，*J*=2.4Hz）、δ6.92（1H，d，*J*=2.4Hz）和 δ6.26（1H，d，*J*=10.0Hz）4 个烯键质子信号，δ8.09 和 δ6.26 的双重峰耦合常数为 10.0Hz，是 3，4 位无取代的香豆素类化合物的特征峰，δ7.60 和 δ6.92 的双重峰耦合常数为 2.4Hz，为线型呋喃香豆素的呋喃环上 2′和 3′位无取代的质子信号，推测化合物 BZ-1 为 5，8 位取代的线型呋喃香豆素。δH 4.77（2H，d，*J*=6.8Hz）为与苯环相连的—O—CH_2—质子信号、δH 5.50（1H，m）为异戊烯基中的烯烃质子信号；δH 4.16（3H，s）为 8 位与苯环相连的甲氧基信号；δH 1.64（3H，s）和 δH 1.76（3H，s）[—C=C—（CH_3）$_2$]为异戊烯基末端同碳上的甲基。^{13}C-NMR（100MHz，$CDCl_3$）：δC160.5、149.7、145.2、143.6、143.4、139.8、139.7、128.6、119.2、116.5、112.9、108.9、105.1、70.5、61.7、25.8、18.1。综合上述信息，并与文献报道的 8-甲氧基异欧前胡内酯数据对比，其氢谱和碳谱数据基本一致，故鉴定为 8-甲氧基异欧前胡内酯（cnidilin）。

化合物 BZ-2：白色粉末，紫外灯下呈暗棕色荧光，异羟肟酸铁反应呈阳性，推测为香豆素类化合物。ESI-MS *m/z*：203.0307[M+H]$^+$，推断化合物分子量为 202，结合 ^{1}H-NMR 和 ^{13}C-NMR 数据确定其分子式为 $C_{11}H_6O_4$。^{1}H-NMR（400MHz，DMSO-d_6）谱中共观测到 6 个质子信号，其中 δH 10.37（1H，br.s）为羟基质子信号；δ8.10 和 δ6.39 的双重峰耦合常数为 9.6Hz，是 3，4 位无取代的香豆素类化合物的特征峰；δ8.06 和 δ7.02 的双重峰耦合常数为 2.4Hz，为线型呋喃香豆素的呋喃环上 2′和 3′位的质子信号；δH7.44（1H，s）是 1 个孤立的芳香质子信号。^{13}C-NMR（100MHz，DMSO-d_6）：δC160.0、147.4、145.5、145.4、139.7、130.3、125.2、116.2、113.8、110.1、107.0。综合上述信息，并与文献报道的花椒毒酚数据对比，其氢谱和碳谱数据基本一致，故鉴定化合物 BZ-2 为花椒毒酚（xanthotoxol）。

化合物 BZ-5：白色粉末，紫外灯下呈淡黄色荧光，异羟肟酸铁反应呈阳性，推测为香豆素类化合物。EI-MS *m/z*：161.0299[M+H]$^+$，推断化合物分子量为 160。结合 ^{1}H-NMR 和 ^{13}C-NMR 数据确定其分子式为 $C_9H_6O_3$。^{1}H-NMR（400MHz，DMSO-d_6）谱中共观测到 6 个质子信号，其中 δH 10.53（1H，s）为羟基质子信号；δ7.89 和 δ6.17 的双重峰耦合常数为 9.6Hz，是 3，4 位无取代的香豆素类化合物的特征峰；另外还有 3 个芳香质子的信号：δH 6.69（1H，d，*J*=8.4Hz，H-5）、6.76（1H，dd，*J*=8.4，2.4Hz，H-6）、7.09（1H，d，*J*=2.0Hz，H-8），推测为 7 位取代的简单香豆素。^{13}C-NMR（100MHz，DMSO-d_6）：δC161.3、160.4、155.5、144.4、129.6、113.1、111.4、111.2、102.1。综合上述信息，并与文献报道的伞形花内酯数据对比，其氢谱和碳谱数据基本一致，故鉴定化合物 BZ-5 为伞形花内酯（umbelliferone）。

化合物 BZ-6：白色粉末，紫外灯下呈黄绿色荧光，异羟肟酸铁反应呈阳性，推测为香豆素类化合物。ESI-MS *m/z*：271.0956[M+H]$^+$，推断化合物分子量为270，结合 ^{1}H-NMR 和 ^{13}C-NMR 数据确定其分子式为 $C_{16}H_{14}O_4$。^{1}H-NMR（400MHz，$CDCl_3$）共给出 14 个质子信号，其中在低磁场区存在 δ8.12（1H，d，*J*=10.0Hz）、δ7.11（1H，s）、δ7.56（1H，d，*J*=2.4Hz）、δ6.92（1H，d，*J*=2.4Hz）和 δ6.23（1H，d，*J*=10.0Hz）5 个烯键质子信号，δ8.12 和 δ6.23 的双重峰耦合常数为 10.0Hz，是 3，4 位无取代的香豆素类化合物的特征峰，δ7.56 和 δ6.92 的双重峰耦合常数为 2.4Hz，为线型呋喃香豆素的呋喃环上 2′和 3′位的质子信号。由于受到迫位效应的影响，H-4 的化学位移为 δ8.12，推测化合物 BZ-6 为 5 位取代线型呋喃香豆素。δ4.89（2H，d，*J*=6.8Hz）为与苯环相连的—O—CH_2—质子信号、δ5.51（1H，m）为异戊烯基中的烯烃质子信号、δ1.77（3H，s）和 δ1.67（3H，s）为异戊烯基[—C=C—（CH_3）$_2$]末端同碳上的甲基。^{13}C-NMR（100MHz，$CDCl_3$）：δC161.2、158.1、152.7、148.9、144.9、139.7、139.5、119.2、114.2、112.5、107.5、105.0、94.2、70.5、25.8、18.1。综合上述信息，并与文献报道的异欧前胡素数据对比，其氢谱和碳谱数据基本一致，故鉴定化合物 BZ-6 为异欧前胡素（isoimperatorin）。

化合物 BZ-7：白色粉末，紫外灯下呈黄色荧光，异羟肟酸铁反应呈阳性，推测为香豆素类化合物。ESI-MS *m/z*：271.0969[M+H]$^+$，推断化合物分子量为 270，结合 ^{1}H-NMR 和 ^{13}C-NMR 数据确定其分子式为 $C_{16}H_{14}O_4$。^{1}H-NMR（400MHz，$CDCl_3$）共给出 14 个质子信号，其中在低磁场区存在 δ7.73（1H，d，*J*=9.6Hz）、δ7.66（1H，d，*J*=2.4Hz）、δ7.33（1H，s）、δ6.78（1H，d，*J*=2.0Hz）和 δ6.33（1H，d，*J*=9.6Hz）5 个烯键质子信号，δ7.73 和 δ6.33 的双重峰耦合常数为 9.6Hz，是 3，4 位无取代的香豆素类化合物的特征峰，δ7.66 和 δ6.78 的双重峰耦合常数为 2.4Hz，为线型呋喃香豆素的呋喃环上 2′和 3′位的质子信号。由于 H-4 的化学位移为 δ7.73，即未受到迫位效应的影响，推测化合物 BZ-7 为 8 位取代线型呋喃香豆素。δ4.97（2H，d，*J*=7.2Hz）为与苯环相连的—O—CH_2—质子信号，δ5.58（1H，m）为异戊烯基中的烯烃质子信号，δ1.71（3H，s）和 δ1.69（3H，s）为异戊烯基[—C=C—（CH_3）$_2$]末端同碳上的甲基。^{13}C-NMR（100MHz，$CDCl_3$）：δC160.5、148.6、146.6、144.3、143.8、139.7、131.7、125.8、119.8、116.5、114.7、113.1、106.7、70.1、25.8、18.1。综合上述信息，并与文献报道的欧前胡素数据对比，其氢谱和碳谱数据基本一致，故鉴定化合物 BZ-7 为欧前胡素（imperatorin）。

化合物 BZ-9：淡黄色粉末，紫外灯下呈淡黄色荧光，异羟肟酸铁反应呈阳性，推测为香豆素类化合物。EI-MS *m/z*：193.0470[M+H]$^+$，推断化合物分子量为 192，结合 ^{1}H-NMR 和 ^{13}C-NMR 数据确定其分子式为 $C_{10}H_8O_4$。^{1}H-NMR（400MHz，$CDCl_3$）谱中共观测到 7 个质子信号，其中 δ7.57 和 δ6.24 的双重峰耦合常数为 8.8Hz，是 3，4 位无取代的香豆素类化合物的特征峰；另外还有 2 个芳香质子的信号：δH 6.90（1H，s）和 δ6.82（1H，s），推测为 6，7 位取代的简单香豆素；δ3.93（3H，s）为与苯环相连的甲氧基信号。^{13}C-NMR（100MHz，$CDCl_3$）：δC161.3、149.7、143.2、113.4、111.5、107.5、103.2。综合上述信息，并与文献报道的东莨菪素数据对比，其氢谱和碳谱数据基本一致，故鉴定化合物 BZ-5 为东莨菪素（scopoletin）。

化合物 BZ-11：白色粉末，紫外灯下为橙黄色荧光，异羟肟酸铁反应呈阳性，推测为香豆素类化合物。ESI-MS *m/z*：335.1103[M+H]$^+$，推断化合物分子量为 334，结合 ^{1}H-NMR 和 ^{13}C-NMR 数据确定其分子式为 $C_{17}H_{18}O_7$。^{1}H-NMR（400MHz，CD_3OD）谱中共观测到 18 个质子信号，其中在低磁场区存在 δ8.20（1H，d，*J*=9.6Hz）、δ7.80（1H，d，*J*=2.4Hz）、

δ7.19（1H，d，J=2.0Hz）和 δ6.26（1H，d，J=10.0Hz）4 个烯键质子信号，δ8.20 和 δ6.26 的双重峰耦合常数为 9.6Hz，是 3，4 位无取代的香豆素类化合物的特征峰，δ7.80 和 δ7.19 的双重峰耦合常数为 2.4Hz，为线型呋喃香豆素的呋喃环上 2′和 3′位的质子信号，推测化合物 BZ-12 为 5，8 位取代的线型呋喃香豆素；δH 4.19（3H，s）为与苯环相连的甲氧基质子信号。^{13}C-NMR（100MHz，$CDCl_3$）：δC162.7、151.7、147.0、146.1、144.9、141.4、128.4、116.2、113.1、108.6、106.4、78.3、61.4。综合上述信息，并与文献报道的白当归素数据对比，其氢谱和碳谱数据基本一致，故鉴定为白当归素（byakangelicin）。

化合物 BZ-12：白色粉末，紫外灯下呈黄褐色荧光，异羟肟酸铁反应呈阳性，推测为香豆素类化合物。EI-MS m/z：317.0999[M+H]$^+$，推断化合物分子量为 316，结合 ^{1}H-NMR 和 ^{13}C-NMR 数据确定其分子式为 $C_{17}H_{16}O_6$。^{1}H-NMR（400MHz，CD_3OD）谱中共观测到 16 个质子信号，其中在低磁场区存在 δ8.09（1H，d，J=10.0Hz）、δ7.60（1H，d，J=2.0Hz）、δ6.98（1H，d，J=2.0Hz）和 δ6.25（1H，d，J=10.0Hz）4 个烯键质子信号，δ8.09 和 δ6.25 的双重峰耦合常数为 10.0Hz，是 3，4 位无取代的香豆素类化合物的特征峰，δ7.60 和 δ6.98 的双重峰耦合常数为 2.0Hz，为线型呋喃香豆素的呋喃环上 2′和 3′位的质子信号，推测化合物 BZ-12 为 5，8 位取代的线型呋喃香豆素；δH 4.16（3H，s）为与苯环相连的甲氧基质子信号。^{13}C-NMR（100MHz，$CDCl_3$）：δC160.3、150.5、145.2、144.8、144.2、139.4、126.7、114.4、112.8、107.4、105.2、72.7、60.7。综合上述信息，并与文献报道的白当归脑数据对比，其氢谱和碳谱数据基本一致，故鉴定为白当归脑（byakangelicol）。

化合物 BZ-13：无色针晶（丙酮），紫外灯下呈黄绿色荧光，异羟肟酸铁反应呈阳性，推测为香豆素类化合物。ESI-MS m/z：217.0494[M+H]$^+$，推断化合物分子量为 216，结合 ^{1}H-NMR 和 ^{13}C-NMR 数据确定其分子式为 $C_{12}H_8O_4$。^{1}H-NMR（400MHz，$CDCl_3$）共给出 8 个质子信号，其中在低磁场区存在 δ8.11（1H，d，J=10.0Hz）、δ7.56（1H，d，J=2.4Hz）、δ6.99（1H，d，J=2.4Hz）、δ6.23（1H，d，J=10.0Hz）和 7.09（1H，s）5 个烯键质子信号，δ8.11 和 δ6.23 的双重峰耦合常数为 10.0Hz，是 3，4 位无取代的香豆素类化合物的特征峰，δ7.56 和 δ6.99 的双重峰耦合常数为 2.4Hz，为线型呋喃香豆素的呋喃环上 2′和 3′位的质子信号。由于受迫位效应的影响，H-4 化学位移为 δ8.11，推测化合物 BZ-13 为 5 位取代的线型呋喃香豆素。δ7.09（1H，s）为未取代的苯环质子信号，δH 4.24（3H，s）为与苯环相连的甲氧基质子信号。^{13}C-NMR（100MHz，$CDCl_3$）：δC161.2、158.4、152.7、149.6、144.8、139.2、112.6、112.5、106.4、105.0、93.8、60.7。综合上述信息，并与文献报道的佛手柑内酯数据对比，其氢谱和碳谱数据基本一致，故鉴定化合物 BZ-13 为佛手柑内酯（bergapten）。

化合物 BZ-14：白色粉末，紫外灯下呈淡黄色荧光，异羟肟酸铁反应呈阳性，推测为香豆素类化合物。EI-MS m/z：187.0367[M+H]$^+$，推断化合物分子量为 186，结合 ^{1}H-NMR 和 ^{13}C-NMR 数据确定其分子式为 $C_{11}H_6O_3$。^{1}H-NMR（400MHz，$CDCl_3$）谱中共观测到 6 个烯键质子信号，δ7.78 和 δ6.36 的双重峰耦合常数为 9.6Hz，是 3，4 位无取代的香豆素类化合物的特征峰；δ7.40 和 δ7.35 的双重峰耦合常数为 8.4Hz，是 5，6 位无取代的香豆素类化合物的特征峰；δ7.66 和 δ7.10 的双重峰耦合常数为 2.4Hz，为线型呋喃香豆素的呋喃环上 2′和 3′位无取代的质子信号，推测化合物为 5，6 位未取代的角型呋喃香豆素。^{13}C-NMR（100MHz，$CDCl_3$）：δC160.8、157.3、148.5、145.8、144.4、123.8、116.9、114.1、113.5、

108.7、104.1。综合上述信息，并与文献报道的异补骨脂素数据对比，其氢谱和碳谱数据基本一致，故鉴定化合物 BZ-14 为异补骨脂素（isopsoralen）。

化合物 BZ-16：白色粉末，紫外灯下呈黄绿色荧光，异羟肟酸铁反应呈阳性，推测为香豆素类化合物。ESI-MS *m/z*：287.0905$[M+H]^+$，推断化合物分子量为 286，结合 ^{1}H-NMR 和 ^{13}C-NMR 数据确定其分子式为 $C_{16}H_{14}O_5$。^{1}H-NMR（400MHz，$CDCl_3$）共给出 14 个质子信号，其中在低磁场区存在 δ8.17（1H，d，*J*=10.0Hz）、δ7.58（1H，d，*J*=2.0Hz）、7.16（1H，s）、δ6.92（1H，d，*J*=1.2Hz）和 δ6.28（1H，d，*J*=10.0Hz）5 个烯键质子信号，δ8.17 和 δ6.28 的双重峰耦合常数为 10.0Hz，是 3，4 位无取代的香豆素类化合物的特征峰，δ7.58 和 δ6.92 的双重峰耦合常数为 2.0Hz，为线型呋喃香豆素的呋喃环上 2′和 3′位无取代的质子信号。由于受迫位效应的影响，H-4 化学位移为 δ8.17，推测化合物 BZ-16 为 5 位取代的线型呋喃香豆素。δ7.16（1H，s）未取代的苯环质子信号。^{13}C-NMR（100MHz，$CDCl_3$）：δC160.9、158.0、152.6、148.3、145.3、138.9、114.2、113.2、107.4、104.5、94.9。综合上述信息，并与文献报道的氧化前胡素数据对比，其氢谱和碳谱数据基本一致，故鉴定化合物 BZ-16 为氧化前胡素（oxypeucedanin）。

化合物 BZ-17：白色粉末，紫外灯下呈黄绿色荧光，异羟肟酸铁反应呈阳性，推测为香豆素类化合物。ESI-MS *m/z*：217.0494$[M+H]^+$，推断化合物分子量为 216，结合 ^{1}H-NMR 和 ^{13}C-NMR 数据确定其分子式为 $C_{12}H_8O_4$。^{1}H-NMR（400MHz，$CDCl_3$）共给出 8 个质子信号，其中在低磁场区存在 δ7.73（1H，d，*J*=9.6Hz）、δ7.66（1H，d，*J*=2.0Hz）、δ7.32（1H，s）、δ6.79（1H，d，*J*=2.0Hz）和 δ6.34（1H，d，*J*=9.6Hz）5 个烯键质子信号，δ7.73 和 δ6.34 的双重峰耦合常数为 9.6Hz，是 3，4 位无取代的香豆素类化合物的特征峰，δ7.66 和 δ6.79 的双重峰耦合常数为 2.4Hz，为线型呋喃香豆素的呋喃环上 2′和 3′位的质子信号。由于 H-4 的化学位移为 δ7.43，即未受到迫位效应的影响，推测化合物 BZ-17 为 8 位取代线型呋喃香豆素。δ7.32（1H，s）为未取代的苯环质子信号，δH4.27（3H，s）为与苯环相连的甲氧基质子信号。^{13}C-NMR（100MHz，$CDCl_3$）：δC160.4、147.7、146.6、144.3、143.0、132.8、126.1、116.5、114.7、112.9、106.7、61.3。综合上述信息，并与文献报道的花椒毒素数据对比，其氢谱和碳谱数据基本一致，故鉴定化合物 BZ-17 为花椒毒素（xanthotoxin）。

三、元胡止痛滴丸入血成分及其代谢产物的辨识研究

前期研究明确了元胡止痛滴丸的化学物质组，然而这些化学物质组不能等同于最终效应物质，大多数中药临床口服用药，原型药效物质需吸收入血才能发挥作用，质量控制应关联药物的最终“效应成分”。药物达到疾病的病理组织部位，才能发挥最终生物学效应。因此，原型化学物质组阐明之后，应进一步分析入血成分及其代谢产物。血清药物化学理论认为，只有被吸收入血的化学成分或相关代谢物，才有机会在靶器官维持一定的浓度，才有可能被看作是潜在的生物活性成分[16]。本研究运用 UPLC-Q/TOF-MS 结合代谢组学的方法，成功地分析了口服给予元胡止痛方后大鼠血浆中的吸收原型成分及其代谢产物。通过比对空白和给药脑组织样品的提取离子色谱图（EICs），进一步明确吸收入脑的元胡止

痛方成分。这项工作将有助于筛选元胡止痛滴丸中真正的活性成分，并为建立质量传递与溯源体系奠定基础。

1. 元胡止痛提取物及生物样品分析

采用优化的 LC/MS 条件，对元胡止痛滴丸、大鼠血浆及脑组织样品进行检测分析。元胡止痛滴丸中化学成分在 20min 内得到了较好的分离。正离子模式下，各样品的典型总离子流色谱图如图 15.20 所示。

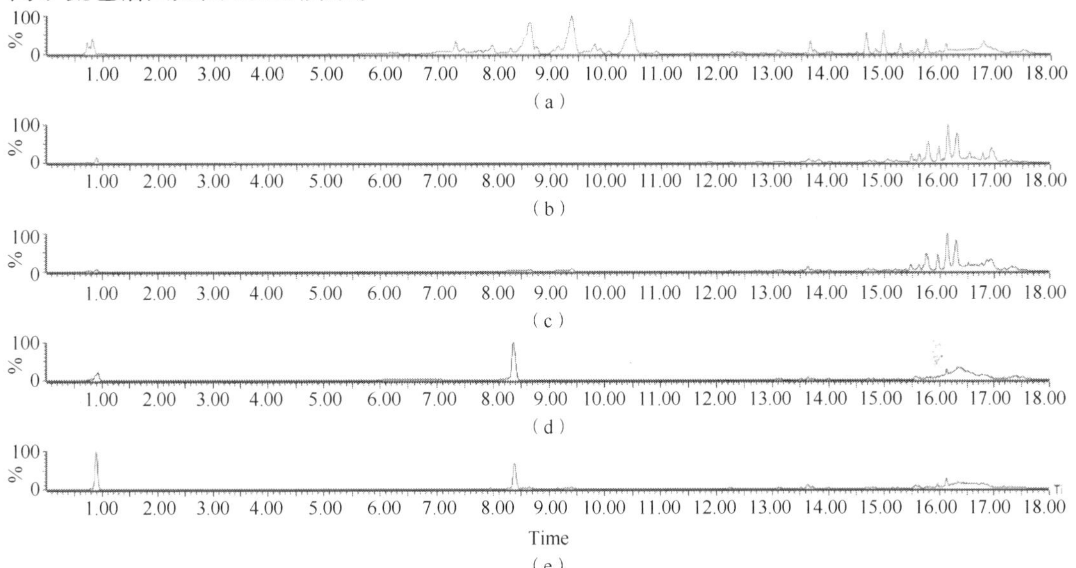

图 15.20　正离子模式总离子流图

（a）元胡止痛滴丸（提取物）；（b）空白血浆；（c）给药血浆；（d）空白脑组织；（e）给药脑组织

2. 多变量统计分析和元胡止痛相关离子选择

UPLC-Q/TOF-MS 采集并经 Waters Markerlynx 软件处理得到的数据矩阵，导入 SIMCA-P 软件进行多变量统计分析，建立偏最小二乘判别分析（PLS-DA）模型，得分图和载荷图分别如图 15.21（a）和图 15.21（b）所示。在得分图中，空白组、给药组血浆样品明显聚成两类，分别位于第一主成分的右侧和左侧，表明灌胃给予元胡止痛方是造成空白组和给药组血浆样品差异的主要原因。载荷图中，左下角的黑色点离原点越远，其所代表的离子对得分图分类贡献越大，这些离子由吸收入血的原型成分、代谢产物或药物干预改变的内源性成分产生。以 t_R-m/z：8.63-356.1855 的离子为例，变量线图清楚地表明其仅存在于给药组血浆中，而在空白组血浆中未检测到，如图 15.21（c）所示。通过进一步对比空白组和给药组血浆的提取离子色谱图（EICs），最终从数据矩阵中筛选出 67 个变量，被认为是元胡止痛方原型成分和代谢产物的离子信号。

3. 原型成分鉴定

通过提取筛选所得离子信号，对比分析元胡止痛方提取物和给药血浆样品色谱图，同时存在于两组样品中的离子被认为是潜在的以原型形式吸收的成分。比对文献数据[17-27]和一些公共数据库（如 MassBank，http：//www.massbank.jp/；Chemspider，http：//www.

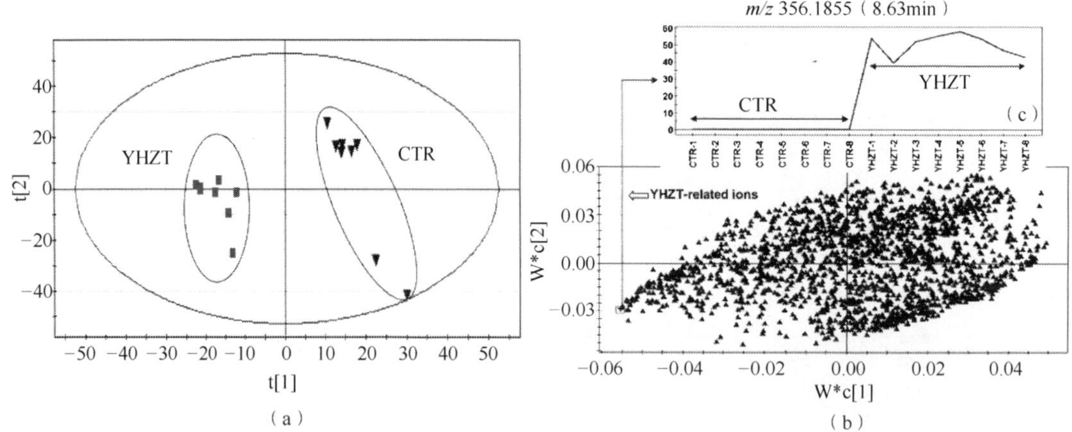

图 15.21 偏最小二乘判别分析模型

（a）得分图；（b）载荷图；（c）离子变量线图

chemspider.com/）的 MS 谱、裂解规律，在大鼠血浆中鉴定得到 26 个元胡止痛方原型化合物，包括 9 个生物碱类和 17 个香豆素类成分，UPLC-Q/TOF-MS 数据见表 15.2，化学结构见图 15.22。TOF-MS 的测得值与理论值比较，精确质量数误差均小于 20ppm。在已鉴定的化合物中，10 个化合物经与标准品比对保留时间、质谱数据，得到进一步确证。特别地，15 个原型成分同样在给药组大鼠脑组织中被检测到。

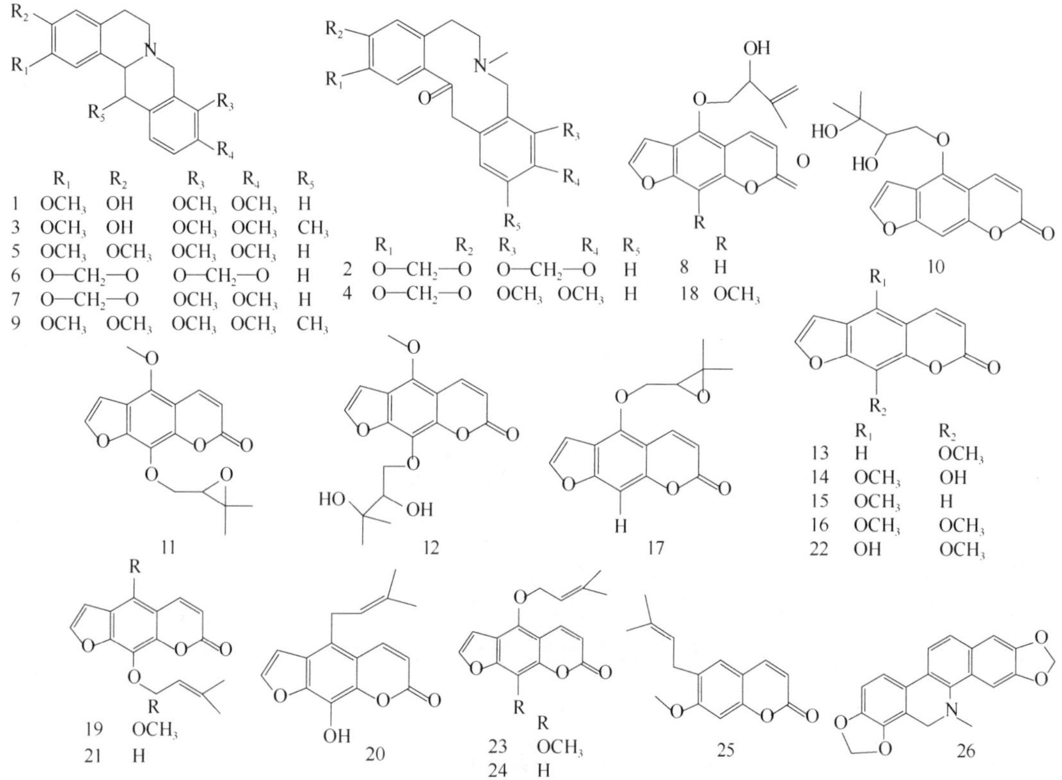

图 15.22 元胡止痛吸收原型成分结构式

表 15.2　元胡止痛滴丸吸收原型成分的 LC-MS 数据

序号	t_R（min）	Obsd[M+H]$^+$	Calcd[M+H]$^+$	Error（ppm）	分子式	MS/MS fragmentation	Identification	Source
1[a]	7.53	342.1706	342.1705	0.3	$C_{20}H_{23}NO_4$	178.1[M+H−$C_{10}H_{12}O_2$]$^+$ 165.1[M+H−$C_{10}H_{11}O_2N$]$^+$ 151.1[M+H−$C_{11}H_{13}O_2N$]$^+$	Tetrahydrojatrorrhizine	Plasma
2[a]	7.95	354.1329	354.1341	−3.4	$C_{20}H_{19}NO_5$	275.1[M+H−$C_2H_9O_2N$]$^+$ 206.1[M+H−$C_9H_8O_2$]$^+$ 189.1[M+H−$C_9H_9O_3$]$^+$ 149.1[M+H−$C_{11}H_{11}O_3N$]$^+$	Protopine	Plasma，Brain
3	8.28	356.1854	356.1862	−2.2	$C_{21}H_{25}NO_4$	178.1[M+H−$C_{11}H_{14}O_2$]$^+$ 179.1[M+H−$C_{10}H_{11}O_2N$]$^+$	Corybulbine	Plasma，Brain
4[a]	8.53	370.1654	370.1654	0.0	$C_{21}H_{23}NO_5$	352.1[M+H−H_2O]$^+$ 206.1[M+H−$C_{10}H_{12}O_2$]$^+$ 188.1[M+H−$C_{10}H_{14}O_3$]$^+$	α-Allocryptopine	Plasma，Brain
5[a]	8.63	356.1855	356.1862	−2.0	$C_{21}H_{25}NO_4$	192.1[M+H−$C_{10}H_{12}O_2$]$^+$ 165.1[M+H−$C_{11}H_{13}O_2N$]$^+$	Tetrahydropalmatine	Plasma，Brain
6	8.65	324.1229	324.1236	−2.2	$C_{19}H_{17}NO_4$	176.1[M+H−$C_9H_8O_2$]$^+$ 149.1[M+H−$C_{10}H_9O_2N$]$^+$	Tetrahydrocoptisine	Plasma，Brain
7[a]	9.13	340.1539	340.1549	−2.9	$C_{20}H_{21}NO_4$	176.1[M+H−$C_{10}H_{12}O_2$]$^+$ 149.1[M+H−$C_{11}H_{13}O_2N$]$^+$	Tetrahydrokerkerine	Plasma，Brain
8	9.31	287.0915	287.0919	−1.4	$C_{16}H_{14}O_5$	269.1[M+H−H_2O]$^+$ 203.0[M+H−C_5H_8O]$^+$ 175.0[M+H−$C_6H_8O_2$]$^+$ 147.0[M+H−$C_7H_8O_3$]$^+$	Pabulenol	Plasma
9[a]	9.40	370.2009	370.2018	−2.4	$C_{22}H_{27}NO_4$	192.1[M+H−$C_{11}H_{14}O_2$]$^+$ 165.1[M+H−$C_{12}H_{15}O_2N$]$^+$	Corydaline	Plasma，Brain
10	10.07	305.1018	305.1025	−2.3	$C_{16}H_{16}O_6$	203.0[M+H−$C_5H_{10}O_2$]$^+$ 147.0[M+H−$C_7H_{10}O_4$]$^+$	Oxypeucedanin hydrate	Plasma

续表

序号	t_R（min）	Obsd$[M+H]^+$	Calcd$[M+H]^+$	Error（ppm）	分子式	MS/MS fragmentation	Identification	Source
11	10.43	317.1017	317.1025	−2.5	$C_{17}H_{16}O_6$	231.0$[M+H-C_5H_{10}O]^+$ 203.0$[M+H-C_6H_{10}O_2]^+$ 188.0$[M+H-C_7H_{13}O_2]^+$ 175.0$[M+H-C_7H_{10}O_3]^+$	Byakangelicol	Plasma
12	10.44	335.1121	335.1131	−3.0	$C_{17}H_{18}O_7$	231.0$[M+H-C_5H_{12}O_2]^+$ 218.0$[M+H-C_6H_{13}O_2]^+$ 203.0$[M+H-C_6H_{12}O_3]^+$ 175.0$[M+H-C_7H_{12}O_4]^+$	Byakangelicin	Plasma
13[a]	11.57	217.0491	217.0501	−4.6	$C_{12}H_8O_4$	202.0$[M+H-CH_3]^+$ 174.0$[M+H-C_2H_3O]^+$ 161.1$[M+H-2CO]^+$	Xanthotoxin	Plasma
14	12.26	233.044	233.045	−4.3	$C_{12}H_8O_5$	218.0$[M+H-CH_3]^+$ 190.0$[M+H-C_2H_3O]^+$ 162.0$[M+H-C_3H_3O_2]^+$	5-Methoxy-8-hydroxylpsoralen	Plasma
15[a]	12.37	217.0497	217.0501	−1.8	$C_{12}H_8O_4$	202.0$[M+H-CH_3]^+$ 174.0$[M+H-C_2H_3O]^+$	Bergapten	Plasma，Brain
16	12.41	247.0604	247.0606	−0.8	$C_{13}H_{10}O_5$	232.0$[M+H-CH_3]^+$ 217.0$[M+H-2CH_3]^+$ 189.0$[M+H-C_3H_6O]^+$	Isopimpinellin	Plasma
17	12.80	287.0913	287.0919	−2.1	$C_{16}H_{14}O_5$	203.0$[M+H-C_5H_8O]^+$ 147.0$[M+H-C_7H_8O_3]^+$	Oxypeucedanin	Plasma，Brain
18	12.83	317.1018	317.1025	−2.2	$C_{17}H_{16}O_6$	299.1$[M+H-H_2O]^+$ 233.0$[M+H-C_5H_8O]^+$ 218.0$[M+H-C_6H_{11}O]^+$ 203.0$[M+H-C_6H_{10}O_2]^+$ 175.0$[M+H-C_7H_{10}O_3]^+$	Apaensin	Plasma
19	13.33	301.108	301.1076	1.3	$C_{17}H_{16}O_5$	233.0$[M+H-C_5H_8]^+$ 218.0$[M+H-C_6H_{11}]^+$	Phellopterin	Plasma

续表

序号	t_R（min）	Obsd$[M+H]^+$	Calcd$[M+H]^+$	Error（ppm）	分子式	MS/MS fragmentation	Identification	Source
20	14.05	271.0966	271.097	−1.5	$C_{16}H_{14}O_4$	215.0$[M+H-C_4H_8]^+$ 187.0$[M+H-C_5H_8O]^+$ 159.0$[M+H-C_6H_8O_2]^+$	Alloimperatorin	Plasma
21[a]	14.67	271.0966	271.097	−1.5	$C_{16}H_{14}O_4$	203.0$[M+H-C_5H_8]^+$ 175.0$[M+H-C_6H_8O]^+$ 147.0$[M+H-C_7H_8O_2]^+$	Imperatorin	Plasma，Brain
22	14.99	233.0444	233.045	−2.6	$C_{12}H_8O_5$	218.0$[M+H-CH_3]^+$ 190.0$[M+H-C_2H_3O]^+$ 162.0$[M+H-C_3H_3O_2]^+$	8-Methoxy-5-hydroxylpsoralen	Plasma，Brain
23	14.99	301.1065	301.1076	−3.7	$C_{17}H_{16}O_5$	233.0$[M+H-C_5H_8]^+$ 218.0$[M+H-C_6H_{11}]^+$	Cnidilin	Plasma，Brain
24[a]	15.29	271.0962	271.097	−3.0	$C_{16}H_{14}O_4$	203.0$[M+H-C_5H_8]^+$ 159.0$[M+H-C_6H_8O_2]^+$ 147.0$[M+H-C_7H_8O_2]^+$	Isoimperatorin	Plasma，Brain
25	15.48	245.117	245.1178	−3.3	$C_{15}H_{16}O_3$		Suberosin	Plasma，Brain
26	16.14	334.1071	334.1079	−2.4	$C_{20}H_{15}NO_4$		Dihydrosanguinarine	Plasma，Brain

a 与标准品比对确证

4. 代谢产物鉴定

在不同药物代谢酶的作用下，吸收的原型成分在体内会被进一步代谢。经过Ⅰ相和Ⅱ相代谢反应，原型成分的化学结构和精确质量数将会被改变，如氧化、还原及与内源性分子结合。然而，绝大多数代谢物仍然保留了原型化合物的结构特征，裂解途径的分析在很大程度上易化了元胡止痛方相关代谢产物的鉴定。在筛选所得的离子信号中，除了原型化合物相关的离子，其余离子被认为是潜在的代谢产物。最终，我们在大鼠血浆中共鉴定得到 14 个代谢产物，测得值与理论值的精确质量数误差均小于 20ppm，UPLC-Q/TOF-MS 数据见表 15.3。

M1 具有 *m/z* 518 $[M+H]^+$的分子离子，MS/MS 谱产生 *m/z* 178 的碎片离子及中性丢失一分子葡萄糖苷酸的离子 *m/z* 342。经与文献数据对比，M1 被初步表征为脱甲基延胡索乙素的葡萄糖苷酸结合物[28, 29]。M2、M5、M6 和 M7 产生相同的碎片离子 *m/z* 192 和 *m/z* 165。M5 产生 *m/z* 422$[M+H]^+$的分子离子及中性丢失一分子 SO_3 的碎片离子 *m/z* 342，因此被初步鉴定为脱甲基延胡索乙素的硫酸结合物。M2 和 M6 分别被初步表征为延胡索乙素经过二次脱甲基化反应和氧化反应的代谢产物，而 M7 则为氧化的延胡索甲素。M4 产生 *m/z* 356$[M+H]^+$的分子离子，初步推断为脱甲基化的 *α*-别隐品碱。对比文献数据可知，M8 和 M9 均为欧前胡素经氧化及水解作用的产物，而 M11 被初步表征为欧前胡素甲基羧酸化的代谢物[30]。欧前胡素在体内较容易失去取代基 C_5H_8，如代谢物 M12。经与文献数据对比，M3、M10 和 M13 均为 M12 进一步代谢的产物[29, 30]。M3 产生 SO_3 的中性丢失，被鉴定为 M12 的硫酸结合物。M10 被初步表征为 M12 的甲基化产物，而 M13 则为 M12 经氧化和甲基化反应进一步代谢的产物。与 8-甲氧基异欧前胡素一样，M14 产生了 *m/z* 233 和 *m/z* 218 的碎片离子，同时具有 *m/z* 317$[M+H]^+$的分子离子，因此被初步表征为 8-甲氧基异欧前胡素经氧化代谢的产物。

通过与原型成分的 MS 谱和裂解规律比对，初步确定各代谢产物所对应的母体化合物及代谢反应，为元胡止痛滴丸在大鼠体内的代谢轮廓分析提供了视角。已鉴定的代谢产物中，多数来源于延胡索乙素和欧前胡素，其体内代谢过程如图 15.23 所示。

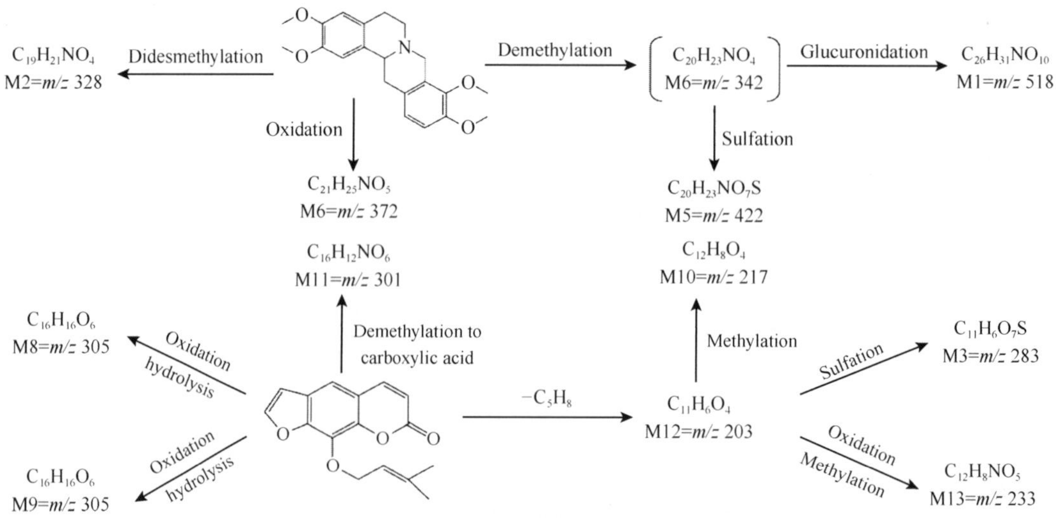

图 15.23　延胡索乙素和欧前胡素在大鼠体内的代谢途径

表 15.3　元胡止痛相关代谢物的 LC-MS 数据

序号	t_R（min）	Obsd $[M+H]^+$	Calcd $[M+H]^+$	Error（ppm）	分子式	Parent compound	Metabolic reaction
M1	5.22	518.2024	518.2026	−0.4	$C_{26}H_{31}NO_{10}$	Tetrahydropalmatine	Demethylation and glucuronidation
M2	5.26	328.1533	328.1549	−4.9	$C_{19}H_{21}NO_4$	Tetrahydropalmatine	Didesmethylation
M3	6.07	282.9916	282.9912	1.4	$C_{11}H_6O_7S$	Imperatorin	Loss of C_5H_8 and sulfation
M4	6.80	356.1489	356.1498	−2.5	$C_{20}H_{21}NO_5$	α-Allocryptopine	Demethylation
M5	7.22	422.1279	422.1273	1.4	$C_{20}H_{23}NO_7S$	Tetrahydropalmatine	Demethylation and sulfation
M6	7.93	372.18	372.1811	−3.0	$C_{21}H_{25}NO_5$	Tetrahydropalmatine	Oxidation
M7	8.73	386.1959	386.1967	−2.1	$C_{22}H_{27}NO_5$	Corydaline	Oxidation
M8	9.88	305.102	305.1025	−1.6	$C_{16}H_{16}O_6$	Imperatorin	Oxidation and hydrolysis
M9	9.97	305.1013	305.1025	−3.9	$C_{16}H_{16}O_6$	Imperatorin	Oxidation and hydrolysis
M10	12.27	217.0508	217.0501	3.2	$C_{12}H_8O_4$	Imperatorin	Loss of C_5H_8 and methylation
M11	12.50	301.0706	301.0712	−2.0	$C_{16}H_{12}O_6$	Imperatorin	Demethylation to carboxylic acid
M12	12.81	203.0338	203.0344	−3.0	$C_{11}H_6O_4$	Imperatorin	Loss of C_5H_8
M13	13.33	233.0444	233.045	−2.6	$C_{12}H_8O_5$	Imperatorin	Loss of C_5H_8，oxidation and methylation
M14	13.34	317.1019	317.1025	−1.9	$C_{17}H_{16}O_6$	Cnidilin	Oxidation

延胡索乙素首先经去甲基化、氧化代谢（代谢物 M2 和 M6），然后进一步与内源性分子结合（代谢物 M1 和 M5）。欧前胡素的体内代谢途径主要为氧化和水解（代谢物 M8、M9 和 M11），或失去取代基 C_5H_8 后再进一步代谢（代谢物 M3、M10、M12 和 M13）。

本研究运用 UPLC-Q/TOF-MS 结合代谢组学的方法，快速地分析和鉴定了口服给予元胡止痛方后大鼠血浆和脑组织中的吸收原型成分及其代谢产物，证明该方法可作为中药多吸收和代谢成分筛选鉴定的有效工具。结果经与标准品和文献数据比对，在大鼠血浆中初步鉴定得到 40 个与元胡止痛滴丸相关的外源性化合物，包括 26 个吸收原型成分和 14 个代谢产物。特别地，其中 15 个原型成分同样在给药组大鼠脑组织中被检测到，表明它们能够穿过血脑屏障渗透进入脑组织。在血浆尤其是脑组织中检测到的吸收原型成分和代谢产物，可能是真正的活性成分并与元胡止痛方的药理活性直接相关。这些将为元胡止痛方的药理学和分子水平作用机制的进一步研究提供有用信息。

第二节　基于成分特有性的元胡止痛滴丸化学成分生源途径分析

中药有效成分大多来源于植物的次生代谢产物，次生代谢产物是植物在长期的进化中基于遗传背景和对环境的适应结果，其在植物中生成和分布通常有种属、器官组织和生长发育期的特异性。这些在植物体内含量不等的次生代谢物均有自己独特的代谢途径。通过对中药中次生代谢产物生源途径及成分特异性分析有助于发现该中药中特异性化学成分。在延胡索化学物质组辨识研究基础上，本课题组对次生代谢产物的生源途径进行研究，为其特异性质量标志物的发现和选择提供依据。

一、延胡索化学成分生源途径分析

延胡索中的生物碱类化合物主要为 3 类，分别是原小檗碱型生物碱（叔胺类延胡索甲素、延胡索乙素等和季铵类小檗碱、巴马汀等）、原托品碱型生物碱（原阿片碱、α-别隐品碱等）和阿朴菲型生物碱（*D*-海罂粟碱等）。这 3 类生物碱具有共同的生源前体——酪氨酸，酪氨酸首先合成 2 种前体原料多巴胺和 4-羟基苯乙醛，这 2 种前体原料在去甲乌药碱合成酶的作用下，缩合形成苄基异喹啉生物碱生物合成的第一个中间体去甲乌药碱（norcoclaurine）。去甲乌药碱经过几次甲基化作用，接受来自腺苷甲硫氨酸的甲基，转化为另一个重要中间体（*S*）-网状番荔枝碱（reticuline）。（*S*）-网状番荔枝碱为四氢苯基异喹啉类生物碱合成途径的分支点。在特异性合酶的作用下（*S*）-网状番荔枝碱可进一步合成 *D*-海罂粟碱、延胡索乙素、黄连碱、原阿片碱等生物碱[31-33]，生源关系见图 15.24。

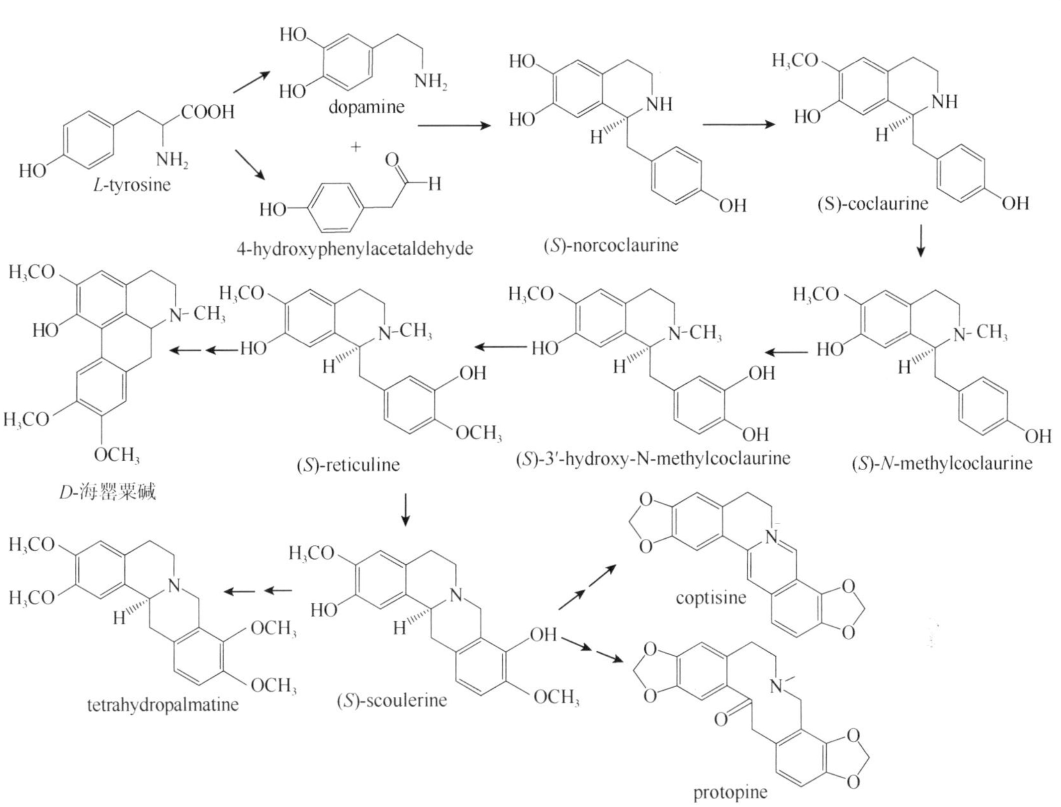

图 15.24　延胡索生物碱生源关系

延胡索化学成分特异性分析：延胡索中的延胡索甲素、延胡索乙素、小檗碱、巴马汀、原阿片碱、α-别隐品碱等均属于异喹啉类生物碱。异喹啉生物碱在生源途径中是单一来源的生物碱，并且，在紫堇属植物中，苄基异喹啉类生物碱可能是原托品碱类、苯骈菲啶类、阿朴碱类、枯拉灵类等其他几种基核结构类型生物碱的前体物质，它们之间可能具有如图 15.25 所示的生源关系[34-36]。

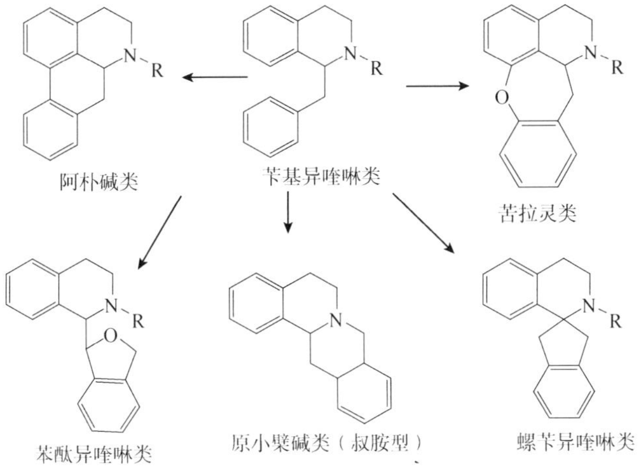

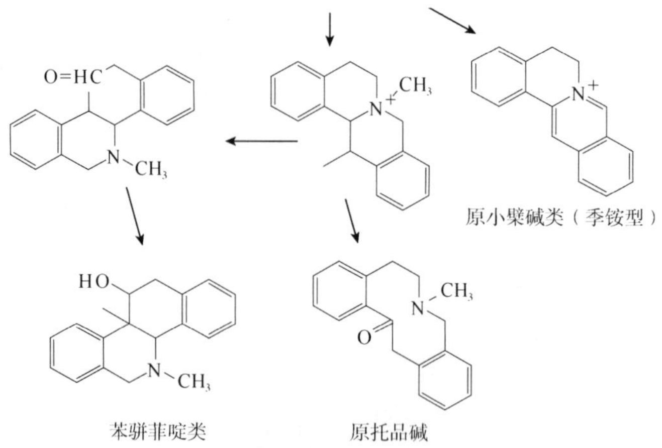

图 15.25 紫堇属植物生物碱的生源关系

从成分的特异性分析：相对于原小檗碱型生物碱（叔胺类延胡索甲素、延胡索乙素等和季铵类小檗碱、巴马汀等）而言，原托品碱型生物碱（原阿片碱、*α*-别隐品碱等）和阿朴菲型生物碱（*D*-海罂粟碱等）处于生源途径的下游位置，因此，可认为该类成分的植物特异性较强，而原阿片碱、黄连碱更被视为罂粟科植物的特征性成分。从成分的量看，延胡索甲素、延胡索乙素等是延胡索的主要成分。

综合生源途径及成分的特异性分析，认为延胡索乙素、延胡索甲素、黄连碱、巴马汀、去氢延胡索甲素、*D*-四氢药根碱及原阿片碱可考虑作为延胡索的质量标志物。

二、白芷化学成分生源途径分析

苯丙氨酸脱氨生成桂皮酸，芳环羟化再经反/顺式异构化和环化作用形成 7-羟基香豆素（伞形酮），进一步由乙酰辅酶 A 歧式聚合生成的焦磷酸二甲烯丙酯取代后环合形成角型香豆素当归根素和线型香豆素补骨脂素。补骨脂素 5 位及 8 位羟基化后分别生成佛手酚和花椒毒酚，再经焦磷酸二甲烯丙酯取代形成异欧前胡素和欧前胡素（图 15.26）。

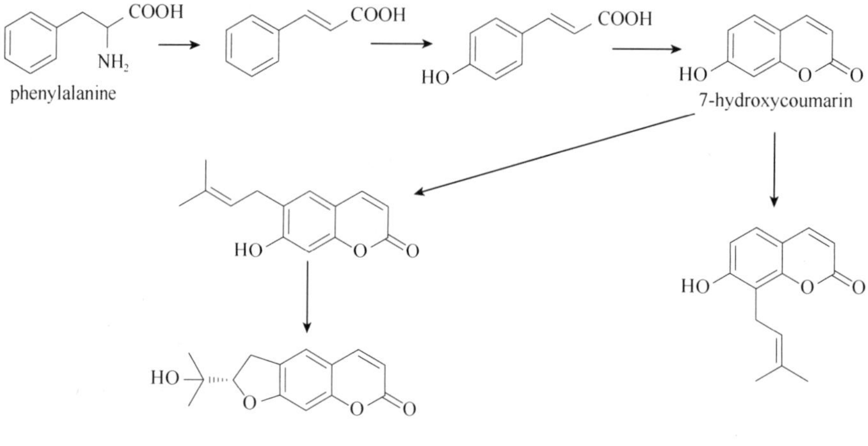

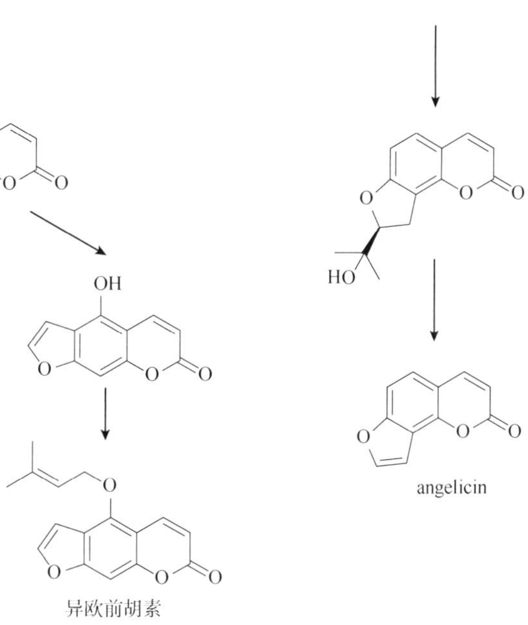

psoralen

欧前胡素　　异欧前胡素　　angelicin

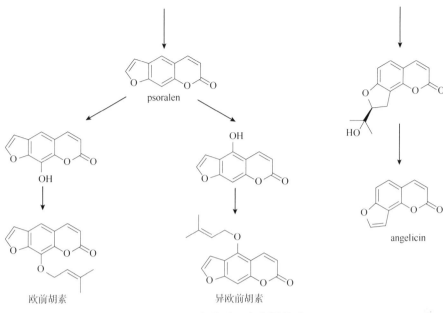

图 15.26　白芷香豆素生源关系

第三节　基于成分有效性的元胡止痛滴丸质量标志物研究

网络药理学以高通量组学数据分析、计算机虚拟计算及网络数据库检索为基础，运用网络建模和网络分析等手段来预测不同节点与属性间的相关性，是近些年来的新兴学科[37, 38]。与传统药理方法的耗时多、产出少、研究不全面的特点相比，网络药理学融合了系统生物学和多向药理学的思维，整合生物学网络与药物作用网络，超越单靶点思想的束缚，从多靶点的研究策略出发，分析药物在网络中与节点或网络模块的关系，实现药物作用的综合网络分析[39]。

本部分采用网络药理学技术方法，通过 PharmMapper、UNIPRO、MAS 3.0 和 KEGG 等数据库，利用反向对接技术对元胡止痛滴丸 28 个入血成分（包括 22 个原型和 6 个代谢物，见表 15.4）的作用靶点、通路进行虚拟预测。经过分析得到了 52 个蛋白靶点和 31 个通路与原发性痛经相关。

表 15.4　28 个化合物信息

编号	中文名	英文名/CAS 号	分子式/分子量	结构式	来源
生物碱类—原小檗碱型					
1	延胡索乙素（*dl*-四氢巴马汀）	*dl*-tetrahydropalmatine（10097-84-4）	$C_{21}H_{25}NO_4$ 355.43	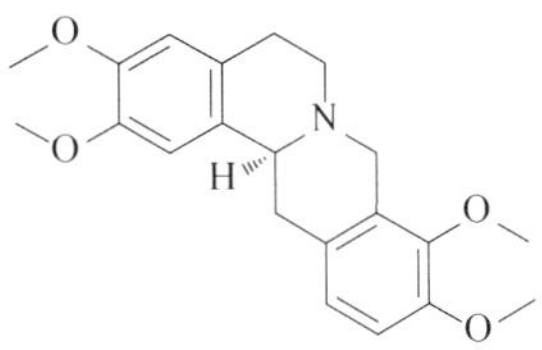	延胡索

续表

编号	中文名	英文名/CAS 号	分子式/分子量	结构式	来源
生物碱类—原小檗碱型					
2	延胡索甲素（*d*-紫堇碱）	*d*-corydaline（518-69-4）	$C_{22}H_{27}NO_4$ 369.45	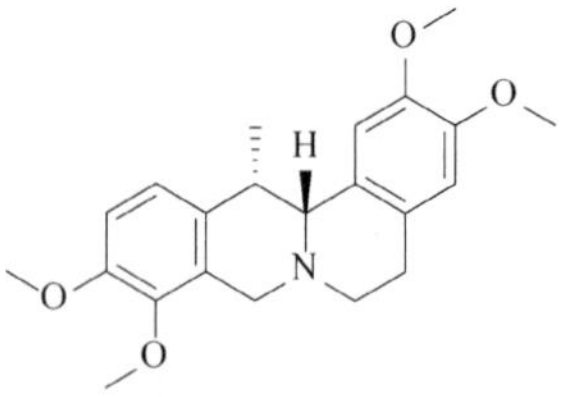	延胡索
3	去氢延胡索甲素（去氢紫堇碱）	dehydrocorydaline（30045-16-0）	$C_{22}H_{24}NO_4^+$ 366.43	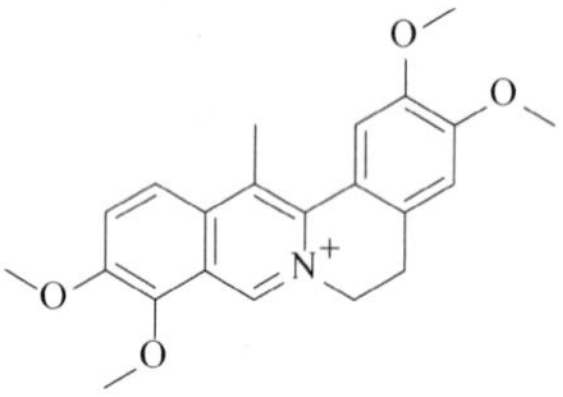	延胡索
4	小檗碱	berberine（2086-83-1）	$C_{20}H_{18}NO_4^+$ 336.36	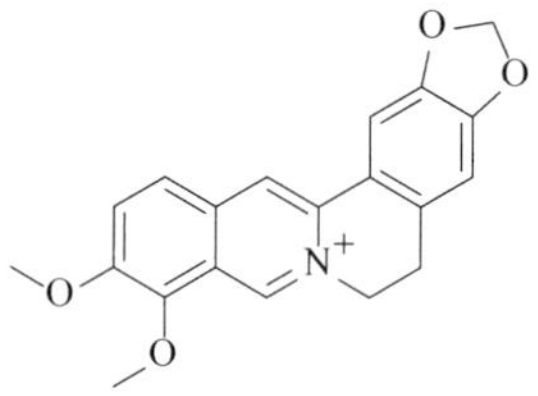	延胡索
5	四氢小檗碱	tetrahydroberberine（522-97-4）	$C_{20}H_{21}NO_4$ 339.39	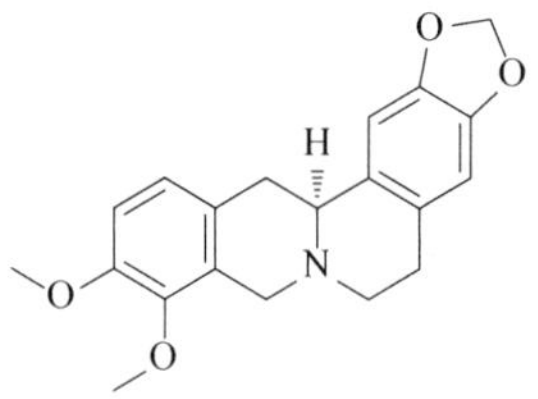	延胡索
6	巴马汀	palmatine（3486-67-7）	$C_{21}H_{22}NO_4^+$ 352.40	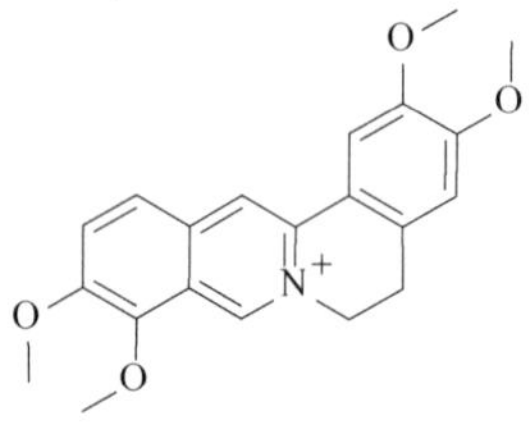	延胡索
7	黄连碱	coptisine（3486-66-6）	$C_{19}H_{14}NO_4^+$ 320.32	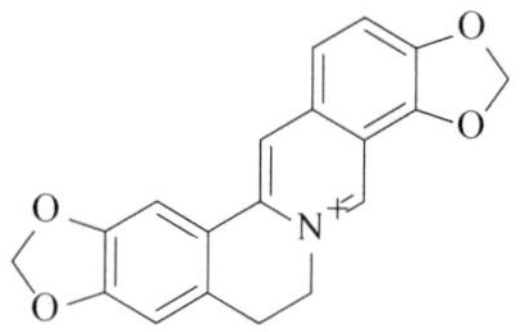	延胡索
生物碱类—阿朴菲型					
8	*d*-海罂粟碱	*d*-glaucine（475-81-0）	$C_{21}H_{25}NO_4$ 355.43	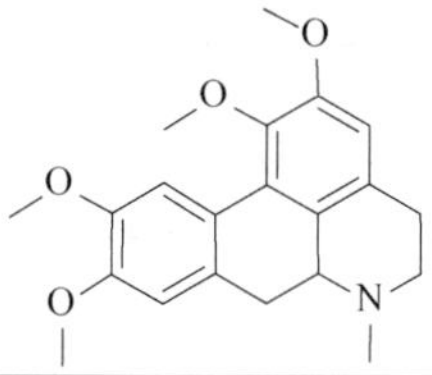	延胡索

续表

编号	中文名	英文名/CAS 号	分子式/分子量	结构式	来源
生物碱类—原托品碱型					
9	原托品碱	protopine（130-86-9）	$C_{20}H_{19}NO_5$ 353.37	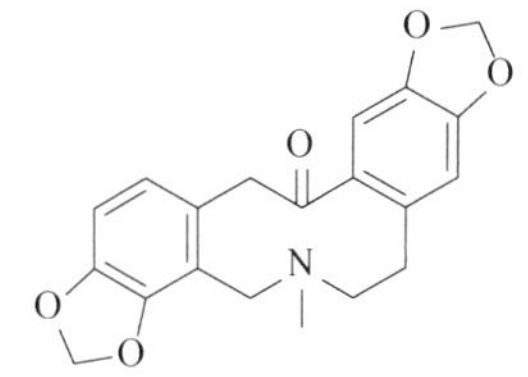	延胡索
10	α-别隐品碱	*α*-allocryptopine（485-91-6）	$C_{21}H_{23}NO_5$ 369.41	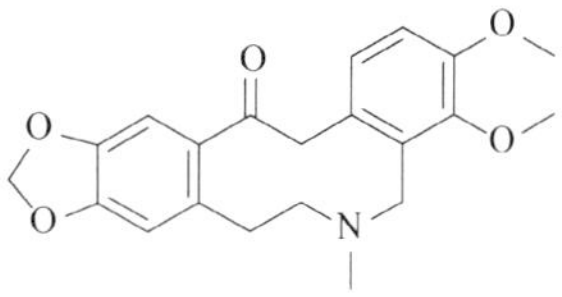	延胡索
香豆素类					
11	欧前胡素	imperatorin（482-44-0）	$C_{16}H_{14}O_4$ 270.28	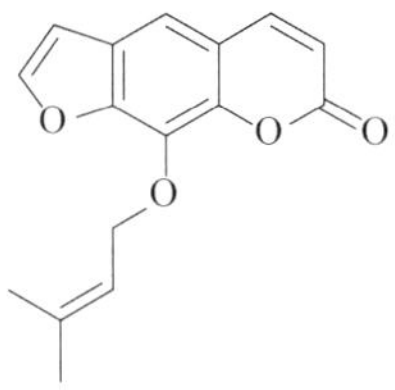	白芷
12	异欧前胡素	isoimperatorin（482-45-1）	$C_{16}H_{14}O_4$ 270.28	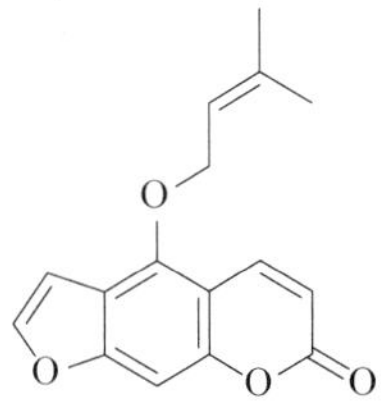	白芷
13	氧化前胡素	oxypeucedanin（737-52-0）	$C_{16}H_{14}O_5$ 286.28	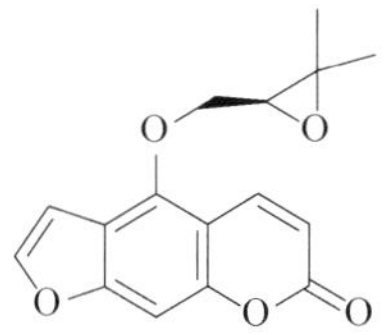	白芷
14	8-甲氧基异欧前胡内酯	cnidilin（14348-22-2）	$C_{17}H_{16}O_5$ 300.31	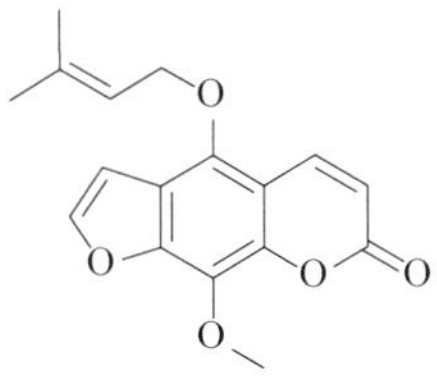	白芷
15	白当归素	byakangelicin（19573-01-4）	$C_{17}H_{18}O_7$ 334.32	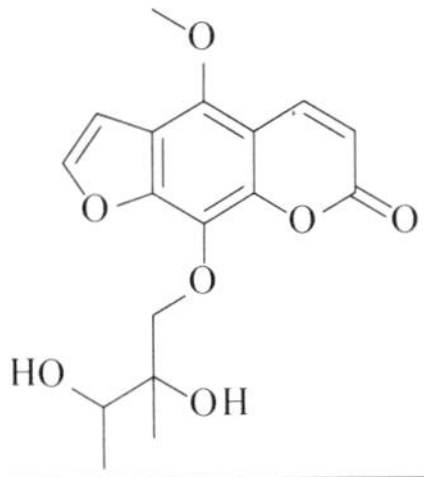	白芷

续表

编号	中文名	英文名/CAS 号	分子式/分子量	结构式	来源
香豆素类					
16	白当归脑	byakangelicol（26091-79-2）	$C_{17}H_{16}O_6$ 316.31	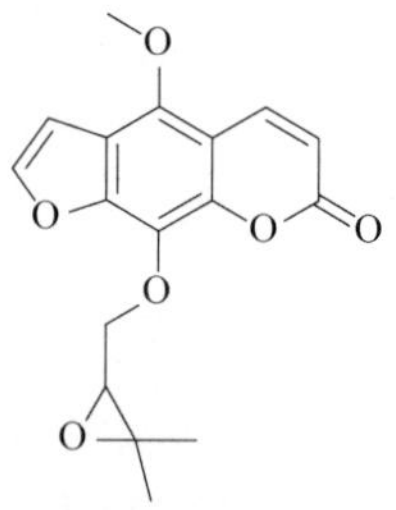	白芷
17	佛手柑内酯	bergapten（484-20-8）	$C_{12}H_8O_4$ 216.19	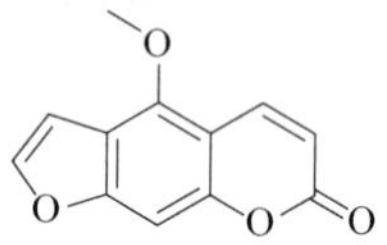	白芷
18	花椒毒素	xanthotoxin（8-methoxypsoralen）（298-81-7）	$C_{12}H_8O_4$ 216.19	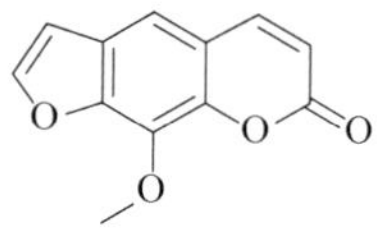	白芷
19	补骨脂素	psoralen（66-97-7）	$C_{11}H_6O_3$ 186.16	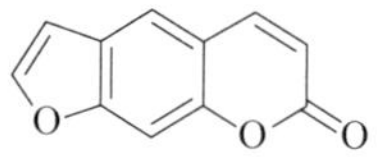	白芷
20	茴芹内酯	pimpinellin（131-12-4）	$C_{13}H_{10}O_5$ 246.2155	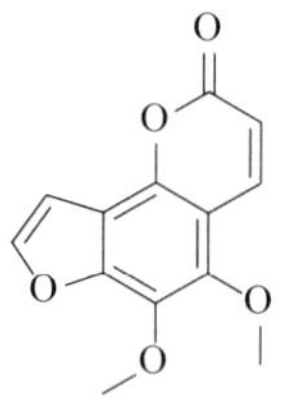	白芷
21	蛇床子素	osthole（484-12-8）	$C_{15}H_{16}O_3$ 244.29	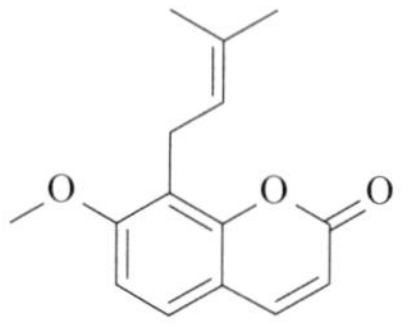	白芷
22	东莨菪素	scopoletin（92-61-5）	$C_{10}H_8O_4$ 192.17	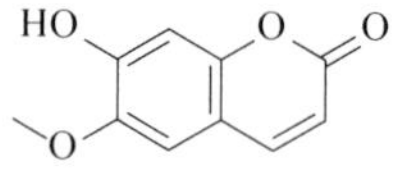	白芷
代谢物					
23	M1	M1	$C_{19}H_{19}NO_4$ 325.36	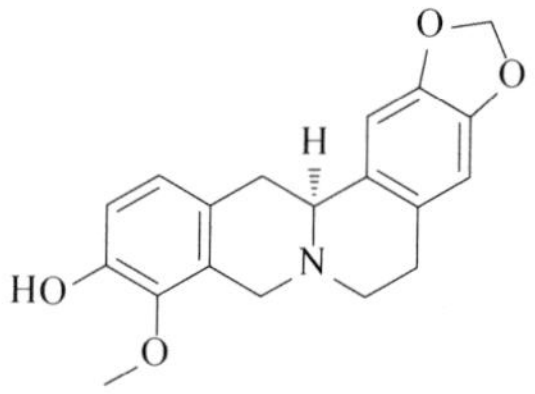	四氢小檗碱
24	M2	M2	$C_{19}H_{19}NO_4$ 325.36	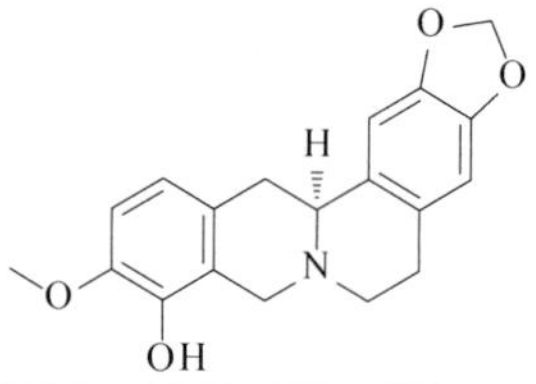	四氢小檗碱

续表

编号	中文名	英文名/CAS 号	分子式/分子量	结构式	来源
代谢物					
25	M3	M3	$C_{20}H_{23}NO_4$ 341.40		延胡索乙素
26	M4	M4	$C_{20}H_{23}NO_4$ 341.40		延胡索乙素
27	M5	M5	$C_{16}H_{16}O_6$ 304.29		氧化前胡素
28	M6	M6	$C_{19}H_{19}NO_5$ 341.36		原托品碱

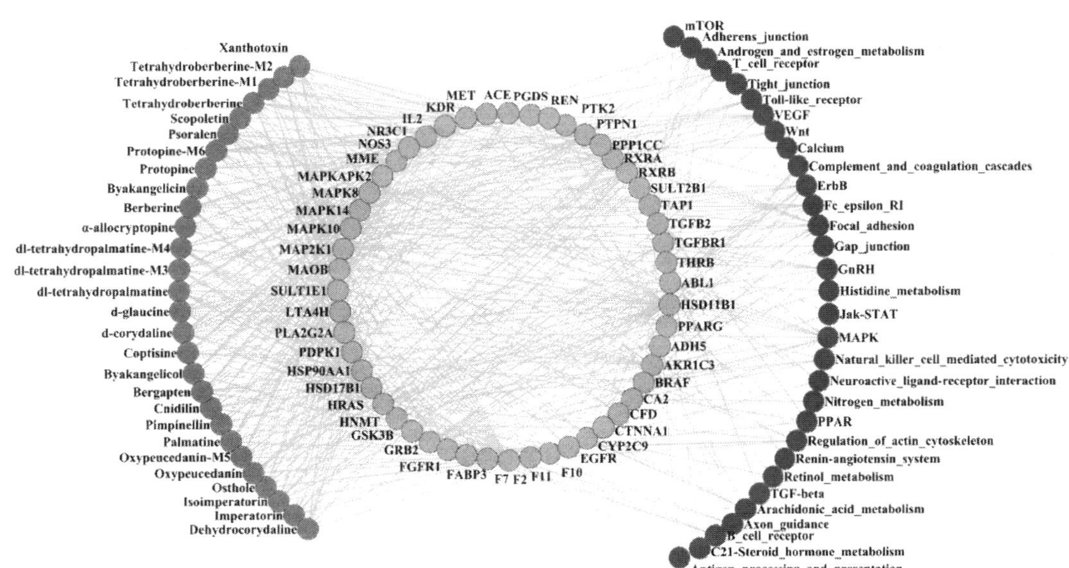

图 15.27 元胡止痛滴丸治疗原发性痛经的网络药理图

通过网络药理结果可知，代谢物氧化前胡素-M5 的作用通路最多，达到 23 条，其后依次为四氢小檗碱-M1、延胡索乙素-M4、四氢小檗碱、延胡索甲素、补骨脂素和佛手柑内酯各为 22 条。另外，与激素调节相关通路作用最多的化合物为延胡索乙素-M4、四氢小檗碱、佛手柑内酯、去氢延胡索甲素、延胡索乙素、四氢小檗碱-M2、黄连碱和小檗碱，各为 5 条；与中枢镇痛相关通路作用最多的化合物为氧化前胡素-M5、补骨脂素、花椒毒素、白当归脑和别隐品碱，各为 3 条；与平滑肌解痉相关通路作用最多的化合物为氧化前胡素-M5、补骨脂素、佛手柑内酯和原阿片碱-M6，各为 7 条；与炎症相关通路作用最多的化合物为延胡索乙素-M3（9 条）、延胡索甲素（7 条）；与免疫相关通路作用最多的化合物为巴马汀（6 条）、氧化前胡素-M5（5 条）、四氢小檗碱-M1（5 条）、延胡索乙素-M4（5 条）、去氢延胡索甲素（5 条）和黄连碱（5 条），具体信息见表 15.5。

表 15.5 各化合物作用靶点及通路具体信息

化合物	作用靶点数	作用通路数	与激素调节相关通路数	与中枢镇痛相关通路数	与平滑肌解痉相关通路数	与炎症相关通路数	与免疫相关通路数
氧化前胡素-M5	15	23	4	3	7	4	5
四氢小檗碱-M1	17	22	4	1	6	6	5
延胡索乙素-M4	16	22	5	1	5	6	5
四氢小檗碱	19	22	5	2	5	6	4
延胡索甲素	15	22	4	1	6	7	4
补骨脂素	16	22	4	3	7	5	3
佛手柑内酯	14	22	5	2	7	5	3
延胡索乙素-M3	16	21	4	2	5	9	3
去氢延胡索甲素	11	21	5	1	5	5	5
花椒毒素	14	21	4	3	6	5	3
延胡索乙素	16	20	5	1	4	6	4
海罂粟碱	14	20	3	2	5	6	4
黄连碱	13	20	5	1	4	4	5
四氢小檗碱-M2	14	20	5	2	4	6	3
原阿片碱-M6	16	20	3	2	7	5	3
巴马汀	13	18	4	2	3	3	6
小檗碱	14	18	5	1	3	5	4
白当归脑	10	18	3	3	5	4	3
蛇床子素	12	18	4	2	4	4	4
别隐品碱	10	17	3	3	4	5	2
原托品碱	11	16	4	1	3	5	3
氧化前胡素	12	16	4	1	3	4	4
白当归素	8	16	2	2	4	5	3
东莨菪素	10	16	4	2	2	5	3
茴芹内酯	10	16	4	1	4	4	3
欧前胡素	12	16	4	1	3	4	4
异欧前胡素	12	15	4	1	3	4	3
8-甲氧基异欧前胡内酯	11	13	3	1	2	4	3

在本部分研究中，我们采用网络药理学研究方法，选择元胡止痛滴丸中 28 个入血成分利用 PharmMapper 和 KEGG 等生物信息学手段对其进行靶点及作用通路的预测分析，预测此 28 个化合物可能通过 HSD17B1、MME、HSP90AA1 等 52 个靶点作用于 Androgen and estrogen metabolism、Calcium signaling pathway、MAPK、PPAR、VEGF 等与激素调节、中枢镇痛、解痉、抗炎和免疫相关的 31 条通路，最后利用 Cytoscape 软件构建了元胡止痛滴丸治疗原发性痛经的“分子-靶点-通路”的网络预测图。网络药理图结果表明，元胡止痛滴丸中生物碱类化合物巴马汀、别隐品碱、黄连碱、(去氢)延胡索甲/乙素、(四氢)小檗碱、原托品碱以及香豆素类成分 8-甲氧基异欧前胡内酯、白当归脑、补骨脂素、佛手柑内酯、花椒毒素、东莨菪素、(异)欧前胡素、氧化前胡素等可以与 17β-雌二醇脱氢酶 1 (Estradiol 17-beta-dehydrogenase 1，HSD17B1)、雌激素受体磺基转移酶(estrogen sulfotransferase，SULT1E1)、雌激素受体(estrogen receptor，ESR1)、性激素结合球蛋白(sex hormone-binding globulin，SHBG)、丝裂原蛋白活化激酶(Mitogen-activated protein kinase 8/10/14，MAPK8/10/14)等相关蛋白结合，参与雄激素雌激素代谢、促性腺激素释放激素通路、C21 甾类激素代谢等激素调节通路，进而起到缓解痛经症状的作用。图 15.27、图 15.28 揭示了元胡止痛滴丸治疗原发性痛经的多维调控网络。

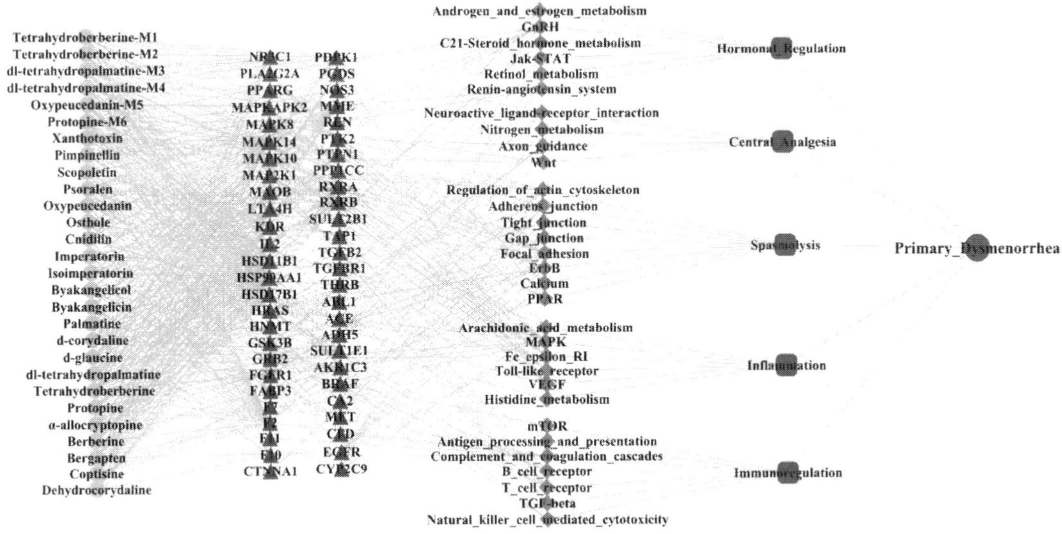

图 15.28　元胡止痛滴丸治疗原发性痛经的网络药理解析图

第四节　基于成分药性表达的元胡止痛滴丸质量标志物研究

“药性”与“药效”(功效)均是中医药理论的核心概念，是从不同侧面、不同角度对中药的生物效应表达的客观描述。“药味(性)”和“药效”体现中药的“物质基础”作用于人体疾病主体的不同层面、不同方式的生物效应表达形式，二者呈现复杂的离合关系。“性-效-物”的表征、相关性规律研究是阐释中药作用原理以及配伍规律、指导临床实践的重要依据和研究路径。药性理论是临证立法、配伍组方的重要依据。“五脏苦欲补泻用药论”被缪希雍誉为“用药第一义”，是临证立法的基本法则；“热者寒之，寒者热之”等寒热理论贯穿于中医的理法方药全过程，临床辨证论治中依据寒热理论确立治疗大法，成为指导组方的重要准则；因此，根据药物的气、味进行配伍组合，是方剂组方的基本依据之一。

中药酸苦甘辛咸“五味”具有真实滋味（气味）属性，电子鼻（electronic nose，EN）也称人工嗅觉系统，是能够感知和识别气味的电子系统，包括样品处理器、气体传感器阵列及信号处理系统。它将仿生学、传感技术、信号处理、模式识别和计算机科学等多种学科融于一体，既能检测特定的气体，又能评价混合气体或挥发性化学成分。电子舌（electronic tongue，ET）是模拟人体味觉感受机制来设计的人工味觉系统，广泛应用于食品、药品等领域。它使用类似于生物系统的材料作为传感器的敏感膜，当味觉物质在薄膜上被吸收时，数据便通过敏感膜上电位的变化而获得，然后由计算机对数据进行模式识别，得到反映样品味觉特征的结果。

以电子舌等为代表的味觉仿生手段对食品的味觉能进行客观、量化的划分和表征，借此技术手段对中药五味识别和表征是可行的。为使不同滋味的范围在电子舌分析中有一个固定且明确的区域，以具有代表性苦、酸、咸及甘味药材及标准物质为样品，采用 DFA 分析方法对不同滋味的区域进行划分。通过建立的区域对延胡索药材、物质组群及单体成分样品进行了滋味判定。

一、基于电子舌技术的延胡索药味物质基础表征研究

（一）电子舌分析方法

电子舌是一种模拟味觉感受机制，分析、识别单一和复杂液体“味道”的新型多传感器检测系统，主要由自动进样系统、传感器阵列及数据处理系统 3 部分组成[40]。传感器阵列对待测样品作出响应并输出信号，信号经计算机系统进行数据处理和识别后，得到反映样品味觉特征的整体滋味品质结果，并判别出样品之间整体味觉上的差异[41]。其中传感器阵列相当于生物系统中的舌头，能够感受不同的化学物质，采集各种不同的信号，信息通过数据处理系统进行分析，这一部分代替了生物系统中的大脑功能，对不同的物质的滋味进行区分辨识，给出各个物质具体的感官信息[42]。

Alpha MOS 公司电子舌系统第 5 套传感器系统为对味觉具有专一性识别的传感器阵列，包括 SRS、GPS、STS、UMS、SPS、SWS、BRS 7 根传感器，每个独立的传感器具有交互敏感作用，即一个独立的传感器并非只感受一种化学物质，而是感受一类化学物质[40]，并且在感受某类特定化学物质的同时，还感受另一部分其他性质的化学物质，实现了对待测液体整体滋味品质进行客观分析，判别出样品之间整体味觉上的差异。Alpha soft 软件中提供了多种数据分析方法，包括 PCA、DFA、SQC、SIMCA、PLS 及 Shelf Life 等，各种方法均有其特点和应用场合。电子舌技术现已广泛应用于药学领域，如鉴别药材滋味、评价掩味效果、判断药材产地、识别不同年份药材、评价炮制后的药材等[43]。

电子舌检测的相关参数：样品溶剂为 pH 7.0 磷酸氢二钠-柠檬酸缓冲溶液；每个样品选择 6 个浓度；样品测定次数 9 次，测定时间 200s，取 7～9 次时 180～200s 的传感器响应值作为样品的电子舌原始数据进行处理与分析。所有样品按单体成分、物质组群、

药材顺序在室温条件下进行检测，先检测颜色较轻的样品，对一个样品测定 9 次后，置纯净水清洗杯内对传感器及响应电极进行清洗，矫正传感器及电极后，再对第二个样品进行检测。

（二）滋味区域的划分及确定

基于电子舌技术确定苦味区域，本实验从药材、标准物质着手建立电子舌的滋味分析模型。本实验的模型样品均具有典型的滋味，黄连、黄柏、苦参、大黄、奎宁具有苦味；罗汉果、大枣、蔗糖具有甘味；乌梅、木瓜、山楂、乙酸、柠檬酸具有酸味；芒硝、氯化钠具有咸味。实验将药材和标准物质分为苦、甘、酸、咸四类，采用 PCA、DFA、SIMCA 等分析方法建立滋味模型，最终选择 DFA 分析方法建立该模型，如图 15.29 所示。

模型中苦、酸、甘、咸各成一个区域，互不交叉。将口尝具有苦、甘、酸、咸味样品分别投影到此模型中，判别结果较为理想，说明基于该模型判别未知样品的滋味是可行的。

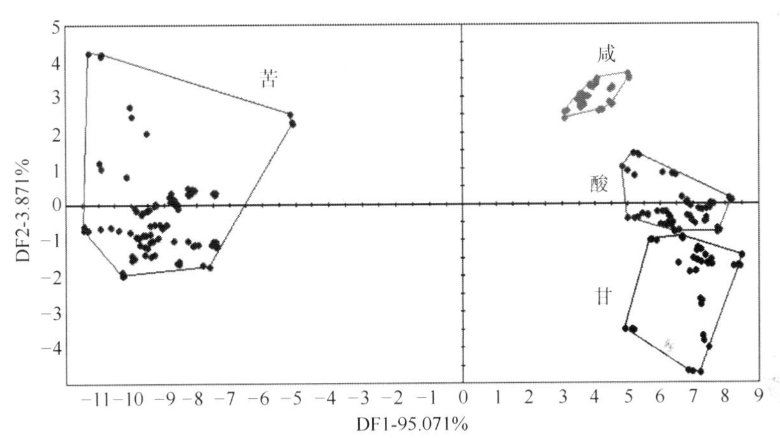

图 15.29 电子舌判别不同滋味的模型

（三）电子舌对延胡索样品的检测及结果

1. 延胡索样品的距离分析结果

取延胡索所有电子舌样品检测第 7～9 次时 180～200s 的传感器响应平均值作为原始数据进行 DFA 分析。以不同浓度的延胡索药材样品分为一组，比较 DFA 分析图中不同浓度其他样品与延胡索药材之间的距离，距离越小，则表示样品之间的滋味越相近。

由 DFA 分析图 15.30 可知，每个样品在 DFA 图中有各自的区域，互不交叉，可很好地被区分，不同样品之间有一定的距离，说明不同样品有各自的滋味。由距离分析图 15.31 可知，不同浓度物质组群及单体成分样品与延胡索的距离不同，说明浓度影响样品的滋味。延胡索其他类样品与延胡索药材的距离最远，说明二者的滋味相差较大。总生物碱类样品与延胡索药材的距离较近，说明两者在味觉上相近。叔胺碱类及季铵碱类样品随着浓度减小，与延胡索药材之间的距离先降低后升高，SAJ-3 及 JAJ-3 样品与药材的距离最小。采用 SPSS17.0 统计学软件对两组距离值进行独立样本 *T* 检验，组间比

较 $P=0.210>0.05$，说明两组数据之间无显著性差异，叔胺碱类及季铵碱类样品与药材之间的距离无明显差异。

单体成分中原阿片碱、黄连碱、小檗碱随着浓度减小，与延胡索药材之间的距离变化不明显。延胡索乙素及去氢延胡索甲素随着浓度减小，与延胡索药材之间的距离增大。五种单体成分与延胡索药材之间的相对距离由近及远依次为小檗碱、延胡索乙素、去氢延胡索甲素、黄连碱、原阿片碱，即小檗碱及延胡索乙素更接近于延胡索药材的滋味。在分子对接-虚拟筛选的实验结果中，延胡索乙素、小檗碱与苦味受体对接的分值较高，一定程度上验证了上述距离分析结果。

综上，在延胡索的滋味表达中，生物碱类成分的贡献明显大于其他类成分，而叔胺碱类成分的贡献与季铵碱类成分无明显差异。

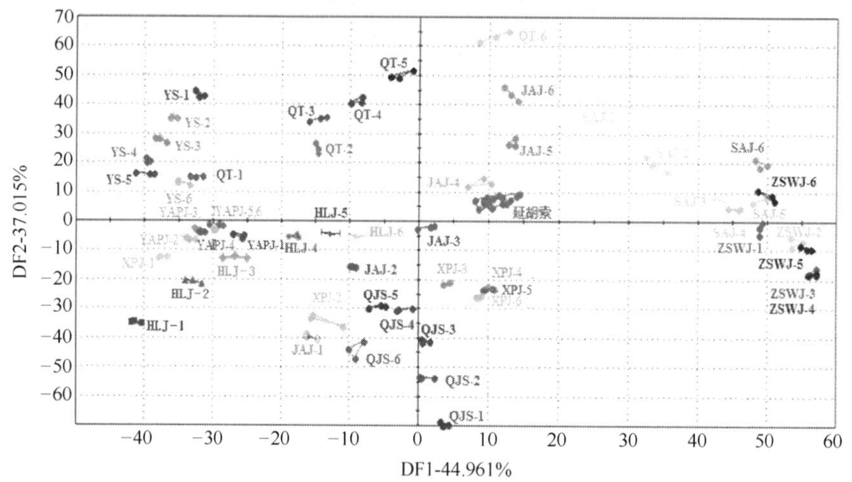

图 15.30　延胡索样品的判别因子分析结果

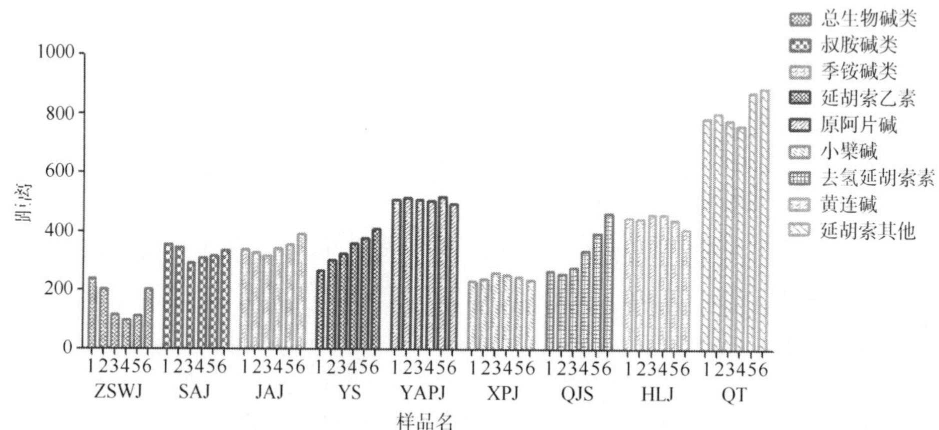

图 15.31　不同样品与延胡索药材的距离分析结果

2. 电子舌对延胡索药材样品的检测

由上述距离分析结果可知，物质组群及单体成分样品浓度影响与延胡索药材之间的距离，呈现出一定的规律性。因此每个样品选择高、中、低 3 个浓度样品进行投影。相应的，延胡索药材也选择高、中、低 3 个浓度样品进行投影。用模型投影不同浓度延胡索药材样品（YHS-1、3、6），投影结果如图 15.32 所示，延胡索 3 个浓度样品均在苦味区域内，识别值为 100。

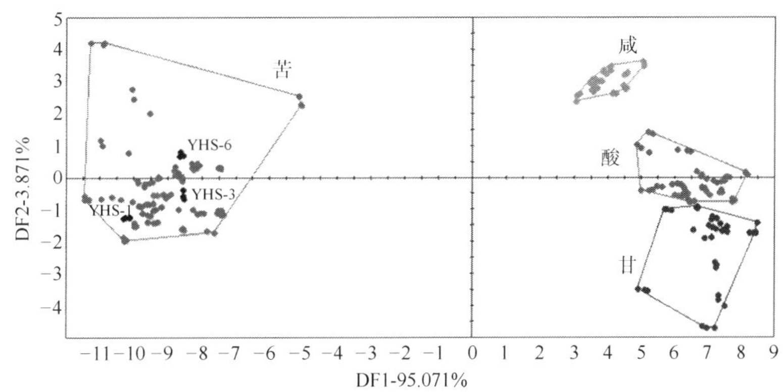

图 15.32　模型识别不同浓度延胡索药材样品结果

3. 电子舌对物质组群样品的检测

用模型投影延胡索物质组群类样品，包括总生物碱类（Y-ZSWJ-1、3、6）、叔胺碱类（Y-SAJ-1、3、6）、季铵碱类（Y-JAJ-1、3、6）及其他类（Y-QT-1、3、6）。投影结果如图 15.33 所示，总生物碱类、叔胺碱类及季铵碱类样品均判别为苦味，识别值为 100。其他类样品在苦味区域外，未被识别。

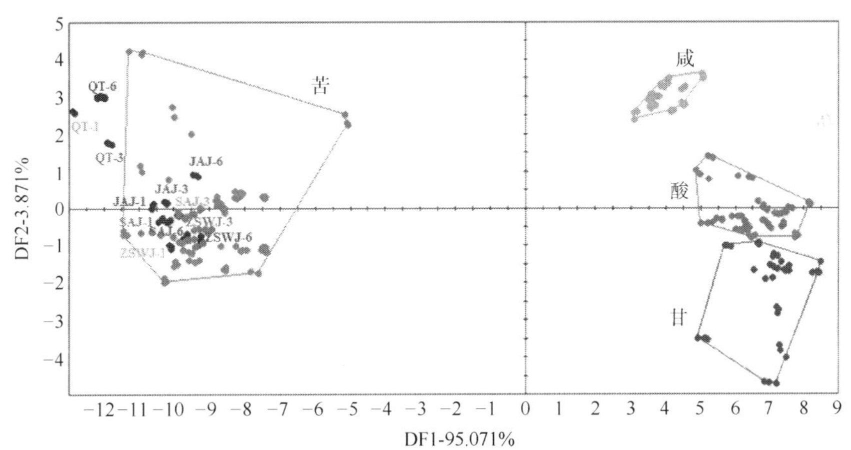

图 15.33　模型识别不同浓度延胡索物质组群样品结果

4. 电子舌对单体成分样品的检测

用模型投影延胡索单体成分，包括原阿片碱（Y-YAPJ-1、3、6）、延胡索乙素（Y-YS-1、3、6）、去氢延胡索甲素（Y-QJS-1、3、6）、小檗碱（Y-XPJ-1、3、6）、黄连碱（Y-HLJ-1、3、6）。投影结果如图 15.34 所示，延胡索乙素及小檗碱样品判别为苦味，识别值为 100；原阿片碱及黄连碱样品未被识别为苦味，而不同浓度的去氢延胡索甲素样品结果不同，QJS-1、QIS-3 判别为苦味，识别值为 100，QIS-6 未被识别为苦味。

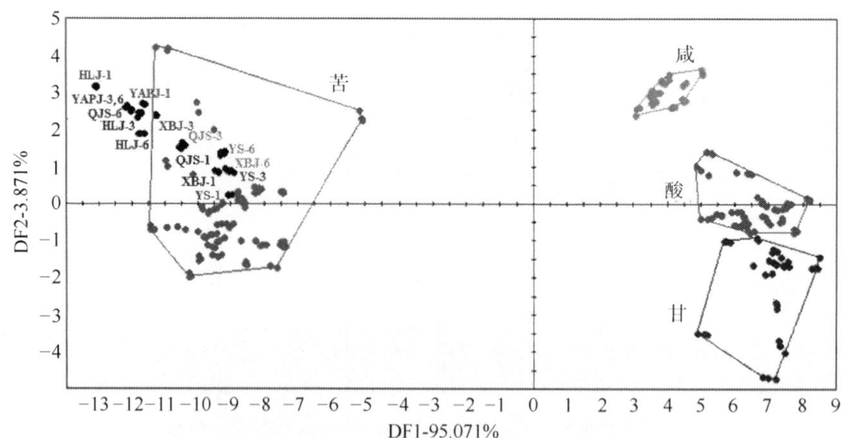

图 15.34　模型识别不同浓度延胡索单体样品结果

5. 电子舌对合适浓度延胡索样品的检测

根据投影结果选择上述中浓度的延胡索药材、物质组群及单体成分样品进行投影，结果如图 15.35 所示，除其他类、黄连碱及原阿片碱样品未被识别，其余样品均判别为苦味，识别值为 100。

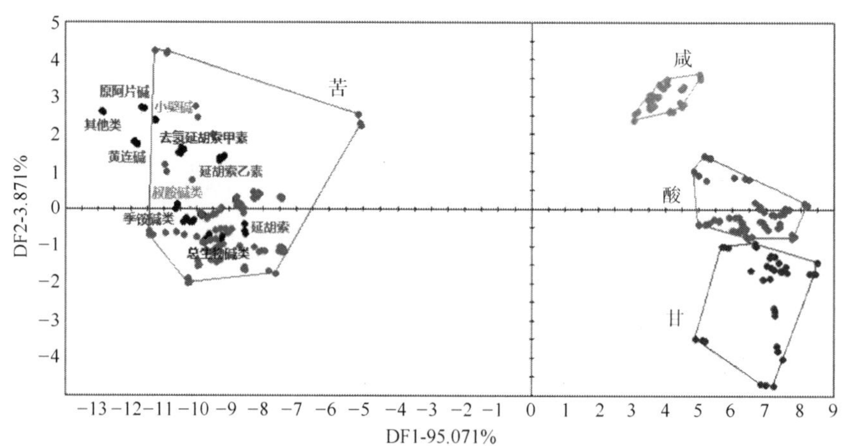

图 15.35　模型识别延胡索样品的结果

（四）小结与讨论

1）通过对电子舌检测过程中的参数进行优化，最终选择：统一样品溶剂为 pH 7.0 磷酸氢二钠-柠檬酸缓冲溶液；样品测定次数 9 次，测定时间为 200s，取 7～9 次时 180～200s 的传感器响应值作为样品的电子舌原始数据进行处理与分析，并选用代表性药材及标准物质建立电子舌滋味区域模型。

2）依据电子舌对延胡索样品的判定及距离分析结果表明，延胡索药材的滋味为“苦”味，在延胡索的苦味表达中，生物碱类成分的贡献大于其他类成分，叔胺碱类成分的贡献与季铵碱类成分无明显差别，且均被判别为苦味。由结果推断叔胺碱类及季铵碱类成分均为延胡索苦味的物质基础[44]。

3）药味包括真实滋味（气味）及功效两方面的含义，实验从滋味的角度对延胡索的苦味物质基础进行分析，但延胡索具辛味。辛味是指口尝滋味和鼻闻气味 2 种[45]，如辣椒的辛味为口尝之滋味，川芎的辛味是鼻闻之气味。延胡索的辛味亦是鼻闻之气味，属嗅觉范畴。仿生技术电子鼻模仿嗅觉反映气味信息，下一步利用电子鼻技术对延胡索的气味信息进行分析，使药味的判定更具有说服力，五味药性的研究更全面。

二、基于电子鼻技术的延胡索药味物质基础研究

中药五味包括酸、苦、甘、辛、咸。电子舌不具有辛味电极，而且辛味物质基础多为挥发性成分[46]，这些成分使药材具有特异性气味，运用电子鼻能很好地分析、识别和检测样品中的复杂气味和大多数挥发性成分[47]，有利于中药“辛”味的客观化表达。2015 年版《中国药典》一部记载：“辛、苦，温”，即延胡索药材具有味觉和嗅觉的特征，仅采用电子鼻或电子舌技术从气味或滋味单一角度进行表征往往难以获得样品的整体信息，而应将电子鼻和电子舌的数据联用以综合气味、滋味做出全面衡量，即气-味信息融合研究。

1. 电子鼻分析方法

电子鼻具有识别简单和复杂气味的功能，可以给出样品中挥发性成分的整体信息——气味“指纹”数据，是一种气味分析仪器，也称人工嗅觉系统，主要由气体传感器阵列、空气压缩机、气体净化器、自动进样器和信号预处理系统等组成[48]。与传统的气味分析技术相比，电子鼻可以在几小时、几天、甚至数月的时间内连续地、实时地监测特定位置的气味状况，能较全面完整地反映中药材的整体气味特征，现已广泛应用到中药的基原、产地、等级、炮制品、贮藏期、配方颗粒[49-52]等多方面的鉴别研究中。

电子鼻检测的相关仪器参数，如表 15.6 所示。先检测气味较轻的样品，对一个样品测定 6 次后，矫正传感器及电极后，再对第二个样品进行检测。

表 15.6　电子鼻检测条件

条件	参数	条件	参数
载体	干燥空气	注射器体积	5.0mL
流量	150mL/min	注射器温度	70℃
药材质量	0.5g	收集时间	200s
样品瓶体积	20mL	清洗时间	300s
培养时间	600s	顶空进样法	
孵化温度	60℃	注入体积	1000μL
搅拌速度	500r/min	注入速度	500μL/s

2. 电子鼻检测结果

取延胡索所有样品电子鼻检测数据进行 PCA 分析，以延胡索药材为一组，比较 PCA 分析图中其他样品与延胡索药材样品之间的距离，距离越小，则表示样品之间的气味越相近。

由 PCA 分析图 15.36 可知，PC1 和 PC2 总贡献率达到 99.245%，且差异较好地表现在信息权重为 96.256%的横轴上。每个样品在 PCA 图中均可很好地被区分，有各自的区域，不同样品之间有一定的距离，说明不同样品有各自的气味。由距离分析图 15.37 可知，总生物碱类样品与延胡索药材的距离较近，其他类样品与延胡索药材的距离较远，说明延胡索药材的气味主要是由总生物碱类成分决定，而其他类样品与延胡索气味差距稍大。与季铵碱类样品相比，叔胺碱类样品与药材的距离较近，说明叔胺碱类样品的气味与药材更为相近。五种单体成分与延胡索药材之间的相对距离由近及远依次为原阿片碱、延胡索乙素、黄连碱、小檗碱、去氢延胡索甲素，即原阿片碱与药材的气味更为相近。

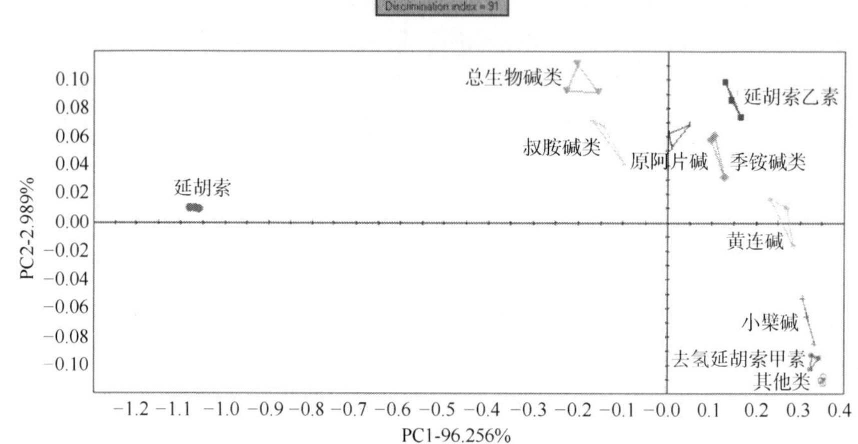

图 15.36　延胡索样品的主成分分析结果

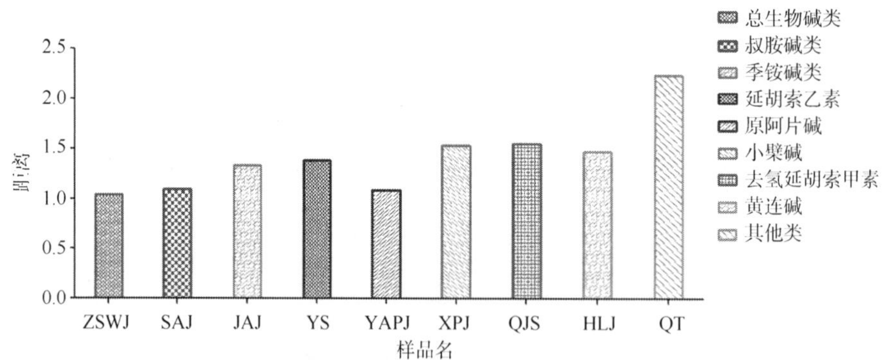

图 15.37　不同样品与延胡索药材样品的距离分析结果

综上，在延胡索的气味表达中，生物碱类成分的贡献大于其他类成分，叔胺碱类成分的贡献大于季铵碱类成分。

3. 气-味信息融合研究

利用单一的电子舌或电子鼻技术检测只能提供样品的单一味觉或嗅觉信息，造成检测的局限性。若将电子舌和电子鼻数据联用，检测的信息将更加全面，更能反映样品的整体味觉和嗅觉信息，即气-味信息融合研究。在电子鼻和电子舌数据联用时，数据的联用方法主要有直接合并、特征值提取后联用和分别建模后重组有效信息的方法[53]。实验中将电子鼻系统和电子舌系统分别用于样品的检测，选择信息融合技术中的直接合并方式实现气-味信息融合，将电子鼻和电子舌信号串联作为输入进行归一化分析，获得电子鼻检测的挥发性气味信息和电子舌检测的水溶性味觉信息的综合信息，并采用主成分分析法对融合数据进行分析。

选择与延胡索电子鼻样品在同一质量水平下的电子舌样品（YHS-3、Y-ZSWJ-3、Y-SAJ-3、Y-JAJ-3、Y-QT-3、Y-YS-3、Y-YAPJ-3、Y-QJS-3、Y-XPJ-3、Y-HLJ-3）进行气味信息融合研究。将延胡索电子鼻样品的数据与已选择的电子舌样品的数据串联合并，进行归一化分析，并以延胡索药材为一组，比较其他样品与延胡索药材样品之间的距离，距离越小，则表示样品之间的滋味和气味越相近。

由 PCA 分析图 15.38 可知，气-味信息融合后每个样品在 PCA 图中均可很好地被区分，有各自的区域，不同样品之间有一定的距离，说明不同样品有各自的气味和滋味。由距离分析图 15.39 可知，总生物碱类样品与延胡索药材的距离最近，其他类样品最远，与季铵碱类相比，叔胺碱类与药材的距离更近。单体成分中原阿片碱、去氢延胡索甲素与延胡索药材的距离最近。

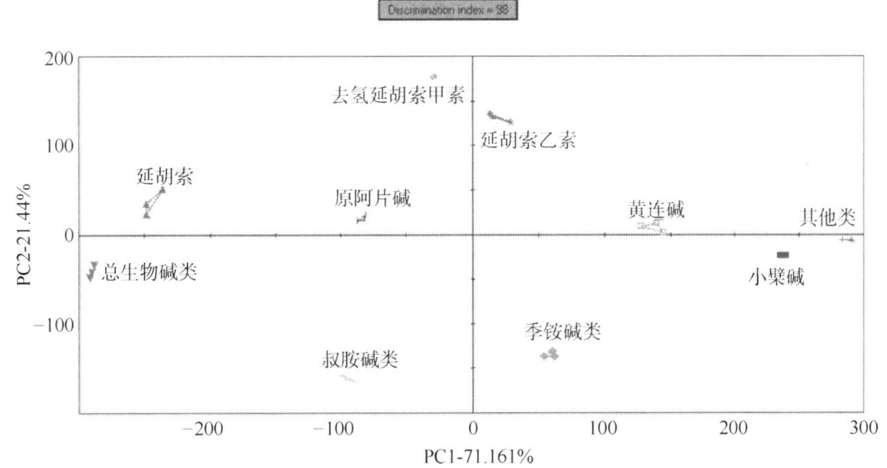

图 15.38　延胡索样品气味信息融合的主成分分析

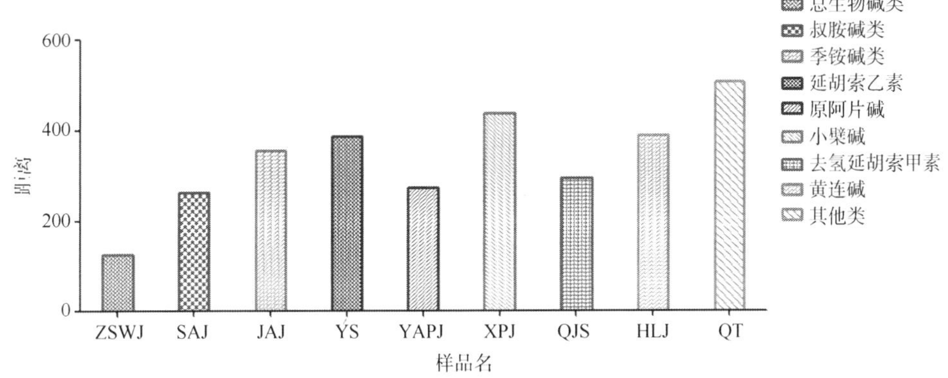

图 15.39　不同样品与延胡索药材样品的距离分析结果

综上，在延胡索的滋味和气味表达中，生物碱类成分的贡献大于其他类成分，叔胺碱类成分的贡献大于季铵碱类成分。

4. 小结与讨论

1）通过单因素考察对电子鼻检测过程中的参数进行优化，最终确定：样品粉碎粒度80目，药材质量水平0.5g，每个样品检测6份，样品采集时间200s，选择传感器的最大或最小特征响应值作为原始数据进行处理与分析，载气流速150mL/min，顶空培养时间600s，孵化温度60℃，进样体积1000μL。

2）电子鼻技术对延胡索样品的距离分析结果表明，在延胡索的气味表达中，生物碱类成分的贡献大于其他类成分，叔胺碱类成分的贡献大于季铵碱类成分。由结果推断生物碱类成分中的叔胺碱类成分是延胡索药材的辛味物质基础，而季铵碱类成分在辛味表达中贡献较小。

3）气-味信息融合时数据的联用方法主要包括直接合并、特征值提取后联用和分别建模后重组有效信息3种方法。本实验选择直接合并方式实现气-味信息融合，但考虑到传感器的交叉敏感性可能带来的数据多元共线性问题，后期实验中尝试后两种方法及人工神经网络技术，探索更准确适用的统计学方法。

三、基于苦味及嗅觉受体分子模拟的元胡止痛滴丸辛、苦药味物质基础研究

嗅觉受体是一种膜蛋白，其三维结构尚未被解析，需要借助计算机进行模拟，并与中药小分子辛味成分进行对接，可进一步从分子水平表征和阐释辛味的物质基础及其表达原理。苦味的产生是由于味觉物质作用于味觉感受器（味蕾）上，目前已发现苦味的味觉相关受体为hTAS2Rs家族[54]，是一类7次跨膜的G蛋白偶联受体（GPCR）[55]，且研究发现苦味受体能与多数苦味中药的化学成分结合，中药苦味物质激活依赖于T2R受体基因，可认为苦味中药的味觉表达与T2R受体有一定联系。利用味觉、嗅觉受体与中药中的化学成分进行分子对接，进一步界定“真实五味”的物质基础。

（一）苦味受体hTAS2R10同源模建及对接实验研究

1. 苦味受体hTAS2R10同源模建

（1）hTAS2R10同源模建结果：从NCBI下载hTAS2R10序列，以晶体结构3SN6为模板用Prime方法进行同源模建，构建得到hTAS2R10的三维结构。hTAS2R10序列和3SN6的序列比对结果见图15.40。构建得到hTAS2R10的三维结构，其Ramachandran图见图15.41，由图可见大部分的残基处于允许区，表明构建结构的骨架二面角合理。

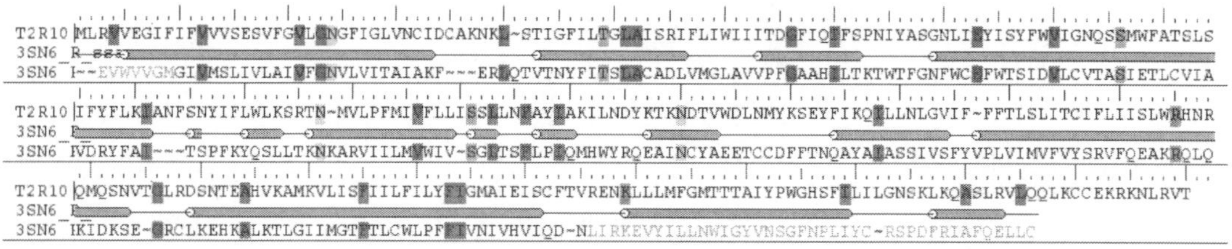

```
T2R10 MLRVVEGIFIFVVVSESVFGVLGNGFIGLVNCIDCAKNKL~STIGFILTGLAISRIFLIWIIITDGFIQIFSPNIYASGNLIEYISYFWVIGNQSSMWFATSLS
3SN6
3SN6  ~~EVWVVGMGIVMSLIVLAITFGNVLVITAIAKF~~~ERLQTVTNYFITSLACADLVMGLAVVPFGAAHILTKTWTFGNFWCEFWTSIDVLCVTASIETLCVIA

T2R10 IFYFLKIANFSNYIFLWLKSRTN~MVLPFMIVFLLISSLLNFAYIAKILNDYKTKNDTVWDLNMYKSEYFIKQILLNLGVIF~FFTLSLITCIFLIISLWRHNR
3SN6
3SN6  VDRYFAI~~~TSPFKYQSLLTKNKARVIILMVWIV~SGLTSFLPIQMHWYRQEAINCYAEETCCDFFTNQAYAIASSIVSFYVPLVIMVFVYSRVFQEAKRQLQ

T2R10 QMQSNVTGLRDSNTEAHVKAMKVLISFIILFILYFIGMAIEISCFTVRENKLLLMFGMTTTAIYPWGHSFILILGNSKLKQASLRVLQQLKCCEKRKNLRVT
3SN6
3SN6  KIDKSE~GRCLKEHKALKTLGIIMGTFTLCWLPFFIVNIVHVIQD~NLIRKEVYILLNWIGYVNSGFNPLIYC~RSPDFRIAFQELLC
```

图15.40 hTAS2R10与3SN6的序列比对结果

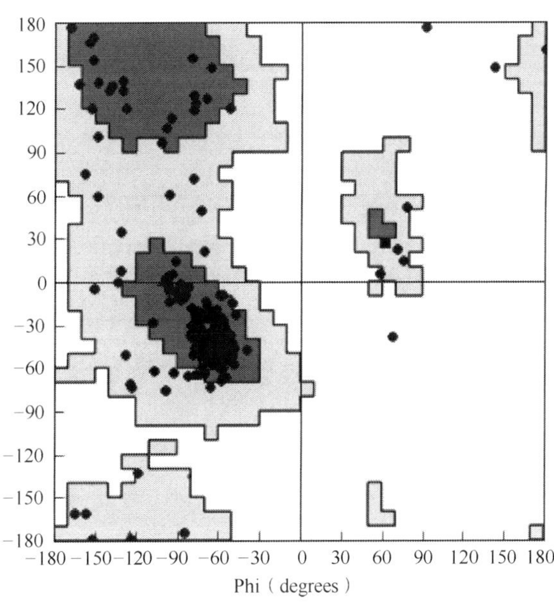

图 15.41　构建模型的 Ramachandran 图

（2）hTAS2R10 与奎宁的对接结果：通过 Schrödinger 软件将 hTAS2R10 的激动剂奎宁用 InduceFit 模块对接到 hTAS2R10 中，得到结合模式图，如图 15.42 所示。由图可见，奎宁与 hTAS2R10 的 Ser85 和 Tyr239 形成两个氢键。

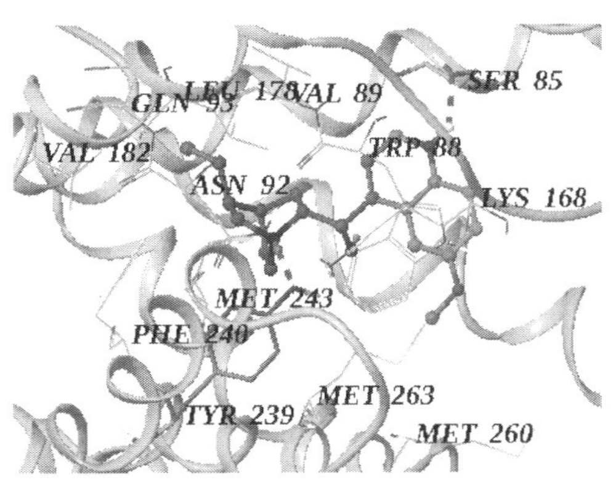

图 15.42　hTAS2R10 与奎宁的结合模式图

（3）分子动力学模拟：图 15.43 上图为 hTAS2R10 受体骨架原子的均方根偏差（root mean square deviation，RMSD），可以看出 RMSD 在前 600ps 缓慢升高至 0.15nm 左右，之后 0.15nm 上下浮动说明体系已经基本达到平衡。图 15.43 为各残基的均方根涨落值（root mean square fluctuation，RMSF），由图可见大多数残基的 RMSF 小于 0.2 nm，说明模拟体系已趋于稳定。

图 15.44 为对 MD 轨迹进行氢键分析所得的结果，由图可见整个 MD 过程中共出现 8 种可能的氢键结合模式，涉及 6 个氨基酸。与对接结果相比较可发现，奎宁与 Ser85 形成的氢键在 MD 过程中仍保持，且出现频率较高，说明该氢键非常稳定。奎宁与 Gln175、Lys168、Gln68 形成的氢键出现频率则较低。Glu246 的羧基氧原子与奎宁的 OH 及其附近的 NH 形成四种类型的氢键，其中 index 为 5 和 6 的出现频率较高。从 MD 得到的最终结构（图 15.45）

可以看出，奎宁与 hTAS2R10 共形成 3 个氢键，其中 Glu246 的两个羧基氧原子分别与奎宁的 OH 和 NH 形成两个氢键，Ser85 的骨架氧原子与六元环的 NH 形成氢键。

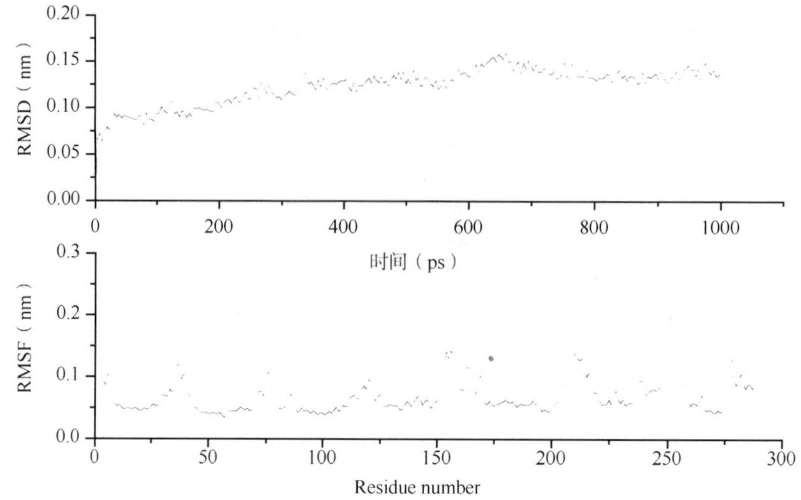

图 15.43　T2R10 骨架原子的 RMSD 和 RMSF

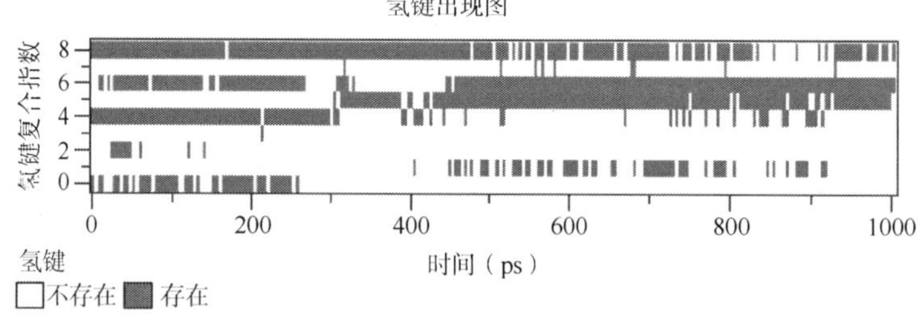

图 15.44　MD 过程中奎宁与 hTAS2R10 间的氢键出现图

（Bond 0：Gln175 | Bond 1：Lys168 | Bond 2：Gln68 | Bond 3：Gln175 | Bond 4，5，6，7：Glu246 | Bond 8：Ser85）

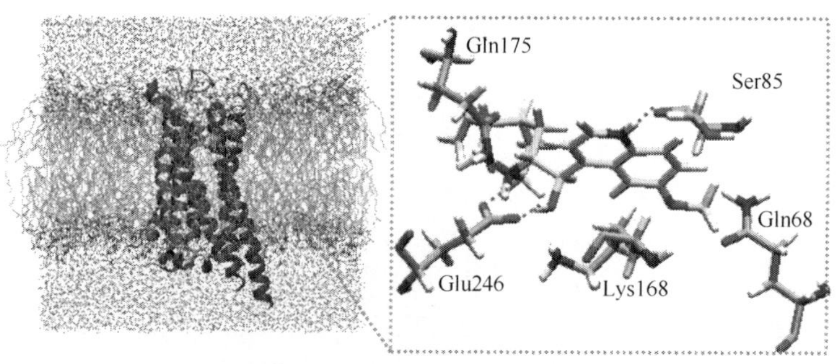

图 15.45　MD 得到的最终结构

2. 配体化合物分子对接

选取延胡索药材中的代表性化合物作为对接配体（化合物具体信息见表 15.7），从 MD 所得的最终结构中提取出 hTAS2R10 和奎宁的复合物结构，进行 500 步的能量最小化，所得结构作为受体用于与苦味受体的对接计算。在 Glide 模块中以奎宁为中心进行受体格点生成，与给定配体进行分子对接。

表 15.7 配体化合物信息表

药材	结构类型	化合物	结构式
延胡索（辛、苦）	原小檗碱型	延胡索乙素 tetrahydropalmatine	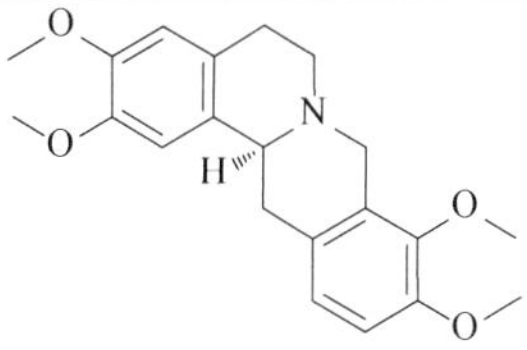
		黄连碱 coptisine	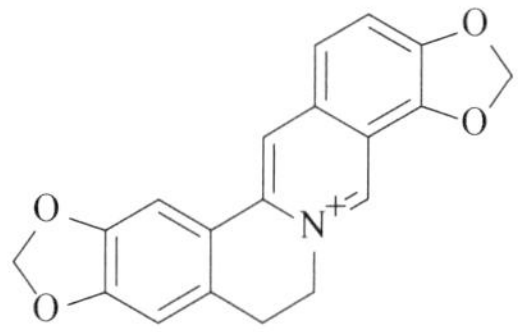
		四氢药根碱 tetrahydrojatrorrhizine	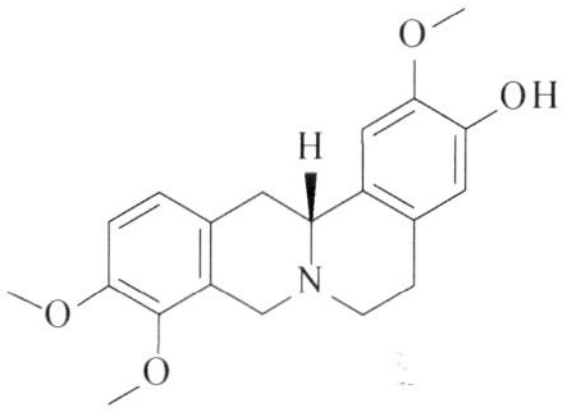
		巴马汀 palmatine	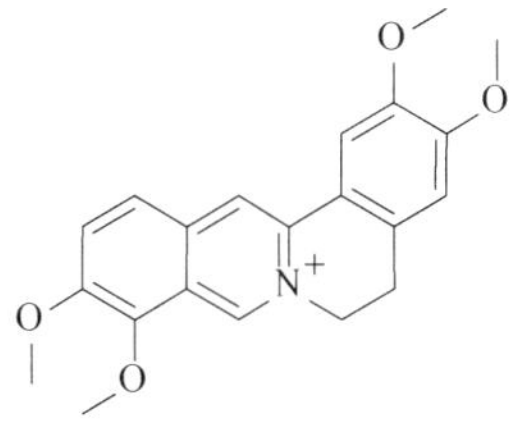
	原托品碱型	原托品碱 protopine	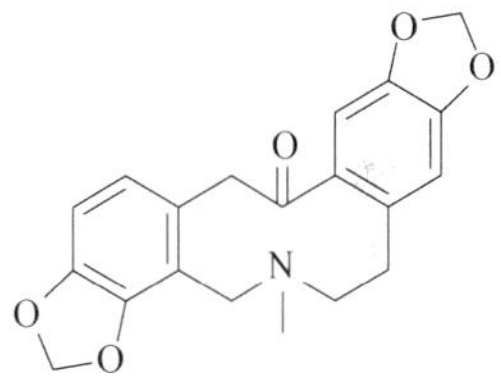
		α-别隐品碱 *α*-allocryptopine	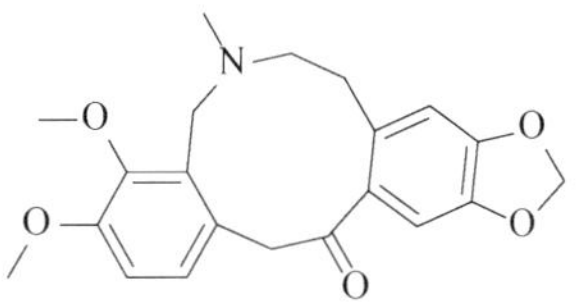
	阿朴菲型	*d*-海罂粟碱 *d*-glaucine	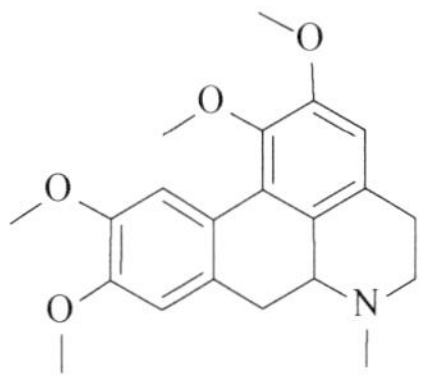
苦味	—	奎宁 quinine	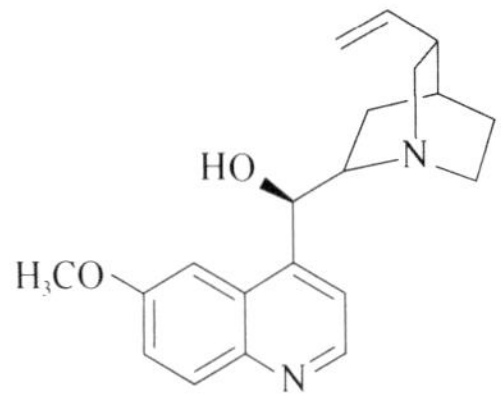

各化合物与苦味受体 hTAS2R10 的对接结果见表 15.8。通过分析对接打分结果发现，延胡索药材中的原小檗碱型化合物与苦味受体的结合力强于原托品碱型和阿朴菲型；因此初步推断，原小檗碱型生物碱类化合物可能为延胡索药材的苦味物质基础。

表 15.8　化合物与 hTAS2R10 的对接结果

药材	类型	中文名	docking score	glide lipo	glide hbond	glide evdw	glide ecoul	glide energy	glide posenum
延胡索（辛、苦）	原小檗碱型	四氢药根碱	−8	−3.97	0	−35.96	−7.4	−43.36	82
		延胡索乙素	−7.77	−3.62	−0.37	−40.89	−4.64	−45.53	78
		黄连碱	−7.69	−3.44	0	−40.93	−2.16	−43.09	83
		巴马汀	−7.49	−3.31	−0.27	−36.85	−6.91	−43.75	12
	阿朴菲型	*d*-海罂粟碱	−6.33	−3.16	0	−37.33	−2.18	−39.51	264
	原托品碱型	原托品碱	−6.45	−2.45	0	−34.18	−4.4	−38.58	95
		α-别隐品碱	−5.26	−1.75	−0.32	−25.07	−3.54	−28.61	9

二、嗅觉受体 OR7D4 同源模建及对接实验研究

1. 嗅觉受体 OR7D4 的构建

（1）OR7D4 同源模建结果：从 NCBI 下载 OR7D4 序列，以 β_2 肾上腺素能受体的晶体结构 2RH1 为模板在 Schrödinger 软件中用 Prime 模块进行同源模建，得到 OR7D4 的三维结构。OR7D4 序列和 β_2 肾上腺素能受体的晶体结构 2RH1 的比对结果见图 15.46。得到的三维结构中，Cys97 和 Cys189 形成二硫键。其结构及 Ramachandran 图如图 15.47 和 15.48 所示，由图可见大部分的残基处于允许区，表明构建结构的骨架二面角是合理的。

（2）OR7D4 与 androstenone 的对接结果：通过 Schrödinger 软件将 OR7D4 的激动剂雄甾烯酮用 InduceFit 模块对接到 OR7D4 中，得到结合模式图所示。雄甾烯酮所处的活性空腔由 Val101、Leu104、Met105、Ala202、Thr203、Leu166、Asn191、Leu194、Leu199、Tyr259 和 Val276 构成，除 Asn191、Thr203 和 Tyr259 外均为疏水残基，雄甾烯酮的环状结构占据了疏水空腔，其羰基氧与 Thr203 的羟基形成氢键（图中以紫色虚线表示）。

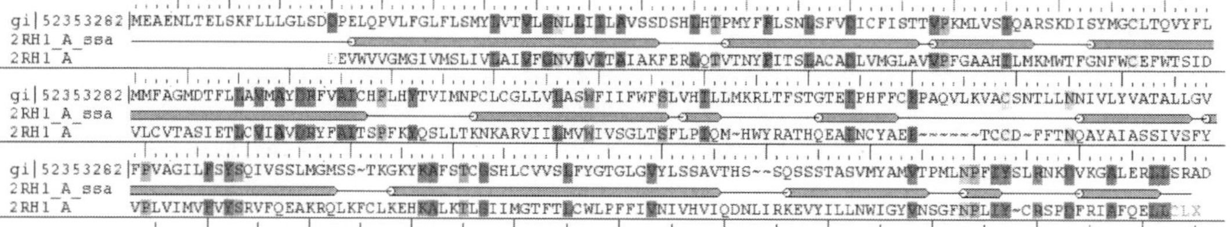

图 15.46　OR7D4 与 2RH1 的序列比对图

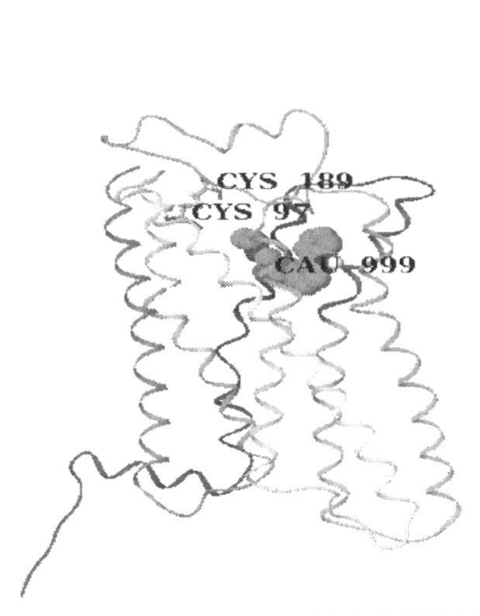

图 15.47　OR7D4 的立体结构图

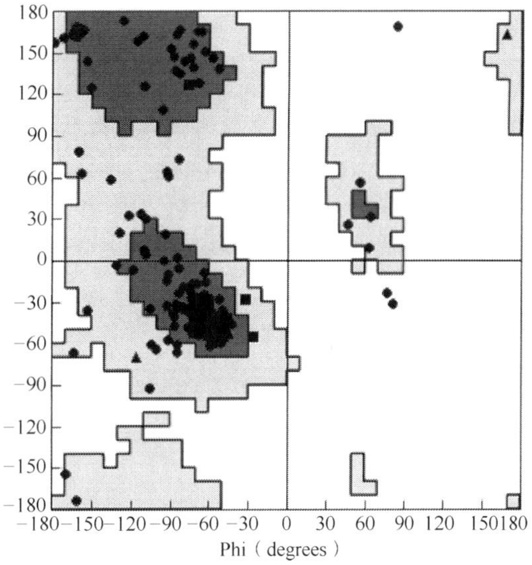

Phi（degrees）

图 15.48　OR7D4 的 Ramachandran 图

（3）分子动力学模拟：通过将 OR7D4 与具有膜位点的 2RH1 叠合，得到 OR7D4 的胞内、胞外位置，如图 15.49 所示。采用 g_membed 程序[Wolf et al，J Comp Chem 31（2010）2169-2174]得到蛋白嵌入 DPPC 内的复合物结构，添加 3 个氯离子以中和体系所带电荷，最终整个体系包括 OR7D4 蛋白、雄甾烯酮分子、248 个 DPPC 分子、12 747 个水分子及 3 个氯离子，共 75 119 个原子，见图 15.50。

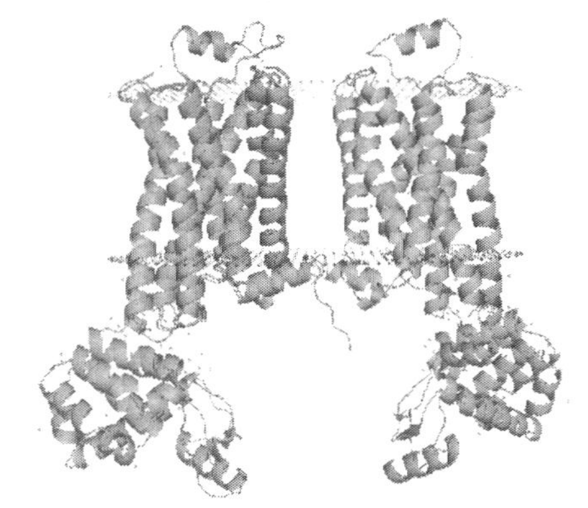

图 15.49　OR7D4 胞内（cytoplasmic side，blue）及胞外（extracelluar side，red）位置示意图

[氰色 cartoon 为二聚结构的 β_2 肾上腺素能受体（2RH1），绿色为 OR7D4]

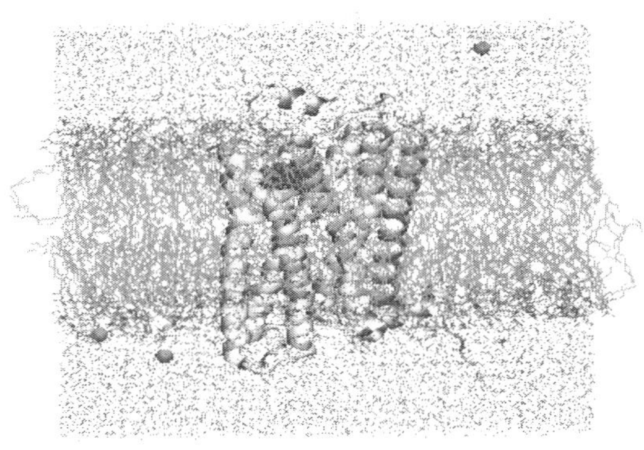

图 15.50　分子动力学模拟所用的 OR7D4-雄甾烯酮体系

（OR7D4 显示为黄色 cartoon 模型，紫色 VDW 模型为雄甾烯酮，绿色球状为氯离子，DPPC 和水显示为 line 模型，氢原子未显示）

由图 15.51 和图 15.52 可见体系经过长时间的 MD 已经达到平衡状态，图 15.53 为 MD 过程中的氢键情况，可见雄甾烯酮的羰基氧与 Thr203 形成的氢键出现频率较高，说明该结合模式比较稳定。

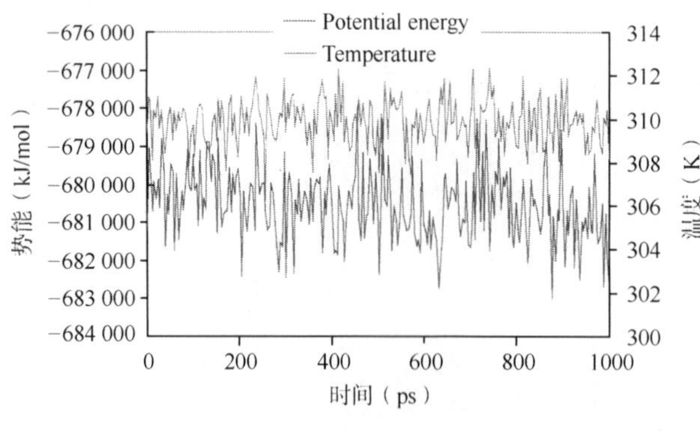

图 15.51　MD 过程中体系势能和温度变化情况图

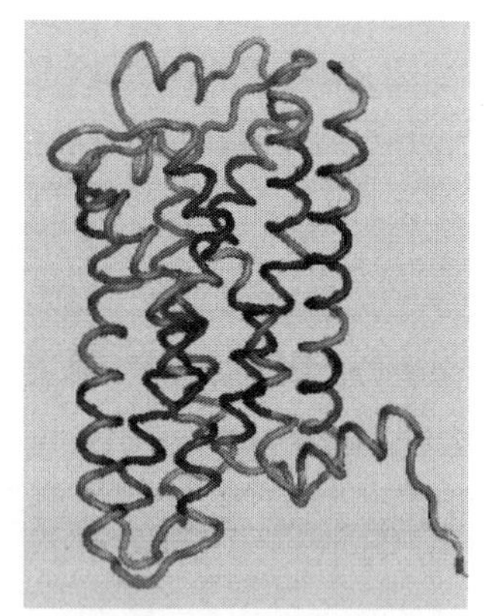

图 15.52　Bfactor 图

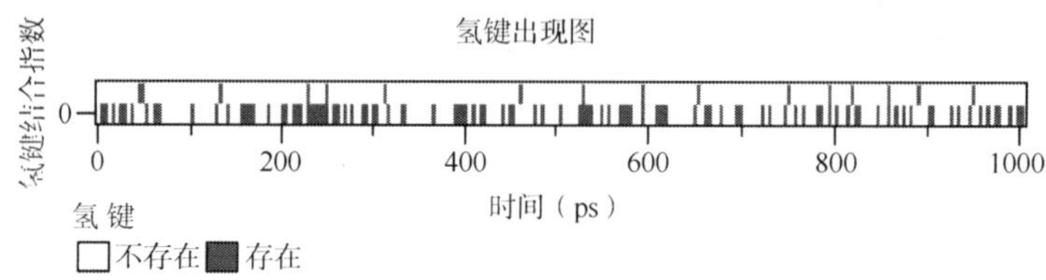

图 15.53　MD 过程中雄甾烯酮与 OR7D4 间氢键出现图

（其中 index 为 0 的氢键是 Thr203 的羟基与雄甾烯酮的羰基氧形成的氢键；index 为 1 的氢键是 Thr203 的骨架 N—H 与雄甾烯酮的羰基氧形成的氢键）

2. 配体化合物分子对接

本实验选取延胡索和白芷代表性化合物作为对接配体（化合物具体信息见表 15.9），以 MD 模拟得到的最终结构作为 OR7D4 的激动状态结构，以雄甾烯酮为中心生成受体格点文件，与给定配体进行分子对接。

表 15.9　配体化合物信息表

药材	结构类型	化合物	结构式
白芷（辛）	香豆素类	欧前胡素（imperatorin）	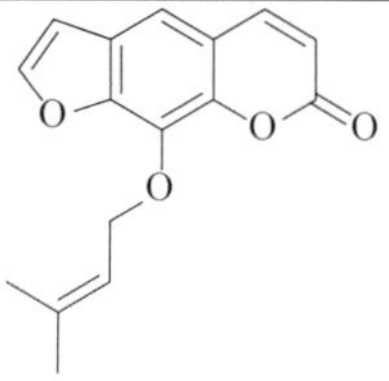
		异欧前胡素（isoimperatorin）	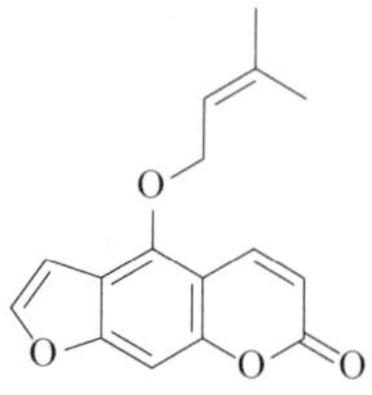
		佛手柑内酯（bergapten）	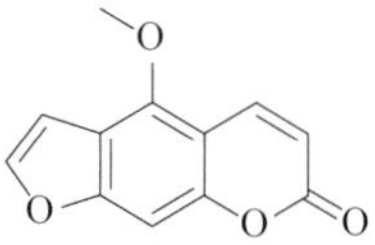

续表

药材	结构类型	化合物	结构式
		白当归素（byakangelicin）	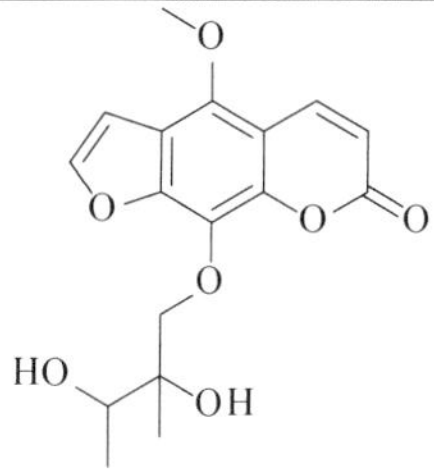
		氧化前胡素（oxypeucedanin）	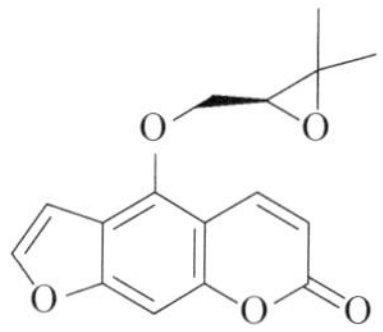
		补骨脂素（psoralen）	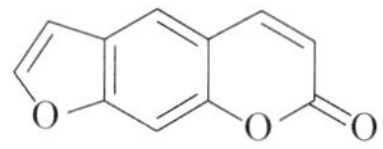
		东莨菪素（scopoletin）	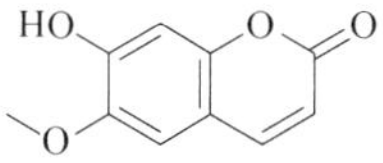
延胡索（辛、苦）	原小檗碱型	延胡索乙素（tetrahydropalmatine）	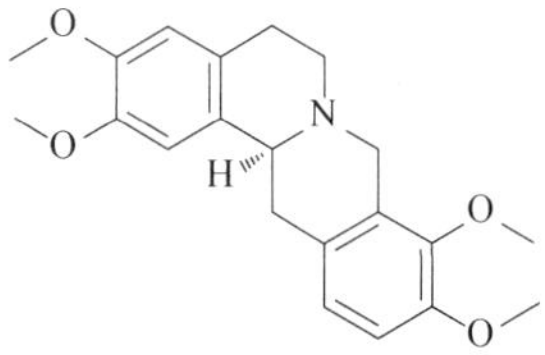
		黄连碱（coptisine）	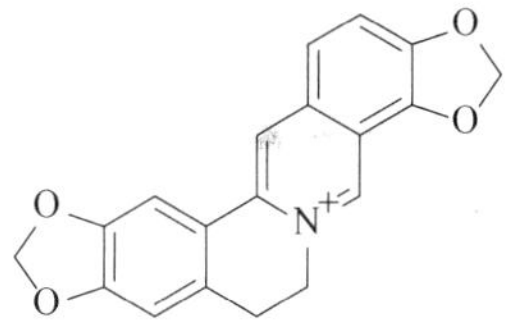
		四氢药根碱（tetrahydrojatrorrhizine）	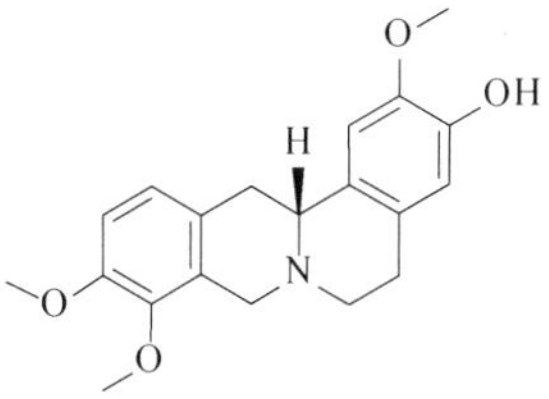
		巴马汀（palmatine）	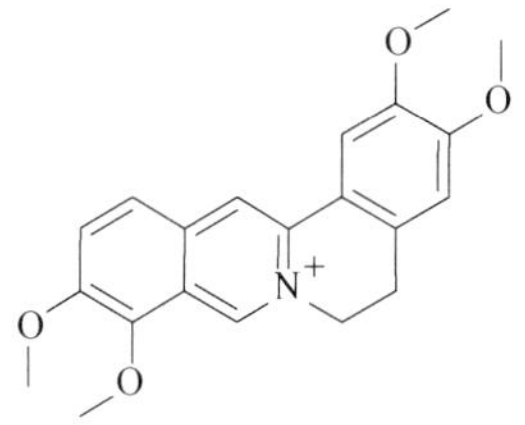
	原托品碱型	原托品碱（protopine）	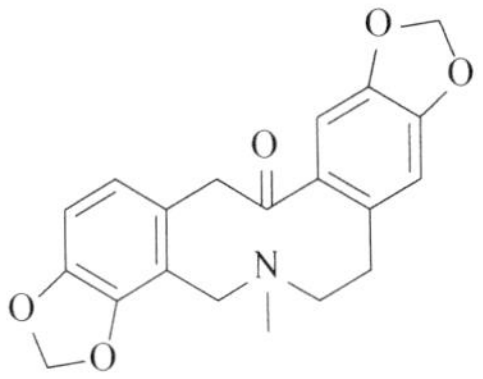

续表

药材	结构类型	化合物	结构式
		α-别隐品碱（*α*-allocryptopine）	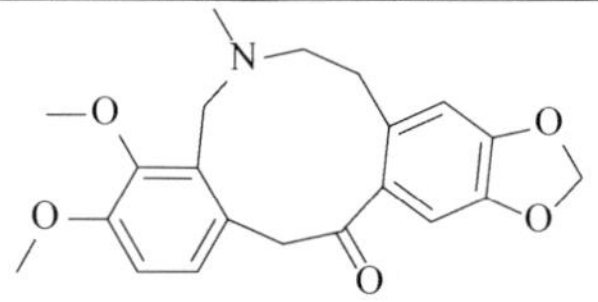
	阿朴菲型	*d*-海罂粟碱（*d*-glaucine）	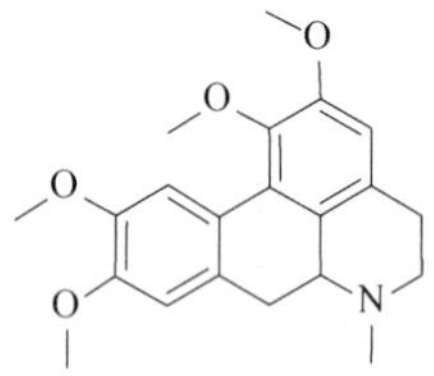
辛味	—	辣椒素（capsaicin）	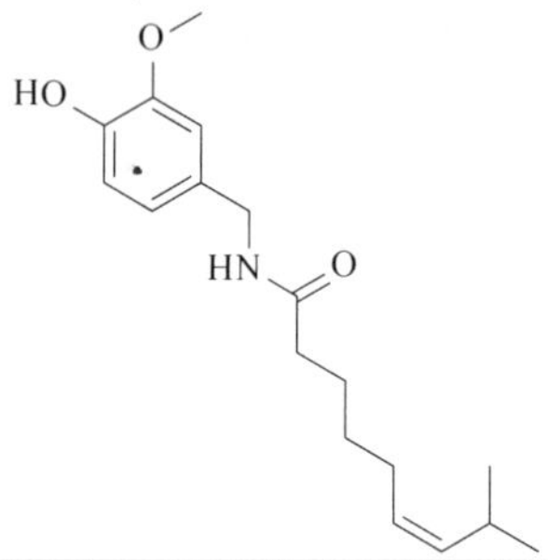

各化合物与嗅觉受体 OR7D4 的对接结果见表 15.10，其中辣椒素分子与 OR7D4 作用模式图见图 15.54，辣椒素在 OR7D4 活性口袋占据情况及作用模式图可见，辣椒素分子占据了疏水区域，且其羟基处于氢键供受体位置，分别与 Thr203 的羟基和 Val198 的羰基氧形成氢键。但通过分析各化合物与 OR7D4 的对接得分结果，并没有发现明显的规律性，还需进一步的实验分析。

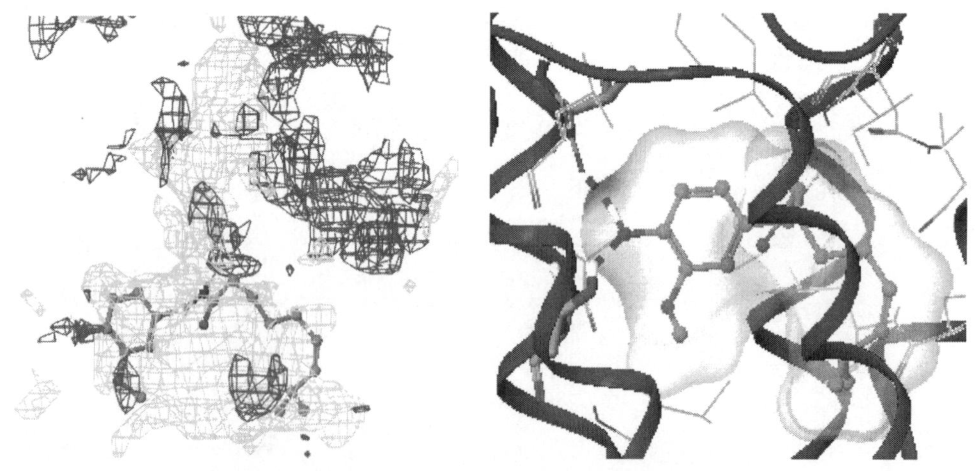

图 15.54　辣椒素在 OR7D4 活性口袋占据情况及作用模式

（黄色网格为疏水区，红色及蓝色网格分别为氢键受体和氢键供体位置）

表 15.10　化合物与 OR7D4 的对接结果

药材	类型	中文名	docking score	glide lipo	glide hbond	glide evdw	glide ecoul	glide energy	glide posenum
延胡索（辛、苦）	原小檗碱型	四氢小檗碱	−8.11	−4.33	0	−37.1	−0.77	−37.87	104
		延胡索乙素	−8	−4.61	0	−40.05	−1.07	−41.12	40
		黄连碱	−7.97	−3.25	0	−37.99	−1.42	−39.42	56
		巴马汀	−7.71	−4.36	0	−39.3	−0.27	−39.57	273
	原托品碱型	原阿片碱	−7.88	−3.31	0	−39.82	−1.38	−41.2	340
		α-别隐品碱	−7.62	−3.72	0	−35.13	−2.31	−37.44	35
	阿朴菲型	*d*-海罂粟碱	−7.13	−4.02	0	−39.31	−0.4	−39.71	88
白芷（辛）	香豆素	白当归素	−7.76	−4.13	−0.53	−39.92	−3.31	−43.23	177
		补骨脂素	−7.35	−3.27	−0.24	−29.45	−1.49	−30.94	100
		异欧前胡素	−7.09	−3.89	0	−32.06	−1.52	−33.57	33
		欧前胡素	−6.94	−4.05	0	−33.23	0.28	−32.95	395
		佛手柑内酯	−6.83	−3.15	0	−30.38	−0.86	−31.23	229
		氧化前胡素	−6.65	−3.7	−0.01	−35.06	−1.53	−36.59	144
		东莨菪素	−6.51	−2.46	0	−23.2	−4.99	−28.2	168

四、基于G蛋白偶联受体的元胡止痛滴丸性-效物质基础拆分研究

中药的“五味”具有功效的内涵，如辛“能散、能行”，甘“能补、能缓、能和”，酸“能收、能涩”，苦“能泄、能燥、能坚”，咸“能下、能软”。并与四气、升降浮沉、归经等药性理论存在复杂的内在联系。

G 蛋白偶联受体（GPCR）是一大类膜蛋白受体的统称，含有七个 α 螺旋跨膜区段，是迄今发现的最大的受体超家族。GPCR 在生物体中普遍存在，广泛地参与了人生理系统的各个调节过程，对很多疾病起到关键的作用，是人体内数量最多的细胞表面受体家族[56]。大多数 GPCR 可以与多种信息物质如多肽、神经递质和离子等结合并且被激活，激活的 GPCR 可以通过 G 蛋白依赖性和非依赖性两种途径传导信号，从而调节神经、免疫以及心血管等多个系统的功能[57, 58]。目前市场上应用的治疗药物，30%～50%都是通过 GPCR 介导的信号途径发挥药理作用的，因此，GPCR 是非常重要的药物治疗靶点[59, 60]。

本研究以 6 个与辛、苦味功效表达密切相关的 GPCR 受体[5-羟色胺受体（5-HT$_1$A）、阿片受体（OPRM1）、β_2 肾上腺素受体（ADRB2）、多巴胺受体（D_2）、乙酰胆碱受体（M_2）和血栓素-前列腺素受体（TP）]为研究对象，通过运用胞内钙离子荧光技术检测延胡索药材、白芷药材及代表性单体延胡索乙素、原托品碱、巴马汀和欧前胡素给药后对 5-HT$_1$A、OPRM1 和 ADRB2 受体的激动作用，以及对 D_2、M_2 和 TP 受体的抑制作用，从而在功效

表达层面对元胡止痛滴丸的性味物质基础进行表征确定。

（一）阳性激动剂对 6 个 GPCR 受体的剂量效应

通过多浓度梯度给药，得到了阳性激动剂对 GPCR 受体的激动率曲线，计算得到了各个激动剂的 EC_{50} 值。5-羟色胺（5-HT）对 5-HT_1A 受体的 EC_{50} 值为 3.4nmol/L，异丙肾上腺素（isoproterenol）对 ADRB2 受体的 EC_{50} 值为 0.095nmol/L，脑啡肽（DAMGO）对 OPRM1 受体的 EC_{50} 值为 4.8nmol/L，多巴胺（dopamine）对 D_2 受体的 EC_{50} 值为 2.2nmol/L，卡巴胆碱（carbachol）对 M2 受体的 EC_{50} 值为 193nmol/L，U46619（9，11-Dideoxy-11α，9α-epoxymethanoprostaglandin F2α）对 TP 受体的 EC_{50} 值为 0.16nmol/L，具体信息见表 15.11。

表 15.11　阳性激动剂对 6 个 GPCR 受体的激活作用

受体名称	阳性激动剂	EC_{50}（nmol/L）	剂量曲线
5-HT_1A	5-HT	3.4	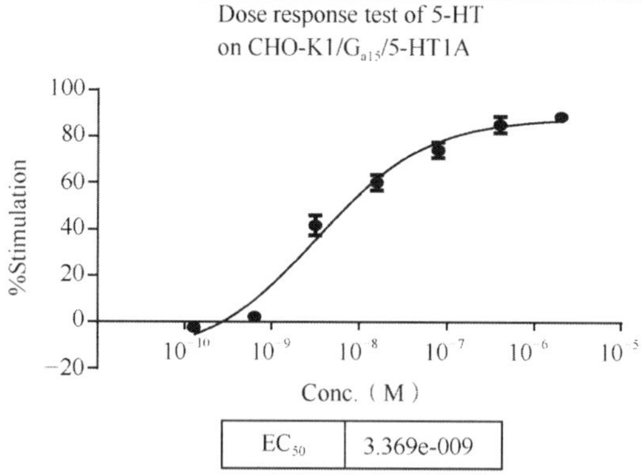Dose response test of 5-HT on CHO-K1/Gα15/5-HT1A %Stimulation Conc.（M） EC50 3.369e-009
ADRB2	异丙肾上腺素	0.095	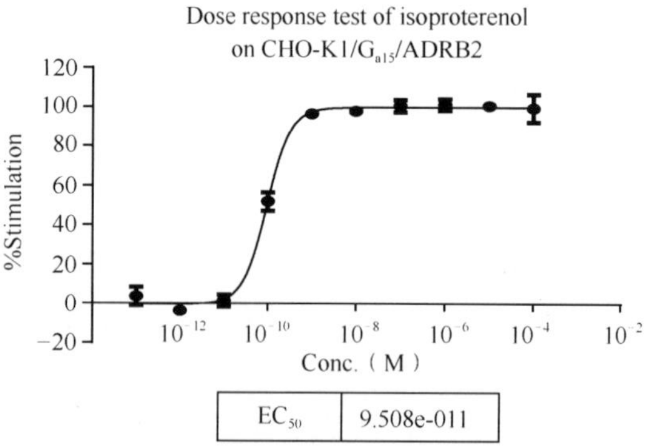Dose response test of isoproterenol on CHO-K1/Gα15/ADRB2 %Stimulation Conc.（M） EC50 9.508e-011
OPRM1	DAMGO	4.8	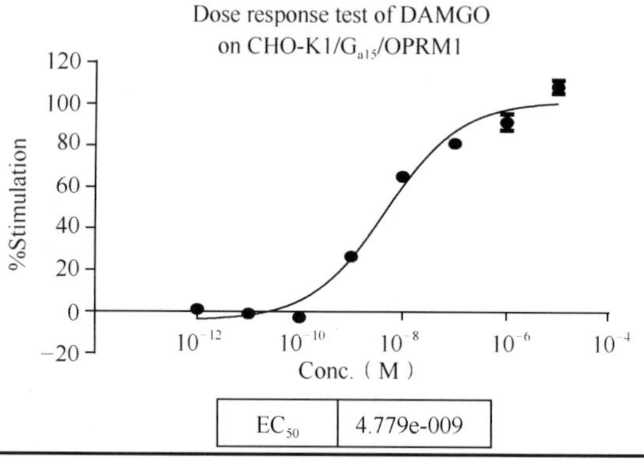Dose response test of DAMGO on CHO-K1/Gα15/OPRM1 %Stimulation Conc.（M） EC50 4.779e-009

续表

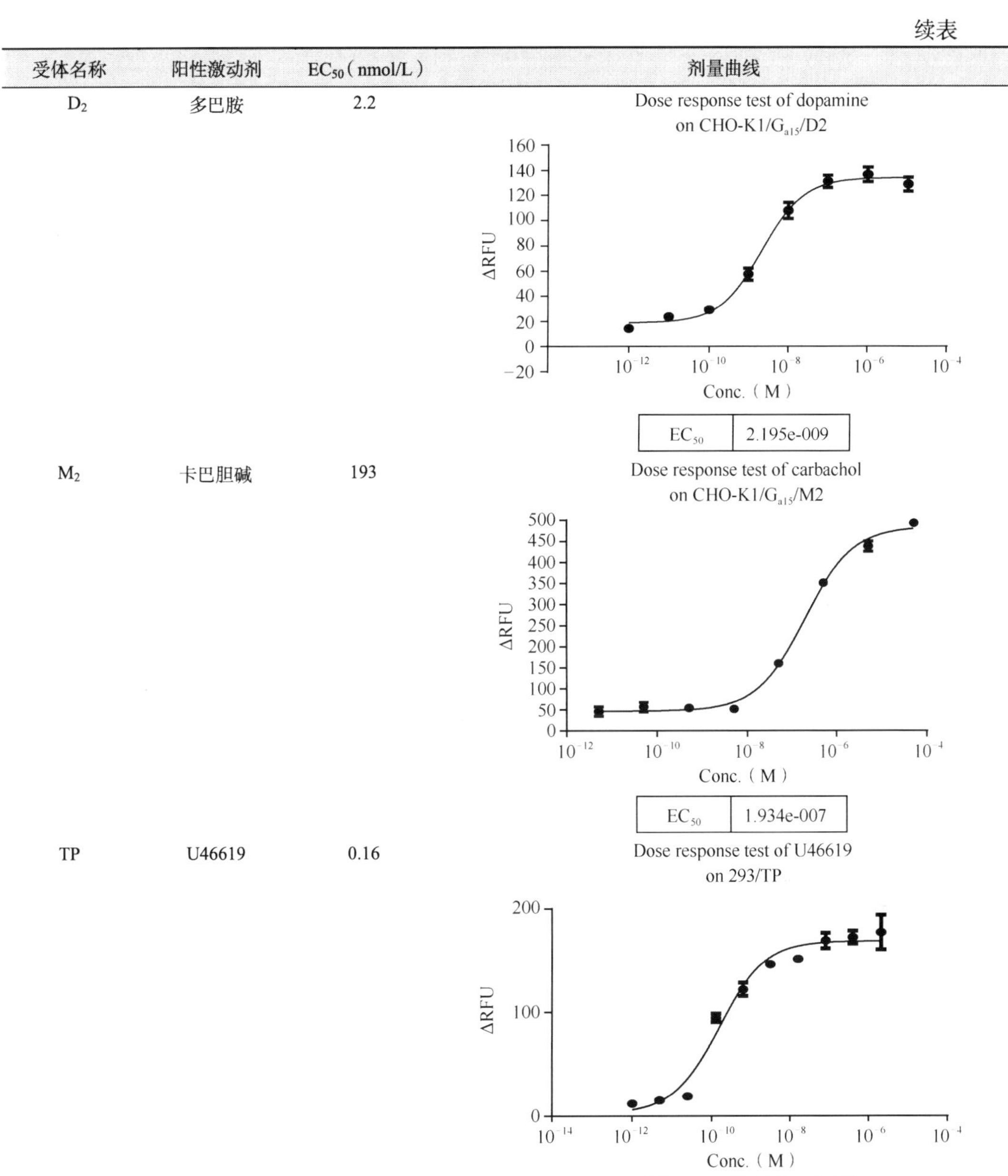

受体名称	阳性激动剂	EC_{50}（nmol/L）	剂量曲线
D_2	多巴胺	2.2	
M_2	卡巴胆碱	193	
TP	U46619	0.16	

（二）阳性抑制剂对 3 个 GPCR 受体的剂量效应

通过多浓度梯度给药，得到了阳性抑制剂对 GPCR 受体的抑制率曲线，计算得到了各个激动剂的 IC_{50} 值。奋乃静（perphenazine）对 D_2 受体的 IC_{50} 值为 9.6nmol/L，AF-DX-384（*N*-[2-[2-[（Dipropylamino）methyl]-1-piperidinyl]ethyl]-5, 6-dihydro-6- oxo-11H-pyrido[2, 3-b][1, 4] benzodiazepine-11-carboxamide）对 M_2 受体的 IC_{50} 值为 270nmol/L，L-670596[（-）6, 8-difluoro-9-rho-methylsulfonyl benzyl-1, 2, 3, 4-tetrahydrocarbazol-1-yl-acetic acid]对 TP 受体的

IC_{50}值为 1.3nmol/L，具体信息见表 15.12。

表 15.12 阳性抑制剂对 3 个 GPCR 受体的抑制作用

受体名称	阳性抑制剂	IC_{50}（nmol/L）	曲线
D_2	奋乃静	9.6	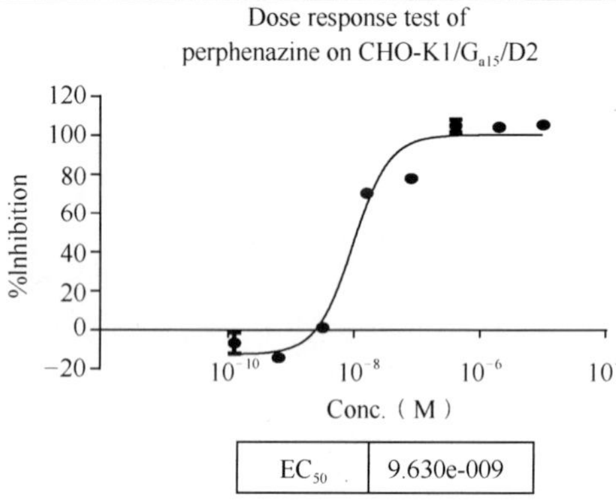 Dose response test of perphenazine on CHO-K1/$G_{\alpha15}$/D2 %Inhibition; Conc.（M） EC_{50} 9.630e-009
M_2	AF-DX-384	270	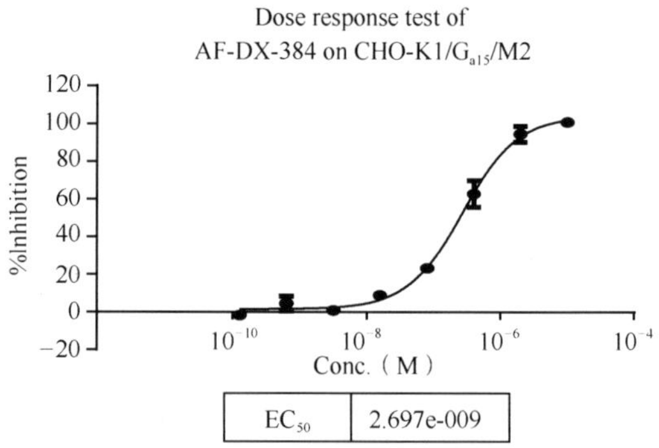 Dose response test of AF-DX-384 on CHO-K1/$G_{\alpha15}$/M2 %Inhibition; Conc.（M） EC_{50} 2.697e-009
TP	L-670596	1.3	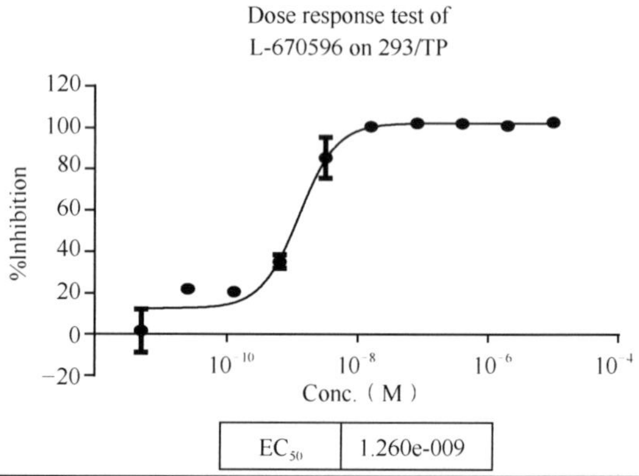 Dose response test of L-670596 on 293/TP %Inhibition; Conc.（M） EC_{50} 1.260e-009

本实验选取的阳性激动剂和阳性抑制剂对 6 个 GPCR 受体作用的 EC_{50}值和 IC_{50}值总结见表 15.13。

表 15.13 阳性激动剂和阳性抑制剂对 6 个 GPCR 受体的作用结果

受体名称	化合物名称	EC_{50}值	IC_{50}值
5-HT_{1A}	5-HT	3.4nmol/L	N/A
OPRM1	DAMGO	4.8nmol/L	N/A
ADRB2	异丙肾上腺素	0.095nmol/L	N/A

续表

受体名称	化合物名称	EC_{50}值	IC_{50}值
D_2	多巴胺	2.2nmol/L	N/A
	奋乃静	N/A	9.6nmol/L
M_2	卡巴胆碱	193nmol/L	N/A
	AF-DX-384	N/A	270nmol/L
TP	U46619	0.16nmol/L	N/A
	L-6705956	N/A	1.3nmol/L

（三）药材及单体给药对 5-HT_1A，OPRM1、ADRB2、D_2、M_2 和 TP 受体的激活及抑制作用

药材及单体对 6 个 GPCR 受体的激活和抑制作用图见表 15.14。与空白对照组比较，延胡索药材提取物给药后对 5-HT_1A、OPRM1、ADRB2 受体有显著的激活作用，并且体现出浓度梯度依赖性，对 D_2 受体产生了显著的抑制作用，但对 M_2 和 TP 受体没有明显的抑制效果。白芷药材提取物对 5-HT_1A、OPRM1、ADRB2 受体产生了显著的激动作用，对 M_2、TP 受体也有明显的抑制活性，但对 D_2 受体无显著抑制作用。由此推测，延胡索和白芷药材可以通过激活与辛、苦味功效表达密切相关的 5-HT_1A、OPRM1、ADRB2 受体，抑制 D_2、M_2 和 TP 受体引发生物级联反应，促进或抑制下游生物信号的传递和表达，从而发挥多种生物活性，也体现了其多靶点多途径发挥药效的作用特点。

分析数据结果发现，延胡索药材中原小檗碱叔胺类代表性化合物延胡索乙素可激活与辛味行气作用相关的ADRB2受体，抑制与活血作用相关的血栓素-前列腺素体（TP/$TBXA_2$）受体和与开窍作用相关的 D_2 受体；原阿片碱类代表成分原托品碱可拮抗与苦味通泻作用相关的 M_2 受体以及 D_2 受体；而原小檗碱季胺类化合物巴马汀对 6 个受体均无显著的激动或拮抗作用。白芷药材中香豆素类代表性成分欧前胡素可拮抗与辛味活血化瘀作用密切相关的 TP/$TBXA_2$ 受体。故推测，从性-效表达层面分析，以延胡索乙素为代表的原小檗碱类化合物以及以原托品碱为代表的原阿片碱类化合物可能为延胡索药材辛、苦味的物质基础；以欧前胡素为代表的香豆素类成分或许为白芷药材的辛味物质基础。

表 15.14　延胡索、白芷药材及配伍给药的受体实验结果图

受体名称	阳性化合物	结果图
5-HT_1A	5-HT	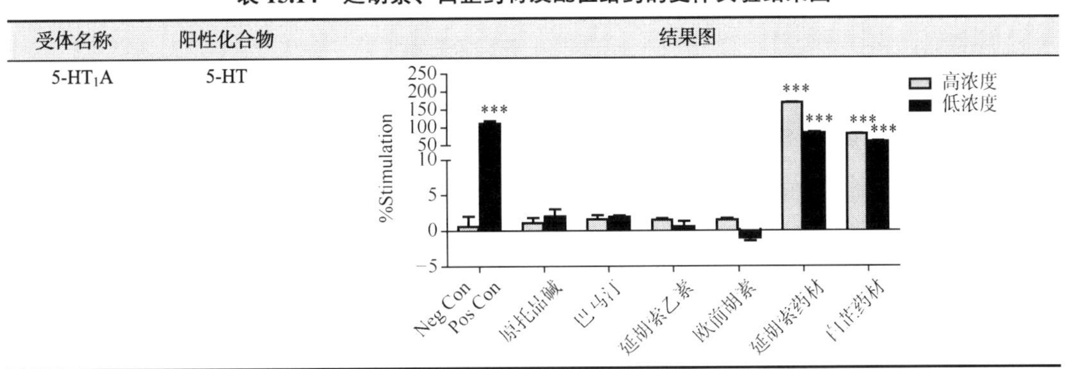

续表

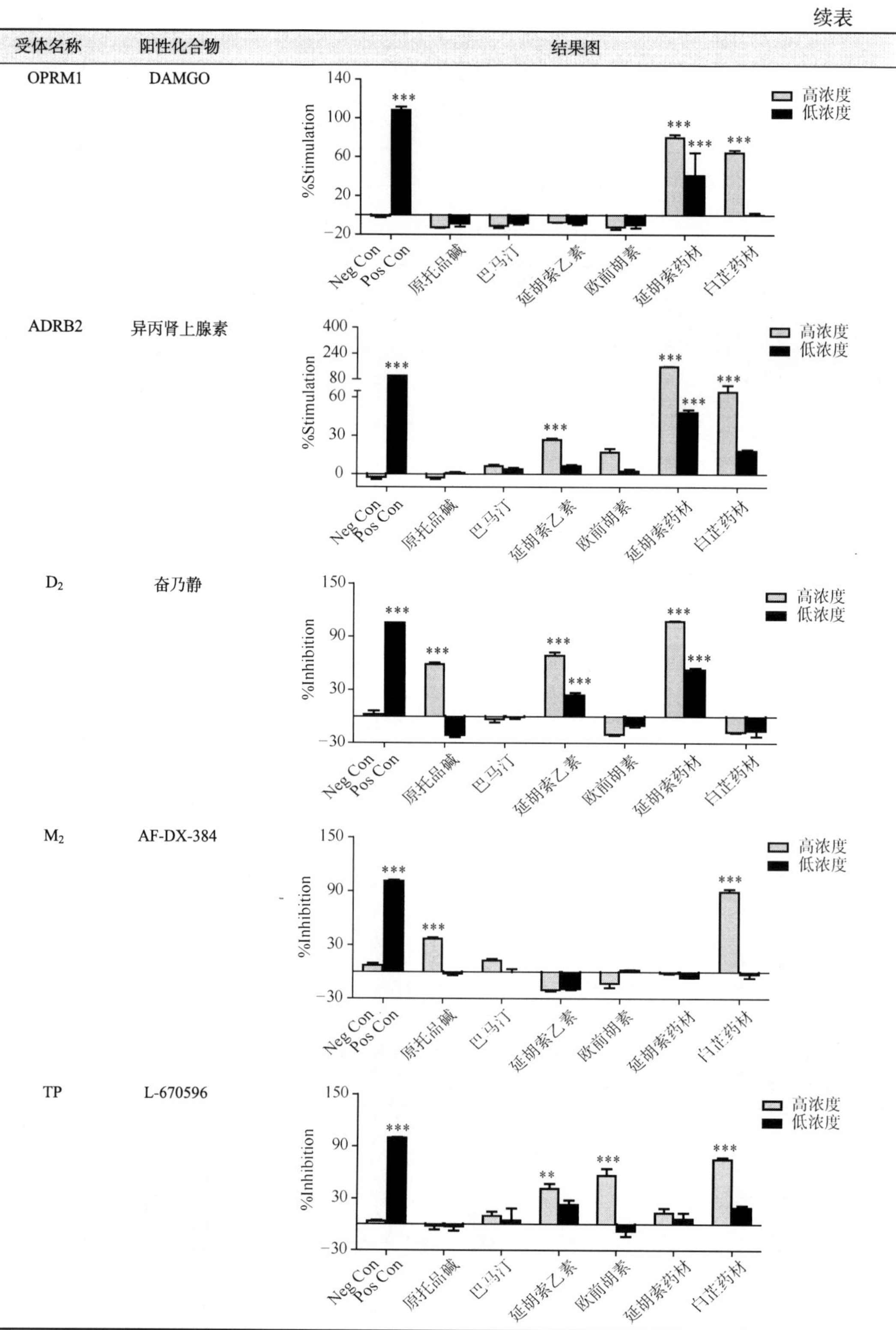

受体名称	阳性化合物	结果图
OPRM1	DAMGO	
ADRB2	异丙肾上腺素	
D_2	奋乃静	
M_2	AF-DX-384	
TP	L-670596	

** $P<0.01$，*** $P<0.001$ *vs* 空白对照组。

（四）讨论

辛味药能散能行，有发散、行气行血、活血化瘀、清热解表、温经止痛的功效。辛味药的性味与其所含的化学成分有着相对应的关系，主要为三类：一是挥发油成分，二是苷类、生物碱成分，三是含氮氨基酸、有机酸成分。其中挥发油及苷类成分的刺激性辣味是构成辛味药味感的物质基础。药理研究表明，辛味药的发散解表作用主要表现在解热抗菌、抗病毒及协助发汗等几个方面。行气作用主要表现在对消化道功能的调节方面，其与 β_2 肾上腺素能受体和乙酰胆碱受体密切相关，如枳实、枳壳、木香、乌药等既能抑制胃肠道运动，又可兴奋胃肠道运动；枳实、橘皮、佛手、厚朴、木香、香附、乌药、沉香等具有局部刺激作用，内服能促进肠蠕动，逼出大肠内的气体，实现行气破滞的作用。活血作用主要表现在对血液循环系统的作用方面，与血栓素-前列腺素受体相关，如川芎注射液、川芎生物碱及其酚性部分都有扩张冠状动脉，增加冠状动脉血流量及心肌营养血流量，降低心肌耗氧量，增加脑及肢体血流量，降低外周血管阻力等作用，其挥发油对周围血管有直接扩张作用。开窍作用主要与其作用于中枢神经系统的兴奋与抑制作用有关，与 5-羟色胺受体、阿片受体和多巴胺受体的激活或抑制有密切的联系，如麝香对中枢神经系统具有兴奋作用，石菖蒲则有镇静、抗惊厥作用。

苦味药能泄、能燥、能坚，有清热泻火、泄降气逆、通泄大便、燥湿、降泄肺气、坚阴的作用。苦味药的性味与其所含的化学成分也有着相对应的关系，主要为生物碱、苷类及苦味质三类，其中苦味质与生物碱成分是构成苦味药味感的基本来源。药理研究表明，苦味药的通泻作用主要表现在对大肠运动的刺激方面，其所含游离的蒽类衍生物是刺激大肠运动与引起泻下的直接因素。清泄作用主要表现在解热、抗菌、抗病毒方面，尤其以苦寒（凉）药最为显著。如黄连中的小檗碱对多种革兰氏阳性及阴性菌都有显著的抑制作用，被称为广谱抗菌药。燥湿作用大多与抗真菌、抗原虫作用有关。

5-羟色胺（5-HT）是神经系统的一种重要神经活性物质，具有多种生理功能，如调节运动、伤害性感受、摄食行为、体温及焦虑和抑郁等。5-HT 通过结合分布在中枢、周围神经系统和非神经组织（如内脏系统、心血管系统）中的一系列 5-HT 受体，在感觉运动、心血管功能、呼吸、睡眠及食欲等多方面发挥重要作用，是参与调解胃肠道运动和分泌功能的重要神经递质。一般认为，5-HT 在中枢主要发挥镇痛作用，而在外周主要促进伤害性信息的传递。根据受体的氨基酸序列、药理学特性及细胞内信号转导机制等，可将 5-HT 受体分为 7 种类型，即 5-$HT_{1\text{-}7}$ 受体，除 5-HT_3 受体为配体门控离子通道受体外，其他 5-HT 受体均为具有七次跨膜结构的 G 蛋白偶联受体。其中，5-HT_1 受体包括 5 个亚型，分别为 5-HT_{1A}，5-HT_{1B}，5-HT_{1D}，5-HT_{1E} 和 5-HT_{1F}。5-HT_{1A} 受体多分布在与情感调节相关的边缘系统和中缝核群，在人体内通过突触前和突触后调节机制参与了众多生理和性味反应。激活中枢的 5-HT_{1A} 受体可以引起血压降低、心跳减慢和运动反应的增加，此外，5-HT_{1A} 受体还参与调节焦虑的相关行为以及参与了肾上腺皮质激素分泌的调节[61, 62]。

阿片受体属于 G 蛋白偶联受体家族，早期研究及生物测定鉴定了中枢神经系统中的三种主要类型的阿片受体：μ、δ、κ 受体，这些复杂的受体可以被不同的激动剂激活，产生不同的生物效应。例如，主要分布于脑干的 μ 受体被吗啡激活后，可产生镇痛和呼吸抑制等作用，而主要分布于大脑皮质的κ受体只产生镇痛作用而不抑制呼吸。然而不同阿片受体在中枢神经系统的分布，以及对不同阿片配体结合能力存在差异。μ、δ、κ受体的内源性配体分别为内吗啡肽、脑啡肽和强啡肽。μ受体镇痛活性最强，成瘾性也最强，δ受体成瘾性较小，镇痛作用也不明显，κ受体激动剂发挥镇痛作用的同时有明显的致焦虑作用。阿片类药物作用于受体后，引起膜电位超极化，使神经末梢乙酰胆碱、去甲肾上腺、多巴胺及P物质等神经递质释放减少，从而阻断神经冲动的传递而产生镇痛等各种效应。

肾上腺素能受体是介导儿茶酚胺作用的一类组织受体，为G蛋白偶联受体。根据其对去甲肾上腺素的不同反应情况，分为肾上腺素能α受体和β受体。α受体主要分布在皮肤、肾、胃肠的血管平滑肌，β受体主要分布在骨骼肌、肝脏的血管平滑肌及心脏。β肾上腺素能受体（β-AR）共分为3种亚型，β_1-AR、β_2-AR和β_3-AR。激动β_1-AR、β_2-AR可使心率增快、血压升高，而激动心脏β_3-AR可抑制交感神经活性，减慢心率，解除血管痉挛[63, 64]。

多巴胺（DA）是内源性儿茶酚胺类物质，是中枢神经系统的主要神经递质，多巴胺神经递质的改变会直接或间接导致许多脑功能障碍。一些疾病如帕金森病、精神分裂症、Tourette综合征、注意力缺陷多动综合征等都与多巴胺递质传递障碍有关。多巴胺在体内通过与相应的膜受体多巴胺受体的结合而发挥作用，多巴胺受体为七个跨膜区域（7-GM）组成的G蛋白偶联受体家族，目前已分离出五种多巴胺受体，根据其生物化学和药理学性质，可分为D_1类和D_2类受体，该受体广泛分布于哺乳动物的中枢及外周神经系统，并发挥着重要的作用。在中枢神经系统，多巴胺受体的存在与自主运动、进食、情感、认知、注意力、睡眠及内分泌调整等一系列的重要功能调节密切相关。在外周神经系统中，多巴胺受体在嗅觉的调整、激素的分泌、血管功能的调节、交感神经的调节、免疫调节、肾脏功能以及胃肠的活动及其黏膜的防御机制的调节中均发挥着重要的生理学功能。

乙酰胆碱受体（毒蕈碱样M受体）是由460～590个氨基酸组成的一种单链跨膜糖蛋白，属于G蛋白偶联受体超家族，可产生副交感神经兴奋效应，即心脏活动抑制，支气管胃肠平滑肌和膀胱逼尿肌收缩，消化腺分泌增加，瞳孔缩小等。其在体内参与肌肉收缩调节、呼吸、运动、体温调节、学习、记忆等重要的生理功能，是体内重要的受体之一。M受体的异常变化可引发多种人体疾病，如心律失常、精神分裂症、帕金森综合征、膀胱过度活动症、慢性肺病、胃溃疡等。根据分子克隆技术将其分为M_1、M_2、M_3、M_4和M_5五种亚型。这五种受体亚型广泛分布在身体的不同组织中，在这些组织中发挥着重要的生理机能。研究表明，不同组织中的M受体亚型表达有所差异，如在胃肠道中，M_2和M_3受体所占比例为4∶1，而在膀胱中，二者比例为3∶1。其中M_1受体主要分布于交感节后神经和胃壁细胞，受体激动引起兴奋和胃酸分泌。M_2受体主要分布于心肌、平滑肌，受体激动引起心脏收缩力和心率降低。

血栓素A_2（$TBXA_2$）是体内的生物活性物质，是最早从血小板中提纯鉴别的前列腺素之一，它由环氧化前列腺素代谢生成花生四烯酸，再通过血栓合成酶生成。$TBXA_2$的生物活性作用是通过特异性细胞膜受体TP介导的，TP属于G蛋白偶联受体，由单基因编码α和β两个变异体，人的TP是由343个氨基酸组成的G蛋白偶联受体。细胞学研究发现，TP不仅表达在血小板，而且还表达在血管平滑肌细胞、内皮细胞核上皮细胞等多种细胞中。$TBXA_2$激活特异性受体TP后，会强烈诱导血小板聚集，使血管和支气管平滑肌收缩，刺激血管平滑肌有丝分裂和肥大，从而导致血管、支气管痉挛和血管内广泛微血栓的形成，其在多种疾病如：急性冠脉综合征、冠心病、肺动脉高压、脑梗死、支气管哮喘、急性肺损伤的发生和发展中起着重要作用。

本实验以 6 个 G 蛋白偶联受体，即 5-羟色胺受体、阿片受体、β_2 肾上腺素能受体、多巴胺受体、乙酰胆碱受体和血栓素-前列腺素受体为研究对象，通过胞内钙离子荧光技术探究了延胡索药材、白芷药材和代表性单体对各个受体的激动和拮抗作用。验证了药材及单体发挥活血化瘀、解痉止痛功效的作用机制，并初步揭示了延胡索及白芷药材的辛、苦味物质基础。

第五节　基于组织分布的元胡止痛滴丸质量标志物研究

中药质量标志物是中药质量研究的核心概念，按照中药质量标志物的定义要求，质量标志物的发现和确定应依照“有效”、“专属”、“传递与溯源”、“可测”等原则。按照药物传输体内过程的基本认识，入血直至达到靶器官、靶点的成分才可能是最终的“效应成分”。药物的组织分布及其动力学规律研究是阐释其最终“效应成分”、“PK-PD”规律及确定质量标志物的重要路径。

元胡止痛方用于头痛治疗效果确切，其镇痛作用与多巴胺受体、阿片受体、单胺类神经递质及 NO 的合成均有一定关系。前期研究结果表明，生物碱类成分延胡索甲素、延胡索乙素、原阿片碱和香豆素类成分欧前胡素、异欧前胡素为其质量标志物（Q-marker），且大鼠口服给药后均能透过血脑屏障进入脑组织。但延胡索与白芷配伍是否会影响它们在脑组织中的分布，改变其对中枢系统的镇痛作用强度，是一个非常值得关注的问题。

本研究分别灌胃给予大鼠延胡索、白芷和元胡止痛方提取物，比较分析确定的质量标志物在脑组织中药代动力学参数的变化，探讨元胡止痛组方配伍对延胡索甲素、延胡索乙素、原阿片碱、欧前胡素及异欧前胡素脑组织分布的影响，为元胡止痛方中质量标志物的确定提供进一步的实验证据。

一、色谱-质谱条件

色谱柱为 Waters Acquity UPLC BEH C18（2.1mm×50mm，1.7μm）柱，流动相系统由 A（0.1%甲酸水溶液）和 B（0.1%甲酸乙腈）组成，梯度洗脱：0～1min，10%B；1～4min，10%～35%B；4～7min，35%～80%B；7～8min，80%B，流速 0.3mL/min，柱温 35℃。

质谱离子源为 ESI 源，喷雾电压 3.5kV，正离子模式检测，扫描方式为多反应监测：延胡索甲素（*m/z* 370.2→192.1）、延胡索乙素（*m/z* 356.2→192.1）、原阿片碱（*m/z* 354.2→188.1）、欧前胡素与异欧前胡素（*m/z* 271.1→203.0）、内标乙氧苯柳胺（*m/z* 258.1→121.0）。

二、方法学确证

（一）专属性

取大鼠空白脑组织、脑组织加混合对照品、给药后脑组织样品，提取处理后进样分析，色谱图如图15.55所示，原阿片碱、延胡索乙素、延胡索甲素、欧前胡素、异欧前胡素及内标乙氧苯柳胺达到较好的分离，未见内源性物质的干扰。

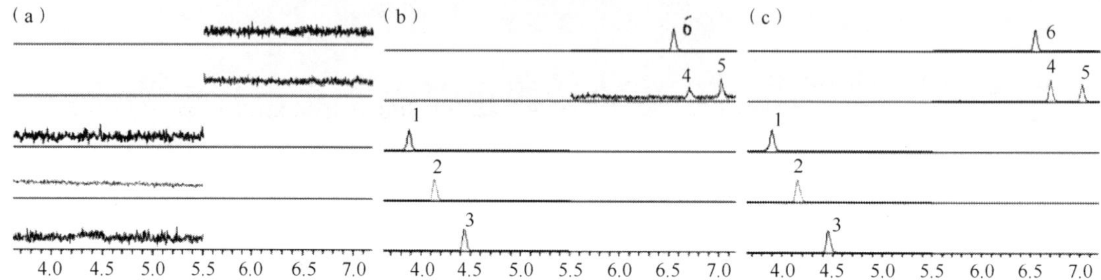

图15.55　（a）空白脑组织、（b）脑组织+混合对照品、（c）给药脑组织样品LC-MS图

1-原阿片碱，2-延胡索乙素，3-延胡索甲素，4-欧前胡素，5-异欧前胡素，6-乙氧苯柳胺

（二）标准曲线

取大鼠空白脑组织，加入混合标准溶液，配制成系列浓度的标准样品溶液，提取后进样分析。以待测物浓度为横坐标，待测物与内标的峰面积比值为纵坐标，采用加权最小二乘法（$w=1/x^2$）计算线性回归方程：原阿片碱 $Y=0.0648X+0.0009$（0.1～200ng/mL）、延胡索乙素 $Y=0.1196X+0.0165$（0.25～500ng/mL）、延胡索甲素 $Y=0.0691X+0.0052$（0.25～500ng/mL）、欧前胡素 $Y=0.0050X-0.0001$（0.5～500ng/mL）、异欧前胡素 $Y=0.0113X+0.0005$（0.25～500ng/mL），各成分相关系数均大于0.99，线性关系良好。

（三）精密度与准确度

取高、中、低三种浓度（原阿片碱为0.2ng/mL、4ng/mL、100ng/mL，延胡索甲素、延胡索乙素、欧前胡素及异欧前胡素为0.5ng/mL、10ng/mL、250ng/mL）的质控样品经提取进样，每一浓度进行6样本分析，连续测定3天。各检测成分日内精密度为1.82%～9.95%，日间精密度为1.70%～10.19%，准确度为–3.16%～3.45%，方法准确可靠，具有良好的重现性。

（四）回收率

取高、中、低三种浓度的质控样品经提取后进样分析，另取相同浓度但未经提取处理的标准样品溶液分析，计算提取回收率。各成分的回收率为延胡索甲素78.71%～81.25%、延胡索乙素81.29%～84.07%、原阿片碱77.34%～79.30%、欧前胡素80.51%～84.36、异欧前胡素81.32%～86.09%，表明方法回收率较高，能达到较好的提取效果。

（五）稳定性

取高、中、低三种浓度的质控样品分别经长期冻存（–20℃，30d）、反复冻融（三个冻-融循环）和室温放置（25℃，6h），提取后进样测定浓度。不同条件下各成分的精密度和准确度均小于15%，原阿片碱、延胡索甲素、延胡索乙素、欧前胡素及异欧前胡素在脑组织样品中稳定性良好。

三、脑组织分布

75只大鼠随机分为3组，即延胡索组、白芷组和元胡止痛方组。每组设置5个采样时间点，分别为0.25h、0.5h、1.5h、3h、6h，每个时间点5只大鼠，给药前禁食12h，实验期间自由饮水。按复方生药量5g/kg剂量（相当于延胡索甲素2.47mg/kg、延胡索乙素2.24mg/kg、原阿片碱1.06mg/kg、欧前胡素3.35mg/kg和异欧前胡素1.08mg/kg）计，分别灌胃给予大鼠延胡索、白芷及元胡止痛方供试药溶液。于给药后每个时间点以10%水合氯醛麻醉，随后立即处死大鼠并解剖取出脑组织，剥离脑膜、血管，用冰冷的生理盐水漂洗除去残留的血液，滤纸吸干表面水分并称重，经匀浆并提取后测定药物脑组织分布量（图15.56）。

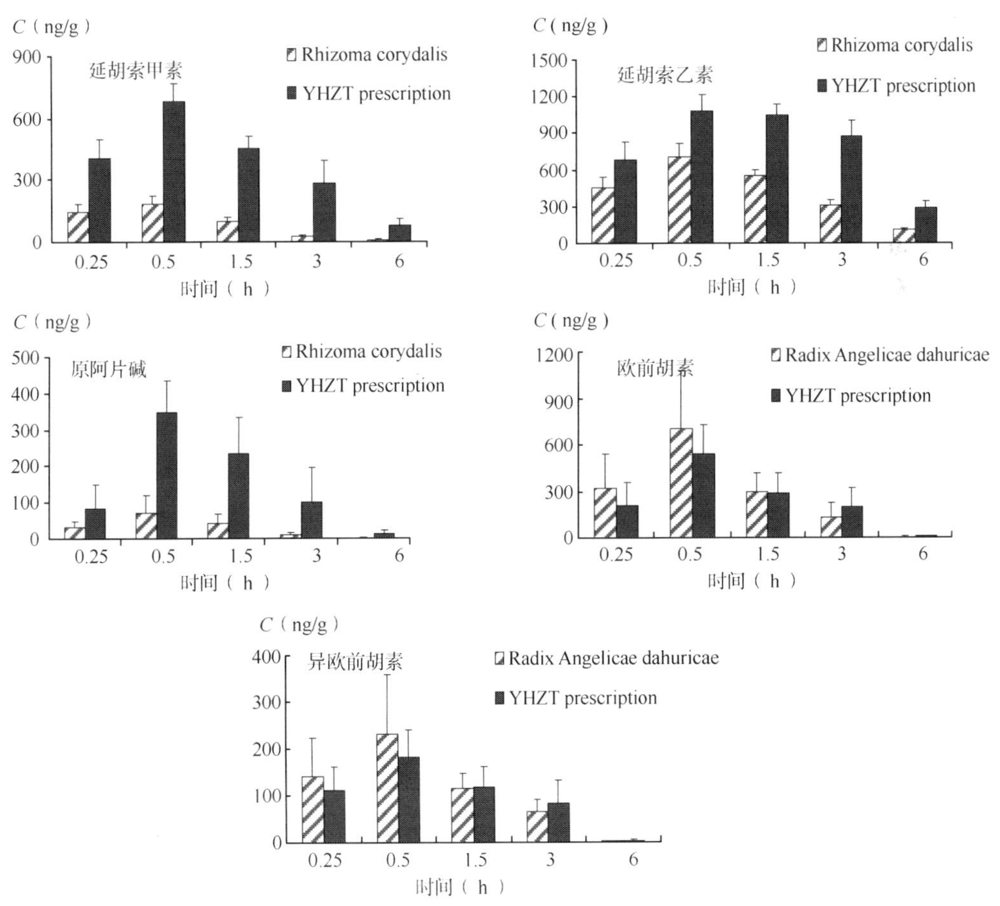

图15.56　不同给药组各成分大鼠脑组织分布

不同时间点脑组织中各成分的浓度数据采用 DAS2.0 软件拟合主要动力学参数，t 检验统计分析比较延胡索、白芷单味给药与元胡止痛方配伍给药后延胡索甲素、延胡索乙素、原阿片碱、欧前胡素及异欧前胡素在大鼠脑组织分布的差异（表 15.15）。与延胡索、白芷单味给药组相比，元胡止痛方组延胡索甲素 $t_{1/2}$ 延长（$p<0.05$），C_{max} 和 $AUC_{(0-t)}$ 显著增加（$p<0.01$），$MRT_{(0-t)}$ 显著延长（$p<0.01$）；延胡索乙素表现出与延胡索甲素相似的动力学特征，C_{max} 和 $AUC_{(0-t)}$ 显著增加（$p<0.01$），$MRT_{(0-t)}$ 显著延长（$p<0.01$）；原阿片碱 C_{max} 和 $AUC_{(0-t)}$ 显著增加（$p<0.01$）。欧前胡素和异欧前胡素 $MRT_{(0-t)}$ 延长（$p<0.05$），其他动力学参数的差异无统计学意义。

表 15.15　不同给药组各成分大鼠脑组织动力学参数

参数	AUC_{0-t}（ng·h/g）	MRT_{0-t}（h）	$t_{1/2}$（h）	T_{max}（h）	C_{max}（ng/g）
延胡索组					
延胡索甲素	351.44±73.96	1.48±0.03	1.21±0.16	0.50±0.00	184.51±41.57
延胡索乙素	2064.46±250.84	2.11±0.03	2.09±0.11	0.50±0.00	700.84±119.00
原阿片碱	130.63±75.18	1.42±0.10	1.03±0.09	0.50±0.00	72.46±46.85
白芷组					
欧前胡素	1179.62±644.09	1.43±0.10	0.80±0.15	0.50±0.00	705.36±373.90
异欧前胡素	471.47±196.79	1.63±0.09	1.49±0.43	0.50±0.00	230.87±127.18
元胡止痛方组					
延胡索甲素	1822.15±444.38**	1.97±0.17**	1.69±0.31*	0.50±0.00	681.66±86.62**
延胡索乙素	4542.38±569.44**	2.38±0.04**	5.40±5.17	0.70±0.45	1100.91±93.98**
原阿片碱	766.88±391.07**	1.64±0.29	1.54±0.80	0.50±0.00	345.89±87.82**
欧前胡素	1189.81±597.81	1.72±0.12**	0.96±0.35	0.50±0.00	537.50±192.40
异欧前胡素	478.64±216.03	1.80±0.09*	1.70±1.27	0.50±0.00	180.36±58.65

* $P<0.05$，** $P<0.01$ 与延胡索、白芷单味给药组相比。

四、讨　论

“药有个性之特长，方有合群之妙用”，中药复方的根本在于药味间的相互配伍作用，药-药之间的动力学相互作用体现为对效应化学成分体内动力学行为的影响，改变药物生物利用度，其是复方发挥疗效的关键。元胡止痛方由醋制延胡索和白芷两味中药组成，其中延胡索辛散温通，能行血中之气滞、气中血滞，专治一身上下诸痛，为活血行气止痛之良药；而白芷药性芳香走窜、上行头目，以通窍止痛见长，二药配伍后可明显增强组方的头痛治疗作用。

本实验灌胃给药 15min 后即可在大鼠脑组织中检测到延胡索甲素、延胡索乙素、原阿片碱、欧前胡素及异欧前胡素的存在，表明它们能够迅速透过血脑屏障而进入中枢系统。分别给予大鼠延胡索、白芷和元胡止痛方，比较分析组方配伍对其质量标志物脑组织分布的影响，原阿片碱、延胡索甲素和延胡索乙素的达峰浓度显著升高，脑组织分布量增加，欧前胡素、异欧前胡素的 $MRT_{(0-t)}$ 延长。中药配伍的体内动力学相互作用主要由转运蛋白和药物代谢酶介导，特别是 P-糖蛋白和细胞色素 P450 酶。文献报道研究证实，确定的质量标志物均不是 P-gp 转运体的底物，因此，抑制药物代谢酶活性可能是引起元胡止痛方配伍大鼠脑组织分布改变的主要原因。

药物体内暴露，提别是在靶器官的分布及其动力学规律，是阐释其功效的重要基础，是阐释其最终“效应成分”及其“PK-PD”规律的重要路径。按照中药质量标志物的概念及其“有效”、“传递与溯源”的要求，药物成分在靶器官的分布及其动力学规律也是质量标志物确定的重要依据。元胡止痛滴丸治疗头痛，其干预的机制和作用靶点与脑内受体和神经递质密切相关，本课题组前期研究显示延胡索甲素、延胡索乙素、原阿片碱、欧前胡素及异欧前胡素等成分的特有性和有效性，本研究进一步阐释其脑组织分布、动力学规律以及配伍的协同作用，从而为质量标志物的确定提供了进一步的实验证据。

第六节 基于质量标志物的元胡止痛滴丸质量标准提升研究

元胡止痛滴丸现行质量标准仅规定延胡索乙素和欧前胡素含量，而本品成分复杂，质量控制手段和质控指标尚处在较简单的初级阶段，严重制约了本产品的市场拓展、临床应用以及国际化进程，如何保证产品的质量稳定均一性及其安全有效性，是本品发展的亟待解决的问题。本课题在前期 Q-marker 研究的基础上，针对元胡止痛滴丸 Q-marker 建立多指标成分控制方法，将指纹图谱技术与多成分含量测定相结合，从化学物质数量及含量两个方面，构建系统的多指标成分质量控制体系。

一、指纹图谱研究

（一）参照峰的选择

选择元胡止痛滴丸中所含主要药效成分去氢延胡索甲素作为参照物。在元胡止痛滴丸 HPLC 色谱图中，去氢延胡索甲素峰面积所占百分比最大，保留时间适中，且和其他成分均可被很好地分离。因此，选择去氢延胡索甲素作为元胡止痛滴丸 HPLC 指纹图谱的参照物。

对照品溶液的制备：取去氢延胡索甲素对照品适量，精密称定，加甲醇制成每毫升含去氢延胡索甲素 0.2mg 的溶液，摇匀，即得。

（二）供试品溶液制备

取元胡止痛滴丸适量，研细，准确称取 1g，置 10mL 容量瓶中，加入适量 60%乙醇，超声使溶解，放至室温，加 60%乙醇至刻度，摇匀，滤过，即得。

（三）色谱条件

色谱柱：Diamonsil C18（4.6mm×250mm，5μm）；A 相：乙腈，B 相：0.4‰乙酸铵溶液（冰醋酸调 pH 至 4.0）；柱温 35℃；进样量 10μL；波长 245nm；流速：1mL/min。流动相梯度见表 15.16。

表 15.16 流动相梯度洗脱程序

t（min）	A（%）	B（%）
0	10	90
30	25	75
40	25	75
75	80	20
80	100	0
85	100	0

（四）方法学考察

1. 精密度试验

取元胡止痛滴丸粉末 1.0g，精密称定，按供试品溶液制备项下方法制备供试品溶液，进行测定，连续进样 6 次，记录指纹图谱，以去氢延胡索甲素峰（13 号峰）的保留时间和色谱峰面积为参照，计算出各共有峰的相对保留时间和相对峰面积，各色谱峰的相对保留时间及峰面积的 RSD 值均不大于 3.02%，符合指纹图谱的要求，结果见图 15.57。

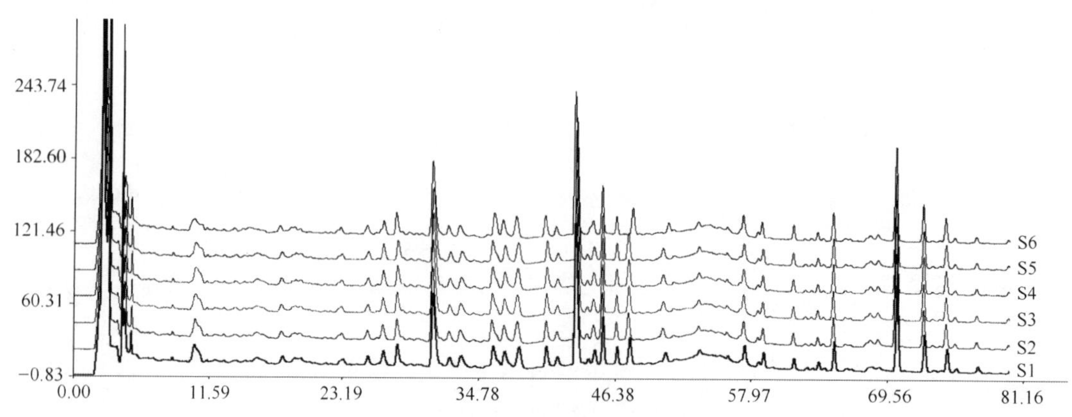

图 15.57 精密度实验 HPLC 色谱图

2. 稳定性试验

取精密度下的供试品溶液，密闭，放置于室温，分别在 0、3h、6h、9h、12h、24h 时间间隔下检测，记录指纹图谱，以去氢延胡索甲素峰（13 号峰）的保留时间和色谱峰面积为参照，计算出各共有峰的相对保留时间和相对峰面积。各色谱峰的相对保留时间及峰面积的 RSD 值均不大于 3.02%，符合指纹图谱的要求，结果见图 15.58。

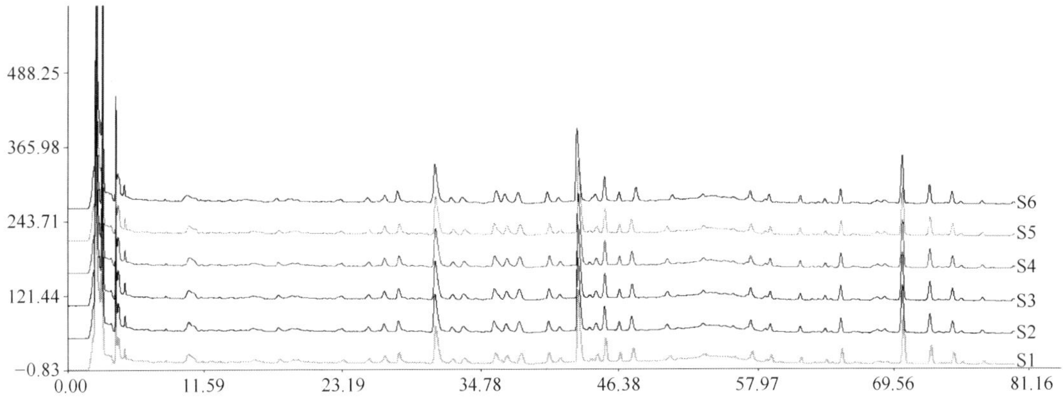

图 15.58　稳定性实验 HPLC 色谱图

3. 重复性试验

取批号为 20131215 的元胡止痛滴丸粉末 6 份，每份 1.0g，精密称定，按供试品制备项下方法制备供试品溶液，按法进行测定。以去氢延胡索甲素峰（13 号峰）的保留时间和色谱峰面积为参照，计算出各共有峰的相对保留时间和相对峰面积。各色谱峰的相对保留时间及峰面积的 RSD 值均不大于 3.06%，符合指纹图谱的要求，结果见图 15.59。

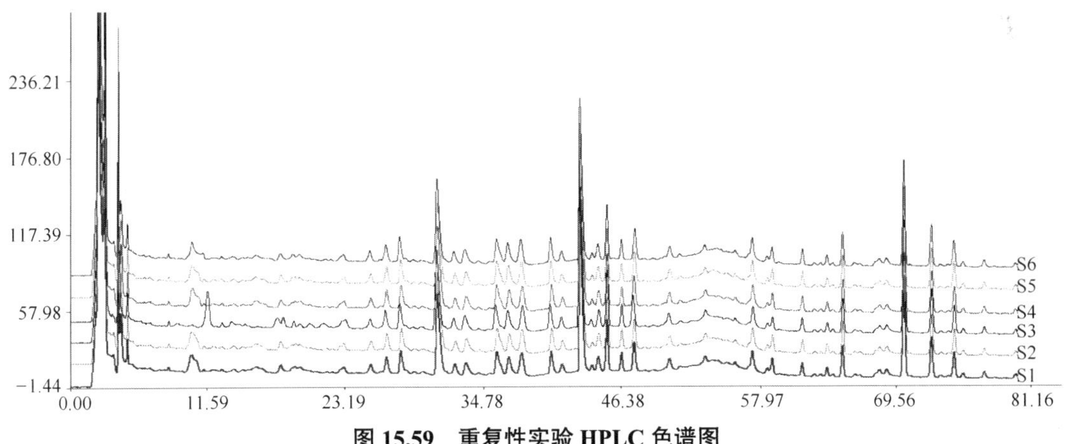

图 15.59　重复性实验 HPLC 色谱图

（五）指纹图谱的测定

取 12 批元胡止痛滴丸样品，分别按供试品溶液制备项下所述方法制备供试品溶液，按法测定。将得到的指纹图谱的 AIA 数据文件导入《中药色谱指纹图谱相似度评价系统》2004A 版相似度软件，得到 4 批滴丸指纹图谱，见图 15.60 和图 15.61。确定了 25 个共有峰，以 12 号峰（去氢延胡索甲素）作为参照峰计算各共有峰相对保留时间及相对峰面积，结果见表 15.17 和表 15.18。

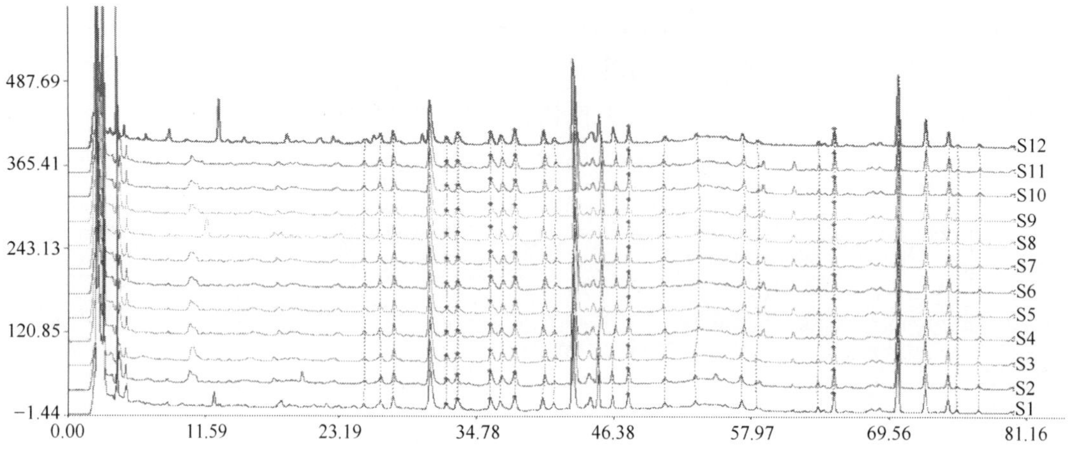

图 15.60 12 批滴丸 HPLC 指纹图谱

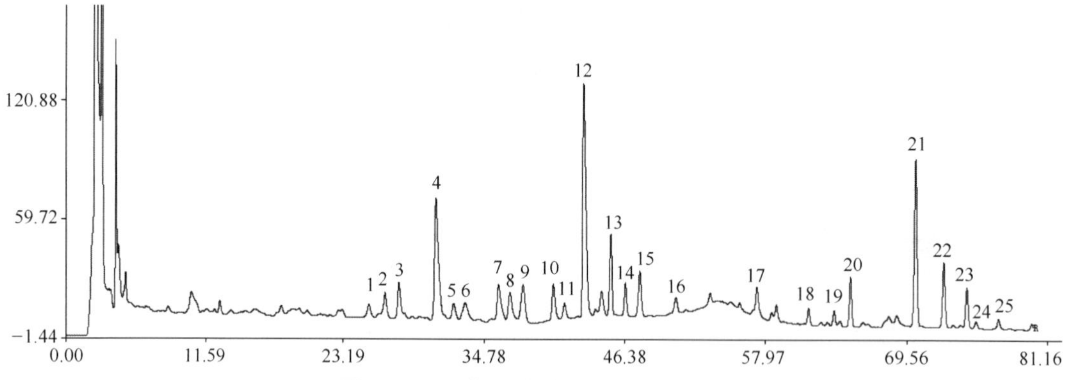

图 15.61 元胡止痛滴丸对照指纹图谱

表 15.17 12 批滴丸共有峰相对保留时间

编号	批号											
	1	2	3	4	5	6	7	8	9	10	11	12
1	0.59	0.59	0.59	0.59	0.59	0.59	0.59	0.59	0.59	0.59	0.59	0.59
2	0.62	0.62	0.62	0.62	0.62	0.62	0.62	0.62	0.62	0.62	0.62	0.62
3	0.65	0.65	0.65	0.65	0.65	0.65	0.65	0.65	0.65	0.65	0.65	0.65
4	0.72	0.72	0.72	0.72	0.72	0.72	0.72	0.72	0.72	0.72	0.72	0.72
5	0.75	0.75	0.75	0.75	0.75	0.75	0.75	0.75	0.75	0.75	0.75	0.75
6	0.77	0.77	0.78	0.78	0.77	0.78	0.78	0.77	0.78	0.77	0.77	0.77
7	0.84	0.84	0.84	0.84	0.84	0.84	0.84	0.84	0.84	0.84	0.84	0.84
8	0.86	0.86	0.86	0.86	0.86	0.86	0.86	0.86	0.86	0.86	0.86	0.86
9	0.88	0.88	0.88	0.89	0.89	0.89	0.89	0.89	0.89	0.89	0.88	0.88
10	0.94	0.94	0.94	0.94	0.94	0.94	0.94	0.94	0.94	0.94	0.94	0.94
11	0.96	0.96	0.96	0.97	0.96	0.96	0.96	0.96	0.96	0.96	0.96	0.96
12（S）	1.00	1.00	1.00	1.00	1.00	1.00	1.00	1.00	1.00	1.00	1.00	1.00

续表

编号	批号											
	1	2	3	4	5	6	7	8	9	10	11	12
13	1.05	1.05	1.05	1.06	1.05	1.05	1.05	1.06	1.05	1.05	1.05	1.05
14	1.08	1.08	1.08	1.08	1.08	1.08	1.08	1.08	1.08	1.08	1.08	1.08
15	1.12	1.11	1.11	1.11	1.11	1.11	1.11	1.11	1.11	1.11	1.11	1.11
16	1.19	1.18	1.18	1.18	1.17	1.17	1.17	1.18	1.17	1.18	1.18	1.18
17	1.25	1.24	1.24	1.25	1.24	1.24	1.24	1.25	1.24	1.24	1.24	1.25
18	1.34	1.33	1.33	1.34	1.33	1.33	1.33	1.34	1.33	1.33	1.34	1.34
19	1.48	1.48	1.48	1.48	1.48	1.48	1.48	1.48	1.48	1.48	1.48	1.48
20	1.51	1.51	1.51	1.51	1.51	1.51	1.51	1.52	1.51	1.51	1.51	1.51
21	1.64	1.63	1.63	1.64	1.64	1.64	1.63	1.64	1.64	1.64	1.64	1.64
22	1.69	1.69	1.69	1.69	1.69	1.69	1.69	1.69	1.69	1.69	1.69	1.69
23	1.74	1.73	1.73	1.74	1.73	1.73	1.73	1.74	1.73	1.73	1.74	1.74
24	1.75	1.75	1.75	1.75	1.75	1.75	1.75	1.76	1.75	1.75	1.75	1.75
25	1.80	1.79	1.79	1.80	1.79	1.79	1.79	1.80	1.79	1.80	1.80	1.80

表 15.18　12 批滴丸共有峰相对峰面积

编号	批号											
	1	2	3	4	5	6	7	8	9	10	11	12
1	0.07	0.07	0.05	0.06	0.06	0.06	0.06	0.07	0.06	0.06	0.06	0.08
2	0.13	0.16	0.13	0.12	0.10	0.12	0.11	0.11	0.11	0.11	0.11	0.17
3	0.15	0.19	0.14	0.15	0.14	0.14	0.14	0.16	0.14	0.14	0.14	0.16
4	0.64	0.82	0.65	0.63	0.62	0.62	0.62	0.60	0.61	0.61	0.61	0.63
5	0.08	0.08	0.09	0.06	0.07	0.07	0.07	0.07	0.07	0.07	0.07	0.08
6	0.19	0.14	0.15	0.11	0.12	0.11	0.12	0.12	0.12	0.11	0.12	0.19
7	0.17	0.28	0.17	0.23	0.20	0.22	0.22	0.20	0.21	0.22	0.21	0.20
8	0.16	0.21	0.17	0.18	0.15	0.16	0.17	0.17	0.17	0.18	0.17	0.17
9	0.23	0.29	0.22	0.20	0.19	0.20	0.20	0.20	0.19	0.20	0.19	0.22
10	0.15	0.14	0.14	0.14	0.14	0.14	0.14	0.14	0.14	0.14	0.14	0.16
11	0.08	0.05	0.06	0.07	0.06	0.06	0.06	0.07	0.07	0.06	0.06	0.08
12（S）	1.00	1.00	1.00	1.00	1.00	1.00	1.00	1.00	1.00	1.00	1.00	1.00
13	0.32	0.34	0.26	0.25	0.25	0.25	0.24	0.25	0.24	0.24	0.24	0.24
14	0.12	0.14	0.12	0.09	0.09	0.09	0.08	0.09	0.08	0.08	0.08	0.16
15	0.17	0.22	0.16	0.17	0.17	0.17	0.17	0.17	0.16	0.17	0.17	0.17
16	0.06	0.10	0.07	0.08	0.08	0.09	0.09	0.08	0.08	0.08	0.08	0.07
17	0.06	0.07	0.06	0.07	0.06	0.06	0.06	0.08	0.06	0.03	0.04	0.08
18	0.10	0.14	0.10	0.14	0.14	0.14	0.14	0.12	0.14	0.14	0.14	0.09
19	0.05	0.06	0.05	0.05	0.05	0.05	0.05	0.05	0.05	0.05	0.05	0.05
20	0.18	0.21	0.15	0.15	0.15	0.15	0.16	0.15	0.15	0.16	0.15	0.14
21	0.62	0.81	0.65	0.53	0.54	0.53	0.53	0.53	0.52	0.51	0.52	0.65
22	0.23	0.31	0.25	0.21	0.21	0.21	0.21	0.22	0.20	0.20	0.21	0.25
23	0.14	0.19	0.15	0.14	0.15	0.14	0.14	0.14	0.14	0.14	0.15	0.15

续表

编号	批号											
	1	2	3	4	5	6	7	8	9	10	11	12
24	0.03	0.03	0.02	0.03	0.03	0.03	0.03	0.03	0.03	0.03	0.03	0.03
25	0.03	0.05	0.03	0.04	0.04	0.04	0.04	0.04	0.04	0.04	0.04	0.03

（六）相似度评价

利用 2004A 版《中药色谱指纹图谱相似度评价系统》计算软件，对上述 12 批样品与对照指纹图谱进行匹配，进行相似度评价，结果见表 15.19。各批次样品与对照指纹图谱间的相似度均在 0.9 以上，表明各批次样品之间具有较好的一致性，本方法可用于综合评价元胡止痛滴丸的整体质量。

表 15.19　12 批滴丸相似度评价结果

批次	对照图谱相似度	批次	对照图谱相似度
20131215	0.980	20140241	0.996
20131227	0.979	20140310	0.978
20140115	0.955	20140421	0.925
20140122	0.994	20140510	0.946
20140204	0.995	20140728	0.966
20140216	0.996	20141013	0.981

（七）色谱峰指认及归属

采用液质联用法对元胡止痛指纹图谱中的主要特征峰进行指认，并结合延胡索和白芷药材指纹图谱对 25 个共有峰进行色谱峰归属，12 个色谱峰来源于醋延胡索药材，13 个色谱峰归属于白芷药材，通过液质联用从元胡止痛滴丸中指认出 20 个化合物，结果见图 15.62、图 15.63 及表 15.20。

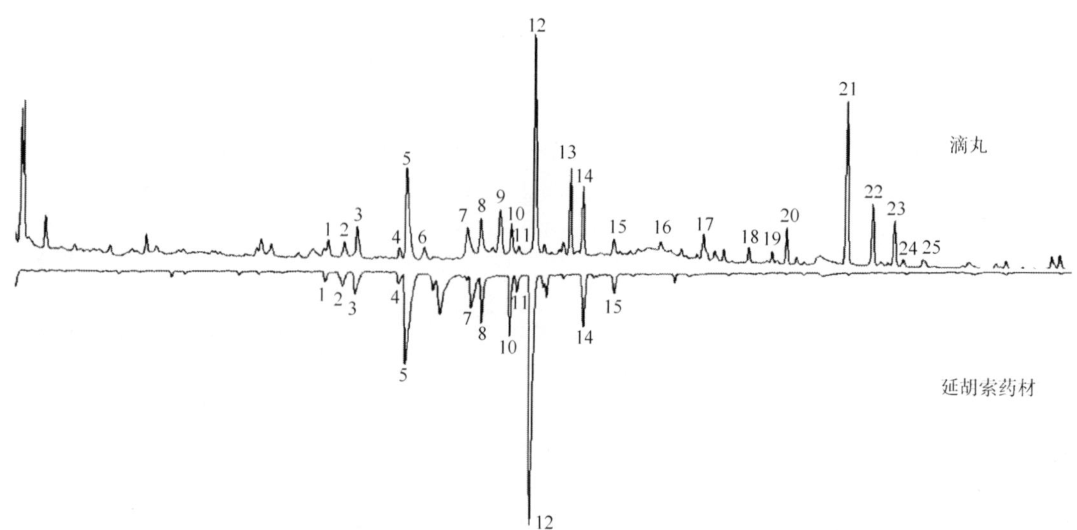

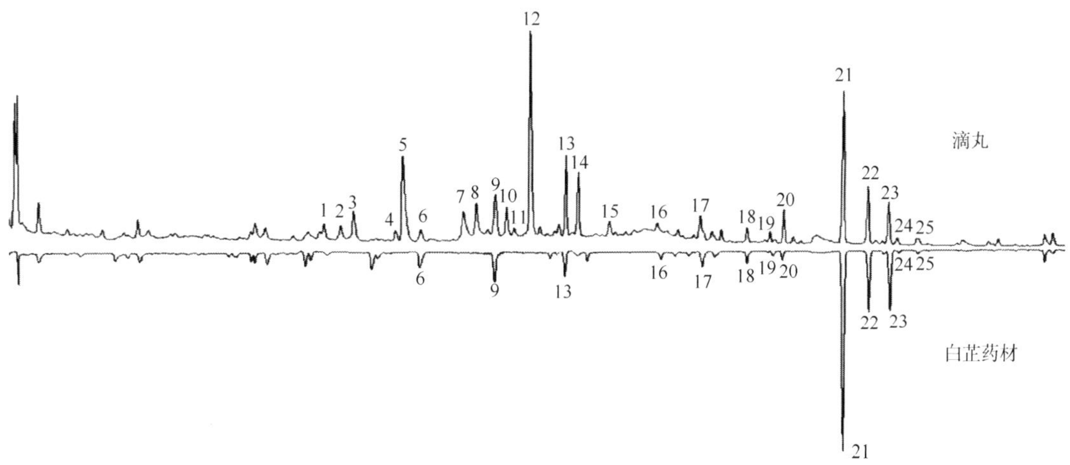

图 15.62　元胡止痛滴丸色谱峰归属图

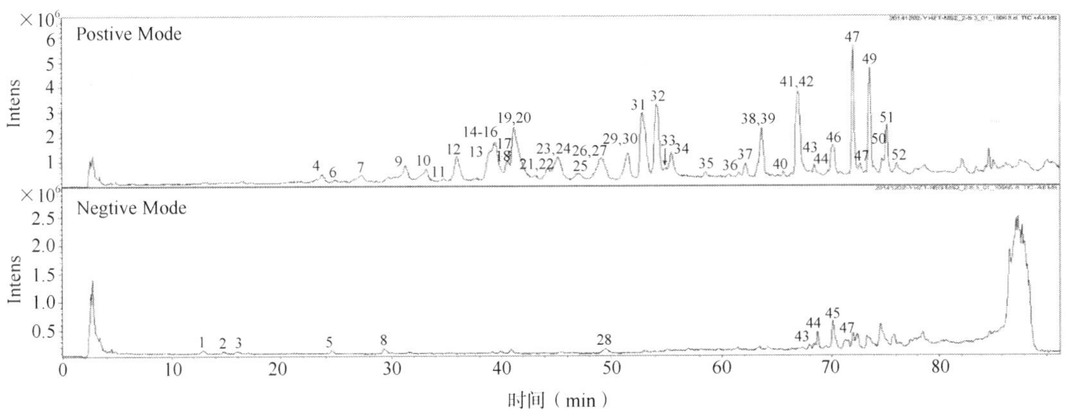

图 15.63　元胡止痛滴丸总离子流图谱

表 15.20　元胡止痛滴丸指纹图谱共有峰指认及归属信息表（1：延胡索；2：白芷）

序号	RT/min	$[M]^+/[M+H]^+/[M-H]^-$	MS/MS	分子式	Identification	来源
1	30.912	403.0779（$[M-H]^-$）	—	—	unknown	1
2	32.318	354.1378	188，149	$C_{20}H_{19}NO_5$	原阿片碱	1
3	33.382	370.1715	206，188 206.0795	$C_{22}H_{27}NO_4$	*α*-别隐品碱	1
4	36.952	338.1400（$[M]^+$）/ 336.1325	307，279，265，178，163	$C_{20}H_{20}NO_4^+$	药根碱	1
5	37.522	356.1673	295，279，267，251，236，220，207，191	$C_{21}H_{25}NO_4$	*d*-海罂粟碱	1
6	39.078	370.4063	—	—	unknown	2
7	42.665	336.0785（$[M]^+$）	320，318，304，292，278	$C_{20}H_{18}NO_4^+$	小檗碱	1
8	43.775	356.1903	192，176	$C_{21}H_{25}NO_4$	延胡索乙素	1
9	45.407	305.2513	203，147，131	$C_{16}H_{16}O_6$	水合氧化前胡素	2
10	46.357	352.1231（$[M]^+$）	336，320，294，278，264	$C_{21}H_{22}NO_4^+$	黄藤素	1
11	46.973	352.2783	231，218，203，188，175，160	—	unknown	1
12	48.320	366.1728（$[M]^+$）	350，334，308，292	$C_{22}H_{24}NO_4^+$	去氢延胡索甲素	1

续表

序号	RT/min	$[M]^+/[M+H]^+/[M-H]^-$	MS/MS	分子式	Identification	来源
13	51.353	335.1053	278，218	$C_{17}H_{18}O_7$	白当归素	2
14	52.412	370.5450	192，176，165，148	$C_{22}H_{27}NO_4$	延胡索甲素	1
15	55.063	366.4017	350，336，321，292，277	—	Unknown	1
16	59.043	318.1306	218，190，173，162，134	—	Unknown	2
17	62.650	217.1928	202，174，145，118	$C_{12}H_8O_4$	佛手柑内酯	2
18	66.513	317.1014	231，203，188，176	$C_{17}H_{16}O_6$	白当归脑	2
19	68.462	271.0907/269.0919	213，184，171，153，128，115	$C_{16}H_{14}O_4$	别异欧前胡素	2
20	69.673	269.0806（$[M-H]^-$）	253，225，197	$C_{16}H_{14}O_4$	别欧前胡素	2
21	74.693	271.2428	174，147，129	$C_{16}H_{14}O_4$	欧前胡素	2
22	76.858	301.1109	218，189，173，134	$C_{17}H_{16}O_5$	8-甲氧基异欧前胡内酯	2
23	78.685	271.0987	147，131，119	$C_{16}H_{14}O_4$	异欧前胡素	2
24	79.433	301.2571	218，189，173，162，145，134	$C_{17}H_{16}O_5$	珊瑚菜素	2
25	81.097	245.2384	131	$C_{15}H_{16}O_3$	蛇床子素	2

二、多指标成分含量测定

本部分采用 HPLC 法同时测定了元胡止痛滴丸中原阿片碱、黄藤素、去氢延胡索甲素、延胡索乙素、延胡索甲素、欧前胡素、异欧前胡素的含量，并利用以上 7 种成分内在的函数和比例关系，采用一测多评，通过验证试验，以延胡索乙素为内标成分，得出原阿片碱、黄藤素、去氢延胡索甲素、延胡索甲素、欧前胡素、异欧前胡素与延胡索乙素之间的相对校正因子(f)，计算出这 7 种成分的含量，为更确切评价元胡止痛滴丸的质量提供了新的分析模式。

（一）混合对照品溶液的制备

精密称取原阿片碱、黄藤素、去氢延胡索甲素、延胡索乙素、延胡索甲素、欧前胡素和异欧前胡素对照品适量，加甲醇制成每毫升含原阿片碱 17.41μg、黄藤素 10.22μg、去氢延胡索甲素 82.44μg、延胡索乙素 42.66μg、延胡索甲素 48.70μg、欧前胡素 28.21μg、异欧前胡素 8.16μg 的混合溶液，摇匀，即得。

（二）供试品溶液的制备

取元胡止痛滴丸适量，研细，取约 1g，精密称定，置具塞锥形瓶中，精密加入甲醇溶液 50ml，称定重量，超声处理 30 分钟，放至室温，再称定重量，加甲醇溶液补足减失的重量，摇匀，滤过，精密量取续滤液 25ml，蒸至近干，残渣加甲醇溶解并转移至 5ml 容量瓶中，并加甲醇至刻度，摇匀，滤过，即得。

（三）色谱条件

色谱柱：Diamonsil C18（4.6mm×250mm，5μm）；流动相：乙腈（A）-0.2%冰醋酸溶液（三乙胺调 pH 至 5.0）（B）梯度洗脱；检测波长：280nm；柱温：35℃；进样量：10μL；

流速：1mL/min。流动相梯度见表 15.21。

表 15.21　流动相梯度洗脱程序

t（min）	A（%）	B（%）
0	20	80
10	22	78
30	30	70
60	80	20
65	100	0

（四）系统适用性试验

分别取混合对照品溶液、供试品溶液、白芷阴性样品溶液、延胡索阴性样品溶液，按上述色谱条件进样测定，考察系统适用性。记录 HPLC 色谱图，如图 15.64 所示。各成分色谱峰与相邻峰的分离度均大于 1.5，且阴性无干扰，理论塔板数按欧前胡素色谱峰计算不低于 7000。

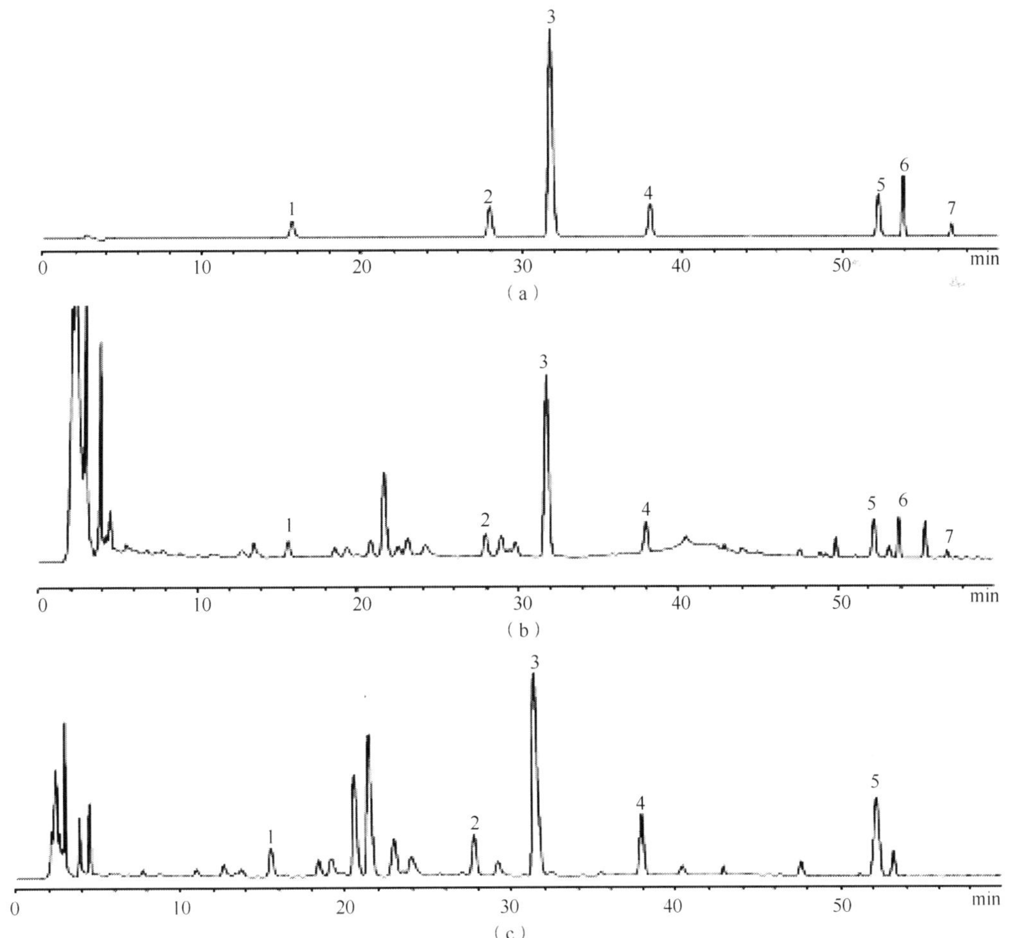

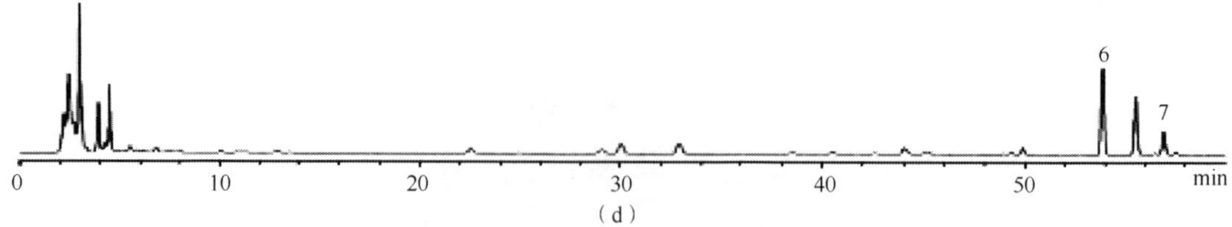

图 15.64　混合对照品溶液（a）、供试品溶液（b）、延胡索阴性样品（c）及白芷阴性样品（d）HPLC 图

1-原阿片碱；2-黄藤素；3-去氢延胡索甲素；4-延胡索乙素；5-延胡索甲素；6-欧前胡素；7-异欧前胡素

（五）方法学考察

1. 线性关系考察

精密吸取混合对照品溶液，分别制成 7 个不同质量浓度的对照品溶液，按法进行测定。记录相应的峰面积，以峰面积 Y 为纵坐标，浓度 X（μg/mL）为横坐标，绘制标准曲线并进行回归计算。7 个成分的线性回归方程见表 15.22。

表 15.22　7 个对照品线性考察结果

成分	线性方程	R^2	线性范围（μg/mL）
原阿片碱	Y=11.717X+0.1748	0.9999	3.482～34.82
黄藤素	Y=39.19X–0.0092	0.9999	2.044～20.44
去氢延胡索甲素	Y=34.697X+2.3535	0.9999	16.488～164.88
延胡索乙素	Y=9.3948X+0.4422	0.9999	8.532～85.32
延胡索甲素	Y=9.0949X–1.4105	0.9999	9.740～97.40
欧前胡素	Y=16.53X–0.5777	0.9999	5.642～56.42
异欧前胡素	Y=12.263X+0.2529	0.9999	1.632～16.32

结果表明，原阿片碱、黄藤素、去氢延胡索甲素、延胡索乙素、延胡索甲素、欧前胡素和异欧前胡素 7 个化合物的浓度在线性范围内，与峰面积具有良好的线性关系。

2. 精密度试验

取混合对照品溶液，连续进样 6 次，记录原阿片碱、黄藤素、去氢延胡索甲素、延胡索乙素、延胡索甲素、欧前胡素和异欧前胡素 7 个化合物的色谱峰面积，计算峰面积 RSD(%)。结果表明，混合对照品色谱图中原阿片碱、黄藤素、去氢延胡索甲素、延胡索乙素、延胡索甲素、欧前胡素和异欧前胡素 7 个化合物的色谱峰面积 RSD 均小于 2%，仪器精密度良好。

3. 稳定性试验

取元胡止痛滴丸（批号 20131215）粉末约 1g，精密称定，按“（二）供试品溶液的制备”项下方法制备供试品溶液，密闭，室温放置，分别在 0、3h、6h、9h、12h、24h 时间间隔下进样检测，记录原阿片碱、黄藤素、去氢延胡索甲素、延胡索乙素、延胡索甲素、欧前胡素和异欧前胡素 7 个化合物的色谱峰面积，计算峰面积 RSD（%）。结果表明，供试品溶液放置 24h 后，色谱图中原阿片碱、黄藤素、去氢延胡索甲素、延胡索乙素、延胡索甲素、欧前胡素和异欧前胡素 7 个化合物的色谱峰面积 RSD 均小于 2%，供试品溶液室温放置 24h 内稳定。

4. 重复性试验

取批号为 20131215 的滴丸粉末 6 份，每份 1g，精密称定，按确定的供试品溶液制备方法制备供试品溶液，按法测定。记录原阿片碱、黄藤素、去氢延胡索甲素、延胡索乙素、延胡索甲素、欧前胡素和异欧前胡素 7 个化合物的色谱峰面积，按法计算 7 个化合物的含量，并计算各化合物含量 RSD（%）。结果表明，供试品色谱图中原阿片碱、黄藤素、去氢延胡索甲素、延胡索乙素、延胡索甲素、欧前胡素和异欧前胡素 7 个化合物的含量 RSD 均小于 3%，本方法重现性良好。

5. 加样回收率

取批号为 20131215 的滴丸粉末 9 份，每份 0.5g，精密称定，分成三组，每组依次按样品中原阿片碱、黄藤素、去氢延胡索甲素、延胡索乙素、延胡索甲素、欧前胡素和异欧前胡素 7 个化合物的含量的 80%、100%和 120%加入相应的对照品，按供试品溶液制备方法制备供试品溶液，依法测定。记录原阿片碱、黄藤素、去氢延胡索甲素、延胡索乙素、延胡索甲素、欧前胡素和异欧前胡素 7 个化合物的色谱峰面积，计算 7 个化合物的含量，并计算各化合物的加样回收率及 RSD（%）。结果表明，供试品中原阿片碱、黄藤素、去氢延胡索甲素、延胡索乙素、延胡索甲素、欧前胡素和异欧前胡素 7 个化合物的回收率均在 95%～105%，RSD 小于 3%，本品加样回收率良好。

（六）相对校正因子的计算

1. 多点校正法

以多个质量浓度点计算所得的校正因子 $f_{k/s}$ 取平均值作为定量用 $f_{k/s}$。校正因子计算公式：$f_{k/s}=(C_s \times A_k)/(C_k \times A_s)$；待测成分质量浓度计算公式：$C_{k'}=(C_s \times A_{k'})/(f_{k/s} \times A_s)$。两式中 C_s 为参照物质质量浓度，A_s 为参照物质色谱峰峰面积，C_k 为其他对照组分质量浓度，A_k 为其他对照组分色谱峰峰面积，$A_{k'}$ 为待测组分色谱峰峰面积。应用多点校正法进行计算，得到其他成分相对于延胡索乙素的 $f_{k/s}$。结果见表 15.23。

表 15.23　以延胡索乙素为参照的 $f_{k/s}$（多点校正法）

进样体积（μL）	其他成分相对于延胡索乙素的 $f_{k/s}$					
	原阿片碱	黄藤素	去氢延胡索甲素	延胡索甲素	欧前胡素	异欧前胡素
1.0	1.252	4.171	3.659	0.950	1.750	1.306
2.0	1.249	4.176	3.699	0.955	1.756	1.314
3.0	1.250	4.172	3.695	0.954	1.753	1.308
4.0	1.247	4.168	3.688	0.960	1.751	1.306
5.0	1.248	4.175	3.708	0.961	1.759	1.307
6.0	1.253	4.172	3.684	0.964	1.757	1.306
平均值	1.250	4.172	3.689	0.957	1.754	1.308
RSD（%）	0.17	0.07	0.42	0.51	0.19	0.21

2. 斜率校正法

参照“6.1”项，以峰面积积分值为纵坐标（Y），对照品质量为横坐标（X'）进行线性回归，结果见表 15.24。所得标准曲线中，$X'=(Y-b)/a=Y/a-b/a$，b 值通常由误差引起，当 a/b 值大于 100，b/a 值可忽略不计，此时可以用 $X'=Y/a$ 直接计算。通过 X'与 Y 的斜率之比计算 $f_{k/s}$（$f_{k/s}=a_k/a_s$）。$C_k=A_{k'}/(a_s \times f_{k/s})$，$a_s$ 为参照物斜率，a_k 为其他对照组分斜率。应用斜率校正法进行计算，得到其他成分相对于延胡索乙素的 $f_{k/s}$。结果：原阿片碱、黄藤素、去氢延胡索甲素、延胡索甲素、欧前胡素、异欧前胡素对于延胡索乙素的 $f_{k/s}$ 分别为 1.225、4.171、3.693、0.968、1.759、1.305。

表 15.24　7 种对照品线性关系

成分	线性方程	R^2（n=5）	线性范围（μg）
原阿片碱	Y=1171.7X'+0.1748	0.9999	0.034 82～0.348 2
黄藤素	Y=3919X'–0.0092	0.9999	0.020 44～0.204 4
去氢延胡索甲素	Y=3469.7X'+2.3535	0.9999	0.164 88～1.648 8
延胡索乙素	Y=939.48X'+0.4422	0.9999	0.085 32～0.853 2
延胡索甲素	Y=909.49X'–1.4105	0.9999	0.097 4～0.974
欧前胡素	Y=1653X'-0.5777	0.9999	0.056 42～0.564 2
异欧前胡素	Y=1226.3X'+0.2529	0.9999	0.016 32～0.163 2

（七）耐用性试验

考察流动相各梯度点比例变化±3%、各变波长点检测波长变化±5nm、柱温变化±3℃、体积流量变化±20%，采用 Diamonsil C18 柱进行测定时，仪器色谱行为的变化。检测同一批延胡索中 7 种成分的量及其 RSD，并考察其分离度、拖尾因子、理论塔板数，各条件下所测各成分质量分数量的 RSD 均在 2.5%以内，分离效果理想。因此，元胡止痛滴丸中的 7 种成分定量测定条件较宽，具有较好的耐用性。

1. 不同色谱系统及色谱柱对 RCF 的影响

本试验考察了不同实验室的 2 套色谱系统（Agilent 1260、Lab Alliance）及 4 根不同的色谱柱（Diamonsil C18、Ameritech C18、Welch C18、COSMOSIL 5 C18-MS-Ⅱ）对 $f_{k/s}$ 的影响，结果见表 15.25。

表 15.25　不同仪器和不同色谱柱下的相对校正因子

仪器	色谱柱	其他成分相对于延胡索乙素的 $f_{k/s}$					
		原阿片碱	黄藤素	去氢延胡索甲素	延胡索甲素	欧前胡素	异欧前胡素
Agilent 1260	Diamonsil C18	1.250	4.167	3.690	0.957	1.754	1.307
	Ameritech C18	1.264	4.202	3.690	0.962	1.742	1.311
	Welch C18	1.235	4.149	3.676	0.953	1.764	1.302
	COSMOSIL 5 C18-MS-Ⅱ	1.245	4.167	3.676	0.961	1.754	1.316
Lab Alliance	Diamonsil C18	1.261	4.149	3.650	0.956	1.751	1.305

续表

仪器	色谱柱	其他成分相对于延胡索乙素的 $f_{k/s}$					
		原阿片碱	黄藤素	去氢延胡索甲素	延胡索甲素	欧前胡素	异欧前胡素
Lab Alliance	Ameritech C18	1.272	4.167	3.663	0.961	1.748	1.305
	Welch C18	1.242	4.132	3.650	0.951	1.761	1.300
	COSMOSIL 5 C18-MS-Ⅱ	1.255	4.149	3.650	0.959	1.751	1.312
平均值		1.253	4.160	3.668	0.957	1.753	1.307
RSD（%）		0.99	0.50	0.48	0.41	0.39	0.40

2. 其他条件对 RCF 的影响

采用 Agilent 1260 高效液相色谱系统及 Diamonsil C_{18} 色谱柱，分别考察流动相各梯度点比例变化±3%、水相 pH 变化±0.1、柱温变化±5℃、各波长点检测波长变化±5nm、体积流量变化±20%对 RCF 的影响，结果表明，本试验中的 RCF 重现性良好（RSD＜3%）。具体数值见表 15.26。

表 15.26　不同条件对相对校正因子的影响

考察因素	变化大小	其他成分相对于延胡索乙素的 $f_{k/s}$					
		原阿片碱	黄藤素	去氢延胡索甲素	延胡索甲素	欧前胡素	异欧前胡素
梯度点比例	+3%	1.251	4.171	3.683	0.962	1.758	1.302
	−3%	1.257	4.179	3.691	0.955	1.750	1.306
柱温	+3℃	1.249	4.175	3.683	0.969	1.758	1.305
	−3℃	1.256	4.173	3.691	0.958	1.750	1.301
检测波长	+5nm	1.252	4.168	3.683	0.967	1.758	1.303
	−5nm	1.253	4.173	3.691	0.955	1.750	1.311
体积流量	+20%	1.250	4.172	3.682	0.965	1.753	1.306
	−20%	1.262	4.180	3.693	0.957	1.746	1.307
平均值		1.254	4.174	3.687	0.961	1.753	1.305
RSD（%）		0.35	0.10	0.13	0.58	0.26	0.24

（八）待测组分色谱峰的定位

待测成分色谱峰的定位通常采用保留时间差（Δt_R）法、相对保留值法（Rt_R）或时间校正法等方法，同时可能需要结合待测药物的特征图谱以及每个成分的紫外吸收特征来定位其余待测成分色谱峰。本试验分别考察相对保留值和保留时间差在不同品牌仪器和不同规格色谱柱中的重现性。实验结果表明，相对保留值的波动较为明显（RSD＞5%），不太适合作为待测成分色谱峰定位的依据，保留时间差的波动相对较小（RSD＜5%），因此，采用保留时间差法进行元胡止痛滴丸中待测成分色谱峰的定位较为可行。

1. 保留时间差法

利用相对保留时间进行定位，即以各待测组分色谱峰与延胡索乙素色谱峰的相对保留时间来确定。保留时间差指各待测成分与内参物 s 之间保留时间的差值，计算公式：$\Delta t_{Ras}=t_{Ra}-t_{Rs}$。式中：a 为待测成分，s 为内参物延胡索乙素。以延胡索乙素为基准峰，计算 2 种不同型号仪器和 4 种不同色谱柱下原阿片碱、黄藤素、去氢延胡索甲素、延胡索甲素、欧前胡素、异欧前胡素与延胡索乙素的保留时间差。具体结果见表 15.27。

表 15.27　不同仪器和不同色谱柱下的保留时间差

仪器	色谱柱	原阿片碱	黄藤素	去氢延胡索甲素	延胡索甲素	欧前胡素	异欧前胡素
Agilent 1260	Diamonsil C18	−22.293	−9.846	−6.048	14.222	15.791	18.827
	Ameritech C18	−23.091	−10.572	−6.103	15.103	16.902	19.204
	Welch C18	−22.575	−10.310	−6.059	14.528	15.936	19.025
	COSMOSIL 5 C18-MS-Ⅱ	−23.103	−10.732	−6.175	15.210	16.921	19.254
Lab Alliance	Diamonsil C18	−22.723	−10.096	−6.278	13.942	15.511	18.547
	Ameritech C18	−22.102	−10.822	−6.333	14.823	16.622	18.924
	Welch C18	−23.005	−10.560	−6.289	14.248	15.656	18.745
	COSMOSIL 5 C18-MS-Ⅱ	−23.733	−10.982	−6.405	14.930	16.641	18.974
平均值		−22.828	−10.490	−6.211	14.626	16.248	18.938
RSD（%）		2.27	3.65	2.16	3.15	3.58	1.23

2. 相对保留值法

相对保留值法即各待测成分与内参物 s 之间保留时间的比值，其计算公式如下：$R_{as}=t_{Ra}/t_{Rs}$。式中：a 为待测成分，s 为内参物延胡索乙素。利用相对保留时间进行定位，即以各待测组分色谱峰与延胡索乙素色谱峰的相对保留时间来确定。以延胡索乙素为基准峰，计算不同仪器和不同色谱柱下原阿片碱、黄藤素、去氢延胡索甲素、延胡索甲素、欧前胡素、异欧前胡素相对保留时间。结果表明，原阿片碱、欧前胡素和异欧前胡素与延胡索乙素的相对保留时间值波动较大（RSD>5%）。根据实验结果最终确定的不同仪器和不同色谱柱下的相对保留值结果见表 15.28。

表 15.28　不同仪器和不同色谱柱下的相对保留时间

仪器	色谱柱	原阿片碱	黄藤素	去氢延胡索甲素	延胡索甲素	欧前胡素	异欧前胡素
Agilent 1260	Diamonsil C18	0.399	0.707	0.803	1.341	1.356	1.434
	Ameritech C18	0.332	0.680	0.785	1.356	1.418	1.556
	Welch C18	0.356	0.718	0.825	1.443	1.533	1.624
	COSMOSIL 5 C18-MS-Ⅱ	0.386	0.696	0.818	1.532	1.651	1.755
Lab Alliance	Diamonsil C18	0.366	0.663	0.774	1.338	1.347	1.431
	Ameritech C18	0.337	0.671	0.795	1.419	1.521	1.618
	Welch C18	0.341	0.703	0.810	1.440	1.521	1.693
	COSMOSIL 5 C18-MS-Ⅱ	0.362	0.689	0.807	1.517	1.647	1.780
平均值		0.360	0.691	0.802	1.423	1.499	1.611
RSD（%）		6.16	2.54	1.97	4.96	7.35	7.69

（九）一测多评法与外标法测定结果的比较

分别精密吸取对照品溶液和供试品溶液各 10μL，进样测定，记录原阿片碱、黄藤素、去氢延胡索甲素、延胡索甲素、欧前胡素、异欧前胡素的峰面积，分别用外标法和一测多评法计算其含量，结果见表 15.29。

将外标法和一测多评法定量结果分别经Pearson相关性分析，以确认一测多评法的准确性。结果：外标法和 2 种一测多评法之间的相关系数均大于 0.9999，说明外标法和一测多评法得到的结果相似性极高。同时经方差分析，其 P 值大于 0.05，说明外标法和一测多评法计算结果并无显著性差异。综上，一测多评法应用于元胡止痛滴丸的多指标成分质量评价中可行。

表 15.29　元胡止痛滴丸中 7 种成分不同方法定量测定结果

批号	方法	质量分数（mg/g）						
		原阿片碱	黄藤素	去氢延胡索甲素	延胡索乙素	延胡索甲素	欧前胡素	异欧前胡素
20131215	外标法	0.210	0.117	0.925	0.503	0.513	0.290	0.084
	一测多评多点校正	0.209	0.116	0.924	0.503	0.499	0.290	0.077
	一测多评斜率校正	0.211	0.117	0.923	0.503	0.506	0.289	0.078
20131227	外标法	0.191	0.105	0.893	0.452	0.513	0.288	0.092
	一测多评多点校正	0.191	0.104	0.892	0.452	0.499	0.287	0.088
	一测多评斜率校正	0.193	0.105	0.891	0.452	0.505	0.286	0.089
20140115	外标法	0.157	0.079	0.689	0.398	0.419	0.230	0.066
	一测多评多点校正	0.156	0.079	0.689	0.398	0.408	0.229	0.061
	一测多评斜率校正	0.158	0.080	0.688	0.398	0.412	0.228	0.062
20140122	外标法	0.183	0.088	0.830	0.510	0.548	0.229	0.070
	一测多评多点校正	0.182	0.088	0.829	0.510	0.533	0.228	0.064
	一测多评斜率校正	0.184	0.089	0.828	0.510	0.539	0.227	0.066
20140204	外标法	0.195	0.109	0.903	0.462	0.521	0.298	0.095
	一测多评多点校正	0.195	0.108	0.902	0.462	0.508	0.297	0.091
	一测多评斜率校正	0.196	0.109	0.900	0.462	0.514	0.296	0.092
20140216	外标法	0.159	0.080	0.691	0.401	0.421	0.238	0.071
	一测多评多点校正	0.158	0.080	0.691	0.401	0.411	0.237	0.066
	一测多评斜率校正	0.160	0.081	0.690	0.401	0.415	0.236	0.067
20140241	外标法	0.180	0.085	0.826	0.507	0.545	0.225	0.068
	一测多评多点校正	0.179	0.085	0.825	0.507	0.530	0.224	0.063
	一测多评斜率校正	0.181	0.086	0.825	0.507	0.535	0.224	0.065
20140310	外标法	0.168	0.079	0.695	0.405	0.429	0.235	0.075
	一测多评多点校正	0.167	0.080	0.695	0.405	0.419	0.234	0.072
	一测多评斜率校正	0.169	0.081	0.693	0.405	0.423	0.233	0.073
20140728	外标法	0.187	0.091	0.835	0.502	0.540	0.222	0.075
	一测多评多点校正	0.186	0.091	0.834	0.502	0.526	0.221	0.070
	一测多评斜率校正	0.188	0.092	0.833	0.502	0.532	0.220	0.071
20141013	外标法	0.198	0.109	0.889	0.450	0.513	0.291	0.093
	一测多评多点校正	0.198	0.108	0.888	0.450	0.499	0.291	0.089
	一测多评斜率校正	0.200	0.109	0.887	0.450	0.505	0.290	0.090

三、讨论与小结

1）本研究建立了元胡止痛滴丸 HPLC 指纹图谱的质量评价方法，通过相似度评价系统建立元胡止痛滴丸指纹图谱共有模式。对 4 批样品采用指纹图谱的方法进行质量评价，确定了 25 个共有峰，相似度计算结果显示各批次间稳定性较好。本研究建立的滴丸指纹图谱方法稳定、可靠、重现性好，可为元胡止痛滴丸的质量评价提供依据。

2）对元胡止痛滴丸 HPLC 指纹图谱 25 个共有峰的来源进行了归属，其中来自于延胡索（12 个）、白芷（13 个）；并采用对照品及 HPLC-MS 法对色谱峰进行了指认。

3）采用一测多评法建立了同时测定元胡止痛滴丸中原阿片碱、黄藤素、去氢延胡索甲素、延胡索乙素、延胡索甲素、欧前胡素及异欧前胡素 7 个成分的含量的方法，方法简便、准确，重复性好。对 10 批滴丸中 7 个指标成分进行了含量测定。

4）本研究建立了 HPLC 多指标含量测定及指纹图谱评价方法，为元胡止痛滴丸质量控制提供了可靠的保证。

参 考 文 献

[1] Chen YT，Cao Y，Xie YH，et al. Traditional Chinese medicine for the treatment of primary dysmenorrhea：How do Yuanhu painkillers effectively treat dysmenorrhea. Phytomedicine，2013，20：1095-1104.

[2] Liu XT，Wang XG，Yang Y，et al. Qualitative and quantitative analysis of lignan constituents in caulis trachelospermi by HPLC-QTOF-MS and HPLC-UV. Molecules，2015，20：8107-8124.

[3] 康利平，赵阳，余河水，等. 采用 UPLC-Q-TOF/MSE 鉴别芪苈强心胶囊有效部位中的化学成分. 药学学报，2011，46（10）：1231-1236.

[4] Liu Y，Chen B，Le J，et al. Rapid and sensitive liquid chromatography with tandem mass spectrometry method for the simultaneous determination of 11 major components of Yuanhu-Baizhi herb-pair in rat perfusion fluids. J Sep Sci，2014，37：1429-1437.

[5] Tang DQ，Zheng XX，Chen X，et al. Quantitative and qualitative analysis of common peaks in chemical fingerprint of Yuanhu Zhitong tablet by HPLC-DAD–MS/MS. J Pharm Anal，2014，4：96-106.

[6] Zhang YC，Xu HY，Chen XM，et al. Simultaneous quantification of 17 constituents from Yuanhu Zhitong tablet using rapid resolution liquid chromatography coupled with a triple quadrupole electrospray tandem mass spectrometry. J Pharm Biomed Anal，2011，56：497-504.

[7] Li B，Zhang X，Wang J，et al. Simultaneous characterisation of fifty coumarins from the roots of *Angelica dahurica* by off-line two-dimensional high-performance liquid chromatography coupled with electrospray ionisation tandem mass spectrometry. Phytochem Anal，2014，25：229-240.

[8] 周琼. 延胡索化学成分研究及其中草药特色体系化学特征表达. 北京：北京协和医学院，2012.

[9] 陈军. 茅苍术和白芷化学成分研究. 南京：南京农业大学，2007.

[10] Shi JM，Han WL，Ye WC，et al. Phytochemical Investigation of *Corydalis yanhusuo*. Nat Prod Re Dev，2011，23（2）：647-651.

[11] 胡甜甜. 延胡索的化学成分和生物活性研究. 沈阳：沈阳药科大学，2009.

[12] Ding B，Zhou TT，Fan GR，et al. Qualitative and quantitative determination of ten alkaloids in traditional Chinese medicine *Corydalis yanhusuo* W.T. Wang by LC-MS/MS and LC-DAD. J Pharm Biomed Anal，2007，45：219-226.

[13] Sun MQ，Liu JX，Lin CR，et al. Alkaloid profiling of the traditional Chinese medicine Rhizoma Corydalis using high performance liquid chromatography-tandem quadrupole time-of-flight mass spectrometry. Acta Pharm Sin B，2014，4：208-216.

[14] Kang J，Zhou L，Sun JH，et al. Chromatographic fingerprint analysis and characterization of furocoumarins in the roots of *Angelica dahurica* by HPLC/DAD/ESI-MSn technique. J Pharm Biomed Anal，2008，47：778-785.

[15] Zhang J，Jin Y，Dong J，et al. Systematic screening and characterization of tertiary and quaternary alkaloids from *Corydalis yanhusuo* W.T. Wang using ultra-performance liquid chromatography-quadrupole-time-of-flight mass spectrometry. Talanta，2009，78：513-522.

[16] Lindpointner S，Korsatko S，Köhler G，et al. Glucose levels at the site of subcutaneous insulin administration and their relationship to plasma levels. Diabetes Care，2010，33（4）：833-838.

[17] 蔡皓，王丹丹，刘晓，等. 马钱子碱、马钱子总生物碱与马钱子粉在大鼠体内药动学的比较. 中国中药杂志，2012，37（14）：2160-2163.

[18] 石迎迎. 冬凌草乙素在Beagle犬体内的药代动力学研究. 郑州：郑州大学，2012.

[19] 朱莉. 广痛消有效成分含量测定及健康人体药代动力学研究. 北京：北京中医药大学，2013.

[20] 郝海平，郑超湳，王广基. 多组分、多靶点中药整体药代动力学研究的思考与探索. 药学学报，2009，44（3）：270-275.

[21] 李晓宇，赫海平，王广基，等. 三七总皂苷多效应成分整合药代动力学研究. 中国天然药物，2008，6（5）：377-381.

[22] 张启云，徐良辉，李冰涛，等. 复方葛根芩连汤多效应成分分类整合药代动力学研究. 中国临床药理学与治疗学，2011，16（1）：51-56.

[23] 陶野，张贝贝，付梅红，等. 基于色谱指纹图谱的苍术挥发油多成分体内药代动力学研究. 中国实验方剂学杂志，2013，19（11）：156-159.

[24] 陈钢，牧磊，张晓，等. 三七总皂苷多成分经鼓室给药的体内分布及药代动力学研究. 中国中药杂志，2011，36（13）：1815-1820.

[25] Danhof M，De Jongh J，De Lange E CM，et al. Mechanism-based pharmacokinetic- pharmacodynamic modeling：biophase distribution，receptor theory，and dynamical systems analysis. Annu Rev Pharmacol Toxicol，2007，47：357-400.

[26] 宋钰，路通，谢林，等. 黄连解毒汤的药动学-药效学相关性研究. 中草药，2011，42（10）：2042-2046.

[27] Liu CX，Yi XL，Si DY，et al. Herb-drug interactions involving drug metabolizing enzymes and transporters. Current Drug Metabolism，2011，12（9）：835-849.

[28] Levêque D，Lemachatti J，Nivoix Y，et al. Mechanisms of pharmacokinetic drug-drug interactions. Rev Med Interne，2010，31（2）：170.

[29] Sparreboom A，Cox MC，Acharya MR，et al. Herbal remedies in the United States：potential adverse interactions with anticancer agents. Journal of Clinical Oncology，2004，22（12）：2489-2503.

[30] Qiu W，Liu CX，Ju Y，et al. Pharmacokinetic interaction of plant preparations with chemical drugs. Chin J Nat Med，2010，8（2）：137-144.

[31] Facchini PJ，De Luca V. Opium poppy and madagascar periwinkle：model non-model systems to investigate alkaloid biosynthesis in plants. Mlant G，2008，54（4）：763-784.

[32] Liscombe DK，Facchini PJ. Molecular cloning and characterization of tetrahydroprotoberberine *cis-N*-methyltransferase，an enzyme involved in alkaloid biosynthesis in opium poppy. G Biol Chem，2007，282（20）：14741-14751.

[33] 程巧，曾建国，乐捷. 异喹啉类生物碱生物合成、运输、储藏相关细胞生物学研究进展. 植物学报，2014，49（6）：720-728.

[34] Dewan S，Sudha J，Sandeep G，et al. The biosynthesis of the alkaloids of *Corydalis meifolia* wall. Qetrahedron，1986，42（2）：675-680.

[35] Tani C，Tagahara K. Studies on berberine derivatives and related alkaloids. VII. On the biosynthesis of protopine. Chem Mharm Bull，1974，22（10）：2457-2459.

[36] Takao N，Iwasa K，Kamigauchi M，et al. Studies on the alkaloids of papaveraceous plants. XXV. Biosynthesis of the alkaloids of *Corydalis incisa* Pers. and *Chelidonium majus* L. incorporations of tetrahydroprotoberberines，k-methosalts of tetrahydroprotoberberines，and protopine. Chem Mharm Bull，1976，24（11）：2859-2868

[37] Hopkins AL. Network pharmacology. Nat Biotechnol，2007，25（10）：1110-1111.

[38] Hopkins AL. Network pharmacology：the next paradigm in drug discovery. Nat Chem Biol，2008，4（11）：682-690.

[39] Liu ZH，Sun XB. Network pharmacology：new opportunity for the modernization of traditional Chinese medicine. Acta Pharm Sin，2012，47（6）：696-703.

[40] 王莉，惠延波，王瞧，等. 电子舌系统结构及其检测技术的应用研究进展. 河南工业大学学报：自然科学版，2012，33（3）：85-90.

[41] 贾洪锋，邓红，何江红，等. 电子舌在食品检测中的应用研究进展. 中国调味品，2013，38（8）：12-17.

[42] 邓少平，田师一. 电子舌技术背景与研究进展. 食品与生物技术学报，2007，26（4）：110-116.

[43] 王闽予，朱德全，邓淙友，等. 电子舌技术在中药行业的应用现状. 湖南中医杂志，2015，31（2）：169-171.

[44] 张静雅，曹煌，许浚，等. 中药苦味的药性表达及在临证配伍中的应用. 中草药，2016，47（2）：187-193.

[45] 贾德贤，王谦，鲁兆麟. 思考“辛味”. 北京中医药大学学报，2008，31（2）：88-90.

[46] 孙玉平，张铁军，曹煌，等. 中药辛味药性表达及在临证配伍中的应用. 中草药，2015，46（6）：785-790.

[47] 彭华胜，程铭恩，张玲，等. 基于电子鼻技术的野生白术与栽培白术气味比较. 中药材，2010，33（4）：503-506.

[48] 邹慧琴，刘勇，林辉，等. 电子鼻技术及应用研究进展. 传感器世界，2011，17（11）：4-5.

[49] 黎量，杨诗龙，胥敏，等. 基于电子鼻、电子舌技术的山楂气、味鉴别. 中国实验方剂学杂志，2015，21（5）：99-102.

[50] Yang S，Xie S，Xu M，et al. A novel method for rapid discrimination of bulbus of Fritillaria by using electronic nose and electronic tongue technology. Analytical Methods，2014，7（3）：943-952.

[51] 汪云伟，钟恋，谭茂兰，等. 基于电子鼻技术的附子（黑顺片）等级及产地的区分研究. 中成药，2014，36（12）：2565-2569.

[52] 汪云伟，杨诗龙，钟恋，等. 基于电子鼻技术区分益智仁的不同炮制品. 中国实验方剂学杂志，2014，20（19）：12-14.

[53] 田晓静，王俊，裘姗姗，等. 电子鼻和电子舌信号联用方法分析及其在食品品质检测中的应用. 食品工业科技，2015，36（1）：386-389.

[54] Pronin AN，Xu H，Tang H，et al. Specific alleles of bitter receptor genes influence human sensitivity to the bitterness of aloin and saccharin. Curr Biol，2007，17（16）：1403-1408.

[55] 杜瑞超，王优杰，吴飞，等. 电子舌对中药滋味的区分辨识. 中国中药杂志，2013，38（2）：154-159.

[56] Jastrzebska B. GPCR：G protein complexes--the fundamental signaling assembly. Amino Acids，2013，45（6）：1303-1314.

[57] Capote LA，Mendez Perez R，Lymperopoulos A.GPCR signaling and cardiac function. Eur J Pharmacol，2015，763（ptB）：143-148.

[58] Walker JK，Fisher JT.Editorial overview：Respiratory：GPCR signaling and the lung. Curr Opin Pharmacol，2014，16：iv-vi.

[59] Overington JP，Al-Lazikani B，Hopkins AL.How many drug targets are there. Nat Rev Drug Discov，2006，5（12）：993-996.

[60] Wootten D，Christopoulos A，Sexton PM.Emerging paradigms in GPCR allostery：imp lications for drug discovery. Nat Rev Drug Discov，2013，12（8）：630-644.

[61] Popova NK，Naumenko VS.5-HT1A receptor as a key player in the brain 5-HT system. Rev Neurosci，2013，24（2）：191-204.

[62] Stein C.Opioid receptors. Annu Rev Med，2016，67：433-451.

[63] Litonjua AA，Gong L，Duan QL，et al. Very important pharmacogene summary ADRB2. Pharmacogenet Genomics，2010，20（1）：64-69.

[64] Fontana P，Gandrille S，Remones，et al. Identification of functional polymorphisms of the thromboxane A2 receptor gene in healthy volunteers. Thromb Haemost，2006，96（3）：356-360.

（张铁军　许　浚　张洪兵　韩彦琪）

第十六章
金银花、山银花质量标志物研究

金银花为忍冬科植物忍冬（*Lonicera japonica* Thunb.）的干燥花蕾或带初开的花。金银花性寒味甘，入肺、心、胃经，具有清热解毒、疏散风热，补虚疗风的功效，用于痈肿疔疮，丹毒、热毒血痢、风热感冒、温病发热等病症。山银花为忍冬科植物灰毡毛忍冬（*Lonicera macranthoides* Hand.-Mazz.）、黄褐毛忍冬（*Lonicera fulvotomentosa* Hsu et S.C.Cheng）、红腺忍冬（*Lonicera hypoglauca* Miq.）、华南忍冬（*Lonicera confuse* DC.）的干燥花蕾。两种银花属于同属不同种的易混中药材，自 2005 年版《中国药典》开始就将金银花同山银花分开对待。但在 2015 年版《中国药典》中对两种药材性味与归经及功能与主治的描述中却完全一致。在对两种中药的质量评价方面，药典中选择了两种药材中的化学标志物检测进行区别，如山银花选择灰毡毛忍冬皂苷乙及川续断皂苷乙，金银花选择木犀草苷为其特异性成分进行分析鉴定。虽然忍冬被列为金银花唯一的药源植物，而灰毡毛忍冬收藏在山银花中。但两种药材中均含有绿原酸，且被列为重要质控成分之一，而且在山银花中的含量却是明显高于金银花。现代药理学研究表明，金银花与山银花在抗菌、抗病毒、抗炎、抗氧化、退热、保肝、免疫调节、抗肿瘤活性方面具有相似的药理作用。因此长期以来二者是否可以互相取代一直存在争议。

对于如何系统地评价两类药材在化学成分上及功能上的差异，建立快速评价体系用于两类药材的质量评价，本章节尝试了以质量标志物为切入点，构建基于 UPLC/Q-TOF、抗炎活性评价、近红外光谱分析与化学计量学为一体的金银花质量快速整体评价方案，为以清热解毒功效为导向的质量控制体系提供了新的方法。

第一节　银花样品的分子鉴定与近红外初步聚类分析

目前中药材的鉴定技术已经逐渐从感官评价、显微鉴定、理化鉴定向分子鉴定方向发展，分子鉴定技术正逐步成为中药鉴定的重要手段[1]。所谓的分子鉴定技术是指通过直接分析遗传物质 DNA 的多态性来推断物种内在的遗传变异而实现药材的鉴定和分类的方法。分子鉴定技术主要包括随机引物 PCR（randomly primed-PCR，RP-PCR）、随机扩增多态性 DNA（random amplifiedpolymorphism DNA，RAPD）、扩增性简单序列重复（simple sequence length polymorphism，SSLP）、限制性内切酶切片段长度多态性（restriction fragment length polymorphism，RFLP）、扩增限制性内切酶片段长度多态性（amplified restriction fragment polymorphism，AFLP）、单核苷酸多态性（single nucleotide polymorphism，SNP）及 DNA 条形码（DNA barcode）序列分析等多种分析技术。简单重复序列（simple sequence repeat，SSR），又称微卫星 DNA，一般为 1～5 个核苷酸为重复单位组成的核苷酸串联重复序列。SSR 标记具有多态性丰富、重复性好、共显性、分布广等优点，常用于农作物种质鉴定、基因定位、遗传育种、指纹图谱构建等[2-4]。目前玉米、棉花、小麦等农作物已完成了基于 SSR 标记的种质鉴定标准和指纹图谱[5-7]。因此本研究首先以金银花及山银花为样本，应用 SSR 分子标记技术建立指纹图谱，对河北、山东、河南等地的 98 个金银花样本遗传多样性进行分析，并在此基础上初步探讨了近红外聚类法在区分金银花及山银花鉴别中应用的可行性。

一、实 验 材 料

1. 金银花与山银花样本的采集

通过银花药材产区及药材市场考察，共获得具有一定代表性的银花样本 98 份。其中金银花忍冬样品 66 份，分别采集于河北巨鹿县、河南封丘县、山东平邑县等地。山银花样品 32 份（包括灰毡毛忍冬、红腺忍冬、黄褐毛忍冬、华南忍冬），分别来自广东、广西、四川、湖南、浙江、贵州和福建等地。分别通过阴干、晒干、烤干、硫熏、蒸汽杀青烘干等方式制备样品，具体信息见表 16.1。

表 16.1 金银花与山银花样本的产地与加工方式

序号	品种	产地	加工方法
1	忍冬（大毛花）	山东平邑九间棚	滚筒杀青
2	忍冬（大毛花）	河北满城县刘家台乡长角台村	土烤
3	忍冬（大毛花）	河北省巨鹿县田寨村	烤干
4	忍冬（大毛花）	河南省封丘县黄德镇贾庄村	烘干
5	忍冬（大毛花）	河南省封丘县黄德镇小石桥村	土烤
6	忍冬（大毛花）	河南省封丘县陈桥镇轩寨村	土烤
7	忍冬（大毛花）	河南省封丘县陈桥镇轩寨村	土烤
8	忍冬（大毛花）	河南省封丘县司庄乡时寺村	土烤
9	忍冬（大毛花）	山东省平邑县流峪镇	土烤
10	忍冬（大毛花）	山东省平邑县郑城镇	土烤
11	忍冬（大毛花）	山东省平邑县流峪镇土门村	晒干
12	忍冬（大毛花）	山东省平邑县九间棚	晒干
13	忍冬（四季花）	山东省平邑县流峪镇	晒干
14	忍冬（四季花）	山东省平邑县流峪镇	晒干
15	忍冬（大毛花）	山东省平邑县流峪镇	晒干
16	忍冬（四季花）	山东省平邑县郑城镇	晒干

续表

序号	品种	产地	加工方法
17	忍冬（大毛花）	山东省平邑县郑城镇	晒干
18	忍冬（大毛花）	山东省平邑县郑城镇	晒干
19	忍冬（大毛花）	山东省平邑县流峪镇	晒干
20	忍冬（大毛花）	山东省平邑县郑城镇	晒干
21	忍冬（大毛花）	山东省费县四燕村	晒干
22	忍冬（大毛花）	广西壮族自治区资源县	烘干
23	忍冬（大毛花）	河北省巨鹿县付庄村	晒干
24	忍冬（大毛花）	河北省巨鹿县堤村乡	烘干
25	忍冬（大毛花）	河南省封丘县黄德镇小石桥村	土烤
26	忍冬（大毛花）	河南省封丘县黄德镇贾庄村	烘干
27	忍冬（大毛花）	河南省封丘县司庄乡时寺村	晒干
28	忍冬（大毛花）	河南省封丘县陈桥镇辛庄驿	土烤
29	忍冬（大毛花）	河南省封丘县陈桥镇辛庄驿	晒干
30	忍冬（大毛花）	河北省巨鹿县市场	烘干
31	忍冬（大毛花）	河北省巨鹿县市场	烘干
32	忍冬（大毛花）	河北省巨鹿县市场	烘干
33	忍冬（大毛花）	河北省巨鹿县市场	烘干
34	忍冬（大毛花）	河北省巨鹿县市场	烘干
35	忍冬（大毛花）	河北省巨鹿县市场	晒干
36	忍冬（大毛花）	河北省巨鹿县市场	晒干
37	忍冬（大毛花）	河北省巨鹿县市场	晒干
38	忍冬（大毛花）	广东韶关市乳源县大桥镇石角塘村	土烤
39	忍冬（大毛花）	山东省平邑县流峪镇	晒干
40	忍冬（大毛花）	山东省平邑县流峪镇苗家庄	晒干
41	忍冬（大毛花）	山东省平邑县流峪镇张里村	晒干
42	忍冬（大毛花）	山东省平邑县郑城镇	晒干
43	忍冬（大毛花）	山东省平邑县郑城镇	晒干
44	忍冬（大毛花）	河南省封丘县陈桥镇辛庄驿	晒干
45	忍冬（大毛花）	河南省封丘县陈桥镇辛庄驿	晒干
46	忍冬（大毛花）	河北省巨鹿县	阴干
47	忍冬（大毛花）	河南省封丘县	烤干
48	忍冬（大毛花）	河南省封丘县司庄乡时寺村	土烤
49	忍冬（大毛花）	河南省封丘县陈桥镇轩寨村	土烤
50	忍冬（大毛花）	河南省封丘县黄德镇贾庄村	烘干
51	忍冬（大毛花）	浙江省永嘉县	烘干

续表

序号	品种	产地	加工方法
52	忍冬（大毛花）	河北满城县满城镇守陵村	土烤
53	忍冬（大毛花）	山东省平邑县郑城镇	晒干
54	忍冬（大毛花）	山东省平邑县郑城镇	晒干
55	忍冬（大毛花）	山东省平邑县郑城镇	晒干
56	忍冬（四季花）	山东省平邑县郑城镇	晒干
57	忍冬（四季花）	山东省平邑县郑城镇	晒干
58	忍冬（大毛花）	山东省平邑县郑城镇	晒干
59	忍冬（四季花）	山东省平邑县流峪镇	晒干
60	忍冬（大毛花）	山东省平邑县流峪镇	晒干
61	忍冬（大毛花）	山东省平邑县流峪镇土门村	晒干
62	忍冬（大毛花）	山东省平邑县流峪镇流峪村	晒干
63	忍冬（大毛花）	河北省巨鹿县巨鹿镇西徐庄	晒干
64	忍冬（大毛花）	河北省巨鹿县张王疃乡西张王疃村	晒干
65	忍冬（大毛花）	山东省平邑县郑城镇	晒干
66	忍冬（大毛花）	山东省平邑县郑城镇	晒干
67	黄褐毛忍冬	贵州省兴义市则戎乡冷洞村	晒干
68	黄褐毛忍冬	贵州省兴义市	蒸气杀青
69	红腺忍冬	浙江省永嘉县	烘干
70	红腺忍冬	福建省南平市	晒干
71	红腺忍冬	广西壮族自治区忻城县北更乡凤凰村	晒干
72	红腺忍冬	广西壮族自治区忻城县遂意乡	硫晒
73	红腺忍冬	广西壮族自治区忻城县北更乡古利村	杀青烘干
74	红腺忍冬	广西壮族自治区忻城县北更乡弄兰村	杀青烘干
75	红腺忍冬	广西壮族自治区马山县加方乡街上	硫晒
76	红腺忍冬	广西壮族自治区马山县古寨乡	杀青烘干
77	红腺忍冬	广西壮族自治区古寨乡本立村	杀青烘干
78	灰毡毛忍冬	重庆市秀山红星公司	杀青烘干
79	灰毡毛忍冬	重庆市秀山红星公司	杀青烘干
80	灰毡毛忍冬	重庆秀山县涌洞乡野坪村	杀青烘干
81	灰毡毛忍冬	重庆秀山县涌洞乡野坪村	杀青烘干
82	灰毡毛忍冬	重庆秀山县孝溪乡	杀青烘干
83	灰毡毛忍冬	重庆秀山县干川乡干川村	杀青烘干
84	灰毡毛忍冬	湖南省溆浦县大华乡	杀青烘干
85	灰毡毛忍冬	湖南省溆浦县大华乡	硫晒
86	灰毡毛忍冬	湖南省溆浦县龙庄湾乡	杀青烘干

续表

序号	品种	产地	加工方法
87	灰毡毛忍冬	湖南省隆回县小沙江镇	烘干
88	灰毡毛忍冬	湖南省隆回县小沙江镇	杀青烘干
89	灰毡毛忍冬	重庆市秀山县涌洞乡栏木村	杀青烘干
90	灰毡毛忍冬	重庆市秀山县隘口镇坝芒村	杀青烘干
91	灰毡毛忍冬	重庆市秀山县溶溪镇回星村	杀青烘干
92	华南忍冬	广东省韶关市乳源县大桥镇红星坪	杀青烘干
93	华南忍冬	广东省韶关市乳源县大桥镇石角塘村	晒干
94	华南忍冬	广东省韶关市乳源县大桥镇	晒干
95	华南忍冬	广东韶关市曲江区大塘镇竹园村	杀青烘干
96	华南忍冬	广东韶关市大塘镇石山村	杀青烘干
97	华南忍冬	广东韶关市曲江区小坑镇火山村	杀青烘干
98	华南忍冬	广东韶关市小坑镇枫湾村	杀青烘干

2. 仪器与试剂

Biorad CFX96 real-time PCR 仪；试剂：Promega 公司生产的 GoTaq® Master Mix 溶液；引物[生物工程（上海）股份有限公司]；Biotage 公司生产的 Sepharose Bead。万分之一电子天平（METTLER AB54）；近红外光谱仪（Tensor 37，德国 Bruker 公司）。

二、实 验 方 法

1. 基因组 DNA 提取

分别选取代表性金银花和山银花样本（表 16.2），参照 Murray&Thompson[8]方法，研磨后用于基因组 DNA 的提取。DNA 浓度采用 NanoDrop-1000 spectrophotometer（Thermo）检测并稀释至 50ng/μL，−20℃保存备用。

表 16.2　银花样品名称及来源

样品种类	编号	品种名称	产地
山银花	No.90	灰毡毛忍冬	重庆市秀山
山银花	No.74	红腺忍冬	广西壮族自治区忻城县
山银花	No.68	黄褐毛忍冬	贵州省兴义市
山银花	No.96	华南忍冬	广东省韶关市
金银花	No.54	大毛花	山东省平邑县
金银花	No.20	大毛花 4 倍体	山东省平邑县

2. 基于 SSR 位点的引物设计

依据 GenBank 数据库查询得到金银花核酸序列 369 条，通过 BatchPrimer3 软件[9]扫描 32 个候选 SSR 位点，并结合文献设计引物。最终确定 25 对引物用于多态性分析，具体见表 16.3。

表 16.3　金银花 SSR 引物设计

序号	名称	引物序列（5′→3′）	名称	引物序列（5′→3′）
1	jp.ssr4-F	TTCGACAATGTCCACCGTAA	jp.ssr4-R	TTCGTACAAATCGAAAAACAAAAA
2	jp.ssr8-F	TAGCGAGGAGTGCAGGTACA	jp.ssr8-R	ACTCCACCCCTACCCCTTTT
3	jp.ssr10-F	GTAGCCTGGTCCAAAAACCA	jp.ssr10-R	ATGAAAGTGCGAGTGCATTG
4	jp.ssr13-F	TCCTTGACAAGAAGAGCCAAT	jp.ssr13-R	CTCGGAAGAGGAAACGACAG
5	jp.ssr42-F	TCAGCATCCACAAACGAATC	jp.ssr42-R	GGGACATTCAGGATTCAACG
6	jp.ssr48-F	TTGAGTTGGAGGAGGACGAT	jp.ssr48-R	TATCATCATTCGCTGGTGGA
7	jp.ssr54-F	GCAGAGGGCATAGAGTGGAT	jp.ssr54-R	TCTGCAACTCCCTTCACCTT
8	jp.ssr55-F	TTGAAGAACTGGGGCTTGTT	jp.ssr55-R	TCTCCTGCATCTGGTTCTCA
9	jp.ssr58-F	AGGGAGTATCAAGGGGTTCG	jp.ssr58-R	CGATAAGCTGAGGAAGCTCTG
10	jp.ssr59-F	GCGTGTGGTTGTTCAATTTTT	jp.ssr59-R	TCGTTGATCTCATTCCACCA
11	jp.ssr63-F	ACAAAAGGCCAGCCACATAC	jp.ssr63-R	GCTGTTCAAGGCTTCTCTGG
12	jp.ssr64-F	TCGAGTCCCATTGAGGTCTT	jp.ssr64-R	TCGCCAACAATGGAATATCA
13	jp.ssr65-F	GGGAGTGGTACTTTCGTGGA	jp.ssr65-R	TGTGGATGATTTGGCTTGAA
14	jp.ssr69-F	CAGGAAATAGTAGTCGACGATGA	jp.ssr69-R	TGCCACTAACGAAGCATCTG
15	jp.ssr77-F	GGTATCGCTTTGTGGTCGAT	jp.ssr77-R	GAAATTGAGGCCTCTGAACAA
16	Sjp-1-F	CTTGACAATATTCGGGATAAA	Sjp-1-R	TCCATTAACTTCCATAGCTGA
17	Sjp-2-F	TATCAGATAGGAAGGGCTGTA	Sjp-2-R	TTAATTTCTTCATGCTCGTTC
18	Sjp-3-F	CGAGGATACTCGCTTTAAAAT	Sjp-3-R	ATAGCTAGGGTCATCCTCCT
19	Sjp-4-F	TCTAAAGAAAAATCCCAAAGG	Sjp-4-R	TATGCTTCTCCCTATTCTTCC
20	Sjp-5-F	AAAAACCCTTAACAATGGAAG	Sjp-5-R	AAAAAGAAGGATCACAGGAAG
21	Sjp-6-F	GCTCTAGACATGGGATTTCTT	Sjp-6-R	AAAAGGATCATACTCTTGAGACA
22	Sjp-7-F	GGTCCCTTCTTTATTTTCAGA	Sjp-7-R	CATAGTCGAGAAATTCTGCTT
23	Sjp-8-F	ATCCCTTATGAATTCCAAGAC	Sjp-8-R	TGCGTCTTCCTTTTATTTAGA
24	Sjp-9-F	GATTCTTTCGAGATTGAGGTT	Sjp-9-R	AGAATCACCCCTGAAAAAGTA
25	Sjp-10-F	GAAGTCCTCGTGTTGCAC	Sjp-10-R	TCCTTCTGTGCCTTTAACC

3. SSR-PCR 分析与数据分析

PCR 反应采用 10μL 体系：其中 2×GoTaq（Promega）5μL，上下游引物（10μmol/L）各 0.25μL，DNA 模板 0.5μL（50μg/μL），灭菌去离子水补足至 10μL。反应程序为 94℃预变性 5min；35 个循环反应（94℃ 30s，50℃ 30s，72℃ 30s）；72℃延伸 7min；4℃保存。电泳：胶浓度 8%，电泳 1h 后通过银染法显色。

凝胶显色后拍照，使用 GeneTools 软件对条带进行分析；聚类分析使用 SLT-NTSYS

（2.10）软件。

4. 金银花样品的近红外光谱采集

分别取上述干燥的银花样品经粉碎并统一过 100 目筛网，用于近红外光谱扫描分析。取上述银花样品 1g，分别装入石英杯中，以镀金面板为背景，室内温度 25℃，相对湿度 45%～55%，采用近红外光谱仪，分辨率 $8cm^{-1}$，扫描次数 32，波长范围 12 500～$4000cm^{-1}$。扫描 3 次，取其平均光谱作为近红外光谱。

5. SIMCA 模式识别分析

基于 PCA 的 SIMCA 模式识别法操作是首先对光谱测试数据进行 PCA 分析，将大量光谱数据通过降维转化为少数综合指标建立 PCA 校正模型，然后通过计算验证样本距校正模型的距离，找到最小距离的类。

三、实验结果

1. 银花 SSR 位点多态性分析

以上述代表性的 6 份银花样本的 DNA 为模板，利用上述 25 对 SSR 引物进行扩增。电泳结果显示 25 对引物中 4 对无扩增条带，其中有 13 对引物扩增出的条带大于 1 条，说明其 SSR 位点具有多态性。其中 jp.ssr48、jp.ssr58 和 jp.ssr59 位点的多态性较高，适合于金银花 SSR 分子指纹图谱的构建（图 16.1）。

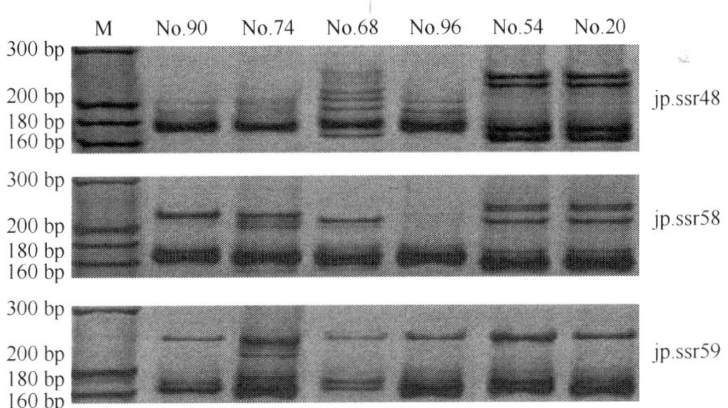

图 16.1　6 种银花样品的 SSR 位点多态性分析

通过聚丙烯酰胺凝胶电泳图谱，比较 3 个 SSR 位点在 6 份材料中的多态性。将每个样品的特异性谱带按照位置的有无进行“1，0”标注，构建基于 SSR 指纹图谱[10]。由表 16.4 可见，6 种银花样本的 SSR 位点信息，总计 18 个条带，平均每对引物 6 条。

表 16.4　6 种银花样品 SSR 位点指纹图谱

locus	No.90	No.74	No.68	No.96	No.54	No.20
jp.ssr48	0	0	1	0	1	1
	0	0	1	0	1	1

续表

locus	No.90	No.74	No.68	No.96	No.54	No.20
jp.ssr48	0	0	1	0	0	0
	0	0	1	0	0	0
	1	1	1	1	0	0
	0	0	0	0	1	1
	0	0	0	0	1	1
	1	1	1	1	0	0
	0	0	0	0	1	1
jp.ssr58	1	0	0	0	1	1
	0	0	1	0	1	1
	0	0	1	0	1	1
	0	0	0	0	0	0
	1	1	1	1	0	0
	0	0	0	0	1	1
jp.ssr59	1	0	1	1	1	1
	1	0	1	0	0	0
	0	1	0	1	1	1

2. 银花 SSR 标记遗传多态性聚类分析

对 6 个样品进行遗传多样性分析，结果如图 16.2 所示。6 份样本可分为两大类，山银花为聚一类（No.90，74，68，96），金银花的大毛花（No.54）及 4 倍体（No.20）聚为另一类。其中，山银花与金银花遗传距离较远，仅为 0.28。在山银花中灰毡毛忍冬、华南忍冬遗传距离最近，其次为红腺忍冬，再次为黄褐毛忍冬。

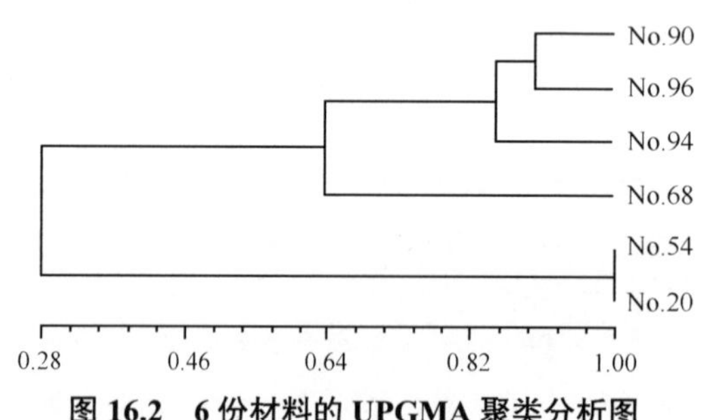

图 16.2 6 份材料的 UPGMA 聚类分析图

同样使用上述 3 对 SSR 引物，对表 16.1 中的 98 个金银花及山银花样本进行 PCR-SSR 检测及聚类分析。结果显示，山东省平邑县、河北省巨鹿和河南省封丘县三地产的金银花样品与山银花的遗传距离较远，确定全部为金银花样品。但其中河北省巨鹿县的金银花和河南省封丘县的金银花样品具有较强的相似性，表明两地金银花品种的亲缘关系较近，而来自山东省平邑县的金银花样品则被归于另一类。

金银花是我国常用的大宗中药材，自 2007 年以来就开始应用 RAPD、RFLP、同工酶、ISSR、DNA 条形码等标记技术对金银花及其变种进行遗传多样性分析，并取得了显著的效果[11-17]。本研究首先通过对 98 个金银花及其山银花样品通过 SSR 标记进行了初步鉴定，表明 SSR 标记技术具有快速、稳定的优点[18,19]，确保了下一步基于质量标志物的近红外评价体系研究样品来源的可靠性。

3. 银花样品的近红外原始光谱的预处理

针对银花样品的近红外原始光谱，本实验分别采用了多元散射校正、标准变量变换、一阶导数和二阶导数四种预处理方法进行光谱预处理。结果如图 16.3 显示，采用一阶导数预处理光谱图可以消除固体颗粒散射造成的基线漂移，在对所有样本进行主成分分析时可以明显将金银花与山银花区分开，因此本实验最终选用了一阶导数作为预处理方法。通过对金银花和山银花两类样本的一阶导数处理光谱数据进行主成分分析，分别得到用于 SIMCA 判别分析的 PCA 模型。

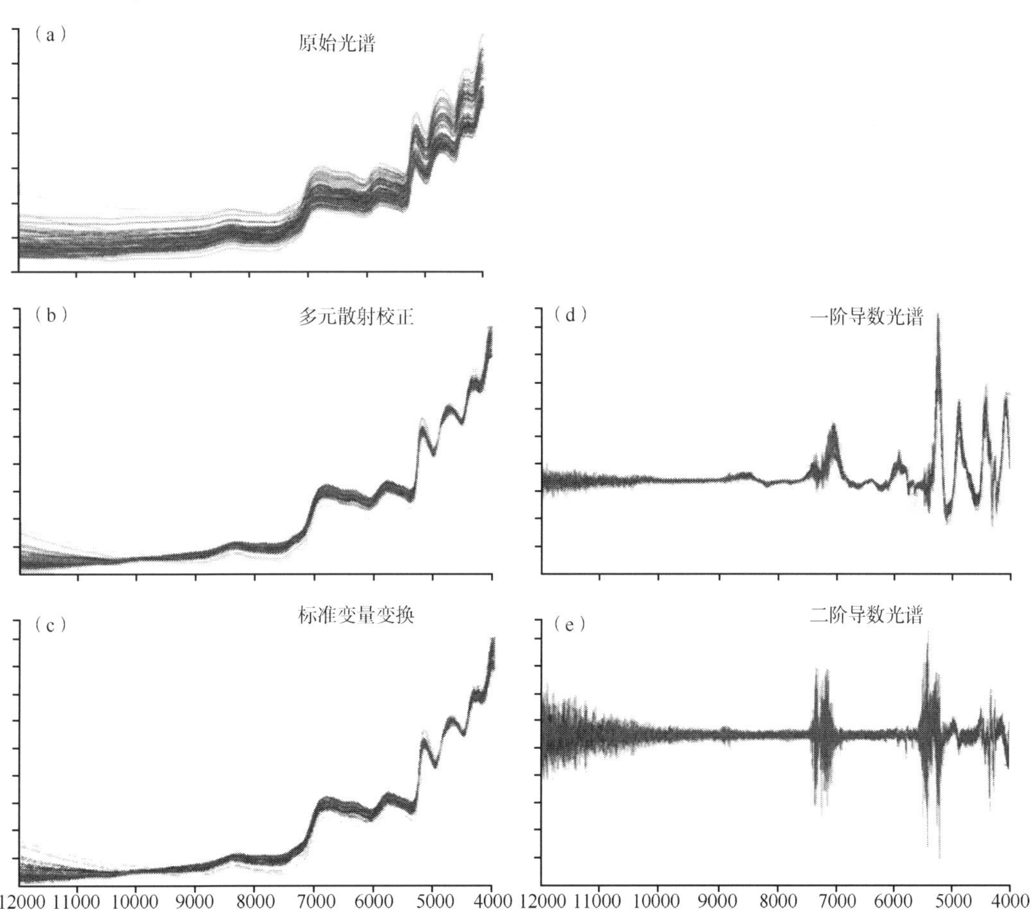

图 16.3　银花样品的近红外原始光谱与其光谱预处理

分别将 98 个样品的近红外光谱数据进行 PCA 分析，建立一阶导数预处理后的主成分分析模型，波数范围选择 5300～5550cm^{-1}，6900～7500cm^{-1}，8200～12000cm^{-1}，此波数段下的光谱在一阶导数和二阶导数下的波动噪音更小。图 16.4 显示了一阶导数光谱预处理后经主成分分析的得分图。PCA 聚类分析结果显示，金银花与山银花样本可以分别聚类在一起，二者得到了明显分离。

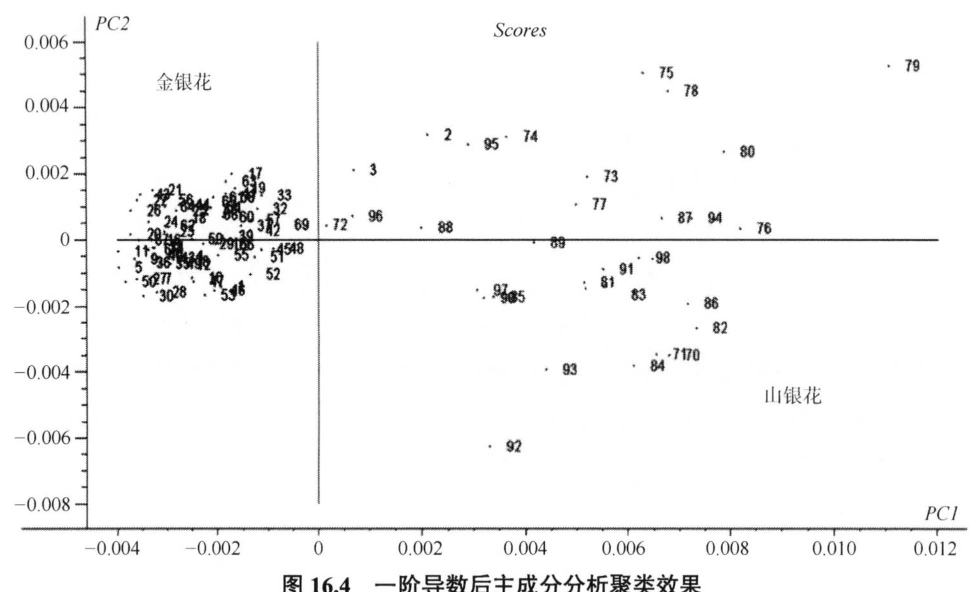

图 16.4　一阶导数后主成分分析聚类效果

4. 应用 SIMCA 算法区分金银花与山银花的差异

在整体主成分 PCA 分析的基础上可以将金银花和山银花区分开，这表明用 SIMCA 模式识别法检测金银花与山银花的差异具有可行性。因此将上述所有样品均随机抽取约 75%样本用于构建 SIMCA 判别模型，25%的样品作为验证样本集用于建模效果的评价。模型建立与主成分分析确定的建模波数一致（5304～4000cm^{-1}，6905～5555cm^{-1}，8205～7507cm^{-1}）。分别提取这些近红外光谱波数范围内数据，通过一阶导数光谱预处理留一法交互验证优选 6 个主成分。从图 16.5（a）中可以看出，这些金银花和山银花分别有明显

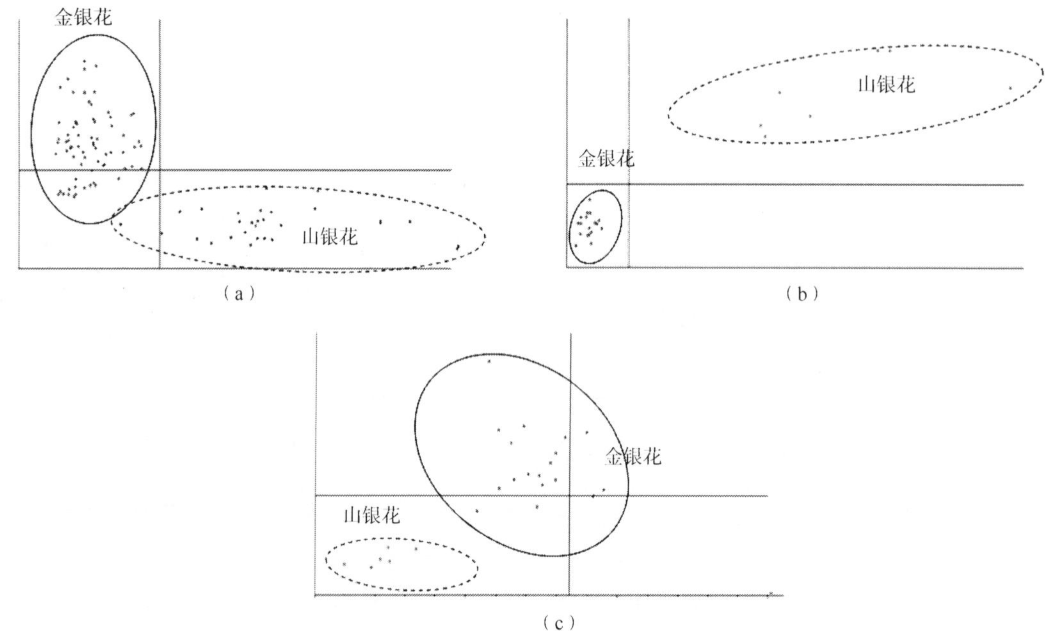

图 16.5　SIMCA 算法用于银花样本的聚类趋势图

的聚类趋势。当将主成分数分解，所有样本以金银花主成分为投影模型[图 16.5（b）]，金银花样本的集中性较高；当所有样本以山银花主成分为投影模型时[图 16.5（c）]，两者的区分效率明显降低。其原因可能是由于山银花与金银花存在的化学成分不同导致的差异，因此选用金银花特异性的化学成分可以更好地实现银花的鉴别。

第二节　金银花清热解毒质量标志物的筛选与确证

中药质量标志物是存在于中药材和中药产品中固有的与中药的功能属性密切相关的化学物质，可作为反映中药安全性和有效性的标示性物质进行质量控制。2016 年刘昌孝院士提出中药质量标志物的新概念[20,21]，并明确了质量标志物应该具备的基本条件：①存在于中药材和中药产品中固有的次生代谢物；②来源某药材（饮片）特有的而不是来源于其他药材的化学物质；③有明确的化学结构和生物活性；④可以进行定性鉴别和定量测定的物质；⑤按中医配伍组成的方剂“君”药首选原则，兼顾“臣”、“佐”、“使”药的代表性物质。本章节选择以上述两种易混药材金银花与山银花为实例，通过 UPLC/Q-TOF-MS 分析鉴定结合模式识别方法，确定了金银花与山银花两种药材的 11 种化学标志物。进一步通过双荧光报告系统的谱效筛选，发现其中与“清热解毒”相关的 4 种抗炎成分，即绿原酸、异绿原酸 A、獐芽菜苦苷与断氧化马钱子苷半缩醛内酯，并考察了其在 98 种银花样品中的含量分布情况，以及生物合成的基本情况，依据上述质量标志物“五要素”的原则，最终确认其为金银花的清热解毒相关的质量标志物，为基于质量标志物的近红外评价技术的开发奠定了前期研究基础。

一、材料与方法

1. 主要仪器

Q-TOF Premier 质谱仪（美国 Waters 公司）；Acquity BEH C18 色谱柱（100mm×2.1mm，1.7μm）（美国 Waters 公司）；PDA 检测器（美国 Waters 公司）；Masslynx 工作站（美国 Waters 公司）；Unscrambler 软件（挪威 CAMO 公司）；高效液相色谱仪（日本岛津公司）；Agilent Eclipse Plus C18 色谱柱（100mm×4.6mm，3.5μm）（美国安捷伦公司）；Milli-Q 超纯水仪（美国 Millipore 公司）；低温高速离心机（德国 Hettich 公司）；电子分析天平（美国 Mettler 公司）；超声波仪在（天津恒奥科技发展有限公司）；DZF-6020 真空干燥箱（河南予化仪器有限公司）；高压灭菌锅 GR-50（美国致微公司）；恒温摇床（上海天呈实验仪器制造有限公司）；大容量 CO_2 培养箱（美国 ThermoFisher 公司）；垂直流超净工作台（苏州宏瑞净化科技公司）；CCD 呈像倒置显微镜（日本奥林帕斯公司）；双荧光报告系统检测仪（美国 Turner Designs 公司）。

2. 试剂

色谱级乙腈（天津康科德科技有限公司）；质谱级乙腈（德国 Merck 公司）；分析

级甲醇（天津一方科技有限公司）；绿原酸标准品（中国食品药品检定研究院）；獐芽菜苦苷标准品（中国食品药品检定研究院）；异绿原酸 A 标准品（中国食品药品检定研究院）；质谱级甲酸（美国 Fisher 公司）；金银花与山银花（各地经鉴定采收）；人源 TNF-α 致炎因子（美国 PeproTech 公司）；地塞米松（美国 Sigma 公司）；二甲基亚砜（美国 Invitrogen 公司）；培养基 DMEM 高糖（美国 Gibco 公司）；胰蛋白酶（美国 Gibco 公司）；胎牛血清（美国 Gibco 公司）；双抗（氨苄西林、链霉素）（美国 Gibco 公司）；脂质体 2000 转染试剂（美国 Invitrogen 公司）；质粒 PGL4.32（美国 Promega 公司）；质粒 Renilla（美国 Promega 公司）；双荧光素酶报告基因试剂盒（美国 Promega 公司）。

3. 样品制备

98 批金银花样本经粉碎并统一过 100 目筛网，取其中 1g 粉末，加入 100mL 25%（1：4，v/v）甲醇溶液室温下超声 30min 助溶。精密称取一定量的绿原酸、异绿原酸 A 及獐芽菜苦苷标准品，溶解于 25%甲醇溶液中定容得到浓度分别为 598μg/mL、320μg/mL、994μg/mL 的标准品溶液。所有溶液过 0.22μm 微孔滤膜，滤液置 4℃保存准备。取其中 58 批样本，包含 29 批金银花，29 批山银花用于 UPLC-Q/TOF 聚类分析。全部 98 批样本用于 HPLC 的定量分析。其中 66 批金银花样本用于测定对 NF-κB 的抑制率。

4. UPLC-Q/TOF 分析

（1）UPLC 液相色谱条件：色谱柱 Waters ACQUITY UPLC BEH C18（100mm×2.1mm，1.7μm）；流速：0.4mL/min；PDA 检测波长：190～450nm；样品进样量：5.0μL；柱温 25℃；流动相：A 为 0.1%甲酸水溶液，B 为乙腈；流动相程序见表 16.5。

表 16.5 流动相程序梯度设定

时间（min）	流速（mL/min）	乙腈（%）	0.1%甲酸水溶液（%）
0.01	0.400	2.0	98.0
5.00	0.400	2.0	98.0
9.00	0.400	8.0	92.0
12.00	0.400	8.0	92.0
15.00	0.400	10.0	90.0
18.00	0.400	17.5	82.5
22.00	0.400	40.0	60.0
27.00	0.400	100.0	0.0
28.00	0.400	100.0	0.0
32.00	0.400	40.0	60.0
35.00	0.400	2.0	98.0
40.00	0.400	2.0	98.0

（2）质谱条件：离子源为软电离模式 ESI 电喷雾离子源，数据采集工作站为 Waters 仪器自带的 MassLynx 4.1 工作站。

在正离子模式下，毛细管电压 3.0kV；离子源温度 110℃；样品 cone 电压 30 V；雾化气高纯氮气的流速为 600L/h，雾化器温度设定为 350℃；离子质量扫描范围 100～1000Da，扫描频率 0.1s，扫描间隔延时 0.02s；校正液为亮氨酸脑啡肽（$[M+H]^+ = 555.2931$）。

在负离子模式下，毛细管电压 2.5kV；离子源温度 110℃；样品 cone 电压 30 V；雾化气高纯氮气的流速为 600L/h，雾化器温度设定为 350℃；离子质量扫描范围 100～1000Da，扫描频率 0.1s，扫描间隔延时 0.02s；校正液采用亮氨酸脑啡肽（$[M-H]^- = 553.2775$）。

5. HPLC 色谱分析

采用 Agilent Eclipse Plus C_{18} 色谱柱（100mm×4.6mm，3.5μm）；流速 1.0mL/min；检测波长：240nm；进样量：10.0μL；柱温 25℃；流动相：A 为 0.1%甲酸水溶液，B 为乙腈；流动相程序见表 16.6。

表 16.6　流动相程序梯度设定

时间（min）	流速（mL/min）	乙腈（%）	0.1%甲酸水溶液（%）
0.01	1.000	2.0	98.0
10.00	1.000	8.0	92.0
15.00	1.000	8.0	92.0
20.00	1.000	10.0	90.0
25.00	1.000	15.0	85.0
35.00	1.000	20.0	80.0
50.00	1.000	100.0	0.0
55.00	1.000	100.0	0.0
60.00	1.000	2.0	98.0
67.00	1.000	2.0	98.0

6. 细胞水平的 NF-κB 抗炎活性评价

选用人胚肾上皮 HEK293T 细胞，置于 DMEM 高糖培养基（含有 10% 胎牛血清与 1% 双抗），37℃、5% CO_2 的恒温培养箱中培养。待细胞融合至 60%～80%时，加入适量胰酶，37℃消化 20s 后迅速加入 1mL 含 10%血清的高糖培养基终止消化。并于 1000r/min 离心 3min 弃去上清液，用于以下转染实验。

取上述 96 孔板中培养的 HEK293T 细胞，将转染试剂脂质体 2000 包合的 NF-κB 荧光素酶报告基因质粒（pGL4.32）及内参荧光素酶报告基因质粒（Renilla）共转染入细胞内，控制每孔含有 100ng 的 pGL4.32 与 9.6ng 的 Renilla。其中转染试剂 PEI（1mg/mL）与 pGL4.32 的摩尔比例为 8∶1，转染 24h 后即可进行后续实验。

转染后以无血清培养液继续培养 24h，加入 TNF-α 10ng/mL 造模，并设置空白对照组、模型组、阳性药地塞米松组（10^{-6}mol/L）、金银花提取液给药组（c=1mg/mL，$n = 3$），孵育 6h 后用于 NF-κB 的检测。

给药结束后弃去细胞培养液，使用 PBS 清洗 2 次，向 96 孔细胞培养板中加入 20μL

细胞裂解液，震荡30min，以充分裂解细胞。每孔吸取15μL细胞裂解液转移至1.5mL EP管中，再加入20μL配制好的萤火虫荧光素酶检测试剂，并于荧光检测仪检测记录荧光值。

7. 多元统计分析

（1）UPLC/Q-TOF结合PLS-DA分析：分别将29批金银花与29批山银花的UPLC-Q/TOF分析数据导入Markerlynx XS（V4.1 SCN884）。离子碎片筛选条件如下，保留时间范围：1～25min，质量截取范围：100～1000Da，质量分辨率：0.02Da。离子碎片的采集条件如下，离子峰强度阈值：100counts，相同离子碎片窗：0.05Da，相同离子保留时间窗：0.2s。噪声削减：50counts，同位素离子：舍去。各离子碎片峰面积由Masslynx的Apex Track Peak功能自动积分求取。每一离子碎片信息包含有出峰时间与核质比双重信息。正离子与负离子碎片积分面积首先经过Pareto归一化后使用Masslynx软件分别进行PLS-DA分析。

（2）热图分析：半定量热图分析用于展示差异性成分离子色谱峰峰面积的聚类情况。具体过程如下：对29批金银花与29批山银花的差异性成分离子色谱峰峰面积进行矢量归一化处理，样本间距离采用欧式距离计算，样本间连接方式采用Ward连接方法。以上算法在Windows 8.1操作系统下，使用Matlab 2013b（Mathworks，Natick，MA，USA）结合自编程序完成。

8. 基于HPLC微馏分的金银花抗炎活性的谱效筛选

精密取上述配制的10mg/ml金银花25%甲醇提液10μL进样，采用HPLC进行分离分析。收集流出液每隔2.0min收集一管，并置于真空干燥箱中50℃减压浓缩去除流动相。每段馏分再加入2mL细胞培养基复溶后，取100μL加入96孔板用于上述的NF-κB细胞荧光活性检测。

二、实验结果

1. 银花样本化学标志物的偏最小二乘判别分析

采用UPLC/Q-TOF正负离子模式下同时对金银花与山银花进行质谱分析，结果如图16.6（a）（b）所示。进一步采用常规的有监督多元统计分析方法，即偏最小二乘判别PCA分析筛选其化学标志物，如图16.6（c）（d）所示，不论在正模式还是在负模式下二者都可以很明显地被分为两类。最后通过变量重要性分析可以清晰发现能够鉴别区分金银花与山银花的差异性标志成分[图16.6（e）（f）]。其中横坐标表示离子碎片信息，纵坐标即为变量重要性值（VIP），根据经验[22]，无论在正模式还是在负模式下，那些VIP值大于5的离子碎片所对应的化学物质即被判定为潜在的决定分类的化学标志物。通过质谱二级碎片信息进一步对这些化学物质进行结构解析，共计鉴定出11种离子碎片的归属，结果详见表16.7。这些标志性成分主要为环烯醚萜类及酚酸类成分，与金银花植物化学分析中所报道的相一致[23]。

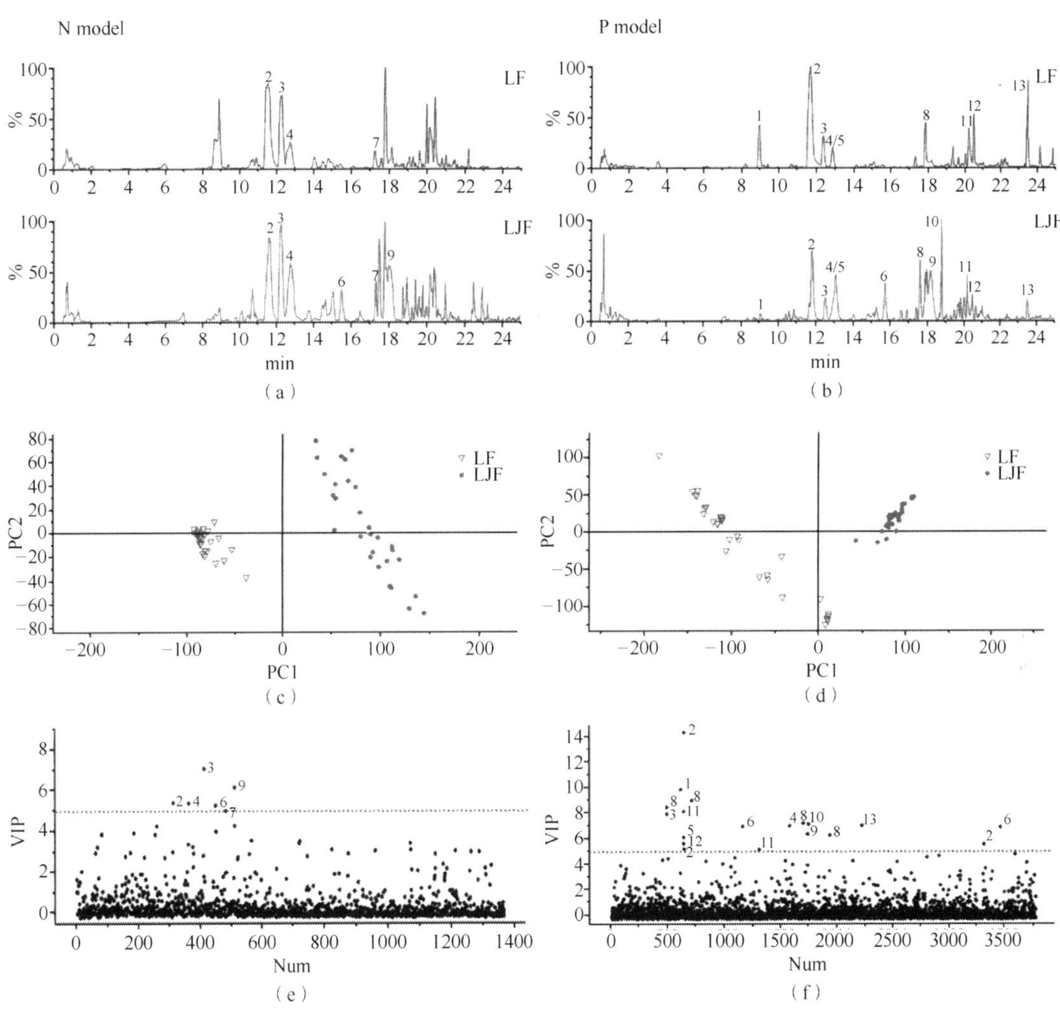

图 16.6 银花样本的 BPI 离子色谱图与偏最小二乘判别分析

（a）负模式下的 BPI 离子色谱图；（b）正模式下的 BPI 离子色谱图；（c）负模式下的银花样本得分图；（d）正模式下的银花样本得分图；（e）负模式下的银花样本变量重要性图；（f）正模式下的银花样本变量重要性图

表 16.7 变量重要性图潜在差异性标志成分确认

序号	VIP	t_R	MS[M+H]$^+$	MS/MS（m/z）	MS[M−H]$^-$	MS/MS（m/z）	分子式	化合物
1	9.85（+）	8.98	355.1003	377，163	353.0532	375，191	$C_{16}H_{17}O_9$	5-*O*-咖啡酰奎宁酸
2	14.17（+）/5.41（−）	11.59	355.1016	377，372，355，163	353.0666	—	$C_{16}H_{18}O_9$	3-*O*-咖啡酰奎宁酸
3	7.99（+）/7.04（−）	12.28	391.1222	408，229，211，151	389.0927	—	$C_{17}H_{26}O_{10}$	番木鳖苷
4	7.11（+）/5.40（−）	12.84	375.1258	749，213，195	373.0914	747	$C_{16}H_{22}O_{10}$	獐牙菜苦苷
5	6.28（+）	12.88	355.1004	163	353.0565	—	$C_{16}H_{18}O_9$	4-*O*-咖啡酰奎宁酸
6	7.05（+）/5.28（−）	15.58	359.1292	717，197	357.0896	403	$C_{16}H_{22}O_9$	獐牙菜苷
7	5.05（−）	17.35	/	/	419.1364	/	/	未知
8	9.02（+）	17.84	405.1364	243，225，211，193，165，151	403.1129	807	$C_{17}H_{24}O_{11}$	去甲基番木鳖苷

续表

序号	VIP	t_R	$MS[M+H]^+$	MS/MS（m/z）	$MS[M-H]^-$	MS/MS（m/z）	分子式	化合物
9	6.48（+）/6.13（-）	18.14	389.1401	406，227，209，195，151	387.1046	433	$C_{17}H_{24}O_{10}$	断氧化马钱子苷半缩进醛内酯
10	7.23（+）	18.77	538.2260	/	536.2078	/	/	左旋苯丙氨酸生态蛋白
11	8.18（+）	20.20	517.1301	499，163	515.1158	353	$C_{25}H_{24}O_{12}$	3，5-*O*-二甲醋酰喹啉酸
12	5.77（+）	20.47	517.1302	499，163	515.1176	353	$C_{25}H_{24}O_{12}$	3，4-*O*-二甲醋酰喹啉酸
13	7.13（+）	23.46	274.2712	/	/	/	/	未知

以绿原酸的结构解析为例，具体解析过程如下：其所对应的是序号为 2 的离子碎片，该离子碎片正模式下的变量重要性值为 14.17，负模式下的变量重要性值为 5.41，无论正模式还是负模式该离子碎片对金银花与山银花的分类均起到了积极的作用。经分析该离子所对应化合物的准分子离子峰在正模式下的核质比为 355.1016，负模式下的核质比为 353.0666。正模式下的二级碎片信息为 377 可解析为$[M+Na]^+$；372 可解析为$[M+H+H_2O]^+$；163 可被解析为[咖啡酸$+H-H_2O]^+$。依据 ChemSpider（http：//chemspider.com）、MassBank（http：//www.massbank. jp）及 SMPD（http：//www.smpdb.ca）三大数据库辅助解析该化合物。最终推测得到化合物的分子式为 $C_{16}H_{18}O_9$，结合上述离子碎片信息符合绿原酸的离子裂解规律。

2. 以化学标志物为基础的热图分析

在上述正负两种模式下的 PAC 聚类分析发现，金银花与山银花的聚类结果呈相反趋势[图 16.6（c）（d）]。为了更好地展示其化学标志物的区别，我们进一步选取对分类贡献较大的 13 种离子碎片对应了 11 种化学标志物（表 16.7），采用半定量热图分析的方式对其结果进行详细表征。结果如图 16.7 所示，金银花与山银花样本在些化学标志物下可被显著地分为两类，金银花富含环烯醚萜类化合物，而山银花则含有更多的酚酸类成分，这一研究结果与之前的报道相一致[24]。此外，依据上述化学标志物的热图分析对于不同亚型的山银花也可以较好地区分[25]。

3. 金银花中抗炎质量标志物的筛选与定量分析

根据质量标志物的内涵，清热解毒为金银花的主要药用功效，因此我们进一步通过 NF-κB 双荧光检测系统结合谱效筛选的方法，检测 HPLC 分离馏分对 NF-κB 活性的抑制作用，筛选金银花中的抗炎药效物质，明确其抗炎质量标志物。结果如图 16.8 所示，金银花提取液经 HPLC 分离后，共收集到 22 个馏分。经 NF-κB 双荧光检测系统检测，发现其中的 4 组样品具有显著的 NF-κB 抑制活性，分别为 No.2，No.4，No.9 和 No.11。进一步结合其化学成分的一级质谱及二级质谱信息和色谱行为，将这 4 个成分分别鉴定为绿原酸（3-o-caffeoylquinic acid，CA）、獐芽菜苦苷（swertiamarin）、异绿原酸 A（3，5-o-dicaffeoylquinic acid，3，5-diCQA）及断氧化马钱子苷半缩醛内酯（vogeloside）。

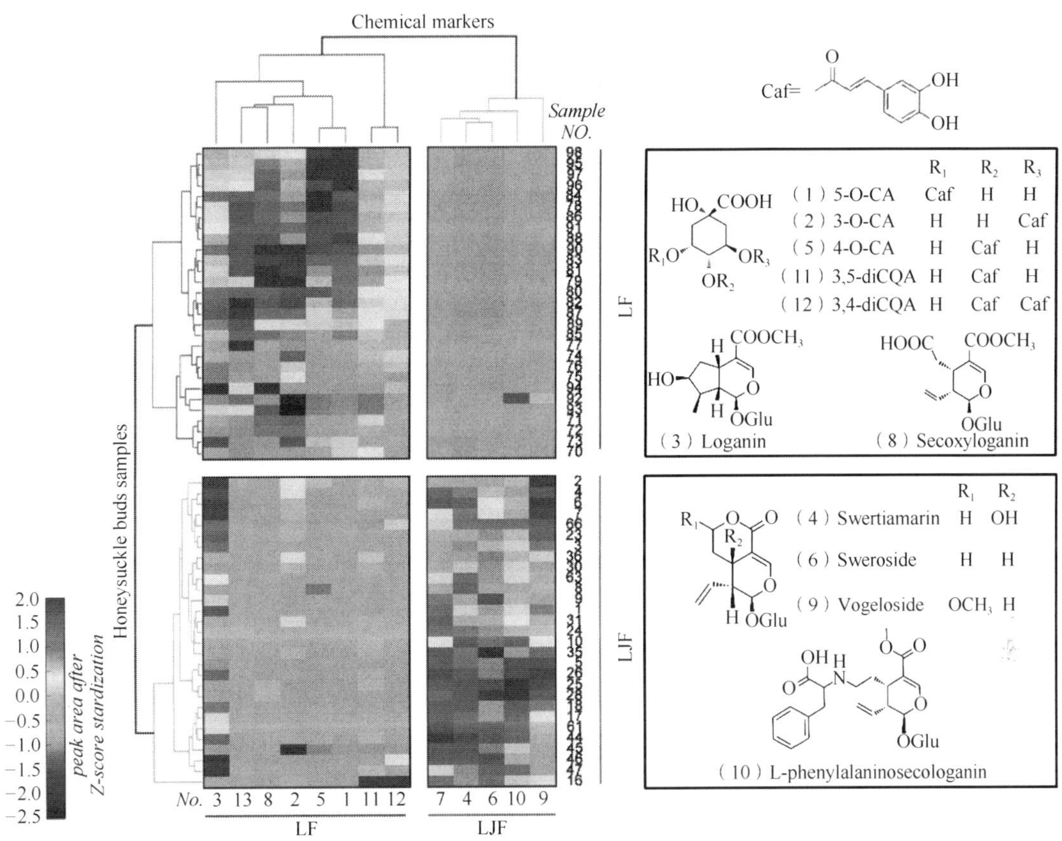

图 16.7　金银花与山银花样本的半定量热图分析

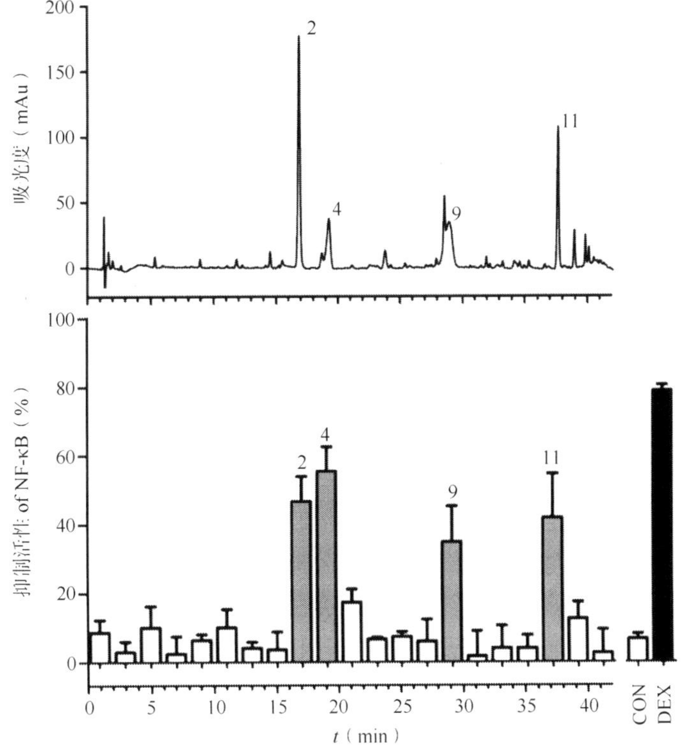

图 16.8　金银花的 HPLC-UV 结合 NF-κB 活性的抗炎谱效筛选

总结文献发现，绿原酸作用于 NF-κB、JNK/AP-1 信号通路，可抑制 LPS 诱导的环氧合酶-2 的表达[26]。异绿原酸 A 通过抑制 p50 及 p65 核转录因子作用于 NO、前列腺素/环氧合酶-2 通路，抑制 LPS 诱导的 RAW 264.7 巨噬细胞的炎症反应[27]。獐芽菜苦苷通过作用于 NF-κB、JAK2/STAT3 信号通路减少促炎因子 IL-1、IL-6、TNF 及炎症介质酶类 MMPs、iNOS、PGE_2、PPARγ、COX-2 的释放[28]。断氧化马钱子苷半缩醛内酯可以抑制巨噬细胞中 NO 的产生[29]。因此，上述四种活性物质对于金银花抗炎功效起到主要作用，被选定为炎症相关的质量标志物。

进一步对这四种潜在的质量标志物进行定量分析，表 16.8 展示了绿原酸、异绿原酸 A 和獐芽菜苦苷的定量分析的方法学参数。校正曲线在较宽的浓度范围内展示了良好的线性（R^2>0.9996），方法的重复性误差小于 2%，回收率在 98.9%～102.4%。结果显示 3 类化合物的回收率准确度误差均低于 3%，说明建立的分析方法具有较好的可信性。由于缺乏断氧化马钱子苷半缩醛内酯的标准品，鉴于它同獐芽菜苦苷之间的结构相似性，采取一标多评法用于其定量分析。

表 16.8　三种质量标志物的 HPLC 方法学考察

化合物	t_R（min）	线性范围（μg/mL）	校准曲线	R^2	LOD（μg/mL）	重复性（RSD%，n=6）	回收率（%，n=3）
绿原酸	16.8	5.98～598	Y=7 953 108X+18 985	0.999 8	0.82	1.0	98.9
异绿原酸 A	19.4	3.20～320	Y=9 718 321X+7 046	0.999 9	0.45	0.9	101.3
獐芽菜苦苷	37.6	9.94～994	Y=6 603 188X+41 676	0.999 6	0.53	1.0	102.4

图 16.9 展示了上述的四种质量标志物在金银花与山银花中的含量分布情况。如上述图 16.7 半定量热图分析所预测结果相同，山银花中的化学标志物主要是酚酸类物质，其绿原酸与异绿原酸 A 的含量要明显高于金银花；而山银花中几乎不含环烯醚萜类的獐芽菜苦苷及断氧化马钱子苷半缩醛内酯，相反，金银花中这两种物质的成分均在 1%左右（图 16.9）。具体 98 批金银花和山银花样本中四种质量标志物含量测定结果详见表 16.9。

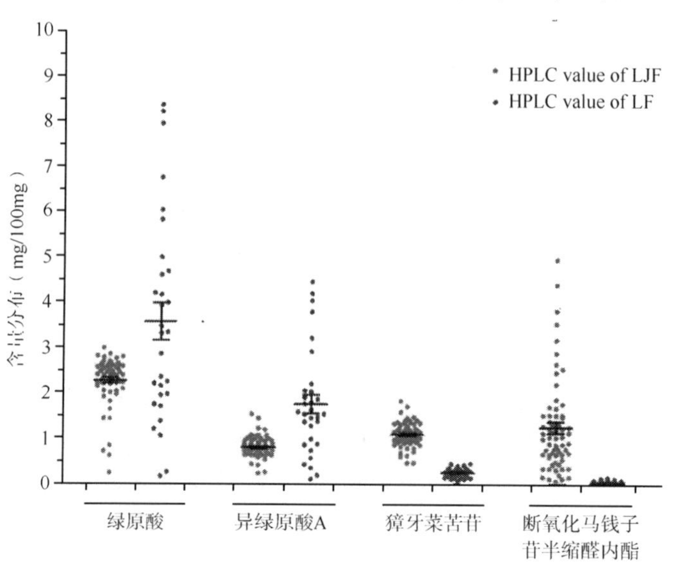

图 16.9　四种质量标志物在金银花与山银花中的含量分布情况

表 16.9　金银花与山银花样本的质量标志物含量

序号	样品种类	绿原酸（%）	异绿原酸 A（%）	獐芽菜苦苷（%）	断氧化马钱子苷半缩醛内酯（%）
1	金银花	2.31	1.22	0.99	1.19
2	金银花	2.69	1.03	0.16	0.81
3	金银花	2.86	0.97	1.02	0.96
4	金银花	2.24	1.04	1.30	1.02
5	金银花	2.68	1.01	1.21	0.81
6	金银花	2.65	1.20	0.60	1.06
7	金银花	2.63	0.94	0.69	0.82
8	金银花	2.76	1.45	0.77	1.07
9	金银花	2.62	1.41	1.36	0.89
10	金银花	1.91	1.58	0.66	1.00
11	金银花	2.35	1.36	0.66	0.76
12	金银花	2.57	0.62	1.27	0.82
13	金银花	2.46	1.19	1.38	0.88
14	金银花	2.62	1.22	1.71	0.91
15	金银花	2.22	0.92	1.48	0.59
16	金银花	2.47	0.85	1.22	0.66
17	金银花	2.47	1.08	1.51	0.80
18	金银花	2.82	1.25	2.46	1.02
19	金银花	2.21	1.05	0.78	0.64
20	金银花	2.48	1.04	0.35	0.70
21	金银花	2.20	0.94	1.52	0.78
22	金银花	2.54	1.15	2.89	1.44
23	金银花	2.78	0.82	0.71	0.67
24	金银花	2.30	0.93	1.13	0.63
25	金银花	2.27	1.31	1.25	0.74
26	金银花	2.52	1.23	0.86	0.77
27	金银花	2.80	1.06	0.13	0.66
28	金银花	2.24	0.96	1.04	0.61
29	金银花	1.82	1.40	0.66	0.68
30	金银花	2.62	0.71	1.12	0.71
31	金银花	2.60	0.60	1.03	0.64
32	金银花	2.54	0.90	1.53	0.93
33	金银花	2.56	0.79	1.30	0.67
34	金银花	2.39	0.69	1.52	0.63
35	金银花	2.59	0.96	0.78	0.73
36	金银花	2.38	0.79	0.45	0.89
37	金银花	2.15	1.04	0.35	0.77

续表

序号	样品种类	绿原酸（%）	异绿原酸 A（%）	獐牙菜苦苷（%）	断氧化马钱子苷半缩醛内酯（%）
38	金银花	2.69	0.97	0.12	1.07
39	金银花	2.09	1.14	0.33	1.06
40	金银花	2.66	0.92	3.82	0.96
41	金银花	0.62	0.47	0.36	0.26
42	金银花	1.65	1.22	0.07	0.73
43	金银花	0.72	1.33	0.73	0.41
44	金银花	1.44	1.71	0.54	0.95
45	金银花	0.25	1.32	1.76	0.24
46	金银花	1.97	1.41	4.95	1.54
47	金银花	2.69	0.90	0.35	0.85
48	金银花	2.39	1.83	0.89	1.22
49	金银花	2.24	1.17	0.49	0.73
50	金银花	2.04	0.86	1.67	0.64
51	金银花	2.53	0.47	0.21	0.54
52	金银花	2.59	1.35	1.15	0.96
53	金银花	2.50	1.01	1.20	0.77
54	金银花	2.00	1.12	0.76	0.66
55	金银花	2.99	1.18	3.54	0.78
56	金银花	2.32	1.04	0.65	0.89
57	金银花	2.05	1.28	2.54	0.79
58	金银花	2.40	1.03	2.20	0.83
59	金银花	2.23	1.00	3.18	0.75
60	金银花	2.31	1.08	1.87	0.72
61	金银花	2.44	1.11	0.91	0.86
62	金银花	2.40	1.33	0.87	0.77
63	金银花	2.24	1.47	0.44	0.99
64	金银花	1.44	1.11	2.66	0.72
65	金银花	2.25	1.14	0.17	0.80
66	金银花	0.85	1.36	4.39	0.44
67	黄褐毛忍冬	1.38	0.22	0.15	4.46
68	黄褐毛忍冬	1.28	0.25	0.04	3.57
69	红腺忍冬	2.26	0.15	0.04	1.36
70	红腺忍冬	2.21	0.26	0.01	1.47
71	红腺忍冬	4.20	0.34	0.01	1.80
72	红腺忍冬	1.95	0.12	0.03	0.86
73	红腺忍冬	3.32	0.23	0.02	1.45
74	红腺忍冬	4.16	0.42	0.02	1.86

续表

序号	样品种类	绿原酸（%）	异绿原酸 A（%）	獐芽菜苦苷（%）	断氧化马钱子苷半缩醛内酯（%）
75	红腺忍冬	4.68	0.45	0.02	2.05
76	红腺忍冬	2.87	0.17	0.02	1.28
77	红腺忍冬	2.34	0.25	0.02	1.44
78	灰毡毛忍冬	2.36	0.15	0.04	0.99
79	灰毡毛忍冬	7.94	0.34	0.13	4.03
80	灰毡毛忍冬	6.76	0.38	0.09	2.92
81	灰毡毛忍冬	3.34	0.15	0.06	1.90
82	灰毡毛忍冬	3.99	0.23	0.05	2.21
83	灰毡毛忍冬	8.37	0.29	0.12	3.79
84	灰毡毛忍冬	3.92	0.35	0.07	1.54
85	灰毡毛忍冬	3.47	0.21	0.06	1.53
86	灰毡毛忍冬	1.71	0.12	0.03	0.57
87	灰毡毛忍冬	5.83	0.45	0.08	3.21
88	灰毡毛忍冬	4.99	0.33	0.09	2.03
89	灰毡毛忍冬	1.75	0.20	0.02	1.37
90	灰毡毛忍冬	8.21	0.40	0.13	4.19
91	灰毡毛忍冬	6.04	0.33	0.09	1.64
92	华南忍冬	0.26	0.25	0.06	0.11
93	华南忍冬	0.16	0.31	0.00	0.19
94	华南忍冬	1.06	0.34	0.10	0.36
95	华南忍冬	4.60	0.30	0.07	1.58
96	华南忍冬	2.16	0.17	0.04	0.87
97	华南忍冬	1.98	0.13	0.03	0.73
98	华南忍冬	1.21	0.08	0.02	0.43

4. 金银花质量标志物的生合成途径分析

上述研究结果发现金银花中的环烯醚萜类成分要远远高于山银花（图 16.7，图 16.9）。结合萜类化合物的代谢途径分析发现（图 16.10），在金银花中的代谢流指向了以 GPP（Geranyl-PP）为分节点合成单萜类化合物的方向，而山银花的代谢流指向了以 FPP（Farnesyl-PP）为分节点的三萜类化合物合成的方向（灰毡毛忍冬皂苷乙、川续断皂苷乙）。此外，在山银花化学标志物中两类裂环单萜类成分番檀苷与去甲基番檀苷含量较高，探究獐芽菜苦苷生物合成路线[30]，如图 16.10 所示在环烯醚萜生合成路径的前半段基本相同，即第一阶段均通过 MVA 或 MEP 途径合成 GPP，第二阶段以 GPP 为前体合成环烯醚萜，所不同的是在后半段的合成反应涉及的开环、重排再环化过程会因不同物种种属差异而不同，尽管如此目前为止完整的生合成路径仍处于未知阶段[31,32]。

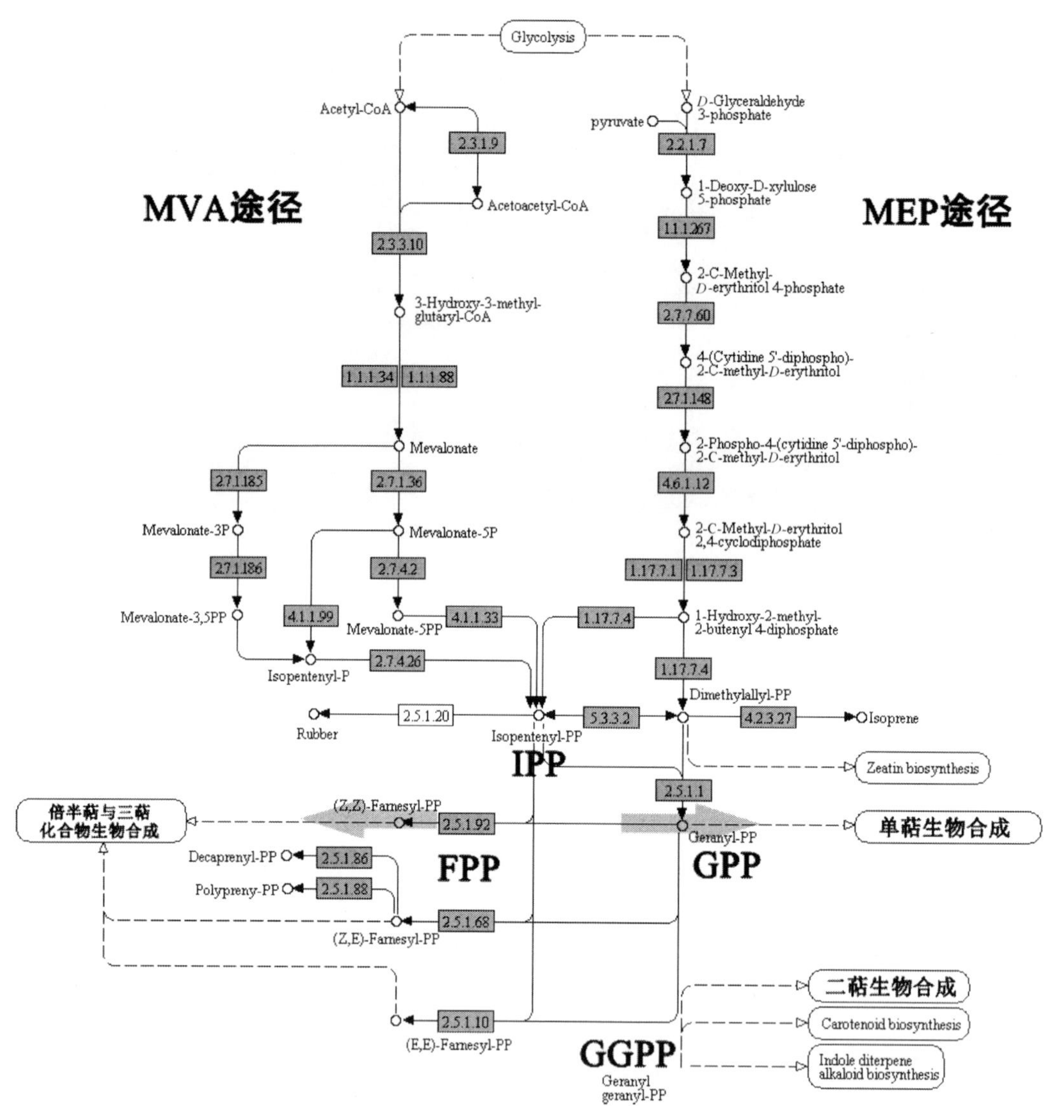

图 16.10 萜类化合物的生合成途径

在以环烯醚萜为前体的第三阶段，山银花选择了羧基甲酯化过程，而这一重要的过程导致了后期甲酯化的羧基无法攻击醛基上的 α 碳，造成无法进一步环合而形成了山银花自身的化学标志物裂环单萜类成分 Loganin 与 Secoxylogain。相反金银花的羧基可自由进攻醛基上的 α 碳环合后形成了獐芽菜苷并进一步氧化形成獐芽菜苦苷（图 16.11）。由于系列代谢酶的表达不同导致了化学标志物的差异，因此导致了环烯醚萜类成分作为质量标志物的可能性。

图 16.11 中数字代表代谢路径中已知的催化酶：1. 乙酰乙酰辅酶 A 硫解酶（acetyl-CoA C-acetyltransferase，EC：2.3.1.9）；2. HMG-CoA 合成酶（hydroxymethylglutaryl-CoA synthase，EC：2.3.3.10）；3. HMG-CoA 还原酶（hydroxymethylglutaryl -CoA reductase，EC：1.1.1.88）；4. 1-脱氧-*D*-木酮糖-5-磷酸合成酶（1-deoxy-*D*-xylulose-5-phosphate synthase，EC：2.2.1.7）；5. 1-脱氧-*D*-木酮糖-5-磷酸还原异构酶（1-deoxy-*D*-xylulose-5-phosphate reductoisomerase，

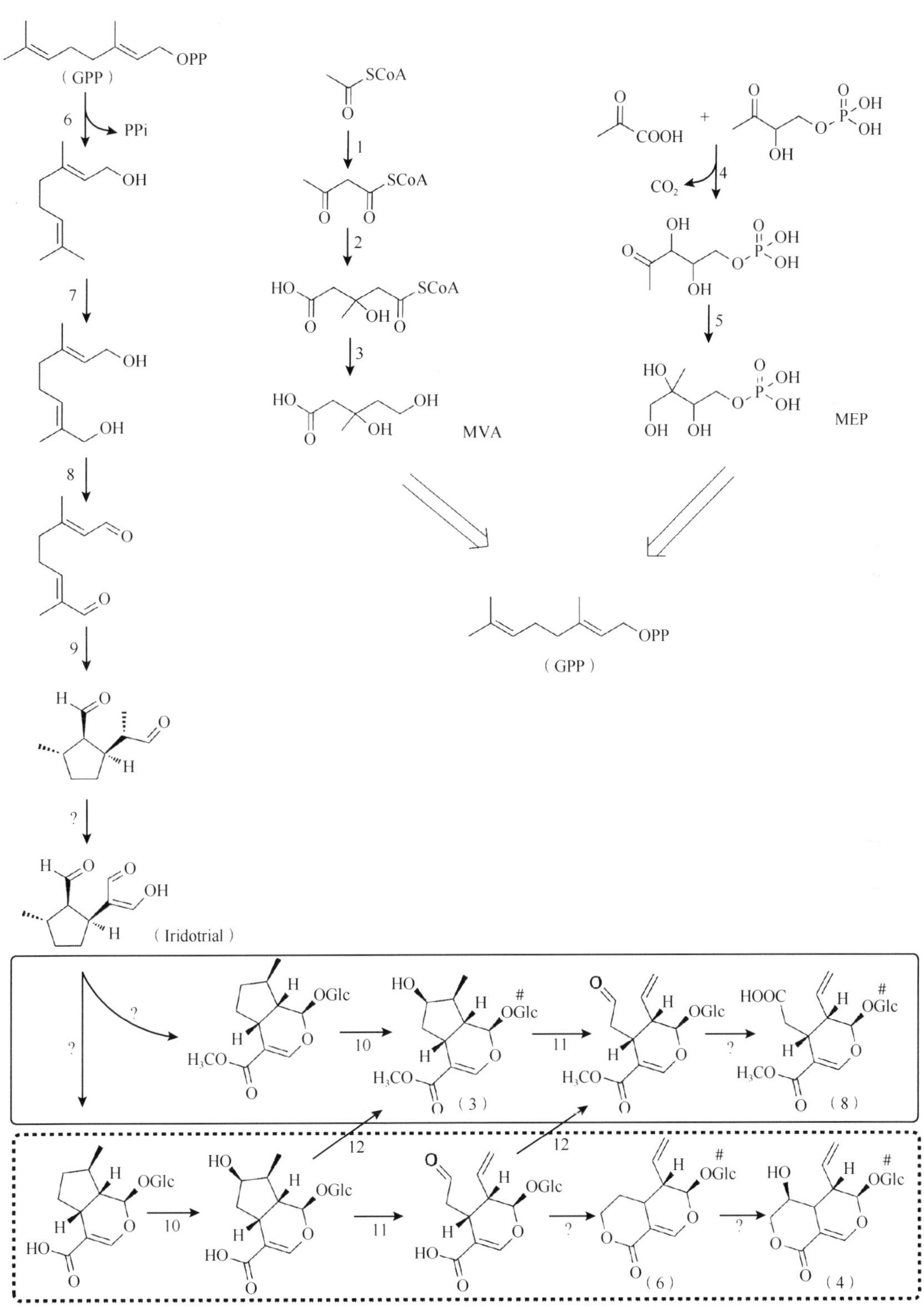

图 16.11　金银花与山银花中质量标志物的合成路径分析

注：实线框内为山银花（LF）特异性代谢途径，框中#化合物对应化学标志物；虚线框内为金银花（LJF）特异性代谢路径，框中#化合物为对应化学标志物

EC：1.1.1.267）；6. 香叶醇合成酶（geranyl diphosphate diphosphatase，EC：3.1.7.11）；7. 香叶醇 10-羟化酶（geraniol 10-hydroxylase，EC：1.14.13.152）；8. 10-羟基香叶醇氧化还原酶（10-hydroxygeraniol oxidoreductase，EC：1.1.1.324）；9. 10-氧香叶醇环化酶（10-oxogeranial cyclase）；10. 7-脱氧马钱苷酸-7-羟化酶（7-deoxyloganin-7-hydroxylase，EC：1.14.13.74）；11. 裂环番木鳖苷合成酶（secologanin synthase，EC：1.3.3.9）；12. 马钱酸-*O*-甲基转移酶（loganate-*O*-methyltransferase，EC：2.1.1.50）

综上所述，通过代谢组学研究策略可以引导我们获得的药材中主要差异性的次生代谢产物，不仅可以用于筛选其化学标志物，而且对分析其代谢途径有重要的指导意义。化学标志物的信息不仅可用于药材真伪识别、产地归属、年限判定，还可以用于阐明植物复杂的代谢网络分子机制，为通过植物代谢工程手段提高质量标志物的累积提供代谢调控的理论指导。进一步依据质量标志物的“五要素”原则，结合中药药性的生物学功能分析，可以从化学标志物中筛选质量标志物，从而更好地反映中药的质量。

第三节　基于质量标志物的金银花近红外质量评价体系的构建

基于质量标志物的内涵，质量标志物是溯源并可用于定性鉴别和定量测定的原则，结合近红外光谱分析技术的特点，本节围绕质量标志物建立近红外质量评价体系，通过递进的方式提出了构建中药材质量评价的理论基础和开发策略：①在药材的定性判别方面，明确了近红外光谱技术用于中药材分类鉴定的原理是基于化学标志物的差异，即所含有的次生代谢产物类群与种类特异性的差异导致了其近红外光谱的差异，这为中药材的快速检验提供了理论基础和方法指导；②在药材定量分析方面，将质量标志物概念融入近红外光谱分析研究之中，明确了近红外定量分析的对象，并利用近红外的技术特点可同时针对多个质量标志物进行分析，提高了质量评价的准确性；③引入机器学习算法建立质量标志物与活性之间的多元非线性关系，从而将针对质量标志物的定量分析进一步升级为直接对药材功效的评价和分类，为中药材的质量管理提供了创新方法。本章节在上述金银花的质量标志物研究结果基础上，通过建立绿原酸、獐芽菜苦苷、异绿原酸 A 及断氧化马钱子苷半缩醛内酯四种质量标志物的近红外检测方法，并整合抗炎活性研究结果为构建基于质量标志物的中药材的快速质量评价体系提供了研究范式。

一、材料与方法

1. 近红外光谱采集

使用布鲁克 Tensor 37 型号的傅里叶变换近红外光谱仪，采用积分球检测元件、铟镓砷检测器对上述金银花样本进行光谱采集。仪器参数设置为：分辨率 8cm^{-1}，扫描次数 64 次，扫描范围 12 000～4 000cm^{-1}。每张光谱平均扫描 3 次取平均光谱降低背景噪声。为了保证每批样本的扫描一致性，每次称量 1g 样本用于光谱信息的获得，背景光谱为铂金属板。

2.金银花定量分析的间隔检测限

间隔检测限理论用于对金银花中的质量标志物成分的检测限进行计算，所采用主要公式如下：

$$\mathrm{LOD}_{\min}=3.3\left[\mathrm{SEN}^{-2}\operatorname{var}(x)+h_{0\min}\mathrm{SEN}^{-2}\operatorname{var}(x)+h_{0\min}\operatorname{var}(y_{\mathrm{cal}})\right]^{1/2} \quad (16.1)$$

$$\mathrm{LOD}_{\max}=3.3\left[\mathrm{SEN}^{-2}\operatorname{var}(x)+h_{0\max}\mathrm{SEN}^{-2}\operatorname{var}(x)+h_{0\max}\operatorname{var}(y_{\mathrm{cal}})\right]^{1/2} \quad (16.2)$$

其中 SEN 为偏最小二乘拟合算法中求得的多元回归系数的平方和开方后的倒数，$\operatorname{var}(y_{\mathrm{cal}})$为参考值计算方法即高效液相方法的定量分析误差的方差。如果化合物含量的中位数高于其对应的检测限，即可认为该化合物可以使用近红外建立的模型去预测未知样本。

3. 联合偏最小二乘区间结合竞争自适应重加权采样分析算法

OPUS 软件用于近红外光谱收集，为了降低样本分类带来的认为误差，采用 SPXY 算法将数据集合分为校正集与验证集[33]。66 批金银花样本其中 53 个组成校正集，剩余 13 个组成验证集。光谱预处理方法包括原始光谱、归一化、多元散射校正、矢量归一化、去趋势化、矢量归一化结合去趋势化、卷积平滑、一阶导数、二阶导数、一阶导数结合矢量归一化、一阶导数结合多元散射校正、一阶导数结合去趋势化用于对光谱进行预处理。联合区间偏最小二乘法用于波长区间的选择[34]。原始光谱信息包含 2074 个变量，波数区间 12 000～4 000cm^{-1} 被等分为 20 个区间，每一区间经上述 12 种光谱预处理后进行 1～3 次的随机组合，组合区间以均方根误差与对应的回归系数 R 进行综合评价，优选最佳组合区间与潜在变量数。并根据上述公式（16.1）（16.2）计算对应化合物的检测限，含量的中位数高于其对应的检测限的化合物被用于接下来的联合偏最小二乘区间结合竞争自适应重加权采样分析算法计算波数点。

在使用联合偏最小二乘区间算法后，虽然过滤掉大部分的无关变量与噪声信息，但是由于筛选方式的局限，尚有一些无关变量及噪声信息并没有完全剔除。因此进一步提出的联合偏最小二乘区间结合竞争自适应重加权采样分析的改进算法，进一步保留并选择其中拥有较大回归系数的关键波数点。使用竞争自适应重加权采样分析对有用信息进行保留，保留原则根据达尔文“适者生存”的原则，将那些具有较大回归系数的波数点进行保留并进入下一步循环计算。希望通过这样处理使选择的变量更少，容易得到更稳健的近红外预测模型。在每一步循环中，使用指数下降函数逐渐减少变量数以剔除不相关信息：

$$rv_i=\mathrm{SIP}\times e^{-k\times i} \quad (16.3)$$

式中，SIP 为联合偏最小二乘区间所选择的全部变量数；rv_i 为每次迭代所剩余的变量数；k 是一常数，决定指数下降函数的下降速度，循环数 N 与 SIP 值决定常数 k 的大小。k 的计算公式如下：

$$k=\frac{\ln(\mathrm{SIP}/2)}{N} \quad (16.4)$$

这里 SIP 由联合偏最小二乘区间算法优化得到，N 根据经验设定为 50，表示从 SIP 个变量筛选到 2 个变量需经过 N 次迭代。即当 i=0 时，rv_i=SIPP，当 i=N 时，rv_i=2。每次迭代均选择具有较高回归系数的波数点进入下一次迭代并使用留一法交互验证计算得到回归系数 R。以上所有算法均在 Windows 8.1 操作系统下，使用 Matlab 2013b（Mathworks，Natick，MA，USA）结合自编程序完成。

4. 误差反向传输人工神经网络模型预测金银花的抗炎活性

误差反向传输人工神经网络是一种有监督的人工神经网络学习算法。其既可以以单层也可以以多层网路实现，是一种特别有效的可以模拟任何一种非线性数据的回归算法[35-38]。整个算法中的拓扑网络权重由 Matlab 2013b 内的 resilient backpropagation 算法（Rprop）实现[39]。采用一个三层的网络结构，即一个输入层、一个隐藏层及一个输出层用于构建人工神经网络的拓扑网络结构，输入层到隐藏层的传递使用正切函数。线性函数用于作为隐藏层到输出层的传递函数。通过限制隐藏层的节点数在 1 至 10 之间来避免模型过拟合。其中输入变量与输出值通过最大最小归一化（–1，1）进行预处理。通过 13 个检验样本进行的交互验证用于避免模型过拟合。

同时使用 Garson 提出的算法用于对人工神经网络的输入变量进行重要性打分[3]。计算过程如下：

C_{ij} 是从每一输入节点（i）通过隐藏节点（j）到输出层的贡献值。W_{ij} 是从输入节点到输出节点的权重矩阵。K_j 是从隐藏层 j 节点到输出节点的权重矩阵。

$$r_{ij} = |C_{ij}| / \sum_{i=1}^{n} |C_{ij}| \qquad (16.5)$$

r_{ij} 是从每一输入节点（i）通过隐藏节点（j）到输出层的相对贡献值，n 表示隐藏层中的节点数。

$$RI_i = \mathrm{M}_i \sum_{j=1}^{m} r_{ij} / \sum_{i=1}^{m} \sum_{j=1}^{m} r_{ij} \qquad (16.6)$$

RI_i 是从每一输入节点（i）的相对重要性。M_i 是第 i 个成分的平均浓度。

$$RI_i = RI_i / \sum_{i=1}^{n} RI_i \times 100\% \qquad (16.7)$$

对 RI_i 进行变换，使得各输入节点的相对重要性之和为 100%。

二、实验结果

1. 质量标志物的偏最小二乘算法建模与间隔检测限计算分析

使用 SPXY 算法将 66 批金银花样本分为 53 批校正样本与 13 批验证样本。留一法交互验证用于对 53 批金银花校正样本进行建模分析，模型评价参数主要有均方根、均方根误差及对应的回归系数 R_{cal} 与 R_{val}。剩余的 13 批验证样本用于考察近红外模型的稳健性，评价参数主要有 RMSEP 预测均方根误差及其对应的回归系数 R_{pre}。

由于近红外光谱技术本身的缺点就是检测灵敏度低，质量标志物的含量检测限是否适合采用近红外光谱进行分析，是采用近红外光谱分析需要重点考虑的问题。由于中药成分复杂，绝大部分化合物的含量都不会高于 0.1%。而灵敏度问题一直是制约近红外光谱技术在中药质量控制领域应用的主要瓶颈。本章节在计算检测限之前，首先使用联合区间偏最小二乘算法建立近红外模型，使用留一法交互验证对 53 批金银花建模样本进行建模。最优化的参数见表 16.10。剩余 13 批金银花样本用于外部验证，根据表 16.11，除了异绿原酸 A 的预测回归系数低于 0.9，其他化合物的预测回归系数均高于 0.9，可用于下一步的分析。

表 16.10　四种质量标志物的联合区间偏最小二乘算法模型

化合物	前处理方法	间隔序号	LV	R_{cal}	RMSEC	R_{val}	RMSECV	平均含量（%）
绿原酸	One-DC+SNV	14 19 20	16	0.9976	0.0263	0.9000	0.1652	2.3716
异绿原酸 A	One-DC+SNV	15 18 19	9	0.9762	0.0313	0.8638	0.0733	0.8447
獐芽菜苦苷	One-DC+DT	16 20	13	0.9863	0.0316	0.8612	0.0981	1.0987
断氧化马钱子苷半缩醛内酯	None	14 17 18	15	0.9894	0.1162	0.9019	0.3500	1.1320

表 16.11　四种质量标志物外部验证效果

化合物	R_{pre}	RMSEP	RPD	平均含量（%）
绿原酸	0.9451	0.2823	2.9384	1.8895
异绿原酸	0.8691	0.1264	2.0286	0.7748
獐芽菜苦苷	0.9321	0.1224	2.4933	1.0671
断氧化马钱子苷半缩醛内酯	0.9373	0.6020	2.6025	1.7427

在建立了联合区间偏最小二乘算法模型之后，开始对该算法的间隔检测限进行计算。表 16.12 列出了金银花中四种质量标志物的检测限。图 16.12 以散点图的方式更加直观地描述了检测限在具体测定样本分布中所处的位置（图中绿线为近红外的检测限）。表 16.12 对比了近红外的检测限与参考方法高效液相色谱法的检测限，虽然近红外的检测限（LOD_{max}）远不及高效液相法的检测限（LOD_{ref}），但如图 16.12 所示，绿原酸、异绿原酸 A、獐芽菜苦苷的近红外检测限均低于样本种的浓度最低值，而检测限比较高的断氧化马钱子苷半缩醛内酯也低于其浓度中位数，因此 4 种质量标志物可以适用于近红外检测。

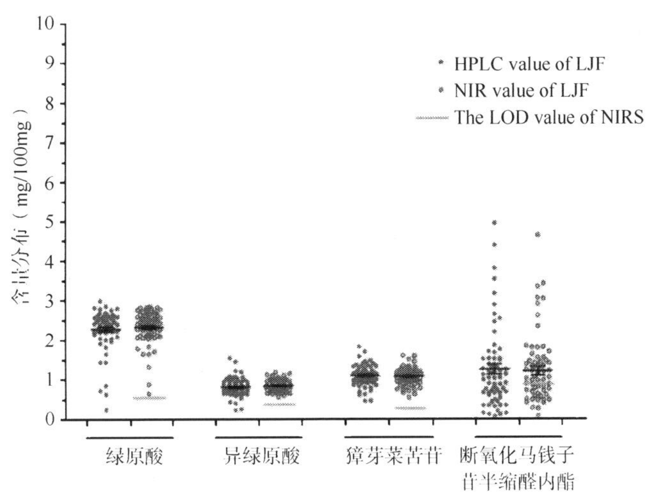

图 16.12　四种质量标志物于金银花中的含量分布情况与近红外检测限

表 16.12 金银花中四种质量标志物的检测限

	绿原酸	异绿原酸	獐芽菜苦苷	断氧化马钱子苷半缩醛内酯
Mean concentration range（%）	2.26（0.25～2.99）	0.83（0.24～1.54）	1.08（0.47～1.83）	1.03（0.07～4.94）
LV	16	9	13	15
var（x）$^{1/2}$	0.0247	6.09e-4	0.0316	5.66e-5
var（y_{cal}）	0.0110	0.0130	0.0240	0.0240
LOD_{min}（%）	0.5022	0.2372	0.3275	0.6904
LOD_{max}（%）	0.5719	0.2709	0.3845	0.8673
LOD_{ref}（%）#	0.0082	0.0045	0.0053	-

LOD_{ref}（%）是参考方法高效液相法得到的检测限

2. 联合偏最小二乘区间结合竞争自适应重加权算法构建质量标志物预测模型

建立一种简单有效的多成分定量近红外模型对于近红外仪分析十分重要。通常采用选择关键定量波数点的波长选择算法来实现这一需求[40,41]。如果在获得最优组合区间后再使用竞争自适应重加权采样分析算法去进一步得到定量波数点，可以在进一步减少计算量的同时提高精度。本章以绿原酸建立波数点近红外模型为例，通过图 16.13（a）进一步说明该算法的执行过程。

首先应用联合偏最小二乘区间算法获得模型预处理方法、最适波长组合区间、潜在变量数等信息，该结果列于表 16.11 中。图 16.13（a）中 Wavenum selection 部分蓝色框区域即是模型优化出的最适波长组合区间。再应用竞争自适应重加权采样分析算法进一步在筛选得到的最适波长组合区间中确定定量波数点。竞争自适应重加权采样分析算法，经过 50 次迭代循环，每次按公式（16.3）逐渐递减波数变量直到还剩下两个变量，每迭代依次计算一次模型回归系数。图 16.13（a）中 coefficient trend 部分描绘了随着变量逐渐递减条件下模型的预测能力，图中绿线对应回归系数 R=0.9。从图 16.13 中可以看出，模型的回归系数随着不相关变量的剔除缓慢逐渐增加，达到最高点时模型的回归系数开始缓慢降低直到关键波数点开始被剔除后回归系数才会剧烈下降。联合偏最小二乘区间结合竞争自适应重加权采样分析算法选择满足 $R>0.9$ 的最少变量建模，如图 16.13（a）中 Wavenum analysis 部分即为选定的波数点在全谱中的位置。图中 Fit effect 部分给出了在选定波数点下模型的预测效果。若选择波数点回归系数 R 无法达到 0.9，则选择回归系数剧烈下降点之前的波数点信息进行建模。

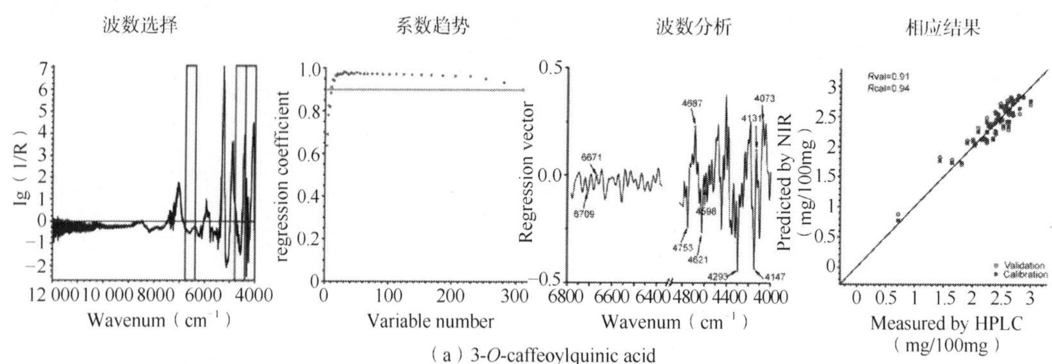

（a）3-O-caffeoylquinic acid

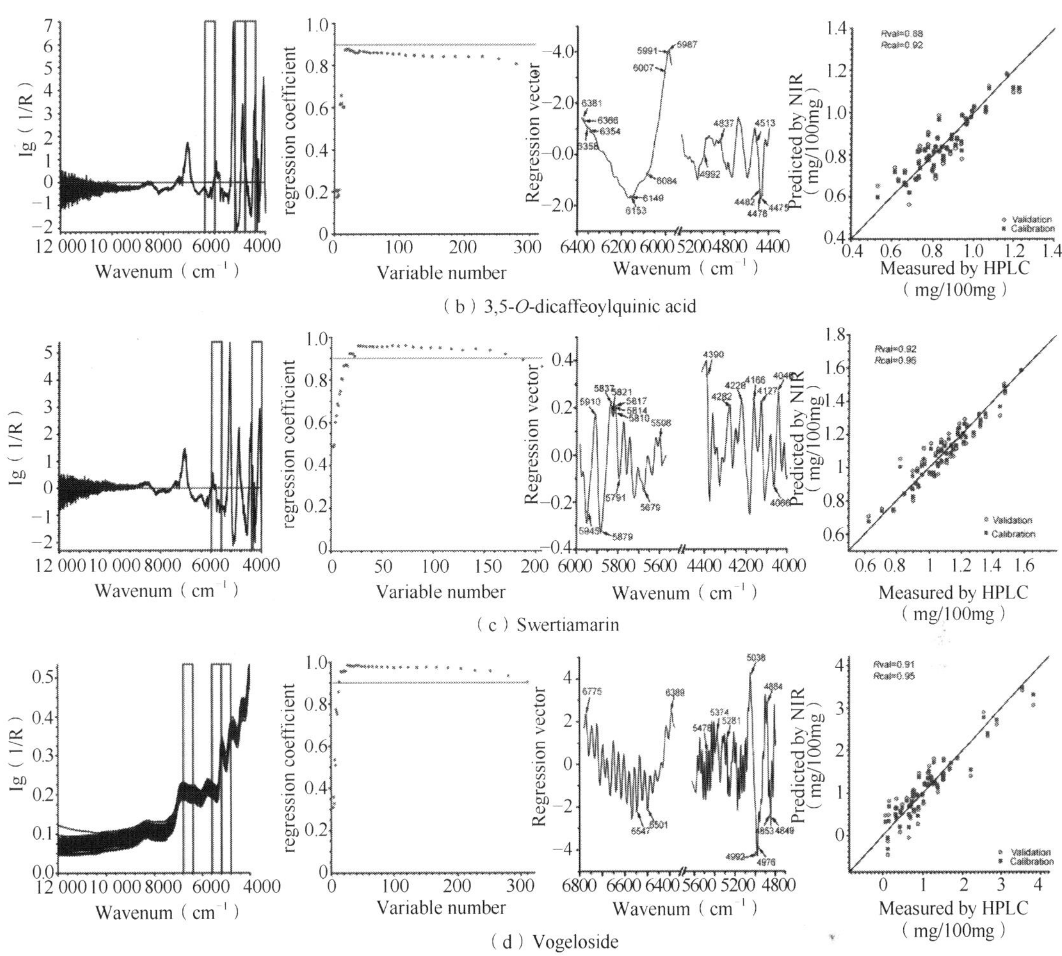

图 16.13　应用偏最小二乘区间结合竞争自适应重加权采样分析算法的近红外建模

（a）绿原酸建模过程；（b）异绿原酸 A 建模过程；（c）獐芽菜苦苷建模过程；（d）断氧化马钱子苷半缩醛内酯建模过程

采用上述方法最终在对绿原酸建模时使用了 10 个波数点，异绿原酸 A 使用了 16 个波数点，獐芽菜苦苷使用了 18 个波数点，断氧化马钱子苷半缩醛内酯使用了 13 个波数点。结果如图 16.13 所示，采用最少的关键波数点就可以较好地预测上述四种质量标志物的含量。进一步通过 13 批验证样本对所建立的波数点模型进行外部验证，评价模型预测能力，其结果见表 16.13。

表 16.13　三种不同波长筛选策略比较分析

化合物	波数选择	前处理方法	nVar[a]	LV	R_{val}	RMSECV	R_{pre}	RMSEP
绿原酸	CARS	One-DC+SNV	58	11	0.9959	0.0347	0.8613	0.5033
	siPLS	One-DC+SNV	310	16	0.9000	0.1652	0.9451	0.2823
	OPSC	One-DC+SNV	10	8	0.9112	0.1553	0.9388	0.3848
异绿原酸 A	CARS	One-DC+SNV	117	1	0.3008	0.1408	0.3184	0.2403
	siPLS	One-DC+SNV	310	9	0.8638	0.0733	0.8691	0.1264
	OPSC	One-DC+SNV	16	7	0.8758	0.0700	0.8997	0.1291
獐芽菜苦苷	CARS	One-DC+DT	205	3	0.4925	0.1740	0.4113	0.2788
	siPLS	One-DC+DT	206	13	0.8612	0.0981	0.9321	0.1224
	OPSC	One-DC+DT	18	10	0.9235	0.0737	0.9137	0.1652

续表

化合物	波数选择	前处理方法	nVar[a]	LV	R_{val}	RMSECV	R_{pre}	RMSEP
断氧化马钱子苷内酯	CARS	None	58	17	0.9979	0.0526	0.7804	1.2296
	siPLS	None	310	15	0.9019	0.3500	0.9373	0.6020
	OPSC	None	13	12	0.9078	0.3376	0.9445	0.5529

根据表 16.13 可以看出单独使用竞争自适应重加权采样分析算法在对异绿原酸 A 与獐芽菜苦苷建模时 R_{val} 与 R_{pre} 均低于 0.5。这可能是由于当背景干扰较大时，一些具有较大回归系数的“假阳性”波长变量被引入，导致了模型过拟合[42]。然而在应用竞争自适应重加权采样分析算法之前，首先使用联合偏最小二乘区间算法来初步定位具有丰富化学信息的波长变量区，就可以弥补前者的算法缺陷。两种算法的波长选择方式不同，一个以预测值偏差最小为优化目标，一个以回归系数最大为优化目标，起到互相弥补算法各自缺陷的目的。

当联合偏最小二乘区间结合竞争自适应重加权采样分析算法同联合偏最小二乘区间算法相比较时，二者可以获得相似的预测效果，然而前者需要更少的波数点及潜在变量数即可完成后者更多波数点更大潜在变量数才能实现的预测效果。

3. 采用人工神经网络预测金银花的整体抗炎活性

为了实现通过四种质量标志物的含量来预测金银花的整体抗炎活性，本章节构建了基于误差反向传输人工神经网络模型对金银花的抗炎活性进行综合评价。首先对 66 批金银花样本进行 NF-κB 双荧光检测系统检测，分析其整体的抗炎效果，具体结果见表 16.14。

表 16.14　金银花样本的 NF-κB 抗炎抑制率

序号	NF-κB 抗炎活性（%）	序号	NF-κB 抗炎活性（%）	序号	NF-κB 抗炎活性（%）
1	27.79	23	36.95	45	13.44
2	17.86	24	26.53	46	36.10
3	39.84	25	31.59	47	29.25
4	30.81	26	29.85	48	25.32
5	24.87	27	31.69	49	35.60
6	24.58	28	27.90	50	26.04
7	26.85	29	36.68	51	31.57
8	27.35	30	21.98	52	30.01
9	22.57	31	18.02	53	37.64
10	26.22	32	29.62	54	28.51
11	34.17	33	43.22	55	39.06
12	22.89	34	31.79	56	17.67
13	28.08	35	20.08	57	33.62
14	32.83	36	21.36	58	19.18
15	69.52	37	29.16	59	39.30
16	61.07	38	17.94	60	24.78
17	41.18	39	30.86	61	30.22
18	31.81	40	26.65	62	25.29
19	57.49	41	32.83	63	31.81
20	46.50	42	21.17	64	26.91
21	23.33	43	19.62	65	23.79
22	48.09	44	37.37	66	35.06

其次，将建立的近红外模型对应样本分为 53 个检验集数据与 13 个验证集。网络的输入层为 4 种质量标志物的近红外预测值。模型采用 3 层架构，优化参数为隐藏层的节点数，最终建立一个三层包含 9 个节点数的误差反向传输人工神经网络模型。通过构建四种质量标志物的含量变化与整体活性的关系来综合评价和预测未知样品的整体抗炎能力。结果如图 16.14（a）所示，建立的模型预测效果比较理想，其 Rcal 和 Rval 值均在 0.90 以上。

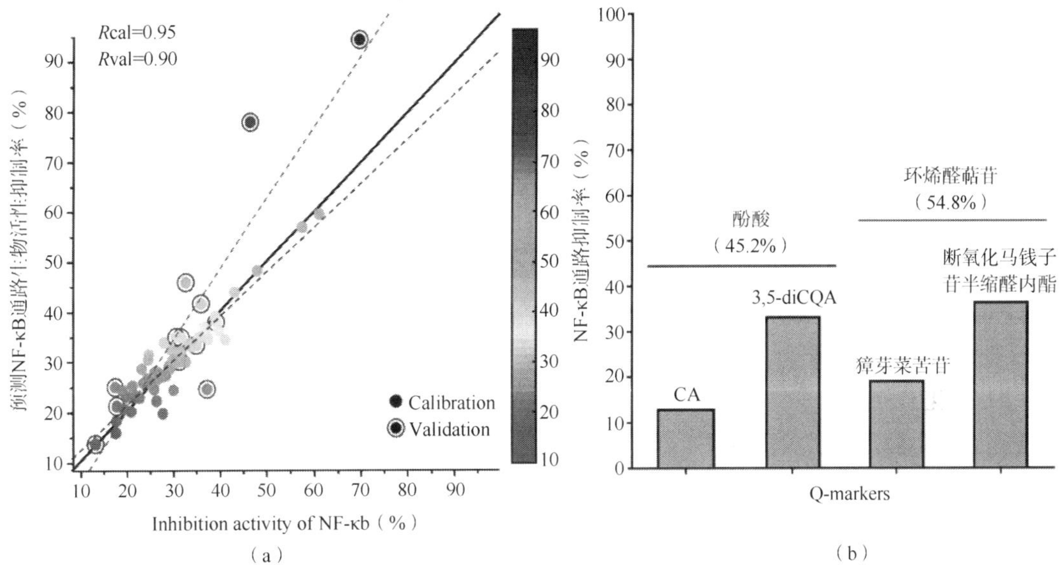

图 16.14　基于质量标志物的金银花整体抗炎活性的人工神经网络预测分析

（a）误差反向传输人工神经网络真实值与拟合值回归趋势图；（b）4 种质量标志物所建立的人工神经网络关系的变量重要性

进一步采用 Garson 提出的变量重要性算法对人工神经网络的输入变量进行重要性打分，来评价金银花 4 种抗炎主要成分重要性。图 16.14（b）反映了 4 种质量标志物的抗炎活性相对贡献率，其中断氧化马钱子苷半缩醛内酯（36.1%）＞异绿原酸 A（32.7%）＞獐芽菜苦苷（18.7%）＞绿原酸（12.4%）。其中环烯醚萜类成分的抗炎活性贡献率为 54.8% 要略高于酚酸类成分的抗炎贡献率（45.2%）。以上结果再次证明了酚酸类成分与环烯醚萜类成分同为金银花的清热解毒抗炎的质量标志物。

4. 基于质量标志物和近红外技术构建中药材品质的综合评价体系

中药质量标志物反映了中药质量本质的科学内涵，既是中药质量的核心概念，又是中药产业的核心概念，是中药行业监管的重要切入点。长期以来，中药质量控制手段与中药的有效性关联性不强，缺乏能够全面反映中药有效性的核心统领概念。中药质量标志物新概念的提出，对中药材质量控制策略研究起到了重要的引领作用。如何发现能体现中医药传统功效的质量标志物，并利用这些质量标志物开发简便快捷、智能化，适合基层检验工作需要的质量评估体系，已经成为摆在我们面前的新的课题。

本章以两种同属异种忍冬药材金银花与山银花为例，以刘昌孝院士提出的质量标志物为统领，提出了一套从化学标志物到质量标志物的研究策略。整体框架如图 16.15 所示，具体可分为以下几个阶段：①首先对银花样本进行 UPLC-Q/TOF 液相指纹图谱分析，并结合化学计量学中的模式识别技术确定金银花与山银花的主要差异性标志成分，经UPLC-Q/TOF 分析鉴定主要化学标志物；②进一步通过双荧光报告系统对金银花样本进行谱效筛选，发现其中“清热解毒”的抗炎活性物质，即质量标志物；③基于质量标志物构建其近红外分析模型，提出联合偏最小二乘区间结合竞争自适应重加权采样分析算法用于对质量标志物的近红外分析；④在确认这些质量标志物能满足近红外的间隔检测限后，使用误差反向传输人工神经网络，建立质量标志物与活性之间的对应关系；⑤最终经过近红外光谱的单次扫描即可实现金银花与山银花的区分，并测出金银花中的 4 种质量标志物的含量，同时对其整体抗炎活性给出较为准确的评价。

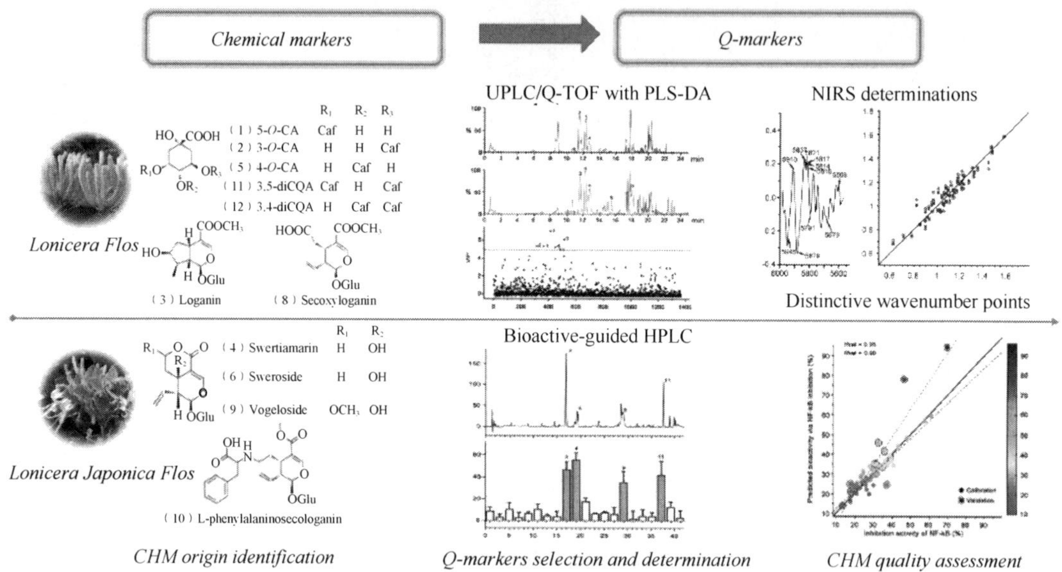

图 16.15 从化学标志物到质量标志物的研究策略

参 考 文 献

[1] 时圣明，潘明佳，王洁，等. 分子鉴定技术在中药中的应用. 中草药，2016，47（17）：3121-3126.

[2] Cai YZ，Luo Q，Sun M，et al. Antioxidant activity and phenolic compounds of 112 traditional Chinese medicinal plants associated with anticancer. Life Sciences，2004，74：2157-2184.

[3] 王笑一，于拴仓，张凤兰，等. 小白菜品种的 SSR 指纹图谱及遗传特异性分析. 华北农学报，2008，23（5）：97-103.

[4] 金凤媚，薛俊，夏时云，等. SSR 标记技术在番茄遗传育种上的应用. 天津农业科学. 2004，10（4）：13-17.

[5] Gadaleta A，Mangini G，Mulè G，et al.Characterization of dinucleotide and trinucleotide EST-derived microsatellites in the wheat genome. Euphytica，2007，153：73-85.

[6] 韩宗福. 黄河流域棉花主要品种 SSR 指纹图谱构建及遗传差异分析棉花学报. 棉花学报，2011，23（6）：545-551.

[7] 王凤格，赵久然，郭景伦，等. 中国玉米新品种标准 DNA 指纹库构建研究的几点思考.植物学通报，2005，22（1）：121-128.

[8] Murray M，Thompson WF. Rapid isolation of high molecular weight plant DNA. Nucleic Acid Res.，1980，8：4321-4325.

[9] Frank MY，Naxin H，Yong QG，et al. BatchPrimer3：a high throughput web application for PCR and sequencing primer designing. BMC Bioinformatics，2008，9：253.

[10] 张飞，王炜勇，张智，等. 光萼荷属植物 SSR 反应体系确立与指纹图谱构建. 植物研究，2012，32（1）：115-119.

[11] Robinson WE，Cordeiro JM，Abdel M，et al. Dicaffeoylquinic acid inhibitors of human immunodeficiency virus integrase：inhibition of the core catalytic domain of human immunodeficiency virus integrase. Molecular Pharmacology，1996，50：846-855.

[12] Peng X，Li W，Wang W，et al. Identification of Lonicera japonica by PCR-RFLP and allele-specific diagnostic PCR based on

sequences of internal transcribed spacer regions. Planta Med，2010，76（5）：497-499.

[13] Wang CZ，Li P，Ding JY，et al. Discrimination of Lonicera japonica Thunb. from different geographical origins using restriction fragment length polymorphism analysis. Biol Pharm Bull，2007，30：779-782.

[14] Chang CW，Lin MT，Lee SS，et al. Differential inhibition of reverse transcriptase and cellular DNA polymerase-a activitiesby lignans isolated from Chinese herbs，Phyllanthus myrtifolius Moon，and tannins from Lonicera japonica Thunb and Castanopsis hystrix. Antiviral Research，1995，27：367-374.

[15] Ehrman TM，Barlow DJ，et al. In silico search for multi-target anti-inflammatories in Chinese herbs and formulas. Bioorganic & Medicinal Chemistry，2010，18：2204-2218.

[16] 董桂灵，胡尚钦，陈晓敏，等. 不同金银花种质资源 ISSR 遗传多样性研究. 四川大学学报：自然科学版，2009，46（6）：1833-1837.

[17] Sun Z，Gao T，Yao H，et al. Identification of Lonicera japonica and its related species using the DNA barcoding method. Planta Med，2011，77：301-306.

[18] Heckenberger M，Vander VJR，Melchinger AE，et al. Variation of DNA fingerprints among accessions within maize inbred lines and implications for identification of essentially derived varieties：II. Genetic and technical sources of variation in AFLP data and comparison with SSR data.Molecular Breeding，2003，12：97-106.

[19] 陆光远，伍晓明，张冬晓，等. SSR 标记分析国家油菜区试品种的特异性和一致性. 中国农业科学，2008，41（1）：32-42.

[20] 刘昌孝，陈士林，肖小河，等. 中药质量标志物（Q-marker）：中药产品质量控制的新概念. 中草药，2016，47（9）：1443-1457.

[21] Liu CX，Cheng YY，Guo DA，et al. A New Concept on Quality Marker for Quality Assessment and Process Control of Chinese Medicines. Chinese Traditional and Herbal Drugs，2017，9（1）：3-13.

[22] Li Y，Zhang L，Wu H，et al. Metabolomic study to discriminate the different Bulbus fritillariae species using rapid resolution liquid chromatography-quadrupole time-of-flight mass spectrometry coupled with multivariate statistical analysis. Analytical Methods，2014，6（7）：2247-2259.

[23] Qi LW，Chen CY，Li P. Structural characterization and identification of iridoid glycosides，saponins，phenolic acids and flavonoids in Flos Lonicerae Japonicae by a fast liquid chromatography method with diode-array detection and time-of-flight mass spectrometry. Rapid Communications in Mass Spectrometry，2009，23（19）：3227-3242.

[24] Shi ZL，Liu ZJ，Liu CS，et al. Spectrum-effect relationships between chemical fingerprints and antibacterial effects of Lonicerae Japonicae Flos and Lonicerae Flos base on UPLC and microcalorimetry. Frontiers in Pharmacology，2016，7.

[25] Ding GY，Wang YS，Liu AN，et al. From chemical markers to quality markers：An integrated approach of UPLC/Q-TOF，NIRS and chemometrics for the quality assessment of honeysuckle buds. RSC Advances，2017，7（36）：22034-22044.

[26] Shan J，Jin F，Zhao Z，et al. Chlorogenic acid inhibits lipopolysaccharide-induced cyclooxygenase-2 expression in RAW264.7 cells through suppressing NF-κB and JNK/AP-1 activation. International Immunopharmacology，2009，9（9）：1042-1048.

[27] Puangpraphant S，Berhow MA，Vermillion K，et al. Dicaffeoylquinic acids in Yerba mate（Ilex paraguariensis St. Hilaire）inhibit NF-κB nucleus translocation in macrophages and induce apoptosis by activating caspases-8 and -3 in human colon cancer cells. Molecular Nutrition & Food Research，2011，55（10）：1509-1522.

[28] Saravanan S，Hairul Islam VI，Prakash Babu N，et al. Swertiamarin attenuates inflammation mediators via modulating NF-κB/I κB and JAK2/STAT3 transcription factors in adjuvant induced arthritis. European Journal of Pharmaceutical Sciences，2014，56：70-86.

[29] Meragelman TL，Renteria BS，Silva GL，et al. Modified secoiridoid from Acicarpha tribuloides and inhibition of nitric oxide production in LPS-activated macrophages. Phytochemistry，2006，67（14）：1534-1538.

[30] Jensen SR，Schripsema J. Chemotaxonomy and pharmacology of Gentianaceae. Cambridge，2002.

[31] 王俊峰. 川西獐牙菜体细胞杂交及其环烯醚萜类化合物合成相关基因香叶醇-10 羟化酶的克隆和功能验证. 济南：山东大学，2010.

[32] 王彩云，张晓东，沈涛，等. 龙胆苦苷生物合成途径研究进展. 江苏农业科学，2014，42（3）：4-10.

[33] 展晓日，朱向荣，史新元，等. SPXY 样本划分法及蒙特卡罗交叉验证结合近红外光谱用于橘叶中橙皮苷的含量测定. 光谱学与光谱分析，2009，29（4）：964-968.

[34] Zou XB，Zhao JW，Povey MJW，et al. Variables selection methods in near-infrared spectroscopy. Analytica Chimica Acta，2010，667（1-2）：14-32.

[35] García-Camacho F, López-Rosales L, Sánchez-Mirón A, et al. Artificial neural network modeling for predicting the growth of the microalga Karlodinium veneficum. Algal Research, 2016, 14: 58-64.

[36] Khan Y. Partial discharge pattern analysis using PCA and back-propagation artificial neural network for the estimation of size and position of metallic particle adhering to spacer in GIS. Electrical Engineering, 2015, 98 (1): 29-42.

[37] Goh ATC. Back-propagation neural networks for modeling complex systems. Artificial Intelligence in Engineering, 1995, 9(3): 143-151.

[38] Lecun Y, Bengio Y, Hinton G. Deep learning. Nature, 2015, 521 (7553): 436-444.

[39] Riedmiller M, Braun H. A direct adaptive method for faster backpropagation learning: the RPROP algorithm, 28 March-1 April, 1993. Germany: IEEE 06 August 2002.

[40] Yun YH, Wang WT, Tan ML, et al. A strategy that iteratively retains informative variables for selecting optimal variable subset in multivariate calibration. Analytica Chimica Acta, 2014, 807 (1): 36-43.

[41] Deng BC, Yun YH, Ma P, et al. A new method for wavelength interval selection that intelligently optimizes the locations, widths and combinations of the intervals. Analyst, 2015, 140 (6): 1876-1885.

[42] Luo Q, Yun Y, Fan W, et al. Application of near infrared spectroscopy for the rapid determination of epimedin A, B, C and icariin in Epimedium. RSC Advances, 2015, 5 (7): 5046-5052.

（白　钢　侯媛媛　丁国钰）

第十七章 基于毒理学的吴茱萸质量标志物研究

安全、有效、质量可控是药物的三大基本属性，中药安全用药一直是临床应用中备受关注的问题。随着中药应用的日趋广泛和国家药物不良反应检测系统的日臻完善及人们用药安全意识的提高，药品不良反应（ADR）尤其是由中药诱发的药物性肝损伤的报道逐渐增多，日前有研究表明，在我国导致药物性肝损伤的药物中，中药和草药膳食补充剂排在第一位，中药安全性及其合理控制已成为中医药发展战略和现代化及国际化进程中亟待解决的重要问题之一。

本章以有小毒中药吴茱萸为例，以吴茱萸肝毒质量标志物研究为目标，以吴茱萸毒性认识、古今文献记载、毒性研究进展为基础，从传统用法研究入手，通过对吴茱萸肝毒物质基础辨识、确认，以肝毒质量标志物发现、确认和研究为例，系统阐释有小毒中药吴茱萸肝毒质量标志物的研究过程，以为其他有毒中药的毒性质量标志物研究提供一个有益的尝试和探索。

第一节 吴茱萸毒性的认识与古今文献记载

中药“毒”的记载最早源于《黄帝内经》，“毒药攻邪”认为“药即为毒”，药之毒即中药之效。《素问·汤液醪醴论》中记载，“当今之世，必齐毒药攻其中”。中药毒性可分为广义毒和狭义毒两种[1]。广义的毒性，泛指中药的偏胜之性或药性，《神农本草经》中的“下品”药物“多毒，不可久服”；《类经》载：“药以治病，因毒为能，所谓毒者，以气味之有偏也”[2]。中医利用中药的偏性纠正人体的偏性，从而恢复人体的平衡，进而祛除病邪，这是中医特有的治病思维[2]；狭义的毒性是指中药在使用中出现的毒性反应[3]，中医理论有“有故无殒”记载，提示中药毒性的有无和强弱应在证候背景下进行评价，合理辨证是保障中药安全使用的前提，中药特有的炮制和配伍是常用减毒方法，这些都是研究毒性时应该探讨和考虑的方面[4-6]。中药毒性分级最早始于《神农本草经》，只分为有毒和无毒，并没有进行毒性强度的分级。其后中药出现了有关毒性的描述，如大毒、小毒、剧毒、微毒等[7]。《中国药典》2015 版一部“凡例”中的“项目与要求”第二十五条中，规定中药毒性分级并对分级目的进行了阐述，按照中医理论、经验概括和本草记载将药品划分为有大毒、有毒和有小毒三种级别，以期对中药临床使用的安全性进行警示，同时在药材项下也出现较多的“生品内服宜慎”、“慎用”、“忌用”、“禁用”“炮制后用”、“不宜与……

同用”、“先煎”、“久煎”等中药使用注意事项，这些用法方面的注意事项也是保障中药使用安全、有效的关键。

吴茱萸为芸香科植物吴茱萸 *Euodia rutaecarpa*（Juss.）Benth.、石虎 *Euodia rutaecarpa*（Juss.）Benth. var. *officinalis*（Dode）Huang 或疏毛吴茱萸 *Euodia rutaecarpa*（Juss.）Benth. var. *bodinieri*（Dode）Huang 的干燥近成熟果实。8～11 月果实尚未开裂时，剪下果枝，晒干或低温干燥，除去枝、叶、果梗等杂质。本品辛、苦，热；有小毒。归肝、脾、胃、肾经。散寒止痛，降逆止呕，助阳止泻。用于厥阴头痛，寒疝腹痛，寒湿脚气，经行腹痛，脘腹胀痛，呕吐吞酸，五更泄泻[8]。吴茱萸为临床常用温里剂，吴茱萸汤也已进入《古代经典名方目录》，进一步明晰其毒性物质基础并加以控制，阐明毒性机制并加以预警，都是保障临床安全使用吴茱萸的关键。这都有必要将历代文献古籍中关于吴茱萸“毒”的认识进行挖掘和整理，以为吴茱萸肝毒质量标志物研究提供中医文献证据和理论支撑。

（一）古籍记载

为厘清有毒中药吴茱萸的毒性记载，表 17.1 对关于其毒性相关的记载进行了整理[9]。

从表 17.1 中可见，吴茱萸自被《神农本草经》收录以来，毒性描述多数为“小毒”，有少量“微毒”“有毒”“无毒”的记载，有小毒已是自古以来的共识。从对其用法的描述来看，目的应为去除或减轻毒性，吴茱萸之毒应属于“狭义”毒范畴。吴茱萸的药味主要记载为辛、苦，经历了从辛到辛、苦的变迁，与其应用范围扩大有关；药性则延续了温、热或大热的说法，有“阳中阴也”的描述；其功效中“温中，下气，止痛”的作用与其辛温之性味有关，而“定吐止泻，理关格中满，脚气疝瘕，制肝燥脾风，厥气上逆，阴寒膈塞，气不得上下，腹胀下痢，及冲脉为病，逆气里急”的作用则与其苦热之性味有关[10]。

表 17.1　吴茱萸毒性等的记载

序号	朝代·作者	著作	性味	归经	毒性	其他
1	东汉	《神农本草经》	辛，温			列为中品
2	汉	《名医别录》	大热		有小毒	
3	梁·陶弘景	《本草经集注》	味辛，温、大热		有小毒	
4	唐·苏敬等	《新修本草》	味辛，温、大热		有小毒	
5	唐·甄权	《药性论》	味苦辛，大热		有毒	
6	宋·唐慎微	《证类本草》	味辛，温，大热		有小毒	
7	宋·陈衍	《宝庆本草折衷》	味辛、苦，烈，大热		有小毒	
8	元·王好古	《汤液本草》	气热，味辛、苦	足太阴、少阴、厥阴经	有小毒	
9	元·尚从善	《本草元命苞》	味辛，温、大热	太阴、厥阴经、足太阴脾经，足厥阴肝经	有小毒	
10	元·吴瑞	《日用本草》	味辛，温、大热		有小毒	
11	元·李杲	《珍珠囊·诸品药性主治指掌》	味苦、辛，气热		有小毒	
12	明·王纶	《本草集要》	味辛苦，气温大热	足太阴、少阴、厥阴经	有毒	汤中浸去苦汁，六七回

续表

序号	朝代·作者	著作	性味	归经	毒性	其他
13	明·藤弘	《神农本经会通》	味辛，气温，大热		有小毒	汤中浸去苦汁，六七回
14	明·刘文泰	《本草品汇精要》			有小毒	
15	明·卢和、汪颖	《食物本草》	味辛，温，大热		有小毒	
16	明·叶文龄	《医学统旨》	气热，味辛	足太阴，厥阴，少阴经	有毒	汤中浸去苦汁，六七十遍
17	明·许希周	《药性粗评》	味辛，苦，性热	足太阴脾，厥阴肝，少阴肾经	有小毒	深汤中浸去苦汁，或盐水洗数十遍
18	明·郑宁	《药性要略大全》	味苦，辛，性大热	足三阴经	有小毒	滚烫泡去苦汁，三五次
19	明·陈嘉谟	《本草蒙筌》	味辛苦，气温大热	肝脾肾经	有小毒	汤泡苦汁七次
20	明·方谷	《本草纂要》	味辛，苦，性大热，气温	足太阴、少阴、厥阴经	有毒	泡苦汁七八次
21	明·皇甫嵩	《本草发明》	气温大热，味辛苦	足太阴，厥阴经	有小毒	烫去苦汁七次
22	明·李时珍	《本草纲目》	辛，温		有小毒	
23	明·薛己	《本草约言》	味辛、苦，气热	足太阴，少阴，厥阴经，	有小毒	汤中浸去苦烈
24	明·梅得春	《药性会元》	味苦，辛，气热	足太阴脾经少阴肾经，厥阴肝经	有小毒	滚泡五六十遍
25	明·王肯堂	《伤寒证治准绳》	气温味辛	足太阴经、少阴、厥阴	有小毒	
26	明·李中立	《本草原始》	辛，温，		有小毒	
27	明·张懋辰	《本草便》	味辛苦，气温，大热	足太阴，少阴，厥阴经	有毒	汤浸去辛味，六七次
28	明·李中梓	《药性解》	味苦，辛，性热	肝脾胃大肠肾经	有小毒	盐汤炮去毒
29	明·缪希雍	《本草精疏》	味辛，温，大热		有小毒	
30	明·倪朱谟	《本草汇言》	味辛，气温	足太阴经血分，少阴，厥阴	有小毒	盐汤泡浸一日，洗去涎
31	明·卢和、汪颖	《食物本草》	味辛，温		有小毒	闭口者有毒。
32	明·顾逢伯	《分部本草妙用》	辛温	太阴血分、少阴厥阴气分	无毒	盐汤泡
33	明·孟笨	《养生要括》	味辛，温		有小毒	
34	明·李中梓	《医宗必言读·本草微要下》	味辛，热	胃肝三经	有小毒	盐汤泡
35	明·郑二阳	《仁寿堂药镜》	辛，温，大热	太阴厥阴少阴	有小毒	盐水洗百转
36	明·李中梓	《颐生微论》	味辛，苦，性热	脾肾三经	有小毒	
37	明·张景岳	《景岳全书》	味辛，苦		有小毒	
38	明·卢之颐	《本草乘雅半偈》	气味：辛，温		有小毒	东流水百度洗
39	明·李中梓	《本草通玄》	辛，热	肝、肾三阴经药	闭口者多毒	
40	清·沈穆	《本草洞诠》	气味辛温		有小毒	
41	清·刘若金	《本草述》	辛，温		有小毒	
42	清·郭佩兰	《本草汇》	辛，苦，大热	太阴血分，少阴，厥阴经气分	小毒	盐汤洗去苦烈汁

续表

序号	朝代·作者	著作	性味	归经	毒性	其他
43	清·蒋介繁	《本草择要纲目·热性药品》		足太阴经血分、少阴厥阴经气分	有小毒	
44	清·王翃	《握灵本草》	辛，苦。大热		有小毒	滚汤泡七次
45	清·汪昂	《本草备要》		太阴少阴厥阴	有小毒	泡苦烈汁数次
46	清·陈士铎	《本草新编》	味辛，苦，气温。大热	肝脾肾之经	有小毒	
47	清·顾靖远	《顾氏医镜》	辛，苦，热	肝脾胃三经	有小毒	盐汤泡透
48	清·李熙和	《医经允中》	辛，苦，大热	足太阴少阴厥阴	小毒	
49	清·冯兆张	《冯氏锦囊秘录·亲症痘诊药性主治合参》	味辛，苦，大热	足太阴少阴厥阴	有小毒	
50	清·张璐	《本经逢原》	辛，苦，温		小毒	滚汤泡七次，去其浊气
51	清·张志聪，高世栻	《本草崇原》	气味辛，温		有小毒	滚水泡一二次
52	清·姚球	《本草经解要》	气温，味辛	手太阴肺经	有小毒	
53	清·黄元御	《长沙药解》	味辛、苦，大温	足阳明胃、足太阴脾、足厥阴肝		热水洗数次
54	清·吴仪洛	《本草从新》	辛，苦，大热		有小毒	滚汤泡去苦烈
55	清·汪绂	《医林纂要探源》	辛、苦，热		有小毒	滚汤泡去猛烈
56	清·严洁等	《得配本草》	辛、苦，热	足厥阴太阴少阴	有毒	泡去苦汁
57	清·黄宫绣	《本草求真》	辛苦燥热，	厥阴肝	微毒	泡去苦烈汁
58	清·杨璿	《伤寒瘟疫条辨》	味辛苦，气温性燥	脾肾肝	有小毒	
59	清·罗国纲	《罗氏会约医镜》	味辛苦，大热	脾、胃、肝	有小毒	塩汤泡数次
60	清·陈修园	《神农本草经读》	气味辛，温		有小毒	泡用
61	清·黄凯钧	《药笼小品》	辛苦，大热		有小毒	滚汤泡去辛烈
62	清·王龙	《本草纂要稿·木部》	味苦、辛，性温、热		有小毒	
63	清·张德裕	《本草正义》	大苦而热		有小毒	
64	清·杨时泰	《本草述钩元》	苦、辛，大热	足太阴少阴厥阴	有小毒	滚汤浸去苦烈汁七次
65	清·叶桂	《本草再新》	味辛，性热	肝、脾、胃	有小毒	
66	清·赵其光	《本草求原》	气温，味辛，大苦	肝肺心	有小毒	泡七次，去苦烈
67	清·文晟	《新编六书》卷六《药性摘录》	辛苦，燥热	肝	微毒	泡去苦烈汁
68	清·张仁锡	《药性蒙求·果部》	辛、苦，大热		有小毒	滚汤泡去苦烈汁
69	清·屠道和	《本草汇纂》	辛苦燥热	厥阴肝，兼入脾胃肾膀胱	微毒	泡去苦烈汁用。
70	清·刘善述	《草木便方》	辛苦，大热	足太阴血分、少阴厥阴气分	有小毒	
71	清·陈其瑞	《本草撮要》	味辛苦	足太阴、阳明、厥阴经		滚汤泡去苦汁
72	清·李桂庭	《药性诗解》	辛苦大热		有小毒	泡去苦烈汁
73	清·曹炳章	《增订伪药条辨》	味辛，温		有小毒	

（二）吴茱萸现代研究

1. 吴茱萸化学成分研究

目前，国内外对吴茱萸的化学成分的研究较多，从吴茱萸中分离得到了多种种类的化学成分，主要包含生物碱类、苦味素类、黄酮类、有机酸类、挥发油等。一般认为生物碱和苦味素类成分是吴茱萸的主要有效成分，《中国药典》2015 版中即以吴茱萸碱、吴茱萸次碱和柠檬苦素作为评价吴茱萸质量的指标性成分[8]。吴茱萸中的生物碱和苦味素类成分具有广泛的药理作用，但是除生物碱和苦味素类成分之外，目前对吴茱萸中其他成分的研究还较少。本节对目前吴茱萸化学成分的分离报道和分析方法进行综述整理，以对吴茱萸肝毒质量标志物的研究提供数据支持。

（1）生物碱类：吴茱萸中的生物碱类成分被认为是其发挥功效的主要有效成分[11,12]，由于生物碱类成分本身就具有多种药理作用，所以也是国内外吴茱萸研究的主要关注成分[13-15]。吴茱萸中的生物碱类成分主要有吲哚类、喹诺酮类，以及其他类生物碱。

吲哚类生物碱是吴茱萸中主要生物碱，国内外报道的此类成分见表 17.2。

表 17.2　吴茱萸中的吲哚类生物碱

名称	分子式	参考文献
吴茱萸碱（evodiamine）	$C_{19}H_{17}N_3O$	[16]
吴茱萸次碱（rutaecarpine）	$C_{18}H_{13}N_3O$	[16]
7-羟基吴茱萸次碱（7-hydroxyrutaecarpine）	$C_{18}H_{13}N_3O_2$	[16]
14-甲酰基二氢吴茱萸次碱（14-formyldihydrorutaecarpine）	$C_{19}H_{15}N_3O_2$	[16]
去氢吴茱萸碱（dehydroevodiamine）	$C_{19}H_{15}N_3O$	[16]
吴茱萸酰胺Ⅰ（wuchuyuamideⅠ）	$C_{19}H_{17}N_3O_4$	[16]
吴茱萸酰胺Ⅱ（wuchuyuamideⅡ）	$C_{19}H_{17}N_3O_3$	[17]
吴茱萸酰胺Ⅲ（wuchuyuamideⅢ）	$C_{18}H_{17}N_3O_3$	[18]
吴茱萸酰胺Ⅳ（wuchuyuamideⅣ）	$C_{19}H_{17}N_3O_4$	[18]
吴茱萸宁碱（evodianinine）	$C_{19}H_{13}N_3O$	[19]
羟基吴茱萸碱（hydroxyevodiamine）	$C_{19}H_{17}N_3O_2$	[19]
3-（2′-羟基乙酰基）-吲哚（3-hydroxyacetylindole）	$C_{10}H_9NO_2$	[19]
吴茱萸果酰胺Ⅰ（goshuyuamideⅠ）	$C_{19}H_{19}N_3O$	[20]
吴茱萸果酰胺Ⅱ（goshuyuamideⅡ）	$C_{19}H_{17}N_3O_2$	[21]
吴茱萸次碱-10-*O*-芸香糖苷（rutaecarpine-10-*O*-rutinoside）	$C_{30}H_{34}N_3O_{11}$	[22]
10-羟基吴茱萸次碱（10-hydroxyrutaecarpine	$C_{18}H_{13}N_3O_2$	[22]
β-咔啉（*β*-caboline）	$C_{11}H_8N_2$	[23]
1-hydroxyrutaecarpine	$C_{18}H_{13}N_3O_2$	[24]
3-hydroxyrutaecarpine	$C_{18}H_{13}N_3O_2$	[24]
wuzhuyurutine A	$C_{17}H_{11}N_3O_2$	[25]
wuzhuyurutine B	$C_{17}H_{11}N_3O_2$	[25]
wuzhuyurutine C	$C_{18}H_{13}N_3O_3$	[24]
wuzhuyurutine D	$C_{17}H_{11}N_3O_3$	[24]
13*β*-hydroxymethylevodiamine	$C_{20}H_{19}N_3O_2$	[24]

续表

名称	分子式	参考文献
bouchardatine	$C_{17}H_{11}N_3O_2$	[24]
hortiacine	$C_{19}H_{15}N_3O_2$	[24]
7，8-dehydrorutaecarpine	$C_{18}H_{11}N_3O$	[24]
N-（2-methylaminobenzoyl）tryptamine	$C_{18}H_{19}N_3O$	[24]
1，2，3，4-tetrahydro-1-oxo-carboline	$C_{11}H_{10}N_2O$	[24]
（7*R*，8*S*）-7-hydroxy-8-methoxy-rutaecarpine	$C_{19}H_{15}N_3O_3$	[26]
（7*R*，8*S*）-7-hydroxy-8-ethoxyl-rutaecarpine	$C_{20}H_{17}N_3O_3$	[26]
rutaecarpine-10-*O*-*β*-*d*-glucopyranoside	$C_{24}H_{23}N_3O_7$	[27]
evodiagenine	$C_{19}H_{13}N_3O$	[28]
dievodiamine	$C_{38}H_{30}N_6O_2$	[28]
acetonylevodiamine	$C_{22}H_{21}N_3O_2$	[29]
evodiamide	$C_{19}H_{21}N_3O$	[29]

吴茱萸中的喹诺酮类生物碱见表 17.3。

表 17.3 吴茱萸中的喹诺酮类生物碱

名称	分子式	参考文献
1-甲基-2-正十一烷基-4（1*H*）-喹诺酮	$C_{21}H_{31}NO$	[18]
1-甲基-2-十三烷基-4（1*H*）-喹诺酮	$C_{23}H_{35}NO$	[18]
1-甲基-2-[（6*Z*，9*Z*）-6，9-十五碳二烯基]-4（1*H*）-喹诺酮	$C_{25}H_{35}NO$	[29]
1-甲基-2-[（4*Z*，7*Z*）-4，7-十三碳二烯基]-4（1*H*）-喹诺酮	$C_{23}H_{31}NO$	[29]
二氢吴茱萸卡品碱（dihydroevocarpine）	$C_{23}H_{35}NO$	[29]
吴茱萸卡品碱（evocarpine）	$C_{23}H_{33}NO$	[29]
2-羟基-4-甲氧基-3-（3′-甲基-2′-丁烯基）-喹诺酮	$C_{15}H_{17}NO_2$	[31]
1-甲基-2-正壬基-4-（1*H*）-喹诺酮	$C_{19}H_{27}NO$	[31]
1-甲基-2-正癸基-4（1*H*）-喹诺酮	$C_2OH_{29}NO$	[31]
1-甲基-2[（*Z*）-4-十三烯基]-4（1*H*）-喹诺酮	$C_{23}H_{33}NO$	[31]
1-甲基-2-[（*Z*）-10-十五烯基]-4（1*H*）-喹诺酮	$C_{25}H_{37}NO$	[31]
1-甲基-2-[（*Z*）-6-十五烯基]-4（1*H*）-喹诺酮	$C_{25}H_{37}NO$	[31]
1-甲基-2-十二烷基-4-（1*H*）- 喹诺酮	$C_{22}H_{33}NO$	[32]
1-甲基-2-[6-羰基-（*E*）-4-十一烯基]-4（1*H*）-喹诺酮	$C_{21}H_{27}NO_2$	[24]
1-甲基-2-[6-羰基-（*E*）-7-十三碳]-4（1*H*）-喹诺酮	$C_{21}H_{27}NO_2$	[24]
1-甲基-2-[15-羟基-十五烯基]-4（1*H*）-喹诺酮	$C_{25}H_{37}NO_2$	[24]
1-甲基-2-[13-羟基-十三烯基]-4（1*H*）-喹诺酮	$C_{23}H_{33}NO_2$	[24]
1-甲基-2-[（*Z*）-5-十一烯基]-4（1*H*）-喹诺酮	$C_{21}H_{29}NO$	[24]
1-甲基-2-[（*Z*）-6-十一烯基]-4（1*H*）-喹诺酮	$C_{21}H_{29}NO$	[24]
1-甲基-2-[（*Z*）-7-十三烯基]-4（1*H*）-喹诺酮	$C_{23}H_{33}NO$	[24]
1-甲基-2-[7-羰基-（*E*）-9-十三烯基]-4（1*H*）-喹诺酮	$C_{23}H_{31}NO_2$	[24]
1-甲基-2-辛基-4（1*H*）-喹诺酮	$C_{18}H_{25}NO$	[24]
1-甲基-2-[7-羟基-（*E*）-9-十三烯基]-4（1*H*）-喹诺酮	$C_{23}H_{33}NO_2$	[33]

续表

名称	分子式	参考文献
1-甲基-2-[（Z）-4-壬烯基]-4（1H）-喹诺酮	$C_{19}H_{25}NO$	[33]
1-甲基-2-[（1E，5Z）-1，5-十一碳二烯基]-4（1H）-喹诺酮	$C_{21}H_{27}NO$	[33]
1-甲基-2-[（E）-1-十一烯基]-4（1H）-喹诺酮	$C_{21}H_{29}NO$	[33]
1-甲基-2-[（Z）-6-十一烯基-4（1H）-喹诺酮	$C_{21}H_{29}NO$	[33]
1-甲基-2-十五烷基-4（1H）-喹诺酮	$C_{25}H_{39}NO$	[33]
1-甲基-2-[（Z）-9-十五烯基]-4（1H）-喹诺酮	$C_{25}H_{37}NO$	[34]

此外，吴茱萸中还含有大量其他类生物碱，见表 17.4。

表 17.4 吴茱萸中的其他类生物碱

名称	分子式	参考文献
猪毛菜碱 A（salsoline A）	$C_{19}H_{21}N_{05}$	[35]
N-甲基-邻-氨基苯甲酰胺	$C_8H_{10}N_2O$	[31]
乙酰胺（acetamide）	C_2H_5NO	[31]
N-反式对羟基肉桂酰基-对羟基苯乙胺	$C_{17}H_{17}NO_3$	[36]
N-顺式对羟基肉桂酰基-对羟基苯乙胺	$C_{17}H_{17}NO_3$	[36]
白鲜碱（dictamnine）	$C_{12}H_9NO_2$	[36]
吴茱萸春（evolitrine）	$C_{13}H_{11}NO_3$	[36]
6-甲氧基白鲜碱（6-methoxydictamnine）	$C_{13}H_{11}NO_3$	[36]
茵芋碱（skimmiamine）	$C_{14}H_{13}O_4N$	[36]
阿塔宁Ⅰ（atanine Ⅰ）	$C_{15}H_{17}NO_2$	[36]
3-（3-hydroxy-3-methylbutyl）-4-methoxyquinolin -2（1H）-one	$C_{15}H_{19}NO_3$	[37]
4-hydroxy-3-（3-hydroxy-3-methylbutyl）quinolin-2（1H）-one	$C_{14}H_{17}NO_3$	[37]
4-methoxy-3-（3-methylbut-2-enyl）-1H-quinolin-2-one	$C_{15}H_{17}NO_2$	[37]
咖啡因（caffeine）	$C_8H_{10}N_4O_2$	[20]
小檗碱（berberine）	$C_{20}H_{18}NO_4$	[38]
辛内弗林（synephrine）	$C_9H_{13}NO_2$	[39]
去甲乌药碱（higenamine）	$C_{16}H_{17}NO_3$	[39]
环磷酸鸟苷（cGMP）	$C_{10}H_{12}O_7N_5P$	[39]

（2）苦味素类：《中国药典》2010 版开始将柠檬苦素增加到吴茱萸的含量测定项下。目前国内外报道的苦味素类成分见表 17.5。

表 17.5 吴茱萸中的苦味素类成分

名称	分子式	参考文献
柠檬苦素（limonin）	$C_{26}H_{30}O_8$	[19]
石虎柠檬素 A（shihulimonin A）	$C_{26}H_{30}O_{10}$	[30]
limonin diosphenol 17-β-D-glucopyranoside	$C_{32}H_{40}O_{15}$	[40]
calodendrolide	$C_{15}H_{16}O_4$	[35]
6β-乙酰氧基-5-表柠檬苦素（6β-acetoxy-5-epilimonin）	$C_{28}H_{32}O_{10}$	[35]

续表

名称	分子式	参考文献
吴茱萸苦素（rutaevine）	$C_{26}H_{30}O_9$	[35]
吴茱萸苦素乙酸酯（rutaevine acetate）	$C_{28}H_{32}O_{10}$	[35]
加洁茉里苦素（jangomolide）	$C_{26}H_{28}O_8$	[35]
吴茱萸内酯醇（evodol）	$C_{26}H_{28}O_9$	[35]
6*α*-乙酰氧基-12*α*-羟基吴茱萸内酯醇	$C_{28}H_{32}O_{11}$	[37]
黄柏酮（obacunone）	$C_{26}H_{30}O_7$	[37]
limonin diosphenol	$C_{26}H_{28}O_9$	[37]
12*α*-羟基吴茱萸醇（12*α*-hydroxyevodol）	$C_{26}H_{28}O_{10}$	[37]
羟基柠檬苦素（hydroxylimonin）	$C_{26}H_{30}O_9$	[37]
12*α*-羟基柠檬苦素（12*α*-hydroxylimonin）	$C_{26}H_{30}O_9$	[37]
6*α*-acetoxy-5-epilimonin	$C_{28}H_{32}O_{10}$	[37]
7*α*-obacunyl acetate	$C_{28}H_{34}O_8$	[37]
isoobacunoic acids	$C_{26}H_{32}O_8$	[37]
吴茱萸塔宁（evolimorutanin）	$C_{28}H_{36}O_{11}$	[41]
疏毛吴茱萸内酯素（evorubodinin）	$C_{27}H_{32}O_{10}$	[42]
吴茱萸内酯素（evodirutaenin）	$C_{26}H_{28}O_{11}$	[42]
12*α*-羟基吴茱萸苦素（12*α*-hydroxyrutaevin）	$C_{26}H_{30}O_{10}$	[42]

（3）黄酮类：吴茱萸含有较多的黄酮类成分，见表 17.6。

表 17.6 吴茱萸中的黄酮类成分

名称	分子式	参考文献
金丝桃苷（hyperoside）	$C_{21}H_{20}O_{12}$	[16]
槲皮素-3-*O*-*α*-*D*-吡喃阿拉伯糖苷	$C_{20}H_{18}O_{11}$	[40]
芦丁（rutin）	$C_{27}H_{30}O_{16}$	[40]
槲皮素（quercetin）	$C_{15}H_{10}O_7$	[40]
苜蓿素-7-*O*-*β*-*D*-吡喃葡萄糖苷	$C_{23}H_{24}O_{12}$	[35]
淫羊藿苷 C（epimedoside）	$C_{26}H_{30}O_{11}$	[35]
phellodensin F	$C_{26}H_{30}O_{10}$	[35]
异鼠李素-3-*O*-*β*-*D*-半乳糖苷	$C_{22}H_{22}O_{12}$	[35]
儿茶素（catechin）	$C_{15}H_{14}O_6$	[35]
淫羊藿新苷 C（epimedoside C）	$C_{26}H_{30}O_{11}$	[21]
橙皮苷（hesperidin）	$C_{28}H_{34}O_{15}$	[21]
柠檬黄素-3-*O*-*β*-*D*-葡萄糖苷	$C_{23}H_{24}O_{13}$	[43]
异鼠李素-3-*O*-芸香糖苷（narcissoside）	$C_{28}H_{32}O_{16}$	[43]
异鼠李黄素（isorhamnetin）	$C_{16}H_{12}O_7$	[44]
香叶木素-7-*O*-*β*-*D*-吡喃葡萄糖苷	$C_{22}H_{22}O_{11}$	[22]
香叶木苷（diosmin）	$C_{28}H_{32}O_{15}$	[22]
柯伊利素-7-*O*-芸香糖苷	$C_{28}H_{32}O_{15}$	[22]
cinchonain	$C_{24}H_{20}O_9$	[35]

（4）有机酸类：吴茱萸含有机酸类成分，见表 17.7。

表 17.7　吴茱萸中的有机酸类成分

名称	分子式	参考文献
三十碳酸（triacontanoic acid）	$C_{30}H_{60}O_2$	[19]
isolimonexic acid	$C_{26}H_{30}O_{10}$	[30]
绿原酸（chlorogenic acid）	$C_{16}H_{18}O_9$	[40]
新绿原酸（neochlorogenic acid）	$C_{16}H_{18}O_9$	[40]
隐绿原酸（cyclohexanecarboxylic acid）	$C_{16}H_{18}O_9$	[40]
咖啡酸（caffeic acid）	$C_9H_8O_4$	[40]
阿魏酸（ferulic acid）	$C_{10}H_{10}O_4$	[45]
对羟基桂皮酸（*p*-hydroxy-cinnamic acid）	$C_9H_8O_3$	[45]
3，4-二羟基苯甲酸	$C_7H_6O_4$	[45]
trans-caffeoylgluconic acid	$C_{15}H_{18}O_{10}$	[46]
trans-feruloylgluconic acid	$C_{16}H_{20}O_{10}$	[46]
齐墩果酸（oleanolic acid）	$C_{30}H_{48}O_3$	[47]
枸橼酸（citric acid）	$C_6H_8O_7$	[48]

（5）挥发油：吴茱萸挥发油中的成分较多，种类有数百种，其中含量较高的见表 17.8。

表 17.8　吴茱萸中的挥发油类成分

名称	分子式	参考文献
罗勒烯（ocimene）	$C_{10}H_{16}$	[49]
月桂烯（myrcene）	$C_{10}H_{16}$	[49]
石竹烯（carophyllene）	$C_{15}H_{24}$	[49]
β-榄香烯（*β*-elemene）	$C_{15}H_{24}$	[49]
β-蒎烯（*β*-pinene）	$C_{10}H_{16}$	[50]
柠檬烯（cinene）	$C_{10}H_{16}$	[50]
隐酮（cryptone）	$C_9H_{14}O$	[51]
芳樟醇（linalool）	$C_{10}H_{18}O$	[51]
D-香芹酮（*D*-carvone）	$C_{10}H_{14}O$	[51]
石竹素（caryophyllene oxide）	$C_{15}H_{24}O$	[51]
大根香叶烯（germacrene）	$C_{15}H_{24}$	[51]
α-布藜烯（*α*-bulnesene）	$C_{15}H_{24}$	[51]
α-金合欢烯（*α*-Farnesene）	$C_{15}H_{24}$	[51]
γ-榄香烯（*γ*-elemene）	$C_{15}H_{24}$	[51]
环十二烷己酮（cyclododecane）	$C_{12}H_{24}$	[51]
氧化石竹烯（caryophyllene oxide）	$C_{15}H_{24}O$	[52]
β-水芹烯（*β*-phellandrene）	$C_{10}H_{16}$	[53]
地匙菌烯醇（spathulenol）	$C_{15}H_{24}O$	[54]
α-杜松油醇（*α*-cadimol）	$C_{15}H_{26}O$	[54]

（6）其他类：除以上 5 类成分，报道的其他类成分见表 17.9。

表 17.9 吴茱萸中的其他类成分

名称	分子式	参考文献
胡萝卜苷（daucosterol）	$C_{35}H_{60}O_6$	[16]
二十九烷（nonacosane）	$C_{29}H_{60}$	[19]
β-谷甾醇（*β*-sitosterol）	$C_{29}H_{50}O$	[19]
豆甾醇（stigmasterol）	$C_{29}H_{48}O$	[30]
松柏苷（coniferin）	$C_{16}H_{22}O_8$	[40]
1*β*，4*β*-dihydroxyeudesman-11-ene	$C_{15}H_{26}O_2$	[35]
吴茱萸内酯醇（evodol）	$C_{26}H_{28}O_9$	[35]
儿茶酚（catechol）	$C_6H_6O_2$	[21]
紫丁香苷（syringin）	$C_{17}H_{24}O_9$	[21]
蒲公英萜酮（taraxerone）	$C_{30}H_{48}O$	[21]
反式咖啡酸甲酯（*trans*-methylcaffeate）	$C_{10}H_{10}O_4$	[20]
对香豆酸甲酯（methyl *p*-coumarate）	$C_{10}H_{10}O_3$	[20]
正十八烷醇（*1*-octadecanol）	$C_{18}H_{38}O$	[55]
正二十七烷醇（*1*-heptacosanol）	$C_{27}H_{56}O$	[55]
蔗糖（*D*（+）-sucrose）	$C_{12}H_{22}O_{11}$	[44]
芥子醇 9-*O*-阿魏酰基-4-*O*-*β*-*D*-葡萄糖苷	$C_{27}H_{32}O_{12}$	[44]
3-*O*-阿魏酰基奎尼酸甲酯	$C_{18}H_{22}O_9$	[44]
4-甲氧基苯甲醇（4-methoxybenzyl alcohol）	$C_8H_{10}O_2$	[44]
7-羟基香豆素（7-hydroxycoumarin）	$C_9H_6O_3$	[44]
肌醇（myo-inositol）	$C_6H_{12}O_6$	[56]
邻苯二甲酸二丁酯（phthalic acid dibutylester）	$C_{16}H_{22}O_4$	[56]
多糖（polysaccharide）	none	[57]
硬脂酸-1-甘油单脂（glycerol 1-octadecanoate）	$C_{21}H_{42}O_4$	[58]
异香草醛（*iso*-vanillin）	$C_8H_8O_3$	[58]
乌苏-12-烯-3-醇（12-ursen-3-ol）	$C_{30}H_{50}O$	[58]
尿嘧啶（uracil）	$C_4H_4N_2O_2$	[58]
2-十五烷酮（2-pentadecaone）	$C_{15}H_{30}O$	[58]
对羟基苯甲酸乙酯（ethyl 4-hydroxybenzoate）	$C_9H_{10}O_3$	[38]

综上，目前吴茱萸中已报道的化学成分共包括吲哚类生物碱、喹诺酮类生物碱、其他生物碱、苦味素类、有机酸类、挥发油等含量较高的成分及其他类成分，梳理清楚这些成分，为吴茱萸水煎液的分析和分离提供数据支持。

2. 吴茱萸现代毒理学研究

（1）吴茱萸的肝毒性研究：目前，研究人员对吴茱萸各个极性部位的肝毒性均有研究。有研究发现，水提物可导致肝毒性损伤，且存在一定“量-时-毒”关系；吴茱萸水提物造成肝损伤程度呈现剂量依赖相关性[59]。水提取物均可影响大鼠、小鼠肝药酶 P450 亚型的活性，并具有一定的差异性，吴茱萸水提取物对大鼠、小鼠 CYP1A、CYP2C 和 CYP2E1 的活性具有诱导作用，且对 CYP1A 活性的诱导更为显著。另外，其水提取物对小鼠 CYP3A 具有诱导作用，对大鼠 CYP2D 具有抑制作用，但对大鼠 CYP3A、小鼠 CYP2D 的活性无显著影响[60]。李波等[61]研究发现，吴茱萸乙醇提物会对大鼠产生不同程度的毒性。主要表现为小叶下静脉及肝脏中央静脉周围肝细胞变形及灶性坏死，毒性无性别差异，并呈现一定的“时–毒”、“量–毒”关系。

黄伟等[62]分别制备了吴茱萸全组分、醇提物、水提物和挥发油，对其急性毒性进行了研究，结果发现：小鼠给予灌胃吴茱萸全组分、水提物和醇提物后均可出现死亡，其毒性由强至弱的顺序为挥发油、全组分、醇提物、水提物。吴茱萸挥发油肝毒性“量–时–毒”关系研究中，发现小鼠单次灌胃 6h 后，血清谷丙转氨酶（ALT）、谷草转氨酶（AST）达到峰值，8～72h 内造成明显肝损伤，且呈现一定程度的剂量依赖相关性。孙蓉等[63]研究发现，小鼠多次灌胃吴茱萸挥发油后，呈现一定程度的肝损伤，且与时间、剂量呈现一定相关性，结果显示：给药 7d 之内小鼠血清谷丙转氨酶（ALT）、谷草转氨酶（AST）、碱性磷酸酶（AKP）及总胆红素（TBI）升高，白蛋白（ALB）降低，脏器系数增大，并表现为不同程度的脂肪变性、肝细胞水肿和间质充血。

（2）吴茱萸基原和产地对肝毒性的影响：吴茱萸有吴茱萸、石虎和疏毛吴茱萸 3 种基原，李莉等[64]、吴燕等[65]研究发现，不同基原与产地的吴茱萸指纹图谱相似度之间差异不大，但吴茱萸次碱、吴茱萸碱、柠檬苦素含量呈现一定的差异，且该差异与吴茱萸的基原无相关性，但与产地相关；小鼠连续或单次灌胃吴茱萸水提物后，表现为一定的毒性，且毒性大小与产地关系密切，但与基原无明显相关性。本论文的前期研究发现，吴茱萸三种基原的指纹图谱相似度较高，大于 85%。通过聚类分析发现 3 种基原可各自聚类。通过指纹图谱对比发现，3 种基原吴茱萸的水煎液成分种类基本没有差异。

（3）吴茱萸肝毒性的机制研究：据报道[66]，吴茱萸水提物可显著升高小鼠血和肝中的 MDA 含量，降低 GSH-Px、SOD 活性，升高 NO 含量，增大 NOS 活性，降低 GSH 含量，且呈现出一定的剂量依赖性，推测吴茱萸致肝毒性机制可能为引起机体氧化应激后诱导脂质过氧化。黄伟等[67]研究发现，吴茱萸水提物镇痛机制主要与降低血中 PGE2 含量有关，伴随肝毒性的损伤途径可能与引起机体氧化应激后诱导脂质过氧化有关。Cai Q 等[68]研究发现，吴茱萸水煎液导致的氧化应激和线粒体通透性转变是其致肝毒性的部分机制。

周璐等[69]在研究吴茱萸水煎液致小鼠肝毒性机制中发现，连续 21d 给予高、中、低 3 个剂量的吴茱萸水煎液后，与正常组相比，给药组的小鼠肝脏中 IL-1β、IL-6 及 TNF-α 的含量明显增高。提示吴茱萸致肝损伤的原因可能与大量炎症介质的释放与产生有关。廖文强等[70]研究发现，Erk、CDK8、CK1e 蛋白表达量上调及 Stat3、Src 蛋白表达量下调可能为吴茱萸致小鼠肝毒性的分子机制之一，同时还可能与炎症细胞活化聚集形成的免疫性损伤有关。

（4）吴茱萸毒性物质基础研究：目前，吴茱萸肝毒性物质基础的研究主要集中在极性部位，未能阐明毒性成分，解释毒性的具体成分来源。林淑娴等[71]研究了吴茱萸次碱、吴茱萸碱和吴茱萸总碱对小鼠肝肾功能的影响，结果均无统计学意义，未见明显毒性。李文兰等[72]对吴茱萸发现的肝毒性部位进行了 UPLC-MS 分析，鉴定了 29 个化合物。Liang J 等[73]采用 OPLS 正交偏最小二乘法和 ALT、AST 指标对吴茱萸的醇水提取物进行了谱毒相关研究，预测了毒性成分。结果表明松苷等 7 个化合物可能是吴茱萸表现出肝毒性的主要成分。Li W 等[74]采用 BCA 双变量相关分析和 ALT、AST 和肝损伤系数对吴茱萸 50%乙醇提取物进行了类似研究，并对毒性成分进行了预测，结果表明二氢吴茱萸次碱等 7 个化合物可能是其主要毒性成分。但这些谱毒研究的结果仅有两个成分重叠，且预测的毒性强弱顺序差异较大。

综上所述，吴茱萸有“小毒”已是自古至今的共识，其毒性与功效相关性不大，应属于“狭义”毒的范畴。吴茱萸化学成分到目前为止研究已较深入，但是对吴茱萸肝毒性及其物质基础的研究还停留在极性部位和成分的预测阶段，单纯采用相关性分析预测所得的结果可靠性不能得到保证。吴茱萸肝毒性研究应在质量标志物概念和研究思路的指导下，进一步深入开展。

第二节 基于“毒–效–证”关联评价的吴茱萸毒性研究进展

中药质量控制目前主要集中在有效性控制上，常以中药中一种或者几种有效成分或特征性成分的量作为该中药材或中成药的质量标准。近年来，中药及其制剂药害事件及不良反应报道日渐增多，中药毒副作用的争议直接影响了中药及其制剂的应用和中医药产业化的发展，并形成了成分有毒即药材有毒、药材有毒即复方和制剂有毒的错误认识。中药“效–毒”二重性是中药作用的基本特性，中药毒性是在中医理论指导下，在辨证用药过程中，在功效的临床表征过程中被发现和认识的；中药的毒性与功效和证候密切相关，中药毒性应当放在功效（适应证）和中医的证候中进行综合评价和科学认知，为此，我们提出“功效–证候–毒性”关联背景下的质量标志物确认，以确保临床用药的疗效与安全性的学术思路，见图 17.1。

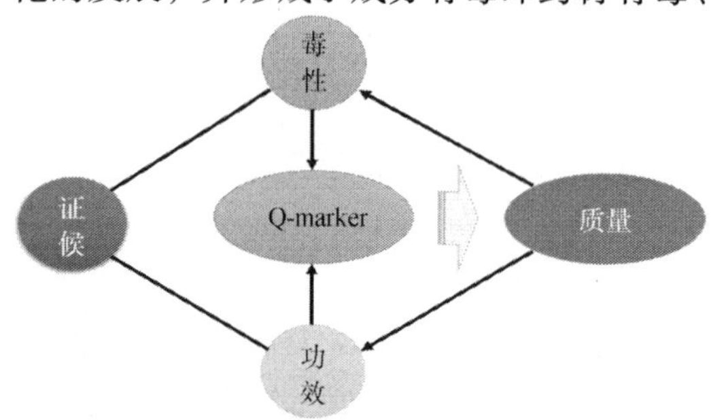

图 17.1 中药“功效–证候–毒性”关联背景下的质量标志物确认

（一）功效–证候–毒性关联背景下的质量标志物确认的必要性

中医的“证候”是指疾病在演变过程中各种病理因素在体质、自然环境、社会心理等因素和多种矛盾综合作用于机体的整体反应，是诊察和思辨所得，为辨证论治提供依据，中药应在“辨证论治”等中医药理论的指导下使用[75]。以往研究多以“功效–毒性”关联的研究模式进行中药质量标准研究，“功效–毒性”物质基础确认等，忽略了中药“功效”和“毒性”的表达与“证候”的关系。本实验室前期研究显示：吴茱萸挥发油对正常小鼠 LD_{50} 值为 2.70mL/（kg·d），吴茱萸全组分、醇提物和水提物对正常小鼠的 MTD 分别为 15.6g/（kg・d）、70.6g/（kg・d）和 80.0g/（kg・d）[62]；吴茱萸挥发油对胃寒证小鼠的 LD_{50} 值为 2.75mL/（kg・d），吴茱萸水提组分对胃寒证小鼠 MTD 为 160.0g/（kg・d）[76]；亦有学者发现：大黄提取物对 CCl_4 诱导肝损伤大鼠有显著的肝保护作用，而对健康大鼠具有明显的肝毒性[77]。因此，对症使用（有毒）中药，可以使毒性得到有效控制。

（二）“功效–证候–毒性”关联背景下的质量标志物确认的方法研究

适宜效毒关联评价的证候动物模型建立和中医“证候”客观化、科学化是影响中药“功效-证候-毒性”关联背景下的质量标志物深入研究的一个前提。随着系统生物学技术的进步及网络药理学的发展，利用组学数据可发现特定疾病中不同证候的系统生物学特征及生物学效应网络，而利用网络药理学技术和方法有助于阐明特定证候的药理学特征[6]。此外，表型组学的提出为中医证候的生物学基础研究提供了新的视角[78]，为证候在动物身上模拟提供了生物学标志。既往我们以整体的病症结合动物模型为主，通过药效学指标评价、证候指标评价及生物学标志物的研究，开展基于中药质量标志物确认的药理学评价体系研究，基于中药质量标志物确认的“效–毒”相关性分析，基于中药质量标志物确认的物质基础研究。在系统药理学基础上，运用系统生物学、网络药理学的方法和技术，综合分析中药“多组分、多靶点、多途径”特征所产生的“效–毒”靶标网络。中药的“效–毒”物质基础可对“效–毒”网络中重合性的生物效应靶点进行调控，从而实现中药“效–毒”靶点网络与“效–毒”物质基础的分子对接，见图 17.2。

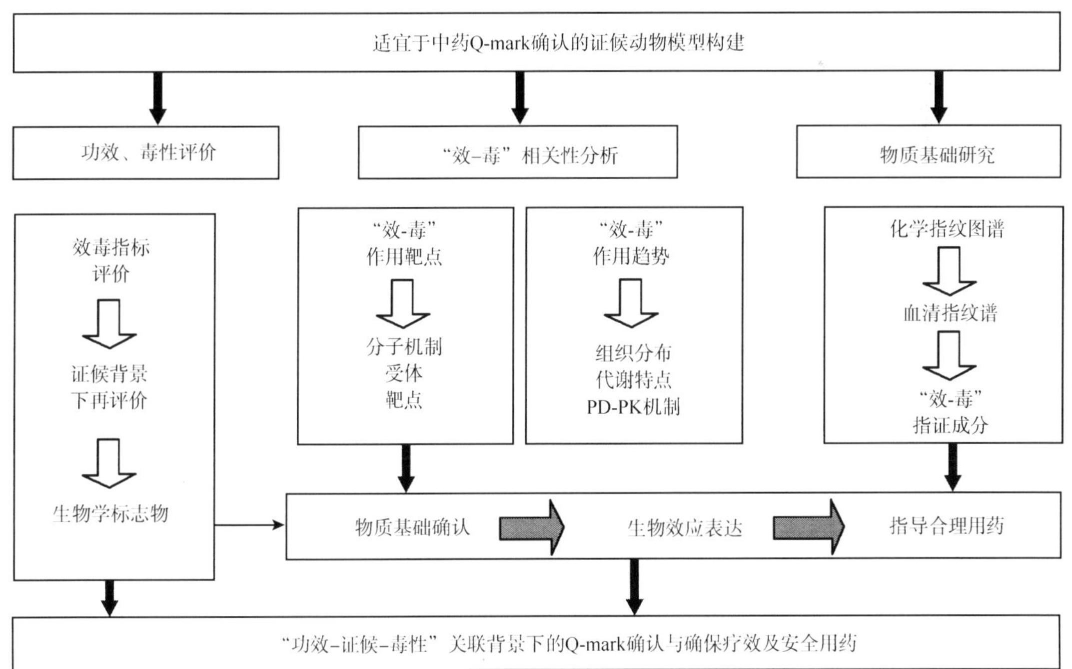

图 17.2　“功效-证候-毒性”关联背景下的质量标志物确认方

（三）吴茱萸“功效-证候-毒性”相关的质量标志物的发现及确定

本项目组在前期 973 课题有毒中药研究过程中，通过药性物质基础研究，在系统研究炮制加工、煎煮时间、炮制配伍对效毒物质影响的基础上，对传统药性理论之热性寒性进行评估和预测，建立描述活性物质与毒、效综合效应之间相互关系的数学模型；再通过虚拟筛选发现具有潜在效毒成分，并在证候背景下，运用体内外实验技术，进行了不同水平上的药效学和毒理学验证研究，并通过不同状态下的物质基础辨识，最终确定中药质量标志物。

1. 实验室前期研究发现

利用胃寒症小鼠模型，采用经典的小鼠热板法，灌胃不同剂量吴茱萸挥发油和水提物，观察吴茱萸挥发油和水提物镇痛作用及伴随毒副作用，为阐明其“功效-证候-毒性”相关性提供实验依据。检测血清 ALT、AST、PGE2、NO、NOS、MDA、SOD、GSH、GSH-Px、BUN、CR 及肝脏 ALT、AST；并通过相关的毒性反应积分表，记录小鼠的伴随毒性症状。吴茱萸挥发油和水提物均在药后 30min 有明显的镇痛作用，60min 达到峰效应，呈现一定的“量-效”和“时-效”关系，血中和肝内 ALT 和 AST 水平升高，血中 PGE2、MDA、NO、NOS 水平升高，SOD、GSH、GSH-Px 水平下降，BUN、CR 水平无明显变化，肝体比值增加，肾体比值无明显变化。吴茱萸挥发油和水提物发挥镇痛效应的机制与抑制疼痛介质释放、过氧化损伤及 NO 损伤有关；在发挥镇痛效果的同时还会伴随着对肝脏产生一定的毒性，毒性机制主要为氧化损伤，呈现与肝毒性损伤相并行的“量-时-毒”关系[79,80]。

2. 网络药理学分析

生物碱是吴茱萸的主要化学和生物活性成分，其中吴茱萸碱、吴茱萸次碱、去氢吴茱萸碱是其主要活性成分。使用 ChemBio Office 2012 软件绘制吴茱萸碱、吴茱萸次碱、去氢吴茱萸碱和 β-蒎烯 4 个代表性化合物的三维立体结构图，将 4 个化合物三维立体结构投入反向分子对接网站 Pharm Mapper，进行药物分子的靶点预测，将筛选得到的靶点通过 KEGG 数据库及文献查阅得到相应的通路，分析通路找到和镇痛、抗炎和氧化损伤相关的通路，经 Cytoscape 2.6 软件处理、4 个代表性化合物的“效-毒”相关靶点通路预测，得到与吴茱萸镇痛和肝毒性作用同时相关的 32 个靶点及 5 条通路，体现了吴茱萸质量标志物对“效-毒”网络调控的“多组分、多靶点、多途径”的作用机制，见表 17.10。

表 17.10　吴茱萸“效-毒”网络交集通路分析

成分	通路名称	包含基因
吴茱萸碱、吴茱萸次碱、去氢吴茱萸碱、β-蒎烯	mitochondrial fatty acid beta-oxidation	IL-1，IL-6，IL-8，TNFR1，FasL，caspase-3，caspase-7
	PPAR signaling pathway	Apo-AV，CYP27，CPT-1，CPT-2，MMP-1，PDK1，AQP7
	VEGF signaling pathway	PGI2
	MAPK signaling pathway	FAS，AKT1，AKT2，MAPK8，NFKB1，RELA，JNK
	free radical induced apoptosis	IL8，TNF
	cells and molecules involved in local acute inflammatory response	IL6，IL8，TNF

综上所述，中药质量评价和控制是保证中药临床有效性和安全性的重要前提，也一直是中医药研究的难点和热点，更是制约中药现代化发展的关键科学问题之一。现行的质量控制格局单一，难以与功效对应，评价模式不能在真正意义上控制中药质量。中药质量控制需要一种综合、系统、有效、可控的标准去体现中药质量及临床功效。

中药药性是中药效毒物质的性能表现，中药功效是中药药性的功能表达，中药毒性无论是广义毒还是狭义毒都与中药功效表达和证候背景密不可分。因此，中药质量标志物应从功效和毒性两个方面同时入手，建立基于“效–毒”关联评价的以质量标志物为核心的质量评价体系，这样既能体现中药质量核心内涵，又能实现中药过程控制，“功效-证候-毒性”关联背景下确认的质量标志物才能确保中药的疗效与使用安全性。

缪希雍谓：“物有味必有其气，有气斯有性。”强调药性由“气”和“味”组成，二者密不可分，又各有偏重，“味”多反映其物质属性，“性”则偏重其功能属性，两者是“体”与“用”的关系，“体用一体，各有偏重”，中药成分复杂即决定了中药性味的多元性特征，且存在密切联系。随着系统化学分离、HPLC-MS、波谱结构确证等技术方法的发展，药性研究及物质基础效毒表征必将实现在物质属性与功能属性层面上的高度统一，再通过分子对接等技术从分子水平阐释药性的物质基础及其表达“效–毒”的原理。因此，中药药性理论是中医药基础理论的重要组成部分，具有指导临床实践的作用，只有证候背景下的“效-毒”关联评价的中药药性物质基础研究才是中药质量标志物确认的前提，也是中药质量评价和控制的突破口。

第三节　基于“效–毒”相关评价的吴茱萸毒性质量标志物合理辨识

吴茱萸为芸香科植物吴茱萸、石虎或疏毛吴茱萸干燥的近成熟果实，始载于《神农本草经》，被列为中品，具有散寒、止痛、降逆、助阳、止泻的功效。吴茱萸炮制后其中的吴茱萸碱、吴茱萸次碱、吴茱萸内酯含量均下降但不明显，柠檬苦素含量变化较大，提示柠檬苦素可能是毒性物质基础[81]。吴茱萸炮制后挥发油含量降低了 13.33%，LD_{50}值升高了 19.15%，揭示毒性的降低与挥发油组分及含量的变化具有一定的关系[82]。

我们前期通过 HPLC、GC 及质谱联用技术，对吴茱萸进行了全息成分表征，通过全息成分与功效、毒性研究数据的关联分析，分别初步确定为功效质量标志物和毒性质量标志物，为后续证候背景下的效毒验证提供化学物质背景信息，见图 17.3。

一、基于传统用法入手的吴茱萸肝毒标志物研究思路与技术路线

本章以吴茱萸传统用法入手，通过本草考证、毒性成分预测、毒性成分分离、毒性成分验证，发现吴茱萸肝毒性物质基础，进而通过质量标志物研究，实现吴茱萸肝毒质量标志物的发现和确认（图 17.4）。

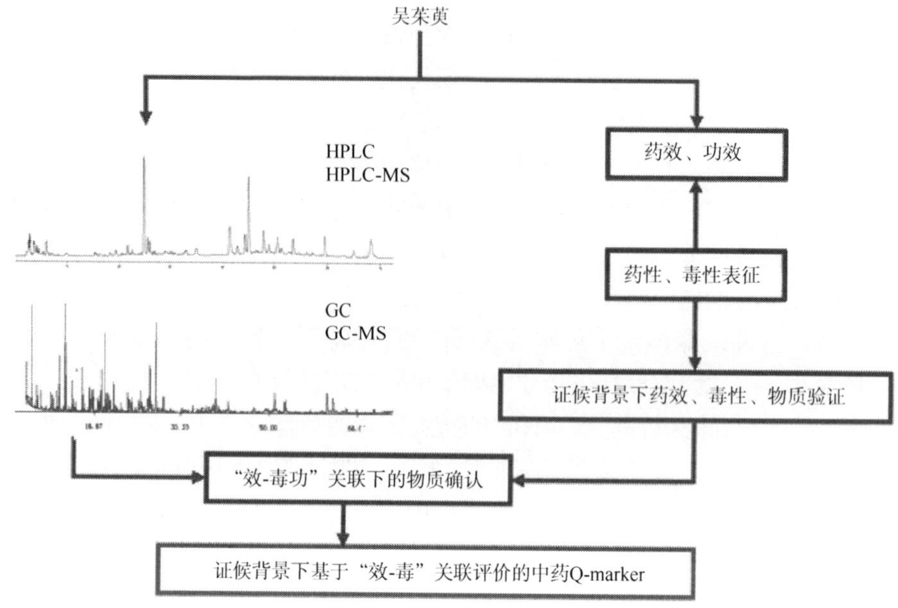

图 17.3　中药吴茱萸基于"效-毒"关联评价的质量标志物研究

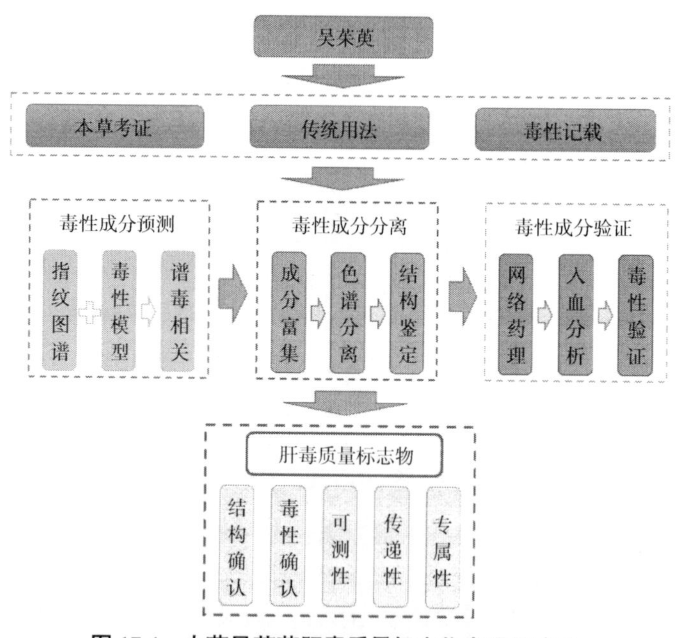

图 17.4　中药吴茱萸肝毒质量标志物发现及确认

二、传统用法入手吴茱萸肝毒性物质基础的发现与确认

（一）吴茱萸传统用法的记载

1. 吴茱萸洗法的记载

《伤寒杂病论》中记载："吴茱萸汤。方二十九。吴茱萸，一升，洗，……。"自《伤

寒杂病论》记载吴茱萸需“洗”之后，吴茱萸的洗法发展出了“汤浸”、“汤泡”、“泡”、“热水洗”、“烫”等，目的为“去苦烈汁”、“去涎”、“去毒”、“去苦汁”、“去猛烈之性”、“去辛”等，之后才“可用”、“后良”、“方用”、“即可”，洗法的次数有“七次”、“数次”、“五六次”、“一二次”、“三五次”、甚至“五六十遍”、“数十次”（表 17.1），说明吴茱萸的洗法与其毒性有关，是古代吴茱萸减毒的重要炮制方法。

2. 吴茱萸煎法的记载

《伤寒杂病论》记载：“吴茱萸汤，……，以水七升，煮取二升。”相比最初 7 升，其煎去的水量达到了 5 升，所需煎煮时间较长，因此被归为“久煎”[84]。吴茱萸汤的记载中，《备急千金要方》引苏长史吴茱萸汤：“吴茱萸六升、木瓜二颗，以水一斗三升，煮取三升。”《千金翼方》记载茱萸汤：“吴茱萸二升，……，以水一斗二升，煮取四升。”《外台密要》载：“茱萸汤，吴茱萸二两，……，以水一斗五升，煮取三升。”北宋《医心方》载：“茱萸汤，以水九升，煮取三升”。这些记载的含吴茱萸的方剂中对煎煮时间虽无明确记载，但是从煎煮前后的水量变化可以看出水的煎出量较大，所需煎煮时间较长。加之吴茱萸自古即被认定为有毒中药，故推测吴茱萸久煎的传统用法同样与其毒性相关。

3. 其他用法记载

除了“汤洗”和“久煎”之外，吴茱萸还有清炒、火炮、煮、炙、熬、焙、烘、煨等炮制方法。各种方法炮制吴茱萸的主要目的都是降低毒副作用与增加疗效，如酒炙可增强温中止痛的作用，黄连制和姜制能增强止呕作用等[85]。另外，吴茱萸在配伍时，畏紫石英，恶丹参、硝石、白垩。

综上所述，吴茱萸自古以来即被公认为是有毒中药，多记载为“有小毒”，在此基础上发展出了多种行之有效并延续至今的关于减毒的用法，如“久煎”和“汤洗”的传统用法。对这些传统用法的科学解析，可作为吴茱萸中肝毒质量标志物发现的指引和切入点，推动吴茱萸毒性研究的进一步深入。

（二）基于谱毒相关的吴茱萸肝毒物质基础的预测

本部分目的为以吴茱萸“久煎”的传统用法为切入点，对吴茱萸水煎液肝毒性的物质基础进行预测，并尝试对目标成分进行结构解析，推测目标成分的理化性质，为之后目标成分的定向富集、分离策略的制订和分离方法的选择提供数据参考。首先，建立吴茱萸水煎液的 HPLC-DAD-MSn 指纹图谱，标定共有峰，从而对吴茱萸水煎液中的化学成分进行定量表征；其次，选择灵敏度高、特异性好的肝毒性指标对吴茱萸水煎液的肝毒性进行评价；最后，选用合适的算法建立吴茱萸水煎液和肝毒性指标之间的数学模型，根据匹配度的高低和贡献率的大小对吴茱萸指纹图谱中的共有峰进行排序，通过质谱对相关性高的色谱峰进行定性分析，对其结构进行初步解析。

1. 仪器与试剂

Agilent 1200 系列高效液相色谱系统（Agilent 公司，美国）；Agilent 6320 Ion Trap LC/MS；LC-350A 超声波清洗器（济宁市鲁超仪器厂，山东）；电子天平 BP211D（赛多利斯，德国）；台式离心机（上海安亭科学仪器厂，上海）；KDM 电加热套（山东鄄城华鲁电热仪器有限公司，山东）；BB-16 型二氧化碳培养箱（Heraeus 公司，德国）；XSZ-D 倒置显微镜（Olympus 公司，日本）；Multiskan Go 型酶标仪（Thermo 公司，芬兰）；超低温冰箱（海尔集团，山东）；96 孔培养板（Corning 公司，美国）；台式离心机（上海安亭科学仪器厂，上海）；Simplicity 纯水仪（密理博公司，美国）。

乙腈（色谱纯，美国 Fisher 公司）；甲酸等其他试剂均为分析纯（AR）；绿原酸对照品（中国药品生物制品检定所，批号 110753-200413，纯度 98%）；超纯水（Simplicity 超纯水系统，美国）；四噻唑蓝（MTT，Sigma 公司，批号 20160512，美国）；谷丙转氨酶（ALT，南京建成生物工程研究所，批号 20161016）；乳酸脱氢酶（LDH，南京建成生物工程研究所，批号 20160928）；谷草转氨酶（AST，南京建成生物工程研究所，批号 20161004）。

细胞系：人正常肝细胞 L02 细胞系，购自上海细胞生物学研究所，5% CO_2、37℃条件下常规培养于 DMEM 中（含 10%胎牛血清），吴茱萸水煎液的肝毒性实验均在 L02 细胞生长的对数期内进行。

所收集的吴茱萸药材样品共 12 批，由山东省中医药研究院（Shandong Acdemy of Taditional Chinese Medicine）林慧彬研究员鉴定为芸香科植物吴茱萸 *Evodia rutaecarpa*（Juss.）Benth.、石虎 *Evodia rutaecarpa*（Juss.）Benth. var. *officinalis*（Dode）Huang 或疏毛吴茱萸 *Evodia rutaecarpa*（Juss.）Benth. var. *bodinieri*（Dode）Huang 的干燥近成熟果实（表 17.11）。

表 17.11　吴茱萸样品信息表

编号	批号	基原	产地
S1	150301	石虎	浙江
S2	1206170422	石虎	江西
S3	150801	石虎	浙江
S4	141001	石虎	浙江
S5	141201	石虎	浙江
S6	150909	疏毛吴茱萸	江西
S7	1208011952	疏毛吴茱萸	江西
S8	150504004	疏毛吴茱萸	江西
S9	20150625	疏毛吴茱萸	湖南
S10	150701	吴茱萸	江西
S11	121105	吴茱萸	贵州
S12	140815	吴茱萸	浙江

2. 方法

（1）指纹图谱色谱条件：色谱柱 Thermo Syncronis C18（250mm×4.6mm，5μm）；检测波长 220nm；DAD 检测器采集全波长数据（210～400nm）；流速 1.0mL/min；流动相溶剂体系：0.3%磷酸水（A）-乙腈（B），梯度洗脱（0～25min，96%～93.5% A；25～32min，93.5% A；32～37min，93.5%～92% A；37～56min，92% A；56～75min，92%～83% A；75～90min，83%～80% A；90～120min，80%～50% A；120～135min，50% A），柱温 30℃，进样量 5μL。

（2）吴茱萸指纹图谱供试品制备：取吴茱萸供试品粉末 0.5g（过 3 号筛），精密称定，精密加入超纯水 25mL，称取总重，采用水回流方式提取样品 1h，冷水冲洗快速冷却至室温，用超纯水补足减失的重量，摇匀，提取液先采用定性滤纸过滤，滤液过 0.45μm 微孔滤膜，得吴茱萸指纹图谱供试品。

（3）指纹图谱方法学考察：稳定性考察：取 S1 号吴茱萸样品粉末，按照供试品制备方法制备供试品溶液，在 0、4h、8h、12h、24h 进样，对样品的稳定性进行考察。

精密度考察：取 S1 号吴茱萸样品粉末，制备供试品溶液，连续进样 6 次，考察所用仪器的精密度。

重复性考察：取 S1 号吴茱萸样品粉末 6 份，按照供试品制备方法制备供试品溶液，对提取方法的重复性进行考察。

数据处理：运用安捷伦 1200 系列工作站 ChemStation（version B01.03）对 HPLC 色谱图进行处理，导出为 *.cdf 格式，后将数据导入《中药色谱指纹图谱相似度评价系统》2004A 版，绘制 12 批吴茱萸样品的指纹图谱叠加图，以 S1 样品 HPLC 色谱图作为参照图谱，经过自动匹配和多点校正，采用中位数法建立指纹图谱对照图谱，标定 12 批样品的共有峰，以 14 号峰为参照峰，计算共有峰的相对峰面积及相对保留时间，计算相似度。采用 SIMCA-P 14.1 软件将获得的指纹图谱共有峰数据矩阵进行偏最小二乘法-判别分析（PLS-DA）、层序聚类分析（HCA）和主成分分析（PCA）。

（4）吴茱萸不同煎煮时间样品的指纹图谱分析：不同提取时间吴茱萸供试品制备：取 S1 号吴茱萸样品（过 3 号筛）0.5g，平行称取 12 份，精密称定，精密加入超纯水 25mL，称取总重，采用水回流方式提取样品，提取时间：10～120min，时间间隔为 10min，冷水冲洗快速冷却至室温后，用超纯水补足减失的重量，混匀，定性滤纸过滤后滤液过 0.45μm 滤膜，得吴茱萸不同煎煮时间供试品。

不同煎煮时间样品的数据分析：对吴茱萸不同煎煮时间样品进行分析，运用 ChemStation（version B01.03）软件进行 HPLC 色谱图处理，导出为*.cdf 格式，导入 2004A 版《中药色谱指纹图谱相似度评价系统》软件。提取吴茱萸不同煎煮时间指纹图谱的共有峰的峰面积作为“谱-毒”相关性分析的物质基础输入数据。

（5）质谱条件：将流动相中的磷酸更换为同等浓度的甲酸后，进行质谱分析。采用 ESI 离子源；扫描深度为 5 级；扫描速度 26 000m/z/s 正负交替模式；质荷比检测范围 50～1000*m/z*；干燥气流速为 9L/min；喷雾针压力 35psi；毛细管电压 4000V，干燥气温度为 350℃；分流比 4∶1。记录总离子流（TIC）图。

（6）L02 细胞生长曲线的测定：L02 细胞以 1.2×10^4 个/毫升接种于 48 孔细胞板后，于 5% CO_2、37℃进行细胞培养。培养 24h 后，除空白对照组其余各孔加入不同煎煮时间的吴茱萸水煎液，继续培养 24h。间隔 4h 用酶标仪测定各孔 490nm 处的吸光值。每组设置 3 个复孔，持续观察 48h 后，分析并绘制 L02 细胞生长曲线。

（7）对 L02 细胞增殖的影响：将（6）中培养 48h 后的 L02 细胞取出，吸弃培养基，每孔加入 200μL 的 0.5mg/mL MTT 溶液，继续培养 4h，吸弃培养基，每孔加入 DMSO 100μL，震荡摇匀，采用酶标仪检测 570nm 下的吸光度值（A）。按照公式：增殖抑制率（IR，%）=[（1–药物组 A 均值）/对照组 A 均值]×100，计算 IR。

（8）对 L02 细胞上清液 LDH、ALT、AST 的影响：取（6）中培养的细胞上清液 10μL，依据 LDH、ALT、AST 检测试剂盒说明书，检测不同煎煮时间吴茱萸样品对 L02 细胞上清液的影响。

（9）谱毒相关分析：采用 Matlab 软件，利用灰色关联分析法（GRA）进行谱毒相关分析。以吴茱萸指纹图谱的共有峰面积为子序列，不同煎煮时间样品对 L02 细胞上清液 LDH、ALT、AST 的指标值为母序列，对数据进行标准化处理，分别计算各共有峰的灰色关联度（GRD），根据 GRD 的大小确定各共有峰与 L02 肝毒性指标的关联度的大小。

3. 结果

（1）指纹图谱方法学考察结果：取同 S1 号吴茱萸样品，进行重复性实验、精密度实验和稳定性实验，以 14 号色谱峰作为参照峰（图 17.4），计算各个主要色谱峰的相对峰面积和相对保留时间，结果 RSD 值均小于 3%，表明提取方法的重复性良好，仪器的精密度满足要求，吴茱萸供试液在 24h 内可以保持稳定。

（2）吴茱萸指纹图谱相似度和共有峰标定：在吴茱萸指纹图谱中共标定了 34 个共有峰（图 17.5），指纹图谱的叠加图见图 17.6。

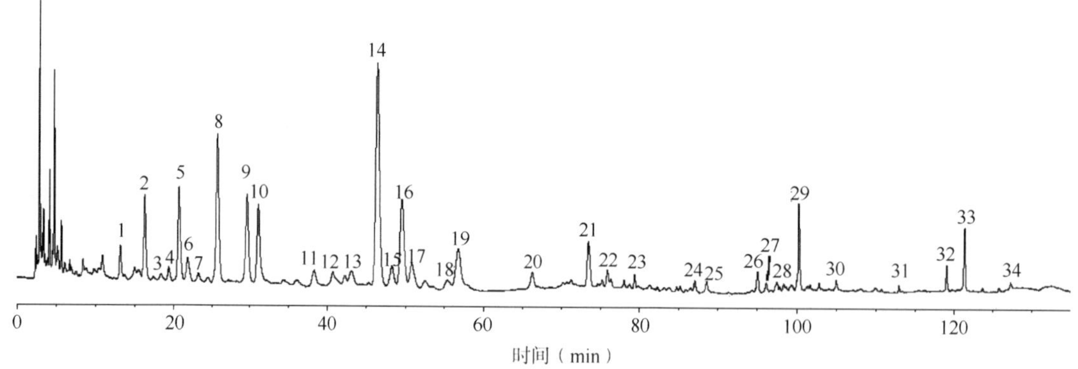

图 17.5 吴茱萸指纹图谱共有峰标定

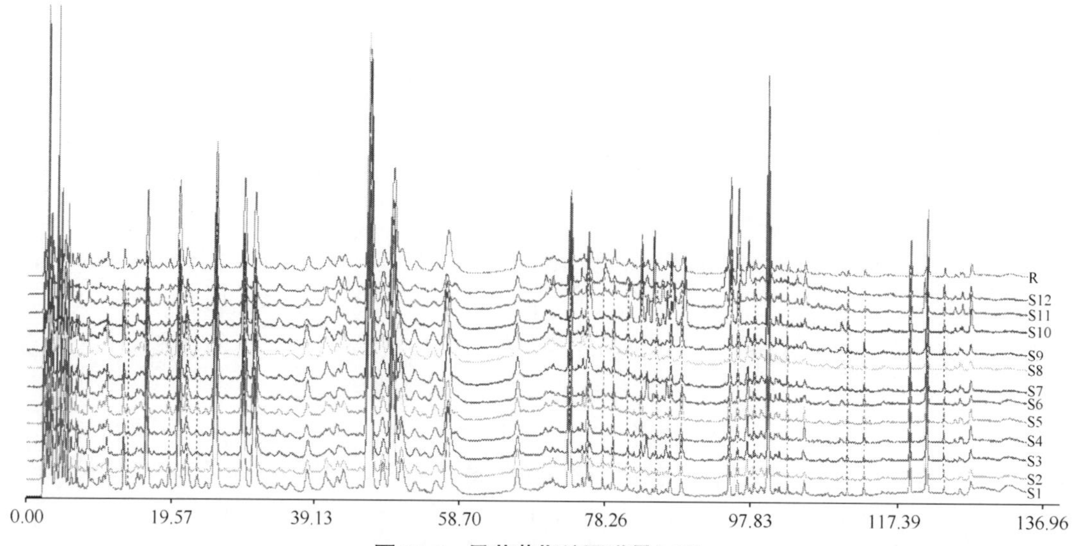

图 17.6 吴茱萸指纹图谱叠加图

吴茱萸 S1～S12 各样品之间的指纹图谱相似度为 0.869～0.997，各样品的指纹图谱与对照图谱的相似度为 0.909～0.997（表 17.12），从相似度结果和指纹图谱叠加图（图 17.5）可以看出 S1～S12 吴茱萸样品水煎液的化学成分具有较高的一致性，表明基原和产地对吴茱萸样品水煎液的成分影响较小。

表 17.12　指纹图谱相似度计算结果

	S1	S2	S3	S4	S5	S6	S7	S8	S9	S10	S11	S12	对照
S1	1	0.992	0.984	0.983	0.991	0.979	0.992	0.993	0.990	0.881	0.903	0.948	0.993
S2	0.992	1	0.984	0.975	0.979	0.975	0.995	0.991	0.991	0.869	0.899	0.962	0.990
S3	0.984	0.984	1	0.971	0.977	0.990	0.983	0.978	0.982	0.913	0.898	0.964	0.986
S4	0.983	0.975	0.971	1	0.993	0.976	0.987	0.985	0.979	0.917	0.945	0.932	0.993
S5	0.991	0.979	0.977	0.993	1	0.972	0.988	0.986	0.977	0.897	0.920	0.930	0.992
S6	0.979	0.975	0.990	0.976	0.972	1	0.983	0.983	0.988	0.921	0.912	0.969	0.989
S7	0.992	0.995	0.983	0.987	0.988	0.983	1	0.997	0.994	0.890	0.918	0.962	0.997
S8	0.993	0.991	0.978	0.985	0.986	0.983	0.997	1	0.996	0.888	0.919	0.960	0.996
S9	0.990	0.991	0.982	0.979	0.977	0.988	0.994	0.996	1	0.890	0.916	0.971	0.993
S10	0.881	0.869	0.913	0.917	0.897	0.921	0.890	0.888	0.890	1	0.953	0.879	0.909
S11	0.903	0.899	0.898	0.945	0.920	0.912	0.918	0.919	0.916	0.953	1	0.882	0.930
S12	0.948	0.962	0.964	0.932	0.930	0.969	0.962	0.960	0.971	0.879	0.882	1	0.961
对照	0.993	0.990	0.986	0.993	0.992	0.989	0.997	0.996	0.993	0.909	0.930	0.961	1

（3）吴茱萸指纹图谱的 PCA、PLS-DA、HCA 分析：将 S1～S12 吴茱萸样品的指纹图谱色谱峰数据导入 SIMCA-P 14.1 版软件，进行主成分分析（PCA），共提取了 3 个主成分，累计贡献率 R2Y（cum）达到 92.5%，说明 3 个主成分可以反映超过 90%的原谱图信息，超过 PCA 一般要求的 85%，3 个主成分的贡献率及其累积贡献率见图 17.7（a）。表示所建模型预测能力的指标和表明概括解释率的指标 Q2（cum）和 R2X（cum）分别为 0.724 和 0.689，一般 Q2 和 R2 的数值大于 0.5 时，表明模型的预测能力及稳定性良好，可以进行数据的进一步分析。采用 3 个主成分绘制 Scatter 3D 散点图，见图 17.7（b），进行聚类分析，树状图见图 17.7（c）。从图 17.7（b）和图 17.7（c）中可以看到吴茱萸样品按照基原可聚为 3 类，样品 1～5、6～9、10～12 分别聚为 1 类，分别为吴茱萸、疏毛吴茱萸和石虎，不同基源的样品各自聚为 1 类，表明所建立的指纹图谱可以反映不同来源吴茱萸样品的化学成分差异。

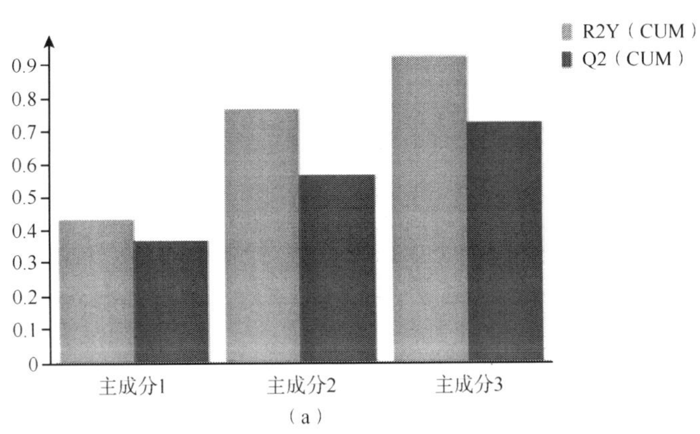

（a）

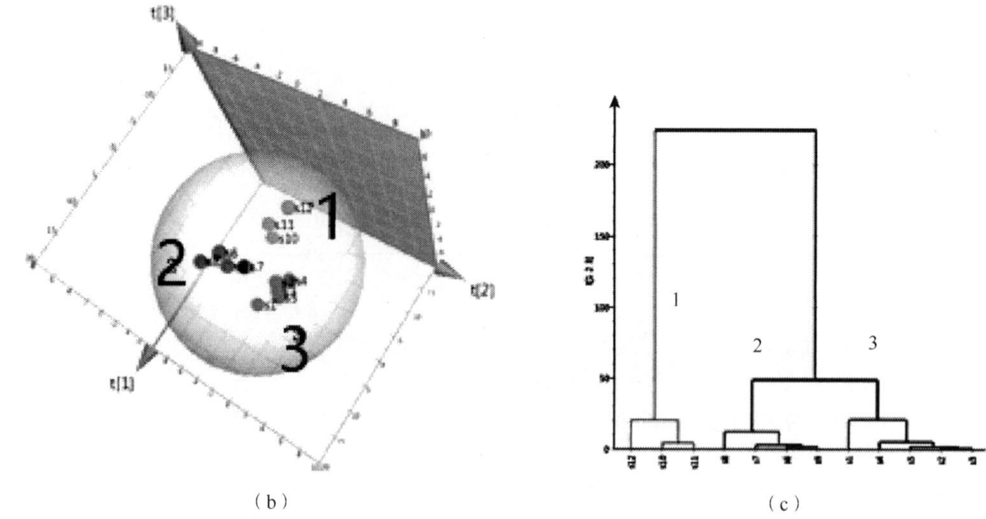

（b） （c）

图 17.7 吴茱萸指纹图谱数据分析图

1 吴茱萸，2 疏毛吴茱萸，3 石虎

（a）主成分贡献率图；（b）PLS-DA Scatter 3D 图；（c）样品聚类分析树状图

（4）不同煎煮时间吴茱萸样品的指纹图谱分析：吴茱萸 S1 号样品不同煎煮时间的指纹图谱叠加图见图 17.8。

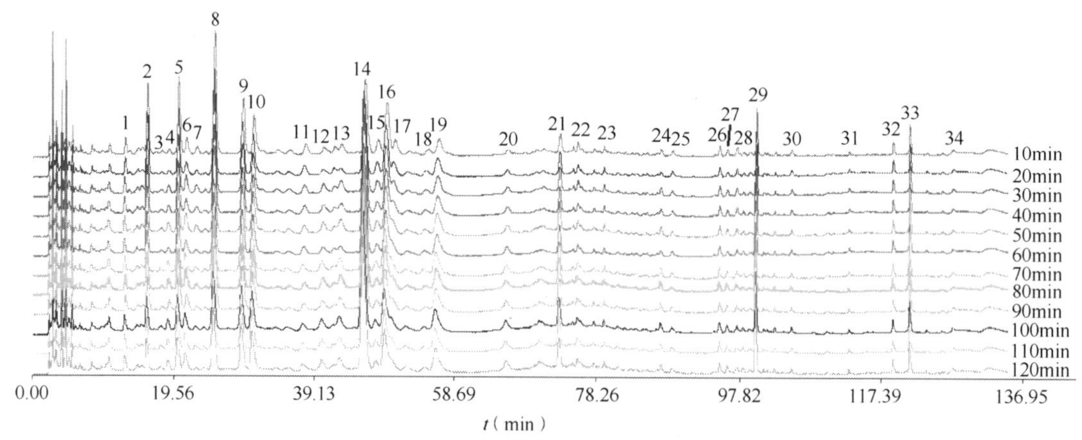

图 17.8 不同煎煮时间的指纹图谱叠加图

（5）对 L02 细胞生长曲线的影响：吴茱萸不同煎煮时间的水煎液对 L02 的生长曲线见图 17.9。图中可见，L02 细胞接种 16h 之后细胞开始呈现对数增长，于 24h 达到峰值，故选择 24h 为给药时间。

在给药不同煎煮时间水煎液后，相比正常对照组，所有药物组 L02 细胞均呈现了生长抑制的状态；药物组间对比显示，随着煎煮时间的延长，药物对 L02 细胞的抑制作用增强，在 60min 时药物组对 L02 细胞的抑制最强，随着煎煮时间的延长，水煎液的抑制作用相较于 60min 组开始减轻。说明吴茱萸煎煮时间在 60min 之前时，吴茱萸水煎煮的毒性随着煎煮时间的延长而增加，呈现出时间与毒性作用之间的正相关；在 60min 之后，随煎煮时间的继续延长，水煎液的毒性作用呈现了不同程度的减弱趋势，说明延长煎煮时间可降低吴茱萸水煎液的毒性。

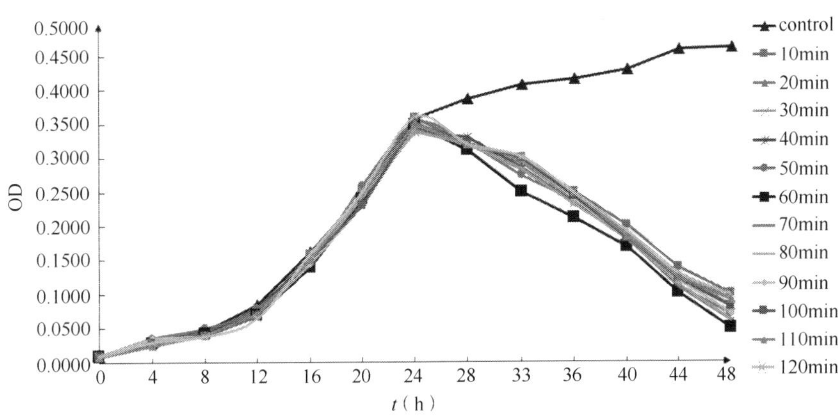

图 17.9　吴茱萸水煎液（不同煎煮时间）对 L02 细胞生长的影响

（6）对 L02 细胞增殖抑制率的影响：不同煎煮时间吴茱萸水煎液对 L02 细胞增殖抑制率的影响曲线见图 17.10，图中可见不同煎煮时间的吴茱萸水煎液，对 L02 细胞表现了不同程度的增殖抑制。60min 之前，水煎液对 L02 细胞的 IR 随煎煮时间的延长而增加，在 60min 时 IR 达到峰值，60min 后 IR 迅速下降，随后基本呈减弱趋势，说明延长吴茱萸的煎煮时间可降低吴茱萸对 L02 细胞的抑制作用。

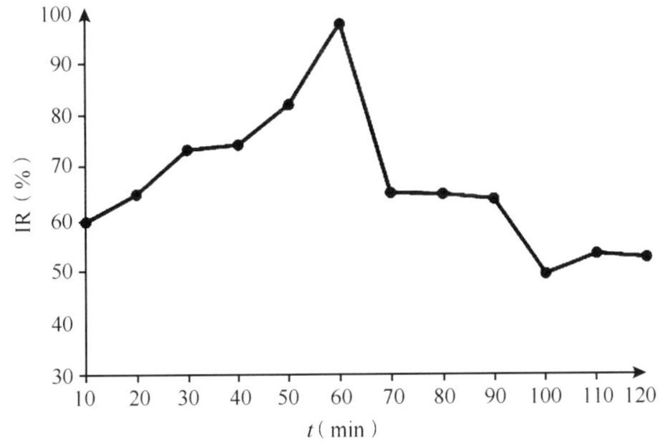

图 17.10　不同煎煮时间对吴茱萸样品对 L02 细胞增殖抑制率的影响

（7）对 L02 上清 LDH、ALT、AST 的影响：取 2.27 项下培养的细胞上清液 10μL，依据 LDH、ALT、AST 说明书进行操作，检测水煎液对 L02 细胞上清的影响，结果如表 17.13 所示。

表 17.13　不同煎煮时间吴茱萸样品对 L02 细胞上清液指标的变化（ $\bar{X}\pm s$，n=3）

	组别	LDH（U/L）	ALT（U/L）	AST（U/L）
对照		8.27±5.61	19.60±9.80	13.39±6.41
吴茱萸	煎煮 10min	41.33±13.51*	42.12±8.89**	39.37±13.30***
	煎煮 20min	42.07±12.74*	43.33±10.17**	41.23±10.84***
	煎煮 30min	50.31±15.62**	48.67±9.62**	43.99±12.19***
	煎煮 40min	52.64±20.10**	50.54±13.28***	47.62±16.41***
	煎煮 50min	58.79±21.17***	60.07±16.18***	55.23±12.82***
	煎煮 60min	61.26±21.01***	61.44±15.72***	58.72±15.89***

续表

	组别	LDH（U/L）	ALT（U/L）	AST（U/L）
吴茱萸	煎煮 70min	28.33±16.41*	30.65±11.37**	30.69±15.68***
	煎煮 80min	30.15±17.77*	33.58±10.23**	31.45±15.11***
	煎煮 90min	32.66±18.30*	35.22±10.96**	34.21±12.54***
	煎煮 100min	30.71±14.26*	31.77±7.65**	30.28±13.01***
	煎煮 110min	26.22±13.80*	30.86±9.14**	31.33±10.87***
	煎煮 120min	27.35±15.11*	28.93±8.33*	28.90±11.02***

与对照组比较：* P<0.05；** P<0.01；*** P<0.001

表 17.13 中可见，吴茱萸煎煮时间在 10～60min 时，随着时间的延长，L02 细胞上清中 LDH、ALT 和 AST 指标的变化增大；煎煮时间为 60min 时，水煎液对 L02 细胞的影响达到峰值，与正常对照组比较，60min 时，LDH、ALT 和 AST 的增长幅度最高，分别为 61.26%、61.44%和 58.72%。煎煮时间 60min 之后，对 L02 的影响程度减轻，120min 与 60min 相比，各指标分别下降了 55.35%、52.91%和 50.78%。以上结果说明吴茱萸煎煮 60min 后毒性会达到峰值，延长煎煮时间可不同程度的降低吴茱萸水煎液对 L02 细胞的毒性作用。

（8）灰色关联分析：结果见表 17.14。从表 17.14 可见，对于 L02 细胞的 LDH、AST、ALT 肝毒性指标，色谱峰 2、5、8 均高度相关，关联度均大于 0.7。三个指标呈出现高度的一致性，说明色谱峰 2、5、8 中的成分可能与吴茱萸水煎液的肝毒性密切相关。在吴茱萸水煎液指纹图谱中，2、5、8 号色谱峰在乙腈比例为 4%～6.5%时即可洗脱，保留时间较短，说明 3 个成分均为大极性成分。因此，吴茱萸水煎液中的大极性成分可能为其肝毒性成分。而吴茱萸传统用法中的“汤洗”可能与吴茱萸中大极性成分在“汤洗”过程中易于溶解而除去的特性相关。

表 17.14 吴茱萸灰色关联分析结果

峰号	LDH 关联度	峰号	AST 关联度	峰号	ALT 关联度
5	0.731	5	0.765	8	0.755
2	0.723	2	0.755	5	0.752
8	0.712	8	0.750	2	0.751
7	0.711	7	0.724	15	0.730
15	0.690	15	0.719	25	0.730
16	0.681	25	0.710	16	0.728
25	0.678	16	0.710	28	0.723
28	0.665	28	0.700	7	0.712
9	0.652	11	0.680	11	0.700
30	0.652	30	0.680	9	0.696

（9）质谱解析：吴茱萸正负模式的质谱 TIC 图见图 17.11。TIC 中的峰 2、5、8 为肝毒性预测的目标峰。色谱峰 16 经对照品比对确定为绿原酸。色谱峰 2、5、8 和 16 的 MS 和 UV 信息见表 17.15。

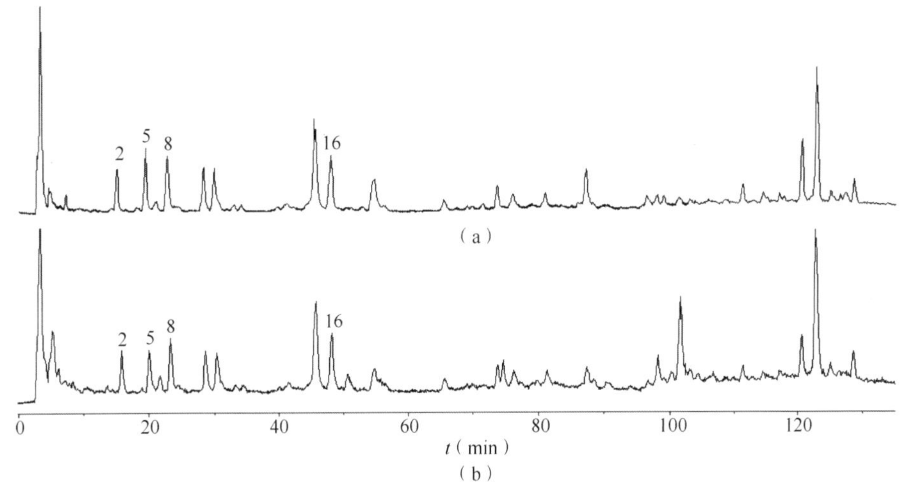

图 17.11　吴茱萸质谱 TIC 图

(a) 负模式；(b) 正模式，16 绿原酸

表 17.15　吴茱萸预测成分的 MS 和 UV 数据

峰号	负模式	正模式	分子量	分子式	UV (nm)	名称
2	MS1：455.0(100%)，357.0(33.0%) MS2：357.0(100%)，194.9(10.9%) MS3：194.9(100%)，129.0(5.6%)，339.0(5.2%) MS4：129.0(100%)，176.9(19.2%)，158.9(12.8%)，99.2(7.1%)	MS1：341.1(100%)，359.1(51.3%) MS2：163.0(100%)，323.1(14.4%) MS3：145.1(100%)，135.1(29.4%)，117.2(20.3%) MS4：117.1(100%)，89.3(10.0%)	358	$C_{15}H_{18}O_{10}$	max 218，240，298，326 min 264	咖啡酰葡萄糖酸
5	MS1：341.1(100%)，359.1(40.9%) MS2：163.0(100%)，323.1(12.1%) MS3：145.1(100%)，135.1(37.3%)，117.2(14.6%) MS4：117.1(100%)，89.3(9.3%)	MS1：455.0(100%)，357.0(38.2%) MS2：357.0(100%)，194.9(29.8%) MS3：194.9(100%)，129.0(6.2%)，339.0(3.9%) MS4：129.0(100%)，176.9(22.1%)，158.9(15.2%)，99.2(6.9%)	358	$C_{15}H_{18}O_{10}$	max 218，240，298，326 min 264	咖啡酰葡萄糖酸
8	MS1：341.1(100%)，359.1(57.3%) MS2：163.0(100%)，323.1(14.8%) MS3：145.1(100%)，135.1(32.4%)，117.2(15.5%) MS4：117.1(100%)，89.3(7.9%)	MS1：455.0(100%)，357.0(74.4%) MS2：357.0(100%)，195.0(10.8%) MS3：194.9(100%)，129.0(9.6%)，339.0(8.1%) MS4：129.0(100%)，176.9(18.5%)，158.9(12.7%)，99.1(5.7%)	358	$C_{15}H_{18}O_{10}$	max 218，240，298，326 min 264	咖啡酰葡萄糖酸
16	MS1：355.1(100%) MS2：163.0(100%)，145.1(6.1%) MS3：145.1(100%)，135.1(29.3%)，117.2(26.0%) MS4：117.1(100%)，89.3(6.1%)	MS1：451.0(100%)，353.0(55.1%) MS2：353.0(100%)，190.9(7.4%) MS3：190.9(100%) MS4：127.0(100%)，85.3(82.9%)，93.2(58.8%)，172.9(53.5%)，111.1(35.7%)	354	$C_{16}H_{18}O_9$	max 218，240，298，326 min 264	绿原酸

2、5、8、16的紫外吸收图完全一致，说明2、5、8与16可能具有相似的生色助色结构单元。正模式和负模式中2、5、8裂解路径均基本一致，且相同质荷比的离子碎片丰度相近，故2、5、8应为结构相似的同分异构体。

正模式2、5、8的+MS1中均出现了$[M+H]^+$、$[M-H_2O+H]^+$，且$[M-H_2O+H]^+$均为基峰；+MS2中*m/z* 163的碎片离子与绿原酸质谱裂解路径中*m/z* 163的离子裂解方式及碎片离子峰丰度都基本一致，绿原酸+MS2中*m/z* 163离子碎片为绿原酸分子中的酯键发生异裂，咖啡酸一侧C—O键发生断裂，丢失了一分子奎宁酸，生成了[咖啡酸-$H_2O+H]^+$的特征碎片。推测2、5、8的结构中包含一分子咖啡酸。

负模式2、5、8 –MS1中基峰均为溶剂加合离子，–MS2中的基峰为准分子离子峰$[M-H]^-$，–MS3发生异裂，咖啡酸一侧C—O键断裂，发生咖啡酸的中性丢失形成了特征碎片*m/z* 195。参考绿原酸的多级裂解，其丢失一分子咖啡酸，产生了奎宁酸的特征碎片[奎宁酸$-H]^-$，*m/z* 191，推测峰2、5、8的结构中与咖啡酸发生缩合的部分的原分子比奎宁酸大4Da，结构与奎宁酸相似，为分子量为196的有机酸，分子式经计算为$C_6H_{12}O_7^-$，推测为葡萄糖酸。由于葡萄糖酸有多个羟基可与咖啡酸进行缩合，因此最终推测2、5、8为葡萄糖酸与咖啡酸缩合而产生的咖啡酰葡萄糖酸位置异构体。

综上所述，本节以吴茱萸传统用法中的“久煎”作为切入点，采用“谱–毒”相关性分析对肝毒性成分进行了预测，并利用多级质谱对预测的目标成分进行了结构解析。

本课题组的前期研究已经证实吴茱萸有肝脏毒性，L02细胞为人正常肝细胞，药物对L02细胞的体外肝毒性作用与其在临床体内的肝毒副作用相关性较强，适宜于药物肝毒性的体外评价，因此，选择L02细胞作为本研究的肝毒性评价模型。

吴茱萸不同煎煮时间水煎液的肝毒性研究结果表明，煎煮时间为60min时，吴茱萸水煎液的肝毒性达到峰值，其后迅速下降，并在随后的60～120min内保持较为平缓的下降趋势，证明吴茱萸“久煎”的传统用法可以降低其肝毒性，为古籍中记载的吴茱萸汤需“久煎”提供了现代毒理学解释。

自《伤寒杂病论》中记载了吴茱萸汤中吴茱萸用前需要“汤洗”之后，含吴茱萸的方剂中，吴茱萸的用法多沿用了该洗法。联系到吴茱萸自古便被认为是有毒中药，而“汤洗”会导致其中成分的减少，因此，推测吴茱萸的“汤洗”可能与其减毒有关。本章进行的“谱-毒”相关研究将吴茱萸水煎液中可能的肝毒性成分指向了咖啡酰葡萄糖酸的异构体，该异构体具有大极性的特点，从不同煎煮时间的指纹图谱中可见该系列异构体的溶出速度较快，很大程度上会受到“汤洗”的影响。因此，“汤洗”从侧面也佐证了“久煎”研究的结果，下一步将继续对预测的肝毒性成分进行分离和肝毒性验证。

三、吴茱萸肝毒物质基础的分离及结构鉴定

为对预测的肝毒性成分进行结构表征和肝毒性的直接验证等进一步研究，本节尝试对目标成分进行分离和结构鉴定。考虑到目标化合物极性大的特点，其在传统硅胶柱色谱中会发生严重的死吸附，因此，我们采用大极性溶剂体系的高速逆流色谱和制备液相结合的策略，

尝试对目标化合物进行分离。HSCCC 是一种成熟的分离技术，可以进行毫克至克级样品的制备分离，广泛应用于天然产物的分离，由于与制备液相分离的原理不同，它们之间可以互为补充。HSCCC 一般采用两相体系，常用的体系中，对于小极性成分一般采用正己烷或石油醚体系，中等极性成分一般采用氯仿体系、乙酸乙酯体系、甲基叔丁基醚体系，大极性成分一般采用正丁醇体系和双水相体系。本章采用 HSCCC 双水相体系结合制备液相成功实现了目标化合物的分离，并采用 UV、MS、NMR 进行了结构鉴定，最终得到了咖啡酰葡萄糖酸的 5 个全系列异构体，其中 4 个为新化合物，以及 2 个已知化合物绿原酸和新绿原酸。

（一）方法

1. 分析液相色谱条件

色谱柱 Thermo Syncronis C_{18}（250mm×4.6mm，5μm）；流动相 0.3%磷酸水（A）-乙腈（B），梯度洗脱：0～25min，4%～6.5% B；25～32min，6.5% B；32～37min，6.5%～8% B；37～52min，8% B；52～70min，8%～100% B；柱温 30℃；体积流量 1.0mL/min；检测波长 325nm。

2. 吴茱萸水煎液的提取和目标化合物的富集

1kg 吴茱萸粉碎，10 倍量水回流 1h，提取 2 次，提取液浓缩至 1L，加入 4L 甲醇，超声 30min，过滤。滤渣加入 2L 甲醇，超声提取，过滤，重复 3 次。合并滤液，回收溶剂至干，得固体 85.1g。固体样品用 5%甲醇水 200mL 完全溶解，按 1∶9 体积比加入甲醇 1800mL，4000r/min 离心 10min，弃去上清液，收集沉淀至 100mL 烧瓶中，旋转蒸发至干，得浅棕色固体粉末 6.41g。

3. 目标成分在两相体系中的分配系数 *K* 值测定

将不同溶剂按照比例混合，超声使体系混合混匀。将少量样品加入样品管，加入等体积测试溶剂体系的上相和下相，超声使样品溶解，采用 HPLC 对上相溶液和下相溶液中溶解的目标化合物进行测定，计算分配系数 $K= A_{上}/ A_{下}$。$A_{上}$为目标化合物在上相中的峰面积，$A_{下}$为目标化合物在下相中的峰面积。

4. 两相溶剂体系的制备

基于测定的不同体系的 *K* 值，选择乙醇/正丁醇/30%乙酸铵（2∶1∶4，*v*/*v*/*v*）体系进行目标化合物的分离。30%乙酸铵按照 30g 乙酸铵加入 70mL 水的比例配制。两相彻底平衡后，采用分液漏斗将两相分离，超声脱气 30min，上相作为固定相，下相为流动相，流动相临用时现配。

5. HSCCC 分离过程

HSCCC 柱温调整为恒温 20℃，将上相（固定相）以 20mL/min 流速泵入 HSCCC 的两个对称缠绕柱中，待上相充满整个螺旋管后，缓慢调节主机转速至 800r/min，待转速稳定后，以 2mL/min 流速泵入下相，同时开启紫外检测器，检测波长为 325nm。待上下相平衡后，将样品溶液通过六通进样阀注入 HSCCC 仪，此时工作站开始采集信号，当样品开始流出时每5min收集一管，样品采用10mL带塑料盖离心管接收。挤出模式流速为10mL/min，手动接收流分。乙醇/正丁醇/30%乙酸铵（2∶1∶4，*v*/*v*/*v*）体系上相保留 180mL，下相保留 150mL，保留率 54.54%。

6. HSCCC 样品处理和除盐纯化

取合适大小分液漏斗，5L/min 氮气吹扫 5min，将低温保存的 HSCCC 样品在氮气保护下转入分液漏斗进行合并，加入 50mL 上相萃取，萃取 5 次，合并萃取液至预充氮气的梨形瓶中，旋转蒸发至干，旋蒸排空口接氮气钢瓶，充氮气平衡大气压后，用带长针头的注射器向梨形瓶中加入少量 3%甲酸水溶液至固体完全溶解，样品溶液于 4℃冰箱保存，使用时冰水浴保持低温。制备色谱柱 SHIMADZU Shim-Pack PRC-ODS，化合物 1、2、3、4、5、6、7 采用制备液相纯化，流速 10mL/min，进样量 1mL，柱温为室温。

（二）结果与讨论

1. 目标化合物的富集

对经过快速定向富集方法处理的吴茱萸水提液前后的样品进行了 HPLC 分析，为更全面反映出样品中的成分信息，从 DAD 全波长图谱中提取了 210nm 和 326nm 波长的色谱图进行了比较，见图 17.12。

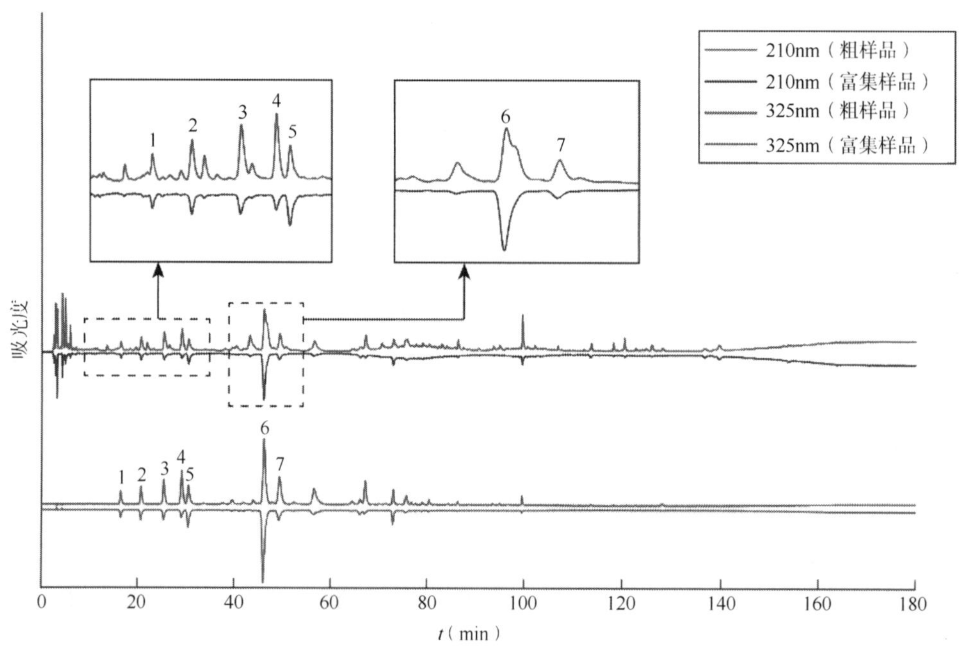

图 17.12 样品富集前后色谱图

2. 两相体系的选择和优化

合适的两相溶剂体系的选择是 HSCCC 分离中最重要的步骤，本研究测试的两相体系见表 17.16。

表 17.16　化合物的 *K* 值

溶剂体系	比例	K_1	K_2	K_3	K_4	K_5	K_6	K_7
乙醇/乙酸铵水	2∶4（30%）	4.24	4.24	3.23	13.9	6.45	7.96	15.7
	2∶4.5（30%）	3.57	3.73	2.94	12.2	5.41	6.53	12.6
	2∶5（30%）	3.04	3.32	2.69	7.82	4.38	5.42	9.39
	2∶3（25%）	3.46	3.93	3.12	11.8	5.69	7.01	13.9
	2∶4（25%）	2.84	3.03	2.48	8.43	4.11	4.69	7.98
乙醇/正丁醇/乙酸铵水	2∶0.5∶4（30%）	2.56	3.09	2.09	10.8	4.83	6.28	11.2
	2∶1∶4（30%）	1.83	2.12	1.46	11.1	4.07	5.17	12.4

通常，单个目标化合物两相体系中较合适的 *K* 值范围为 0.5～2，相邻组分之间的分离系数（$\alpha_{1/2} = K_1 / K_2$，$K_1 > K_2$）大于 1.5，此时可取得较好的分离效果。在本研究中，考虑到样品大极性的特点，选择乙醇/硫酸铵体系可以轻易得到极大的 *K* 值，K_1～K_3 可以提高到大于 3，K_4 和 K_7 大于 10，K_5 和 K_6 大于 6，但是过大的 *K* 值会导致分离时间过长，同样不适用于逆流色谱的分离。为降低 *K* 值，采用加入正丁醇来降低上相的极性，调节化合物 1～7 在上下相中的分配。最终发现乙醇/正丁醇/30%乙酸铵体系比例为 2∶1∶4 时 K_1-K_7 分布在了一个较为合理的范围内，结果见表 17.16。

3. HSCCC 分离

对于化合物 4 和 7，其超大的 *K* 值使其与 1、2、3、5、6 在 HSCCC 中完全分离，并始终保留在上相。一般对于此类情况，可以采用挤出模式将保留在上相的剩余成分挤出，本研究中从易于洗脱的成分中的最后一个开始挤出，可以快速得到 1、2、3、5、6 中 *K* 值最大的化合物 6 及 *K* 值差异更大的化合物 4 和 7 的富集的流分。HSCCC 分离的色谱谱图和流分的 HPLC 图见图 17.13。

4. 无氧和低温操作

咖啡酸类化合物是天然的抗氧化剂，因此其稳定性普遍都不高。以绿原酸（化合物 7）为例，在很多研究中发现绿原酸在纯净物和混合状态下都极易被氧化。除对光热敏感之外，对酸碱度也较敏感，碱性条件下更易变质。化合物 1、2、3、5、6 的咖啡酸部分，其双酚羟基较易被氧化为醌类化合物，颜色变为墨绿色。此外，与咖啡酸相连的多羟基葡萄糖酸骨架也较易发生分子内酯键的迁移，尤其是在碱性条件下。化合物 1、2、3、5 暴露在空气中时立即会被氧化，变为墨绿色，并且化合物 1、2、3、5 之间在室温下会快速相互转化，经过反复测试，发现甲酸或者高浓度盐溶液可以减缓这个过程。相对而言，化合物 6 的稳定性比其他 4 个异构体更高，这可能是化合物 6 已有报道[56]，其他 4 种异构体仍没能分离的原因。在分离的整个过程中，通过使用无氧和低温操作来保护样品，最终分离得到化合物 1～7。

5. 化合物 1～7 的 UV 光谱

化合物 1～7 UV 光谱叠加图见图 17.14。图中可见，7 个样品的紫外吸收光谱基本一致，（约为 218，240，298，λ_{max} 325）。化合物 7 为绿原酸，说明其他 6 个化合物分子中母核共轭结构和生色团应与绿原酸基本相同，均为桂皮酰共轭体系[86]。

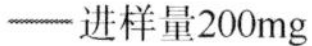

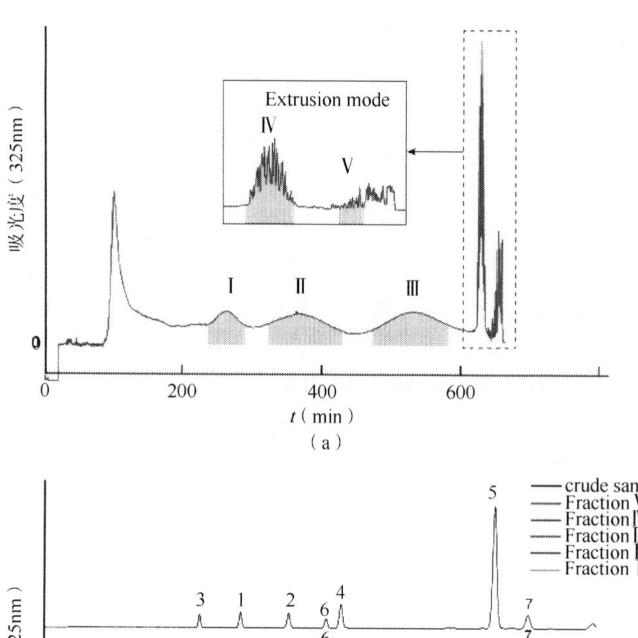

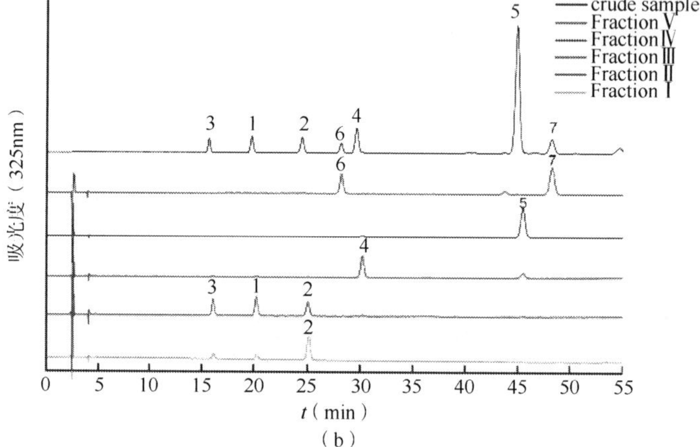

图 17.13　HSCCC 色谱图和峰Ⅰ～Ⅴ的 HPLC 图

（a）HSCCC 图；（b）峰Ⅰ～Ⅴ的 HPLC 图

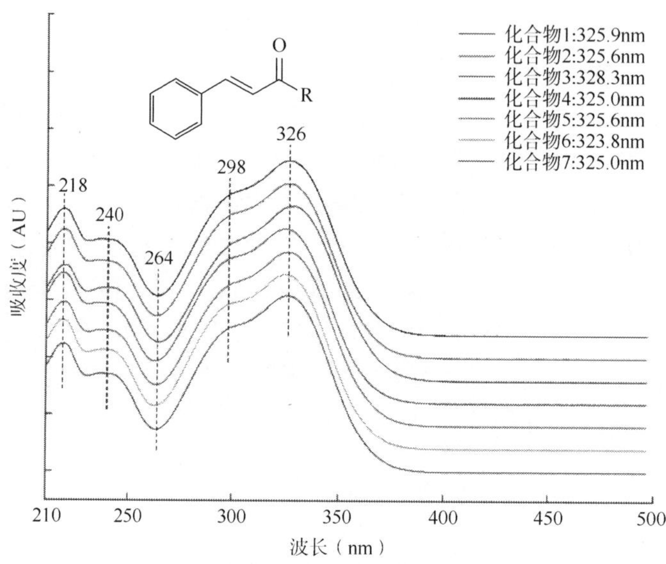

图 17.14　化合物 1～7 UV 图

6. 化合物 1～7 的质谱分析

质谱测定的化合物 1～7 的质量数和裂解路径及确定的分子量、分子式见表 17.17。

表 17.17　化合物 1～7 的质谱信息

	类型	TOF-MS	Trap-MS^n	分子量	分子式
1	−	357.0836，195.0512	356.9→194.8→128.9→85.1	358	$C_{15}H_{18}O_{10}$
	+	359.0981，163.0394	359.0→341.0→162.9→145.0→117.1		
2	−	357.0833，195.0512	356.9→194.8→128.9→85.3	358	$C_{15}H_{18}O_{10}$
	+	359.0981，163.0397	358.9→162.9（341.0）→144.9→117.1		
3	−	357.0834，195.0514	356.9→194.8→128.8→85.1	358	$C_{15}H_{18}O_{10}$
	+	359.0978，163.0394	359.1→341.0→162.9→144.9→117.2		
4	−	353.0886，191.0566	352.9→190.8→85.1→43.9	354	$C_{16}H_{18}O_9$
	+	355.1023，163.0395	355.0→162.9→144.9→117.1		
5	−	357.0834，195.0513	357.0→194.7→128.9→85.1	358	$C_{15}H_{18}O_{10}$
	+	359.0975，163.0396	359.0→341.2→163.0→145.0→117.1		
6	−	357.0838，195.0511	357.0→194.8→128.8→85.2	358	$C_{15}H_{18}O_{10}$
	+	359.0985，163.0397	359.0→341.0→162.9→144.9→117.1		
7	−	353.0889，191.0566	352.8→190.8→85.1→44.2	354	$C_{16}H_{18}O_9$
	+	355.1030，163.0395	355.0→163.0→145.0→117.0		

通过 TOF-MS 可确定化合物 1、2、3、5、6 分子式为 $C_{15}H_{18}O_{10}$，分子量为 358；化合物 4、7 分子式为 $C_{16}H_{18}O_9$，分子量为 354，为研究化合物 1～7 分别的多级质谱裂解方式，离子阱质谱的 preferred masses 参数被限制为 *m/z* 350～360，从而可直接对分别的准分子离子$[M+H]^+$和$[M-H]^-$进行多级质谱分析。推测化合物 1、2、3、5、6 号可能为咖啡酸与葡萄糖酸中羟基分别缩合产生的位置异构体，推测的质谱裂解路径见图 17.15。

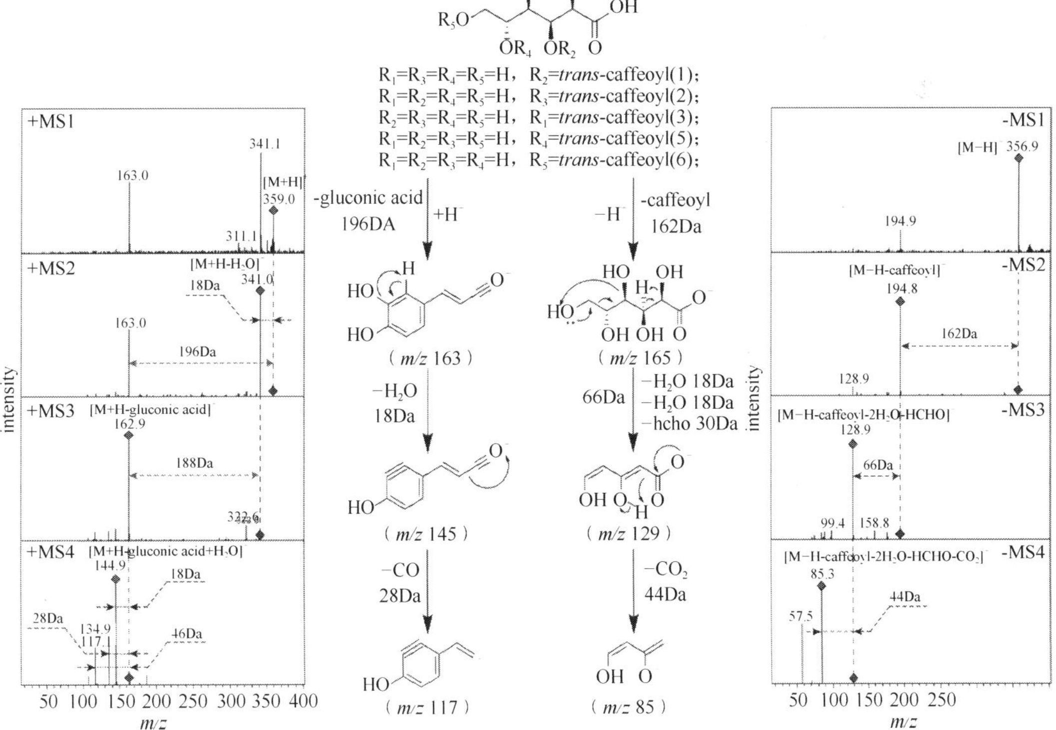

图 17.15　推测的化合物 1、2、3、5、6 的质谱裂解路径

7. 核磁解析

化合物 2 的外观为淡黄色的无定形固体粉末，其 HR-ESI-MS 的负模式准分子离子峰为 357.0833，据此可推断其分子式为 $C_{15}H_{18}O_{10}$。其 ^{1}H-NMR 和 ^{13}C-NMR 数据见表 17.18 和表 17.19。质谱上的离子碎片峰有 163.0397（$[M-195]^+$）和 195.0512（$[M-163]^-$），说明分子中包含一个糖酸片段。从 ^{1}H-NMR 看，芳香区的峰显示出一个咖啡酸片段，峰位移分别为 δH 7.10（1H，br s，H-2′），6.84（1H，d，J = 8.2Hz，H-5′），7.03（1H，br d，J =8.2Hz，H-6′），7.57（1H，d，J = 15.9Hz，H-7′）和 6.30（1H，d，J = 15.9Hz，H-8′）；脂肪区的氢显示出一系列相互耦合的、与氧原子相连的信号，分别为 δH 5.16（1H，dd，J = 6.7，3.8Hz，H-4），4.26（1H，H-2），4.24（1H，H-3），3.93（1H，ddd，J = 6.9，6.7，3.4Hz，H-5），3.67（1H，dd，J = 12.0，3.4Hz，H-6a）和 3.51（1H，dd，J = 12.0，6.9Hz，H-6b）。^{13}C-NMR 谱图显示出 15 个信号，包括：两个羧基碳，位移分别为 δC 168.6 和 176.1；五个与氧相连的 sp3 碳，位移分别为 δC 73.6，71.9，70.2，70.1 和 62.0；以及 8 个脂肪族碳，位移分别为 δC 147.2，146.6，144.3，127.0，122.8，116.3，115.2 和 114.3。以上结论也得到了 DEPT 谱和 HSQC 谱的支持。化合物 2 的核磁与文献报道过的化合物 6（6-*O*-*trans*-caffeoylgluconic acid）的核磁[56]非常相近，这说明化合物 2 也应该是葡萄糖酸的某种酰基化取代物。经过更进一步的比较分析后，发现化合物 2 是反式咖啡酸在葡萄糖酸 4-位取代的产物。从 HMBC 上看，δH 5.16（1H，dd，J = 6.7，3.8Hz，H-4）和 7.57（1H，d，J = 15.9Hz，H-7′）与 δC 168.6（s，C-9′）的信号，以及 δH 6.30（1H，d，J = 15.9Hz，H-8′）和 δC 127.0（s，C-1′）的信号也证明了这个推断。同时，HMBC 中 H-4 与 δC 71.9（d，C-2），70.1（d，C-3）和 62.0（t，C-6）之间的信号，以及 H-6 与 δC 73.6（d，C-4）和 70.2（d，C-5）之间的信号，以及 ^{1}H，^{1}H COSY 中（图 17.16）H-2 ↔ H-3，H-3 ↔ H-4，H-4 ↔ H-5 和 H-5 ↔ H-6 之间的相关信号，也支持了推断的 4-取代结构。最明显的是成酯导致的 H-4 信号向低场移动到 δH 5.16（1H，dd，J= 6.7，3.8Hz，H-4）。所以，化合物 2 的结构最终确定为 4-*O*-*trans*-caffeoylgluconic acid。

表 17.18 重水中化合物 1、2、3、5、6 的 ^{1}H-NMR（400MHz）（ppm，Mult，J in Hz）

位置	化合物 1	化合物 2	化合物 3	化合物 5	化合物 6
2	4.36（br s）	4.26（overlapped）	5.21（d，4.2）	4.37（br s）	4.27（d，3.6）
3	5.43（br s）	4.24（overlapped）	4.22（br s）	3.91（t-*like*，3.3）	4.07（dd，3.6，3.1）
4	3.92（m）	5.16（dd，6.7，3.8）	3.64（overlapped）	4.01（dd，6.9，3.3）	3.82（dd，7.8，3.1）
5	3.60（m）	3.93（ddd，6.9，6.7，3.4）	3.64（overlapped）	5.01（ddd，6.9，5.6，2.6）	3.95（ddd，7.8，5.9，2.8）
6	3.75（m）	3.67（dd，12.0，3.4）	3.72（br d，11.2）	3.85（dd，12.2，2.6）	4.39（dd，11.7，2.8）
	3.61（m）	3.51（dd，12.0，6.9）	3.54（dd，11.2，6.7）	3.79（dd，12.2，5.6）	4.24（dd，11.7，5.9）
2′	7.11（br s）	7.10（br s）	7.04（br s）	7.09（br s）	7.11（d，1.5）
5′	6.86（d，7.3）	6.84（d，8.2）	6.79（d，8.2）	6.84（d，8.1）	6.86（d，8.2）
6′	7.04（br d，7.3）	7.03（br d，8.2）	6.98（br d，8.2）	7.03（br d，8.1）	7.04（dd，8.2，1.5）
7′	7.60（d，15.9）	7.57（d，15.9）	7.57（d，16.0）	7.57（d，15.9）	7.56（d，16.0）
8′	6.32（d，15.9）	6.30（d，15.9）	6.31（d，16.0）	6.31（d，15.9）	6.33（d，16.0）

表 17.19 重水中化合物 1、2、3、5、6 的 ^{13}C-NMR（100MHz）(ppm)

位置	化合物 1	化合物 2	化合物 3	化合物 5	化合物 6
1	176.9（s）	176.1（s）	172.3（s）	175.7（s）	177.3（s）
2	72.1（d）	71.9（d）	74.4（d）	72.0（d）	73.2（d）
3	73.7（d）	70.1（d）	69.8（d）	70.5（d）	70.7（d）
4	71.3（d）	73.6（d）	71.1（d）*	69.6（d）	71.8（d）
5	71.1（d）	70.2（d）	71.0（d）*	73.9（d）	68.8（d）
6	62.5（t）	62.0（t）	62.8（t）	60.0（t）	65.6（t）
1′	127.1（s）	127.0（s）	126.9（s）	127.0（s）	127.1（s）
2′	115.2（d）	115.2（d）	115.3（d）	115.2（d）	115.2（d）
3′	144.3（s）	144.3（s）	144.3（s）	144.3（s）	144.3（s）
4′	147.1（s）	147.2（s）	147.3（s）	147.2（s）	147.1（s）
5′	116.3（d）	116.3（d）	116.3（d）	116.3（d）	116.3（d）
6′	122.8（d）	122.8（d）	123.0（d）	122.8（d）	122.7（d）
7′	146.6（d）	146.6（d）	147.4（d）	146.5（d）	146.2（d）
8′	114.2（d）	114.3（d）	113.4（d）	114.4（d）	114.5（d）
9′	168.6（s）	168.6（s）	168.5（s）	168.6（s）	169.6（s）

* Interchangeable

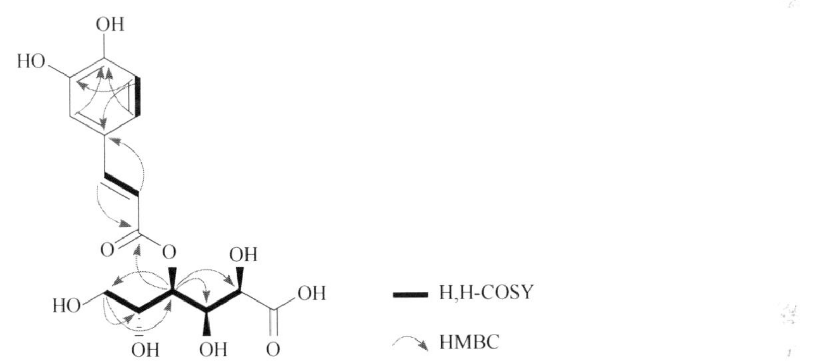

图 17.16 化合物 2 的 ^{1}H，^{1}H COSY 和 HMBC 耦合关系

化合物 3 的 HR-ESI-MS 负模式准分子离子为 357.0822，据此可推断其分子式与化合物 2 相同，为 $C_{15}H_{18}O_{10}$。其质谱上的离子碎片峰有 163.0394（$[M-195]^+$）和 195.0514（$[M-163]^-$），也与化合物 2 类似，说明分子中包含一个糖酸片段。化合物 3 的核磁数据也与化合物 2 十分类似，唯一的区别是反式咖啡酸取代位置的不同。从 ^{1}H-NMR 看，芳香区的峰显示出一个咖啡酸片段，峰位移分别为 δH 7.04（1H，br s，H-2′），6.79（1H，d，J= 8.2Hz，H-5′），6.98（1H，br d，J= 8.2Hz，H-6′），7.57（1H，d，J = 16.0Hz，H-7′）和 6.31（1H，d，J = 16.0Hz，H-8′）；脂肪区的氢显示出一系列相互耦合的，与氧原子相连的信号，分别为 δH 5.21（1H，d，J= 4.2 Hz，H-2），4.22（1H，br s，H-3），3.64（1H，H-4），3.64（1H，H-5），3.72（1H，br d，J=11.2Hz，H-6a）和 3.54（1H，dd，J =11.2，6.7Hz，H-6b），这些氢信号分别对应碳谱中的 δC 115.3，116.3，123.0，147.4，113.4，74.4，69.8，71.1，71.0 和 62.8 信号。向低场偏移的 δC 74.4 和 δH 5.21（1H，d，J=4.2Hz，H-2）说明化合物 3 的酰化取代位置为 C-2。从 HMBC 上看，δH 5.21（1H，d，J=4.2Hz，H-2）和 δC 172.3（s，C-1），69.8（d，C-3），168.5（s，C-9′）之间的信号也证明了这个推断。同时 ^{1}H，^{1}H COSY

中 H-2 ↔ H-3，H-3 ↔ H-4，H-4 ↔ H-5 和 H-5 ↔ H-6 之间的相关信号，也支持了推断的 2-取代结构。所以，化合物 3 的结构最终确定为 2-*O*-*trans*-caffeoylgluconic acid，见图 17.17。

R_1=R_3=R_4=R_5=H，R_2=*trans*-caffeoyl(1)；
R_1=R_2=R_4=R_5=H，R_3=*trans*-caffeoyl(2)；
R_2=R_3=R_4=R_5=H，R_1=*trans*-caffeoyl(3)；
R_1=R_2=R_3=R_5=H，R_4=*trans*-caffeoyl(5)；
R_1=R_2=R_3=R_4=H，R_5=*trans*-caffeoyl(6).

R_1=H，R_2=caffeoyl(4)；
R_2=H，R_1=caffeoyl(7).

trans-caffeoyl=

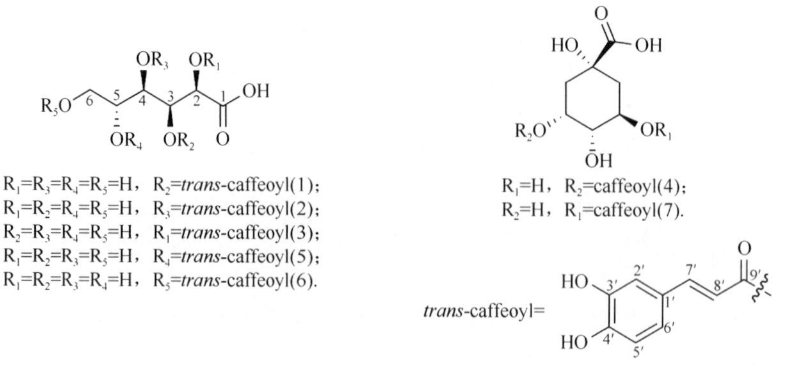

图 17.17　化合物 1～7 的化学结构

化合物 1 和 5 的 HR-ESI-MS 数据及核磁数据都与化合物 2 和化合物 3 非常类似，这说明两个化合物应该也均为反式咖啡酸酰基取代的葡萄糖酸产物。化合物 1 中的 H-3（*δ*H 5.43，br s）和化合物 5 中的 H-5（*δ*H 5.01，ddd，*J* = 6.9，5.6，2.6Hz）均向低场移动，说明反式咖啡酸的取代位置分别为 C-3 和 C-5。这个结论也得到了二维核磁的确证。所以，化合物 1 的结构为 3-*O*-*trans*-caffeoylgluconic acid，化合物 5 的结构为 5-*O*-*trans*-caffeoylgluconic acid，见图 17.17。两个化合物详细的核磁归属见表 17.18 和表 17.19。

化合物 6 为 6-*O*-*trans*-caffeoylgluconic acid，是最近报道的文献中分离得到的天然产物[79]。由于化合物 1，2，3，5，6 均具有良好的水溶性，且在重水中的稳定性强于氘代 DMSO，所以在核磁检测中使用了重水作为氘代溶剂。同时为了更准确地与文献对比，化合物 6 也在氘代 DMSO 中进行了核磁检测。此外，考虑到验证葡萄糖酸的绝对构型，化合物 1，2，3，5 分别测试了旋光，确定葡萄糖酸为 *D*-构型。化合物 4 和 7 均为已知化合物，其结构通过 ESI-MS 和 NMR 数据与文献对比确证[87,88]。7 个化合物的结构和谱图数据如下。

化合物 1，3-*O*-反式-咖啡酰葡萄糖酸（3-*O*-*trans*-caffeoylgluconic acid），HR-ESI-MS（neg.）：357.0836 $[M–H]^-$（calcd. for $C_{15}H_{17}O_{10}$，357.0822），$[\alpha]_D^{20}$ – 6.05（c 0.34，3%甲酸水），^{1}H-NMR（D_2O，400MHz）*δ*H 见表 17.18，^{13}C-NMR（D_2O，100MHz）*δ*C 见表 17.19。

化合物 2，4-*O*-反式-咖啡酰葡萄糖酸（4-*O*-*trans*-caffeoylgluconic acid），HR-ESI-MS（neg.）：357.0834 $[M–H]^-$（calcd. for $C_{15}H_{17}O_{10}$，357.0822），$[\alpha]_D^{20}$ – 6.05（c 0.34，3%甲酸水），^{1}H-NMR（D_2O，400MHz）*δ*H 见表 17.18，^{13}C-NMR（D_2O，100MHz）*δ*C 见表 17.19。

化合物 3，2-*O*-反式-咖啡酰葡萄糖酸（2-*O*-*trans*-caffeoylgluconic acid），HR-ESI-MS（neg.）：357.0834 $[M–H]^-$（calcd. for $C_{15}H_{17}O_{10}$，357.0822），$[\alpha]_D^{20}$ – 15.1（c 0.35，3%甲酸水），^{1}H-NMR（D_2O，400 MHz）*δ*H 见表表 17.18，^{13}C-NMR（D_2O，100MHz）*δ*C 见表 17.19。

化合物 4，新绿原酸（neochlorogenic acid），HR-ESI-MS（neg.）：353.0886 $[M–H]^-$（calcd. for $C_{16}H_{18}O_9$，353.0878），^{1}H-NMR（D_2O，400MHz）*δ*（ppm）为 2.14-2.03（3H，m，H-2 and H-6eq），5.24（1H，d，J = 4.0Hz，H-3），3.61（1H，dd，J = 8.0Hz，4.0Hz，H-4），4.09-4.03（1H，dt，J = 8.0Hz，4.0Hz，H-5），1.83（1H，t，J = 16.0Hz，H-6ax），7.00（1H，s，H-2′），6.76（1H，d，J= 8Hz，H-5′），6.94（1H，d，J =8.0Hz，H-6′），7.45（1H，d，J =16.0Hz，H-7′），6.23（1H，d，J = 16.0Hz，H-8′）. ^{13}C-NMR（D_2O，100MHz）δ（ppm）为 178.22（COO^-），74.76（C-1），35.13（C-2），72.39（C-3），73.37（C-4），66.49（C-5），39.95（C-6），127.07（C-1′），114.81（C-2′），144.25（C-3′），147.05（C-4′），116.27（C-5′），122.71（C-6′），146.23（C-7′），115.18（C-8′），169.04（C-9′）。

化合物 5，5-*O*-反式-咖啡酰葡萄糖酸（5-*O*-*trans*-caffeoylgluconic acid），HR-ESI-MS（neg.）：357.0834 [M–H]$^-$（calcd. for $C_{15}H_{17}O_{10}$，357.0822），$[\alpha]_D^{20}$ – 20.3（c 0.46，3%甲酸水），^{1}H-NMR（D_2O，400MHz）δH 见表 17.18，^{13}C-NMR（D_2O，100MHz）δC 见表 17.19。

化合物 6，6-*O*-反式-咖啡酰葡萄糖酸（6-*O*-*trans*-caffeoylgluconic acid），HR-ESI-MS（neg.）：357.0838 [M–H]$^-$（calcd. for $C_{15}H_{17}O_{10}$，357.0822）. ^{1}H-NMR（D_2O，400MHz）δH 见表 17.18. ^{13}C-NMR（D_2O，100MHz）δC 见表 17.19。^{1}H-NMR（DMSO-d6，400MHz）δ（ppm）：3.58（1H，d，J = 7.6Hz，H-2），3.91（1H，overlapped，H-3），3.77（1H，m，H-4），3.93（1H，overlapped，H-5），4.31（1H，dd，J=11.2，1.8Hz，H-6a），4.04（1H，dd，J = 11.2，6.6Hz，H-6b），7.06（1H，d，J= 1.5Hz，H-2′），6.77（1H，d，J = 8.1Hz，H-5′），6.97（1H，dd，J = 8.1，1.5Hz，H-6′），7.48（1H，d，J= 16.0Hz，H-7′），6.28（1H，d，J=16.0Hz，H-8′）. ^{13}C-NMR（DMSO-d6，100MHz）δ（ppm）：176.0（s，C-1），73.4（d，C-2），68.9（d，C-3），72.3（d，C-4），70.5（d，C-5），66.6（t，C-6），126.0（s，C-1′），114.8（d，C-2′），145.7（s，C-3′），148.5（s，C-4′），116.1（d，C-5′），121.9（d，C-6′），145.4（d，C-7′），114.7（d，C-8′），166.2（s，C-9′）.

化合物 7，绿原酸（chlorogenic acid），HR-ESI-MS（neg.）：353.0889 [M–H]$^-$（alcd. for $C_{16}H_{18}O_9$，353.0878）. ^{1}H-NMR（400MHz，D_2O）：δ（ppm）：1.96-2.16（4H，m，H-2，H-6），5.34-5.36（1H，dt，J = 8.0Hz，4.0 Hz，H-3），3.77（1H，dd，J = 8.0Hz，4.0 Hz，H-4），4.09-4.13（1H，dd，J = 8.0Hz，4.0 Hz，H-5），7.02（1H，d，J = 4.0Hz，H-2′），6.81（1H，d，J = 8.0Hz，H-5′），6.96（1H，dd，J = 8.0Hz，4.0 Hz，H-6′），7.44（1H，d，J= 16.0Hz，H-7′），6.19（1H，d，J = 16.0Hz，H-8′）. ^{13}C-NMR（D_2O，100MHz）δ（ppm）：177.18（COO^-），71.42（C-1），36.47（C-2），70.68（C-3），74.93（C-4），69.19（C-5），36.56（C-6），122.74（C-1′），114.42（C-2′），147.12（C-3′），144.26（C-4′），116.22（C-5′），126.95（C-6′），146.22（C-7′），115.17（C-8′），168.68（C-9′）.

综上所述，本节建立了目标化合物在吴茱萸中的提取和富集方法，可快速定向地富集目标化合物，并排除大部分干扰杂质。建立了基于乙醇/正丁醇/30%硫酸铵双水相体系的吴茱萸中大极性有机酸类成分的 HSCCC 分离方法，由于目标化合物易氧化和酯键的分子内迁移导致其对空气和温度非常敏感，分离纯化过程中采用了无氧和低温的方法保护目标化合物，成功分离得到了 7 个化合物，通过 UV、MS、NMR 确定为 5 个咖啡酸和葡萄糖酸缩合的全系列位置异构体：3-*O*-反式-咖啡酰葡萄糖酸（1）、4-*O*-反式-咖啡酰葡萄糖酸（2）、2-*O*-反式-咖啡酰葡萄糖酸（3）、5-*O*-反式-咖啡酰葡萄糖酸（5）和 6-*O*-反式-咖啡酰葡萄糖酸（6），以及新绿原酸（4）和绿原酸（7），其中化合物 1、2、3、5 为新化合物。

化合物 1、2、3 为预测的肝毒性成分，由于该系列化合物的不稳定，其单独的毒性实验无法进行，进一步的毒性研究，需在使其在药理实验环境下稳定的前提下进行。

四、吴茱萸肝毒物质基础的验证

中药的化学成分复杂，其中的药效或毒性成分只有进入血液循环才能发挥相应的作用，本研究之前采用体外人正常肝细胞 L02 细胞作为肝毒性评价模型，因此，需对预测的肝毒性成分能否吸收入血从而作用于肝脏进行考察。网络药理学可以根据化合物的结构对化合物的作用靶点、生物过程、分子功能、细胞成分、富集通路等进行合理预测，因为化合物 1、2、3 均为新化合物，没有研究报道可供参考，因此，在确定预测的肝毒性成分可以被吸收入血之后，进行了目标化合物的分子对接作用靶点预测，以对下一步的毒性验证提供部分参考。由于化合物 1、2、3 不稳定，极易被氧化和互相转化，因此肝毒性的验证使用化合物 1、2、3 的混合物进行，其按照在水提液中的比例混合时，化合物 1、2、3 的混合物较为稳定。

（一）方法

1. 吴茱萸水煎液的制备

取编号 S1 吴茱萸样品 30g，加入 1500mL 水，回流提取，定性滤纸过滤，滤液旋转蒸发浓缩至 50mL，即得大鼠灌胃样品。

取编号 S1 吴茱萸样品 0.5g，加入 25mL 水，回流提取，定性滤纸过滤，过 0.45μm 滤膜，即得药材对比样品。

2. 动物分组和给药

实验大鼠分为给药组和空白组，给药组按照 10mL/kg 剂量灌胃，1d 两次，连续 2d，空白组灌胃同体积蒸馏水。

3. 质谱分析样品制备

灌胃 4 次后 2h 将大鼠处死，取血，室温放置，3500r/min 转速离心 10min，取血清。取 200μL 血清，加入 600μL 色谱纯乙腈，涡旋混匀 1min，过 0.45μm 微孔滤膜，即得。

4. HPLC-DAD-MSn 条件

色谱柱 Thermo Syncronis C18（250mm×4.6mm，5μm）；检测波长 325nm；DAD 检测器采集全波长数据（210～400nm）；流动相溶剂体系：0.3%甲酸水（A）–乙腈（B），梯度洗脱（0～25min，96%～93.5% A；25～32min，93.5% A；32～37min，93.5%～92% A；37～56min，92% A；柱温 30℃；流速 1.0mL/min。

采用 ESI 离子源；扫描深度为 5 级；扫描速度 26 000*m*/*z*/*s*；扫描模式为负模式；检测范围 50～1000*m*/*z*；干燥气：9L/min；喷雾压力 35psi；毛细管电压 4000V，干燥气温度 350℃；

分流比 4∶1。

使用 DataAnalysis 软件从 TIC 图中提取目标化合物特征离子的 EIC 图，药材、给药组大鼠、空白组大鼠进行比较分析。

5. 网络药理学预测

采用网络药理学技术对化合物 1、2、3（图 17.18）的肝毒性进行预测。

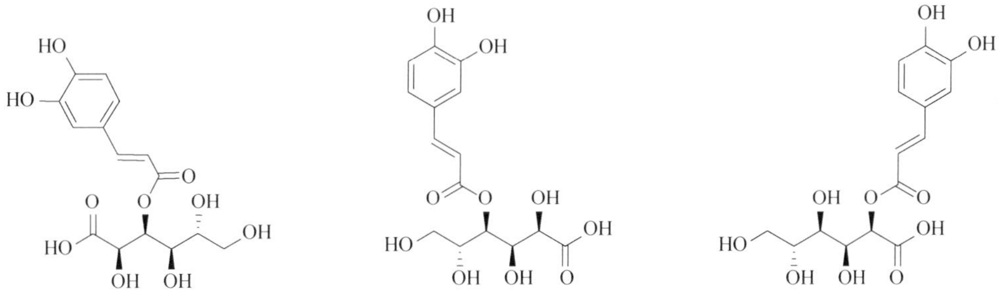

3-*O*-*trans*-caffeoylgluconic acid（1）　4-*O*-*trans*-caffeoylgluconic acid（2）　2-*O*-*trans*-caffeoylgluconic acid（3）

图 17.18　化合物 1、2、3 的化学结构

ADME 性质：采用 Swiss ADME 对目标化合物 1、2、3 的药代动力学性质、类药性等药物化学性质进行预测评价[89-91]。

化合物 1、2、3 的作用靶点预测：通过 High-Throughput Docking 进行分子对接，对目标化合物作用的靶点进行预测[92]。将化合物的结构文件上传至靶点预测网站，进行靶点预测。根据 Docking score 的大小将预测的靶蛋白排序，选择排名前 20 的靶点。通过 uniprot 数据库将靶蛋白名称转换为基因名。

化合物 1、2、3 靶点组织定位预测：采用 BioGPS 在线基因注释工具，根据化合物 1、2、3 所预测的靶蛋白基因在不同组织中的表达量，对作用的组织器官定位进行排序[93-95]。

GO（Gene ontology）富集分析：采用 Cytoscape 软件 CLUEGO 插件对化合物 1、2、3 的预测作用靶点进行 GO 富集分析，包括 GO-BP、GO-CC 和 GO-MF。

KEGG pathway 富集分析：采用 Cytoscape 软件 CLUEGO 插件对化合物 1、2、3 的预测作用靶点进行 KEGG pathway 富集分析。

6. 细胞实验供试品制备

吴茱萸粗提物为富集样品，化合物 1、2、3 由于单体不稳定，但是混合后较为稳定，故化合物 1、2、3 的肝毒性验证实验采用化合物 1、2、3 在水提液中的比例的混合物进行（MIX1～3）。

7. 细胞增殖抑制试验

将处于对数生长期的 L02 细胞消化后，制成细胞悬液，以 7000 个/孔的细胞浓度接种于 96 孔板中，于 37℃、5% CO_2 的培养箱中培养 24h 后，分别用粗品（9.375mg/L、18.75mg/L、37.5mg/L、75mg/L、150mg/L、300mg/L）、MIX1～3（3.35mg/L、6.71mg/L、13.43mg/L、26.85mg/L、53.7mg/L、107.4mg/L）处理 L02 细胞 6h 和 12h。培养结束后以 CCK-8 法测定细胞增殖情况，计算 IC50。实验重复 3 次。

8. 统计分析

所有数据均以均数±标准差表示，采用单因素方差分析（ANOVA）对各组间差异进行统计学评价，分析认为 $P<0.05$ 具有显著性差异。

（二）结果和讨论

1. 化合物 1、2、3 的入血分析

药材提取液中化合物 1、2、3 的负模式 1 级质谱图见图 17.19，大鼠血清样品 TIC 图选择提取 *m/z* 455。化合物 1、2、3 入血对比图见图 17.20，图中可见吴茱萸水煎液灌胃给药后，化合物 1、2、3 均可以原型形态入血，从而直接作用于肝脏。

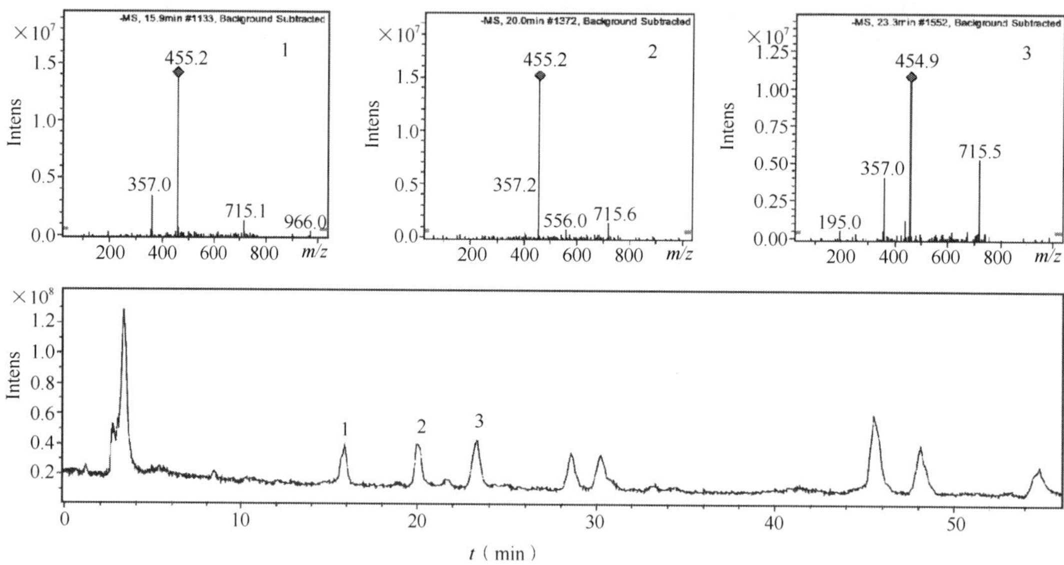

图 17.19 吴茱萸水提液中化合物 1、2、3 的负模式质谱图

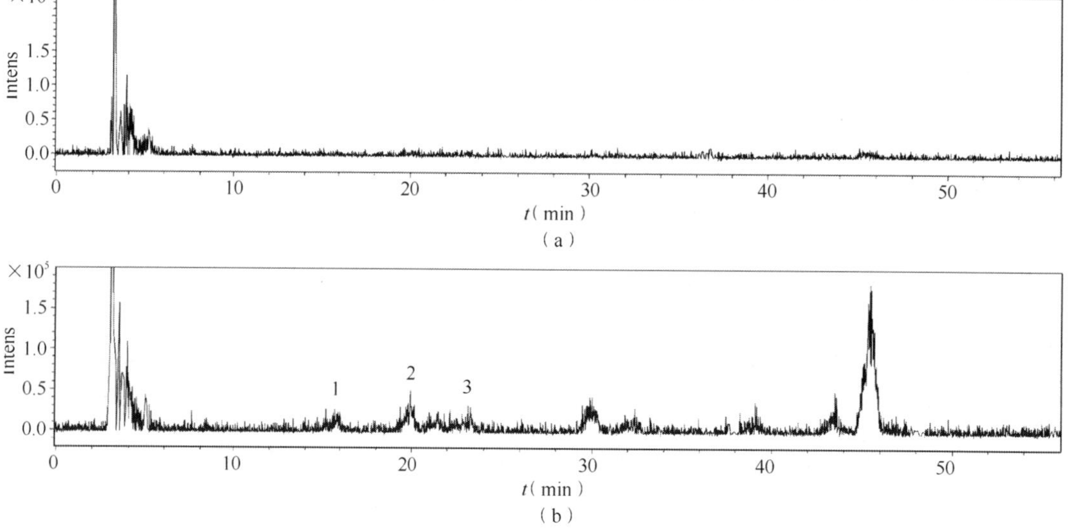

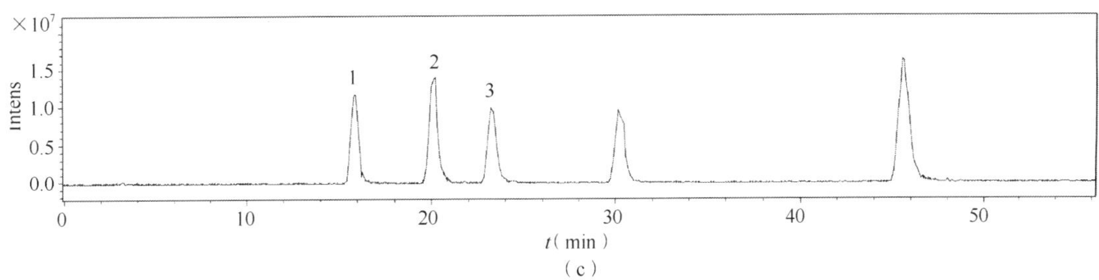

(c)

图 17.20 吴茱萸水提液中化合物 1、2、3 入血分析质谱 EIC（*m/z* 455）对比图

（a）空白血清样品；（b）给药血清样品；（c）药材样品

2. 网络药理学预测结果

化合物 1、2、3 的 ADME 性质：根据 SwissADME 的预测结果，化合物 1、2、3 具有相似的 ADME 性质。三个化合物胃肠道吸收率均较低，对 CYP1A2、CYP2C19、CYP2C9、CYP2D6、CYP3A4 等肝药酶活性均无抑制作用。

化合物 1、2、3 的预测作用靶点和组织定位：High-Throughput Docking 预测的 3 个化合物作用靶点及对应基因、组织定位见表 17.20。采用 cytoscape 对预测结果进行可视化，分别绘制化合物-靶点和化合物-组织定位网状图，见图 17.21 和图 17.22。

表 17.20 化合物 1、2、3 的预测结果

No.	蛋白	化合物	基因	组织定位
1	Glutamate receptor 2	1、2、3	*GRIA2*	垂体、大脑
2	Adenosylhomocysteinase	1、2、3	*AHCY*	肾、甲状腺、肝脏
3	GTPase HRas	3	*HRAS*	甲状腺、肺、肝脏、心脏
4	Amine oxidase [flavin-containing] B	1、2、3	*MAOB*	子宫、小肠、肝脏
5	cGMP-specific 3′，5′-cyclic phosphodiesterase	1、2、3	*PDE5A*	肝脏、心脏
6	Leucine carboxyl methyltransferase 1	1、2、3	*LCMT1*	胸腺、垂体、胰、肺、肝脏
7	Matrix metalloproteinase-9	1、2、3	*MMP9*	扁桃体、淋巴结、全血
8	Macrophage metalloelastase	3	*MMP12*	扁桃体、胸腺、垂体、肝脏、心脏
9	Mast/stem cell growth factor receptor	1、2、3	*KIT*	甲状腺
10	Adenosine kinase	3	*ADK*	肝脏
11	Glutathione S-transferase A2	2、3	*GSTA2*	无特定
12	Pyruvate kinase isozymes M1/M2	1、2、3	*PKM*	平滑肌、气道上皮细胞
13	Estrogen sulfotransferase	2、3	*SULT1E1*	心肌细胞、肝脏
14	Aldo-keto reductase family 1 member C2	2、3	*AKR1C2*	脂肪细胞、肝脏
15	Sex hormone-binding globulin	3	*SHBG*	肝脏、心脏
16	Androgen receptor	3	*AR*	肝脏、心脏
17	Protein kinase C gamma type	3	*PRKCG*	肝脏、心脏
18	NAD-dependent deacetylase sirtuin-3，mitochondrial	1、3	*SIRT3*	肝脏、心脏
19	Tryptophan 5-hydroxylase 1	1、3	*TPH1*	无特定
20	Cathepsin S	3	*CTSS*	结肠、小肠

续表

No.	蛋白	化合物	基因	组织定位
21	D-amino-acid oxidase	2	*DAO*	肝脏、肾脏
22	Matrix metalloproteinase-16	1、2	*MMP16*	心肌细胞
23	Histone deacetylase 4	2	*HDAC4*	结肠、小肠、胰、肺、肝脏
24	Insulin receptor	2	*INSR*	骨骼肌、肝脏、心脏、肺
25	Collagenase 3	2	*MMP13*	心脏、肝脏
26	Stromelysin-1	1、2	*MMP3*	心脏、肝脏
27	Aldose reductase	2	*AKR1B1*	无特定
28	Nicotinamide phosphoribosyltransferase	2	*NAMPT*	无特定
29	ADAM 17	1	*ADAM17*	肝脏、心脏
30	Tankyrase-2	1	*TNKS2*	胎盘
31	Thymidine phosphorylase	1	*TYMP*	肺、肝脏
32	cGMP-inhibited 3′，5′-cyclic phosphodiesterase B	1	*PDE3B*	肝脏、心脏
33	Xanthine dehydrogenase/oxidase	1	*XDH*	肝脏、心脏
34	Protein farnesyltransferase/geranyl-geranyltransferase type-1 subunit alpha	1	*FNTA*	无特定
35	A disintegrin and metalloproteinase with thrombospondin motifs 1	1	*ADAMTS1*	卵巢
36	Arylamine N-acetyltransferase 1	1	*NAT1*	结肠、小肠

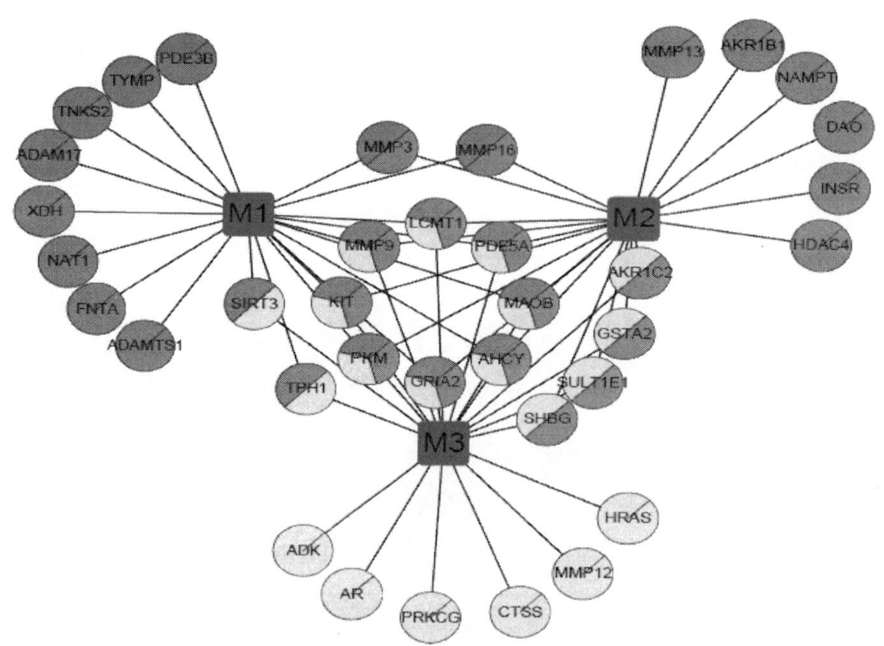

图 17.21 化合物–靶点网络图

图 17.21 有 39 个节点、60 条边。3 个方形节点代表化合物 1、2、3，36 个圆形饼状图节点代表 3 个化合物作用的靶点，其中与 3 个化合物共同作用的有 8 个靶点，与其中 2 个化合物共同作用的有 8 个靶点，其余 20 个靶点只与其中 1 个化合物作用。

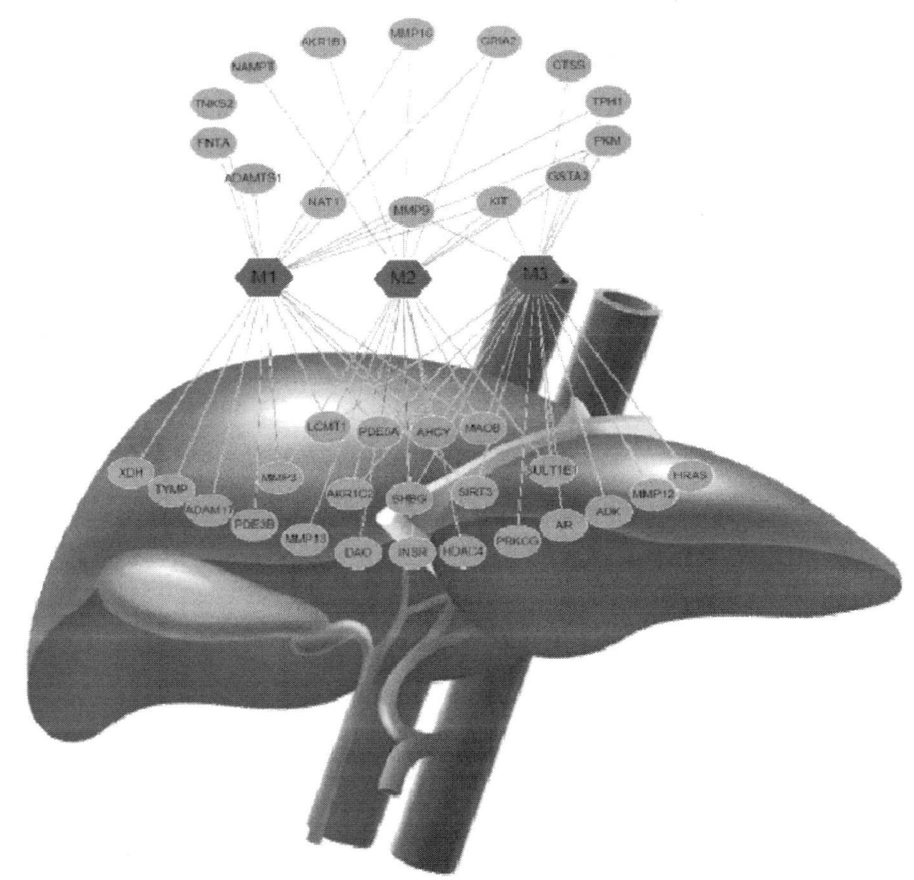

图 17.22　化合物-组织定位网状图

化合物下方为肝脏相关定位，上方为其他组织定位

图 17.22 表明，化合物 1、2、3 作用的 36 个靶点中有 22 个靶点在肝脏有较高的表达，其中 4 个靶点为 3 个成分的共同作用靶点，4 个靶点为 2 个成分的共同作用靶点，14 个靶点为 1 个成分的作用靶点。说明肝脏可能为化合物 1、2、3 的主要靶器官之一。

GO 富集分析：化合物 1、2、3 的 GO 富集分析结果见图 17.23。

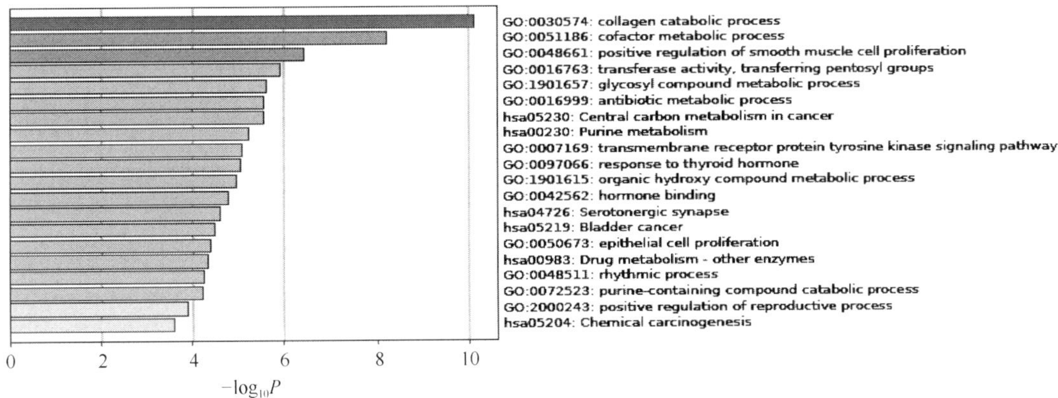

图 17.23　化合物 1、2、3 的 GO 富集分析

由图 17.24 可得化合物 1、2、3 的 GO 富集分析结果。

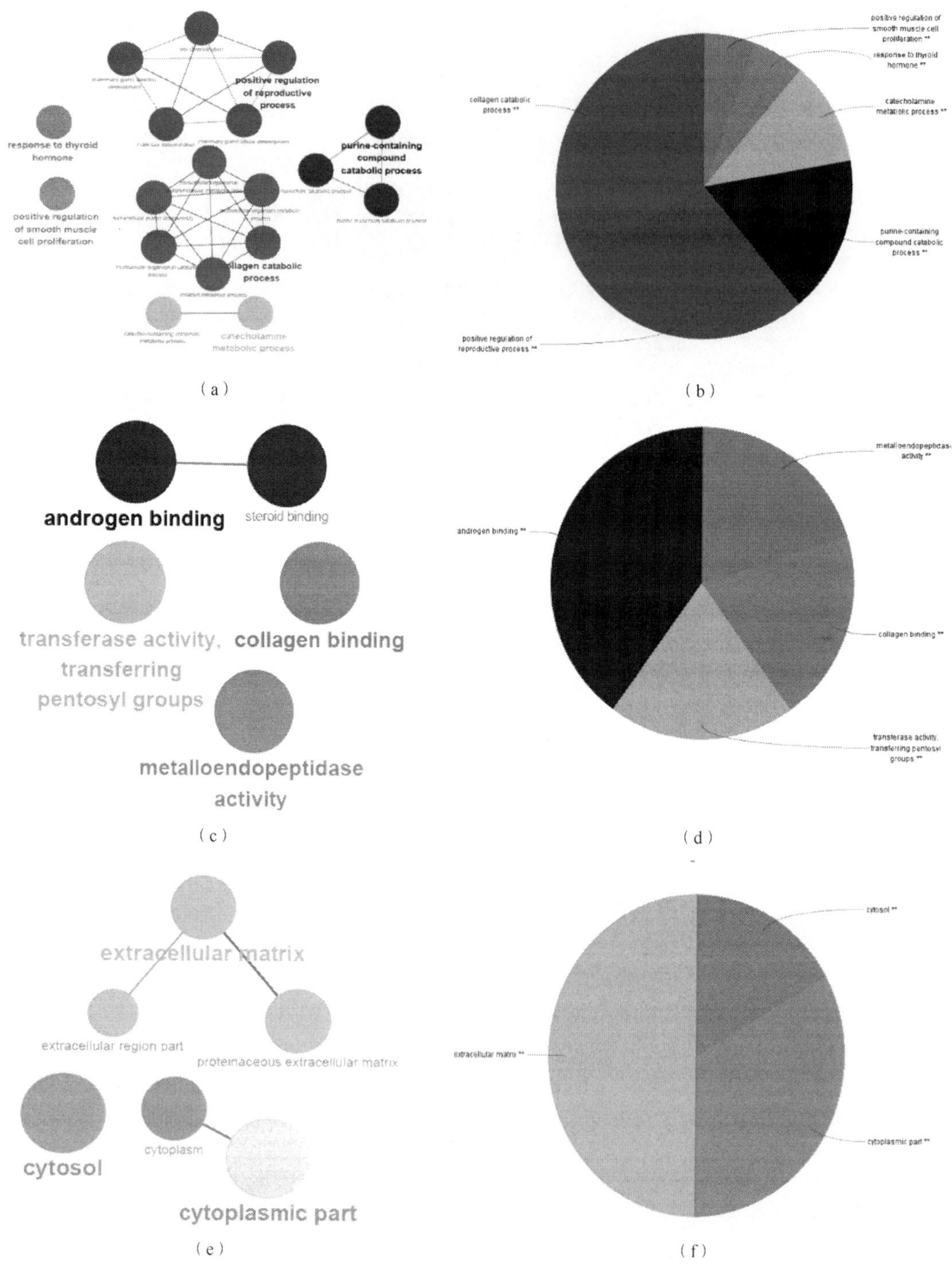

图 17.24　化合物 1、2、3 的 Go-BP、GO-MF、GO-CC 富集分析

（a）GO-BP 富集饼状图；（b）GO-BP 富集饼状图；（c）GO-MF 富集网络图；（d）GO-MF 富集饼状图；（e）GO-CC 富集网络图；（f）GO-CC 富集饼状图

GO-BP：化合物 1、2、3 的作用靶点主要富集在以下生物学过程上：胶原分解代谢过程（collagen catabolic process）、生殖过程的正向调控（positive regulation of reproductive process）、嘌呤化合物分解代谢过程（purine-containing compound catabolic process）、儿茶酚胺代谢过程（catecholamine metabolic process）、甲状腺激素反应（response to thyroid hormone）、平滑肌细胞增殖正向调控（positive regulation of smooth muscle cell proliferation）。抑制胶原分解代谢过程可能与肝毒性损伤后出现的肝纤维化过程密切相关。

GO-MF：化合物 1、2、3 的作用靶点富集的分子功能有雄激素结合（androgen binding）、金属内肽酶活性（metalloendopeptidase activity）、胶原结合（collagen binding）、转移酶活性，转移戊基（transferase activity，transferring pentosyl groups）。

GO-CC：化合物 1、2、3 的作用靶点富集的细胞结构有细胞外基质（extracellular matric）、细胞液（cytosol）、细胞质部分（cytoplasmic part）。

KEGG 富集分析：KEGG 通路富集分析结果见图 17.25。

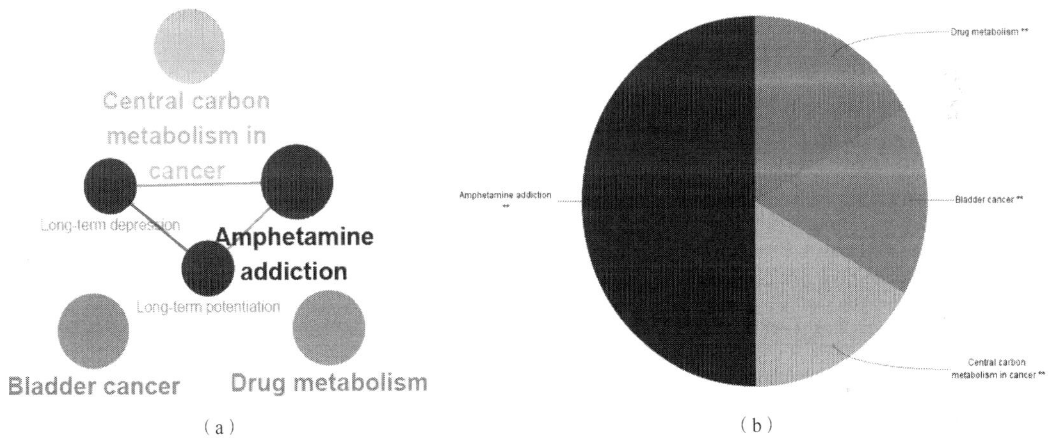

（a）　　　　　　　　　　（b）

图 17.25　KEGG 通路富集分析

（a）KEGG 富集网络图；（b）KEGG 富集饼状图

根据 KEGG 富集结果可看出化合物 1、2、3 作用靶点主要富集在以下几条 KEGG pathway 上：hsa05230：癌症的中心碳代谢（central carbon metabolism in cancer），hsa05031：安非他命成瘾（amphetamine addiction），hsa00983：药物代谢-其他酶（drug metabolism-other enzyme）和 hsa05219：膀胱癌（bladder cancer）。

其中影响药物代谢可能是化合物 1、2、3 肝毒性的主要作用机制，虽然 ADME 预测 3 个化合物对肝药酶活性都没有抑制作用，但可能通过影响其他酶活性影响药物的代谢。

综合上述结果，通过网络药理学预测，肝脏可能是化合物 1、2、3 主要作用的靶器官，作用部位主要在细胞外基质，可能通过作用于细胞外基质影响胶原的合成与分解代谢，还可能通过影响药物代谢酶活性影响药物的代谢过程。

3. 化合物 1、2、3 肝毒性验证

MIX1～3 为按照吴茱萸水提液中的比例的化合物 1、2、3 混合物（图 17.26），此条件下该混合物较为稳定。

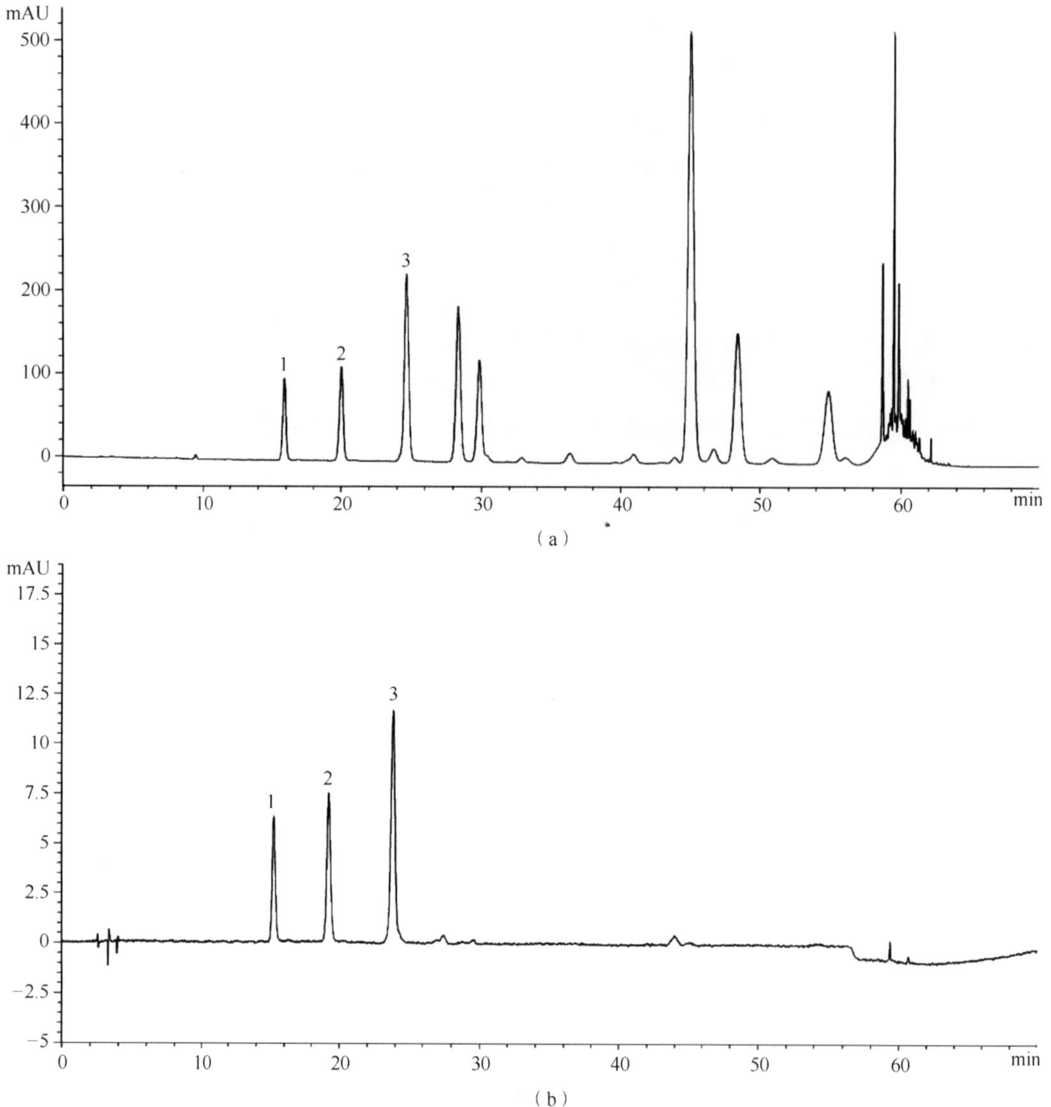

图 17.26　吴茱萸水提液

（a）和 MIX1～3；（b）HPLC 图

粗提物和化合物 1、2、3 的混合物对细胞增殖的影响：如图 17.27 和图 17.28 所示，粗提物（9.375mg/L、18.75mg/L、37.5mg/L、75mg/L、150mg/L、300mg/L）作用 L02 细胞 6h 的抑制率分别为 13.223%±0.981%、13.911%±2.763%、14.309%±0.762%、15.288%±1.969%、21.550%±2.469%和 37.485%±3.384%；12h 抑制率 13.197%±2.228%、14.565%±1.901%、16.205%±1.560%、19.609%±2.184%、24.735%±2.633%和 43.970%±2.066%；MIX1～3（3.35mg/L、6.71mg/L、13.43mg/L、26.85mg/L、53.7mg/L、107.4mg/L）作用 L02 细胞 6h 的抑制率分别为 2.149%±0.540%、9.550%±1.660%、13.147%±2.372%、20.836%±3.050%、22.687%±2.437%和 31.996%±2.715%；12h 抑制率 3.042%±0.495%、12.692%±1.337%、13.907%±0.692%、23.395%±2.015%、31.946%±2.837%和 42.853%±3.481%。粗提物和 MIX1～3 的混合物，均可抑制 L02 细胞的生长，并呈现剂量依赖。

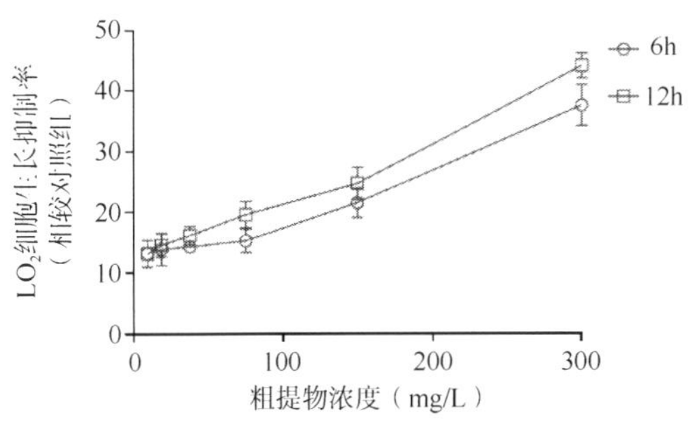

图 17.27 不同浓度粗提物对 L02 细胞增殖的抑制作用

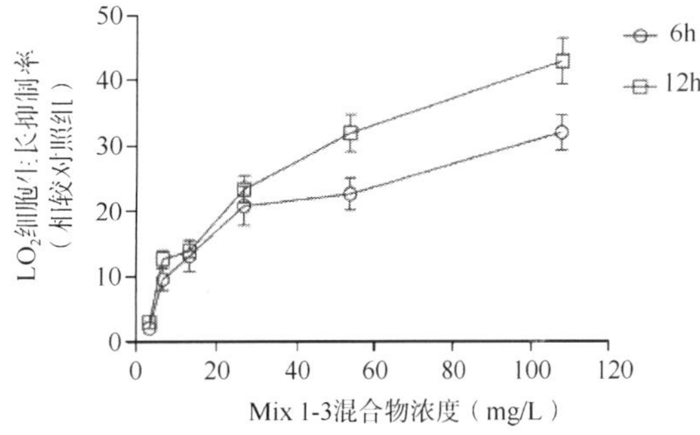

图 17.28 不同浓度 MIX1~3 对 L02 细胞增殖的抑制作用

粗提物在 6h 和 12h L02 细胞的 IC_{50} 分别为 452.2mg/L 和 351.8mg/L，MIX1～3 的 IC_{50} 分别为 176.5mg/L 和 114.5mg/L。从结果可知，无论是粗提物还是 MIX1～3 对 L02 细胞都有一定的毒性，MIX1～3 表现出更高的毒性。根据图 17.29 所示，粗提物和 MIX1～3 12h 的 IC_{50} 均显著低于 6h（$P<0.001$），所以 12h 被选为后续实验的时间点。

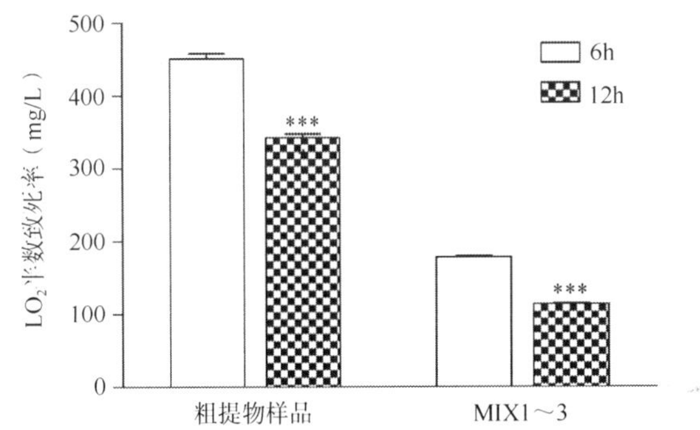

图 17.29 粗提物和 MIX1～3 的混合物对 L02 细胞的 IC_{50}

综上所述，本节通过入血分析发现，化合物 1、2、3 均可以原型吸收入血，从而直接作用于肝脏。通过网络药理学对化合物 1、2、3 进行了肝毒性的预测，结果表明肝脏可能是化合物 1、2、3 的主要作用靶器官，作用部位主要在细胞外基质，可能通过作用于细胞外基质影响胶原的合成与分解代谢，还可能通过影响药物代谢酶活性影响药物的代谢过程。对化合物 1、2、3 的肝毒性体外验证结果表明，按照水提物中比例混合的化合物 1、2、3，具有一定的肝毒性，其 6h 和 12h 的 IC_{50} 分别为 176.5mg/L（493.0μmol/L）和 114.5mg/L（319.8μmol/L）。结合吴茱萸“小毒”的记载，以及临床中的中毒事件多为过量服用、服用生品或炮制不透等原因导致，可以确认 3-*O*-反式-咖啡酰葡萄糖酸（1）、4-*O*-反式-咖啡酰葡萄糖酸（2）、2-*O*-反式-咖啡酰葡萄糖酸（3）为吴茱萸水煎液的肝毒物质基础。

五、吴茱萸肝毒质量标志物属性研究

中药质量标志物是存在于中药材和中药产品中固有的或加工制备过程中形成的、与中药的功能属性密切相关的化学物质，作为反映中药安全性和有效性的标示性物质进行质量控制。需要经过结构分析确定其化学结构，并可进行定性定量的特有的化学成分。质量标志物的定义和要求说明，中药质量标志物具有几个必要特点：① 安全性或有效性的标示性物质；②结构确认；③可测性；④传递性；⑤专属性。本节对吴茱萸肝毒性成分的是否符合质量标志物的性质进行研究。由于化合物 1、2、3 不稳定，本章采用“一测多评”法[96,97]，选用稳定性高的内参物新绿原酸（4），进行可测性研究。

吴茱萸水煎液肝毒性物质基础的化学结构已经确认为化合物 3-*O*-反式-咖啡酰葡萄糖酸（1）、4-*O*-反式-咖啡酰葡萄糖酸（2）和 2-*O*-反式-咖啡酰葡萄糖酸（3），可以作为吴茱萸水煎液的安全性标示性物质。本节对吴茱萸水煎液肝毒性成分 1、2、3 的是否符合质量标志物的其他主要性质（可测性、传递性和专属性）进行研究。

（一）方法

1. 色谱条件

色谱柱 Agilent ZORBAX SB-C18（4.6×250mm，5μm），Scienhome Kromasil C18（4.6×250mm，5μm），Agela Venusil MP-C18（4.6×250mm，5μm）；检测波长 325nm；流速 1.0mL/min；流动相溶剂体系：0.3%磷酸水（A）–乙腈（B），梯度洗脱（0～25min，96%～93.5% A；25～32min，93.5% A；32～37min，93.5%～92% A；37～56min，92% A；56～75min，92%～83% A；75～90min，83%～80% A；90～120min，80%～50% A；120～135min，50% A），柱温 30℃。

2. 样品和对照品溶液制备

取 0.25g 吴茱萸样品（过 3 号筛），加入 12.5mL 水，35kHz 超声提取 30min，溶液过 0.45μm 微孔滤膜，即得吴茱萸样品溶液。取 MIX1～3 和新绿原酸对照品适量，用水溶解，超声 30min，过 0.45μm 微孔滤膜，即得。

MIX1～3 的稳定性：取 MIX1～3 样品适量，加水溶解，考察其中化合物 1、2、3 在 24h 内的稳定性。考察吴茱萸提取液中化合物 1、2、3、4 在 24h 内的稳定性。

线性：取 MIX1～3 样品适量，加水溶解，分别进样 3μL、6μL、9μL、12μL、15μL，以峰面积的纵坐标，化合物的量为横坐标，计算回归方程和相关系数。

回收率：根据化合物 1、2、3、4 的含量加入适量对照品，进行检测，记录峰面积，分别计算回收率。

定性和定量研究：采用不同 HPLC 系统，不同色谱柱，对混标样品进行分析，计算化合物 1、2、3 相对于内参物新绿原酸的相对保留时间和相对校正因子。

汤洗方法：结合《伤寒论》时代背景及“洗”的记载，汤洗方法暂定为，将吴茱萸药材于沸水中浸泡约 15s，使用纱布迅速过滤，为 1 次汤洗。

吴茱萸汤制备：按照《伤寒论》中记载，“吴茱萸一升（洗），人参（三两），生姜（六两），大枣（十二枚，擘），右四味，以水七升，煮取二升”，制备吴茱萸汤。根据汉代一升为现代 200mL，一两为现代 15.6g，计算药量[98,99]，吴茱萸汤洗 3 次后，将各药味混合，加水 1400mL，煎煮至减重约 1000g，纱布过滤，滤液过 0.45μm 微孔滤膜，即得。

化合物 1、2、3 专属性研究：通过查阅文献，对化合物 1、2、3 是否为吴茱萸专属进行研究。

（二）结果与讨论

MIX1～3 的稳定性：取 MIX1～3 溶于水中，精密称定，配置成 418.2μg/mL 的水溶液，超声 10min，自动进样器恒温 25℃，24h 内连续进样，计算化合物 1、2、3 的峰面积，其峰面积的 RSD 分别为 2.3%、0.90%和 1.3%。说明 MIX1～3 的水溶液室温下 24h 内稳定。

提取样品的稳定性：取吴茱萸样品（过 3 号筛）0.25g，精密称定，按照 2.2.2 项下的方法提取样品，分别于 0、2h、4h、6h、8h、12h、24h 进 HPLC 检测，计算化合物 1、2、3、4 的峰面积，其 RSD 分别为 0.71%、3.2%、1.5%、0.23%，说明吴茱萸超声样品在 24h 内稳定。

提取方法重复性：取同一份吴茱萸样品（过 3 号筛）0.25g，平行 6 份，精密称定，按照 2.2.2 项下的方法提取样品，进 HPLC 检测，计算化合物 1、2、3、4 的峰面积，其 RSD 分别为 1.1%、3.2%、1.9%、0.43%。说明样品提取方法的重复性良好。

精密度：取同一份样品提取液，连续进样 6 次，化合物 1、2、3、4 峰面积，其 RSD 分别为 0.69%、2.0%、0.65%、0.10%，保留时间 RSD 为 0.41%、0.56%、0.49%、0.34%，说明仪器精密度良好。

线性：取 3.1.1 项下中 MIX1～3 溶液，按 2.2.1 项下方法进 HPLC 检测，分别进样 3μL、6μL、9μL、12μL、15μL，记录峰面积。以化合物 1、2、3 总的峰面积为纵坐标，总量为横坐标，计算回归方程为 Y=940.68X+15.42，线性范围 1.25～6.27μL，回归系数 r = 1.000。

MIX1～3 加样回收：取吴茱萸样品（过 3 号筛）0.05g，平行 6 份，加入对照品适量，提取样品，进 HPLC 分析，记录峰面积，计算回收率为 78.38%、81.36%、76.39%、75.46%、77.79%、82.05%，平均值为 78.57%，RSD 为 3.37%。回收率较低可能是由于加入化合物 1、2、3 之后，打破了该系列咖啡酰葡萄糖酸异构体之间原有的转化平衡，从而互相转化所导致，超声过程的温度上升可能会加快这种转化。

相对保留时间：以化合物 4（新绿原酸）为内参物（图 17.30），化合物 1、2、3 相对于新绿原酸的相对保留时间见表 17.21。

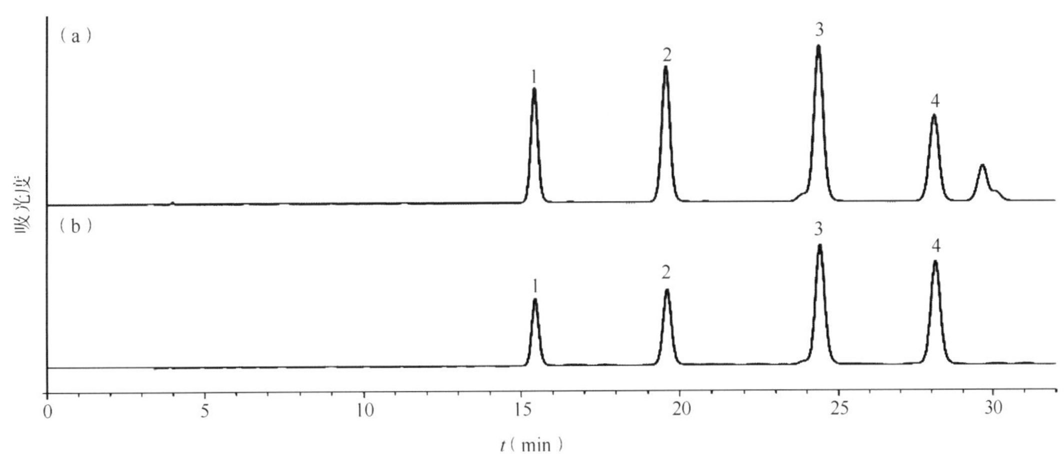

图 17.30 吴茱萸水煎液和混标液 HPLC 图（325nm）

（a）吴茱萸水煎液；（b）化合物 1-4 混标液

表 17.21 化合物 1、2、3 对新绿原酸的相对保留时间

液相系统	色谱柱	1	2	3
Agilent 1200	A	0.570	0.720	0.877
	B	0.527	0.681	0.846
	C	0.554	0.716	0.869
Waters e2695	A	0.561	0.710	0.874
	B	0.521	0.671	0.841
	C	0.546	0.707	0.868
Shimazu LC-20AT	A	0.560	0.709	0.873
	B	0.523	0.673	0.842
	C	0.552	0.712	0.870
均值		0.546	0.700	0.862
RSD%		3.3	2.7	1.7

注：A.Agilent ZORBAX SB-C18（4.6×250mm，5μm）；B.Scienhome Kromasil C18（4.6×250mm，5μm）；C.Agela Venusil MP-C18（4.6×250mm，5μm）。

以新绿原酸为内参物，根据相对保留时间和 UV 光谱可对化合物 1、2、3 进行定性。由于化合物 1、2、3 单体不稳定，无法准确测定，因此，使用混合物进行了定量研究，但是由于化合物 1、2、3 相对新绿原酸的校正因子可能不一致，不能采用一测多评法实现定量。同时，不同比例的混合物由于吸收系数的不同，在采用外标法定量时，会由于对照品和样品之间的比例不同而导致定量时产生偏差，如何实现化合物 1、2、3 分别的精确定量还需进一步研究。

化合物 1、2、3 的传递性：考虑到化合物 1、2、3 的不稳定性，吴茱萸提取液采用超声提取，吴茱萸汤严格按照经方记载方法制备。考察了化合物 1、2、3 在吴茱萸药材→汤洗 3 次后吴茱萸→吴茱萸汤中的传递性（图 17.31）。

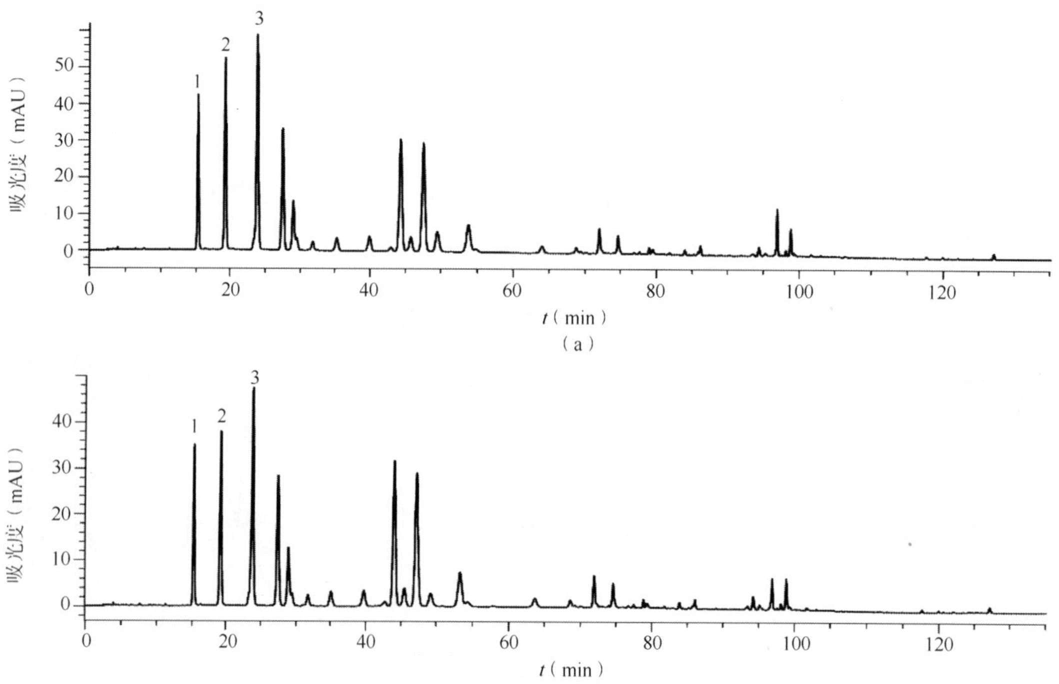

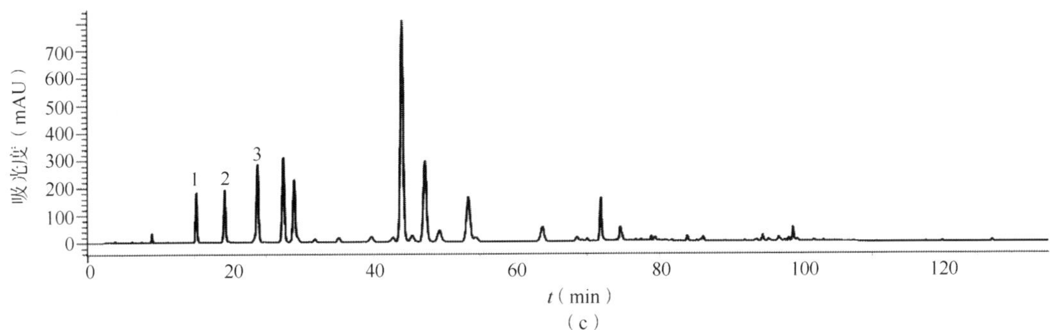

（c）

图 17.31　化合物 1、2、3 的传递性 HPLC 图（325nm）

（a）吴茱萸水提液；（b）汤洗 3 次后吴茱萸水提液；（c）吴茱萸汤

由图 17.31 可见，化合物 1、2、3 贯穿吴茱萸药材、炮制（汤洗）吴茱萸、吴茱萸汤的整个过程，显示出质量传递的特性，从而具有传递性和溯源性。根据峰面积计算，吴茱萸汤洗 3 次后，化合物 1、2、3 分别下降了 18.04%、26.66%、18.40%，说明古籍中记载的汤洗次数较多具有合理性。

化合物 1、2、3 的专属性：目前，关于咖啡酰葡萄糖酸系列异构体，成功分离并确定结构的报道仅有 6-*O*-反式-咖啡酰葡萄糖酸[56,100]，且皆出自吴茱萸。此外，有报道通过质谱鉴定，在艾叶中发现了咖啡酰葡萄糖酸异构体[101]，但没有成功分离鉴定的报道，因此，化合物 1、2、3 可能并非吴茱萸的专属性成分。同时，艾叶在《中国药典》2015 年版中同样记载为“小毒，归肝、脾、肾经”，此类成分可能为其与吴茱萸共同的小毒物质基础。

综上所述，本节对确定的吴茱萸肝毒物质基础 3-*O*-反式-咖啡酰葡萄糖酸（1）、4-*O*-反式-咖啡酰葡萄糖酸（2）、2-*O*-反式-咖啡酰葡萄糖酸（3）的可测性、传递性、专属性进行了研究和讨论。可通过以新绿原酸为内参物，通过相对保留时间和 UV 光谱对化合物 1、2、3 进行定性。由于单体的不稳定性，通过外标法对化合物 1、2、3 作为整体进行了定量研究。但是，由于化合物 1、2、3 的吸收系数不同，对照品与待测样品中化合物 1、2、3 的比例不同时会产生偏差，更准确的定量方法仍需进一步研究。化合物 1、2、3 在吴茱萸及其方剂中具有传递性的特点。虽然本文分离得到的化合物 1、2、3 均为新化合物，但不能确定为吴茱萸的专属性成分。吴茱萸不同极性部位的物质基础差异较大，其肝毒物质基础并非单一，其他极性部位的肝毒物质基础仍需研究。“汤洗”会较大的影响化合物 1、2、3 的含量。

3-*O*-反式-咖啡酰葡萄糖酸（1）、4-*O*-反式-咖啡酰葡萄糖酸（2）、2-*O*-反式-咖啡酰葡萄糖酸（3）可确认为吴茱萸水煎液的肝毒质量标志物。

结　论

中药的传统用法是在中医药应用和发展过程中发现的行之有效的增效减毒的方法，是中医理论的核心内容之一，中药传统用法的科学解析与其效毒之间的关系可作为相关研究的切入点。中药质量标志物是以中药材、炮制、饮片和中成药为研究对象，以化学成分-病症功效为核心理论，重点关注成分的特有性、可测性、差异性，同时可体现质量的传递性、溯源性及动态变化过程，这一概念的提出，对中药质量控制与评价的研究具有重大的意义。基于此，本章提出了基于传统用法的吴茱萸肝毒质量标志物的研究思路。

吴茱萸为临床常用的有毒中药，自古即被公认为“有小毒”，并在此基础上发展出了多种行之有效并延续至今的关于减毒的传统用法。近年来，由于吴茱萸在临床中的不当使用甚至正常使用引发的中毒事件引起了越来越多的关注。本论文首先通过对历代本草中吴茱萸的记载进行整理，从传统用法的角度对吴茱萸毒性的相关记载进行汇总，分析了吴茱萸传统用法与其毒性之间的关系。伴随吴茱萸“小毒”记载的用法中，“久煎”和“汤洗”是典型的传统用法。“汤洗”的目的明确记载为“去苦烈汁”，甚至直接点明为“去毒”。“久煎”是在方剂背景下的用法，吴茱萸汤中的吴茱萸为君药，吴茱萸汤的“久煎”可能与吴茱萸的效毒发挥密切相关。基于此，本论文以“久煎”为切入点，通过连续监控吴茱萸煎煮过程中水煎液的肝毒性指标变化，对其肝毒性的变化进行了考察，结果发现，吴茱萸煎煮过程中，其水煎液的肝毒性在 60min 时达到峰值，随后迅速下降，并基本保持下降的趋势，该结果为古籍中记载的吴茱萸汤的“久煎”提供了现代毒理学解释。随后，本研究通过指纹图谱技术建立了吴茱萸水煎液的指纹图谱，通过将指纹图谱共有峰反映的“久煎”样品的化学成分量化指标与反映肝毒性指标的 L02 细胞上清液中 LDH、AST、ALT 进行“谱-毒”相关分析，对吴茱萸水煎液中的肝毒性成分进行了预测，3 个指标的相关性分析结果具有高度的一致性，结果表明，吴茱萸中的大极性成分，咖啡酸和葡萄糖酸的异构体可能为其肝毒性的物质基础。“汤洗”的传统用法会使大极性成分流失，从侧面佐证了“久煎”与“谱-毒”相关分析的结果。

为对预测的肝毒性成分进行结构表征和肝毒性的直接验证等进行进一步研究，本章对目标成分进行了分离和结构鉴定。考虑到目标化合物极性大的特点，本论文采用双水相溶剂体系的高速逆流色谱和制备液相结合的策略，对目标化合物进行了分离。由于目标化合物对空气和温度极为敏感，本论文采用了无氧和低温的方法对化合物进行保护。最终分离得到 7 个化合物，通过 UV、MS、NMR 鉴定为 3-*O*-反式-咖啡酰葡萄糖酸（1）、4-*O*-反式-咖啡酰葡萄糖酸（2）、2-*O*-反式-咖啡酰葡萄糖酸（3）、5-*O*-反式-咖啡酰葡萄糖酸（5）、新绿原酸（4）、6-*O*-反式-咖啡酰葡萄糖酸（6）和绿原酸（7），其中 1、2、3、5 为新化合物，1、2、3 为预测的肝毒性成分。

对化合物 1、2、3 的吸收入血情况进行了定性分析，结果表明，化合物 1、2、3 均能以原型成分吸收入血，直接作用于肝脏。随后对化合物 1、2、3 的肝毒性进行了网络药理预测，通过分子对接预测了化合物 1、2、3 可能的 36 个作用靶点，其中 8 个靶点为 3 个成分共同作用靶点，8 个靶点为 2 个成分共同作用靶点，20 个 1 个成分的作用靶点。36 个靶点中的 22 个靶点在肝脏有较高的表达，其中 4 个靶点为 3 个成分的共同作用靶点，4 个为 2 个成分的共同作用靶点，14 个为 1 个成分的作用靶点。说明肝脏可能为化合物 1、2、3 的主要靶器官，该结果与吴茱萸临床中主要导致肝毒性的特点相符。同时并进行了化合物 1、2、3 的 GO 富集分析和 KEGG 通路富集分析，对其可能的生物过程、细胞成分、分子功能和富集通路进行了预测。随后进行了的 L02 细胞的肝毒性实验，由于单体的不稳定，本研究考察了按照在吴茱萸水提液中比例的化合物 1、2、3 的混合物的肝毒性，结果表明其混合物 12h 的 IC_{50} 为 114.5mg/L（319.8μmol/L）。结合吴茱萸"小毒"的记载，以及临床中的中毒事件多由过量服用、服用生品或炮制不透等导致，可以初步确认化合物 1、2、3 为吴茱萸水煎液的肝毒物质基础。

随后对化合物 1、2、3 的可测性、传递性、专属性进行了研究和讨论。建立了以新绿原酸为内参物的化合物 1、2、3 的定性方法，与新绿原酸的相对保留时间分别为 0.546、0.700、0.862；采用外标法建立了以化合物 1、2、3 为整体的定量方法，线性方程为 $Y=940.68X+15.42$，线性范围 1.25～6.27μg，回归系数 $r = 1.000$。化合物 1、2、3 在吴茱萸及其方剂中具有传递性的特点。虽然本文分离得到的化合物 1、2、3 均为新化合物，但不能确定为吴茱萸的专属性成分。

综上所述，3-*O*-反式-咖啡酰葡萄糖酸（1）、4-*O*-反式-咖啡酰葡萄糖酸（2）、2-*O*-反式-咖啡酰葡萄糖酸（3）可确认为吴茱萸水煎液的肝毒质量标志物。

化合物 1、2、3 在吴茱萸水提液中可长期稳定存在，但是单体状态时极易被氧化，且在室温下也会快速互相转化，因此，无法对单体化合物进行肝毒性验证。但是，化合物 1、2、3 按照其在水提液中比例的混合物稳定性大大增加。因此，对其混合物进行肝毒性验证实验。吴茱萸成分复杂，其不同极性部位均报道存在肝毒性，因此吴茱萸肝毒性的物质基础也非单一，仍需进一步深入研究。

参考文献

[1] 孙蓉，李晓宇，王亮，等.基于"效-毒"相关的 Q-marker 合理辨识与科学控制. 世界科学技术：中医药现代化，2016，18（8）：1224-1231.

[2] 梁琦，谢鸣.中药毒性及其内涵辨析. 中西医结合学报，2009，7（2）：101-104.

[3] 李永，段琼辉.中药的毒性研究进展. 海峡药学，2008，20（5）：65-67.

[4] 金磊，刘喜明.论《黄帝内经》"有故无殒，亦无殒"的含义及临床意义. 陕西中医，2013，34（2）：206-207.

[5] 王艳辉，赵海平，王伽伯，等.基于"有故无殒"思想的熟大黄对肝脏量-毒/效关系研究. 中国中药杂志，2014，39（15）：2918-2923.

[6] 谭勇，李健，吕诚，等.有毒中药对证控毒科学内涵的现代诠释. 中国中西医结合杂志，2013，33（10）：1412-1415.

[7] 朱琰，刘静，朱琦. "毒"和"药"——中医的药物安全观探讨. 世界科学技术：中医药现代化，2018，20（6）：990-993.

[8] 国家药典委员会. 中华人民共和国药典. 一部. 北京：中国医药科技出版社，2015：171-172.

[9] 任继俞. 中华大典·医药卫生典·药学分典. 成都：巴蜀书社，2012：497-525.

[10] 杨志欣，孟永海，王秋红，等. 吴茱萸性味演变的本草考证. 中医药信息，2012，29（1）：98-99.

[11] 鲁燕侠，蔺兴遥，逯振宇，等.吴茱萸的化学成分及临床应用. 解放军药学学报，2002,18（4）：218-220.

[12] 尹元元，刘珊珊，韩利文，等.吴茱萸生物碱类化学成分及其抗血管生成活性分析. 中国实验方剂学杂志，2016，22（5）：45-53.

[13] 樊文研，李水娟，黄博.吴茱萸碱及其铜（Ⅱ）配合物和 DNA 的相互作用. 中国高新区，2017，16：204.

[14] 裘杨溢，徐盛涛，徐进宜.吴茱萸碱类衍生物的生物活性研究进展. 药学与临床研究，2017，25（3）：221-226.

[15] Shi L, Yang F, Luo F, et al. Evodiamine exerts anti-tumor effects against hepatocellular carcinoma through inhibiting β-catenin-mediated angiogenesis. Tumor Biology, 2016, 37（9）: 12791-12803.
[16] 杨秀伟，张虎，胡俊.疏毛吴茱萸化学成分的研究. 热带亚热带植物学报，2008，16（3）：244-248.
[17] Zuo GY, Yang XS, Hao XJ. Two new indole alkaloids from *Evodia rutaecarpa*. Chinese Chemical Letters, 2000, 11(2): 127-128.
[18] 芮伟，冯煦，刘飞，等.大花吴茱萸果实化学成分及其生物活性. 中成药，2018，40（1）：121-125.
[19] 王奇志，梁敬钰.吴茱萸化学成分研究. 药学学报，2004，39（8）：605-608.
[20] 龚小见，周欣，蔡宗苇，等.黔产吴茱萸化学成分研究. 中国中药杂志，2009，34（2）：177-179.
[21] 张晓拢，经雅昆，彭四威，等.吴茱萸的化学成分研究. 天然产物研究与开发，2013，25（4）：470-474.
[22] 胡传芹，杨鑫宝，杨秀伟，等.吴茱萸中的黄酮苷类化合物. 中国中药杂志，2012，37（17）：2571-2575.
[23] Tang YQ, Feng XZ, Huang L. Studies on the Chemical Constituents of *Evodia rutaecarpa*（Juss）Benth. Journal of Chinese Pharmaceutical Sciences, 1997, 6（2）: 65-69.
[24] Zhao N, Li ZL, Li DH, et al. Quinolone and indole alkaloids from the fruits of *Euodia rutaecarpa* and their cytotoxicity against two human cancer cell lines. *Phytochemistry*, 2015, 109: 133-139.
[25] Teng J, Yang XW. Two new indoloquinazoline alkaloids from the unripe fruits of *Evodia rutaecarpa*. Heterocycles, 2006, 68(8): 1691-1698.
[26] Huang X, Zhang YB, Yang XW. Indoloquinazoline alkaloids from *Euodia rutaecarpa* and their cytotoxic activities. Journal of Asian natural products research, 2011, 13(11): 977-983. [27] X.L. Zhang XL, Sun J, Wu HH, et al. A new indoloquinazoline alkaloidal glucoside from the nearly ripe fruits of *Evodia rutaecarpa*. Natural Product Research, 2013, 27（20）: 1917-1921.
[27] Zhang X L, Sun J, Wu H H, et al. A new indoloquinazoline alkaloidal glucoside from the nearly ripe fruits of Evodia rutaecarpa. Natural product research, 2013, 27（20）: 1917-1921
[28] Wang QZ, Liang JY, Feng X. Evodiagenine and dievodiamine, two new indole alkaloids from Evodia rutaecarpa. Chinese Chemical Letters, 2010, 21（5）: 596-599.
[29] Zuo G, He H, Wang B, et al. A new indoloquinazoline alkaloid from the fruit of Evodia rutaecarpa. Acta Botanica Yunnanica, 2003, 25（1）: 103-106.
[30] 马晨，徐曙，单宇，等.湘产小花吴茱萸的化学成分及抗植物病原真菌活性筛选. 中草药，2017，48（10）：2018-2023.
[31] 尹元元，刘珊珊，韩利文，等.吴茱萸生物碱类化学成分及其抗血管生成活性分析. 中国实验方剂学杂志，2016，22（5）：45-53.
[32] Liu R, Chu X, Sun A, et al. Preparative isolation and purification of alkaloids from the Chinese medicinal herb Evodia rutaecarpa（Juss.）Benth by high-speed counter-current chromatography. J. Chromatogr. A, 2005, 1074: 139-144.
[33] Huang X, Li W, Yang XW. New cytotoxic quinolone alkaloids from fruits of Evodia rutaecarpa. Fitoterapia, 2012, 83（4）, 709-714.
[34] Tang YQ, Feng XZ, Huang L. Quinolone alkaloids from Evodia rutaecarpa. Phytochemistry, 1996, 43（3）: 719－722
[35] 赵楠，李达翃，李占林，等.吴茱萸化学成分的分离与鉴定. 沈阳药科大学学报，2016，33（2）：103-109.
[36] 王晓霞，高慧媛，姜勇，等.吴茱萸化学成分研究. 中草药，2013，44（10）：1241-1244.
[37] Li Q, Tang CP, Ke CQ, et al. A new limonoid from the fruits of *Evodia rutaecarpa*. Journal of Technology, 2018, 18（1）: 14-18.
[38] 张起辉，高慧媛，吴立军，等.吴茱萸的化学成分. 沈阳药科大学学报，2005，36（1）：12-14.
[39] 鲁燕侠，蔺兴遥，逯振宇，等.吴茱萸的化学成分及临床应用. 解放军药学学报，2002，18（4）：218-220.
[40] 刘珊珊，周兴清，梁彩霞，等.吴茱萸水提取物化学成分研究. 中国实验方剂学杂志，2016，22（8）：58-64.
[41] 杨秀伟，张虎，胡俊.蔬毛吴茱萸果实中新化合物吴茱萸塔宁的分离及结构表征. 分析化学，2008，36（2）：219-222.
[42] Yang XB, Qian P, Yang XW, et al. Limonoid constituents of *Euodia rutaecarpa* var. bodinieri and their inhibition on NO production in lipopolysaccharide-activated RAW264.7 macrophages. Journal of Asian natural products research, 2013, 15（10）: 1130-1138.
[43] 龚慕辛，宋亚芳，王智民，等.吴茱萸化学成分的研究. 中国中药杂志，2009，34（6）：792-794.
[44] Yang XW, Teng J. Chemical constituents of the unripe fruits of *Evodia rutaecarpa*. Journal of Chinese Pharmaceutical Sciences, 2007（1）: 20-23.
[45] 赵楠，李占林，李达翃，等.吴茱萸中 1 个新的苯丙素苷类化合物. 中草药，2015，46（1）：15-18.

[46] Zhao MY，Yang XW. Two new acylgluconic acids from the nearly ripe fruits of *Evodia rutaecarpa*. J Asian Nat Prod Res，2008，10：769-773.
[47] 田光辉，赵桦，刘存芳，等.吴茱萸果实中脂溶性成分的研究. 中药材，2008，31（3）：382-385.
[48] 王奇志，梁敬钰，陈军.吴茱萸化学成分研究Ⅱ. 中国药科大学学报，2005，36（6）：520-522.
[49] 李斐，周立分，董嘉皓，等.GC-MS 法测定分析吴茱萸挥发油的有效化学成分. 南华大学学报（自然科学版），2017，31（3）：101-105.
[50] 李雯婧，李国军，王智，等.吴茱萸挥发油抑菌活性及其化学成分研究. 湖南农业科学，2014，10：16-18.
[51] 郑会丹，林崇良，蔡进章，等.浙产吴茱萸挥发油化学成分的分析. 中国中医药科技，2012，19（2）：148-149.
[52] 刘应蛟，徐贝，喻亚飞，等.三种不同方法提取吴茱萸果实挥发油成分的 GC-MS 分析. 湖南中医药大学学报，2015，35（2）：27-30.
[53] 宫海明，赵桦.不同产地吴茱萸果实挥发油成分的 GC-MS 分析及与小花吴茱萸的比较. 西北植物学报，2008，28（3）：595-605.
[54] 滕杰，杨秀伟，陶海燕，等.疏毛吴茱萸果实挥发油成分的气-质联用分析. 中草药，2003，34（6）：27-28.
[55] 周伟，周欣，龚小见，等.黔产吴茱萸化学成分的研究. 时珍国医国药，2008，19（6）：1334-1335.
[56] Zhao MY，Yang XW. Two new acylgluconic acids from the nearly ripe fruits of *Evodia rutaecarpa*. J Asian Nat Prod Res，2008，10：769-773.
[57] 徐继华，刘文英，屠旦来.吴茱萸多糖的分离和组成研究. 中草药，2009，40（4）：573-576.
[58] 王奇志，梁敬钰，陈军.吴茱萸化学成分研究Ⅱ. 中国药科大学学报，2005，36（6）：520-522.
[59] Huang W，LI XJY，Sun R. “Dose-time-toxicity” relationship study on hepatotoxicity caused by multiple dose water ex-traction components of *Evodiae Fructus* to mice. China Journal of Chinese Materia Medica，2012，37（15）：2223-2227.
[60] 周璐，徐婷婷，金若敏，等. 吴茱萸水煎液对大、小鼠肝药酶亚型影响的比较研究. 中国药理学通报，2014，30（2）：279-282.
[61] 李波，李莉，赵军宁，等.吴茱萸乙醇提取物对大鼠急性毒性及肝毒性的影响. 中药药理与临床，2013，29（2）：120-124.
[62] 黄伟，赵燕，孙蓉.吴茱萸不同组分对小鼠急性毒性试验比较研究. 中国药物警戒，2010，7（3）：129-134.
[63] 孙蓉，黄伟，吕丽莉. 吴茱萸挥发油单次给药对小鼠肝毒性“量-时-毒”关系研究. 中国药理与临床，2012，28（3）：55-58.
[64] 李莉，赵军宁，易进海，等.吴茱萸多基原、多产地毒性效应特征研究. 中国中药杂志，2012，37（15）：2219-2222.
[65] 吴燕，黄志芳，舒光明，等. 吴茱萸指纹图谱研究和 3 种成分含量的测定. 中国中药杂志，2010，35（24）：3329.
[66] 黄伟，孙蓉. 吴茱萸水提组分多次给药致小鼠肝毒性氧化损伤机制研究. 中国药理与临床，2012，28（5）：114-116.
[67] 黄伟，严军，孙蓉.吴茱萸水提组分镇痛及伴随毒副作用机制研究. 中国药物警戒，2013，10（3）：129-132.
[68] Cai Q，Wei J，Zhao W，et al. Toxicity of Evodiae fructus on rat liver mitochondria：the role of oxidative stress and mitochondrial permeability transition. Molecules. 2014，19（12）：21168-21182.
[69] 周璐，姚广涛，曹智丽，等. 吴茱萸水煎液致小鼠肝毒性机制研究. 中国实验方剂学杂志，2013，19（22）：269-272.
[70] 廖文强，李波，李莉，等.吴茱萸致小鼠肝毒性分子机制研究. 中国中药杂志，2014，39（24）：4865-4868.
[71] 林淑娴，任丽娜，孙安盛.吴茱萸碱、吴茱萸次碱和吴茱萸总碱的小鼠急性毒性. 遵义医学院学报，2015，38（2）：146-149.
[72] 李文兰，孙向明，陈晨，等.基于 UPLC-Q-TOF MS 的吴茱萸致肝毒性部位及入血成分分析. 质谱学报，2017，38（3）：282-293.
[73] Liang J，Chen Y，Ren G，et al. Screening hepatotoxic components in *Euodia rutaecarpa* by UHPLC-QTOF/MS based on the spectrum-toxicity relationship. Molecules. 2017，22（8）：1264.
[74] Li W，Sun X，Liu B，et al. Screening and identification of hepatotoxic component in *Evodia rutaecarpa* based on spectrum-effect relationship and UPLC-QTOF-MS. Biomedical Chromatography. 2016，30（12）：1975-83.
[75] 周宜，陈钢，夏丽娜，等. 从《内经》“有故无殒”思想看中药毒性研究. 中国中医基础医学杂志，2007，13（5）：342-343.
[76] 孙蓉，黄伟，尹利顺，等. 吴茱萸不同组分对胃寒证小鼠急性毒性实验比较研究. 中国药物警戒，2015，12（1）：11-15.
[77] Wang JB，Zhao HP，Zhao YL，et al. Hepatotoxicity or hepatoprotection Pattern recognition for the paradoxi-cal effect of the Chinese herb Rheum palmatum L. intreating rat liver injury. PLoS One，2011，6（9）：e24498.
[78] Gerlai R. Phenomics：fiction or the future. TrendsNeurosci，2002，25（10）：506-509.
[79] 李晓宇，孙蓉. 基于胃寒证模型的吴茱萸挥发油功效及伴随毒副作用研究. 中国中药杂志，2015，40（19）：3838-3844.
[80] 李晓宇，孙蓉. 基于胃寒证的吴茱萸水提物镇痛及伴随毒副作用机制. 中国中药杂志，2015，40（14）：2753-2759.
[81] 张晓凤，刘红玉，谭鹏，等 . 炮制对吴茱萸主要成分溶出的影响. 解放军药学学报，2012，28（2）：133-135.

[82] 张晓凤，高南南，刘红玉，等．吴茱萸炮制前后挥发油成分及毒性的比较研究. 解放军药学学报，2011，27（3）：229-232.
[83] 秦猛，周长征，吕培轩，等. 吴茱萸饮片炮制研究进展. 齐鲁药事，2007，26（9）：550-552.
[84] 任红艳，田永衍，梁晶，等.《伤寒论》方药煎煮时间浅析. 光明中医，2009，24（5）：953-954.
[85] 肖洋，段金芳，刘影，等.吴茱萸炮制方法和功能主治历史沿革. 中国实验方剂学杂志，2017，23（3）：223-228.
[86] Rodrigues NP，Bragagnolo N. Identification and quantification of bioactive compounds in coffee brews by HPLC-DAD-MSn. J. Food Compos. Anal. 2013，32：105-115.
[87] Kikuzaki H, Kayano S, Nakatani N, *et al.* Identification, Quantitative Determination, and Antioxidative Activities of Chlorogenic Acid Isomers in Prune（*Prunus domestica* L.）. J Agric Food Chem，2002，48：5512-5516.
[88] Kweon MH，Hwang HJ，Sung HC. Identification and antioxidant activity of novel chlorogenic acid derivatives from bamboo（Phyllostachys edulis）. J Agric Food Chem，2001，49：4646－4655.
[89] Daina A, Michielin O, Zoete V. A free web tool to evaluate pharmacokinetics, drug-likeness and medicinal chemistry friendliness of small molecules. Sci Rep，2017，7：42717.
[90] Bahmani A，Saaidpour S，Rostami A. A simple，robust and efficient computational method for n-octanol/water partition coefficients of substituted aromatic drugs. Sci Rep，2017，7（1）：5760.
[91] Daina A，Zoete V. A BOILED-Egg to predict gastrointestinal absorption and brain penetration of small molecules. ChemMedChem，2016，11（11）：1117-1121.
[92] Liu H，Wang L，Lv M，et al. AlzPlatform：an Alzheimer's disease domain-specific chemogenomics knowledgebase for polypharmacology and target identification research. J Chem Inf Model，2014，54（4）：1050-1060.
[93] Wu C, Jin X, Tsueng G, et al. BioGPS: building your own mash-up of gene annotations and expression profiles. Nucl. Acids Res, 2016，44（D1）：313-316.
[94] Wu C，MacLeod I，Su AI. BioGPS and MyGene.info：organizing online，gene-entric information. Nucl. Acids Res，2013，41（D1）：561-565.
[95] Wu C，Orozco C，Boyer J，et al. BioGPS：an extensible and customizable portal for querying and organizing gene annotation resources. Genome Biol，2009，10（11）：R130.
[96] 王智民，钱忠直，张启伟，等.一测多评法建立的技术指南. 中国中药杂志，2011，36（6）：657-658.
[97] 王智民，高慧敏，付雪涛，等. "一测多评"法中药质量评价模式方法学研究. 中国中药杂志，2006，31（23）：1925-1928.
[98] 郝万山.汉代度量衡制和经方药量的换算. 中国中医药现代远程教育，2005，3（3）：48-51.
[99] 仝小林，穆兰澄，姬航宇，等.《伤寒论》药物剂量考.中医杂志，2009，50（4）：368-372.
[100] He Y，Li J，Wu HH，et al. A new caffeoylgluconic acid derivative from the nearly ripe fruits of *Evodia rutaecarpa*. Natural product research, 2015，29（13）：1243-1248.
[101] Ren D, Ran L, Yang C, et al. Integrated strategy for identifying minor components in complex samples combining mass defect, diagnostic ions and neutral loss information based on ultra-performance liquid chromatography-high resolution mass spectrometry platform：*Folium Artemisiae Argyi* as a case study. Journal of Chromatography A，2018，1550：35-44.

（孙 蓉 王 亮）

第十八章

基于质量标志物的陈皮、枳实和枳壳的药材质量标准研究

中药质量是中药临床疗效的基础和保障，中药来源于天然动植物有机体，特别是85%以上来源于植物，由于不同植物的次生代谢产物的生源途径不同形成重要的化学物质组的差异和不同的临床功效。亲缘关系相近的药材含有相近的化学成分，具有相似的功效，而同一天然产物又可能在不同植物中广泛分布。中药有效成分的含量是控制其质量的核心指标，是鉴别真伪、评价优劣、制定标准限度的重要依据。因此，成分与有效性的关联性及其在中药中的特有性等是质量控制指标确定的重要标准，现行的质量标准中还存在许多不完善之处，如质控指标与中药的安全性、有效性关联性不强，特有性、专属性差等。为此，刘昌孝院士提出中药质量标志物的概念，并开展了相关研究，为中药质量评价拓展了新的思路。

陈皮、枳实和枳壳同为芸香科 Rutaceae 柑橘属 *Citrus* L.常用的传统中药，《中国药典》2015 年版[1]记载，陈皮是芸香科植物橘 *C. reticulata* Blanco 及其栽培变种的干燥成熟果皮，药材分为“陈皮”和“广陈皮”，性温，味苦、辛，归肺、脾经，具有理气健脾、燥湿化痰的作用，用于脘腹胀满、食少吐泻、咳嗽痰多等。枳实是芸香科植物酸橙 *C. aurantium* L. 及其栽培变种或甜橙 *C. sinensis* Osbeck 的干燥幼果，味苦、辛、酸，性微寒，归脾、胃经，具有破气消积、化痰散痞的作用，用于积滞内停、痞满胀痛、泻痢后重、大便不通、痰滞气阻、胸痹、结胸、脏器下垂。枳壳是芸香科植物酸橙 *C. aurantium* L. 及其栽培变种的干燥未成熟果实，味苦、辛、酸，性微寒，归脾、胃经，具有理气宽中、行滞消胀的作用，用于胸胁气滞、胀满疼痛、食积不化、痰饮内停、脏器下垂等。三药同来自于芸香科柑橘属植物，成分和功效既有相同之处，又存在药性的偏重和差异，临床运用也各有倾向。《中国药典》“含量测定”项下陈皮规定了橙皮苷的含量限度，枳壳规定了柚皮苷和新橙皮苷的含量限度，枳实规定了辛弗林的含量限度。为了建立科学的质量标准，既反映同类药材的共同特点，又能体现不同药材之间的差异性，本章对陈皮、枳实和枳壳的传统功效进行比较分析，并对近年来的有关化学成分和药理作用的研究进展进行综述，对质量标志物进行预测分析，在此基础上，进行了质量研究并建立了科学的质量标准。

第一节 陈皮、枳实和枳壳的研究进展及质量标志物的预测分析

一、传统功效的比较分析

陈皮始载于《神农本草经》，列为上品。“橘柚，味辛，温。主胸中瘕热逆气，利水谷。久服，去臭、下气通神，一名橘皮，生川谷”。其具有理气健脾、燥湿化痰的功效。枳实始载于《神农本草经》，列为中品。“味苦，寒。主大风在皮肤中，除寒热络、止利，长肌肉、利五脏、益气、轻身、生川泽”。枳壳的出现可追溯到五代时期，《药性论》首次将枳实和枳壳功效做了区分[2]，枳壳具有理气宽中、行滞消胀的作用。古代的很多本草都对陈皮、枳实和枳壳有记载，随着历史沿革、产地变迁，它们的性味归经或功能主治会发生一些变化，具体见表 18.1。

表 18.1 陈皮、枳实、枳壳本草考证

年代	出处	陈皮	枳实	枳壳
秦汉	《神农本草经》[3]	辛，温；主胸中瘕热逆气，利水谷，久服去臭，下气通神	苦，寒；主治大风在皮肤中，如麻豆苦痒，除寒热结，止利。长肌肉，利五脏，益气轻身	—
南北朝	《名医别录》[4]	下气，止呕咳，治气冲胸中，吐逆霍乱，疗脾不能消谷，止泻，除膀胱留热停水。五淋，利小便，去寸白虫，久服轻身长年	味酸，微寒，无毒；主除胸胁淡癖，逐停水，破结实，消胀满、心下急、痞痛、逆气胁风痛，安胃气，止溏泄，明目	—
唐	《药性论》[5]	清痰涎，开胃治上气咳嗽，主气利，破癥瘕痃癖，治胸膈间气	味苦、辛；解伤寒结胸，入陷胸汤用，主上气喘咳	治遍身风疹，肌中如麻豆恶痒，主肠风痔疾，心腹结气，两胁胀虚，关膈拥塞
明	《本草纲目》[7]	疗呕哕反胃嘈杂，时吐清水，痰痞咳疟，大便闭塞，妇人乳痈	味苦，寒，无毒；利气，气下则痰喘止；气行则痰满消；气通则痛刺止；气利则后重除	主治里急后重
明	《药品化义》[8]	—	味苦，寒，无毒；专泄胃实，开导坚结，故主中脘以治血分，疗脐腹间实满、消痰痞、祛停水、逐宿食、破结胸、通便闭，非此不能也。若饮食不思，因脾郁结不能运化，皆取其辛散苦泻之利也	—
宋	《开宝本草》[6]	—	—	主风痒麻痹，通利关节，劳气咳嗽，背膊闷倦，散留结、胸膈痰滞，逐水、消胀满。安胃，止风痛

续表

年代	出处	陈皮	枳实	枳壳
清	《本草备要》[9]	辛、苦，温；调中快膈，导滞消痰	—	—
清	《本草分经》[10]	能散能和，能燥能泻，利气调中，消痰快膈，宣通五脏，统治百病	—	—

注：—. 未查到

综上所述，陈皮、枳实和枳壳三药均来源于柑橘属的植物，但在入药部位、采收期等方面存在差异，临床上虽然同为常用理气、健脾、消积药，但是三药各有不同侧重。陈皮，入脾、肺二经气分之药，主要作用于上焦和中焦；枳壳以理气宽中、行滞消胀为主，主要作用于下焦；与枳壳相比，枳实作用较强，长于破滞气。据元《汤液本草》中记载"若除痞，非枳实不可"，枳壳作用较缓，同时有"陈皮治高，青皮治低，与枳壳治胸膈，枳实治心下同意。"清《本草备要》记载"陈皮、枳壳利其气，而痰自下。"清《本草分经》记载枳实、枳壳性味功用相同，然"惟实则力猛而治下，其泻痰有冲墙倒壁之功，壳则力缓而治上，能损胸中至高之气，为异耳。"

二、化 学 成 分

陈皮、枳实、枳壳所含化学成分种类多样，主要为黄酮类、挥发油类、香豆素类、生物碱类和柠檬苦素类等成分，还有微量元素和营养物质等。

（一）黄酮类化合物

黄酮类化合物是陈皮、枳实和枳壳中主要的化学成分，其中主要含有黄酮苷类化合物如橙皮苷（hesperidin），新橙皮苷（neohesperidin），柚皮苷（naringin），芸香柚皮苷（narirutin）等；多甲氧基黄酮类成分如川陈皮素（nobiletin）、5-羟基-6，7，8，4′-四甲氧基黄酮（5-hydroxy-6，7，8，4′-tetramethoxyflavanone）、橘皮素和橙黄酮等。黄酮类化学成分多种多样，但是由于基原和采收期的不同，该类成分在陈皮、枳实和枳壳中的存在是有差异的[11-28]，如表 18.2 所示。陈皮中所含多甲氧基黄酮类成分最多，枳实、枳壳中含量较少。

表 18.2　陈皮、枳实和枳壳的黄酮类化学成分比较

	化学成分	陈皮	枳实	枳壳	参考文献
黄酮苷类					
1	橙皮苷（hesperidin）	+	+	+	[11]，[13]，[17]，[19]，[23]，[28]
2	新橙皮苷（neohesperidin）	+	+	+	[12]，[13]，[19]，[28]
3	柚皮苷（naringin）	+	+	+	[12]，[13]，[19]，[28]
4	芸香柚皮苷（narirutin）	+	+	+	[12]，[13]，[17]，[24]

续表

化学成分		陈皮	枳实	枳壳	参考文献
黄酮苷类					
5	野漆树苷（rhoifolin）	—	+	+	[19]，[21]，[27]
6	忍冬苷（lonicerin）	—	+	+	[19]，[21]，[27]
7	枸橘苷（poncirin）	+	+	—	[19]，[20]
8	圣草次苷（eriodictin）	—	+	+	[17]，[19]，[26]
9	新北美圣草苷（neoeriocitrin）	—	+	+	[17]，[19]，[23]
10	异柚皮苷（isnaringin）	—	+	+	[20]，[23]
11	新枸橘苷（neoponcirin）	—	—	+	[23]
12	芦丁（rutoside）	—	—	+	[26]
13	橙皮素-7-*O*-*β*-*D*-葡萄糖苷（hesperetin-7-*O*-*β*-*D*-glucoside）	+	+	—	[21]，[37]
14	异樱花亭（isosakuranin）	—	+	—	[17]，[24]
多甲氧基黄酮类					
15	川陈皮素（蜜桔黄素）(nobiletin）	+	+	+	[11]，[18]，[19]，[22]
16	5，6，7，4′-四甲氧基黄酮（5，6，7，4′-tetramethoxyflavanone）	+	—	—	[13]
17	5，7，8，4′-四甲氧基黄酮（5，7，8，4′-tetramethoxyflavanone）	+	+	+	[11]，[13]，[16]，[19]
18	6，7，8，4′-四甲氧基黄酮（6，7，8，4′-tetramethoxyflavanone）	+	—	—	[13]
19	3，7，3′，4′-四甲氧基黄酮（3，7，3′，4′-tetramethoxyflavanone）	+	—	—	[13]
20	5，7，2′，4′-四甲氧基黄酮（5，7，2′，4′-tetramethoxyflavanone）	+	—	—	[13]
21	5，2′，3′，4′-四甲氧基黄酮（5，2′，3′，4′-tetramethoxyflavanone）	+	—	—	[13]
22	6，2′，3′，4′-四甲氧基黄酮（6，2′，3′，4′-tetramethoxyflavanone）	+	—	—	[13]
23	5，2′，4′，5′-四甲氧基黄酮（5，2′，4′，5′-tetramethoxyflavanone）	+	—	—	[13]
24	6，2′，4′，5′-四甲氧基黄酮（6，2′，4′，5′-tetramethoxyflavanone）	+	—	—	[13]
25	7，2′，4′，5′-四甲氧基黄酮（7，2′，4′，5′-tetramethoxyflavanone）	+	—	—	[13]
26	7，3′，4′，5′-四甲氧基黄酮（7，3′，4′，5′-tetramethoxyflavanone）	+	—	—	[13]
27	5-羟基-6，7，8，4′-四甲氧基黄酮（5-hydroxy-6，7，8，4′-tetramethoxyflavanone）	+	—	+	[13]，[22]，[25]
28	5-羟基-3，7，3′，4′-四甲氧基黄酮（5-hydroxy-3，7，3′，4′-tetramethoxyflavanone）	+	—	—	[13]
29	3-羟基-5，6，7，4′-四甲氧基黄酮（3-hydroxy-5，6，7，4′-tetramethoxyflavanone）	+	—	—	[13]
30	3′，4′-二羟基-5，6，7，8-四甲氧基黄酮（3′，4′-dihydroxy-5，6，7，8-tetramethoxyflavanone）	+	—	—	[13]
31	5，7-二羟基-6，8，3′，4′-四甲氧基黄酮（5，7-dihydroxy-6，8，3′，4′-tetramethoxyflavanone）	+	—	—	[13]
32	3，5，7，2′，4′-五甲氧基黄酮（3，5，7，2′，4′-pentamethoxyflavone）	+	—	—	[13]
33	3，5，7，3′，4′-五甲氧基黄酮（3，5，7，3′，4′-pentamethoxyflavone）	+	—	—	[13]
34	5，6，7，8，4′-五甲氧基黄酮（橘皮素/红橘素）(5，6，7，8，4′-pentamethoxyflavone）	+	+	+	[11]，[13]，[15]，[18]，[19]，[22]
35	5，6，7，3′，4′-五甲氧基黄酮（橙黄酮）(5，6，7，3′，4′-pentamethoxyflavone）	+	+	+	[13]，[15]，[19]，[28]
36	6，7，8，3′，4′-五甲氧基黄酮（6，7，8，3′，4′-pentamethoxyflavone）	+	—	—	[13]
37	5，7，8，3′，4′-五甲氧基黄酮（5，7，8，3′，4′-pentamethoxyflavone）	+	—	—	[13]，[15]
38	5，7，2′，3′，4′-五甲氧基黄酮（5，7，2′，3′，4′-pentamethoxyflavone）	+	—	—	[13]

续表

	化学成分	陈皮	枳实	枳壳	参考文献
多甲氧基黄酮类					
39	7-羟基-3，5，6，3′，4′-五甲氧基黄酮（7-hydroxy-3，5，6，3′，4′-pentamethoxyflavone）	+	—	—	[13]，[15]
40	5-羟基-6，7，8，3′，4′-五甲氧基黄酮（5-降甲基蜜桔黄素）（5-hydroxy-6，7，8，3′，4′-pentamethoxyflavone）	+	+	+	[13]，[15]，[18]，[27]
41	5-羟基-3，7，8，3′，4′-五甲氧基黄酮（5-hydroxy-3，7，8，3′，4′-pentamethoxyflavone）	+	—	—	[13]
42	3′-羟基-5，6，7，8，4′-五甲氧基黄酮（3′-hydroxy-5，6，7，8，4′-pentamethoxyflavone）	+	—	—	[13]
43	4′-羟基-5，6，7，8，3′-五甲氧基黄酮（4′-hydroxy-5，6，7，8，3′-pentamethoxyflavone）	+	—	—	[13]
44	3-羟基-5，6，7，8，4′-五甲氧基黄酮（3-hydroxy-5，6，7，8，4′-pentamethoxyflavone）	+	—	—	[13]
45	5-羟基-3，6，7，8，3′，4′-六甲氧基黄酮（5-hydroxy-3，6，7，8，3′，4′-hexamethoxyflavone）	+	—	—	[13]
46	7-羟基-3，5，6，8，3′，4′-六甲氧基黄酮（7-hydroxy-3，5，6，8，3′，4′-hexamethoxyflavone）	+	—	—	[13]，[15]
47	3-羟基-5，6，7，8，3′，4′-六甲氧基黄酮（3-hydroxy-5，6，7，8，3′，4′-hexamethoxyflavone）	+	—	+	[13]，[22]，[25]
48	3，5，7，8，3′，4′-六甲氧基黄酮（3，5，7，8，3′，4′-hexamethoxyflavone）	+	—	—	[13]
49	5，6，7，8，3′，4′-六甲氧基黄酮（5，6，7，8，3′，4′-hexamethoxyflavone）	+	—	—	[13]，[15]
50	3，5，6，7，3′，4′-六甲氧基黄酮（3，5，6，7，3′，4′-hexamethoxyflavone）	+	—	—	[13]
51	5，6，7，4′-四甲氧基二氢黄酮（5，6，7，4′-tetramethoxyflavanone）	+	—	—	[14]
52	5-羟基-6，7，8，3′，4′-五甲氧基二氢黄酮（5-hydroxy-6，7，8，3′，4′-pentamethoxyflavanone）	+	—	—	[14]
53	2′-羟基-3，4，4′，5′，6′-五甲氧基查尔酮（2′-hydroxy-3，4，4′，5′，6′-pentamethoxychalcone）	+	—	—	[14]
54	2′-羟基-3，4，3′，4′，5′，6′-六甲氧基查尔酮（2′-hydroxy-3，4，3′，4′，5′，6′-pentamethoxychalcone）	+	—	—	[14]
55	3，5，6，7，8，3′，4′-七甲氧基黄酮（3，5，6，7，8，3′，4′-heptemthoxyflavone）	+	—	—	[13]
56	8-羟基-3，5，6，7，3′，4′-六甲氧基黄酮（8-hydroxy-3，5，6，7，3′，4′-hexamethoxyflavone）	+	—	—	[13]
57	3，6，7，8，2′，5′-六甲氧基黄酮（3，6，7，8，2′，5′-hexamethoxyflavone）	+	—	—	[13]
58	5，4′-二羟基-3，6，7，8，3′-五甲氧基黄酮（5，4′-dihydroxy-3，6，7，8，3′-pentamethoxyflavone）	+	—	—	[13]
59	橙皮素（hesperetin）	+	+	+	[13]，[16]，[24]
60	柚皮素（naringenin）	+	+	+	[13]，[17]，[24]
61	5，6-二羟基-7，4′-二甲氧基黄酮	—	—	+	[22]

注：+. 此成分已有报道，—. 迄今未见报道此成分

（二）香豆素类化合物

柑橘属中药中的香豆素类化合物，多具有异戊烯取代，在生物合成上起源于对羟基桂皮酸，是一类具有苯骈 α-吡喃酮母核的天然化合物的总称。虽然都属于芸香科柑橘属类中药，但是陈皮中至今未见报道含有香豆素类化合物，猜测可能的原因是基原不同（表 18.3）。

表 18.3 陈皮、枳实和枳壳中的香豆素类成分比较

编号	化学成分	陈皮	枳实	枳壳	参考文献
1	葡萄内酯（aurepten）	—	+	+	[21]，[29]
2	伞形花内酯（umbelliferone）	—	—	+	[29，[30]
3	花椒毒酚（xanthotol）	—	+	+	[17]，[20]，[21]，[29]
4	5-甲氧基线呋喃香豆素/佛手内酯（bergapten）	—	+	—	[21]
5	马尔敏（marmin）	—	+	+	[20]，[25]，[31]
6	橙皮内酯水合物（meranzin hydrate）	—	+	+	[20]，[25]
7	橙皮油素（auraptene）	—	—	+	[25]
8	环氧橙皮油素（epoxyaurapten）	—	—	+	[29]
9	橘皮内酯（meranzin）	—	—	+	[29]
10	6′, 7′-二羟基香柠檬素（6′，7′-dihydroxybergamottin）	—	—	+	[30]
11	佛手酚（bergaptol）	—	—	+	[30]
12	5，7-二羟基香豆素（5，7-dihydroxylcoumarin）	—	+	+	[17]，[20]，[21]
13	东莨菪内酯（scopoletin）	—	+	—	[17]，[20]，[21]
14	法筚枝苷（fabiatrin）	—	+	—	[21]
15	独活内酯（heraclenin）	—	+	—	[21]

注：+. 此成分已有报道，—. 迄今未见报道此成分

（三）挥发油类化合物

陈皮中挥发油含量为 1%～3%，王坚等[31]采用水蒸气蒸馏法对重庆产大红袍陈皮的挥发油成分进行提取，并采用 GC-MS 方法测定挥发油成分，共定性、定量了 70 个化合物，总含量为 96.343%。其中柠檬烯（limonene）、芳樟醇（linalool）、百里香酚（thymol）、γ-萜品烯（γ-terpinene）和 α-甜橙醛（α-sinensal）含量最高，分别占总量的 48.089%、16.066%、6.776%、5.916%、2.899%。这是目前报道陈皮挥发油成分研究比较全面的文献。刘元艳等[32]利用 GC-MS 技术从酸橙枳实挥发油中鉴定了 29 个化学成分，从甜橙挥发油中鉴定了 38 个化学成分，主要成分有柠檬烯（limonene），β-芳樟醇（β-linalool）、4-松油醇（4-terpinene）、α-松油醇（α-terpinene）、γ-松油二醇（γ-menthanediol）、β-顺式罗勒烯（β-*cis*-ocimene）、（+）-香桧烯[（+）-sabinen]、α-蒎烯（α-pinene）、β-蒎烯（β-pinene）。顿文亮[33]等采用 GC-MS 方法从江西枳壳中分离出 84 个化合物，占挥发油总成分的 80% 以上，主要成分为柠檬烯（limonene），含量为 55.6%，其次为 3，7-二甲基-1，6-辛二烯和 β-蒎烯（β-pinene），含量分别为 12.1%和 3.23%，挥发油类化合物是陈皮、枳实和枳壳含量比较高的一类化合物，经研究发现 3 种中药所含挥发油种类大致相同，挥发油成分和含

量有一定的差异。

（四）生物碱类化学成分

研究表明，目前已经从柑橘属植物中分得二十多种生物碱类成分。陈皮、枳实和枳壳中主要的生物碱为苯乙胺类生物碱，主要活性成分为辛弗林和*N*-甲基酪胺，具有提高新陈代谢、增加热量消耗、提高能量水平、氧化脂肪、减肥的功效，是中药枳实中起重要作用的有效成分，有研究表明，随着柑橘属果实成熟度的升高，辛弗林的含量呈下降趋势。枳实提取物作为减肥商品制剂被国外广泛开发，主要以辛弗林含量为评价指标，替代麻黄碱发挥减肥作用（表18.4）。

表 18.4　陈皮、枳实和枳壳的生物碱类成分比较

编号	化学成分	陈皮	枳实	枳壳	参考文献
1	辛弗林（对羟福林，synephrine）	+	+	+	[11]，[19]，[21]，[34]，[35]
2	*N*-甲基酪胺（*N*-methyl tyramine）	+	+	+	[13]，[19]，[34]，[35]
3	乙酰去甲辛弗林（*N*-acetyloctopamine）	—	+	—	[19]，[34]
4	γ-氨基丁酸（γ-aminobutyric acid）	—	+	—	[34]
5	去甲肾上腺素（norepinephrine）	—	+	—	[19]
6	喹诺林（qinoline）	—	+	—	[19]
7	那可汀（narcotine）	—	+	—	[19]
8	大麦芽碱（hordenine）	—	—	+	[35]
9	酪胺（tyramine）	—	—	+	[35]

注：+. 此成分已有报道，—. 迄今未见报道此成分

（五）柠檬苦素类

柠檬苦素类化合物是一类四环三萜类物质，来自于植物的次生代谢产物，其中中性柠檬苦素苷元水溶性差并且是引起苦味的主要原因。陈皮、枳实和枳壳中都含有柠檬苦素（limonin）、诺米林（nominlin）和黄柏酮（obacunone）[13,16,30]，除此之外，文献报道，枳实、枳壳中的柠檬苦素类化合物还有诺米林酸（nomilinic acid）[22]。

三、药理作用

陈皮、枳实、枳壳化学成分类型多样，包括黄酮类、挥发油类、香豆素类、生物碱类和柠檬苦素类等成分，具有理气、镇咳、抗氧化、抗肿瘤、抗炎、抗菌等生物活性，还对呼吸系统、心血管系统具有多种生物活性，在临床上的应用已有悠久的历史。

（一）对胃肠道的作用

陈皮、枳实和枳壳皆有理气作用，赵祎珊等[36]研究表明，陈皮的水煎液、总黄酮部分

和挥发油对兔离体肠肌的正常运动皆具有明显的抑制作用，表现为紧张性降低。根据文献报道[37]，以健康小鼠为实验对象，检测给药前后胃内残留率、小肠推进率的变化，结果表明陈皮具有明显的促进胃排空作用。李庆耀等[38]研究表明陈皮的乙酸乙酯提取物发挥促进胃肠动力作用的物质基础为多甲氧基黄酮类成分。辛弗林可显著抑制 $BaCl_2$、5-羟色胺（5-HT）、肾上腺素、多巴胺引起的小肠收缩[39]。据文献报道[40]，枳实中的橙皮苷、新橙皮苷、柚皮苷等黄酮类成分具有促进胃排空和小肠推进作用，其中橙皮苷的作用机制可能与其增加胃动素的分泌有关。橙皮苷和新橙皮苷等可改善大鼠（吲哚美辛诱导）的胃溃疡症状，主要通过抑制胃环氧合酶-2（COX-2）和胃 DNA 碎片的表达实现的。研究报道[41]，枳壳挥发油具有促进胃排空和增加肠蠕动的作用，能减少胃酸分泌，抑制大鼠幽门结扎性溃疡的形成。

（二）对呼吸系统的作用

研究表明[13]，陈皮的挥发油能松弛气管平滑肌，对豚鼠的药物性哮喘具有很好的保护作用。辛弗林对乙酰胆碱（Ach）诱导的收缩豚鼠离体气管具有明显的解痉效果，并且能延长组胺诱导的实验性哮喘的潜伏期，以及舒张豚鼠的支气管平滑肌，临床上用来治疗支气管哮喘。陈皮中的葛缕酮对豚鼠的离体气管具有直接松弛作用。

罗欢等[42]对陈皮脂溶性提取物多种药效作用的谱效关系进行研究，通过建立陈皮的 SFE-CO_2 萃取物的 GC 指纹图谱，采用酚红排泌法、二甲苯致耳廓肿胀法、胃半固体糊排空法，考察陈皮 SFE-CO_2 萃取物的化痰、抗炎、助消化作用。结果表明陈皮脂溶性成分中有 10 个色谱峰与化痰作用显著相关，其中右旋柠檬烯、α-吡喃酮和芳酮与化痰药效呈显著相关；14 个色谱峰与抗炎作用显著相关，其中长叶松萜烯、β-荜澄茄烯和月桂醇与抗炎药效呈显著相关；2 个色谱峰与胃排空作用显著正相关，分别为 β-水芹烯和香茅醛。萃取物中含量最高的右旋柠檬烯与化痰作用的关联度最大，与文献报道柠檬烯祛痰平喘作用一致，β-荜澄茄烯和香茅醛是与抗炎、胃排空作用关联度最大的成分。

（三）保肝作用

文献报道橙皮苷对大鼠酒精性脂肪肝具有一定的防治作用[41]，其机制可能是抗脂质过氧化、降低血清肿瘤坏死因子-α（TNF-α）水平和抑制肝组织中 COX-2 的表达。研究表明，橙皮苷还具有抗大鼠肝纤维化的作用。柚皮苷可显著减轻硫酸镍对大鼠造成的肝损伤，高剂量（80mg/g）的柚皮苷对肝脏的保护作用尤为明显。柚皮素为柚皮苷的苷元，可显著降低肝细胞核中 DNA 单链断裂氧化损伤水平，具有显著的保肝作用[43]。

（四）镇痛作用

文献报道柚皮苷具有显著的抗炎镇痛作用，可以显著减少小鼠腹腔注射乙酸引起的急性疼痛的扭体次数，减轻二甲苯引起的小鼠耳肿胀，减少腹腔渗出液[44]。此外，陈皮、枳实、枳壳还具有抗肿瘤、抗炎 杀菌、免疫调节、抗休克等作用[13,19,41]。通过文献检索和分析，发现枳实、枳壳的功效无太大区别，不同的是枳实为破气药，而枳壳作用相对较缓，推测可能的原因为化学成分含量不同，有研究表明辛弗林随着酸橙果实的成熟含量逐渐下降。

四、陈皮、枳实、枳壳质量标志物预测

刘昌孝院士首次提出质量标志物的概念[45]，中药质量标志物是存在于中药材和中药产品中固有的或加工过程中形成的、与中药的功能属性密切相关的化学物质，是反应中药质量和药效的存在。通过中药质量标志物的研究，可提升中药材的质量标准，推进“中药资源-质量-质量标志物”，促进中药产业的健康发展。通过以上文献总结，基于中药质量标志物的核心概念，对陈皮、枳实、枳壳的质量标志物进行预测，有利于后期建立质量标准。

（一）基于原植物亲缘学及化学成分生源途径的相关性的质量标志物预测

中药陈皮、枳实和枳壳来源于芸香科柑橘属植物，柑橘广泛的栽培于热带、亚热带和亚热带与温带的交界处，我国是柑橘植物的主要起源地和多样性中心之一。柑橘属 *Citrus* L. 属于芸香科 Rutaceae 柑橘亚科 Aurantioideae 植物。有研究表明，柑橘属植物中的 4 个基本类型，柠檬 *C.limon*.（L.Bwtn. ff.）柚 *C.maxima*（Burm. Merr.）、柑橘 *C. reticulate* Blanco 和大翼橙 *C. kerrii* Tanaka 均为单系起源，cpDNA 表明甜橙 *C. sinensis*、酸橙 *C. aurantium* 和葡萄柚 *C. paradisi* Macf. 的母本是柚，AFLP 聚类分析显示柑橘是甜橙和酸橙的一个亲本，ITS 数据表明甜橙和酸橙是由柚和柑橘杂交而来。

文献报道陈皮、枳实和枳壳含有多种化学成分，包括挥发油类、黄酮类、生物碱类、柠檬苦素类、香豆素类及多种微量元素等，其中黄酮类和生物碱类为其主要药效成分。黄酮类为柑橘属重要的化学标志物，黄酮类成分包括黄酮苷、多甲氧基黄酮等不同类型。黄酮类化合物均由基本的多酚类化合物的生物合成途径形成，以苯丙氨酸-酪氨酸为起始物质经过不同酶的作用合成黄酮类化合物。研究表明，柠檬类、橙类和柑橘类的化学成分主要以橙皮苷为主，橙类（酸橙）的化学成分以柚皮苷和新橙皮苷为主，甜橙类化学成分以橙皮苷和芸香柚皮苷为主。橙皮苷、柚皮苷、新橙皮苷和芸香柚皮苷为二氢黄酮苷类，川陈皮素和橘皮素属于黄酮类，由于此类化学成分含有多个甲氧基，故称为多甲氧基黄酮，是柑橘属多种中药的典型化合物，可作为质量标志物。生物碱类成分辛弗林是柑橘属重要的活性成分，Wheaton TA 等[46]首次从柑橘属植物的叶及果皮中分离得到辛弗林，并推测辛弗林在植物体内生物合成途径：酪胺→*N*-甲基酪胺→辛弗林。辛弗林在柑橘的果皮及可食部分均有分布，研究发现果实越趋于成熟，辛弗林的含量越低，因此，辛弗林可为柑橘属中药（陈皮、枳实、枳壳）的质量标志物。

（二）基于药效学相关性的质量标志物预测

马丽[47]对枳实与枳壳对燥结便秘小鼠进行谱效学评价，通过灰色关联度分析，枳实药效作用相关的可能物质为柚皮苷、芸香柚皮苷、新橙皮苷、柠檬苦素，枳壳药效作用相关

的可能物质为橙皮苷、新橙皮苷、柚皮苷、芸香柚皮苷、辛弗林、柠檬苦素。以上化学成分可考虑作为枳实、枳壳的质量标志物。官福兰[48]研究表明辛弗林对动物离体小肠具有抑制效应，随着剂量加大而增强，辛弗林主要通过介导5-HT、Adr受体对平滑肌产生抑制作用。辛弗林还具有促进整体小鼠胃肠运动的作用，主要通过影响肾上腺素能系统实现的。陈皮、枳壳水煎剂对兔离体十二指肠平滑肌呈抑制作用，对小肠的抑制作用正是陈皮、枳壳作为理气药临床用于治疗气滞和气逆的药理学基础。因此，辛弗林可作为陈皮、枳实、枳壳的质量标志物。温靖等研究表明，柠檬苦素具有一定的抗炎和镇痛作用。因此，柠檬苦素可考虑作为三药的质量标志物。

（三）基于药动学及体内过程相关性的质量标志物的预测

王喜军等[49-50]研究枳术丸给药后血中移行成分，运用血清药物化学的方法研究证明橙皮苷、柚皮苷和新橙皮苷为主要入血成分，上述3个原型成分可能为枳术丸的主体体内直接作用物质。口服枳术丸后，在血浆中检测不到橙皮苷和柚皮苷等成分，说明该类成分不以原型存在，研究表明该类成分在肠内细菌作用下脱糖基化产生苷元橙皮素和柚皮素被吸收进入肝脏，且苷元大部分与葡萄糖醛酸结合。利用葡萄糖醛酸酶使血浆中的苷元与葡萄糖醛酸游离，采用HPLC方法，测定血浆中柚皮素及橙皮素的含量，结果表明2种化合物的行为基本一致，生物利用度均较高。根据以上分析可考虑橙皮苷、柚皮苷和新橙皮苷作为枳壳的质量标志物。

马雪琴等[51]研究枳实总黄酮提取物中柚皮苷和新橙皮苷的大鼠药代动力学，将SD大鼠随机分为4组，分别灌胃给予含相同剂量枳实总黄酮提取物、柚皮苷、新橙皮苷、柚皮苷-新橙皮苷，利用葡萄糖醛酸酶对血样进行预处理，采用LC-MS /MS法测定血浆中总苷元柚皮素及橙皮素含量，间接比较4 组中柚皮苷和新橙皮苷的药代动力学。结果表明，枳实总黄酮提取物组中柚皮素和橙皮素的药-时曲线下面积（AUC_{0-t}）、峰浓度（C_{max}）显著高于柚皮苷单体组、新橙皮苷单体组，与柚皮苷-新橙皮苷组的主要药代动力学参数无显著性差异；柚皮苷-新橙皮苷组中柚皮素和橙皮素的 AUC_{0-t}、C_{max} 较柚皮苷单体组、新橙皮苷单体组均有所增加，但增加程度低于枳实总黄酮提取物组。大鼠灌胃给药后，枳实总黄酮提取物中柚皮苷与新橙皮苷存在相互促进吸收的作用，而枳实总黄酮提取物中其他成分协同促进两者的吸收。因此，柚皮苷和新橙皮苷可考虑作为枳实的质量标志物。

（四）基于传统药性相关性的质量标志物的预测

陈皮、枳实、枳壳性味均为苦、辛，“苦”味的基本功效为能泄、能燥、能坚，通常认为还具有能温、能发、能下等功效，归纳总结《中国药典》（2015年版）苦味药与归经的关系，可以看出苦味药主要归肝、肺、胃经，其化学成分大多包括生物碱类、挥发油类、苷类、醌类、黄酮类及苦味素等。“辛”味的基本功效为能散、能行，主要归肝、脾、肺、胃经，主要含挥发油类、苷类、生物碱类3类化学成分。本课题组采用分子对接技术，以苦味受体（TAS2R10）和嗅觉受体（OR7D4）为研究对象，利用同源模建的方法，对辛、苦味药材陈皮、枳实、枳壳各类型代表化合物进行分子对接，结果表明黄酮类成分橙皮苷、柚皮苷、新橙皮苷与苦味受体对接得分较高，推测其可能为苦味物质基础，生物碱类成分辛弗林与嗅觉受体对接得分较高，推测其可能为辛味物质基础。因此，橙皮苷、柚皮苷、新橙皮苷、辛弗林可考虑作为陈皮、枳实、枳壳的质量标志物。

（五）基于传统功效的相关性质量标志物的预测

《中国药典》2015 年版[1]记载，陈皮理气健脾、燥湿化痰；枳实破气消积、化痰散痞；枳壳理气宽中、行滞消胀。陈皮主要理肺、脾之气，理气健脾作用较强；枳实理气作用较烈，长于破气消积；枳壳作用较缓，长于宽中、行滞、消胀。此外三者还具有化痰的功效。现代药理学研究表明，黄酮类化合物如橙皮苷、新橙皮苷、柚皮苷可促进胃肠动力，有明显的促进胃排空、胃肠蠕动作用，与传统功效“理气宽中”“消积”相一致；生物碱类成分辛弗林具有松弛支气管平滑肌等作用，与传统功效“燥湿化痰”相一致。以上成分可作为陈皮、枳实、枳壳的质量标志物。

第二节　陈皮、枳实和枳壳质量研究

陈皮、枳实和枳壳的现行标准收载于《中国药典》(2015 年版)，但是其检测指标单一，而中药大多化学成分复杂，其指标性成分与中药有效性和安全性关联度不强，不能完全体现中药的治疗作用，且部分质量分析方法需进一步提高。故有必要对陈皮、枳实和枳壳的质量标准进一步提升，有益于临床用药和新药的开发利用。

本文将采用系统化学分离并结合 UPLC-Q/TOF-MS 对陈皮、枳实和枳壳的化学物质群进行表征和辨识，明确其物质基础。在《中国药典》的基础上对药材进行鉴别与检查，根据化学成分的研究结果，分别进行了指纹图谱的研究、多指标含量测定研究，根据以上研究结果，建立药材及饮片的质量标准（草案）及起草说明。

一、基于 UPLC-Q/TOF-MS 的陈皮、枳实和枳壳物质组研究

（一）仪器与材料

仪器与试剂：Acquiry UPLC 超高效液相色谱仪，Q-TOF 质谱仪，美国 Waters 公司；Sartorius BT25S 电子天平（十万分之一），德国 Sartorius 公司；Mettler AB204-N 电子天平（万分之一），Mettler PB303-N 电子天平（千分之一），德国 METELER 公司；PTHW 型电热套，巩义市予华仪器有限公司；乙腈（色谱纯），甲醇（色谱纯），天津市康科德科技有限公司；甲酸（分析纯），天津市赢达稀贵化学试剂厂。

（二）试药

橙皮苷对照品（纯度＞98%），购自南京春秋生物工程有限公司；川陈皮素对照品（批

号 MUST-15110911，纯度>99%），购于成都曼思特生物科技有限公司。

陈皮、枳实、枳壳药材均购自天津市中药饮片厂有限公司，经天津药物研究院药业有限责任公司张铁军研究员鉴定，陈皮 *Citri Reticulatae Pericarpium* 是芸香科植物橘 *Citrus reticulata* Blanco 及其栽培变种的干燥成熟果皮；枳实 *Aurantii Fructus Immaturus* 是芸香科植物酸橙 *Citrus aurantium* L. 及其栽培变种或甜橙 *Citrus sinensis* Osbeck 的干燥幼果；枳壳 *Aurantii Fructus* 是芸香科植物酸橙 *Citrus aurantium* L. 及其栽培变种的干燥未成熟果实。

（三）方法

供试品溶液的制备：称取陈皮、枳实、枳壳粉末各 0.5g 于 100mL 圆底烧瓶中，精密称定，分别精密加入 80%甲醇 50mL，称定重量，加热回流 1h，静置冷却后用 80%甲醇补足失重。5000r/min 离心 10min，取上清液用 0.45μm 微孔滤膜滤过即得。

对照品溶液的制备：精密称取橙皮苷、川陈皮素适量，用甲醇溶解制成橙皮苷 32.6μg/mL，川陈皮素 40.8μg/mL 的混合对照品溶液。

（四）UPLC-MS 条件

色谱条件：色谱柱为 Waters ACQUITY UPLCTM C_{18} 柱（100mm×2.1mm，1.7μm）；流动相为 0.1%甲酸水（A）-乙腈（B）；流速 0.4mL/min。流动相梯度洗脱条件如表 18.5 所示。

表 18.5　流动相梯度洗脱条件

t（min）	A（%）	B（%）
1	98	2
3	90	10
5	85	15
10	70	30
14	50	50
15	20	80
17	0	100
18	0	100

质谱条件：正负离子模式分别进行全扫描（ESI），扫描质量范围 50～1200Da，离子源温度 120℃，脱溶剂气温度 450℃，气体体积流量 50L/h，脱溶剂气体积流量 800L/h。

（五）实验结果

UPLC-Q/TOF-MS 实验结果：在上述色谱-质谱条件下对陈皮、枳实和枳壳药材进行了 UPLC-Q/TOF-MS 分析，得到三药正、负离子模式一级质谱图，见图 18.1、图 18.2、图 18.3、图 18.4 和图 18.5。

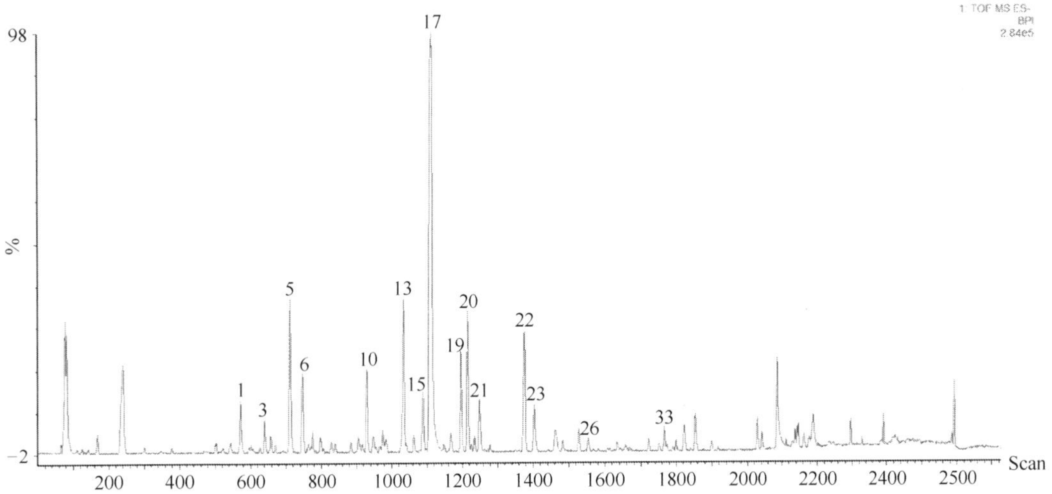

（a）

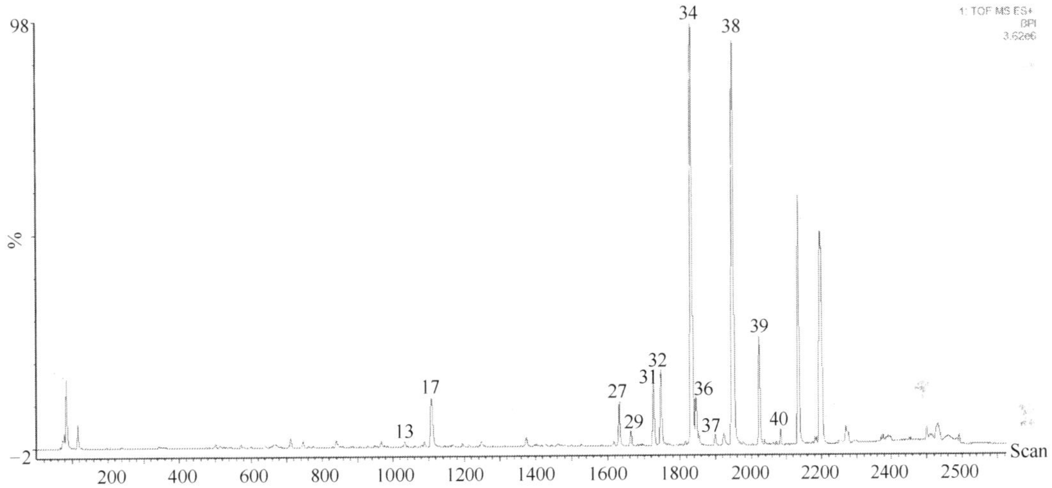

（b）

图 18.1　陈皮总离子流图

（a）负模式；（b）正模式

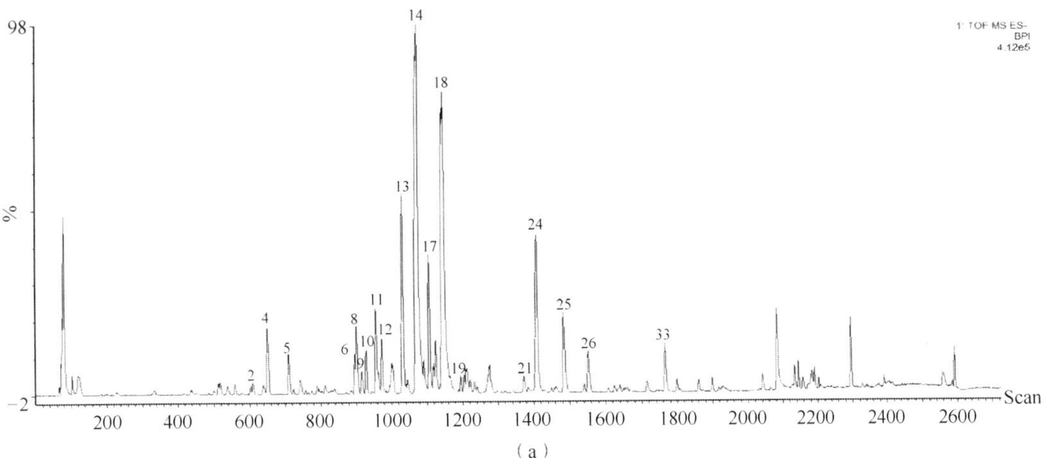

（a）

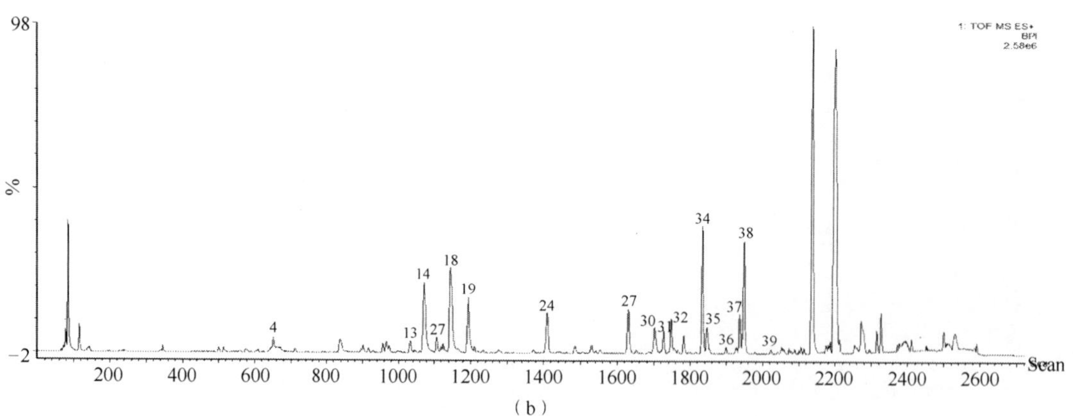

（b）

图 18.2　枳实总离子流图

（a）负模式；（b）正模式

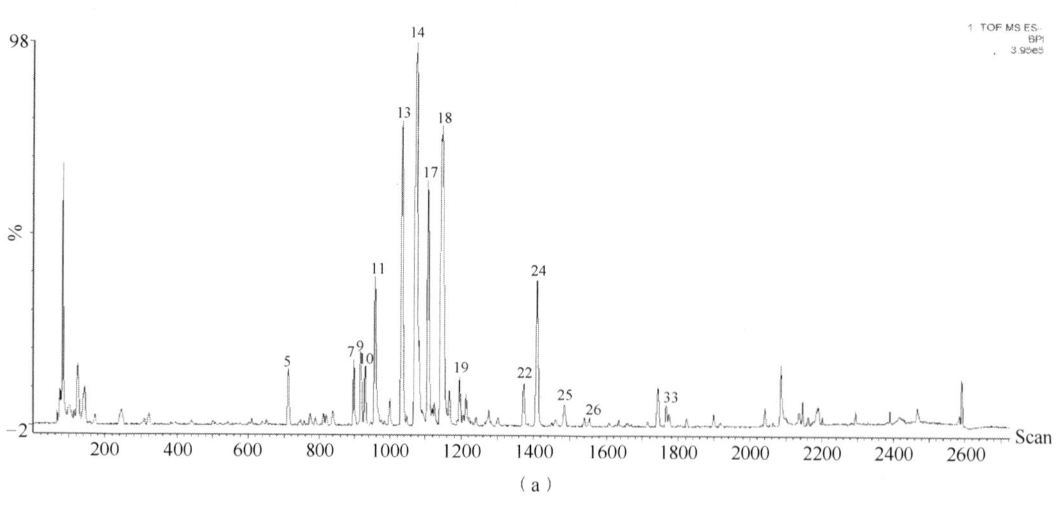

（a）

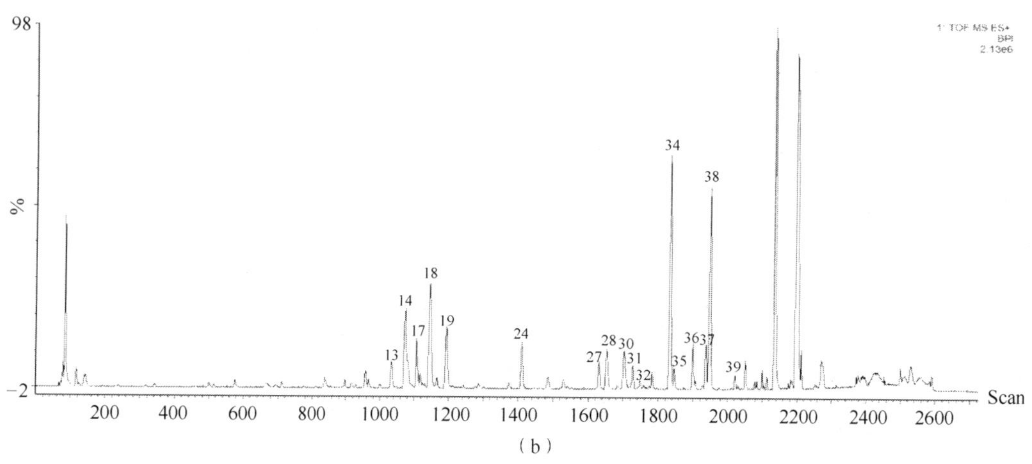

（b）

图 18.3　枳壳总离子流图

（a）负模式；（b）正模式

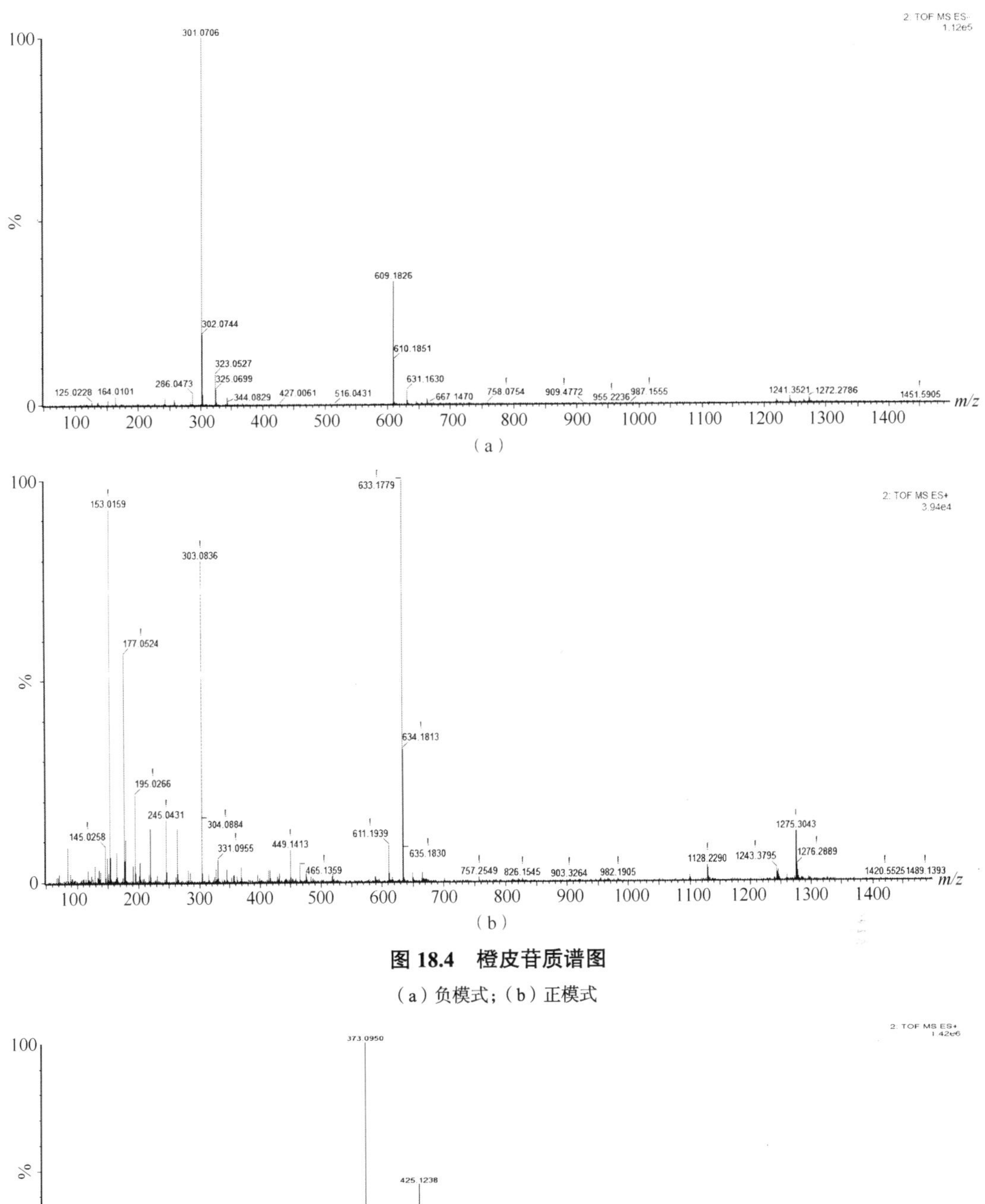

图 18.4　橙皮苷质谱图

（a）负模式；（b）正模式

图 18.5　川陈皮素质谱图（正模式）

陈皮、枳实和枳壳化学成分的质谱鉴定分析：采用 UPLC-Q/TOF-MS 对陈皮、枳实、枳壳的化学成分进行定性分析，根据保留时间和质谱信息，以及相关文献[17-25]的数据对比对化学成分进行确认，从陈皮的总离子流图中共表征了 25 个化学成分，鉴定了 20 个化学成分，其中包括 18 个黄酮类成分，1 个柠檬苦素类成分，1 个其他类成分；从枳实的总离子流图中共表征了 30 个化学成分，鉴定了 26 个化学成分，其中包括 23 个黄酮类成分，2 个香豆素类成分，1 个柠檬苦素类成分；从枳壳的总离子流图中共表征了 26 个化学成分，鉴定了 22 个化学成分，其中 21 个黄酮类成分，1 个柠檬苦素类成分；从三药中表征出 16 个共有成分，鉴定出 15 个化学成分，其中 14 个黄酮类成分，1 个柠檬苦素类成分。经过 $[M+H]_+$、$[M-H]_-$、MS/MS，化学式和归属分析鉴定，主要化学成分结构式如图 18.6 所示。

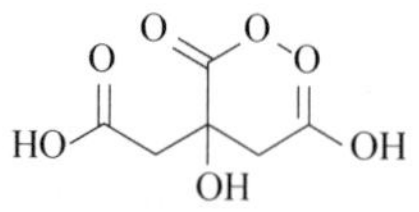

1. 柠檬酸 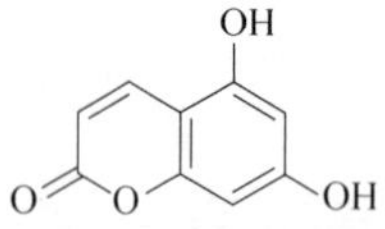　　2.5.7-二羟基香豆素 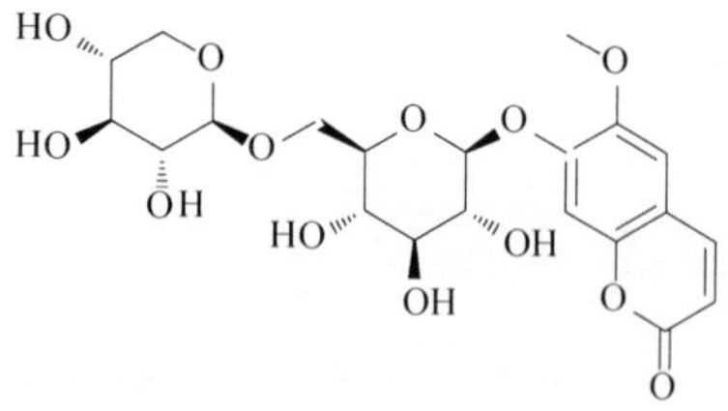　　4. 法筚枝苷

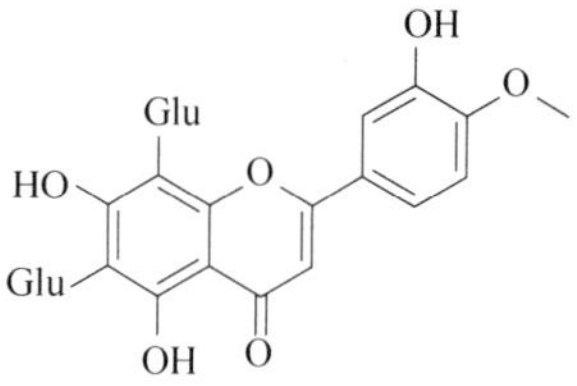

6. lucenin-2,4′-methylether 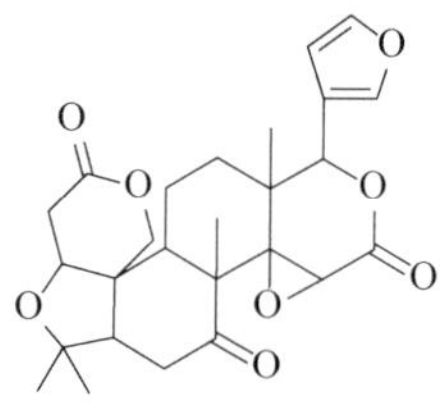　　33. 柠檬苦素

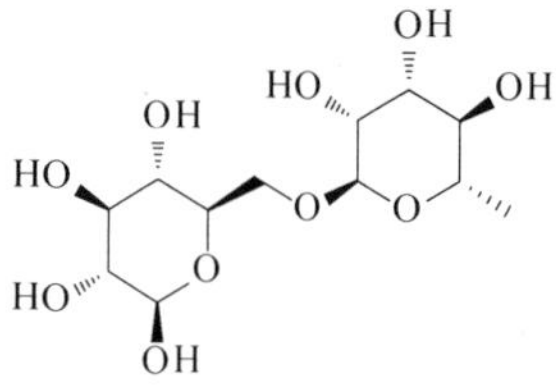

A 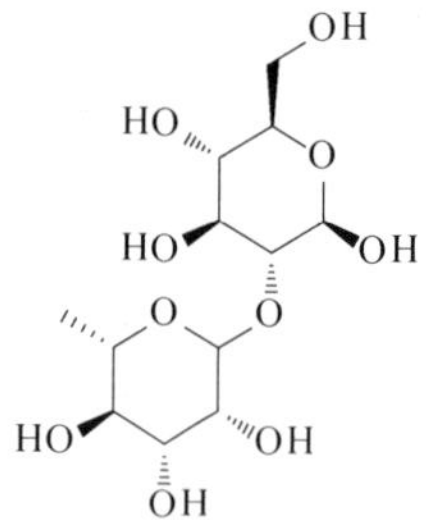　　B

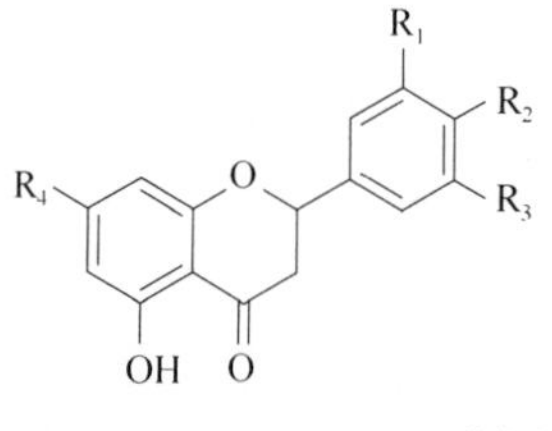

8. 柚皮素-4′-葡萄糖苷-7-芸香糖苷 R_1=R_3=H，R_2=OGlc，R_4=A　　9.圣草枸橼苷 R_2=R_3=OH，R_1=H，R_4=B

11. 新北美圣草苷 R_2=R_3=OH，R_1=H，R_4=A　　13.芸香柚皮苷 R_1=R_3=H，R_2=OH，R_4=B

14. 柚皮苷 R_1=R_3=H，R_2=OH，R_4=A　　15.香叶木苷 R_1=OH，R_2=OCH_3，R_3=H，R_4=A，C_2-C_3位为双键

17. 橙皮苷 R_1=OH，R_2=OCH_3，R_3=H，R_4=B　　18.新橙皮苷 R_1=OH，R_2=OCH_3，R_3=H，R_4=A

22. 忍冬苷 R_1=H，R_2=R_3=OH，R_4=B　　24.枸橘苷 R_2=OCH_3，R_1=R_3=H，R_4=B

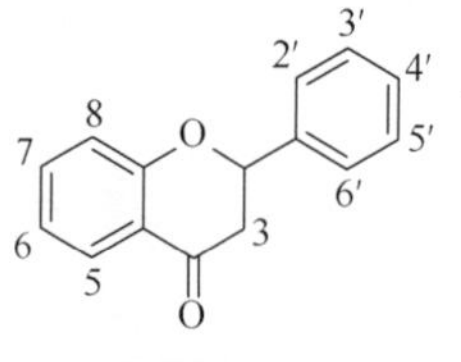

25.柚皮素 5=7=4′=OH，3=6=8=2′=3′=5′=6′=H　26.橙皮素 4′=OCH_3，5=7=5′=OH，3=6=8=2′=3′=6′=H

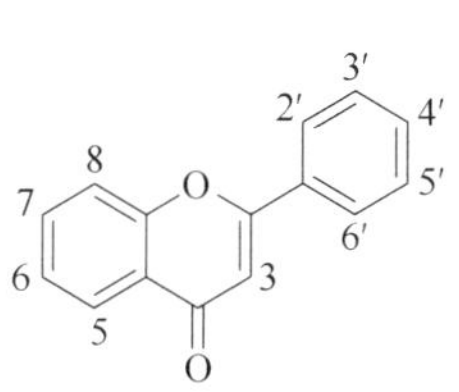

27. 异橙黄酮 5=7=8=3′=4′=OCH_3，3=6=2′=5′=6′=H 29.7-OH-3，5，6，3′，4′-五甲氧基黄酮 3=5=6=3′=4′=OCH_3，7=OH，8=2′=5′=6′=H　31. 橙黄酮 5=6=7=3′=4′=OCH_3，3=8=2′=5′=6′=H　32. 5，7，8，4′-四甲氧基黄酮 5=7=8=4′=OCH_3，3=6=2′=3′=5′=6′=H　34. 川陈皮素 5=6=7=8=3′=4′=OCH_3，3=2′=5′=6′=H　35. 5，6，7，4′-四甲氧基黄酮 5=6=7=4′=OCH_3，3=8=2′=3′=5′=6′=H　36. 3′，4′，3，5，6，7，8-七甲氧基黄酮 3′=4′=3=5=6=7=8=OCH_3，2′=5′=6′=H 37.natsudaidain 3′=4′=5=6=7=8=OCH_3，3=OH，2′=5′=6′=H　38. 红橘素 5=6=7=8=4′=OCH_3，3=2′=3′=5′=6′=H 39. 5-去甲川陈皮素 6=7=8=3′=4′=OCH_3，5=OH，3=2′=3′=5′=6′=H　40.5-羟基-6，7，8，4′-三甲氧基黄酮 6=7=8=4′=OCH_3，5=OH，3=2′=3′=5′=6′=H

图 18.6　陈皮、枳实和枳壳主要化学成分结构式

本实验采用 UPLC-Q/TOF-MS 技术对陈皮、枳实和枳壳的物质基础进行研究，经解析，表明陈皮主要含有黄酮类、柠檬苦素类成分，有文献报道[4]陈皮中含有柚皮苷、新橙皮苷，但在本研究中未检测到陈皮含有这两个成分。枳实主要含有黄酮类、柠檬苦素类、香豆素类成分，枳壳主要含有黄酮类和柠檬苦素类成分，有文献报道[26]枳壳中含有香豆素类成分，但在本实验中未检测到香豆素类成分，推测可能的原因是所含香豆素类成分含量较小，所以本次试验中未检测到。文献报道[27]陈皮、枳实、枳壳中均含有生物碱类成分辛弗林，但是由于辛弗林为极性较大的水溶性生物碱类成分，在流动相 0.1%甲酸水-乙腈中未见辛弗林的碎片离子，关于这一部分需要进一步进行研究。以上研究可为陈皮、枳实和枳壳化学成分的进一步研究和质量控制提供参考。

二、基于质量标志物的陈皮质量标准研究

（一）陈皮样品收集

陈皮样品收集信息见表 18.6。共收集陈皮 57 批，其中包括饮片 21 批，药材 36 批，经天津药物研究院药业有限责任公司研究员张铁军鉴定，陈皮[2] *Citri Reticulatae Pericarpium* 为芸香科植物橘 *Citrus reticulata* Blanco 及其栽培变种的干燥成熟果皮。

表 18.6　陈皮收集信息

产地	批号	来源	规格
湖南省常德市桃源县	CP20161221001	安徽亳州药材市场	饮片
湖南省益阳沅江市三眼塘镇	CP20160616002	河北省安国市	饮片
浙江省衢州市龙游县	CP20160716003	河北省安国市	饮片
广东省江门市新会区	CP20161001004	天津中药饮片厂有限公司	药材
浙江省湖州市德清县	CP20170420005	安徽纪淞堂药业股份有限公司	饮片
浙江省湖州市德清县	CP20170420006	安徽纪淞堂药业股份有限公司	饮片
浙江省湖州市德清县	CP20170420007	安徽纪淞堂药业股份有限公司	饮片
浙江省湖州市德清县	CP20170420008	安徽纪淞堂药业股份有限公司	饮片
浙江省湖州市德清县	CP20170420009	安徽纪淞堂药业股份有限公司	饮片

续表

产地	批号	来源	规格
浙江省嘉兴市海盐县	CP20170420010	安徽纪淞堂药业股份有限公司	饮片
浙江省嘉兴市海盐县	CP20170420011	安徽纪淞堂药业股份有限公司	饮片
浙江省嘉兴市海盐县	CP20170420012	安徽纪淞堂药业股份有限公司	饮片
浙江省嘉兴市海盐县	CP20170420013	安徽纪淞堂药业股份有限公司	饮片
浙江省嘉兴市海盐县	CP20170420014	安徽纪淞堂药业股份有限公司	饮片
湖北省宜昌市雅鹊岭镇	CP20170609015	江西樟树天齐堂药业股份有限公司	药材
湖北省宜昌市雅鹊岭镇	CP20170609016	江西樟树天齐堂药业股份有限公司	药材
湖北省宜昌市雅鹊岭镇	CP20170609017	江西樟树天齐堂药业股份有限公司	药材
湖北省宜昌市雅鹊岭镇	CP20170609018	江西樟树天齐堂药业股份有限公司	药材
湖北省宜昌市雅鹊岭镇	CP20170609019	江西樟树天齐堂药业股份有限公司	药材
湖北省宜昌市雅鹊岭镇	CP20170609020	江西樟树天齐堂药业股份有限公司	药材
湖北省宜昌市雅鹊岭镇	CP20170609021	江西樟树天齐堂药业股份有限公司	药材
湖北省宜昌市雅鹊岭镇	CP20170609022	江西樟树天齐堂药业股份有限公司	药材
湖北省宜昌市雅鹊岭镇	CP20170609023	江西樟树天齐堂药业股份有限公司	药材
湖北省宜昌市雅鹊岭镇	CP20170609024	江西樟树天齐堂药业股份有限公司	药材
浙江省临海市沿江镇	CP20170609025	江西樟树天齐堂药业股份有限公司	药材
浙江省临海市沿江镇	CP20170609026	江西樟树天齐堂中药饮片有限公司	药材
浙江省临海市沿江镇	CP20170609027	江西樟树天齐堂中药饮片有限公司	药材
浙江省临海市沿江镇	CP20170609028	江西樟树天齐堂中药饮片有限公司	药材
浙江省临海市沿江镇	CP20170609029	江西樟树天齐堂中药饮片有限公司	药材
浙江省临海市沿江镇	CP20170609030	江西樟树天齐堂中药饮片有限公司	药材
浙江省临海市沿江镇	CP20170609031	江西樟树天齐堂中药饮片有限公司	药材
浙江省临海市沿江镇	CP20170609032	江西樟树天齐堂中药饮片有限公司	药材
浙江省临海市沿江镇	CP20170609033	江西樟树天齐堂中药饮片有限公司	药材
浙江省临海市沿江镇	CP20170609034	江西樟树天齐堂中药饮片有限公司	药材
四川省成都市汇龙镇	CP20170609035	江西樟树天齐堂中药饮片有限公司	药材
四川省成都市汇龙镇	CP20170609036	江西樟树天齐堂中药饮片有限公司	药材
四川省成都市汇龙镇	CP20170609037	江西樟树天齐堂中药饮片有限公司	药材
四川省成都市汇龙镇	CP20170609038	江西樟树天齐堂中药饮片有限公司	药材
四川省成都市汇龙镇	CP20170609039	江西樟树天齐堂中药饮片有限公司	药材
四川省成都市汇龙镇	CP20170609040	江西樟树天齐堂中药饮片有限公司	药材
四川省成都市汇龙镇	CP20170609041	江西樟树天齐堂中药饮片有限公司	药材
四川省成都市汇龙镇	CP20170609042	江西樟树天齐堂中药饮片有限公司	药材
四川省成都市汇龙镇	CP20170609043	江西樟树天齐堂中药饮片有限公司	药材
四川省成都市汇龙镇	CP20170609044	江西樟树天齐堂中药饮片有限公司	药材
浙江省金华市磐安县	CP20170630045	河北省安国市	饮片
湖北省襄阳市市辖区	CP20170630046	河北省安国市	饮片
湖北省襄阳市市辖区	CP20170630047	河北省安国市	饮片
浙江省金华市磐安县	CP20170630048	河北省安国市	饮片
湖北省襄阳市南漳县	CP20170630049	河北省安国市	饮片

续表

产地	批号	来源	规格
湖北省襄阳市南漳县	CP20170630050	河北省安国市	饮片
江西省抚州市南丰县	CP20170721051	天津市中药饮片厂有限公司	饮片
四川省成都市金堂县	CP20171212052	成都荷花池中药材市场	药材
四川省成都市金堂县	CP20171212053	成都荷花池中药材市场	药材
四川省成都市金堂县	CP20171212054	成都荷花池中药材市场	药材
四川省乐山市	CP20171212055	成都荷花池中药材市场	药材
四川省成都金堂县	CP20171212056	成都荷花池中药材市场	饮片
四川省乐山市	CP20171212057	成都荷花池中药材市场	药材

（二）性状

药材　常剥成数瓣，基部相连，有的呈不规则的片状，厚 1～4mm。外表面橙红色或红棕色，有细皱纹和凹下的点状油室；内表面浅黄白色，粗糙，附黄白色或黄棕色筋络状维管束。质稍硬而脆。气香，味辛、苦（图 18.7）。

饮片　本品呈不规则的条状或丝状。外表面橙红色或红棕色，有细皱纹和凹下的点状油室。内表面浅黄白色，粗糙，附黄白色或黄棕色筋络状维管束。气香，味辛、苦（图 18.8）。

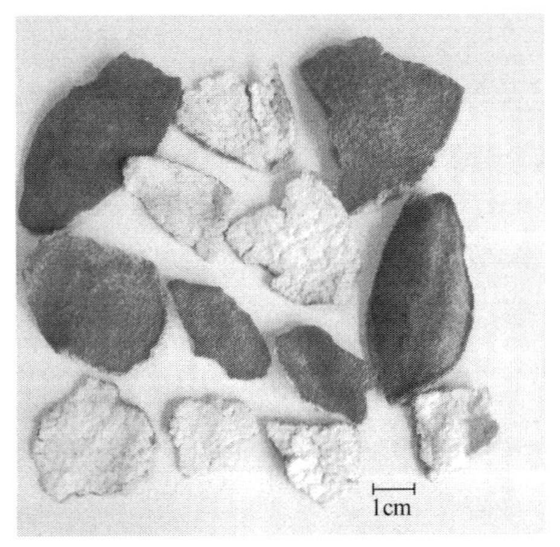

图 18.7　陈皮药材

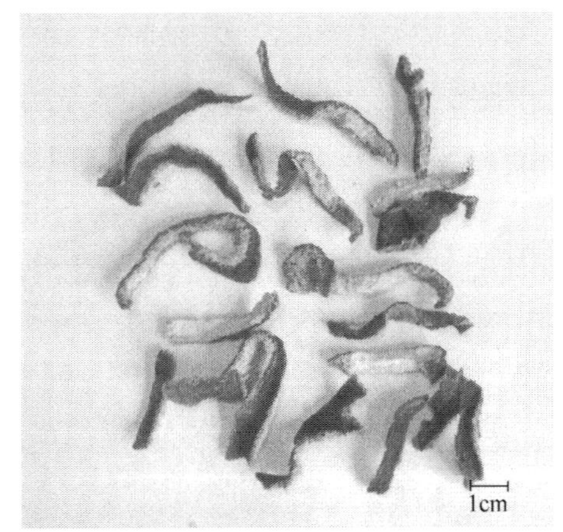

图 18.8　陈皮饮片

（三）鉴别

1. 显微鉴别

取本品粉末，挑取少许置于载玻片上，滴加水合氯醛试液 1～2 滴，在酒精灯下加热透化后盖上盖玻片，置显微镜（20×，40×）下观察。

结果：陈皮显微鉴别结果如图 18.9 所示，呈现了陈皮的显微特征。

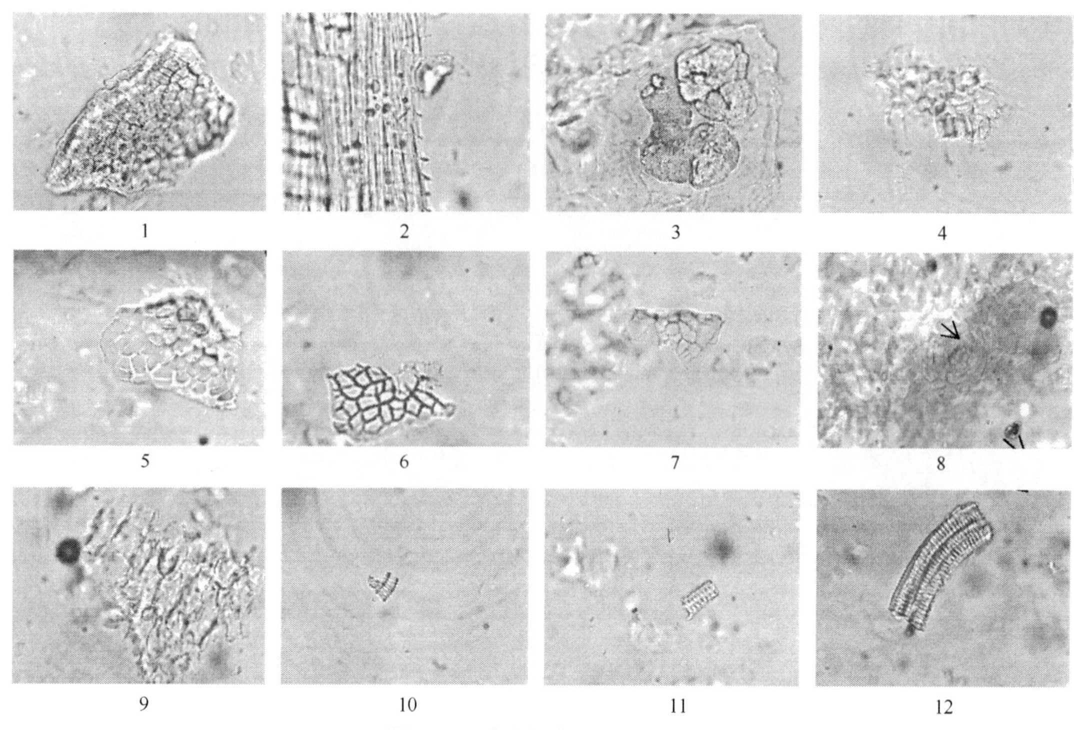

图 18.9 陈皮粉末显微特征图

1、2、3. 橙皮苷结晶；4、5. 草酸钙方晶；6. 果皮表皮细胞；7、8. 果皮表皮细胞与气孔；9. 中果皮薄壁组织；10. 网纹导管；11、12. 螺纹导管

2. 薄层鉴别

取本品粉末 0.3g，加甲醇 10mL，加热回流 20min，滤过，取滤液 5mL，浓缩至 1mL，作为供试品溶液。取橙皮苷、川陈皮素对照品适量，加甲醇制成含橙皮苷 1mg/mL，川陈皮素 0.5mg/mL 的对照品溶液。吸取上述溶液各 5μL，分别点于同一硅胶 G 薄层板上，以乙酸乙酯-甲醇-水（100∶17∶13）为展开剂，展至约 3cm，取出，晾干，再以甲苯-乙酸乙酯-甲酸-水（20∶10∶1∶1）的上层溶液为展开剂，展至约 8cm，取出，晾干，喷以三氯化铝试液，置紫外光灯（365nm）下检视。

结果：57 批供试品色谱中，在与对照品和陈皮对照药材色谱相应的位置上，显相同颜色的荧光斑点。

本文对陈皮药材中橙皮苷结晶、草酸钙方晶、果皮表皮细胞、果皮表皮细胞与气孔、中果皮薄壁组织、网纹导管、螺纹导管等较为典型的显微特征进行观察，为其在后续的显微鉴别中提供依据。在《中国药典》2015 年版的基础上增加了陈皮多甲氧基黄酮类成分的薄层鉴别指标——川陈皮素，为今后陈皮的薄层鉴别提供了依据。

（四）指纹图谱研究

1. 仪器与试剂

Agilent 1260 高效液相色谱仪，美国 Agilent 公司；Sartorius BT25S 电子天平（十万分

之一），德国 Sartorius 公司；Mettler AB204-N 电子天平（万分之一），Mettler PB303-N 电子天平（千分之一），德国 METELER 公司；乙腈（色谱纯），甲醇（色谱纯），天津市康科德科技有限公司；甲酸（色谱纯），天津市光复精细化工研究所。

橙皮苷对照品（纯度＞98%），购自南京春秋生物工程有限公司；川陈皮素对照品（批号 MUST-15110911，纯度＞99%）；红桔素（批号 MUST-16050902，纯度＞99%）；均购于成都曼思特生物科技有限公司。

2. 实验方法与结果

参照峰的选择：在陈皮药材 HPLC 色谱图中，橙皮苷峰面积所占百分比最大，保留时间适中，且具有良好的分离度，因此，选择橙皮苷作为陈皮药材 HPLC 指纹图谱的参照峰。

供试品溶液的制备：取 0.5g 陈皮粉末，精密称定，置具塞锥形瓶内，精密加入甲醇 50mL，称定重量，超声提取 30min，冷却，再次称定重量，用甲醇补失重。取上清液过 0.45μm 微孔滤膜，即得供试品溶液，备用。

对照品溶液的制备：精密称取橙皮苷、川陈皮素对照品适量，用甲醇溶解制成含橙皮苷 32.6μg/mL，川陈皮素 40.8μg/mL 的混合对照品溶液。

色谱条件的优化

1）柱温的考察：取陈皮供试品溶液，以相同的色谱条件分别在 25℃、30℃、35℃柱温时进样，考察柱温对色谱图的影响，结果如图 18.10 所示，随着柱温的升高，橙皮苷的出峰时间提前，根据各色谱图详细信息发现柱温为 25℃时，各峰之间分离度良好，色谱峰峰形最佳，因此选择 25℃为色谱条件的柱温。

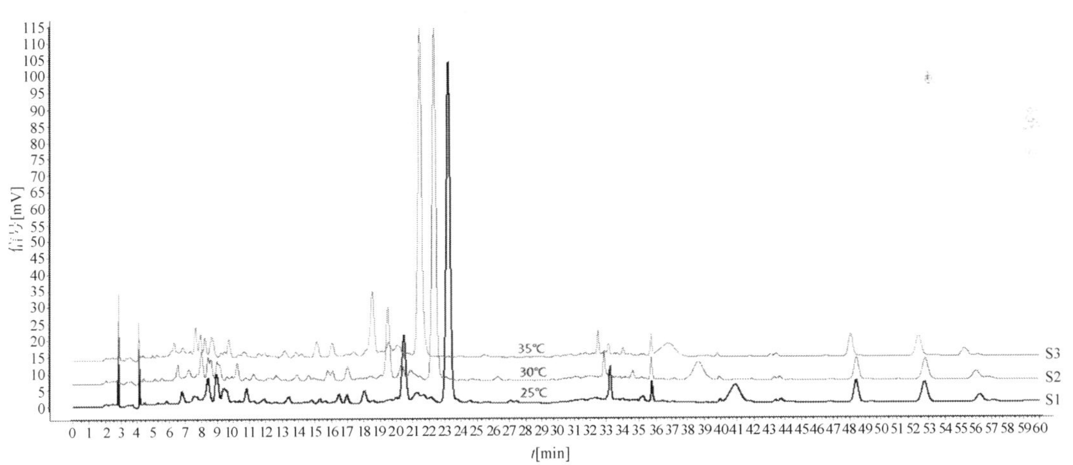

图 18.10　不同柱温陈皮供试品 HPLC 对比图

2）检测波长的选择：取陈皮供试品溶液，使用 DAD 检测器进行全波长扫描，结果如图 18.11 所示，最终选取 330nm 为检测波长。

色谱条件的确定：色谱柱为 Diamonsil C18（250mm×4.6mm，5μm）；流动相为 0.1% 甲酸水溶液（A）-乙腈（B）；检测波长为 330nm；流速为 1.0mL/min；进样量为 10μL，柱温为 25℃。流动相洗脱梯度见表 18.7。

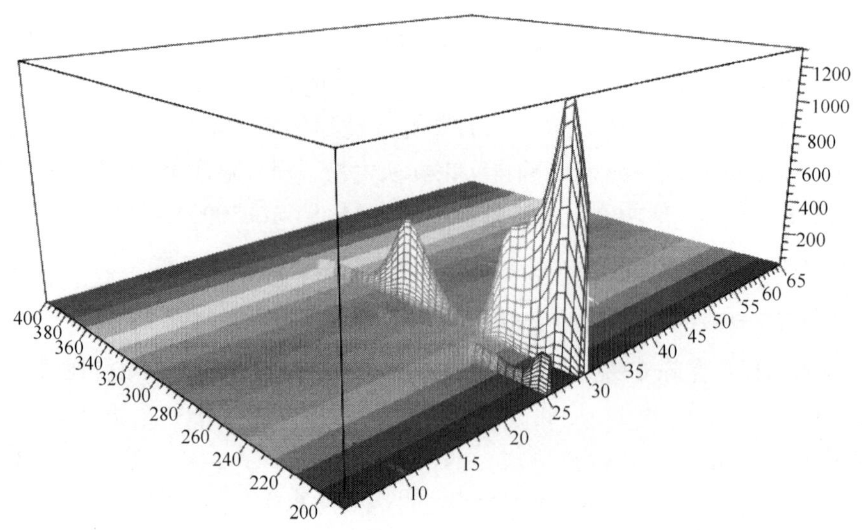

图 18.11　陈皮药材全波长扫描图

表 18.7　流动相梯度洗脱条件

T（min）	A（%）	B（%）
0	95	15
10	80	20
25	75	25
35	55	45
60	55	45

方法学考察

1）精密度试验：称取陈皮药材粉末，按前述方法制备供试品溶液，按已确定的色谱条件连续进样 6 次，记录指纹图谱，以橙皮苷的保留时间和色谱峰面积为参照。精密度试验结果见表 18.8 和表 18.9。各色谱峰的相对保留时间 RSD 值不大于 0.29%，相对峰面积的 RSD 值不大于 2.96%，符合指纹图谱的要求，表明仪器的精密度良好。

表 18.8　相对保留时间的精密度试验结果

峰号	相对保留时间						RSD（%）
	1	2	3	4	5	6	
1	0.182	0.182	0.183	0.182	0.182	0.181	0.29
2	0.496	0.497	0.497	0.497	0.494	0.496	0.20
3	0.883	0.884	0.883	0.883	0.883	0.883	0.03
4（S）	1.000	1.000	1.000	1.000	1.000	1.000	0
5	1.440	1.441	1.447	1.447	1.443	1.441	0.24
6	1.552	1.552	1.561	1.561	1.554	1.552	0.28
7	2.107	2.109	2.118	2.116	2.110	2.107	0.23
8	2.294	2.297	2.306	2.305	2.299	2.294	0.22
9	2.447	2.451	2.458	2.457	2.452	2.446	0.21

表 18.9　相对峰面积的精密度试验结果

峰号	相对保留峰面积						RSD（%）
	1	2	3	4	5	6	
1	0.022	0.023	0.023	0.023	0.024	0.023	2.78
2	0.031	0.032	0.033	0.031	0.032	0.032	2.35
3	0.221	0.223	0.220	0.220	0.222	0.222	0.49
4（S）	1.000	1.000	1.000	1.000	1.000	1.000	0
5	0.060	0.063	0.064	0.060	0.063	0.063	2.41
6	0.027	0.028	0.029	0.027	0.028	0.028	2.96
7	0.076	0.080	0.081	0.077	0.080	0.080	2.53
8	0.090	0.095	0.095	0.090	0.095	0.094	2.64
9	0.034	0.036	0.036	0.034	0.036	0.036	2.85

2）稳定性试验：称取陈皮药材粉末，按前述方法制备供试品溶液，按已确定的色谱条件分别在 0、2h、4h、8h、12h、24h 进样测定，记录指纹图谱，以橙皮苷的保留时间和色谱峰面积为参照。稳定性试验结果见表 18.10 和表 18.11。各色谱峰的相对保留时间 RSD 值不大于 0.27%，相对峰面积的 RSD 值不大于 1.95%，符合指纹图谱的要求，表明样品在 24h 内稳定，建议样品测定在 24h 内完成。

表 18.10　相对保留时间的稳定性试验结果

峰号	相对保留时间						RSD（%）
	1	2	3	4	5	6	
1	0.181	0.182	0.183	0.181	0.182	0.182	0.27
2	0.497	0.497	0.497	0.496	0.497	0.495	0.18
3	0.884	0.884	0.883	0.883	0.883	0.883	0.05
4（S）	1.000	1.000	1.000	1.000	1.000	1.000	0
5	1.439	1.441	1.447	1.441	1.445	1.443	0.21
6	1.551	1.552	1.561	1.552	1.557	1.557	0.26
7	2.107	2.109	2.118	2.107	2.110	2.111	0.19
8	2.295	2.297	2.306	2.294	2.297	2.298	0.18
9	2.448	2.451	2.458	2.446	2.446	2.450	0.19

表 18.11　相对峰面积的稳定性试验结果

峰号	相对保留峰面积						RSD（%）
	1	2	3	4	5	6	
1	0.023	0.023	0.023	0.023	0.023	0.022	1.51
2	0.033	0.032	0.033	0.032	0.032	0.031	1.95
3	0.224	0.223	0.220	0.222	0.220	0.219	0.93
4（S）	1.000	1.000	1.000	1.000	1.000	1.000	0
5	0.063	0.063	0.064	0.063	0.063	0.063	0.58

续表

峰号	相对保留峰面积						RSD（%）
	1	2	3	4	5	6	
6	0.028	0.028	0.029	0.028	0.028	0.028	0.81
7	0.081	0.080	0.081	0.080	0.080	0.080	0.73
8	0.096	0.095	0.095	0.094	0.095	0.095	0.53
9	0.036	0.036	0.036	0.036	0.036	0.035	0.89

3）重复性试验：称取陈皮药材粉末，按前述方法制备供试品溶液，按已确定的色谱条件依次进样测定，记录指纹图谱，以橙皮苷的保留时间和色谱峰面积为参照。精密度试验结果见表 18.12 和表 18.13。各色谱峰的相对保留时间 RSD 值不大于 0.44%，相对峰面积的 RSD 值不大于 2.57%，符合指纹图谱的要求，表明该方法重复性良好。

表 18.12　相对保留时间的重复性试验结果

峰号	相对保留时间						RSD（%）
	1	2	3	4	5	6	
1	0.182	0.184	0.182	0.182	0.182	0.182	0.44
2	0.496	0.498	0.498	0.496	0.496	0.496	0.23
3	0.883	0.880	0.883	0.882	0.883	0.882	0.12
4（S）	1.000	1.000	1.000	1.000	1.000	1.000	0
5	1.441	1.449	1.448	1.445	1.445	1.444	0.20
6	1.552	1.562	1.562	1.558	1.555	1.555	0.20
7	2.101	2.118	2.115	2.113	2.108	2.108	0.29
8	2.286	2.306	2.302	2.301	2.293	2.295	0.31
9	2.436	2.459	2.454	2.454	2.446	2.447	0.34

表 18.13　相对峰面积的重复性试验结果

峰号	相对保留峰面积						RSD（%）
	1	2	3	4	5	6	
1	0.022	0.022	0.022	0.022	0.023	0.023	1.83
2	0.030	0.030	0.030	0.030	0.031	0.030	1.80
3	0.217	0.212	0.216	0.215	0.219	0.217	1.12
4（S）	1.000	1.000	1.000	1.000	1.000	1.000	0
5	0.059	0.062	0.060	0.060	0.063	0.059	2.23
6	0.027	0.028	0.027	0.027	0.029	0.027	2.57
7	0.076	0.077	0.076	0.076	0.079	0.074	1.93
8	0.090	0.091	0.090	0.089	0.093	0.088	1.95
9	0.034	0.034	0.033	0.033	0.035	0.033	2.27

陈皮指纹图谱的建立：取 36 批陈皮药材和 21 批陈皮饮片粉末，分别按前述方法制备供试品溶液，按已确定的色谱条件进行测定，记录色谱图。将得到的指纹图谱的 AIA 数据文件导入中药色谱指纹图谱相似度评价系统（2012.130723 版本），得到 36 批陈皮药材和 21 批陈皮饮片指纹图谱，如图 18.12 和图 18.13 所示。

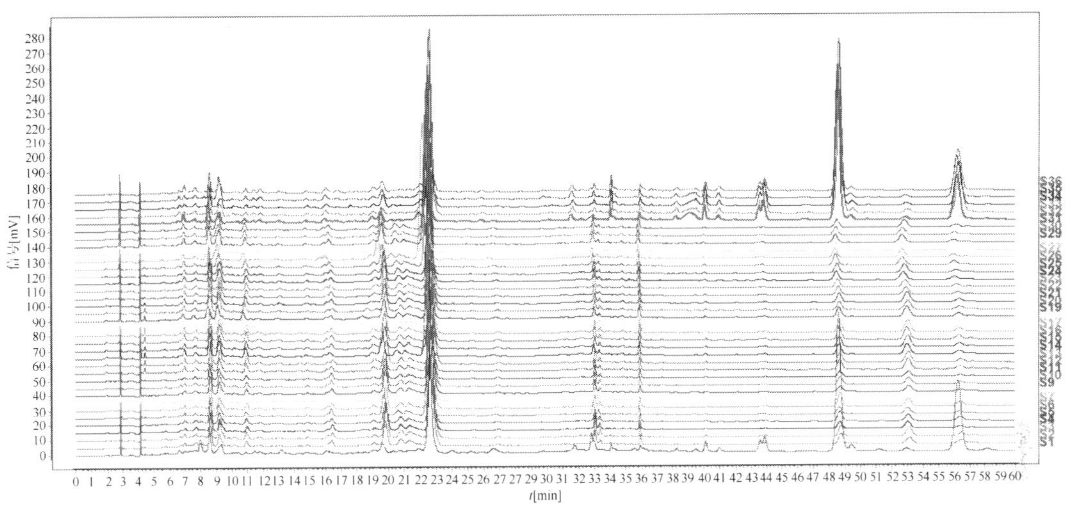

图 18.12　36 批陈皮药材 HPLC 指纹图谱

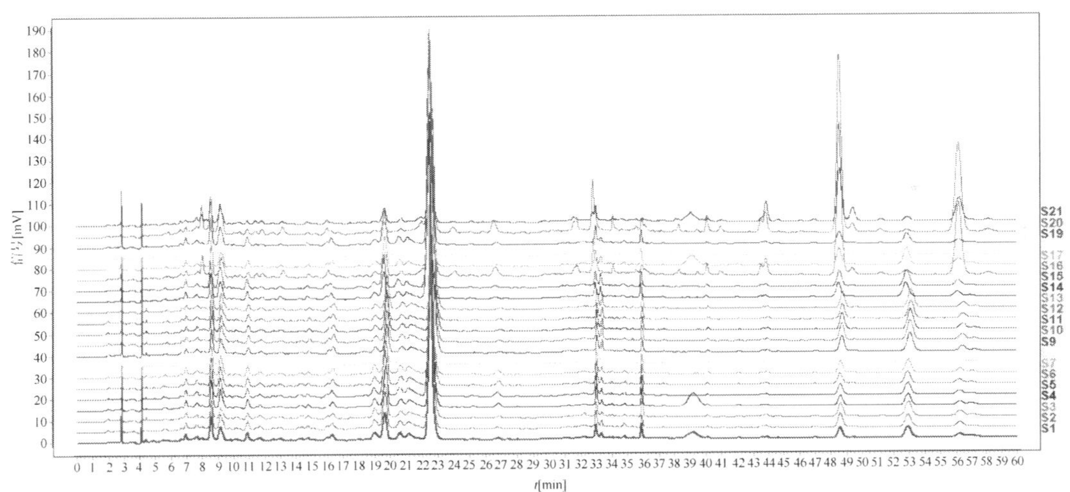

图 18.13　21 批陈皮饮片 HPLC 指纹图谱

陈皮药材聚类分析

在上述条件下，以第 1 批陈皮药材色谱图作为参照图谱进行自动匹配，得到的匹配数据，运用 SPSS19.0 数据统计分析软件对其进行系统聚类分析。将多批样品的共有峰峰面积数据进行 *Z* 标准化后，选用组间联接（between-groups linkage）聚类方法，对 36 批陈皮药材色谱图进行聚类分析，共聚为 2 类，结果如图 18.14 所示，其中 30 批聚为一类，另外 6 批聚为一类。

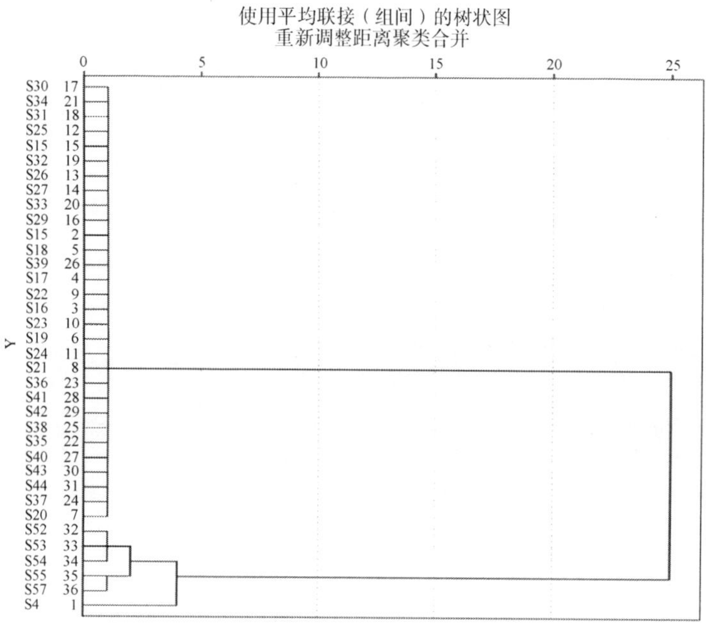

图 18.14　36 批陈皮药材聚类分析结果

陈皮饮片聚类分析：同陈皮药材聚类分析方法，对 21 批陈皮饮片色谱图进行聚类分析，共聚为 2 类，结果如图 18.15 所示，其中 18 批聚为一类，另外 3 批聚为一类。

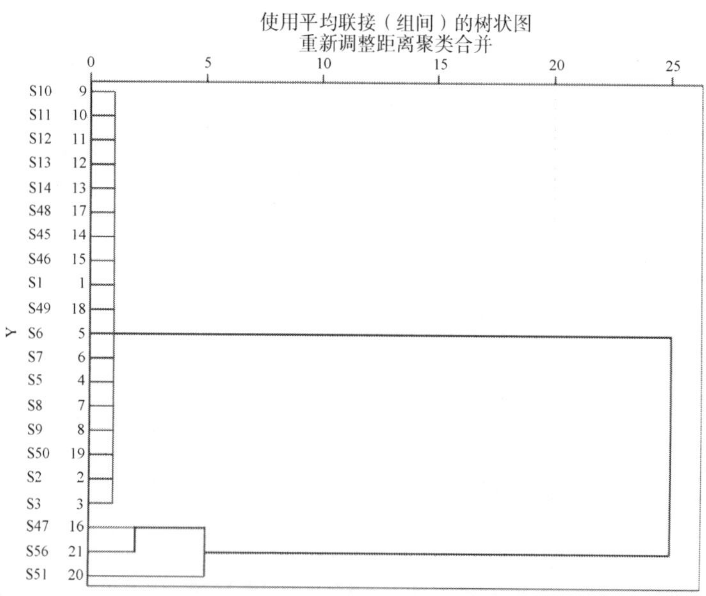

图 18.15　21 批陈皮饮片聚类分析结果

主成分分析

陈皮药材主成分分析：将 36 批陈皮药材自标准化后的相对峰面积数据作为输入数据，运用 SIMCA-P12.0 分析软件对其进行主成分分析，结果见图 18.16，36 批陈皮药材分为 2 类，与聚类分析结果一致。

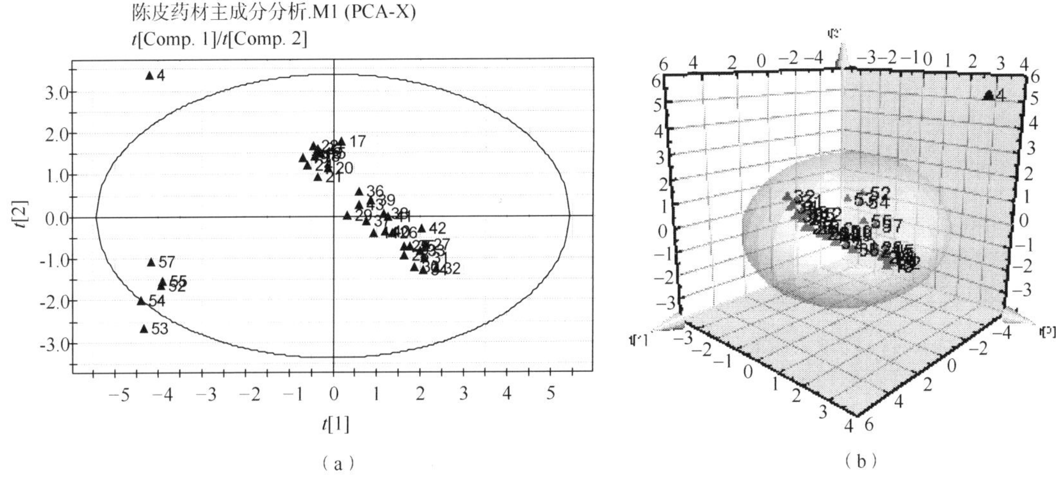

图 18.16　陈皮药材 PCA 分析结果

（a）PCA 图；（b）PCA 3D 图

陈皮饮片主成分分析：为了评价所有成分的样品分辨能力，将 21 批陈皮饮片自标准化后的相对峰面积数据作为输入数据，运用 SIMCA-P12.0 分析软件对其进行主成分分析，结果见图 18.17，21 批陈皮饮片分为 2 类，与聚类分析结果一致。

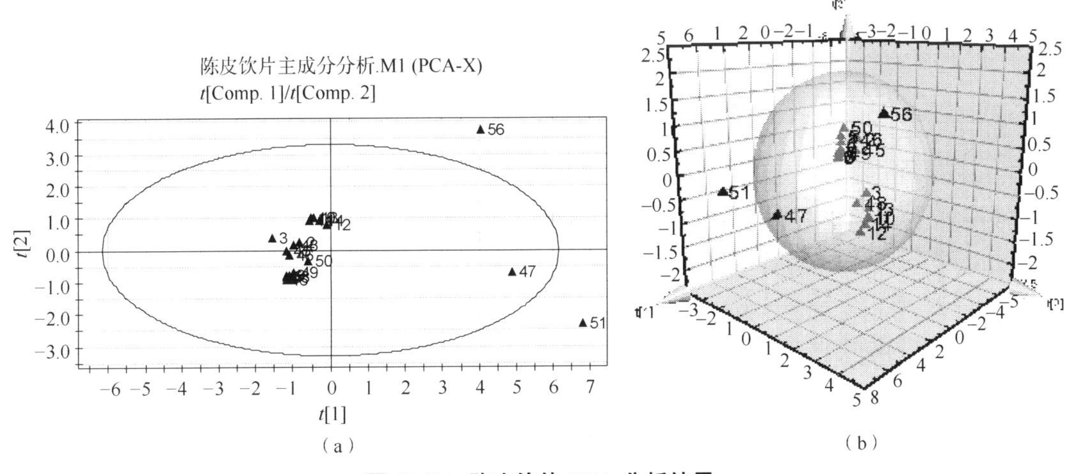

图 18.17　陈皮饮片 PCA 分析结果

（a）PCA 图；（b）PCA 3D 图

对照指纹图谱建立

陈皮药材对照指纹图谱建立：根据聚类分析和主成分分析结果，从中选取归属于一类的 30 批陈皮药材数据导入中药指纹图谱相似度分析软件，生成指纹图谱，以 S1 为参照图谱，自动匹配，结果见图 18.18，30 批陈皮药材的对照指纹图谱见图 18.19。以橙皮苷为参照峰，计算 30 批样品共有峰相对保留时间及相对峰面积，结果见表 18.14 和表 18.15。

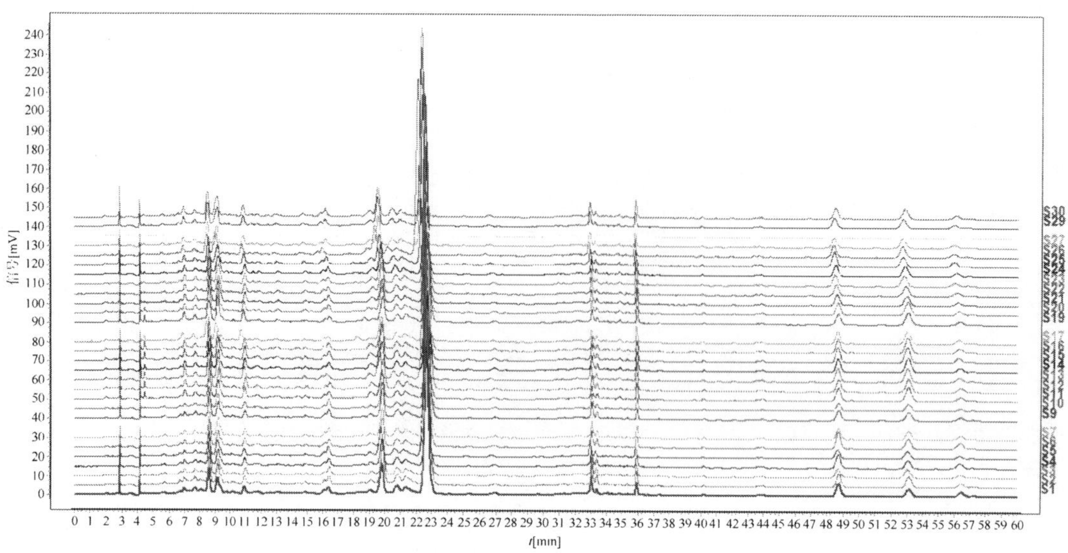

图 18.18 陈皮药材 HPLC 指纹图谱

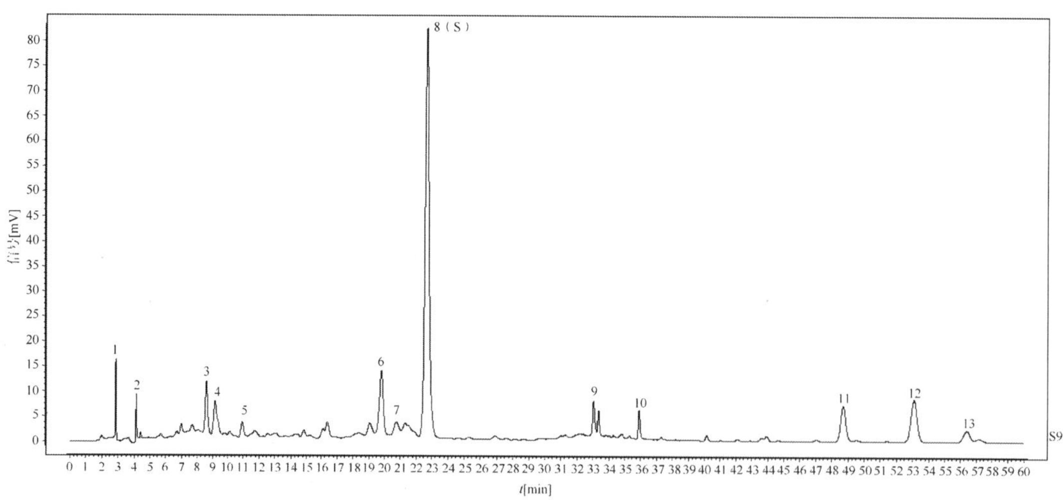

图 18.19 陈皮药材对照指纹图谱

6. 芸香柚皮苷；8. 橙皮苷；11. 川陈皮素；13. 红桔素

表 18.14 30 批陈皮药材共有峰相对保留时间

批号	峰号												
	1	2	3	4	5	6	7	8（S）	9	10	11	12	13
15	0.126	0.182	0.379	0.405	0.482	0.873	0.916	1.000	1.456	1.583	2.148	2.341	2.487
16	0.125	0.182	0.379	0.405	0.482	0.874	0.915	1.000	1.454	1.580	2.144	2.337	2.483
17	0.125	0.182	0.381	0.406	0.483	0.874	0.915	1.000	1.453	1.579	2.141	2.333	2.478
18	0.126	0.182	0.380	0.406	0.482	0.874	0.916	1.000	1.455	1.582	2.146	2.339	2.483
19	0.127	0.184	0.381	0.406	0.483	0.875	0.914	1.000	1.460	1.589	2.157	2.351	2.497
20	0.126	0.182	0.380	0.406	0.482	0.874	0.915	1.000	1.456	1.582	2.146	2.339	2.484
21	0.126	0.182	0.380	0.406	0.482	0.873	0.915	1.000	1.456	1.583	2.146	2.339	2.484
22	0.126	0.182	0.380	0.406	0.482	0.873	0.915	1.000	1.455	1.582	2.146	2.339	2.485

续表

批号	峰号												
	1	2	3	4	5	6	7	8（S）	9	10	11	12	13
23	0.126	0.182	0.380	0.406	0.482	0.873	0.916	1.000	1.455	1.581	2.145	2.338	2.483
24	0.126	0.182	0.379	0.405	0.482	0.873	0.915	1.000	1.456	1.583	2.147	2.340	2.485
25	0.126	0.182	0.380	0.406	0.482	0.873	0.915	1.000	1.457	1.584	2.148	2.341	2.486
26	0.125	0.181	0.380	0.407	0.482	0.874	0.914	1.000	1.452	1.577	2.139	2.331	2.477
27	0.127	0.185	0.382	0.409	0.485	0.873	0.913	1.000	1.467	1.596	2.165	2.358	2.505
28	0.126	0.182	0.380	0.406	0.483	0.873	0.914	1.000	1.457	1.584	2.147	2.340	2.485
29	0.126	0.182	0.380	0.406	0.448	0.873	0.915	1.000	1.457	1.584	2.147	2.338	2.483
30	0.126	0.182	0.379	0.405	0.481	0.872	0.914	1.000	1.456	1.582	2.145	2.337	2.481
31	0.126	0.182	0.372	0.400	0.473	0.873	0.915	1.000	1.459	1.586	2.150	2.343	2.489
32	0.126	0.183	0.374	0.402	0.475	0.873	0.914	1.000	1.460	1.587	2.152	2.345	2.490
33	0.126	0.182	0.378	0.405	0.478	0.874	0.915	1.000	1.455	1.581	2.144	2.336	2.481
34	0.126	0.182	0.380	0.406	0.481	0.873	0.914	1.000	1.457	1.584	2.147	2.340	2.484
35	0.126	0.183	0.381	0.408	0.484	0.874	0.915	1.000	1.458	1.585	2.146	2.338	2.482
36	0.126	0.183	0.380	0.409	0.484	0.874	0.915	1.000	1.458	1.585	2.145	2.337	2.481
37	0.126	0.183	0.380	0.408	0.484	0.873	0.914	1.000	1.460	1.586	2.143	2.334	2.477
38	0.126	0.183	0.381	0.409	0.485	0.874	0.914	1.000	1.462	1.589	2.150	2.341	2.486
39	0.127	0.184	0.380	0.409	0.485	0.874	0.914	1.000	1.467	1.596	2.158	2.349	2.493
40	0.128	0.186	0.382	0.411	0.486	0.874	0.912	1.000	1.485	1.617	2.187	2.381	2.529
41	0.127	0.184	0.379	0.408	0.484	0.874	0.913	1.000	1.470	1.598	2.162	2.353	2.498
42	0.127	0.184	0.381	0.410	0.485	0.874	0.913	1.000	1.470	1.599	2.163	2.355	2.500
43	0.127	0.184	0.381	0.410	0.485	0.874	0.913	1.000	1.472	1.602	2.167	2.359	2.504
44	0.127	0.184	0.380	0.409	0.484	0.873	0.913	1.000	1.471	1.601	2.167	2.360	2.506

表 18.15 30 批陈皮药材共有峰相对保留峰面积

批号	峰号												
	1	2	3	4	5	6	7	8（S）	9	10	11	12	13
15	0.028	0.017	0.086	0.074	0.029	0.151	0.049	1.000	0.054	0.030	0.085	0.066	0.038
16	0.026	0.015	0.082	0.078	0.027	0.154	0.049	1.000	0.047	0.027	0.074	0.076	0.027
17	0.031	0.018	0.085	0.077	0.028	0.169	0.034	1.000	0.052	0.028	0.060	0.077	0.024
18	0.028	0.017	0.088	0.076	0.030	0.140	0.049	1.000	0.050	0.027	0.089	0.070	0.043
19	0.031	0.017	0.076	0.078	0.028	0.134	0.028	1.000	0.045	0.024	0.060	0.064	0.023
20	0.029	0.017	0.088	0.075	0.030	0.140	0.034	1.000	0.051	0.030	0.115	0.086	0.057
21	0.031	0.018	0.082	0.088	0.028	0.138	0.050	1.000	0.046	0.029	0.073	0.068	0.028
22	0.030	0.018	0.079	0.075	0.028	0.149	0.028	1.000	0.045	0.023	0.049	0.064	0.020
23	0.031	0.018	0.082	0.076	0.027	0.148	0.035	1.000	0.047	0.024	0.066	0.072	0.031
24	0.028	0.017	0.075	0.074	0.026	0.140	0.028	1.000	0.047	0.028	0.053	0.063	0.025
25	0.035	0.022	0.099	0.079	0.042	0.142	0.030	1.000	0.039	0.039	0.085	0.116	0.033
26	0.033	0.022	0.093	0.076	0.039	0.152	0.030	1.000	0.039	0.038	0.076	0.104	0.031

续表

批号	峰号												
	1	2	3	4	5	6	7	8（S）	9	10	11	12	13
27	0.036	0.025	0.102	0.094	0.047	0.158	0.039	1.000	0.041	0.041	0.085	0.110	0.034
28	0.034	0.021	0.096	0.080	0.040	0.145	0.033	1.000	0.039	0.042	0.084	0.119	0.034
29	0.034	0.022	0.105	0.083	0.010	0.156	0.040	1.000	0.040	0.039	0.084	0.108	0.033
30	0.035	0.025	0.096	0.077	0.042	0.140	0.031	1.000	0.038	0.043	0.084	0.114	0.033
31	0.037	0.030	0.088	0.072	0.042	0.138	0.032	1.000	0.041	0.040	0.087	0.113	0.036
32	0.036	0.029	0.086	0.104	0.041	0.143	0.032	1.000	0.042	0.044	0.087	0.122	0.038
33	0.035	0.027	0.094	0.106	0.044	0.147	0.031	1.000	0.040	0.040	0.073	0.105	0.031
34	0.035	0.027	0.097	0.103	0.043	0.137	0.033	1.000	0.041	0.044	0.083	0.117	0.033
35	0.034	0.024	0.101	0.111	0.046	0.146	0.036	1.000	0.047	0.043	0.085	0.094	0.031
36	0.026	0.017	0.081	0.081	0.037	0.160	0.047	1.000	0.045	0.035	0.072	0.079	0.028
37	0.027	0.018	0.084	0.089	0.037	0.149	0.033	1.000	0.043	0.039	0.074	0.087	0.029
38	0.029	0.020	0.087	0.092	0.035	0.167	0.043	1.000	0.046	0.041	0.078	0.089	0.029
39	0.032	0.021	0.087	0.092	0.038	0.150	0.046	1.000	0.049	0.036	0.096	0.084	0.042
40	0.029	0.021	0.088	0.096	0.039	0.148	0.030	1.000	0.046	0.041	0.083	0.092	0.031
41	0.032	0.022	0.087	0.103	0.039	0.163	0.032	1.000	0.044	0.038	0.068	0.084	0.029
42	0.034	0.024	0.096	0.110	0.046	0.164	0.034	1.000	0.050	0.043	0.079	0.091	0.028
43	0.028	0.019	0.083	0.090	0.039	0.149	0.030	1.000	0.044	0.035	0.070	0.077	0.029
44	0.029	0.020	0.085	0.098	0.040	0.147	0.042	1.000	0.041	0.040	0.070	0.081	0.026

陈皮饮片对照指纹图谱建立：根据聚类分析和主成分分析结果，从中选取归属于一类的 18 批陈皮饮片数据导入中药指纹图谱相似度分析软件，生成指纹图谱，以 S1 为参照图谱，自动匹配，结果见图 18.20，18 批陈皮饮片的对照指纹图谱见图 18.21。以橙皮苷为参照峰，计算 18 批样品共有峰相对保留时间及相对峰面积，结果见表 18.16 和表 18.17。

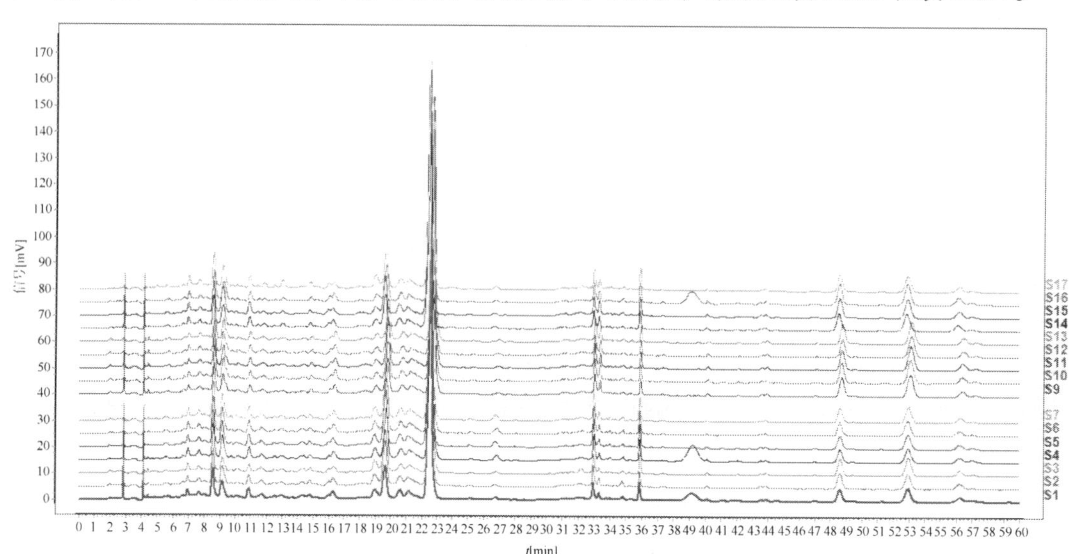

图 18.20　陈皮饮片 HPLC 指纹图谱

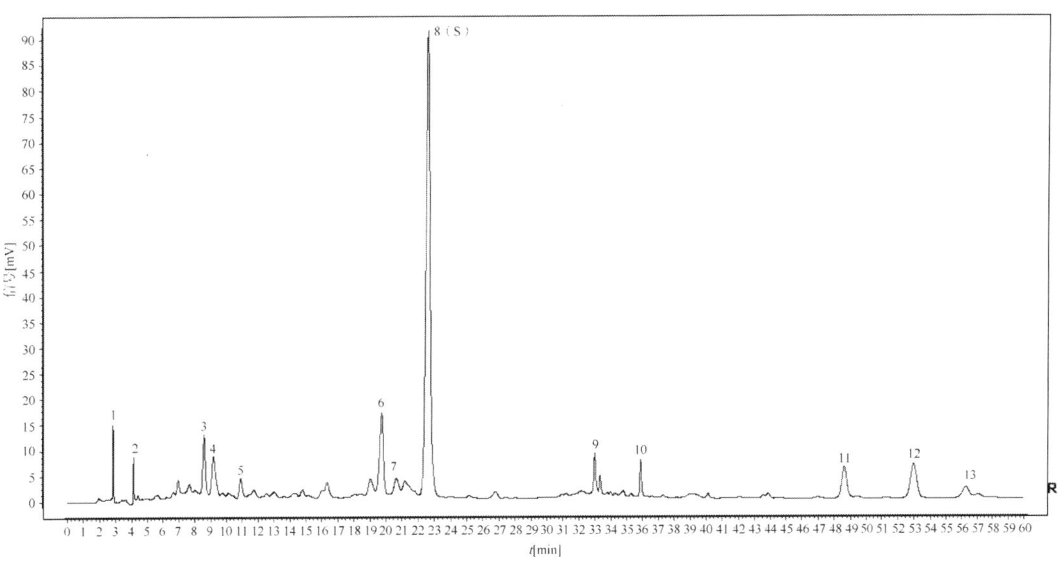

图 18.21　陈皮饮片对照指纹图谱

6. 芸香柚皮苷；8. 橙皮苷；11. 川陈皮素；13. 红桔素

表 18.16　18 批陈皮饮片共有峰相对保留时间

批号	峰号												
	1	2	3	4	5	6	7	8（S）	9	10	11	12	13
1	0.126	0.183	0.380	0.406	0.483	0.873	0.914	1.000	1.461	1.590	2.154	2.346	2.491
2	0.126	0.183	0.380	0.406	0.483	0.873	0.915	1.000	1.462	1.591	2.155	2.348	2.493
3	0.126	0.183	0.379	0.406	0.482	0.872	0.915	1.000	1.460	1.589	2.151	2.344	2.489
5	0.126	0.183	0.380	0.406	0.483	0.873	0.915	1.000	1.460	1.587	2.150	2.342	2.487
6	0.126	0.183	0.380	0.406	0.483	0.873	0.915	1.000	1.463	1.592	2.156	2.349	2.494
7	0.126	0.183	0.379	0.406	0.482	0.873	0.915	1.000	1.460	1.587	2.149	2.341	2.486
8	0.126	0.183	0.380	0.406	0.483	0.874	0.915	1.000	1.461	1.589	2.153	2.346	2.491
9	0.126	0.183	0.380	0.406	0.483	0.874	0.914	1.000	1.462	1.590	2.153	2.345	2.490
10	0.126	0.182	0.379	0.405	0.482	0.873	0.915	1.000	1.457	1.583	2.147	2.340	2.486
11	0.126	0.182	0.381	0.406	0.483	0.874	0.914	1.000	1.456	1.583	2.147	2.340	2.486
12	0.126	0.182	0.380	0.405	0.482	0.873	0.915	1.000	1.456	1.582	2.147	2.339	2.485
13	0.126	0.182	0.380	0.405	0.482	0.873	0.915	1.000	1.457	1.584	2.149	2.342	2.488
14	0.125	0.182	0.380	0.405	0.482	0.873	0.915	1.000	1.455	1.582	2.146	2.339	2.485
45	0.127	0.184	0.381	0.408	0.485	0.874	0.914	1.000	1.467	1.596	2.160	2.353	2.498
46	0.127	0.184	0.380	0.408	0.484	0.873	0.914	1.000	1.468	1.597	2.163	2.356	2.501
48	0.126	0.183	0.381	0.408	0.484	0.874	0.914	1.000	1.462	1.590	2.153	2.345	2.490
49	0.126	0.183	0.380	0.408	0.484	0.873	0.916	1.000	1.465	1.594	2.158	2.350	2.496
50	0.126	0.183	0.380	0.408	0.484	0.874	0.914	1.000	1.464	1.593	2.157	2.349	2.495

表 18.17　18 批陈皮饮片共有峰相对保留峰面积

批号	峰号												
	1	2	3	4	5	6	7	8（S）	9	10	11	12	13
1	0.029	0.019	0.090	0.072	0.035	0.153	0.032	1.000	0.042	0.038	0.070	0.097	0.028
2	0.033	0.021	0.079	0.069	0.031	0.188	0.028	1.000	0.046	0.029	0.084	0.099	0.037

续表

批号	峰号												
	1	2	3	4	5	6	7	8（S）	9	10	11	12	13
3	0.035	0.025	0.066	0.055	0.024	0.223	0.029	1.000	0.048	0.047	0.096	0.136	0.039
5	0.027	0.018	0.081	0.076	0.033	0.187	0.029	1.000	0.050	0.037	0.061	0.085	0.024
6	0.026	0.017	0.076	0.070	0.028	0.189	0.028	1.000	0.049	0.038	0.057	0.080	0.023
7	0.026	0.017	0.079	0.073	0.030	0.191	0.029	1.000	0.050	0.039	0.058	0.084	0.023
8	0.026	0.017	0.077	0.071	0.029	0.181	0.039	1.000	0.049	0.037	0.061	0.083	0.025
9	0.027	0.018	0.080	0.075	0.029	0.196	0.028	1.000	0.048	0.038	0.053	0.080	0.025
10	0.036	0.023	0.077	0.076	0.026	0.144	0.026	1.000	0.045	0.031	0.103	0.152	0.038
11	0.038	0.023	0.080	0.080	0.026	0.145	0.028	1.000	0.048	0.032	0.102	0.152	0.038
12	0.030	0.019	0.066	0.063	0.022	0.142	0.022	1.000	0.044	0.025	0.084	0.132	0.034
13	0.037	0.023	0.082	0.082	0.026	0.144	0.027	1.000	0.044	0.030	0.093	0.142	0.035
14	0.034	0.021	0.071	0.072	0.023	0.153	0.025	1.000	0.046	0.029	0.093	0.138	0.036
45	0.034	0.023	0.099	0.105	0.036	0.155	0.035	1.000	0.047	0.038	0.103	0.129	0.043
46	0.031	0.020	0.082	0.104	0.036	0.155	0.041	1.000	0.041	0.033	0.093	0.114	0.039
48	0.032	0.021	0.085	0.082	0.028	0.155	0.032	1.000	0.046	0.040	0.110	0.142	0.045
49	0.028	0.020	0.086	0.073	0.033	0.137	0.031	1.000	0.042	0.042	0.082	0.098	0.030
50	0.031	0.020	0.083	0.086	0.032	0.164	0.033	1.000	0.047	0.031	0.068	0.075	0.027

相似度评价

利用中药色谱指纹图谱相似度评价系统（2012.130723）计算软件，将上述归属于一类的 30 批陈皮药材、18 批陈皮饮片分别与相应的对照指纹图谱匹配，进行相似度评价。结果表明归为一类的 30 批陈皮药材与对照指纹图谱的相似度为 0.978～0.999，表明各批次药材之间具有较好的一致性。归为一类的 18 批陈皮饮片与对照指纹图谱的相似度为 0.988～0.999，表明各批次饮片之间具有较好的一致性。本方法可用于综合评价陈皮药材及饮片的整体质量（表 18.18、表 18.19）。

表 18.18 30 批陈皮药材相似度评价

批号	对照图谱	批号	对照图谱
CP20170609015	0.998	CP20170609030	0.999
CP20170609016	0.999	CP20170609031	0.999
CP20170609017	0.998	CP20170609032	0.998
CP20170609018	0.999	CP20170609033	0.999
CP20170609019	0.998	CP20170609034	0.999
CP20170609020	0.998	CP20170609035	0.999
CP20170609021	0.998	CP20170609036	0.999
CP20170609022	0.998	CP20170609037	0.999
CP20170609023	0.999	CP20170609038	0.999
CP20170609024	0.998	CP20170609039	0.997
CP20170609025	0.999	CP20170609040	0.978
CP20170609026	0.999	CP20170609041	0.997
CP20170609027	0.998	CP20170609042	0.997
CP20170609028	0.999	CP20170609043	0.997
CP20170609029	0.999	CP20170609044	0.997

表 18.19　18 批陈皮饮片相似度评价结果

批号	对照图谱	批号	对照图谱
CP20161221001	0.995	CP20170420011	0.998
CP20160616002	0.998	CP20170420012	0.999
CP20160716003	0.994	CP20170420013	0.998
CP20170420005	0.988	CP20170420014	0.998
CP20170420006	0.998	CP20170630045	0.996
CP20170420007	0.998	CP20170630046	0.997
CP20170420008	0.998	CP20170630048	0.990
CP20170420009	0.997	CP20170630049	0.997
CP20170420010	0.998	CP20170630050	0.998

本实验收集了不同产地的陈皮药材 36 批，通过聚类分析及主成分分析等分析方法将 36 批陈皮药材聚为 2 类，经过分析发现，分类的原因与产地无关，通过对比指纹图谱发现，聚为一类的 30 批陈皮药材和另外聚为一类的 6 批陈皮药材差异较大，后者川陈皮素和红桔素色谱峰较高。分析原因可能是由于药材基原不同，聚为一类的 6 批陈皮药材中，批号为 CP20161001004 为广陈皮，来源于芸香科植物橘 *Citrus reticulata* Blanco 的栽培变种茶枝柑 *Citrus reticulata* ‘Chachi’ 的干燥成熟果皮，批号为 CP20171212052、CP20171212053、CP20171212054、CP20171212055、CP20171212057 的陈皮收集于成都荷花池中药材市场，这 5 批陈皮来源于大红袍 *Citrus reticulate* ‘Dahongpao’，产于四川，习称川陈皮。

本实验收集了不同产地的陈皮饮片 21 批，通过聚类分析及主成分分析等分析方法分别将 21 批陈皮饮片聚为 2 类，经过分析发现，分类的原因与产地无关，聚为一类的 18 批陈皮饮片与另外聚为一类的 3 批陈皮饮片色谱图差异较大，其中川陈皮素峰和红桔素峰在另外聚为一类的 3 批陈皮饮片中色谱峰较高，分析原因可能是由于药材基原不同，批号为 CP20171212056 的陈皮来源于芸香科植物橘 *Citrus reticulata* Blanco 的栽培变种大红袍 *Citrus reticulate* ‘Dahongpao’ 的干燥成熟果皮。由此可推断，来自不同基原的陈皮差异比较大。

（五）多指标成分含量测定

1. 仪器与试剂

同本章“（四）指纹图谱研究”项下。

2. 方法与结果

对照品溶液的制备：取芸香柚皮苷、橙皮苷、川陈皮素和红桔素对照品适量，精密称定，加甲醇制成含芸香柚皮苷 85μg/mL、橙皮苷 99.6μg/mL、川陈皮素 118μg/mL、红桔素 178μg/mL 的混合对照品溶液，摇匀，即得。

供试品制备方法的考察

提取终点的考察：取陈皮粉末约 0.5g，精密称定，置具塞锥形瓶内，精密加入甲醇 50mL，称定重量，超声提取 30min，冷却至室温，离心，滤渣用甲醇洗涤 3 次，将洗涤后的滤渣按上述方法提取一次，摇匀，过 0.45μm 微孔滤膜，取续滤液即得。以确定的色谱条件进样测定。根据色谱图看出该方法可将陈皮中成分提取完全。

供试品溶液的制备：称取陈皮粉末约 0.5g，精密称定，置于 100mL 具塞锥形瓶内，精密加入甲醇 50mL，称定重量，超声提取 40min，冷却至室温，再次称定重量，用甲醇补足失去的重量，摇匀，过 0.45μm 微孔滤膜，取续滤液即得。

色谱条件：色谱柱为 Diamonsil C18（250mm×4.6mm，5μm）；流动相为 0.1%甲酸水溶液（A）-乙腈（B）；检测波长为 330nm；流速为 1.0mL/min；进样量为 10μL，柱温为 25℃。流动相洗脱梯度见表 18.20。

表 18.20 流动相梯度洗脱程序

t（min）	流动相 A（%）	流动相 B（%）
0	95	15
10	80	20
25	75	25
35	55	45
60	55	45

系统适应性试验：分别取混合对照品、供试品溶液，按上述已确定的色谱条件进行测定，考察系统适用性。记录 HPLC 色谱图，如图 18.22 所示。结果各成分色谱峰与相邻峰的分离度均大于 1.5，理论塔板数按橙皮苷峰计算不低于 2000。

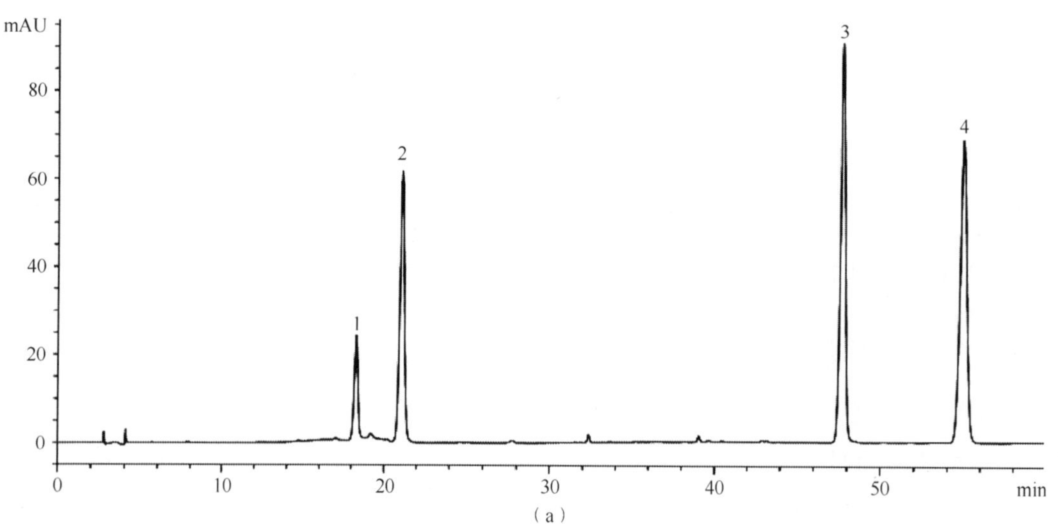

（a）

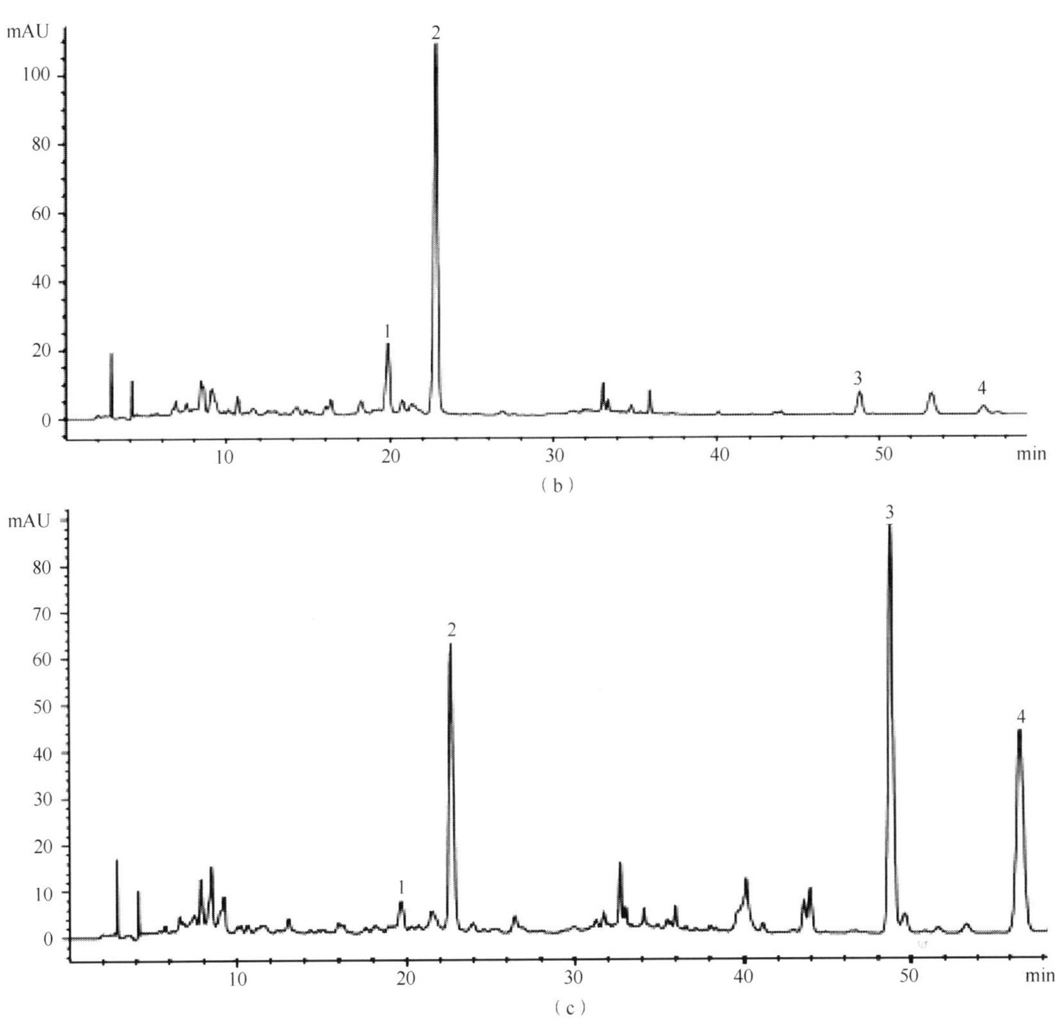

图 18.22　混合对照品（a）、供试品（b）、（c）的 HPLC 图

1.芸香柚皮苷；2.橙皮苷；3.川陈皮素；4.红桔素

3. 方法学考察

线性关系考察：精密吸取混合对照品溶液，逐级稀释成为 6 个不同质量浓度的溶液，依法进行测定。记录相应的色谱峰峰面积，以峰面积 *Y* 为纵坐标，对照品浓度 *X*（μg/mL）为横坐标，绘制标准曲线并进行回归计算，如图 18.23。4 个成分的线性回归方程见表 18.21。

表 18.21　4 种成分的线性关系考察

成分	回归方程	*r*	线性范围（μg/mL）
芸香柚皮苷	*Y*=2.6205X+0.3125	0.9999	8.94～143.04
橙皮苷	*Y*=2.3839X+2.2328	0.9999	15.60～998.6
川陈皮素	*Y*=35.808X+12.878	0.9999	1.56～100.4
红桔素	*Y*=39.646X+5.3937	0.9999	1.53～98.4

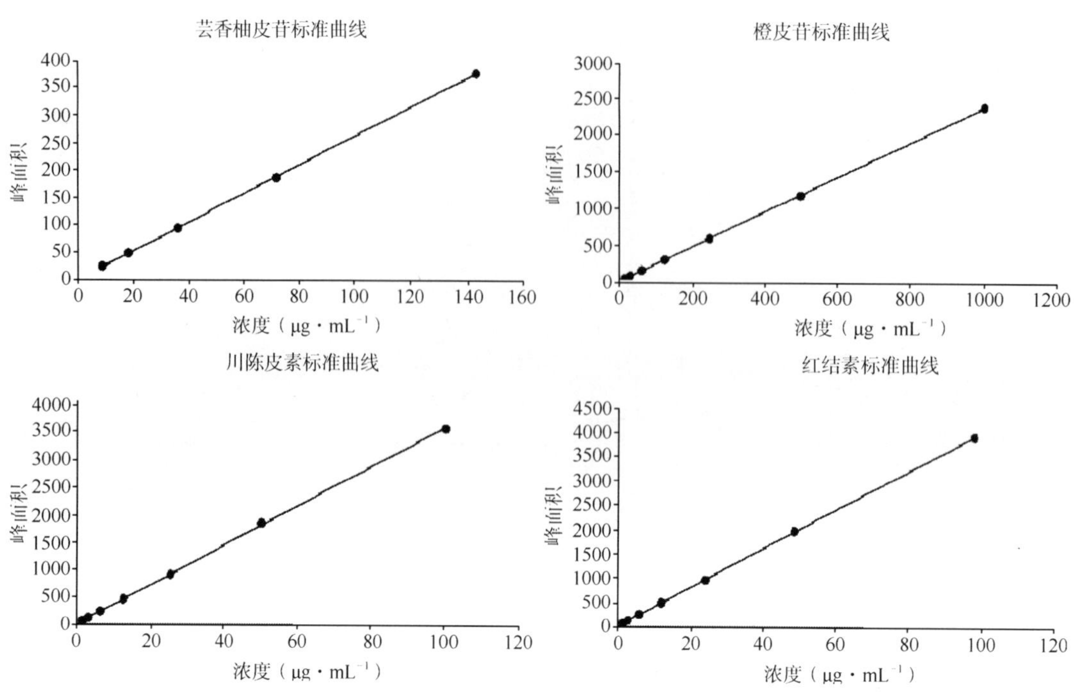

图 18.23　4 种对照品的标准曲线图

精密度试验：取批号 CP20161001002 的陈皮粉末，按本节前述供试品制备方法制备供试品溶液，进样连续测定 6 次，记录芸香柚皮苷、橙皮苷、川陈皮素和红桔素的色谱峰面积，计算每个峰面积 RSD（%）。结果见表 18.22。

表 18.22　精密度试验结果（n=6）

成分	峰面积值						RSD（%）
	1	2	3	4	5	6	
芸香柚皮苷	309.5	312.9	316.3	307.7	313	297.3	2.15
橙皮苷	1703.8	1711.2	1731	1746	1740.4	1746.3	1.05
川陈皮素	135.5	137.7	135.6	137.3	137.3	136.7	0.68
红桔素	57.2	57	57.3	57.8	57.2	57.7	0.54

结果表明，供试品色谱图中芸香柚皮苷、橙皮苷、川陈皮素和红桔素的色谱峰面积 RSD 均不大于 2.15%，表明仪器精密度良好。

稳定性试验：取批号 CP20161001002 的陈皮粉末，按本节前述供试品制备方法制备供试品溶液，密闭，在室温放置 0、2h、4h、8h、12h 和 24h 小时后分别进样 1 次，记录芸香柚皮苷、橙皮苷、川陈皮素和红桔素的色谱峰面积，计算每个峰面积 RSD（%）。结果见表 18.23。

表 18.23 稳定性试验结果（n=6）

成分	峰面积值						RSD（%）
	1	2	3	4	5	6	
芸香柚皮苷	309.5	312.9	307.7	313	297.3	324.3	2.82
橙皮苷	1703.8	1711.2	1731	1746.3	1740.4	1746	1.05
川陈皮素	135.5	137.7	137.3	136.7	137.9	139.3	0.92
红桔素	57.2	57	57.8	57.2	58	58.2	0.86

结果表明，供试品色谱图中芸香柚皮苷、橙皮苷、川陈皮素和红桔素的色谱峰面积RSD均不大于2.82%，表明供试品溶液在室温条件下放置24h内稳定。

重复性试验：平行称取6份批号CP20161001002的陈皮粉末，本节前述供试品制备方法制备供试品溶液，依次进样，记录芸香柚皮苷、橙皮苷、川陈皮素和红桔素的含量，计算RSD（%）。结果见表18.24。

表 18.24 重复性试验结果（n=6）

成分	含量（mg/g）						RSD（%）
	1	2	3	4	5	6	
芸香柚皮苷	10.52	10.94	11.01	10.72	10.76	10.86	1.64
橙皮苷	64.33	65.33	64.95	64.91	64.47	64.51	0.58
川陈皮素	0.34	0.34	0.34	0.34	0.34	0.33	1.21
红桔素	0.13	0.13	0.13	0.13	0.13	0.13	0

结果表明，供试品色谱图中芸香柚皮苷、橙皮苷、川陈皮素和红桔素的含量RSD均不大于1.64%，表明本方法重复性良好。

加样回收率试验：取已知含量的陈皮粉末（含芸香柚皮苷10.8035mg/g，橙皮苷64.7528mg/g，川陈皮素0.3408mg/g，红桔素0.1325mg/g）6份，每份约0.25g，精密称定，各份依次按样品中所含有的芸香柚皮苷、橙皮苷、川陈皮素和红桔素4个化合物含量的100%加入含相应质量化合物的对照品溶液，按本节前述供试品制备方法制备供试品溶液。每份样品各取10μL进样测定，分别记录芸香柚皮苷、橙皮苷川陈皮素和红桔素的峰面积，计算各样品中上述4个化合物的含量及平均回收率，结果见表18.25。

表 18.25 加样回收率试验结果

	取样量（g）	样品含量（mg）	加入对照品的量（mg）	实际测定量（mg）	回收率（%）	平均回收率（%）	RSD（%）
芸香柚皮苷	0.2501	2.7020	2.8608	5.5289	98.8	98.6	2.48
	0.2501	2.7020	2.8608	5.4727	96.9		
	0.2506	2.7074	2.8608	5.5064	97.8		
	0.2503	2.7041	2.8608	5.5852	100.7		
	0.2500	2.7009	2.8608	5.6226	102.1		
	0.2503	2.7041	2.8608	5.4371	95.5		

续表

	取样量（g）	样品含量（mg）	加入对照品的量（mg）	实际测定量（mg）	回收率（%）	平均回收率（%）	RSD（%）
橙皮苷	0.2501	16.1947	15.9824	32.1806	100.0	100.3	2.81
	0.2501	16.1947	15.9824	32.6626	103.0		
	0.2506	16.2271	15.9824	32.4764	101.7		
	0.2503	16.2076	15.9824	32.4764	101.8		
	0.2500	16.1882	15.9824	31.3738	95.0		
	0.2503	16.2076	15.9824	32.2509	100.4		
川陈皮素	0.2501	0.0852	0.08032	0.1651	99.4	101.2	1.46
	0.2501	0.0852	0.08032	0.1681	103.2		
	0.2506	0.0854	0.08032	0.1674	102.0		
	0.2503	0.0853	0.08032	0.1667	101.4		
	0.2500	0.0852	0.08032	0.1652	99.6		
	0.2503	0.0853	0.08032	0.1670	101.7		
红桔素	0.2501	0.0331	0.03936	0.0733	102.0	101.4	1.92
	0.2501	0.0331	0.03936	0.0736	102.9		
	0.2506	0.0332	0.03936	0.0719	98.4		
	0.2503	0.0332	0.03936	0.0725	100.0		
	0.2500	0.0331	0.03936	0.0740	103.8		
	0.2503	0.0332	0.03936	0.0731	101.6		

结果表明，芸香柚皮苷、橙皮苷、川陈皮素和红桔素的平均加样回收率分别为98.6%、100.3%、101.2%和101.4%，RSD（n=6）分别为2.48%、2.81%、1.46%和1.92%。表明本方法具有良好的回收率。

样品含量测定：取36批陈皮药材粉末和21批陈皮饮片粉末，按本节前述供试品制备方法制备供试品溶液，按已确定的色谱条件进样测定，36批陈皮药材含量测定结果如表18.26和图18.24所示，其中芸香柚皮苷含量范围为2.61～11.83mg/g，橙皮苷含量范为51.46～84.47mg/g，川陈皮素含量范围为0.21～6.18mg/g，红桔素含量范围0.11～3.38mg。21批陈皮饮片含量测定结果如表18.27和图18.25所示。其中芸香柚皮苷含量范围为2.86～13.87mg/g，橙皮苷含量范围38.46～78.66mg/g，川陈皮素含量范围0.26～4.46mg/g，红桔素含量范围0.09～2.95mg/g。

表18.26　36批陈皮药材含量测定结果

批号	含量（mg/g）			
	芸香柚皮苷	橙皮苷	川陈皮素	红桔素
CP20161001004	6.15	51.46	4.98	3.38
CP20170609015	9.50	69.34	0.37	0.15
CP20170609016	11.80	84.47	0.39	0.13

续表

批号	含量（mg/g）			
	芸香柚皮苷	橙皮苷	川陈皮素	红桔素
CP20170609017	10.00	65.41	0.25	0.09
CP20170609018	8.58	67.51	0.38	0.17
CP20170609019	8.46	69.91	0.26	0.10
CP20170609020	8.60	67.54	0.49	0.23
CP20170609021	8.54	68.24	0.31	0.11
CP20170609022	9.30	68.86	0.21	0.08
CP20170609023	9.11	67.73	0.28	0.12
CP20170609024	8.03	63.23	0.21	0.09
CP20170609025	8.89	68.98	0.37	0.13
CP20170609026	10.39	75.61	0.36	0.13
CP20170609027	10.01	70.14	0.38	0.14
CP20170609028	9.42	71.54	0.38	0.14
CP20170609029	11.83	83.48	0.44	0.16
CP20170609030	9.70	76.28	0.40	0.15
CP20170609031	8.05	64.60	0.35	0.14
CP20170609032	8.09	62.31	0.34	0.14
CP20170609033	8.81	66.27	0.31	0.12
CP20170609034	7.97	64.06	0.34	0.12
CP20170609035	7.68	58.20	0.31	0.11
CP20170609036	10.23	70.40	0.32	0.12
CP20170609037	9.58	70.84	0.33	0.12
CP20170609038	10.34	68.24	0.34	0.11
CP20170609039	9.36	68.81	0.42	0.17
CP20170609040	9.03	67.43	0.35	0.12
CP20170609041	9.33	63.22	0.27	0.11
CP20170609042	9.12	61.30	0.31	0.10
CP20170609043	9.33	69.34	0.31	0.12
CP20170609044	9.52	71.55	0.31	0.11
CP20171212052	4.46	67.19	5.49	2.22
CP20171212053	2.61	72.24	5.53	2.07
CP20171212054	4.85	69.73	6.18	2.14
CP20171212055	5.96	81.69	4.92	2.05
CP20171212057	5.30	80.65	3.88	1.99

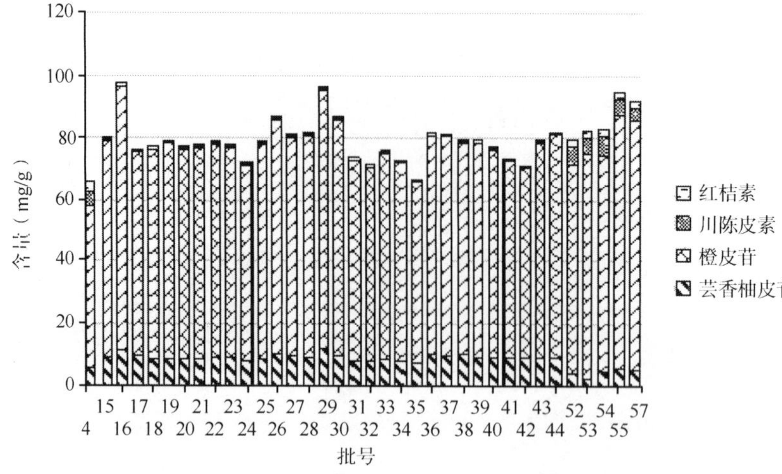

图 18.24　36 批陈皮药材指标成分含量累加和图

表 18.27　21 批陈皮饮片含量测定结果

批号	含量（mg/g）			
	芸香柚皮苷	橙皮苷	川陈皮素	红桔素
CP20161221001	8.05	58.02	0.26	0.09
CP20160616002	10.91	64.16	0.34	0.14
CP20160716003	11.30	55.88	0.34	0.13
CP20170420005	11.65	68.57	0.26	0.09
CP20170420006	13.03	76.23	0.27	0.10
CP20170420007	12.68	73.25	0.27	0.10
CP20170420008	12.92	78.66	0.30	0.11
CP20170420009	13.87	78.18	0.26	0.12
CP20170420010	7.91	60.58	0.39	0.14
CP20170420011	8.70	66.03	0.43	0.14
CP20170420012	9.80	76.01	0.41	0.15
CP20170420013	8.31	63.47	0.37	0.13
CP20170420014	9.46	68.10	0.40	0.14
CP20170630045	7.65	54.51	0.35	0.14
CP20170630046	9.46	67.36	0.40	0.15
CP20170630047	6.30	82.63	4.22	2.40
CP20170630048	8.50	60.73	0.42	0.16
CP20170630049	8.30	66.90	0.35	0.12
CP20170630050	9.71	65.49	0.28	0.10
CP20170721051	2.86	71.07	4.46	2.95
CP20171212056	4.21	38.46	1.29	0.82

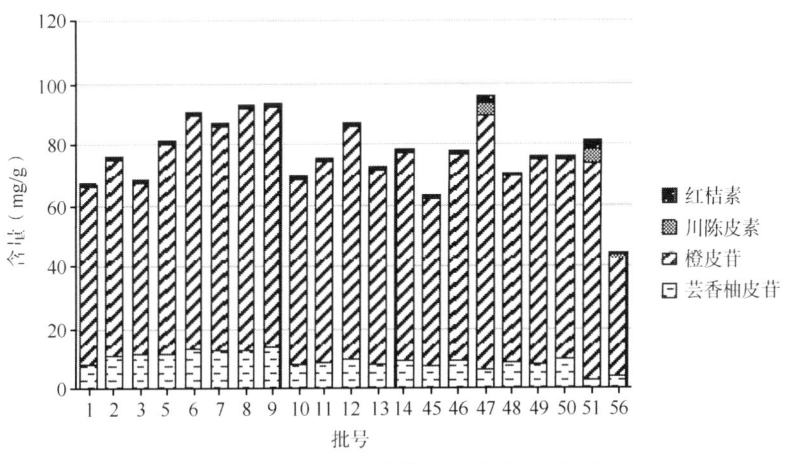

图 18.25　21 批陈皮饮片指标成分含量累加和图

（六）陈皮质量标准（草案）及起草说明

1. 陈皮质量标准（草案）

根据研究结果，参照《中国药典》（2015 年版），拟定陈皮质量标准（草案）如下所示。

陈　皮

Chenpi

CITRI RETICULATAE PERICARPIUM

本品为芸香科植物橘 *Citrus reticulata* Blanco 及其栽培变种的干燥成熟果皮。药材分为“陈皮”和“广陈皮”。采摘成熟果实，剥取果皮，晒干或低温干燥。

【性状】　陈皮　常剥成数瓣，基部相连，有的呈不规则的片状，厚 1～4mm。外表面橙红色或红棕色，有细皱纹和凹下的点状油室；内表面浅黄白色，粗糙，附黄白色或黄棕色筋络状维管束。质稍硬而脆。气香，味辛、苦。

广陈皮　常 3 瓣相连，形状整齐，厚度均匀，为 1mm 点状，油室较大，对光照视，透明清晰，质较柔软。

【鉴别】

（1）本品粉末黄白色至黄棕色。中果皮薄壁组织众多，细胞形状不规则，壁不均匀增厚，有的成连珠状。果皮表皮细胞表面观多角形、类方形或长方形，垂周壁稍厚，气孔类圆形，直径 18～26μm，副卫细胞不清晰；侧面观外被角质层，靠外方的径向壁增厚。草酸钙方晶成片存在于中果皮薄壁细胞中，呈多面体形、菱形或双锥形，直径 3～34μm，长 5～53μm，有的一个细胞内含有由两个多面体构成的平行双晶或 3～5 个方晶。橙皮苷结晶大多存在于薄壁细胞中，黄色或无色，呈圆形或无定形团块，有的可见放射状条纹。螺纹导管、孔纹导管和网纹导管及管胞较小。

（2）取本品粉末 0.3g，加甲醇 10mL 加热回流 20min，滤过，取滤液 5mL，浓缩至 1mL，作为供试品溶液。另取橙皮苷、川陈皮素对照品，加甲醇制成 1mg/mL 的橙皮苷和

0.5mg/mL 的川陈皮素，作为对照品溶液。照薄层色谱法（通则 0502）试验，吸取上述两种溶液各 2μL，分别点于同一硅胶 G 薄层板上，以乙酸乙酯-甲醇-水（100：17：13）为展开剂，展至约 3cm，取出，晾干，再以甲苯-乙酸乙酯-甲酸-水（20：10：1：1）的上层溶液为展开剂，展至约 8cm，取出，晾干，喷以三氯化铝试液，置紫外光灯（365nm）下检视。供试品色谱中，在与对照品色谱相应的位置上，显相同颜色的荧光斑点。

【检查】 水分 不得过 13.0%（通则 0832 第四法）。

黄曲霉毒素 照黄曲霉毒素测定法（通则 2351）测定。

取本品粉末（过二号筛）约 5g，精密称定，加入氯化钠 3g，照黄曲霉毒素测定法项下供试品的制备方法测定，计算，即得。

本品每 1000g 含黄曲霉毒素不得过 5μg，黄曲霉毒素 G_2、黄曲霉毒素 G_1、黄曲霉毒素 B_2 和黄曲霉毒素 B_1 的总量不得过 10μg。

【指纹图谱】 照 HPLC（《中国药典》2015 年版通则 0512）测定。

色谱条件与系统适用性试验 以十八烷基硅烷键合硅胶为填充剂；以含 0.1%甲酸溶液为流动相 A，以乙腈为流动相 B，按表 18.28 中的规定进行梯度洗脱；流速为 1.0mL/min；检测波长为 330nm。理论塔板数按橙皮苷峰计算不低于 2000。

表 18.28 梯度洗脱表 1

t（min）	流动相 A（%）	流动相 B（%）
0	95	15
10	80	20
25	75	25
35	55	45
60	55	45

参照物溶液的制备 取橙皮苷对照品适量，加甲醇制成每 1mL 含 81.5μg 的溶液，摇匀，即得。

供试品溶液的制备 称取本品粗粉 0.5g，精密称定，于具塞锥形瓶内，精密加入 50mL 甲醇，称定重量，超声提取 30min，冷却，再次称定重量，用甲醇补失重。取上清液过 0.45μm 微孔滤膜，即得样品，备用。

测定法 分别精密吸取参照物溶液和供试品溶液各 10μL，注入液相色谱仪，测定，记录色谱图，即得（图 18.26）。

按国家药典委员会提供的中药色谱指纹图谱相似度评价系统进行评价。供试品指纹图谱与对照指纹图谱经相似度计算，相似度不得低于 0.9。

【含量测定】 照 HPLC（通则 0512）测定。

色谱条件与系统适用性试验 以十八烷基硅烷键合硅胶为填充剂；以含 0.1%甲酸溶液为流动相 A，以乙腈为流动相 B，按规定进行梯度洗脱（表 18.29）；流速每分钟为 1.0mL；检测波长为 330nm。理论塔板数按橙皮苷峰计算不低于 2000。

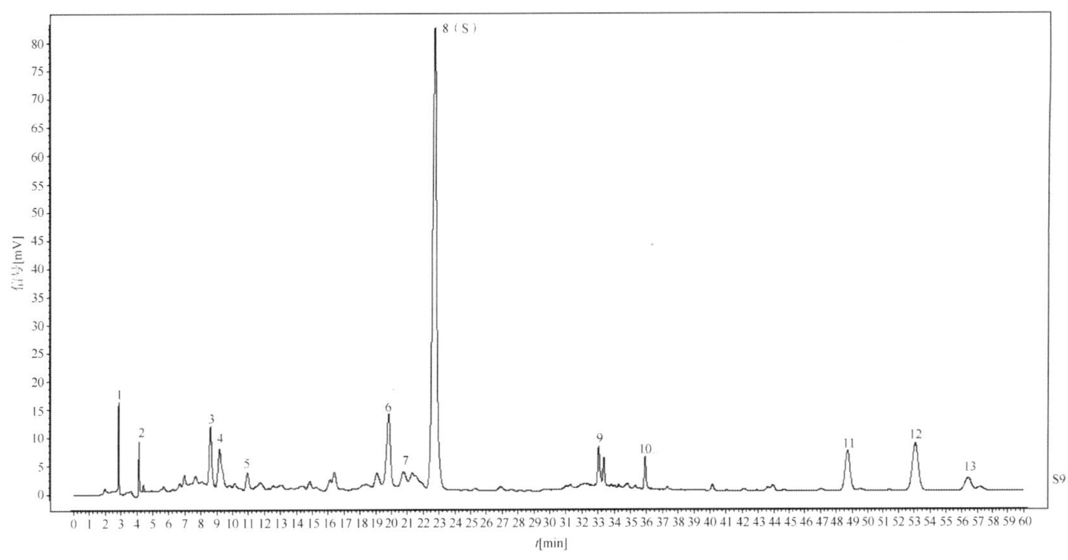

图 18.26　陈皮对照指纹图谱

6. 芸香柚皮苷；8. 橙皮苷；11. 川陈皮素；13. 红桔素

表 18.29　梯度洗脱表 2

t（min）	流动相 A（%）	流动相 B（%）
0	95	15
10	80	20
25	75	25
35	55	45
60	55	45

对照品溶液的制备　取芸香柚皮苷、橙皮苷、川陈皮素和红桔素对照品适量，精密称定，加甲醇制成每 1mL 含芸香柚皮苷 85μg、橙皮苷 99.6μg、川陈皮素 118μg、红桔素 178μg 的混合对照品溶液，摇匀，即得。

供试品溶液的制备　称取本品粗粉 0.5g，精密称定，于具塞锥形瓶内，精密加入 50mL 甲醇，称定重量，超声提取 30min，冷却，再次称定重量，用甲醇补失重。取上清液过 0.45μm 微孔滤膜，即得样品，备用。

测定法　分别精密吸取对照品溶液与供试品溶液各 10μL 注入液相色谱仪，测定，即得。

本品按干燥品计算，含橙皮苷（$C_{28}H_{34}O_{15}$）不得少于 2.5%，芸香柚皮苷（$C_{27}H_{32}O_{14}$）不得少于 0.26%，川陈皮素（$C_{21}H_{22}O_8$）不得少于 0.020%。

饮片

【炮制】　除去杂质，喷淋水，润透，切丝，干燥。

本品呈不规则的条状或丝状。外表面橙红色或红棕色，有细皱纹和凹下的点状油室。内表面浅黄白色，粗糙，附黄白色或黄棕色筋络状维管束。气香，味辛、苦。

【含量测定】　同药材。

【指纹图谱】 同药材。

【鉴别】【检查】 同药材。

【性味与归经】 苦、辛，温。归肺、脾经。

【功能与主治】 理气健脾，燥湿化痰。用于脘腹胀满，食少吐泻，咳嗽痰多。

【用法与用量】 3～10g。

【贮藏】 置阴凉干燥处，防霉，防蛀。

注：栽培变种主要有茶枝柑 *Citrus reticulata* 'Chachi'（广陈皮）、大红袍 *Citrus reticulata* 'Dahongpao'、温州蜜柑 *Citrus reticulata 'Unshiu'*、福橘 *Citrus reticulata* ' Tangerina'。

2. 陈皮质量标准（草案）起草说明

陈皮质量标准（草案）起草说明

现将本质量标准（草案）起草情况说明如下。

本品来源按《中国药典》2015年版规定，为芸香科植物橘 *Citrus reticulata* Blanco 及其栽培变种的干燥成熟果皮。

【性状】 对收集到的21批陈皮饮片和36批陈皮药材在《中国药典》的基础上进行检查，收集到的57批陈皮与《中国药典》2015年版描述一致。

【鉴别】

（1）显微鉴别：按《中国药典》（2015年版）一部规定对本次收集到的57批陈皮进行鉴别，本文对陈皮中果皮表皮细胞、中果皮薄壁组织、橙皮苷结晶、草酸钙方晶、气孔及导管等较为典型的6种组织进行观察，与《中国药典》中描述的显微结构特征一致。

（2）薄层色谱鉴别：薄层色谱法（TLC）是对化学物质进行快速分离和鉴定的一种重要方法，兼备了柱色谱和纸色谱的优点，在制药、食品、保健品、化妆品、法检、工业等方面均有较广泛的应用，《中国药典》第一部大多数中药材均收载了薄层色谱鉴定项。本文在《中国药典》中收录的陈皮薄层鉴别指标基础上，增加了多甲氧基黄酮类成分川陈皮素为鉴别指标，对陈皮质量评价的完整性具有重要意义。

【指纹图谱】 中药指纹图谱是当前国际上对于中药质量控制的唯一认可模式，在符合中药整体性的基础上进行的质量控制手段，指纹图谱技术已经在重要注射剂领域广泛应用，同时国家市场监督管理总局也制定了中药注射剂的药材、中间体和成药的指纹图谱质量控制模式。本文在参考《中药注射剂指纹图谱研究技术要求》的基础上对收集到的21批陈皮饮片和36批陈皮药材分别进行指纹图谱研究。

参照物溶液的制备 以芸香柚皮苷、橙皮苷、川陈皮素和红桔素为对照品，以甲醇溶解定容，配制成适宜浓度的溶液。

供试品溶液的制备 分别对提取方法、提取溶剂、提取时间等方面进行考察，确定最终的供试品溶液制备方法。

色谱条件 通过考察并优化检测波长、柱温等参数，确定色谱条件。

方法学考察

精密度试验 取同一供试品溶液，连续进样6次，考察色谱峰峰面积的一致性，其峰面积比值的相对标准偏差RSD不得大于5%。

重复性试验　取同一批陈皮药材平行制备6份供试品溶液，进行检测，考察色谱峰峰面积的一致性，其峰面积比值的相对标准偏差RSD不得大于5%。

稳定性试验　取同一供试品溶液。分别在0、2h、4h、8h、12h、24h时进样检测，考察色谱峰峰面积的一致性，其峰面积比值的相对标准偏差RSD不得大于5%。样品在24h内稳定。

指纹图谱

指纹图谱的建立　对21批陈皮饮片和36批陈皮药材进行测定，记录色谱图，并利用中药色谱指纹图谱相似度评价系统（2012.130723版本）对21批陈皮饮片和36批陈皮药材样品的图谱数据进行分析，采用均值法，生成对照图谱，设置S1为参照指纹图谱，采用多点校正后进行自动匹配，根据色谱图中各色谱峰的相对保留时间，确定共有峰，并选取其中13个特征色谱峰，建立HPLC共有模式图。

聚类分析　以第1批陈皮药材色谱图作为参照图谱进行自动匹配，得到的匹配数据，运用SPSS19.0数据统计分析软件对其进行系统聚类分析。

主成分分析　本文分别将21批陈皮饮片和36批陈皮药材样品9个共有峰绝对峰面积录入SIMCA-P12.0-分析软件，进行主成分分析。

对照指纹图谱建立　分别对21批陈皮饮片和36批陈皮药材的图谱进行分析，从中选取归属于一类的陈皮数据导入中药指纹图谱相似度分析软件，生成指纹图谱，以S1为参照图谱，经匹配后共得到13个共有峰。通过液质结果分析及对照品指认，共指认出4个色谱峰。

相似度评价　各批陈皮与对照指纹图谱间的相似度为0.979～0.999，表明各批次陈皮之间具有较好的一致性，本方法可用于综合评价陈皮的整体质量。

【含量测定】　陈皮中主要含有黄酮类成分，如芸香柚皮苷、橙皮苷等黄酮苷类成分，以及川陈皮素和红桔素等多甲氧基黄酮类成分。因此，测定陈皮中黄酮类成分的含量对于陈皮质量的客观的评价具有重要意义。虽然陈皮收录在《中国药典》2015年版中，但其含量测定指标单一，因此，本文建立了HPLC并选取芸香柚皮苷、橙皮苷、川陈皮素和红桔素4种成分进行含量测定，具体过程如下所示。

1）对照品溶液的制备：以芸香柚皮苷、橙皮苷、川陈皮素和红桔素为对照品，以甲醇溶解定容，配制成适宜浓度的溶液。

2）供试品溶液的制备：分别从提取方法、提取溶剂、提取时间进行考察，确定最终的供试品溶液制备方法。

3）色谱条件：通过考察并优化检测波长、柱温等参数，确定色谱条件。

4）方法学考察

系统适应性考察　分别吸取混合对照品、供试品溶液适量考察系统适应性。

线性关系考察　取混合标准品溶液逐级稀释为6个不同质量浓度的混合对照品溶液，进样测定，记录相应的峰面积，以峰面积为纵坐标（Y），进样量为横坐标（X）进行回归分析，得回归方程。

精密度试验　取同一供试品溶液，连续进样6次，考察色谱峰峰面积的一致性，其峰面积相对标准偏差RSD不得大于3%。

重复性试验　取同一批陈皮药材平行制备6份供试品溶液，进行检测，考察指标成分含量的一致性，其相对标准偏差 RSD 不得大于 3%。

稳定性考察 取同一供试品溶液。分别在 0、2h、4h、8h、12h、24h 进样检测，考察色谱峰峰面积的一致性，其峰面积相对标准偏差 RSD 不得大于 3%。样品在 24h 内稳定。

回收率试验 取已知准确含量的陈皮粉末 6 份，按已知含量的 100%加入对照品，按供试品溶液制备方法和检测方法进样测定，计算回收率。芸香柚皮苷、橙皮苷、川陈皮素和红桔素的平均加样回收率分别为 98.6%、100.3%、101.2%和 101.4%，相对标准偏差 RSD 不得大于 3%。

根据目前收集的多批次陈皮药材及饮片含量测定结果，将陈皮药材及饮片的指标性成分含量限度暂定如下：陈皮药材按干燥品计算，含橙皮苷（$C_{28}H_{34}O_{15}$）不得少于 2.5%，芸香柚皮苷（$C_{27}H_{32}O_{14}$）不得少于 0.26%，川陈皮素（$C_{21}H_{22}O_{8}$）不得少于 0.020%。根据含量测定结果发现红桔素含量较少，因此，暂时不将其纳入质控指标。企业可根据内部需求对其进行等级划分。

三、基于质量标志物的枳实质量标准研究

（一）样品收集

如表 18.30 所示，共收集枳实 48 批，其中药材 18 批，饮片 30 批，经天津药物研究院有限公司研究员张铁军鉴定为芸香科植物酸橙 *Citrus aurantium* L. 及其栽培变种或甜橙 *Citrus sinensis* Osbeck 的干燥幼果。其中 ZS20161221002 号不符合《中国药典》2015 年版含量测定项下的辛弗林含量要求，舍去，其他均符合要求。

表 18.30 枳实收集信息

产地	批号	来源	规格
陕西省汉中市城固县	ZS20161221001	安徽亳州药材市场	药材
福建省福州市闽清县	ZS20161221002	安徽亳州药材市场	药材
江西省赣州市	ZS20161221003	安徽亳州药材市场	药材
浙江省衢州市衢江区	ZS20161221004	安徽亳州药材市场	药材
陕西省汉中市城固县	ZS20161221005	安徽亳州药材市场	药材
湖南省常德市桃源县	ZS20161221006	安徽亳州药材市场	药材
江西省赣州市	ZS20161221007	安徽亳州药材市场	药材
重庆市永川区仙龙镇	ZS20161221008	安徽亳州药材市场	饮片
江西省樟树市	ZS20161001009	天津中药饮片厂有限公司	药材
湖南省益阳市沅江市	ZS20170420010	安徽纪淞堂药业股份有限公司	饮片
湖南省益阳市沅江市	ZS20170420011	安徽纪淞堂药业股份有限公司	饮片
湖南省益阳市沅江市	ZS20170420012	安徽纪淞堂药业股份有限公司	饮片
湖南省益阳市沅江市	ZS20170420013	安徽纪淞堂药业股份有限公司	饮片
湖南省益阳市沅江市	ZS20170420014	安徽纪淞堂药业股份有限公司	饮片
江西省吉安市泰和县	ZS20170420015	安徽纪淞堂药业股份有限公司	饮片
江西省吉安市泰和县	ZS20170420016	安徽纪淞堂药业股份有限公司	饮片

续表

产地	批号	来源	规格
江西省吉安市泰和县	ZS20170420017	安徽纪淞堂药业股份有限公司	饮片
江西省九江市湖口县	ZS20170420018	安徽纪淞堂药业股份有限公司	饮片
江西省吉安市泰和县	ZS20170420019	安徽纪淞堂药业股份有限公司	饮片
江西省樟树市	ZS20170523020	江西樟树天齐堂药业股份有限公司	药材
江西省九江市湖口县	ZS20170630021	河北省安国市	饮片
湖南省益阳市资阳区	ZS20170630022	河北省安国市	药材
湖北省宜昌市夷陵区	ZS20170630023	河北省安国市	饮片
浙江省衢州市航埠镇	ZS20170630024	河北省安国市	饮片
江西省吉安市遂川县	ZS20170630025	河北省安国市	药材
江西省樟树市	ZS20170630026	河北省安国市	药材
浙江省衢州市航埠镇	ZS20170630027	河北省安国市	饮片
江西省九江市湖口县	ZS20170630028	河北省安国市	药材
江西省樟树市（麸炒）	ZS20170721029	天津市中药饮片厂有限公司	饮片
江西省樟树市	ZS20170808030	江西樟树天齐堂中药饮片有限公司	药材
江西省樟树市	ZS20170808031	江西樟树天齐堂中药饮片有限公司	饮片
四川省成都市金堂县	ZS20171212032	成都荷花池中药材市场	饮片
四川省成都市金堂县	ZS20171212033	成都荷花池中药材市场	饮片
四川省西昌市	ZS20171212034	成都荷花池中药材市场	饮片
重庆市江津区	ZS20171212035	成都荷花池中药材市场	药材
四川省自贡市贡井区	ZS20171212036	成都荷花池中药材市场	药材
四川省成都双流区	ZS20171212037	成都荷花池中药材市场	药材
四川省宜宾市屏山县	ZS20171212038	成都荷花池中药材市场	饮片
四川省宜宾市屏山县	ZS20171212039	成都荷花池中药材市场	饮片
四川省眉山市丹棱县	ZS20171212040	成都荷花池中药材市场	饮片
四川省宜宾市屏山县	ZS20171212041	成都荷花池中药材市场	饮片
四川省成都双流区	ZS20171212042	成都荷花池中药材市场	饮片
四川省成都双流区	ZS20171212043	成都荷花池中药材市场	饮片
四川省绵阳市涪城区	ZS20171212044	成都荷花池中药材市场	饮片
四川省成都市金堂县	ZS20171212045	成都荷花池中药材市场	饮片
四川省眉山市丹棱县	ZS20171212046	成都荷花池中药材市场	药材
四川省巴中市	ZS20171212047	成都荷花池中药材市场	饮片
四川省绵阳市涪城区	ZS20171212048	成都荷花池中药材市场	饮片

（二）性状

药材性状：本品呈半球形，少数为球形，直径 0.5～2.5cm。外果皮黑绿色或棕褐色，具颗粒状突起和皱纹，有明显的花柱残迹或果梗痕。切面中果皮略隆起，厚 0.3～1.2cm，黄白色或黄褐色，边缘有 1～2 列油室，瓤囊棕褐色。质坚硬。气清香，味苦、微酸（图 18.27）。

饮片性状：本品呈不规则弧状条形或圆形薄片。切面外果皮黑绿色至暗棕绿色，中果皮部分黄白色至黄棕色，近外缘有 1～2 列点状油室，条片内侧或圆片中央具棕褐色瓤囊。气清香，味苦、微酸（图 18.28）。

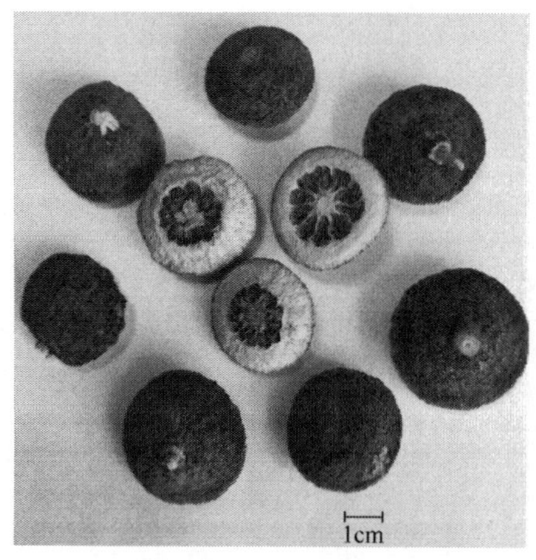

图 18.27　枳实药材

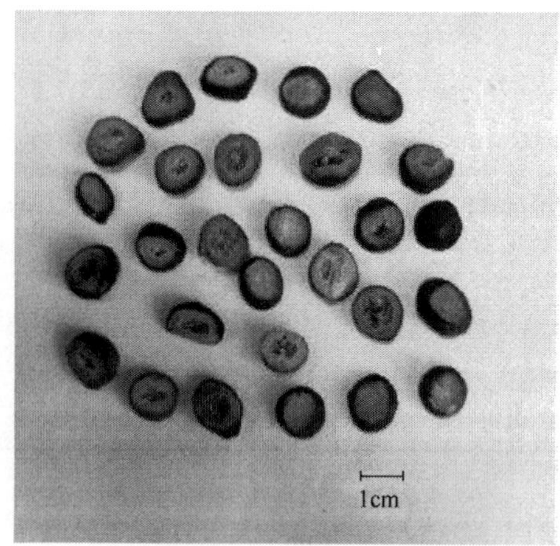

图 18.28　枳实饮片

（三）鉴别

1. 显微鉴别

枳实粉末显微鉴别结果如图 18.29 所示。

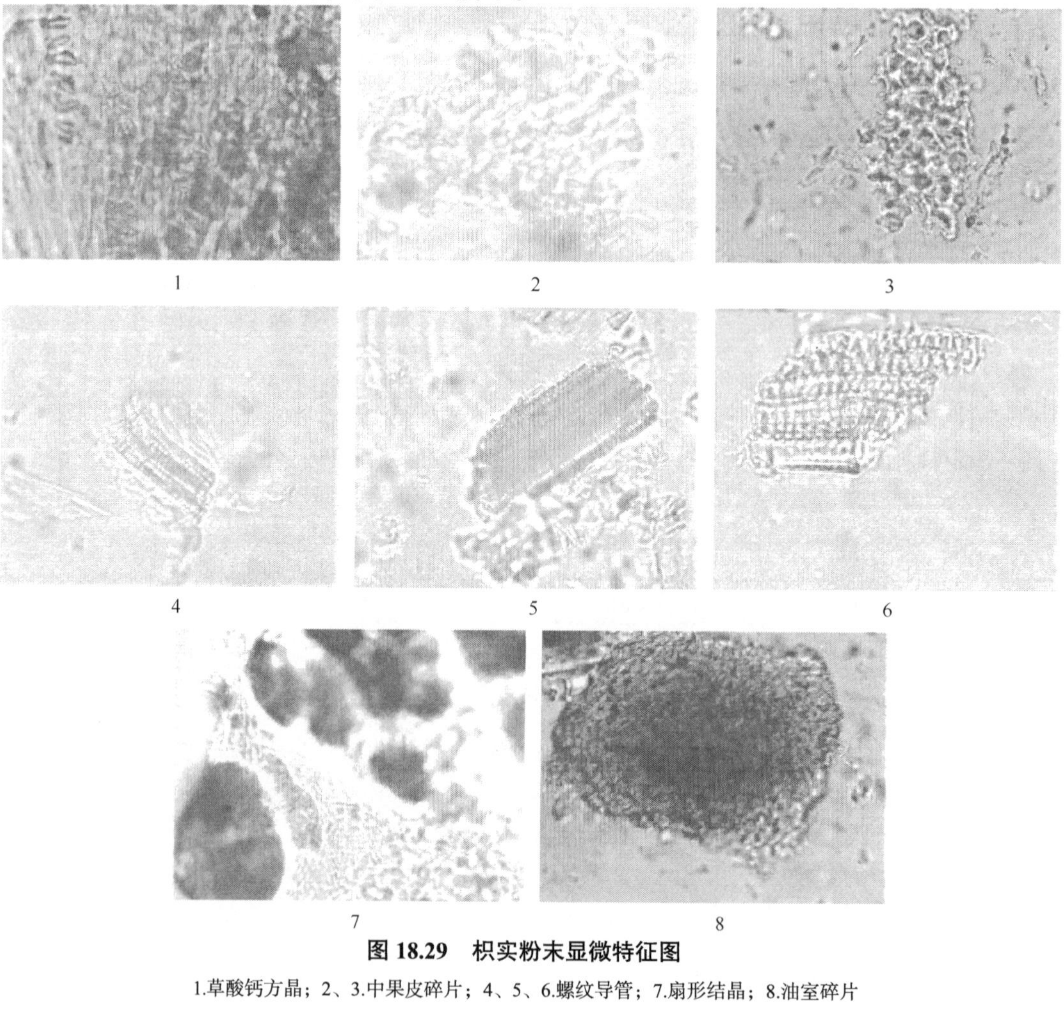

1　2　3

4　5　6

7　8

图 18.29　枳实粉末显微特征图

1.草酸钙方晶；2、3.中果皮碎片；4、5、6.螺纹导管；7.扇形结晶；8.油室碎片

2. 薄层鉴别

取本品粉末 0. 5g，加甲醇 10mL，超声处理 20min，滤过，滤液蒸干，残渣加甲醇 0.5mL 使溶解，作为供试品溶液。取辛弗林对照品，加甲醇制成浓度为 0. 5mg/mL 的对照品溶液。吸取上述两种溶液各 2μL，分别点于同一硅胶 G 薄层板上，以正丁醇-冰醋酸-水（4∶1∶5）的上层溶液为展开剂，展开，取出，晾干，喷以 0.5%茚三酮乙醇溶液，在 105℃ 加热至斑点显色清晰。

结果：47 批供试品色谱中，在与对照品和枳实对照药材色谱相应的位置上，显相同颜色的斑点（图 18.30）。

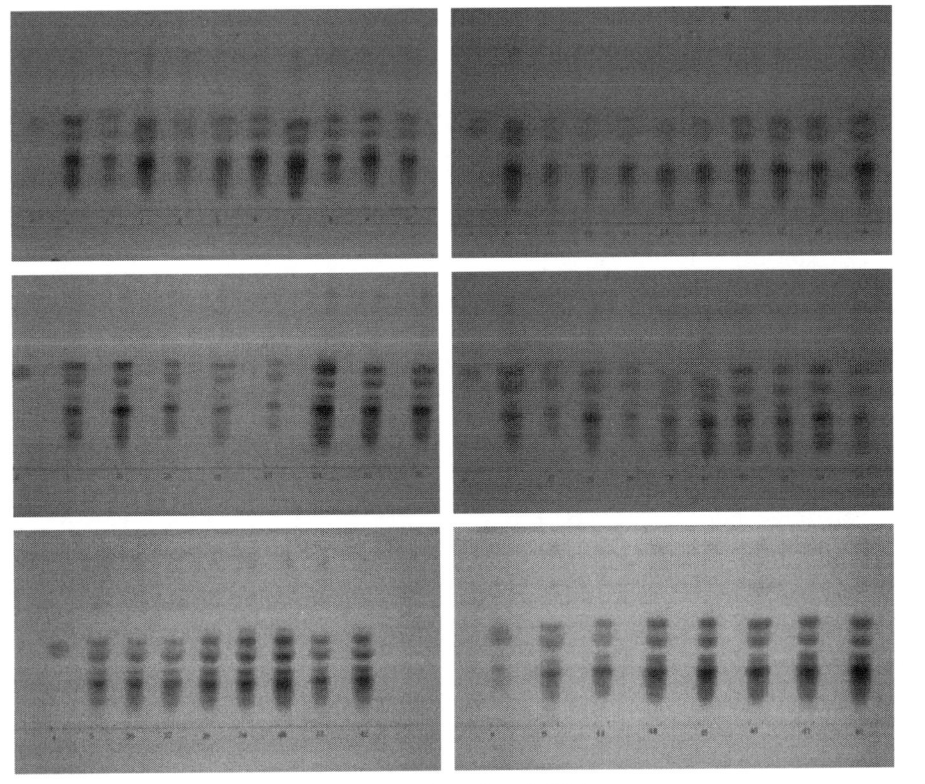

图 18.30　枳实薄层鉴别图

（四）检查

醇溶性浸出物测定：照《中国药典》2015 年版第四部（通则 2201）项下的热浸法测定，以 70%乙醇为溶剂进行浸出物考察。

结果：17 批枳实药材的醇溶性浸出物结果如表 18.31 所示，其含量范围为 32.15%～61.60%，30 批枳实饮片的醇溶性浸出物结果如表 18.32 所示，其含量范围为 19.23%～69.58%。依据《中国药典》2015 年版第四部 通则 0212（药材和饮片检定通则）制订限度，建议以最低值的 80%为标准限，拟定枳实药材的醇溶性浸出物含量不得少于 25.0%，枳实饮片的醇溶性浸出物含量不得少于 15.0%。

表 18.31　枳实药材醇溶性浸出物测定结果

批号	含量（%）	批号	含量（%）
ZS20161221001	34.55	ZS20170630025	56.79
ZS20161221003	52.08	ZS20170630026	56.44
ZS20161221004	41.25	ZS20170630028	49.99
ZS20161221005	39.93	ZS20170808030	53.09
ZS20161221006	32.15	ZS20171212035	42.41
ZS20161221007	48.21	ZS20171212036	55.86
ZS20161001009	53.15	ZS20171212037	51.48
ZS20170523020	61.60	ZS20171212046	49.65
ZS20170630022	43.22		

表 18.32　枳实饮片醇溶性浸出物测定结果

批号	含量（%）	批号	含量（%）
ZS20161221008	23.67	ZS20170721029	19.23
ZS20170420010	40.19	ZS20170808031	69.58
ZS20170420011	39.63	ZS20171212032	26.75
ZS20170420012	39.42	ZS20171212033	29.99
ZS20170420013	41.90	ZS20171212034	23.79
ZS20170420014	42.08	ZS20171212038	27.07
ZS20170420015	60.36	ZS20171212039	25.19
ZS20170420016	60.13	ZS20171212040	29.09
ZS20170420017	58.37	ZS20171212041	51.07
ZS20170420018	60.48	ZS20171212042	22.68
ZS20170420019	60.13	ZS20171212043	20.86
ZS20170630021	21.31	ZS20171212044	22.58
ZS20170630023	22.17	ZS20171212045	22.26
ZS20170630024	61.76	ZS20171212047	25.33
ZS20170630027	19.23	ZS20171212048	28.92

本文对枳实药材中草酸钙方晶、中果皮碎片、螺纹导管、扇形结晶、油室碎片等 5 个主要特征细胞进行观察，对辛弗林进行薄层鉴别，并提供显微鉴别图和薄层鉴别图，为枳实药材的鉴别提供依据。在参考《中国药典》2015 年版的基础上，对枳实药材的醇溶性浸出物进行测定，结果显示，17 批枳实药材的醇溶性浸出物的最低值为 32.15%，建议以最低值的 80%为标准限，拟定枳实药材的醇溶性浸出物含量不得少于 25.0%，30 批枳实饮片的醇溶性浸出物的最低值为 19.23%，建议以最低值的 80%为标准限，拟定枳实药材的醇溶性浸出物含量不得少于 15.0%，为枳实的有效性提供依据。

（五）指纹图谱研究

1. 参照峰的选择

在枳实药材 HPLC 色谱图中，柚皮苷所占百分比较大，保留时间适中，且和其他成分的分离度很好。因此，选择柚皮苷作为枳实药材 HPLC 指纹图谱的参照峰。

供试品溶液制备方法：取 0.2g 枳实粉末，精密称定，置具塞锥形瓶中，精密加入 50%

甲醇 50mL，称定重量，超声提取 30min，冷却，再次称定重量，用 50%甲醇补失重。取上清液用 0.45μm 微孔滤膜滤过，取续滤液即得，备用。

2. 色谱条件的优化

流动相的考察：分别以磷酸二氢钠溶液（0.1g 磷酸二氢钠，1000mL 水溶解）、水、0.1%甲酸水为水相，乙腈为有机相考察流动相的选择。结果如图 18.31 所示，以 0.1%甲酸水为流动相时色谱峰峰形较水作为流动相时更好，故最终选择乙腈-0.1%甲酸水作为流动相。

柱温的考察：取枳实供试品溶液，以相同的色谱条件分别在 25℃、30℃、35℃柱温时进样，考察柱温对色谱图的影响，结果如图 18.32 所示。从图 18.32 可以看出，随着柱温的升高，柚皮苷的出峰时间提前，且柱温为 30℃时，各峰之间分离度良好，色谱峰峰形最佳，因此选择 30℃为色谱条件的柱温。

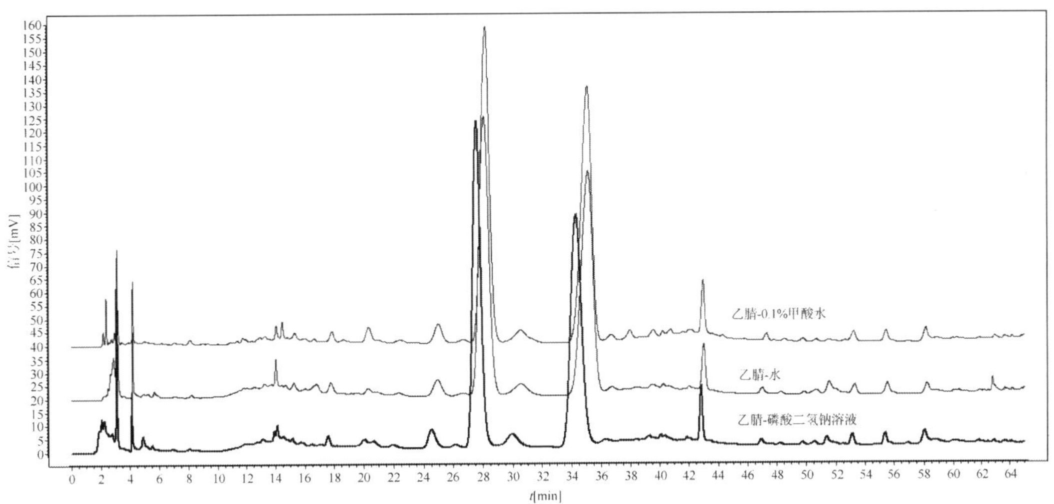

图 18.31 不同流动相 HPLC 对比图

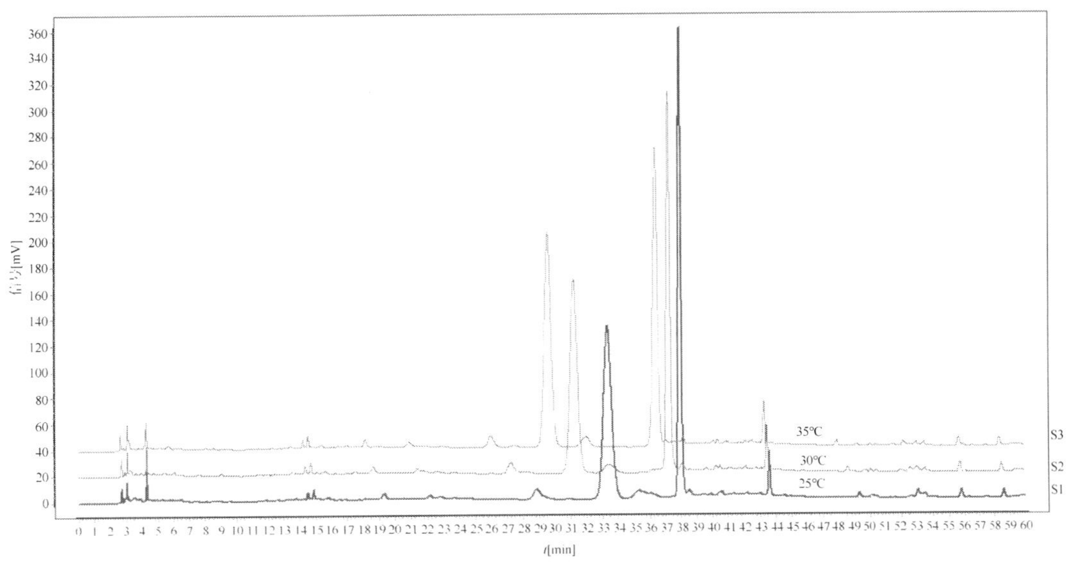

图 18.32 不同柱温 HPLC 对比图

检测波长的选择：取枳实供试品溶液，使用 DAD 检测器进行全波长扫描，结果如图 18.33 所示，选择 270nm 为最佳测定波长。

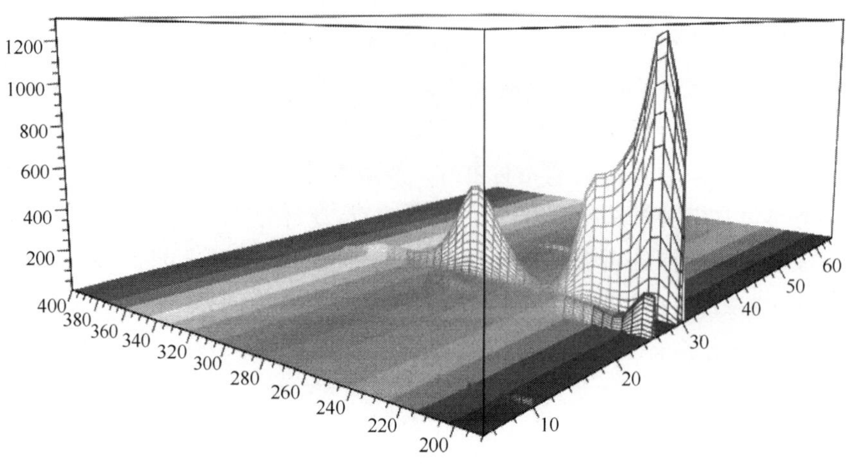

图 18.33　实药材全波长扫描图

色谱条件的确定：色谱柱为 Diamonsil C18（250mm×4.6mm，5μm）；流动相：0.1% 甲酸水溶液（A）-乙腈（B）；柱温 30℃；进样量 10μL；波长 270nm；流速为 1mL/min（表 18.33）。

表 18.33　流动相梯度洗脱程序

t（min）	流动相 A（%）	流动相 B（%）
0	90	10
5	90	10
10	80	20
30	80	20
55	40	60
60	0	100

3. 方法学考察

精密度试验：称取枳实药材中粉，按本节前述供试品制备方法制备供试品溶液，按已确定色谱条件连续进样 6 次，记录指纹图谱，以柚皮苷的保留时间和色谱峰面积为参照。精密度试验结果见表 18.34 和表 18.35。各色谱峰的相对保留时间 RSD 不大于 1.01%，相对峰面积的 RSD 值不大于 3.60%，符合指纹图谱的要求。

表 18.34　相对保留时间的精密度试验结果

峰号	相对保留时间						RSD（%）
	1	2	3	4	5	6	
1	0.888	0.888	0.888	0.888	0.889	0.897	0.39
2（S）	1.000	1.000	1.000	1.000	1.000	1.000	0

续表

峰号	相对保留时间						RSD（%）
	1	2	3	4	5	6	
3	1.086	1.086	1.085	1.085	1.084	1.082	0.12
4	1.245	1.244	1.244	1.243	1.242	1.231	0.40
5	1.544	1.549	1.552	1.549	1.553	1.587	1.01
6	1.913	1.920	1.923	1.920	1.925	1.964	0.96
7	1.995	2.002	2.005	2.003	2.007	2.050	0.99

表 18.35 相对峰面积的精密度试验结果

峰号	相对保留峰面积						RSD（%）
	1	2	3	4	5	6	
1	0.050	0.050	0.050	0.049	0.049	0.048	1.21
2（S）	1.000	1.000	1.000	1.000	1.000	1.000	0
3	0.049	0.049	0.050	0.051	0.052	0.054	3.60
4	0.980	0.980	0.979	0.978	0.978	0.989	0.41
5	0.060	0.060	0.060	0.060	0.060	0.060	0.47
6	0.015	0.015	0.015	0.015	0.016	0.015	0.68
7	0.015	0.015	0.015	0.015	0.015	0.015	0.71

稳定性试验：称取枳实药材中粉，按本节前述供试品制备方法制备供试品溶液，按已确定色谱条件分别在 0、2h、4h、8h、12h、24h 进样测定，记录指纹图谱，以柚皮苷的保留时间和色谱峰面积为参照。稳定性试验结果见表 18.36 和表 18.37。各色谱峰的相对保留时间 RSD 值均不大于 1.29%，相对峰面积的 RSD 值不大于 2.50%，符合指纹图谱的要求。

表 18.36 相对保留时间的稳定性试验结果

峰号	相对保留时间						RSD（%）
	1	2	3	4	5	6	
1	0.889	0.894	0.891	0.888	0.889	0.889	0.24
2（S）	1.000	1.000	1.000	1.000	1.000	1.000	0
3	1.084	1.080	1.084	1.085	1.084	1.084	0.17
4	1.242	1.229	1.246	1.244	1.241	1.240	0.48
5	1.556	1.586	1.599	1.552	1.551	1.558	1.29
6	1.928	1.966	1.984	1.924	1.923	1.932	1.33
7	2.011	2.051	2.069	2.006	2.006	2.014	1.33

表 18.37 相对峰面积的稳定性试验结果

峰号	相对保留峰面积						RSD（%）
	1	2	3	4	5	6	
1	0.049	0.051	0.051	0.052	0.052	0.051	2.50
2（S）	1.000	1.000	1.000	1.000	1.000	1.000	0

续表

峰号	相对保留峰面积						RSD（%）
	1	2	3	4	5	6	
3	0.052	0.055	0.055	0.053	0.054	0.053	2.48
4	0.970	0.980	0.975	0.970	0.970	0.971	0.43
5	0.061	0.061	0.060	0.061	0.061	0.061	0.34
6	0.016	0.015	0.015	0.015	0.016	0.016	1.22
7	0.015	0.015	0.015	0.015	0.015	0.015	1.11

重复性试验：称取枳实药材中粉，共 6 份，按本节前述供试品制备方法制备供试品溶液，按已确定色谱条件依次进样测定，记录指纹图谱，以柚皮苷的保留时间和色谱峰面积为参照。重复性试验结果见表 18.38 和表 18.39。各色谱峰的相对保留时间 RSD 值不大于 0.12%相对峰面积的 RSD 值不大于 2.11%，符合指纹图谱的要求。

表 18.38　相对保留时间的重复性试验结果

峰号	相对保留时间						RSD（%）
	1	2	3	4	5	6	
1	0.888	0.888	0.889	0.889	0.888	0.889	0.02
2（S）	1.000	1.000	1.000	1.000	1.000	1.000	0
3	1.084	1.084	1.085	1.085	1.085	1.084	0.04
4	1.242	1.242	1.243	1.243	1.243	1.240	0.08
5	1.554	1.552	1.556	1.554	1.552	1.551	0.12
6	1.926	1.923	1.928	1.926	1.923	1.922	0.12
7	2.099	2.006	2.011	2.009	2.006	2.005	0.12

表 18.39　相对峰面积的重复性试验结果

峰号	相对保留峰面积						RSD（%）
	1	2	3	4	5	6	
1	0.052	0.052	0.053	0.052	0.052	0.052	0.80
2（S）	1.000	1.000	1.000	1.000	1.000	1.000	0
3	0.052	0.053	0.053	0.052	0.053	0.053	1.11
4	0.960	0.966	0.973	0.955	0.968	0.966	0.67
5	0.061	0.062	0.060	0.060	0.061	0.061	0.75
6	0.015	0.016	0.016	0.015	0.015	0.015	2.11
7	0.014	0.014	0.015	0.014	0.015	0.014	2.28

4. 指纹图谱的建立

取 12 批枳实药材和 15 批枳实饮片中粉，分别按本节前述供试品制备方法制备供试品溶液，按已确定色谱条件进行测定，记录色谱图。将得到的指纹图谱的 AIA 数据文件导入《中药色谱指纹图谱相似度评价系统》（2012.130723 版本），设置 S1 为参照指纹图谱，采用多点校正后进行自动匹配，根据色谱图中各色谱峰的相对保留时间，确定共有峰，建立 HPLC 共有模式图（图 18.34、图 18.35）。

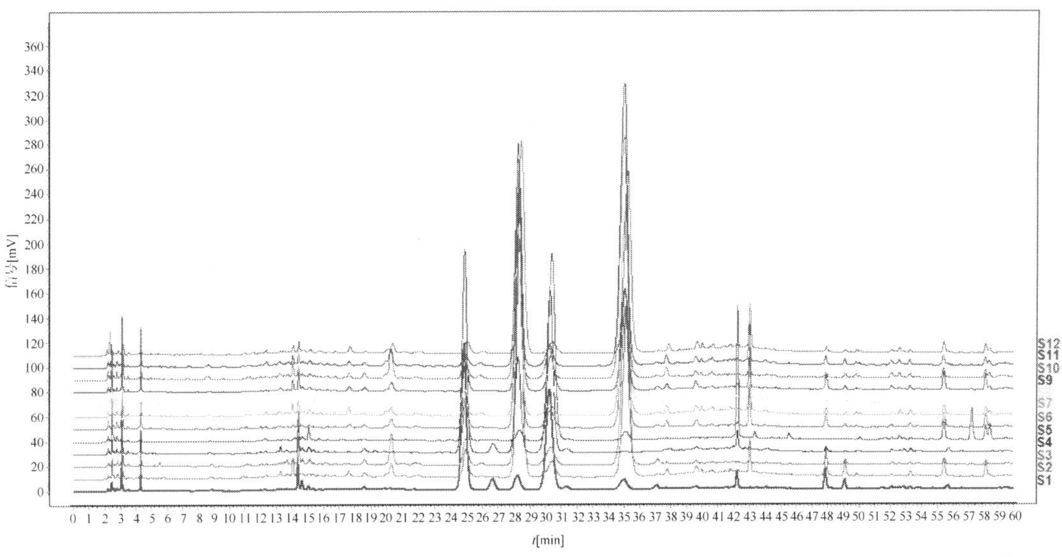

图 18.34　12 批枳实药材 HPLC 指纹图谱

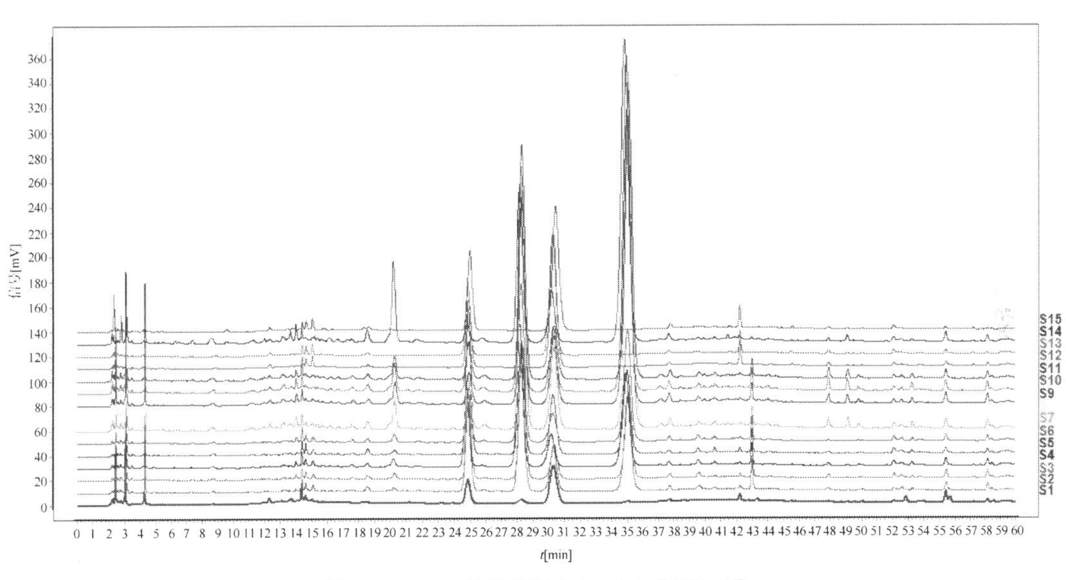

图 18.35　15 批枳实饮片 HPLC 指纹图谱

聚类分析：

1）枳实药材聚类分析：在上述条件下，以第 1 批枳实药材色谱图作为参照图谱进行自动匹配，得到的匹配数据，运用 SPSS19.0 数据统计分析软件对其进行系统聚类分析。将多批样品的共有峰峰面积数据进行 *Z* 标准化后，选用组间联接（between-groups linkage）聚类方法，采取 pearson 相关性，对 12 批枳实药材样品进行聚类分析，将 12 批枳实药材聚为两类，其中 9 批聚为一类，另外 3 批聚为一类，结果如图 18.36 所示。

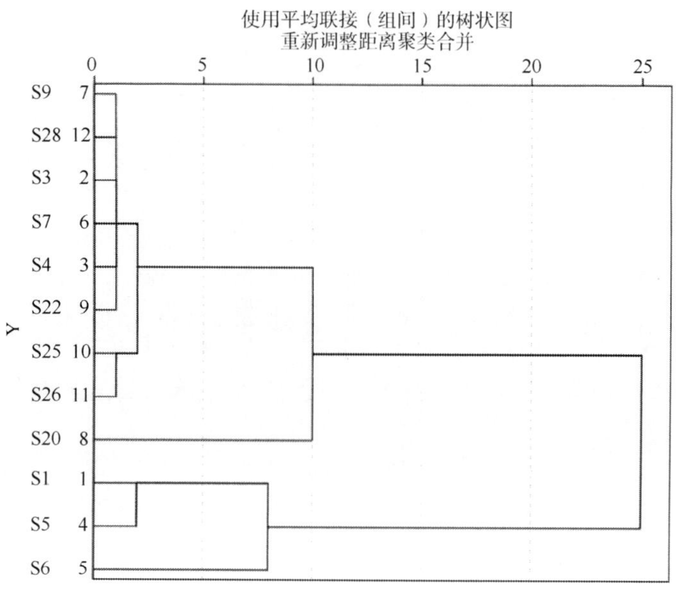

图 18.36 枳实药材聚类分析结果

2）枳实饮片聚类分析：同枳实药材聚类分析方法，将 15 批枳实饮片聚为两类，其中 11 批聚为一类，另外 4 批聚为一类，结果如图 18.37 所示。

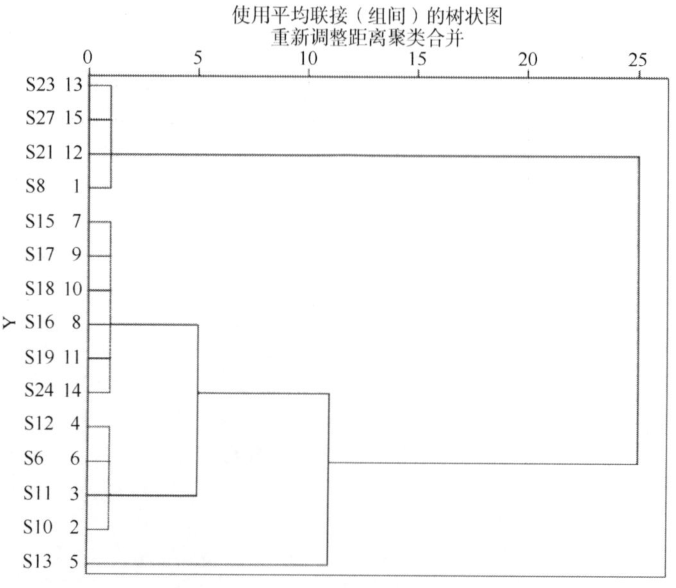

图 18.37 枳实饮片聚类分析结果

5. 主成分分析

枳实药材主成分分析：将 12 批枳实药材共有峰相对峰面积导入 SIMCA-P12.0 分析软件，进行主成分分析。结果如图 18.38 所示，与聚类分析结果一致。

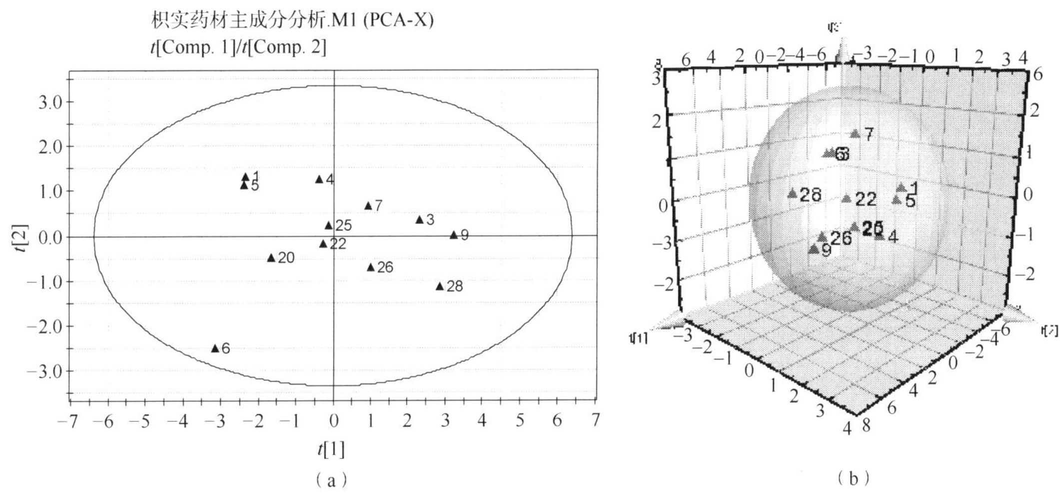

图 18.38　枳实药材 PCA 分析结果

（a）PCA 图；（b）PCA 3D 图

枳实饮片主成分分析：将 15 批枳实饮片共有峰相对峰面积导入 SIMCA-P12.0 分析软件，进行主成分分析。结果如图 18.39 所示，与聚类分析结果一致。

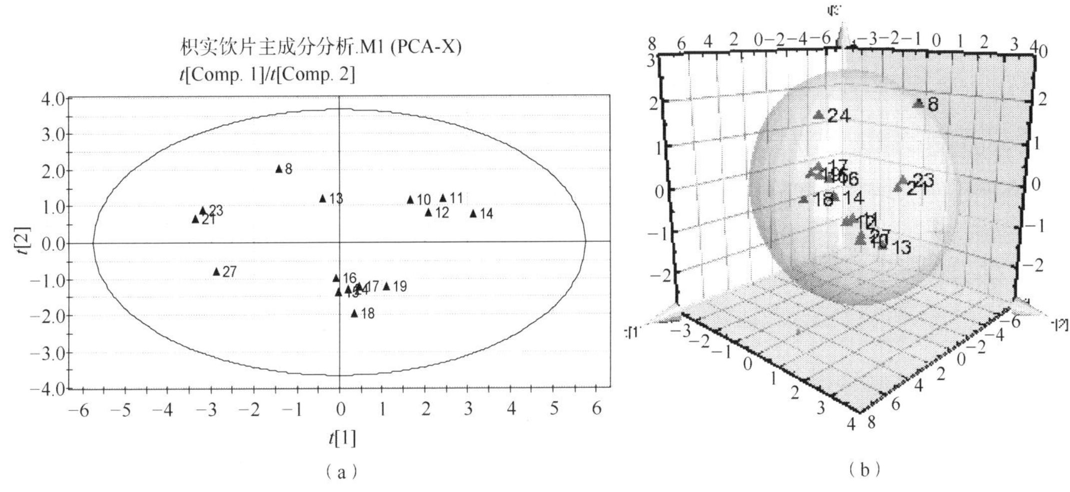

图 18.39　枳实饮片 PCA 分析结果

（a）PCA 图；（b）PCA 3D 图

6. 对照指纹图谱建立

枳实药材对照指纹图谱建立：基于上述结果，选取归属于一类的 9 批枳实药材数据导入中药指纹图谱相似度分析软件，生成指纹图谱，以 S1 为参照图谱，自动匹配，结果见图 18.40，枳实药材对照指纹图谱见图 18.41，9 批枳实药材共有峰相对保留时间和相对保留峰面积见表 18.40 和表 18.41。

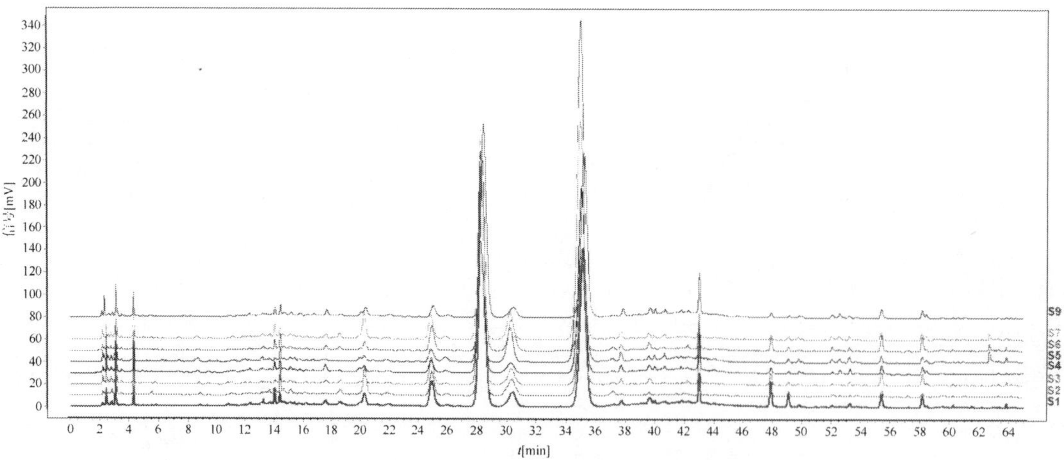

图 18.40 9 批枳实药材 HPLC 指纹图谱

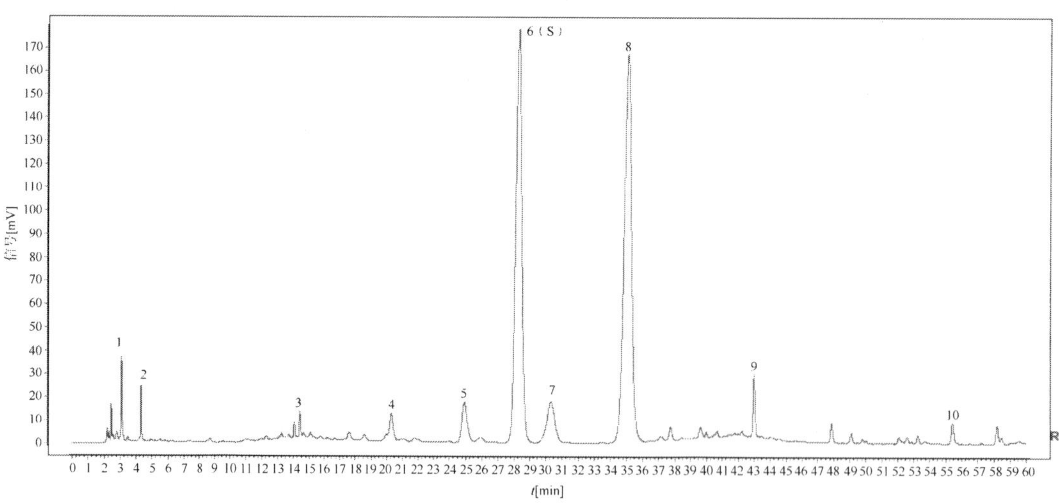

图 18.41 枳实药材对照指纹图谱

5. 芸香柚皮苷；5. 柚皮苷；7. 橙皮苷；8. 新橙皮苷

表 18.40 9 批枳实药材共有峰相对保留时间

批号	峰号									
	1	2	3	4	5	6（S）	7	8	9	10
3	0.109	0.152	0.508	0.716	0.881	1.000	1.073	1.241	1.517	1.956
4	0.109	0.152	0.509	0.717	0.882	1.000	1.073	1.239	1.520	1.960
7	0.109	0.153	0.510	0.718	0.881	1.000	1.073	1.240	1.521	1.961
9	0.109	0.153	0.509	0.717	0.881	1.000	1.072	1.241	1.522	1.962
20	0.109	0.153	0.510	0.718	0.882	1.000	1.071	1.240	1.522	1.963
22	0.109	0.152	0.509	0.717	0.882	1.000	1.071	1.238	1.518	1.958
25	0.109	0.153	0.510	0.718	0.882	1.000	1.071	1.240	1.523	1.963
26	0.109	0.153	0.510	0.717	0.882	1.000	1.071	1.239	1.521	1.961
28	0.109	0.151	0.507	0.716	0.881	1.000	1.071	1.239	1.513	1.950

表 18.41　9 批枳实药材共有峰相对峰面积

批号	峰号									
	1	2	3	4	5	6（S）	7	8	9	10
3	0.023	0.013	0.013	0.040	0.094	1.000	0.083	0.726	0.046	0.025
4	0.029	0.019	0.027	0.094	0.107	1.000	0.124	0.809	0.015	0.012
7	0.037	0.021	0.018	0.039	0.111	1.000	0.101	0.677	0.058	0.026
9	0.034	0.020	0.015	0.023	0.052	1.000	0.065	0.991	0.063	0.018
20	0.055	0.040	0.030	0.038	0.101	1.000	0.339	3.460	0.069	0.026
22	0.026	0.018	0.019	0.036	0.117	1.000	0.206	0.563	0.054	0.038
25	0.049	0.029	0.011	0.096	0.107	1.000	0.160	1.356	0.042	0.020
26	0.037	0.024	0.011	0.055	0.057	1.000	0.116	1.559	0.064	0.021
28	0.028	0.021	0.011	0.034	0.052	1.000	0.073	0.961	0.069	0.023

7. 枳实饮片对照指纹图谱建立

基于上述结果，选取归属于一类的 11 批枳实饮片数据导入中药指纹图谱相似度分析软件，生成指纹图谱，以 S1 为参照图谱，自动匹配，结果见图 18.42，枳实饮片对照指纹图谱见图 18.43，11 批枳实共有峰相对保留时间和相对保留峰面积见表 18.42 和 18.43。

相似度评价：利用 2012.130723 版《中药色谱指纹图谱相似度评价系统》软件，将上述聚为一类的 9 批枳实药材样品与对照指纹图谱匹配，进行相似度评价。结果表明归为一类的 9 批药材与对照指纹图谱的相似度为 0.922～0.982，表明各批次药材之间具有较好的一致性。将上述聚为一类的 11 批枳实饮片样品与对照指纹图谱匹配，进行相似度评价。结果表明归为一类的 11 批饮片与对照指纹图谱的相似度为 0.921～0.998，表明各批次饮片之间具有较好的一致性。本方法可用于综合评价枳实药材的整体质量（表 18.44、表 18.45）。

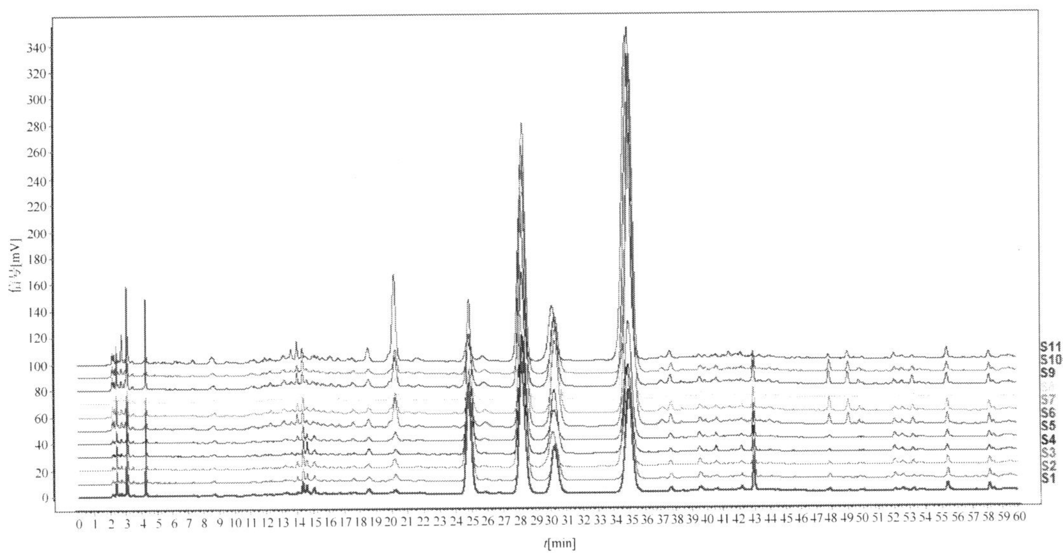

图 18.42　11 批枳实饮片 HPLC 指纹图谱

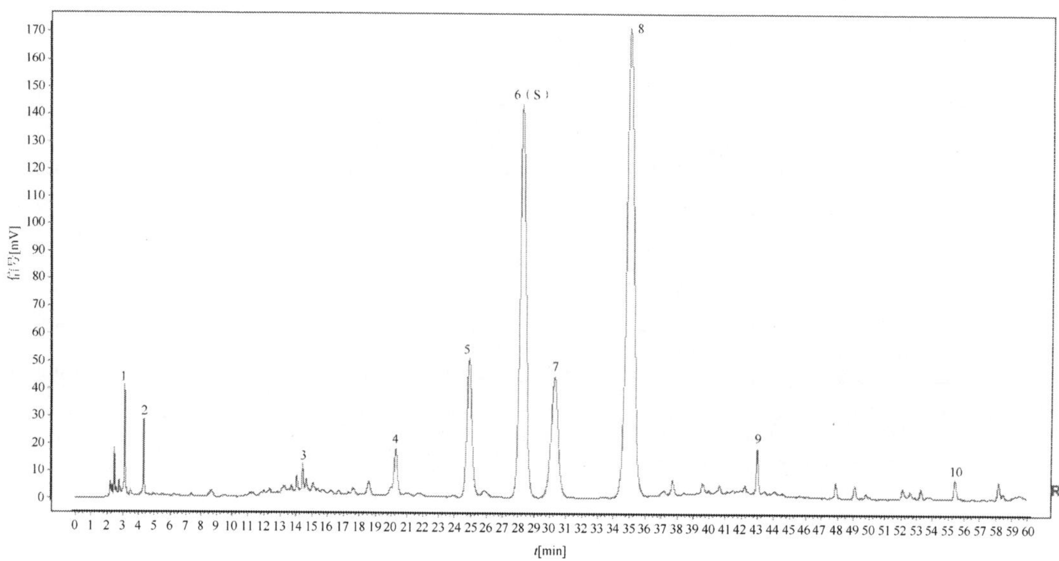

图 18.43 枳实饮片对照指纹图谱

5. 芸香柚皮苷；6. 柚皮苷；7. 橙皮苷；8. 新橙皮苷

表 18.42 11 批枳实饮片共有峰相对保留时间

批号	峰号									
	1	2	3	4	5	6（S）	7	8	9	10
10	0.109	0.153	0.510	0.717	0.881	1.000	1.072	1.240	1.521	1.962
11	0.109	0.152	0.508	0.716	0.881	1.000	1.071	1.239	1.519	1.958
12	0.110	0.153	0.511	0.718	0.881	1.000	1.071	1.240	1.526	1.968
13	0.109	0.152	0.510	0.718	0.882	1.000	1.071	1.239	1.521	1.961
14	0.109	0.153	0.510	0.717	0.882	1.000	1.071	1.240	1.521	1.962
15	0.109	0.152	0.509	0.716	0.881	1.000	1.071	1.240	1.519	1.959
16	0.109	0.152	0.509	0.716	0.881	1.000	1.072	1.240	1.517	1.956
17	0.109	0.152	0.509	0.718	0.882	1.000	1.071	1.238	1.519	1.958
18	0.109	0.153	0.509	0.717	0.881	1.000	1.072	1.239	1.521	1.961
19	0.109	0.152	0.508	0.717	0.881	1.000	1.072	1.241	1.518	1.957
24	0.110	0.153	0.511	0.718	0.882	1.000	1.071	1.238	1.525	1.967

表 18.43 11 批枳实饮片共有峰相对峰面积

批号	峰号									
	1	2	3	4	5	6（S）	7	8	9	10
10	0.042	0.030	0.025	0.029	0.709	1.000	0.399	0.924	0.081	0.030
11	0.037	0.025	0.019	0.042	0.526	1.000	0.289	0.701	0.052	0.028
12	0.038	0.028	0.023	0.049	0.458	1.000	0.279	0.810	0.052	0.023
13	0.047	0.034	0.034	0.044	1.076	1.000	0.612	0.884	0.070	0.020
14	0.036	0.023	0.022	0.055	0.347	1.000	0.222	0.842	0.049	0.028
15	0.047	0.030	0.013	0.081	0.119	1.000	0.404	1.776	0.031	0.022
16	0.043	0.027	0.013	0.057	0.164	1.000	0.408	1.498	0.032	0.022
17	0.043	0.027	0.013	0.072	0.135	1.000	0.378	1.720	0.031	0.025

续表

批号	峰号									
	1	2	3	4	5	6（S）	7	8	9	10
18	0.047	0.030	0.012	0.094	0.188	1.000	0.329	1.818	0.033	0.021
19	0.041	0.026	0.013	0.073	0.141	1.000	0.270	1.426	0.033	0.016
22	0.026	0.018	0.019	0.036	0.117	1.000	0.206	0.563	0.054	0.038
24	0.091	0.058	0.015	0.323	0.114	1.000	0.376	2.463	0.004	0.027

表 18.44　9 批枳实药材相似度评价结果

批号	对照图谱的相似度	批号	对照图谱的相似度
ZS20161221003	0.958	ZS20170630022	0.926
ZS20161221004	0.973	ZS20170630025	0.996
ZS20161221007	0.951	ZS20170630026	0.988
ZS20161001009	0.984	ZS20170630028	0.982
ZS20170523020	0.922		

表 18.45　11 批枳实饮片相似度评价结果

批号	对照图谱的相似度	批号	对照图谱的相似度
ZS20170420010	0.922	ZS20170420016	0.994
ZS20170420011	0.920	ZS20170420017	0.988
ZS20170420012	0.952	ZS20170420018	0.987
ZS20170420013	0.921	ZS20170420019	0.998
ZS20170420014	0.971	ZS20170630024	0.956
ZS20170420015	0.986		

由于枳实中含有生物碱类成分辛弗林，需要借助缓冲盐，以延缓辛弗林的出峰时间。因此分别以磷酸二氢钠溶液（0.1g 磷酸二氢钠，1000mL 水溶解）、水、0.1%甲酸水为水相，乙腈为有机相考察流动相的选择。放大图谱发现流动相为乙腈-磷酸二氢钠溶液的色谱图上可以看见辛弗林的色谱峰（2.6min），由于出峰时间较早，受溶剂峰影响，分离度较低，因此，枳实的 HPLC 指纹图谱不考虑辛弗林的色谱峰。只将辛弗林纳入含测指标，以 0.1%甲酸水为流动相时色谱峰峰形、较水作为流动相时更好，故最终选择乙腈–0.1%甲酸水作为流动相。

本文建立了枳实 HPLC 指纹图谱的分析方法，并对该方法进行了方法学考察。采用所建立的色谱方法对 12 批枳实药材和 15 批枳实饮片进行质量评价，结合聚类分析、主成分分析、相似度评价等分析方法，建立了枳实药材和枳实饮片指纹图谱的共有模式，结果表明，不同批次的枳实相似度较高，经分析发现枳实药材对照指纹图谱与枳实饮片对照指纹图谱无显著差异，因此枳实指纹图谱既可以评价枳实药材的整体质量，也可以评价枳实饮片的整体质量，为枳实的质量控制提供了参考。

（六）多指标成分含量测定

1. 试药

橙皮苷（批号 MUST-14081916，99.70%）、新橙皮苷（批号 MUST-16040707，98.08%）、柚皮苷（批号 MUST-16041912，98.28%）、芸香柚皮苷（批号 MUST-16030408，99.20%）、辛弗林（批号 MUST-17041915，99.53%）均购自成都曼思特生物科技有限公司。

2. 辛弗林含量的测定

方法与结果

对照品溶液的制备：精密称取辛弗林对照品适量，加水溶解制成辛弗林 99μg/mL 的对照品溶液。

供试品溶液的制备：取枳实粗粉 1g，精密称定，置具塞锥形瓶内，精密加入甲醇 50mL，称定重量，加热回流 1.5h，放冷，再称定重量，用甲醇补足失去的重量，摇匀，取上清液滤过即得。

色谱条件：色谱柱为 Diamonsil C18（250mm×4.6mm，4.6μm），流动相为乙腈（A）-磷酸二氢钾溶液（磷酸二氢钾 0.6g，十二烷基磺酸钠 1g，冰醋酸 1mL，加水至 1000ml）（50∶50），检测波长 275nm，柱温 30℃，流速为 1.0mL/min。

样品含量测定：取 47 批枳实中粉，按上述方法制备供试品溶液，按上述色谱条件进样测定，计算各批次枳实中辛弗林的含量，结果见表 18.46 和表 18.47。枳实药材辛弗林含量范围为 0.45%～2.09%，枳实饮片辛弗林含量范围为 0.32%～1.79%。

表 18.46　16 批枳实药材辛弗林含量测定结果

批次	含量（%）	批次	含量（%）
ZS20161221001	1.3	ZS20170630025	1.28
ZS20161221003	2.09	ZS20170630026	1.11
ZS20161221004	0.45	ZS20170630028	1.00
ZS20161221005	0.50	ZS20170808030	0.86
ZS20161221006	0.92	ZS20171212035	0.55
ZS20161221007	1.06	ZS20171212036	0.52
ZS20161001009	0.70	ZS20171212037	0.60
ZS20170523020	1.86	ZS20171212046	1.19

表 18.47　30 批枳实饮片辛弗林含量测定结果

批次	含量（%）	批次	含量（%）
ZS20161221008	0.80	ZS20170721029	0.76
ZS20170420010	0.40	ZS20170808031	1.48
ZS20170420011	0.44	ZS20171212032	1.43
ZS20170420012	0.43	ZS20171212033	0.74
ZS20170420013	0.32	ZS20171212034	0.82

续表

批次	含量（%）	批次	含量（%）
ZS20170420014	0.34	ZS20171212038	1.08
ZS20170420015	0.89	ZS20171212039	1.55
ZS20170420016	1.15	ZS20171212040	1.79
ZS20170420017	0.88	ZS20171212041	0.94
ZS20170420018	1.07	ZS20171212042	1.11
ZS20170420019	0.94	ZS20171212043	0.63
ZS20170630021	0.89	ZS20171212044	0.96
ZS20170630023	0.88	ZS20171212045	1.25
ZS20170630024	0.82	ZS20171212047	0.82
ZS20170630027	1.02	ZS20171212048	0.99

3. 黄酮类成分的含量测定

对照品溶液的制备：取芸香柚皮苷、柚皮苷、橙皮苷和新橙皮苷对照品适量，精密称定，加甲醇制成含芸香柚皮苷 36.2μg/mL、柚皮苷 301.125μg/mL、橙皮苷 27.6μg/mL、新橙皮苷 285.175μg/mL 的混合对照品溶液，摇匀，即得。

供试品溶液的制备：取枳实粉末约 0.2g，精密称定，置具塞锥形瓶内，精密加入 50mL 50%甲醇，称定重量，加热回流提取 30min，冷却至室温，再次称定重量，用 50%甲醇补足失去的重量，摇匀，取上清液过 0.45μm 微孔滤膜，即得。

色谱条件：色谱柱为 Diamonsil C18（250mm×4.6mm，5μm）；流动相为乙腈-0.1%甲酸水（20∶80），等梯度洗脱，分析时长 30min；检测波长为 283nm，进样量为 10μL；流速为 1.0mL/min；柱温为 30℃。

系统适用性实验：吸取上述供试品溶液和对照品溶液按上述条件进样测定，考察系统适应性。各指标峰之间分离度均大于 1.5，理论塔板数按柚皮苷计算不小于 3000（图 18.44）。

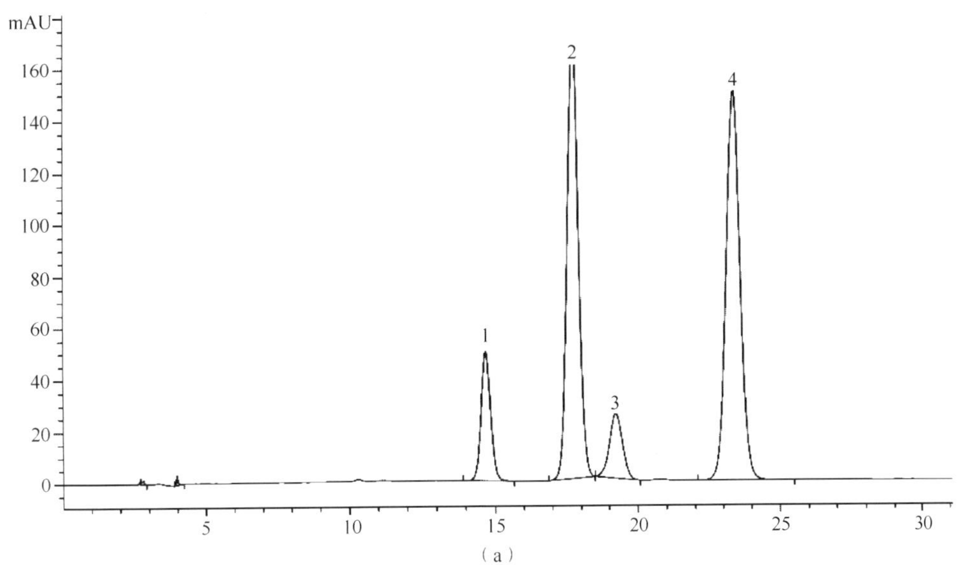

（a）

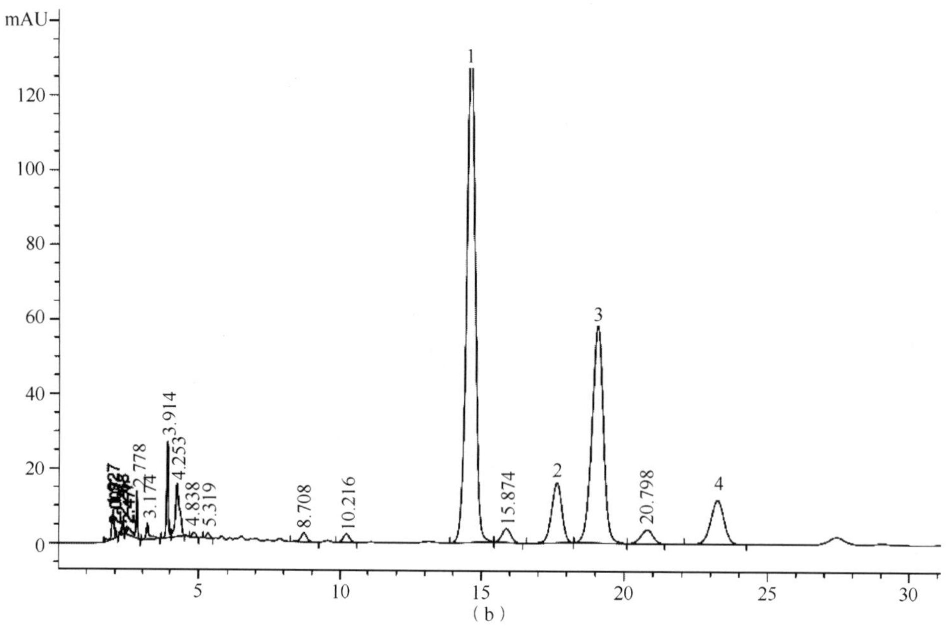

图 18.44　枳实黄酮类成分 HPLC 图

1. 芸香柚皮苷；2. 柚皮苷；3. 橙皮苷；4. 新橙皮苷

（a）混合对照品溶液；（b）样品

方法学考察

线性考察：精密吸取混合对照品溶液，逐级稀释成为 6 个不同质量浓度的溶液，依法进行测定。记录相应的色谱峰峰面积，以峰面积 Y 为纵坐标，对照品浓度 X（μg/mL）为横坐标，绘制标准曲线并进行回归计算，如图 18.45。4 个成分的线性回归方程见表 18.48。

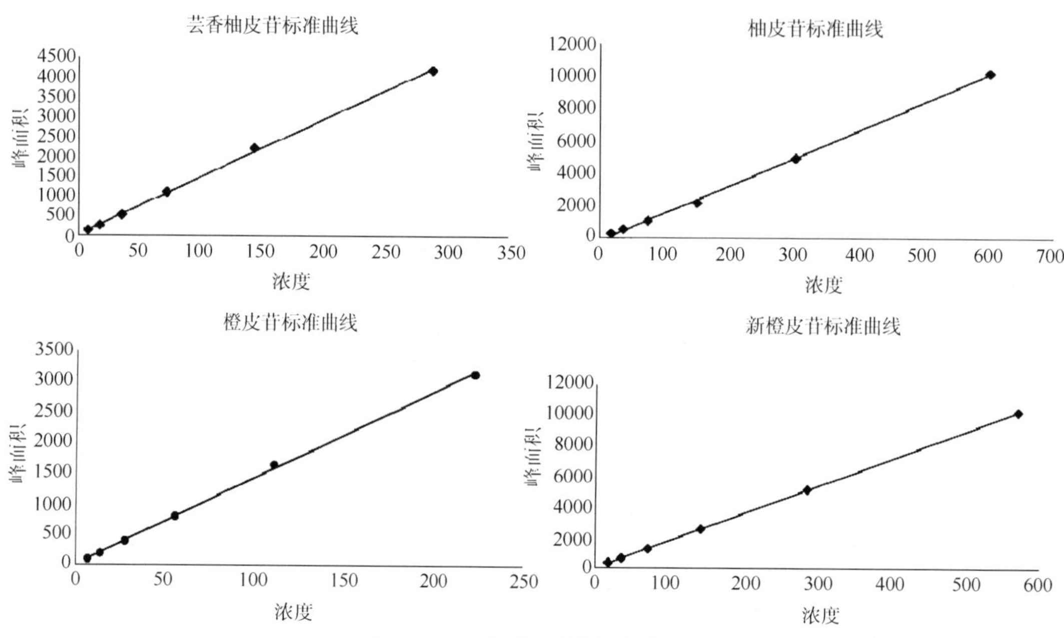

图 18.45　4 种对照品的标准曲线图

表 18.48　4 种成分的线性关系考察

成分	回归方程	r	线性范围（μg/ml）
芸香柚皮苷	Y=14.506X+15.752	0.999	9.05～289.6
柚皮苷	Y=17.131X–207.56	0.999	18.82～602.25
橙皮苷	Y=14.227X+1.004	0.999	6.9～220.8
新橙皮苷	Y=17.918X–46.735	1	17.82～570.35

精密度试验：取批号 ZS20161001009 的枳实中粉，按本节前述方法制备供试品溶液，进样连续测定 6 次，记录芸香柚皮苷、柚皮苷、橙皮苷和新橙皮苷的色谱峰面积，计算每个峰面积 RSD（%）。结果见表 18.49。

表 18.49　精密度试验结果（n=6）

成分	峰面积值						RSD（%）
	1	2	3	4	5	6	
芸香柚皮苷	369.9	369.5	369.8	369.6	369.5	369.7	0.04
柚皮苷	6828.7	6835.5	6837	6844.5	6847.1	6853.9	0.13
橙皮苷	311.3	313	313.2	314.3	315.5	317.3	0.67
新橙皮苷	7511.2	7513.8	7515.9	7520.5	7522	7527.8	0.08

结果表明，供试品色谱图中芸香柚皮苷、柚皮苷、橙皮苷和新橙皮苷的色谱峰面积 RSD 均不大于 0.67%，表明仪器精密度良好。

稳定性试验：取批号 ZS20161001009 的枳实中粉，按本节前述方法制备供试品溶液，密闭，在室温放置 0、2h、4h、8h、12h 和 24h 后分别进样 1 次，记录芸香柚皮苷、柚皮苷、橙皮苷和新橙皮苷的色谱峰面积，计算每个峰面积 RSD（%）。结果见表 18.50。

表 18.50　稳定性试验结果（n=6）

成分	峰面积值						RSD（%）
	1	2	3	4	5	6	
芸香柚皮苷	370.6	369.5	369.6	369.5	372.3	373.3	0.44
柚皮苷	6795	6835.5	6844.5	6856.9	6863.4	6942.9	0.71
橙皮苷	292	313	314.3	317.6	307.3	313.1	2.98
新橙皮苷	7508	7513.8	7520.5	7533	7555.9	7608	0.50

结果表明，供试品色谱图中芸香柚皮苷、柚皮苷、橙皮苷和新橙皮苷的色谱峰面积 RSD 不大于 2.98%，表明供试品溶液在室温条件下放置 24h 内稳定。

重复性试验：平行称取批号 ZS20161001009 的枳实中粉 6 份，按本节前述方法制备供试品溶液，依次进样，计算芸香柚皮苷、柚皮苷、橙皮苷和新橙皮苷的含量，计算 RSD（%）。结果见表 18.51。

表 18.51 重复性试验结果（n=6）

成分	含量（mg/g）						RSD（%）
	1	2	3	4	5	6	
芸香柚皮苷	6.063	6.230	6.296	6.285	6.170	6.294	1.48
柚皮苷	112.881	116.071	116.040	117.781	114.849	118.574	1.76
橙皮苷	5.390	5.259	5.344	5.439	5.412	5.525	1.66
新橙皮苷	104.546	107.029	107.820	108.921	106.984	109.012	1.53

结果表明，供试品色谱图中芸香柚皮苷、柚皮苷、橙皮苷和新橙皮苷的含量 RSD 均不大于 1.76%，表明本方法重复性良好。

加样回收率试验：取已知含量的枳实粉末（含芸香柚皮苷 6.441mg/g、柚皮苷 116.033mg/g、橙皮苷 5.525mg/g、新橙皮苷 107.386mg/g）6 份，每份约 0.1g，精密称定，各份依次按样品中所含有的芸香柚皮苷、柚皮苷、橙皮苷和新橙皮苷 4 个化合物含量的 100%加入含相应质量化合物的对照品溶液，按本节前述方法制备供试品溶液。每份样品各取 10μL 进样测定，分别记录芸香柚皮苷、柚皮苷、橙皮苷和新橙皮苷的峰面积，计算各样品中上述 4 个化合物的含量及平均回收率，结果见表 18.52。

表 18.52 加样回收率试验结果

	取样量（g）	样品含量（mg）	加入对照品的量（mg）	实际测定量（mg）	回收率（%）	平均回收率（%）	RSD（%）
芸香柚皮苷	0.1018	0.6557	0.724	1.4029	103.2046	102.1	1.31
	0.1018	0.6557	0.724	1.4065	103.7014		
	0.1012	0.6519	0.724	1.3840	101.1192		
	0.1017	0.6551	0.724	1.3807	100.2228		
	0.1014	0.6532	0.724	1.3971	102.7476		
	0.1015	0.6538	0.724	1.3895	101.6200		
柚皮苷	0.1018	11.8122	12.045	24.3140	103.7925	103.3	1.19
	0.1018	11.8122	12.045	24.3123	103.7788		
	0.1012	11.7426	12.045	24.3812	104.9283		
	0.1017	11.8006	12.045	24.0791	101.9390		
	0.1014	11.7658	12.045	24.2840	103.9290		
	0.1015	11.7774	12.045	24.0409	101.8145		
橙皮苷	0.1018	0.5625	0.552	1.1119	99.5289	99.0	2.67
	0.1018	0.5625	0.552	1.0977	96.9565		
	0.1012	0.5592	0.552	1.1164	100.9420		
	0.1017	0.5619	0.552	1.1022	97.8804		
	0.1014	0.5603	0.552	1.1414	105.2678		
	0.1015	0.5608	0.552	1.1181	100.9607		
新橙皮苷	0.1018	10.9319	11.407	22.2863	99.5390	100.2	2.93
	0.1018	10.9319	11.407	22.2711	99.4055		
	0.1012	10.8675	11.407	22.1432	98.8491		
	0.1017	10.9212	11.407	22.1022	98.0192		
	0.1014	10.8889	11.407	22.3691	100.6412		
	0.1015	10.8997	11.407	22.1163	98.3313		

结果表明，芸香柚皮苷、柚皮苷、橙皮苷和新橙皮苷的平均加样回收率分别为 102.1%、103.3%、99.0%和 100.2%，RSD（n=6）分别为 1.31%、1.19%、2.67%和 2.93%。表明本法具有良好的加样回收率。

样品含量测定：取 47 批枳实中粉，按本节前述方法制备供试品溶液，进样测定，计算各批次样品中芸香柚皮苷、柚皮苷、橙皮苷和新橙皮苷 4 个成分的含量，枳实药材含量测定结果见表 18.53 和图 18.46，芸香柚皮苷的含量范围为 2.69～53.70mg/g，柚皮苷含量范围为 4.49～139.31mg/g，橙皮苷的含量范围为 3.51～38.25mg/g，新橙皮苷的含量范围为 0～224.20mg/g。枳实饮片含量测定结果见表 18.54 和图 18.47，芸香柚皮苷的含量范围为 4.05～56.29mg/g，柚皮苷含量范围为 0～112.39mg/g，橙皮苷的含量范围为 8.84～30.03mg/g，新橙皮苷的含量范围为 0～193.54mg/g。

表 18.53　17 批枳实药材含量测定结果

批号	含量（mg/g）			
	芸香柚皮苷	柚皮苷	橙皮苷	新橙皮苷
ZS20161221001	45.50	7.02	27.46	1.46
ZS20161221003	11.62	139.31	6.81	94.89
ZS20161221004	10.16	101.73	6.65	77.41
ZS20161221005	53.70	52.24	38.25	—
ZS20161221006	8.29	4.49	29.26	3.40
ZS20161221007	10.73	111.01	7.45	70.12
ZS20161001009	6.44	116.03	5.52	107.38
ZS20170523020	8.30	60.58	22.84	209.16
ZS20170630022	8.99	99.50	7.07	50.42
ZS20170630025	11.05	109.79	10.12	125.78
ZS20170630026	5.27	94.18	8.30	135.20
ZS20170630028	5.71	102.41	6.14	90.50
ZS20170808030	6.33	99.97	8.57	134.84
ZS20171212035	2.69	79.91	3.51	97.70
ZS20171212036	3.89	121.28	7.60	103.63
ZS20171212037	3.76	105.91	4.27	126.05
ZS20171212046	3.62	83.38	12.47	224.20

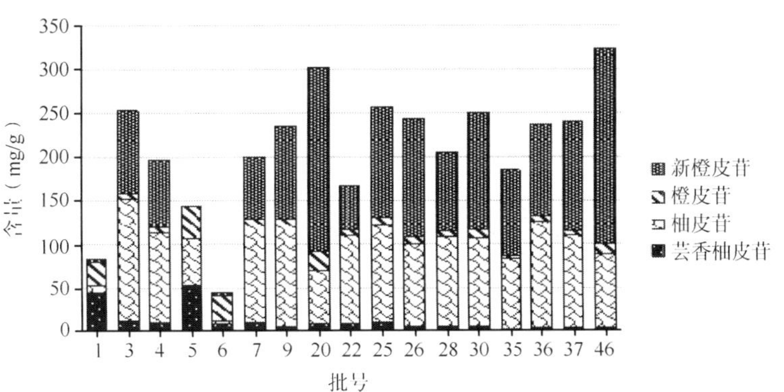

图 18.46　17 批枳实药材指标成分含量累加图

表 18.54　30 批枳实饮片含量测定结果

批号	含量（mg/g）			
	芸香柚皮苷	柚皮苷	橙皮苷	新橙皮苷
ZS20161221008	8.04	1.90	19.72	1.14
ZS20170420010	37.72	55.31	20.51	46.75
ZS20170420011	33.36	63.36	16.91	41.70
ZS20170420012	25.90	62.21	13.22	48.27
ZS20170420013	56.29	53.39	30.03	44.15
ZS20170420014	25.41	73.45	14.42	58.66
ZS20170420015	10.11	101.55	14.69	150.35
ZS20170420016	15.46	101.63	26.71	140.75
ZS20170420017	11.88	97.18	19.45	155.81
ZS20170420018	15.72	87.89	17.00	145.89
ZS20170420019	15.34	104.12	19.28	142.01
ZS20170630021	10.65	—	27.22	—
ZS20170630023	9.99	14.42	22.91	6.76
ZS20170630024	8.76	72.93	16.96	159.40
ZS20170630027	11.45	—	24.75	—
ZS20170721029	9.01	—	21.80	—
ZS20170808031	4.05	89.48	9.63	193.54
ZS20171212032	10.58	—	26.62	—
ZS20171212033	7.90	—	28.51	—
ZS20171212034	6.73	—	29.54	—
ZS20171212038	11.15	—	26.30	—
ZS20171212039	8.34	—	21.39	—
ZS20171212040	11.06	—	20.18	—
ZS20171212041	4.35	112.39	8.84	158.77
ZS20171212042	11.83	-	22.70	—
ZS20171212043	5.65	15.85	16.44	—
ZS20171212044	15.16	—	24.03	—
ZS20171212045	11.23	—	29.06	—
ZS20171212047	13.60	0.67	22.75	2.99
ZS20171212048	20.47	6.01	29.40	0.51

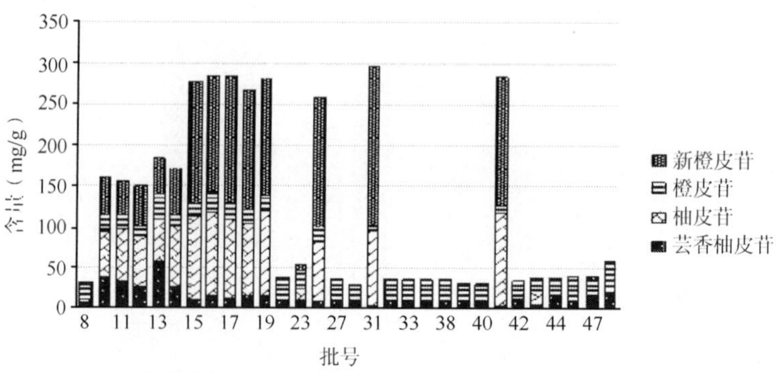

图 18.47　30 批枳实饮片指标成分含量累加图

本文参考《中国药典》对枳实中辛弗林进行定量测定，并建立了 HPLC 法测定枳实中黄酮类成分芸香柚皮苷、柚皮苷、橙皮苷和新橙皮苷的含量，此方法简便、准确且重复性好。根据结果分析可知，17 批枳实药材中批号为 ZS20161221005 未检测到新橙皮苷，30 批枳实饮片中有 12 批未检测到柚皮苷和新橙皮苷，有 1 批枳实饮片柚皮苷和新橙皮苷的含量不在线性范围内。推测可能与采收时间、生长环境有关，具体原因有待进一步研究，本研究可为枳实的质量评价和临床应用提供参考。

（七）枳实质量标准（草案）及起草说明

1. 枳实质量标准（草案）

根据研究结果，参照《中国药典》2015 年版，拟定枳实药材质量标准（草案）如下所示。

枳　实

Zhishi

AURANTII FRUCTUS IMMATURUS

本品为芸香科植物酸橙 *Citrus aurantium* L 及其栽培变种或甜橙 *Citrus sinensis* Osbeck 的干燥幼果。5～6 月收集自落的果实，除去杂质，自中部横切为两半，晒干或低温干燥，较小者直接晒干或低温干燥。

【性状】 本品呈半球形，少数为球形，直径 0.5～2.5cm。外果皮黑绿色或棕褐色，具颗粒状突起和皱纹，有明显的花柱残迹或果梗痕。切面中果皮略隆起，厚 0.3～1.2cm，黄白色或黄褐色，边缘有 1～2 列油室，瓤囊棕褐色。质坚硬。气清香，味苦、微酸。

【鉴别】

1）本品粉末淡黄色或棕黄色。中果皮细胞类圆形或形状不规则，壁大多呈不均匀增厚。果皮表皮细胞表面观多角形、类方形或长方形，气孔环式，直径 18～26μm，副卫细胞 5～9 个；侧面观外被角质层。草酸钙方晶存在于果皮和汁囊细胞中，呈斜方形、多面体形或双锥形，直径 2～24μm。橙皮苷结晶存在于薄壁细胞中，黄色或无色，呈圆形或无定形团块，有的显放射状纹理。油室碎片多见，分泌细胞狭长而弯曲。螺纹导管、网纹导管及管胞细小。

2）取本品粉末 0.5g，加甲醇 10mL，超声处理 20 分钟，滤过，滤液蒸干，残渣加甲醇 0.5mL 使溶解，作为供试品溶液。另取辛弗林对照品，加甲醇制成每 1mL 含 0.5mg 的溶液，作为对照品溶液。照薄层色谱法（通则 0502）试验，吸取上述两种溶液各 2μL，分别点于同一硅胶 G 薄层板上，以正丁醇-冰醋酸-水（4∶1∶5）的上层溶液为展开剂，展开，取出，晾干，喷以 0.5%茚三酮乙醇溶液，在 105°C 加热至斑点显色清晰。供试品色谱中，在与对照品色谱相应的位置上，显相同颜色的斑点。

【检查】 水分 不得过 15.0%（通则 0832 第四法）。

总灰分 不得过 7. 0%（通则 2302）。

【指纹图谱】 照 HPLC（《中国药典》2015 年版通则 0512）测定。

色谱条件与系统适用性试验 以十八烷基硅烷键合硅胶为填充剂；以乙腈为流动相 A，

以含 0.1%甲酸溶液为流动相 B，按表 18.55 中的规定进行梯度洗脱；流速每分钟为 1.0mL；检测波长为 270nm。理论板数按柚皮苷峰计算应不低于 3000。

表 18.55

t（min）	流动相 A（%）	流动相 B（%）
0	90	10
5	90	10
10	80	20
30	80	20
55	40	60
60	0	100

参照物溶液的制备　取芸香柚皮苷、柚皮苷、橙皮苷和新橙皮苷对照品适量，精密称定，加甲醇制成每 1mL 含芸香柚皮苷 36.2μg、柚皮苷 301.125μg、橙皮苷 27.6μg、新橙皮苷 285.175μg 的混合对照品溶液，摇匀，即得。

供试品溶液的制备　称取 0.2g 本品中粉于具塞锥形瓶中，精密称定，精密加入 50%甲醇 50mL，称定重量，超声提取 30min，冷却，再次称定重量，用 50%甲醇补失重。0.45μm 微孔滤膜滤过，取续滤液即得样品，备用。

测定法　分别精密吸取参照物溶液和供试品溶液各 10μL，注入液相色谱仪，测定，记录色谱图，即得。

按国家药典委员会提供的中药色谱指纹图谱相似度评价系统进行评价。供试品指纹图谱与对照指纹图谱经相似度计算，相似度不得低于 0.9。

【浸出物】　照醇溶性浸出物测定法（通则 2201）项下的热浸法测定，用 70%乙醇作溶剂，不得少于 25.0%。

【含量测定】　照 HPLC（通则 0512）测定。

（1）生物碱类成分辛弗林含量测定

色谱条件与系统适用性试验　以十八烷基硅烷键合硅胶为填充剂；以甲醇-磷酸二氢钾溶液（取磷酸二氢钾 0.6g，十二烷基磺酸钠 1.0g，冰醋酸 1mL，加水溶解并稀释至 1000mL）（50∶50）为流动相；检测波长为 275nm。理论板数按辛弗林峰计算应不低于 2000。

对照品溶液的制备 取辛弗林对照品适量，精密称定。加水制成每 1mL 含 30μg 的溶液，即得。

供试品溶液的制备 取本品中粉约 1g，精密称定，置具塞锥形瓶中，精密加入甲醇 50mL，称定重量，加热回流 1.5h，放冷，再称定重量，用甲醇补足减失的重量，摇匀，滤过，即得。

测定法 分别精密吸取对照品溶液与供试品溶液各 10～20μL，注入液相色谱仪，测定，即得。

本品按干燥品计算，含辛弗林不得少于 0.30%。

（2）黄酮类成分含量测定

色谱条件与系统适用性试验　以十八烷基硅烷键合硅胶为填充剂；以乙腈-0.1%甲酸

水（20∶80）为流动相；检测波长为 283nm，柱温为 30℃，分析时长为 30min，理论板数按柚皮苷峰计算应不低于 3000。

对照品溶液的制备　取芸香柚皮苷、柚皮苷、橙皮苷和新橙皮苷对照品适量，精密称定，加甲醇分别制成每 1mL 芸香柚皮苷 61.2μg、柚皮苷 274μg、橙皮苷 57.8μg、新橙皮苷 235μg 的混合对照品溶液，摇匀，即得。

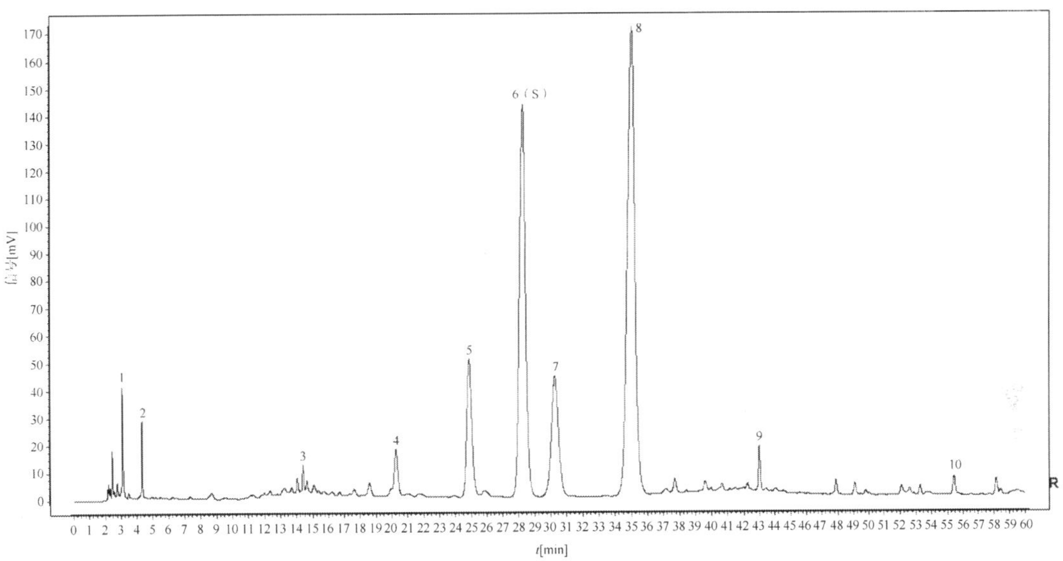

图 18.48　对照指纹图谱

5. 芸香柚皮苷；6. 柚皮苷；7. 橙皮苷；8. 新橙皮苷

供试品溶液的制备　称取本品粉末约 0.2g，精密称定，置具塞锥形瓶内，加入 50mL 50%甲醇，称定重量，超声提取 30min，冷却至室温，再次称定重量，用 50%甲醇补足失去的重量，摇匀，过 0.45μm 微孔滤膜，取续滤液即得。

测定法　分别精密吸取对照品溶液与供试品溶液各 10μL，注入液相色谱仪，测定，即得。

本品按干燥品计算，含芸香柚皮苷（$C_{27}H_{32}O_{14}$）不得少于 0.26%，橙皮苷（$C_{28}H_{34}O_{15}$）不得少于 0.35%。

饮片

【炮制】　枳实　除去杂质，洗净，润透，切薄片，干燥。

本品呈不规则弧状条形或圆形薄片。切面外果皮黑绿色至暗棕绿色，中果皮部分黄白色至黄棕色，近外缘有 1～2 列点状油室，条片内侧或圆片中央具棕褐色瓤囊。气清香，味苦、微酸。

【鉴别】【检查】　同药材。

【浸出物】　照醇溶性浸出物测定法（通则 2201）项下的热浸法测定，用 70%乙醇作溶剂，不得少于 25.0%。

【指纹图谱】　同药材。

【含量测定】　本品按干燥品计算，含芸香柚皮苷（$C_{27}H_{32}O_{14}$）不得少于 0.40%，橙皮苷（$C_{28}H_{34}O_{15}$）不得少于 0.88%。

【性味与归经】 苦、辛、酸，微寒。归脾、胃经。

【功能与主治】 破气消积，化痰散痞。用于积滞内停，痞满胀痛，泻痢后重，大便不通，痰滞气阻，胸痹，结胸，脏器下垂。

【用法与用量】 3～10g。

【注意】 孕妇慎用。

【贮藏】 置阴凉干燥处，防蛀。

注：栽培变种主要有黄皮酸橙 *Citrus aurantium* ‘Huangpi’、代代花 *Citrus aurantium* ‘Daidai’、朱栾 *Citrus aurantium* ‘Chuluan’、塘橙 *Citrus aurantium* ‘Tangcheng’

2. 枳实质量标准（草案）起草说明

枳实质量标准（草案）起草说明

现将本质量标准（草案）起草情况说明如下。

本品来源按《中国药典》规定为芸香科植物酸橙 *Citrus aurantium* L. 及其栽变种或甜橙 *Citrus sinensis* Osbeck 的干燥幼果。

【性状】 对收集到的17批枳实药材和30批枳实饮片在参考《中国药典》的基础上进行检查，收集到的枳实与《中国药典》2015年版描述一致。

【鉴别】

（1）显微鉴别：按《中国药典》2015年版一部规定对本次收集到的47批枳实进行鉴别，本文对枳实中油室碎片、中果皮碎片、扇形结晶、草酸钙方晶及导管等较为典型的5种细胞进行观察，与《中国药典》中提供的枳实显微鉴别结果一致。

（2）薄层色谱鉴别：薄层色谱法（TLC）是对化学物质进行快速分离和鉴定的一种重要方法，兼备了柱色谱和纸色谱的优点，在制药、食品、保健品、化妆品、法检、工业等方面均有较广泛的应用，《中国药典》一部大多数中药材均收载了薄层色谱鉴定项。因此本文对药典中收录的枳实薄层鉴别提供了薄层鉴别结果。

【指纹图谱】 中药指纹图谱是当前国际上对于中药质量控制的唯一认可模式，在符合中药整体性的基础上进行的质量控制手段，指纹图谱技术已经在重要注射剂领域广泛应用，同时国家市场监督管理总局也制定了中药注射剂的药材、中间体和成药的指纹图谱质量控制模式，因此本文在参考《中药材指纹图谱研究的技术要求》的基础上对收集到的12批枳实药材和15批枳实饮片进行指纹图谱研究。

（1）参照物溶液的制备：以芸香柚皮苷、柚皮苷、橙皮苷和新橙皮苷为对照品，以甲醇溶解定容，配制成适宜浓度的溶液。

（2）供试品溶液的制备：分别从提取方法、提取溶剂、提取时间进行考察，确定最终的供试品溶液制备方法。

（3）色谱条件：通过考察并优化检测波长、流动相、柱温等参数，确定色谱条件。

（4）方法学考察

精密度试验 取同一供试品溶液，连续进样6次，考察色谱峰峰面积的一致性，其峰面积比值的相对标准偏差RSD不得大于5%。

重复性试验 取同一批枳实药材平行制备6份供试品溶液，进行检测，考察色谱峰峰面积的一致性，其峰面积比值的相对标准偏差 RSD 不得大于 5%。

稳定性试验　取同一供试品溶液。分别在 0、2h、4h、8h、12h、24h 进样检测，考察色谱峰峰面积的一致性，其峰面积比值的相对标准偏差 RSD 不得大于 5%。样品在 24h 内稳定。

（5）指纹图谱

指纹图谱的建立　对 12 批枳实药材和 15 批枳实饮片进行测定，记录色谱图，并利用中药色谱指纹图谱相似度评价系统（2012.130723 版本）对 12 批枳实药材和 15 批枳实饮片的图谱数据进行分析，采用均值法，设置 S1 为参照指纹图谱，采用多点校正后进行自动匹配，根据色谱图中各色谱峰的相对保留时间，确定共有峰，并选取其中 10 个特征色谱峰，建立 HPLC 共有模式图。

聚类分析　以第 1 批枳实药材色谱图作为参照图谱进行自动匹配，得到的匹配数据，运用 SPSS19.0 数据统计分析软件对其进行系统聚类分析。

主成分分析　本试验法分别将 12 批枳实药材和 15 批枳实饮片 7 个共有峰绝对峰面积导入 SIMCA-P12.0 分析软件，进行主成分分析。

对照指纹图谱建立　对 12 批枳实药材和 15 批枳实饮片的图谱进行分析，从中选取归属于一类的数据导入中药指纹图谱相似度分析软件，生成指纹图谱，以 S1 为参照图谱，经匹配后共得到 10 个共有峰。通过液质结果分析及对照品指认，共指认出 4 个色谱峰。

相似度评价　利用中药色谱指纹图谱相似度评价系统（2012.130723 版本）计算软件，将上述 12 批枳实药材和 15 批枳实饮片分别与对照指纹图谱匹配，进行相似度评价，各批枳实与对照指纹图谱间的相似度均大于 0.9，表明各批次药材之间具有较好的一致性，本方法可用于综合评价枳实药材的整体质量。

【含量测定】　枳实中主要含有黄酮类成分、生物碱类成分，如芸香柚皮苷、柚皮苷、橙皮苷、新橙皮苷和辛弗林等，测定枳壳药材中黄酮类成分的含量对于枳壳药材质量的客观的评价具有重要意义。因此，除了测定辛弗林的含量，本文建立了 HPLC 并选取芸香柚皮苷、柚皮苷、橙皮苷和新橙皮苷 4 种成分进行含量测定，具体过程如下所示。

（1）对照品溶液的制备：以芸香柚皮苷、柚皮苷、橙皮苷和新橙皮苷为对照品，以甲醇溶解定容，配制成适宜浓度的溶液。

（2）供试品溶液的制备：分别从提取方法、提取溶剂、提取时间进行考察，确定最终的供试品溶液制备方法。

（3）色谱条件：通过考察并优化检测波长、柱温等参数，确定色谱条件。

（4）方法学考察

系统适应性考察　分别吸取混合对照品、供试品溶液适量考察系统适应性。

线性关系考察　取混合标准品溶液逐级稀释为 6 个不同质量浓度的混合对照品溶液，进样测定，记录相应的峰面积，以峰面积为纵坐标（Y），进样量为横坐标（X）进行回归分析，得回归方程。

精密度试验　取同一供试品溶液，连续进样 6 次，考察色谱峰峰面积的一致性，其峰面积相对标准偏差 RSD 不得大于 3%。

重复性试验　取同一批枳实药材平行制备 6 份供试品溶液，进行检测，考察指标成分含量的一致性，其相对标准偏差 RSD 不得大于 3%。

稳定性考察　取同一供试品溶液。分别在 0、2h、4h、8h、12h、24h 进样检测，考察色谱峰峰面积的一致性，其峰面积相对标准偏差 RSD 不得大于 3%。样品在 24h 内稳定。

回收率试验　取已知准确含量的枳实药材粉末 6 份，按已知含量的 100%、加入对照品，按供试品溶液制备方法和检测方法进样测定，计算回收率。芸香柚皮苷、柚皮苷、橙皮苷和新橙皮苷的平均加样回收率分别为 102.1%、103.3%、99.0%和 100.2%，相对标准偏差 RSD 不得大于 3%。

根据目前收集的多批次枳实药材及饮片的含量测定结果，将枳实药材及饮片的指标性成分含量限度暂定如下：枳实药材按干燥品计算，含芸香柚皮苷（$C_{27}H_{32}O_{14}$）不得少于 0.26%，橙皮苷（$C_{28}H_{34}O_{15}$）不得少于 0.35%。枳实饮片按干燥品计算，含芸香柚皮苷（$C_{27}H_{32}O_{14}$）不得少于 0.40%，橙皮苷（$C_{28}H_{34}O_{15}$）不得少于 0.88%。由于在 11 批枳实中未检测到柚皮苷和新橙皮苷，因此暂时不将其纳入质控指标，需进一步收集大量样品进行研究。

四、基于质量标志物的枳壳质量标准研究

（一）试药

枳壳收集信息见表 18.56。共收集枳壳 32 批，经天津药物研究院有限公司研究员张铁军鉴定为芸香科植物酸橙 *Citrus aurantium* L. 及其栽培变种的干燥未成熟果实。

表 18.56　枳壳收集信息

产地	批号	来源
江西省樟树市	ZQ20161221001	安徽亳州药材市场
湖南省益阳市沅江区	ZQ20161221002	安徽亳州药材市场
江西省抚州市	ZQ20161221003	安徽亳州药材市场
湖南省益阳市沅江区	ZQ20161221004	安徽亳州药材市场
陕西省汉中市城固县	ZQ20161221005	安徽亳州药材市场
浙江省衢州市船埠镇	ZQ20161221006	安徽亳州药材市场
江西省樟树市	ZQ20161221007	天津中药饮片厂
湖南省益阳市沅江市	ZQ20170420008	安徽纪淞堂药业股份有限公司
湖南省益阳市沅江市	ZQ20170420009	安徽纪淞堂药业股份有限公司
湖南省益阳市沅江市	ZQ20170420010	安徽纪淞堂药业股份有限公司
湖南省益阳市沅江市	ZQ20170420011	安徽纪淞堂药业股份有限公司
湖南省益阳市沅江市	ZQ20170420012	安徽纪淞堂药业股份有限公司
江西省吉安市遂川县	ZQ20170420013	安徽纪淞堂药业股份有限公司
江西省吉安市遂川县	ZQ20170420014	安徽纪淞堂药业股份有限公司
江西省吉安市遂川县	ZQ20170420015	安徽纪淞堂药业股份有限公司
江西省吉安市遂川县	ZQ20170420016	安徽纪淞堂药业股份有限公司
江西省吉安市遂川县	ZQ20170420017	安徽纪淞堂药业股份有限公司
湖南省衡阳市耒阳市	ZQ20170630018	河北省安国市
湖南省益阳市沅江区	ZQ20170630019	河北省安国市
湖南省益阳市沅江区	ZQ20170630020	河北省安国市
浙江省衢州市衢江区	ZQ20170630021	河北省安国市

续表

产地	批号	来源
江西省九江市湖口县	ZQ20170630022	河北省安国市
江西省樟树市（麸炒）	ZQ20170721023	天津市中药饮片厂有限公司
江西省樟树市	ZQ20170808024	江西樟树天齐堂中药饮片有限公司
江西省樟树市	ZQ20170808025	江西樟树天齐堂中药饮片有限公司
重庆市江津区	ZQ20171212026	成都荷花池中药材市场
重庆市江津区	ZQ20171212027	成都荷花池中药材市场
重庆市江津区	ZQ20171212028	成都荷花池中药材市场
四川省宜宾市宜宾县	ZQ20171212029	成都荷花池中药材市场
重庆市江津区	ZQ20171212030	成都荷花池中药材市场
四川宜宾市宜宾县	ZQ20171212031	成都荷花池中药材市场
重庆市江津区	ZQ20171212032	成都荷花池中药材市场

其中有 9 批不符合《中国药典》2015 年版含量测定项下的柚皮苷和新橙皮苷含量要求，其他 23 批均符合要求。

（二）性状

药材性状：本品呈半球形，直径 3～5cm。外果皮棕褐色至褐色，有颗粒状突起，突起的顶端有凹点状油室；有明显的花柱残迹或果梗痕。切面中果皮黄白色，光滑而稍隆起，厚 0.4～1.3cm，边缘散有 1～2 列油室，瓤囊 7～12 瓣，少数至 15 瓣，汁囊干缩呈棕色至棕褐色，内藏种子。质坚硬，不易折断。气清香，味苦、微酸（图 18.49）。

饮片性状：本品呈不规则弧状条形薄片。切面外果皮棕褐色至褐色，中果皮黄白色至黄棕色，近外缘有 1～2 列点状油室，内侧有的有少量紫褐色瓤囊（图 18.50）。

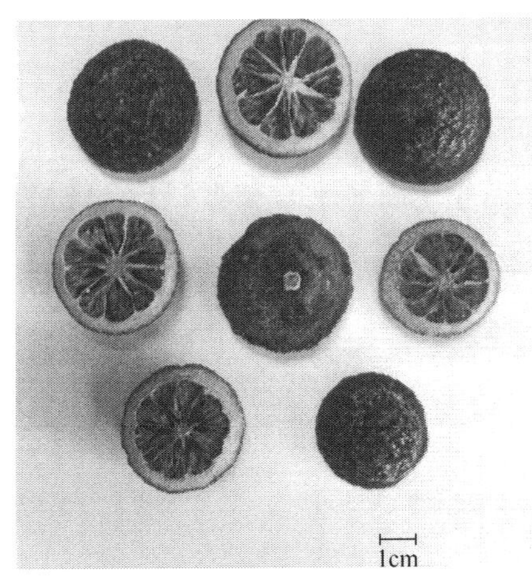

图 18.49　枳壳药材

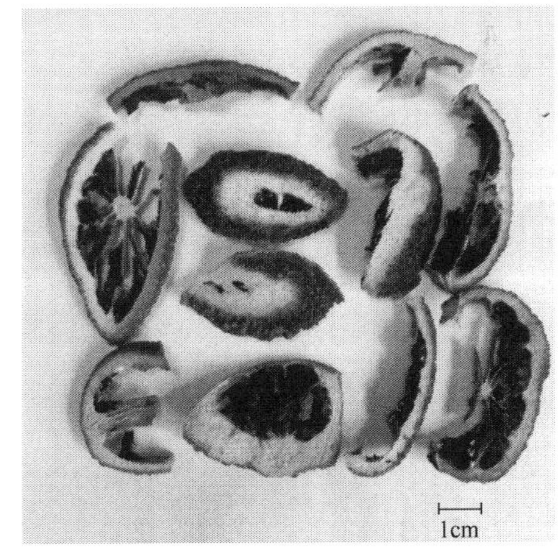

图 18.50　枳壳饮片

（三）鉴别

1. 显微鉴别

枳壳显微鉴别结果如图 18.51 所示。

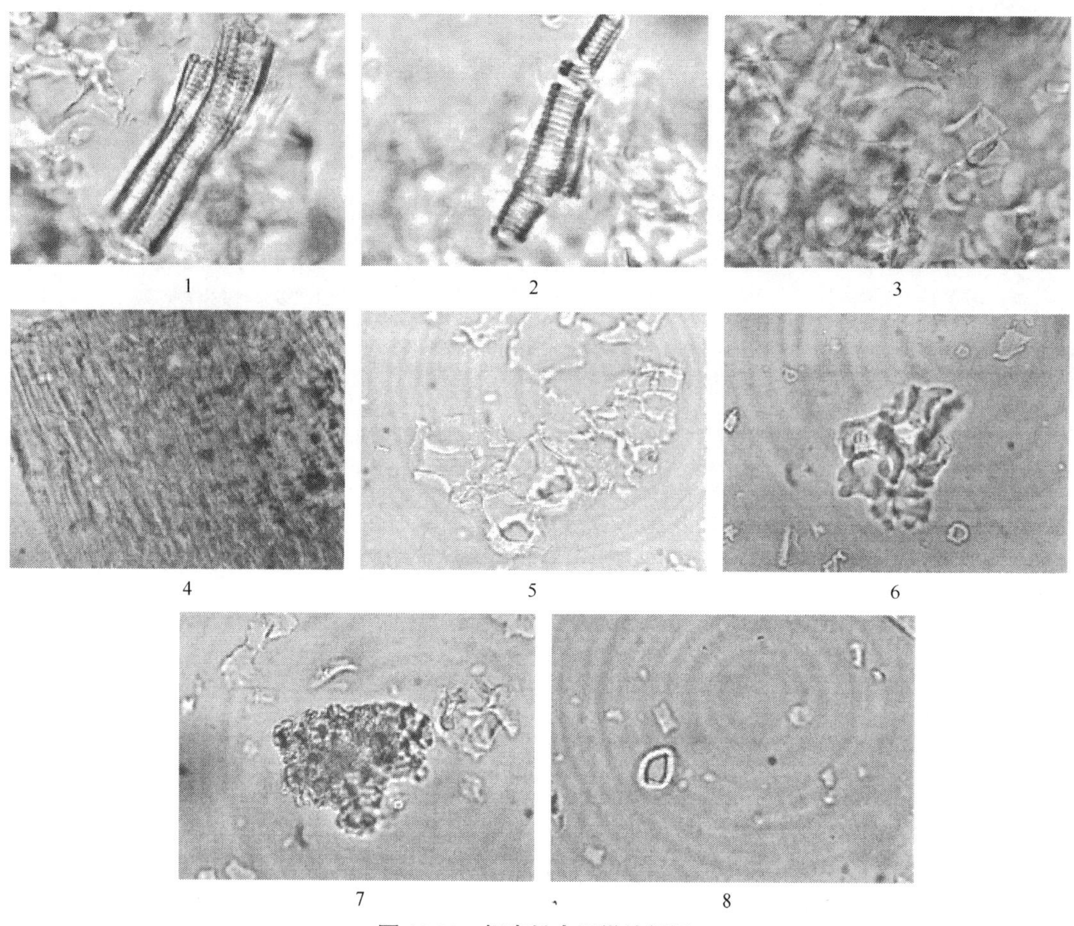

图 18.51 枳壳粉末显微特征图

1.网纹导管；2.螺纹导管；3.中果皮碎片；4.汁囊碎片；5、6.果皮表皮；7.油室碎片；8.草酸钙方晶

2. 薄层鉴别

取本品粉末 0. 2g，加甲醇 10mL，超声处理 30min，滤过，滤液蒸干，残渣加甲醇 5mL 使溶解，作为供试品溶液。柚皮苷对照品、新橙皮苷对照品，加甲醇制成 0.5mg/mL 的混合对照品溶液。吸取上述供试品溶液 10μL、对照品溶液 20μL，分别点于同一硅胶 G 薄层板上，以三氯甲烷-甲醇-水（13∶6∶2）下层溶液为展开剂，展开，取出，晾干，喷以 3% 三氯化铝乙醇溶液，在 105°C 加热约 5min，置紫外光灯（365nm）下检视。

结果：23 批供试品色谱中，在与对照品和枳壳对照药材色谱相应的位置上，呈相同颜色的荧光斑点。

本文对枳壳中导管、中果皮碎片、汁囊碎片、果皮表皮、油室碎片、草酸钙方晶等较为典型的 6 种显微特征进行观察，提供了显微特征图，在参考《中国药典》2015 年版的基础上，对枳壳药材进行薄层鉴别，提供了薄层鉴别图，为枳壳后期的鉴别提供依据。

（四）指纹图谱研究

参照峰的选择：在枳壳药材 HPLC 色谱图中，柚皮苷所占百分比较大，保留时间适中，且和其他成分的分离度很好。因此，选择柚皮苷作为枳壳药材 HPLC 指纹图谱的参照峰。

供试品溶液制备：取枳壳药材粗粉约 0.2g，精密称定，置具塞锥形瓶内，精密加入 80%甲醇 50mL，称定重量，超声提取 30min，冷却至室温，再次称定重量，用 80%甲醇补足失去的重量，取上清液过 0.45μm 微孔滤膜，取续滤液即得。

（1）色谱条件的优化

柱温的考察：取枳壳供试品溶液，以相同的色谱条件分别在 25℃、30℃、35℃柱温时进样，考察柱温对色谱图的影响，结果如图 18.52 所示。从下图可以看出，随着柱温的升高，柚皮苷的出峰时间提前，柱温为 30℃时，各峰之间分离度良好，色谱峰峰形最佳，因此选择 30℃为色谱条件的柱温。

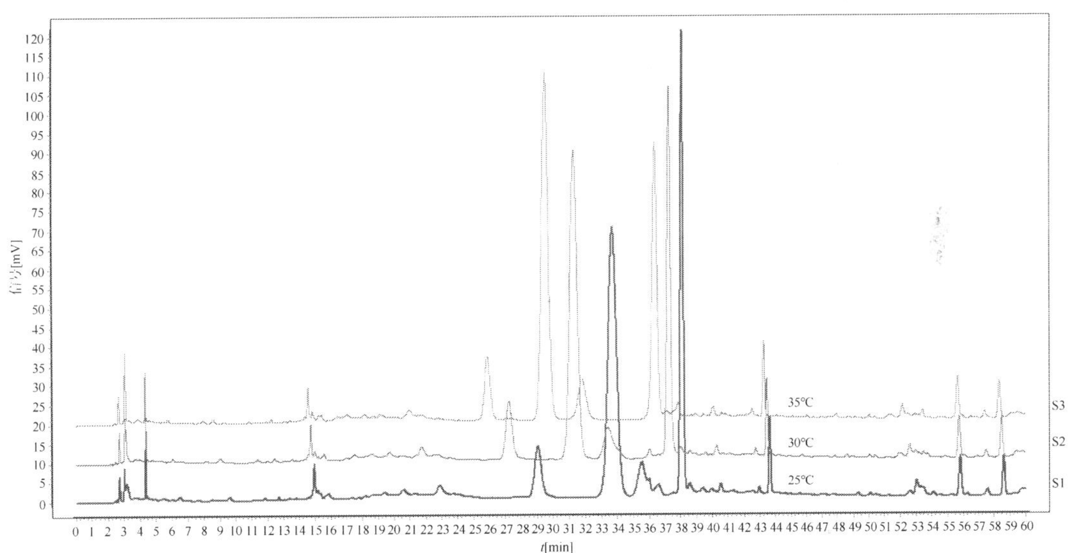

图 18.52　不同柱温 HPLC 对比图

检测波长的选择：取枳壳供试品溶液，使用 DAD 检测器进行全波长扫描，结果如图 18.53 所示，选择 270nm 为最佳测定波长。

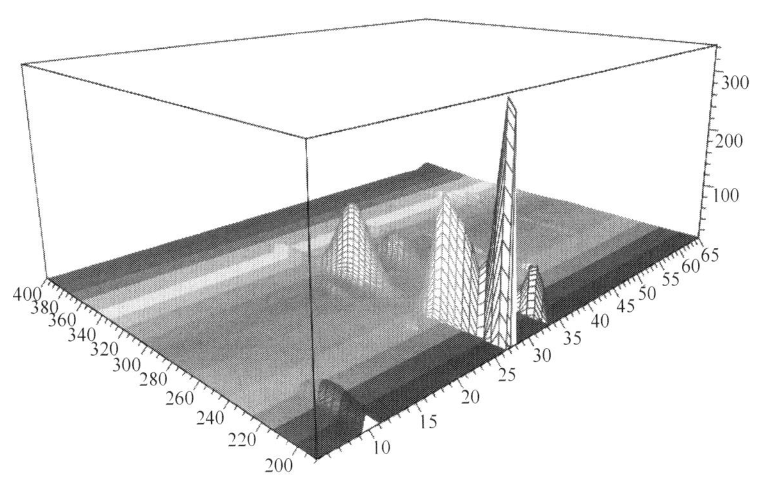

图 18.53　枳壳全波长扫描图

色谱条件的确定：色谱柱为 Diamonsil C18（250mm×4.6mm，5μm）；流动相为 0.1%甲酸水溶液（A）-乙腈（B）；柱温 35℃；进样量 10μL；波长 270nm；流速为 1mL/min。流动相梯度见表 18.57。

表 18.57 流动相梯度洗脱程序

t（min）	流动相 A（%）	流动相 B（%）
0	90	10
5	90	10
10	80	20
30	80	20
55	40	60
60	0	100

（2）方法学考察

精密度试验：称取枳壳粗粉，按本节前述供试品制备方法制备供试品溶液，按已确定色谱条件连续进样 6 次，记录指纹图谱，以柚皮苷的保留时间和色谱峰面积为参照。精密度试验结果见表 18.58 和表 18.59。各色谱峰的相对保留时间 RSD 不大于 0.37%相对峰面积的 RSD 值不大于 2.77%，符合指纹图谱的要求。

表 18.58 相对保留时间的精密度试验结果

峰号	相对保留时间						RSD（%）
	1	2	3	4	5	6	
1	0.881	0.881	0.881	0.881	0.881	0.882	0.05
2（S）	1.000	1.000	1.000	1.000	1.000	1.000	0
3	1.079	1.078	1.078	1.078	1.079	1.079	0.03
4	1.238	1.236	1.237	1.236	1.237	1.239	0.12
5	1.489	1.481	1.483	1.479	1.483	1.493	0.35
6	1.923	1.912	1.914	1.909	1.915	1.928	0.37

表 18.59 相对峰面积的精密度试验结果

峰号	相对保留峰面积						RSD（%）
	1	2	3	4	5	6	
1	0.152	0.149	0.149	0.146	0.151	0.148	1.47
2（S）	1.000	1.000	1.000	1.000	1.000	1.000	0
3	0.129	0.129	0.129	0.125	0.129	0.129	1.42
4	0.580	0.571	0.571	0.573	0.580	0.576	0.75
5	0.061	0.064	0.064	0.064	0.064	0.064	1.74
6	0.046	0.045	0.045	0.043	0.047	0.046	2.77

稳定性试验：称取枳壳粗粉，按本节前述供试品制备方法制备供试品溶液，按已确定色谱条件分别在 0、2h、4h、8h、12h、24h 进样测定，记录指纹图谱，以柚皮苷的保留时间和色谱峰面积为参照。稳定性试验结果见表 18.60 和表 18.61。各色谱峰的相对保留时间 RSD 值不大于 0.24%，峰面积的 RSD 值不大于 1.63%，符合指纹图谱的要求。

表 18.60　相对保留时间的稳定性试验结果

峰号	相对保留时间						RSD（%）
	1	2	3	4	5	6	
1	0.881	0.881	0.881	0.881	0.881	0.882	0.04
2（S）	1.000	1.000	1.000	1.000	1.000	1.000	0
3	1.079	1.078	1.078	1.079	1.078	1.079	0.05
4	1.238	1.235	1.237	1.237	1.236	1.238	0.11
5	1.489	1.481	1.485	1.483	1.483	1.489	0.23
6	1.923	1.912	1.918	1.915	1.915	1.923	0.24

表 18.61　相对峰面积的稳定性试验结果

峰号	相对保留面积						RSD（%）
	1	2	3	4	5	6	
1	0.152	0.153	0.152	0.151	0.151	0.150	0.70
2（S）	1.000	1.000	1.000	1.000	1.000	1.000	0
3	0.129	0.129	0.129	0.129	0.129	0.130	0.15
4	0.580	0.578	0.579	0.580	0.580	0.580	0.14
5	0.061	0.064	0.064	0.064	0.063	0.064	1.63
6	0.046	0.047	0.047	0.047	0.046	0.047	0.22

重复性试验：称取枳壳粗粉，共 6 份，按本节前述供试品制备方法制备供试品溶液，按已确定色谱条件依次进样测定，记录指纹图谱，以柚皮苷的保留时间和色谱峰面积为参照。重复性试验结果见表 18.62 和表 18.63。各色谱峰的相对保留时间 RSD 值不大于 0.46%，峰面积的 RSD 值不大于 1.77%，符合指纹图谱的要求。

表 18.62　相对保留时间的重复性试验结果

峰号	相对保留时间						RSD（%）
	1	2	3	4	5	6	
1	0.881	0.881	0.881	0.881	0.881	0.880	0.06
2（S）	1.000	1.000	1.000	1.000	1.000	1.000	0
3	1.079	1.078	1.078	1.078	1.078	1.078	0.03
4	1.238	1.234	1.235	1.237	1.237	1.233	0.17
5	1.489	1.477	1.481	1.485	1.487	1.472	0.44
6	1.923	1.906	1.912	1.918	1.921	1.900	0.46

表 18.63 相对峰面积的重复性试验结果

峰号	相对保留面积						RSD（%）
	1	2	3	4	5	6	
1	0.152	0.152	0.153	0.152	0.151	0.152	0.48
2（S）	1.000	1.000	1.000	1.000	1.000	1.000	0
3	0.129	0.130	0.129	0.129	0.129	0.129	0.34
4	0.580	0.581	0.578	0.579	0.580	0.581	0.18
5	0.061	0.062	0.064	0.064	0.064	0.064	1.77
6	0.046	0.047	0.047	0.047	0.047	0.047	0.26

枳壳指纹图谱的建立

取 23 批枳壳粗粉，分别按本节前述供试品制备方法制备供试品溶液，按已确定色谱条件连续测定。将得到的指纹图谱的 AIA 数据文件导入中药色谱指纹图谱相似度评价系统（2012.130723 版本）软件，得到 23 批枳壳药材指纹图谱，结果见图 18.54。

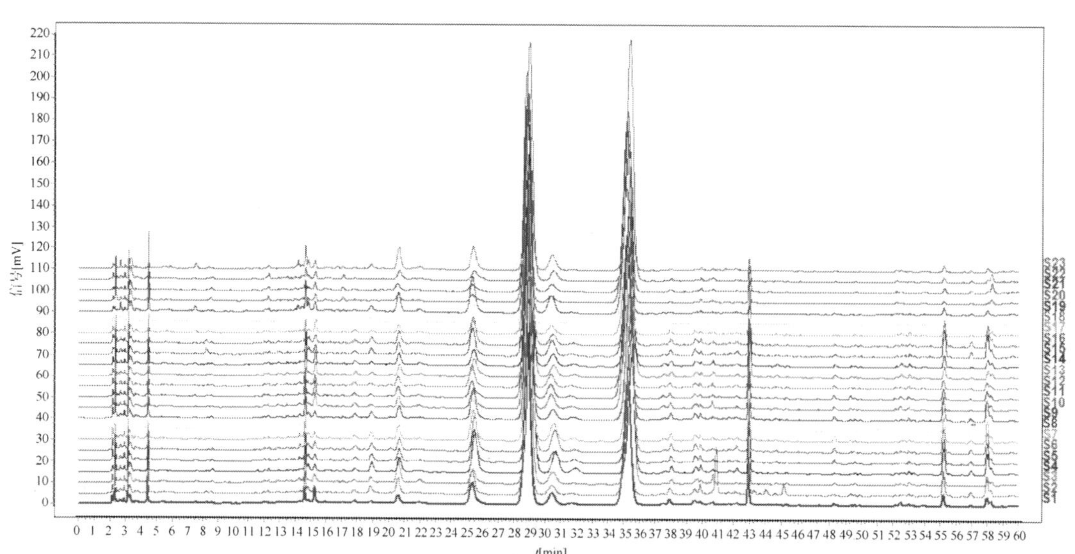

图 18.54 23 批枳壳药材 HPLC 指纹图谱

聚类分析：以第 1 批枳壳药材色谱图 S1 作为参照图谱进行自动匹配，得到的匹配数据，运用 SPSS19.0 数据统计分析软件对其进行系统聚类分析。将多批样品的共有峰峰面积数据进行 Z 标准化后，选用组间联接（between-groups linkage）聚类方法进行聚类，将 23 批枳壳药材分为两类，其中 14 批为一类，另外 9 批为一类，结果见图 18.55。

主成分分析：将 23 批样品自标准化后的共有峰相对对峰面积作为输入数据，进行主成分分析。运用 SIMCA-P12.0 分析软件对其进行主成分分析，结果见图 18.56。

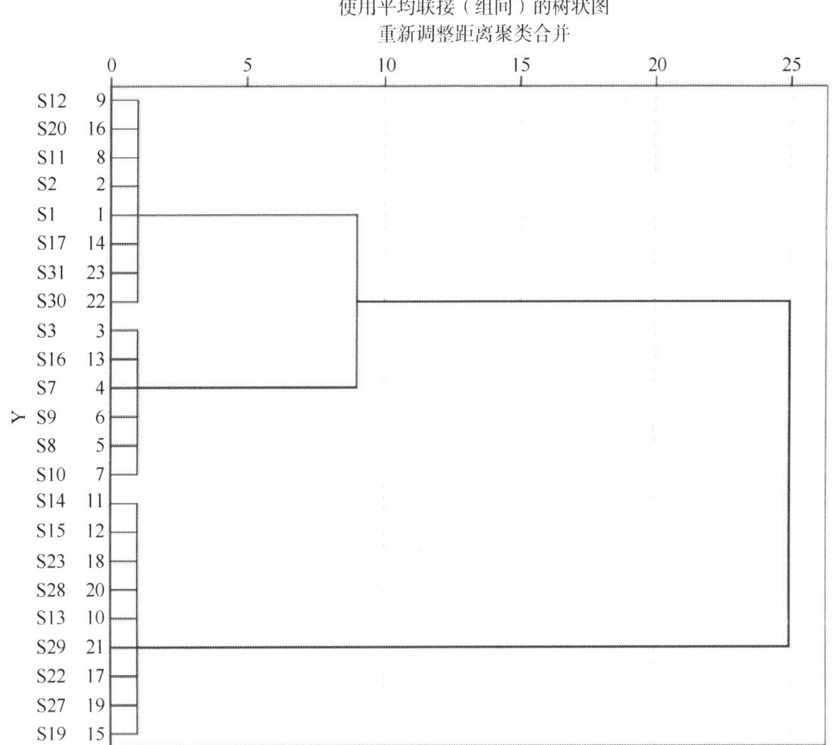

图 18.55　23 批枳壳药材的聚类分析树状图

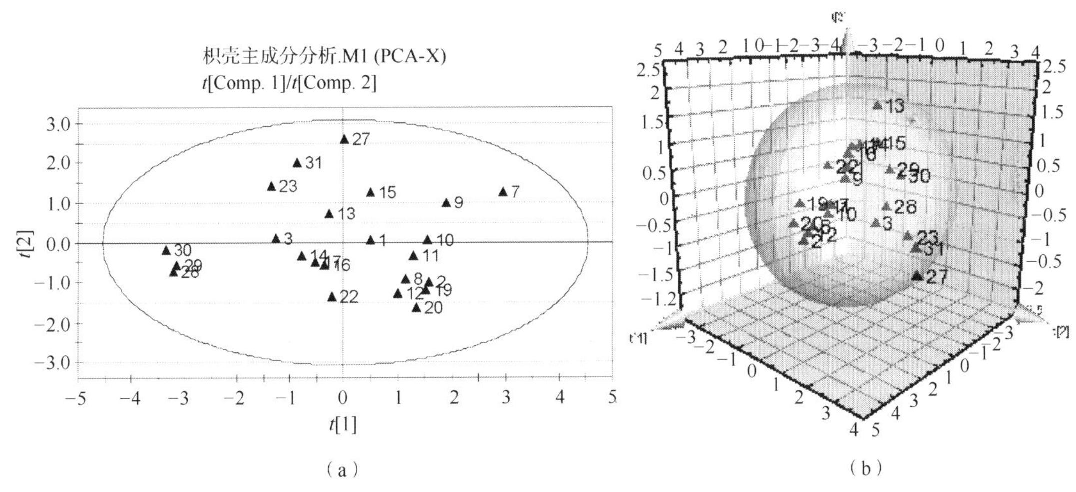

图 18.56　枳壳药材 PCA 分析结果

（a）PCA 图；（b）PCA 3D 图

对照指纹图谱建立：根据对 23 批枳壳的聚类分析结果，从中选取归属于一类的 14 批药材的色谱图生成指纹图谱及对照指纹图谱，以 S1 为参照图谱，经匹配后共指认共有峰（图 18.57、图 18.58、表 18.64、表 18.65）。

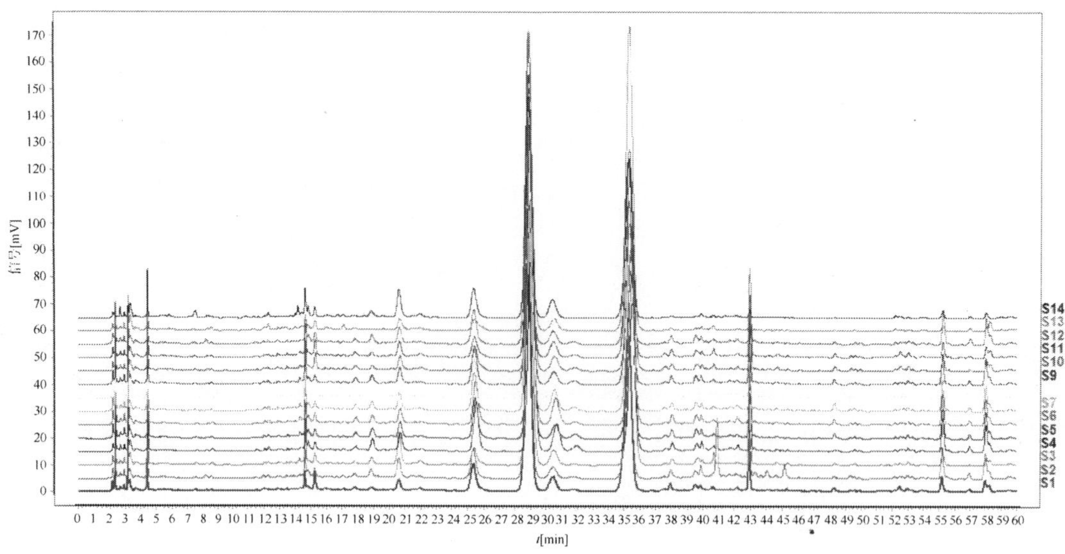

图 18.57 14 批枳壳 HPLC 指纹图谱

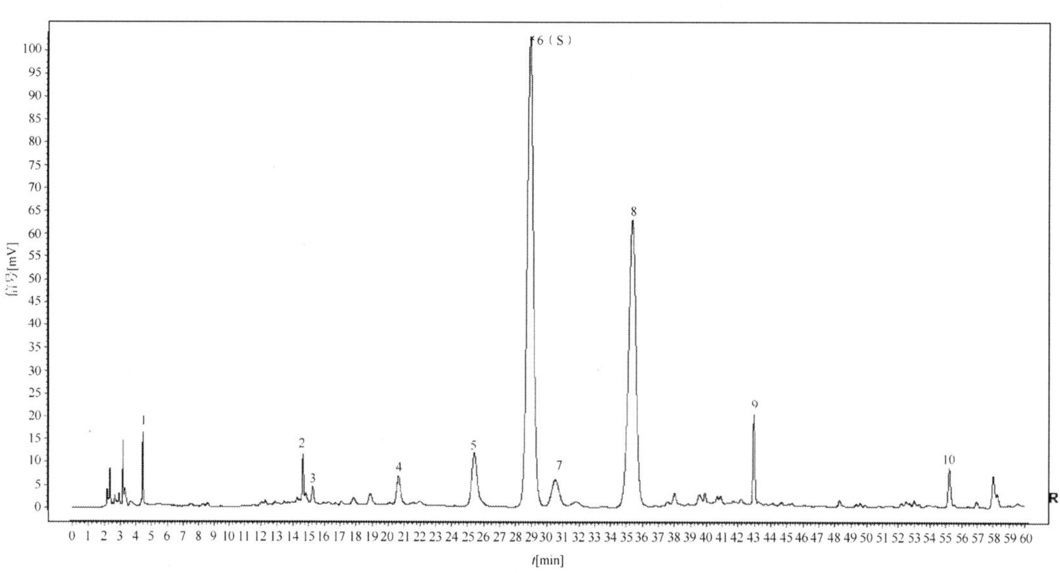

图 18.58 枳壳对照指纹图谱

5. 芸香柚皮苷；6. 柚皮苷；7. 橙皮苷；8. 新橙皮苷

表 18.64 14 批枳壳样品共有峰相对保留时间

批号	峰号									
	1	2	3	4	5	6（S）	7	8	9	10
1	0.154	0.506	0.529	0.714	0.879	1.000	1.056	1.222	1.488	1.912
2	0.154	0.506	0.528	0.714	0.879	1.000	1.056	1.223	1.488	1.913
3	0.154	0.505	0.527	0.713	0.878	1.000	1.055	1.226	1.487	1.910
7	0.153	0.503	0.525	0.712	0.878	1.000	1.056	1.222	1.479	1.901
8	0.153	0.505	0.527	0.713	0.879	1.000	1.056	1.222	1.482	1.906

续表

批号	峰号									
	1	2	3	4	5	6（S）	7	8	9	10
9	0.153	0.504	0.526	0.713	0.879	1.000	1.056	1.223	1.481	1.904
10	0.153	0.505	0.527	0.713	0.878	1.000	1.056	1.223	1.485	1.909
11	0.154	0.506	0.527	0.714	0.879	1.000	1.056	1.222	1.486	1.910
12	0.154	0.505	0.528	0.714	0.879	1.000	1.055	1.223	1.486	1.910
16	0.153	0.505	0.528	0.714	0.879	1.000	1.055	1.223	1.485	1.908
17	0.154	0.506	0.528	0.713	0.879	1.000	1.054	1.222	1.486	1.911
20	0.154	0.507	0.529	0.715	0.879	1.000	1.055	1.223	1.488	1.914
30	0.153	0.506	0.528	0.714	0.880	1.000	1.055	1.222	1.485	1.909
31	0.154	0.506	0.528	0.714	0.879	1.000	1.054	1.223	1.488	1.913

表 18.65　14 批枳壳样品共有峰相对峰面积

批号	峰号									
	1	2	3	4	5	6（S）	7	8	9	10
1	0.026	0.023	0.026	0.033	0.121	1.000	0.074	0.813	0.072	0.030
2	0.022	0.028	0.013	0.061	0.111	1.000	0.054	0.585	0.058	0.059
3	0.025	0.031	0.015	0.071	0.068	1.000	0.065	0.758	0.029	0.019
7	0.020	0.030	0.011	0.043	0.163	1.000	0.115	0.591	0.068	0.054
8	0.022	0.028	0.009	0.043	0.113	1.000	0.053	0.564	0.068	0.039
9	0.020	0.022	0.010	0.031	0.125	1.000	0.114	0.625	0.067	0.042
10	0.025	0.023	0.009	0.038	0.116	1.000	0.085	0.572	0.062	0.044
11	0.024	0.031	0.010	0.033	0.123	1.000	0.068	0.646	0.069	0.041
12	0.021	0.022	0.008	0.032	0.109	1.000	0.043	0.570	0.067	0.041
16	0.025	0.031	0.019	0.034	0.084	1.000	0.066	0.834	0.073	0.025
17	0.025	0.026	0.018	0.035	0.076	1.000	0.070	0.856	0.071	0.025
20	0.021	0.023	0.012	0.032	0.101	1.000	0.045	0.521	0.076	0.047
30	0.026	0.010	0.010	0.024	0.046	1.000	0.044	1.120	0.026	0.007
31	0.029	0.030	0.014	0.073	0.116	1.000	0.092	0.801	0.010	0.014

相似度评价：利用 2012.130723 版本中药色谱指纹图谱相似度评价系统计算软件，将上述 14 批样品与对照指纹图谱匹配，进行相似度评价。结果表明归为一类的 14 批药材与对照指纹图谱的相似度为 0.970～0.999，表明各批次药材之间具有较好的一致性，本方法可用于综合评价枳壳药材的整体质量（表 18.66）。

表 18.66　14 批枳壳相似度评价结果

批号	对照图谱相似度	批号	对照图谱相似度
ZQ20161221001	0.997	ZS20170420011	0.999
ZQ20161221002	0.993	ZS20170420012	0.995
ZQ20161221003	0.998	ZQ20170420016	0.996
ZQ20161221007	0.994	ZQ20170420017	0.995
ZQ20170420008	0.995	ZQ20170630020	0.991
ZQ20170420009	0.997	ZQ20171212030	0.970
ZQ20170420010	0.995	ZQ20171212031	0.996

小结与讨论

本研究分别对检测波长、梯度洗脱程序、柱温等因素进行了优化考察。①检测波长：采用 DAD 检测器全波长扫描，结果表明在 275nm 处峰个数较多，各峰分离度良好，优选 275nm。②梯度洗脱程序：通过峰个数、峰面积、峰形、各峰分离度等评价指标的综合比较，优化得到最佳梯度。③柱温：分别考察了 25℃、30℃、35℃，在 30℃时出峰时间及分离度最佳，优选为 30℃。

23 批不同产地的枳壳通过聚类分析、主成分分析和相似度评价等方法，将 23 批枳壳聚为两类，经分析发现分类的原因与产地无关，说明不同产地的枳壳质量差异不大，不同产地的枳壳所含化学成分组成基本一致。23 批枳壳虽然被分为两类，但是其图谱无明显差异，色谱峰一致，推测被分为两类的原因可能是药材收集时间的差异。本实验建立了 14 批枳壳 HPLC 指纹图谱，各批次相似度均大于 0.900，经对照品比对了 4 个共有峰，分别为芸香柚皮苷、柚皮苷、橙皮苷、新橙皮苷。

（五）多指标成分含量测定

对照品溶液的制备：取芸香柚皮苷、柚皮苷、橙皮苷和新橙皮苷对照品适量，精密称定，加甲醇制成含芸香柚皮苷 61.2μg/mL、柚皮苷 274μg/mL、橙皮苷 57.8μg/mL、新橙皮苷 235μg/mL 的混合对照品溶液，摇匀，即得。

供试品溶液的制备：取枳壳粉末约 0.2g，精密称定，置加入 50mL 50%甲醇，称定重量，超声提取 40min，冷却至室温，再次称定重量，用 50%甲醇补足失去的重量，摇匀，过 0.45μm 微孔滤膜，取续滤液即得。

色谱条件：色谱柱为 Diamonsil C18（250mm×4.6mm，5μm）；流动相：乙腈-0.1%甲酸水溶液（20∶80），等梯度洗脱，分析时长 30min；波长为 283nm，进样量为 10μL；流速为 1.0mL/min；柱温为 30℃。

系统适用性实验：分别取对照品溶液和供试品溶液按上述条件进样测定，考察系统的适应性。记录 HPLC 色谱图，如图 18.59 所示。各指标性成分色谱峰与相邻色谱峰的分离度均大于 1.5，理论塔板数以柚皮苷计不小于 3000。

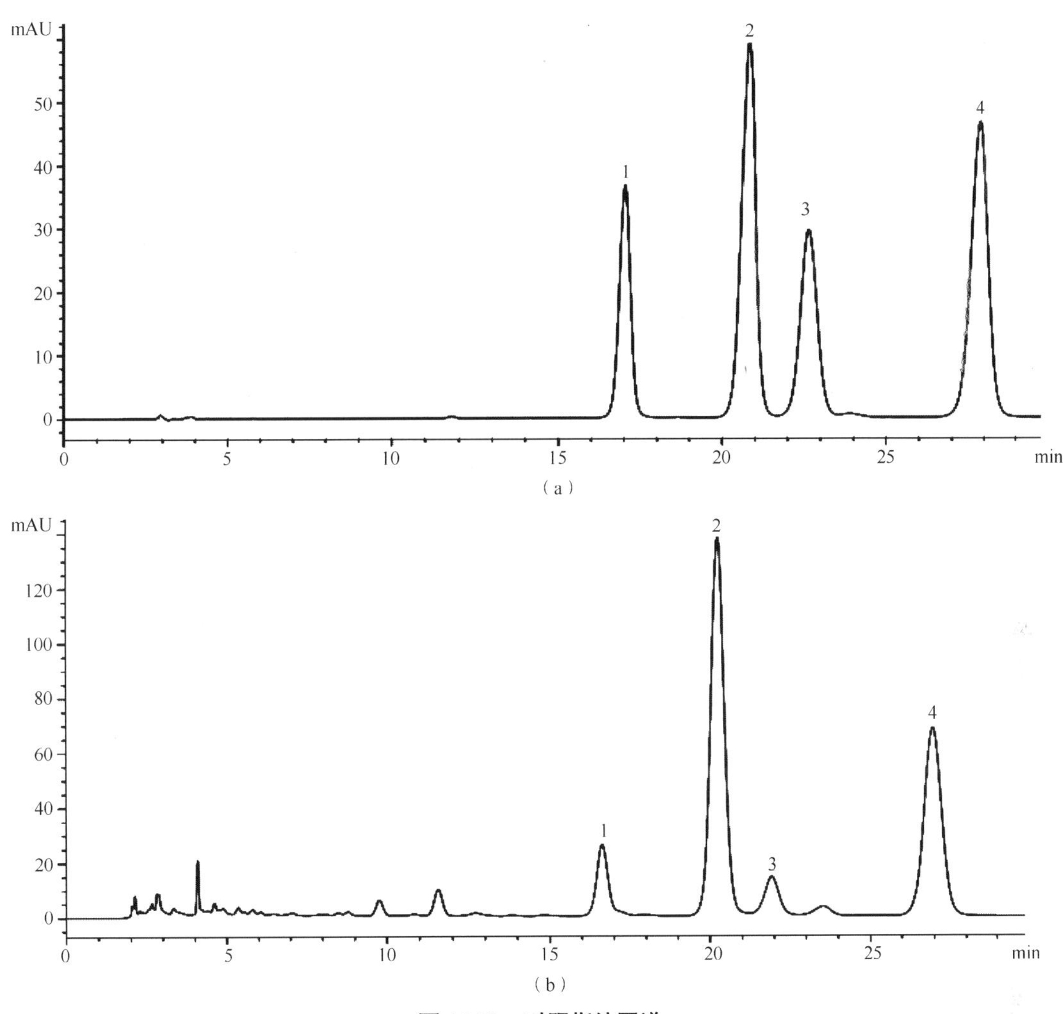

图 18.59　对照指纹图谱

1. 芸香柚皮苷；2. 柚皮苷；3. 橙皮苷；4. 新橙皮苷

（a）混合对照品；（b）供试品

方法学考察

线性关系考察：精密吸取混合对照品溶液，逐级稀释成为 6 个不同质量浓度的溶液，依法进行测定。记录相应的色谱峰峰面积，以峰面积 Y 为纵坐标，对照品浓度 X（μg/mL）为横坐标，绘制标准曲线并进行回归计算。4 个成分的线性回归方程见表 18.67（图 18.60）。

表 18.67　4 种成分的线性关系考察

成分	回归方程	r	线性范围（μg/mL）
芸香柚皮苷	Y=13.534X–3.4816	1	6.59～211
柚皮苷	Y=13.53 X –15.139	1	13.34～427
橙皮苷	Y=12.904 X –11.691	1	8.59～275
新橙皮苷	Y=16.414 X –8.4667	1	11.91～381

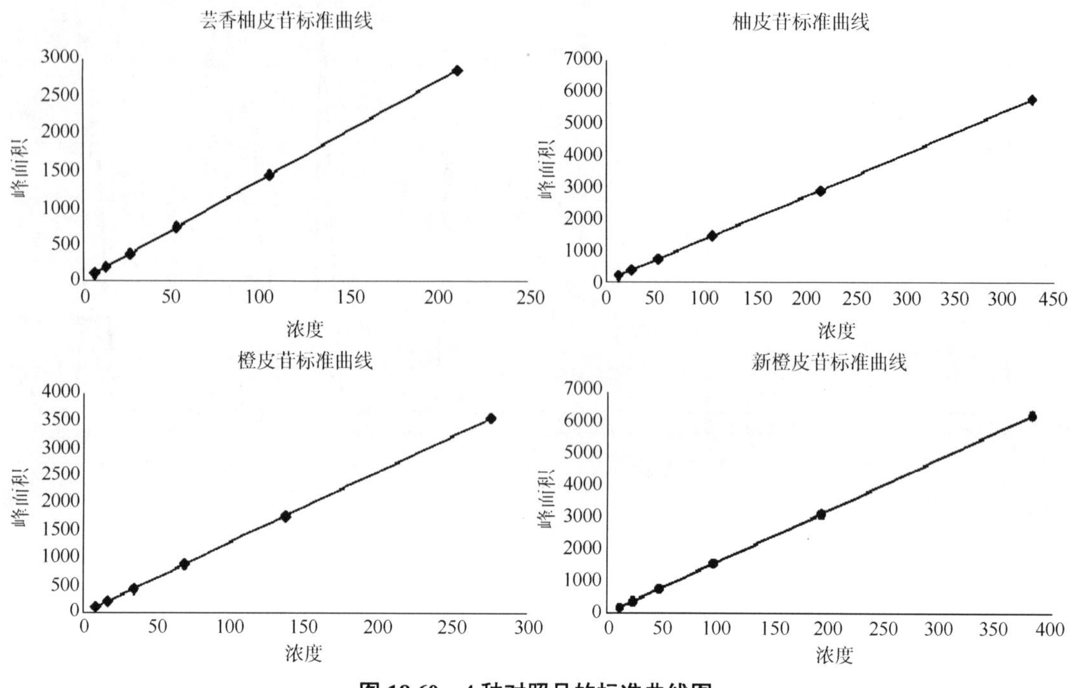

图 18.60 4 种对照品的标准曲线图

精密度试验：取批号 ZQ20161001007 的枳壳粗粉，按本节前述供试品制备方法制备供试品溶液，进样连续测定 6 次，记录芸香柚皮苷、柚皮苷、橙皮苷和新橙皮苷的色谱峰面积，计算每个峰面积 RSD（%）。结果见表 18.68。

表 18.68 精密度试验结果（n=6）

成分	峰面积值						RSD（%）
	1	2	3	4	5	6	
芸香柚皮苷	562.2	560.5	562.6	557.9	561.4	562.8	0.32
柚皮苷	3534.2	3531.1	3532.9	3533.2	3538.3	3543.7	0
橙皮苷	364.2	359.6	360.4	362.1	361.4	361.6	0.13
新橙皮苷	2277.2	2276.3	2277.4	2280.4	2280.1	2283.5	0.11

结果表明，供试品色谱图中芸香柚皮苷、柚皮苷、橙皮苷和新橙皮苷的色谱峰面积 RSD 均不大于 0.32%，表明仪器精密度良好。

稳定性试验：取批号 ZQ20161001007 的枳壳粗粉，按本节前述供试品制备方法制备供试品溶液，密闭，在室温放置 0、2h、4h、8h、12h 和 24h 后分别进样 1 次，记录芸香柚皮苷、柚皮苷、橙皮苷和新橙皮苷的色谱峰面积，计算每个峰面积 RSD（%）。结果见表 18.69。

表 18.69 稳定性试验结果（n=6）

成分	峰面积值						RSD（%）
	1	2	3	4	5	6	
芸香柚皮苷	562.2	562.6	561.4	562.9	566	572.1	0.71

续表

成分	峰面积值						RSD（%）
	1	2	3	4	5	6	
柚皮苷	3534.2	3532.9	3538.3	3541.7	3548.6	3592.8	0
橙皮苷	364.2	360.4	361.4	361.3	363	366.4	0.40
新橙皮苷	2277.2	2277.4	2280.1	2285.6	2290.8	2306	0.63

结果表明，供试品色谱图中芸香柚皮苷、柚皮苷、橙皮苷和新橙皮苷的色谱峰面积RSD均不大于0.71%，表明供试品溶液在室温条件下放置24h内稳定。

重复性试验：平行称取批号ZQ20161001007的枳壳粗粉6份，按本节前述供试品制备方法制备供试品溶液，依次进样，记录芸香柚皮苷、柚皮苷、橙皮苷和新橙皮苷的含量，计算RSD（%）。结果见表18.70。

表18.70　重复性试验结果（n=6）

成分	含量（mg/g）						RSD（%）
	1	2	3	4	5	6	
芸香柚皮苷	9.307	9.277	9.161	9.412	9.227	9.305	0.91
柚皮苷	59.891	60.218	60.134	59.676	59.161	60.595	0.82
橙皮苷	8.715	8.455	8.357	8.531	8.540	9.389	1.52
新橙皮苷	33.230	33.392	32.739	33.260	32.847	33.470	0.89

结果表明，供试品色谱图中芸香柚皮苷、柚皮苷、橙皮苷和新橙皮苷的含量RSD均不大于1.52%，表明本方法重复性良好。

加样回收率试验：取已知含量的枳壳粗粉（含芸香柚皮苷9.282mg/g，柚皮苷59.946mg/g，橙皮苷8.498mg/g，新橙皮苷33.156mg/g）6份，每份约0.1g，精密称定，各份依次按样品中所含有的芸香柚皮苷、柚皮苷、橙皮苷和新橙皮苷4个化合物含量的100%加入含相应质量化合物的对照品溶液，按本节前述供试品制备方法制备供试品溶液。进样测定，分别记录芸香柚皮苷、柚皮苷、橙皮苷和新橙皮苷的峰面积，计算各样品中上述4个化合物的含量及平均回收率，结果见表18.71。

表18.71　加样回收率试验结果

	取样量（g）	样品含量（mg）	加入对照品的量（mg）	实际测定量（mg）	回收率（%）	平均回收率（%）	RSD（%）
芸香柚皮苷	0.1015	0.9425	1.1910	2.1404	100.6	100.6	0.92
	0.1016	0.9435	1.1910	2.1560	101.8		
	0.1014	0.9416	1.1910	2.1384	100.5		
	0.1013	0.9407	1.1910	2.1292	99.8		
	0.1015	0.9425	1.1910	2.1522	101.6		
	0.1012	0.9398	1.1910	2.1248	99.5		

续表

	取样量（g）	样品含量（mg）	加入对照品的量（mg）	实际测定量（mg）	回收率（%）	平均回收率（%）	RSD（%）
柚皮苷	0.1015	6.0845	7.3530	13.6115	102.4	100.7	1.77
	0.1016	6.0905	7.3530	13.5574	101.5		
	0.1014	6.0785	7.3530	13.4948	100.9		
	0.1013	6.0725	7.3530	13.3979	99.6		
	0.1015	6.0845	7.3530	13.5984	102.3		
	0.1012	6.0665	7.3530	13.2512	97.7		
橙皮苷	0.1015	0.9879	0.9830	1.9507	97.9	99.0	2.67
	0.1016	0.9888	0.9830	1.9834	101.2		
	0.1014	0.9869	0.9830	1.9396	96.9		
	0.1013	0.9859	0.9830	2.0009	103.3		
	0.1015	0.9879	0.9830	1.9396	96.8		
	0.1012	0.9849	0.9830	1.9447	97.6		
新橙皮苷	0.1015	3.3654	3.882	7.3244	101.9	100.5	1.74
	0.1016	3.3687	3.882	7.3092	101.5		
	0.1014	3.3620	3.882	7.2616	100.5		
	0.1013	3.3587	3.882	7.2145	99.3		
	0.1015	3.3654	3.882	7.3286	1021		
	0.1012	3.3554	3.882	7.1455	97.6		

结果表明，芸香柚皮苷、柚皮苷、橙皮苷和新橙皮苷的平均加样回收率分别为100.6%、100.7%、99.0%和100.5%，RSD（*n*=6）分别为0.92%、1.77%、2.67%和1.74%。表明本法具有良好的加样回收率。

样品含量测定：取23批枳壳粗粉，按本节前述供试品制备方法制备供试品溶液，进样测定，计算各批次样品中芸香柚皮苷、柚皮苷、橙皮苷和新橙皮苷4个成分的含量，结果见表18.72，各指标成分含量累计加和图见图18.61。芸香柚皮苷含量范围为1.74～9.40mg/g，柚皮苷含量范围为49.08～73.44mg/g，橙皮苷含量范围为1.92～6.13mg/g，新橙皮苷含量范围为30.56～68.05mg/g。

表18.72　23批枳壳含量测定结果

批号	含量（mg/g）			
	芸香柚皮苷	柚皮苷	橙皮苷	新橙皮苷
ZQ20161221001	5.70	49.08	3.14	38.19
ZQ20161221002	5.83	54.93	2.51	30.56
ZQ20161221003	3.39	61.53	2.68	42.72
ZQ20161221007	9.40	59.60	6.13	33.13
ZQ20170420008	8.08	73.44	2.73	38.61
ZQ20170420009	8.12	67.05	5.43	39.09
ZQ20170420010	7.66	69.20	4.93	37.26

续表

批号	含量（mg/g）			
	芸香柚皮苷	柚皮苷	橙皮苷	新橙皮苷
ZQ20170420011	7.63	65.73	3.25	40.22
ZQ20170420012	7.67	72.51	2.63	39.68
ZQ20170420013	4.01	57.92	3.43	50.82
ZQ20170420014	3.54	56.21	3.23	48.82
ZQ20170420015	5.40	49.97	3.33	40.66
ZQ20170420016	4.00	60.95	2.80	48.49
ZQ20170420017	3.77	60.14	2.80	49.77
ZQ20170630019	6.47	69.95	3.97	35.13
ZQ20170630020	6.60	69.33	2.44	33.82
ZQ20170630022	2.93	51.59	2.09	34.06
ZQ20170721023	5.84	63.85	3.81	47.51
ZQ20171212027	8.34	54.73	4.55	37.32
ZQ20171212028	2.42	64.06	1.92	54.02
ZQ20171212029	1.74	53.75	2.02	54.72
ZQ20171212030	2.52	65.93	2.68	68.05
ZQ20171212031	5.91	51.63	4.05	37.29

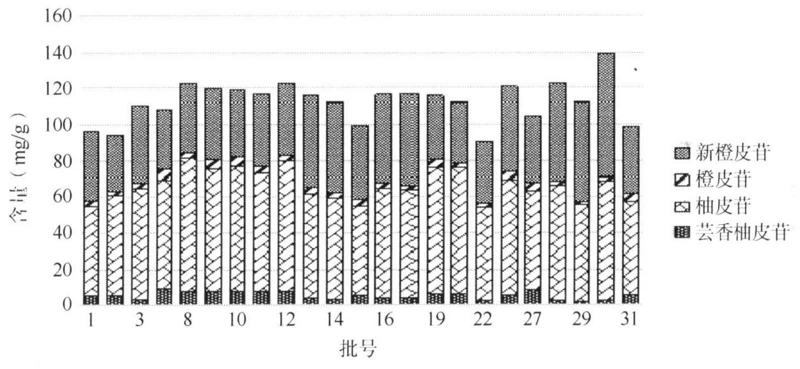

图 18.61　23 批枳壳指标成分含量累加图

在供试品溶液制备方法考察实验中，我们分别对提取方法（超声提取、加热回流提取）、提取溶剂（甲醇、80%甲醇、50%甲醇、30%甲醇）、提取时间（20min、30min、40min、60min）和提取终点进行考察，得出 50mL 50%甲醇超声提取 40min 可将 0.2g 枳壳的指标性成分提取完全。

本文建立了 HPLC 含量测定方法，对 23 批枳壳的芸香柚皮苷、柚皮苷、橙皮苷、新橙皮苷的 4 种成分进行定量分析，结果表明各批次样品含量无显著差异，药材质量较稳定。所建立的质量控制方法可从定性和定量两方面控制枳壳的质量，从而为建立从药材到成品全过程的质量控制体系奠定基础。

（六）枳壳质量标准（草案）及起草说明

1. 枳壳质量标准（草案）

根据研究结果，参照《中国药典》2015 年版，拟定枳壳药材质量标准（草案）如下。

枳　壳

Zhiqiao

AURANTII FRUCTUS

本品为芸香科植物酸橙 *Citrus aurantium* L. 及其栽培变种的干燥未成熟果实。7 月果皮尚绿时采收，自中部横切为两半，晒干或低温干燥。

【性状】　本品呈半球形，直径 3～5cm。外果皮棕褐色至褐色，有颗粒状突起，突起的顶端有凹点状油室；有明显的花柱残迹或果梗痕。切面中果皮黄白色，光滑而稍隆起，厚 0.4～1.3cm，边缘散有 1～2 列油室，瓤囊 7～12 瓣，少数至 15 瓣，汁囊干缩呈棕色至棕褐色，内藏种子。质坚硬，不易折断。气清香，味苦、微酸。

【鉴别】

1）本品粉末黄白色或棕黄色。中果皮细胞类圆形或形状不规则，壁大多呈不均匀增厚。果皮表皮细胞表面观多角形、类方形或长方形，气孔环式，直径 16～34μm，副卫细胞 5～9 个；侧面观外被角质层。汁囊组织淡黄色或无色，细胞多皱缩，并与下层细胞交错排列。草酸钙方晶存在于果皮和汁囊细胞中，呈斜方形、多面体形或双锥形，直径 3～30μm。螺纹导管、网纹导管及管胞细小。

2）取本品粉末 0.2g，加甲醇 10mL，超声处理 30min，滤过，滤液蒸干，残渣加甲醇 5mL 使溶解，作为供试品溶液。另取柚皮苷对照品、新橙皮苷对照品，加甲醇制成每 1mL 各含 0.5mg 的混合溶液，作为对照品溶液。照薄层色谱法（通则 0502）试验，吸取上述供试品溶液 10μL、对照品溶液 20μL，分别点于同一硅胶 G 薄层板上，以三氯甲烷-甲醇-水（13∶6∶2）下层溶液为展开剂，展开，取出，晾干，喷以 3% 三氯化铝乙醇溶液，105°C 加热约 5 分钟，置紫外光灯（365nm）下检视。供试品色谱中，在与对照品色谱相应的位置上，呈相同颜色的荧光斑点。

【检查】　水分　不得过 12%（通则 0832 第四法）。

总灰分　不得过 7.0%（通则 2302）。

【指纹图谱】　照 HPLC（《中国药典》2015 年版通则 0512）测定。

色谱条件与系统适用性试验　以十八烷基硅烷键合硅胶为填充剂；以含 0.1%甲酸水溶液为流动相 A，以含乙腈为流动相 B，按规定进行梯度洗脱（表 18.73）；流速为 1.0mL/min；检测波长为 270nm。理论板数按柚皮苷峰计算应不低于 3000。

对照品溶液的制备：精密称取减压干燥至植重的柚皮苷对照品 15mg，置 50mL 量瓶中，加甲醇至刻度，摇匀，精密量取 5mL，置 25mL 量瓶中，加甲醇至刻度摇匀，即得（每 1mL 中含柚皮苷 60μg）。

表 18.73

t（min）	流动相 A（%）	流动相 B（%）
0	90	10
5	90	10
10	80	20
30	80	20
55	40	60
60	0	100

供试品溶液的制备 称取本品粗粉约 0.2g，精密称定，精密加入 80%甲醇 50mL，称定重量，超声提取 30min，冷却至室温，再次称定重量，用 80%甲醇补足失去的重量，取上清液过 0.45μm 微孔滤膜，取续滤液即得。

测定法 分别精密吸取对照品溶液和供试品溶液各10μL，注入液相色谱仪，测定，记录色谱图，即得。

按国家药典委员会提供的中药色谱指纹图谱相似度评价系统进行评价。供试品指纹图谱与对照指纹图谱经相似度计算，相似度不得低于 0.9。

【含量测定】 照 HPLC（《中国药典》2015 年版通则 0512）测定。

色谱条件与系统适用性试验 以十八烷基硅烷键合硅胶为填充剂；以乙腈-0.1%甲酸水（20∶80）为流动相；检测波长为 283nm，柱温为 30℃，分析时长为 30min，理论板数按柚皮苷峰计算应不低于 3000。

对照品溶液的制备 取芸香柚皮苷、柚皮苷、橙皮苷和新橙皮苷对照品适量，精密称定，加甲醇分别制成每 1mL 芸香柚皮苷 61.2μg、柚皮苷 274μg、橙皮苷 57.8μg、新橙皮苷 235μg 的混合对照品溶液，摇匀，即得。

供试品溶液的制备 称取本品粉末约 0.2g，精密称定，置具塞锥形瓶内，加入 50mL 50%甲醇，称定重量，超声提取 40min，冷却至室温，再次称定重量，用 50%甲醇补足失去的重量，摇匀，过 0.45μm 微孔滤膜，取续滤液即得。

测定法 分别精密吸取对照品溶液与供试品溶液各10μL，注入液相色谱仪，测定，即得。

本品按干燥品计算，含芸香柚皮苷（$C_{27}H_{32}O_{14}$）不得少于 0.17%，柚皮苷（$C_{27}H_{32}O_{14}$）不得少于 4.0%，橙皮苷（$C_{28}H_{34}O_{15}$）不得少于 0.19%，新橙皮苷（$C_{28}H_{34}O_{15}$）不得少于 3.0%。

饮片

【炮制】枳壳 除去杂质，洗净，润透，切薄片，干燥后筛去碎落的瓤核。

本品呈不规则弧状条形薄片。切面外果皮棕褐色至褐色，中果皮黄白色至黄棕色，近外缘有 1～2 列点状油室，内侧有的有少量紫褐色瓤囊。

【鉴别】【检查】【含量测定】【指纹图谱】 同药材。

【性味与归经】苦、辛、酸，微寒。归脾、胃经。

【功能与主治】理气宽中，行滞消胀。用于胸胁气滞，胀满疼痛，食积不化，痰饮内停，脏器下垂。

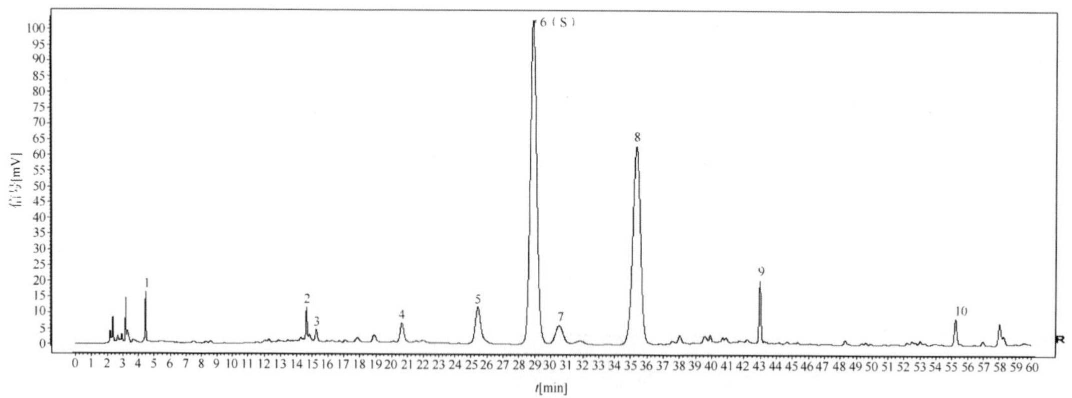

图 18.62　对照指纹图谱

5. 芸香柚皮苷；6. 柚皮苷；7. 橙皮苷；8. 新橙皮苷

【用法与用量】　3～10g。

【注意】　孕妇慎用。

【贮藏】　置阴凉干燥处，防蛀。

注：栽培变种主要有黄皮酸橙 *Citrus aurantium* 'Huangpi'、代代花 *Citrus aurantium* 'Daidai'、朱栾 *Citrus aurantium* 'Chuluan'、塘橙 *Citrus aurantium* 'Tangcheng'。

2. 枳壳质量标准（草案）起草说明

枳壳质量标准（草案）起草说明

现将本质量标准（草案）起草情况说明如下。

本品来源按《中国药典》规定为芸香科植物酸橙 *Citrus aurantium* L. 及其栽培变种的干燥未成熟果实。

【性状】对收集到的 23 批枳壳在参考《中国药典》的基础上进行检查，收集到的 23 批枳壳与《中国药典》2015 年版描述一致。

【鉴别】

1）显微鉴别：按《中国药典》2015 年版一部规定对本次收集到的 32 批枳壳进行鉴别，本文对枳壳中果皮表皮细胞、中果皮碎片、汁囊碎片、油室碎片、草酸钙方晶及导管等较为典型的 6 种细胞进行观察，与《中国药典》中提供的枳壳显微鉴别结果一致。

2）薄层色谱鉴别：薄层色谱法（TLC）是对化学物质进行快速分离和鉴定的一种重要方法，兼备了柱色谱和纸色谱的优点，在制药、食品、保健品、化妆品、法检、工业等方面均有较广泛的应用，且《中国药典》一部大多数中药材均收载了薄层色谱鉴定项。本文对《中国药典》中收录的枳壳薄层鉴别提供了薄层鉴别结果。

【指纹图谱】中药指纹图谱是当前国际上对于中药质量控制的唯一认可模式，在符合中药整体性的基础上进行的质量控制手段，指纹图谱技术已经在重要注射剂领域广泛应用，同时国家市场监督管理总局也制定了中药注射剂的药材、中间体和成药的指纹图谱质量控制模式，因此本文在参考《中药材指纹图谱研究的技术要求》的基础上对收集到的 23 批枳壳进行指纹图谱研究。

（1）参照物溶液的制备：以芸香柚皮苷、柚皮苷、橙皮苷和新橙皮苷为对照品，以甲醇溶解定容，配制成适宜浓度的溶液。

（2）供试品溶液的制备：分别从提取方法、提取溶剂、提取时间进行考察，确定最终的供试品溶液制备方法。

（3）色谱条件：通过考察并优化检测波长、柱温等参数，确定色谱条件。

（4）方法学考察

精密度试验　取同一供试品溶液，连续进样 6 次，考察色谱峰峰面积的一致性，其峰面积比值的相对标准偏差 RSD 不得大于 5%。

重复性试验　取同一批枳壳药材平行制备 6 份供试品溶液，进行检测，考察色谱峰峰面积的一致性，其峰面积比值的相对标准偏差 RSD 不得大于 5%。

稳定性试验　取同一供试品溶液。分别在 0、2h、4h、8h、12h、24h 进样检测，考察色谱峰峰面积的一致性，其峰面积比值的相对标准偏差 RSD 不得大于 5%。样品在 24h 内稳定。

（5）指纹图谱

指纹图谱的建立　对 23 批枳壳进行测定，记录色谱图，并利用中药色谱指纹图谱相似度评价系统（2012.130723 版本）对 23 批样品的图谱数据进行分析，采用均值法，设置 S1 为参照指纹图谱，采用多点校正后进行自动匹配，根据色谱图中各色谱峰的相对保留时间，确定共有峰，并选取其中 6 个特征色谱峰，建立 HPLC 共有模式图。

聚类分析　以第 1 批枳壳药材色谱图作为参照图谱进行自动匹配，得到的匹配数据，运用 SPSS19.0 数据统计分析软件对其进行系统聚类分析。

主成分分析　本试验将 23 批样品 10 个共有峰绝对峰面积导入 SIMCA-P12.0 分析软件，进行主成分分析。

对照指纹图谱建立　对 23 批枳壳药材的图谱进行分析，从中选取归属于一类的 14 批样品数据导入中药指纹图谱相似度分析软件，生成指纹图谱，以 S1 为参照图谱，经匹配后共得到 10 个共有峰。通过对照品指认，共指认出 4 个色谱峰。

相似度评价　利用中药色谱指纹图谱相似度评价系统（2012.130723 版本）计算软件，将上述 14 批样品与对照指纹图谱匹配，进行相似度评价，各批枳壳样品与对照指纹图谱间的相似度为 0.970～0.999，表明各批次枳壳之间具有较好的一致性，本方法可用于综合评价枳壳的整体质量。

【含量测定】　枳壳中主要含有黄酮类成分，如芸香柚皮苷、柚皮苷、橙皮苷和新橙皮苷等，测定枳壳中黄酮类成分的含量对于枳壳质量的客观的评价具有重要意义。因此，本文建立了 HPLC 并选取芸香柚皮苷、柚皮苷、橙皮苷和新橙皮苷 4 种成分进行含量测定，具体过程如下。

（1）对照品溶液的制备：以芸香柚皮苷、柚皮苷、橙皮苷和新橙皮苷为对照品，以甲醇溶解定容，配制成适宜浓度的溶液。

（2）供试品溶液的制备：分别从提取方法、提取溶剂、提取时间进行考察，确定最终的供试品溶液制备方法。

（3）色谱条件：通过考察并优化检测波长、柱温等参数，确定色谱条件。

（4）方法学考察

系统适应性考察　分别吸取混合对照品、供试品溶液适量考察系统适应性。

线性关系考察　取混合标准品溶液逐级稀释为六个不同质量浓度的混合对照品溶液，进样测定，记录相应的峰面积，以峰面积为纵坐标（Y），进样量为横坐标（X）进行回归分析，得回归方程。

精密度试验　取同一供试品溶液，连续进样 6 次，考察色谱峰峰面积的一致性，其峰面积相对标准偏差 RSD 不得大于 3%。

重复性试验　取同一批枳壳药材平行制备 6 份供试品溶液，进行检测，考察指标成分含量的一致性，其相对标准偏差 RSD 不得大于 3%。

稳定性考察　取同一供试品溶液。分别在 0、2h、4h、8h、12h、24h 进样检测，考察色谱峰峰面积的一致性，其峰面积相对标准偏差 RSD 不得大于 3%。样品在 24h 内稳定。

回收率试验　取已知准确含量的枳壳粉末 6 份，按已知含量的 100%、加入对照品，按供试品溶液制备方法和检测方法进样测定，计算回收率。芸香柚皮苷、柚皮苷、橙皮苷和新橙皮苷的平均加样回收率分别为 100.6%、100.7%、99.0%和 100.5%，相对标准偏差 RSD 不得大于 3%。

根据目前收集的多批次枳壳药材含量测定结果，将枳壳药材指标性成分含量限度暂定如下：本品按干燥品计算，含芸香柚皮苷（$C_{27}H_{32}O_{14}$）不得少于 0.17%，柚皮苷（$C_{27}H_{32}O_{14}$）不得少于 4.0%，橙皮苷（$C_{28}H_{34}O_{15}$）不得少于 0.19%，新橙皮苷（$C_{28}H_{34}O_{15}$）不得少于 3.0%。企业可根据内部需求对其进行等级分化。

五、研究总结

本次研究在综合考察了《中国药典》2015 年版的基础上，以 HPLC 指纹图谱结合多指标性成分定量分析的方法，对陈皮、枳实和枳壳药材进行了质量研究。本研究具体分为以下几个方面。

1. 化学物质组研究

采用 UPLC-Q/TOF-MS 液质联用的方法对陈皮、枳实和枳壳的物质基础进行研究，从陈皮中共表征了 25 个化学成分，辨识了 20 个化学成分，其中包括 18 个黄酮类成分，1 个柠檬苦素类成分，一个其他类成分；从枳实中共表征了 30 个化学成分，辨识了 26 个化学成分，其中包括 23 个黄酮类成分，2 个香豆素类成分，1 个柠檬苦素类成分；从枳壳中共表征了 26 个化学成分，辨识了 22 个化学成分，其中 21 个黄酮类成分，一个柠檬苦素类成分；共表征出 16 个陈皮、枳实和枳壳共有的化学成分，辨识了 15 个化学成分，其中 14 个黄酮类成分，1 个柠檬苦素类成分，为质量标准的建立奠定基础。

2. 陈皮质量评价研究

本文在鉴别项上对陈皮进行了显微鉴别和薄层鉴别，提供了显微鉴别图。增加了薄层鉴别指标川陈皮素，川陈皮素是陈皮中主要的多甲氧基黄酮类化合物，弥补了鉴别指标单一的缺陷，并提供薄层鉴别图。在前期化学成分研究的基础上，建立了陈皮 HPLC 指纹图谱的质量评价方法，根据聚类分析、主成分分析、相似度评价等结果建立了陈皮药材及饮片的对照指纹图谱共有模式，可以用来评价陈皮药材及饮片的整体质量。同时测定陈皮中芸香柚皮苷、橙皮苷、川陈皮素和红桔素 4 个指标性成分的含量。本研究中指纹图谱与多成分含量测定为同一色谱条件，采用同一色谱条件对陈皮进行定性、定量研究，此方法简便、易于操作，且重复性好，为陈皮药材的选择提供了指导方向。

3. 枳实质量评价研究

本文对枳实进行了显微鉴别、薄层鉴别和醇溶性浸出物的测定，提供了显微鉴别图和薄层鉴别图，以最低值的 80%设定限度，拟定枳实药材的醇溶性浸出量不得少于 25.0%，枳实饮片的醇溶性浸出量不得少于 15.0%，为药材质量的初步评价提供依据。在前期化学成分研究的基础上，建立了枳实 HPLC 指纹图谱的质量评价方法，根据聚类分析、主成分分析、相似度评价等结果建立了枳实药材及饮片的对照指纹图谱共有模式，可以用来评价枳实药材及饮片的整体质量。采用对照品比对的方法指认了其中 4 个黄酮苷类成分，分别为芸香柚皮苷、柚皮苷、橙皮苷和新橙皮苷，建立了 HPLC 方法测定以上 4 种黄酮苷类成分，此方法简便易行，重复性良好。根据结果发现不同批次的枳实黄酮苷的含量差异较大，为临床应用提供参考。

4. 枳壳质量评价研究

本文对枳壳进行了显微鉴别和薄层鉴别，提供了显微鉴别图和薄层鉴别图。在前期化学成分研究的基础上，建立了枳壳 HPLC 指纹图谱质量评价方法，并通过聚类分析、主成分分析和相似度评价等结果建立了枳壳药材的对照指纹图谱共有模式，通过对照品比对的方式指认了枳壳中 4 个黄酮苷类成分，分别为芸香柚皮苷、柚皮苷、橙皮苷和新橙皮苷，并建立了 HPLC 法测定以上 4 种黄酮苷的含量，根据结果可知，枳壳药材质量较稳定，所建立的质量控制方法可从定性和定量两方面控制枳壳的质量，从而为建立从药材到成品全过程的质量控制体系奠定基础。

根据以上研究结果，建立陈皮、枳实和枳壳的质量标准（草案）及起草说明。

结　论

1）通过对陈皮、枳实、枳壳三药药效、药性、药理作用及化学成分的特异性、生源途径、成分的含量等的分析，对陈皮、枳实、枳壳的质量标志物进行预测，橙皮苷、川陈皮素、辛弗林可考虑作为陈皮的质量标志物；新橙皮苷、柚皮苷、芸香柚皮苷、辛弗林可考虑作为枳实、枳壳的质量标志物。虽然三种中药均含有橙皮苷，但陈皮中橙皮苷的含量远高于枳实、枳壳。枳实、枳壳均含有柚皮苷和新橙皮苷，且根据大量文献研究发现枳实中柚皮苷和新橙皮苷的含量为枳壳的 1.5～3 倍。研究表明辛弗林的含量随着酸橙果实成熟度的增加而有下降的趋势。因此以上质量标志物的预测既可以反映同类药材的共同点，又可以区分不同药材之间的差异性。

2）专属性、特有性是中药质量标志物确定的重要条件，广泛分布的成分难以反映中药材中的特有性。中药化学成分多为植物的次生代谢产物，次生代谢产物是植物在长期的进化中对环境的适应结果，其在植物中的生成和分布通常有种属、器官组织和生长发育期的特异性。这些在植物体内含量不等的次生代谢物均有自己独特的合成途径。因此在进行质量标志物的预测分析时，特有性既要反映同一类药材（如陈皮、枳实、枳壳）区别于其他类药材的共性成分，又要反映同类不同中药材之间的差异。成分的特有性分析应基于化学成分的生源途径，从属（类）、种及种内差异及不同入药部位、采收时期等进行细化的针对性分析。

3）本实验在供试品溶液制备方法考察时，分别对提取方式、提取溶剂、提取时间和提取终点进行了考察。本文建立了 HPLC 法测定不同批次陈皮、枳实、枳壳等药材及饮片中芸香柚皮苷、橙皮苷、川陈皮素和红桔素的含量。在此基础上，开展基于质量标志物的陈皮、枳实、枳壳的质量标注研究，提出三者的《中国药典》标准草案和起草说明，以期能为制定它们的质量标准提供参考。

参考文献

[1] 国家药典委员会. 中华人民共和国药典. 一部. 北京：中国医药科技出版社，2015.

[2] 许茹. 柑橘属几种常见理气药的本草学考究[D]. 福州：福建农林大学，2013.

[3] [清]. 孙星衍，孙冯翼辑. 神农本草经（排印本）[M]. 卷二，北京：商务印书馆，1984.

[4] 陶弘景. 名医别录（尚志钧辑校）[M]. 北京：人民卫生出版社，1986：324.

[5] 甄权. 药性论. 合肥：安徽科学技术出版社. 2006：206-207.

[6] 刘翰，马志，著，尚志钧，辑校. 开宝本草. 合肥：安徽科学技术出版社，1998.

[7] [明]李时珍. 本草纲目（校点本）. 下册. 北京：人民卫生出版社，1982.

[8] [明]贾久茹，张瑞贤等校注. 药品化义. 北京：学苑出版社，2011.

[9] 汪昂著，陈赞育辑校. 本草备要. 北京：中国中医药出版社，1998.

[10] [清]姚澜. 本草分经. 上海：千顷堂书局，1925.

[11] 石力夫，梁华清. 黄皮橘果皮化学成分的分离和鉴定. 第二军医大学学报，1993，14（3）：249-251.

[12] 武井. 应用毛细管电泳分析陈皮中黄酮类糖甙与陈皮配伍的汉方方剂汇. 国外医学. 中医中药分册，1999，21（5）：54-55.

[13] 杨洁，陈皮化学成分的研究. 吉林：吉林大学，2013.

[14] Li S，Lo CY，Ho CT. Hydroxylated Polymethoxyflavones and Methylated Flavonoids in Sweet Orange（Citrus sinensis）Peel. J Agric Food Chem，2006，54：4176-4185.

[15] Chen J，Antonio MM. Two New Polymethoxylated Flavones，a class of Compounds with Potential Anticancer Activity，Isolated from Cold Pressed Dancy Tangerine Peel Oil Solids. J Agric Food Chem，1997，45：364-368.

[16] 张永勇，倪丽，范春林，等. 枳实中一个新的酚苷成分. 中草药，2006，37（9）：1295-1297.

[17] 冯峰，王晓宁，阎翠敏. 枳实的化学成分研究. 亚太传统医药，2012，8（10）：22-24.

[18] 张鸥，王海峰，张晓丽，等. 枳实化学成分的分离与鉴定. 沈阳药科大学学报，2015，32（1）：22-25.

[19] 张霄潇，李正勇，马玉玲，等. 中药枳实的研究进展. 中国中药杂志，2015，40（2）：185-190.

[20] Liu WY，Zhou C，Yan CM，et al. Characterization and simultaneous quantification of multiple constituents in Aurantii Fructus Immaturus extracts by HPLC-DAD-ESI-MS/MS. Chinese journal of natural medicines，2012，10（6）：456-463.

[21] 于国华，杨洪军，李俊芳，等. 基于 UHPLC-LTQ-Orbitrap-MS/MS 技术分析枳实中的化学成分. 中国中药杂志，2016，41（18）：3371-3378.

[22] 杨武亮，陈海芳，于宝金，等. 枳壳活性化学成分研究. 中药材，2008，31（12）：1812-1815.

[23] 周大勇，徐青，薛兴亚，等. 高效液相色谱-电喷雾质谱法测定枳壳中黄酮苷类化合物. 分析化学研究报告，2006，34：31-35.

[24] 徐英，董静，王弘，等. 使用ESI-IT-TOF高分辨率质谱及在线柱后衍生技术枳壳药材指纹图谱中二氢黄酮类成分的鉴定. 第九届全国中药和天然药物学术研讨会大会报告及论文集，2007：394-403.

[25] Chen HF，Zhang WG，Yuan JB，et al. Simultaneous quantification of polymethoxylated flavones and coumarins in Fructus aurantii and Fructus Aurantii immaturus using HPLC-ESI-MS/MS. Journal of Pharmaceutical and Biomedical Analysis，2012，59：90-95.

[26] Lin ZT，Wang H，Xu Y，et al. Identification of antioxidants in Fructus aurantii and its quality evaluation using a nem on-line combination of analytical techniques. Food Chemistry，2012，134：1181-1191.

[27] 罗小泉，杨武亮，周志明，等. 中药枳壳药材的研究概况. 江西中医学院学报，2006，18（2）：45-47.

[28] 季忆，陈建真，陈建明. 枳壳黄酮类成分的研究进展. 中国中医药信息杂志，2010，17（11）：105-107.

[29] 杨武亮，陈海芳，余宝金，等. 枳壳活性化学成分研究. 中药材，2008，31（12）：1812-1815.

[30] 邓可众，丁邑强，周斌，等. 枳壳化学成分的分离与鉴定. 中国实验方剂学杂志，2015，21（14）：36-38.

[31] 王坚，王刚. 源于重庆产大红袍红橘的陈皮挥发油成分研究. 中国药房，2010，23（39）：2317-2320.

[32] 刘元艳，王淳，宋志前，等. 重庆产酸橙与甜橙枳实挥发油成分的对比分析. 中国实验方剂学杂志，2011，17（11）：45.

[33] 顿文亮. 江西枳壳挥发油成分的气相色谱-质谱法分析. 时珍国医国药，2005，16（10）：988-989.

[34] 彭国平，牛贺明，徐丽华. 枳实活性成分的研究. 南京中医药大学学报，2001，17（2）：91-92.

[35] Haller CA，Benowitz NL，Lii PJ. Hemodynamic effects of ephedra-free weight-loss supplements in humans. The American Journal of medicine，2005，118（9）：998-1003.

[36] 赵祎姗，黄伟，王晓宇，等. 陈皮和青皮对兔离体肠肌运动的影响. 辽宁中医杂志，2011，38（7）：1451-1452.

[37] 王贺玲，李岩，白苗，等. 理气中药对鼠胃肠动力的影响. 世界华人消化杂志，2004，12（5）：1136-1138.

[38] 李庆耀，梁生林，褚洪标，等. 陈皮促胃肠动力有效部位的筛选研究. 中成药，2012，34（5）：941-943.

[39] 官福兰，王汝俊，王建华. 枳壳及辛弗林对兔离体小肠运动的影响. 中药药理与临床，2002，18（2）：9-11.

[40] Chen KH，Weng MS，Lin JK. Tangeretin suppresses JNK，IL-ip-induced cyclooxygenase（COX）-2 expression through inhibition of p38 MAPK and AKT activation in human lung carcinoma cells. Biochem Pharmacol，2007，73（2）：215-227.

[41] 舒尊鹏，胡书法，翟亚东，等. 中药枳壳化学成分及药理作用研究. 科技创新与应用，2012（17）：8-9.

[42] 罗欢，卞海，韩燕全，等. 陈皮提取物多种药效作用的谱效关系研究. 山西中医学院学报，2016，17（5）：22-25.

[43] 冯颖倩，左学兰，李瑞芳，等. 柚皮素对阿霉素损伤的正常血细胞的保护作用. 中国实验血液学杂志，2008，16（4）：790-793.

[44] 谢仁峰，文双娥，李洋，等. 柚皮苷抗炎镇痛作用的实验研究. 湖南师范大学学报，2011，8（4）：5-9.

[45] 刘昌孝，陈士林，肖小河，等. 中药质量标志物（Q-Marker）：中药产品质量控制的新概念. 中草药，2016，47（9）：1443-1457.

[46] Wheaton TA，Stewart I. The distribution of tyramine，N-methyltyramine，hordenine，octopamine and synephrine in higher plants. Lloydia，1970，33（2）：244-254.

[47] 马丽. 枳实与枳壳对燥结便秘小鼠的谱效学评价. 广州：广州中医药大学，2015.

[48] 官福兰. 陈皮、枳壳对胃肠运动作用规律和分子机理的研究. 广州：广州中医药大学，2002

[49] 王喜军，陈曦，曹洪欣等. 口服枳术丸后人体内橙皮苷、柚皮苷的药代动力学研究. 中国实验方剂学杂志，2007，13（8）：18-20.

[50] 王喜军，陈曦，杨舸，等. 枳术丸口服给药后血中移行成分分析及其定量研究. 世界科学技术：中医药现代化，2007，9（2）：54-56.

[51] 马雪琴，李辰，袁林华，等. 枳实总黄酮提取物中柚皮苷和新橙皮苷的大鼠药代动力学. 中国药科大学学报，2013，44（2）：161-166.

（许　浚　许珊珊　张铁军）

第十九章

基于质量标志物的夏天无药材质量标准研究

《中国药典》2015年版一部收载夏天无为罂粟科 Papaveraceae 紫堇属 *Corydalis* DC. 植物伏生紫堇 *Corydalis decumbens*（Thunb.）Pers. 的干燥块茎，味苦、微辛，性温，归肝经，具有活血止痛，舒筋活络、祛除风湿的功效；延胡索为罂粟科紫堇属植物延胡索 *Corydalis yanhusuo* W. T. Wang 的干燥块茎，味辛、苦，性温，归肝、脾经，具有活血、行气、止痛的功效[1]。二者来源于同科同属，有相似的功效，难免有混用的情况发生，市场上夏天无较少，常作为延胡索的替代品。虽同为活血化瘀药，但二者侧重不同，延胡索主要用于气血瘀滞痛证，如胸胁、脘腹疼痛，胸痹心痛，经闭痛经，产后瘀阻，跌扑肿痛等。而夏天无主要用于中风偏瘫、头痛、跌扑损伤、风湿痹痛、腰腿疼痛等，临床常用制剂有复方夏天无片、夏天无总碱、夏天无滴眼液等。历版《中国药典》中两药均以延胡索乙素及原阿片碱为对照品进行鉴别，专属性不强。本文从传统功效辨识、化学成分、药理作用3个方面对两药的研究进展进行归纳总结，为两药的鉴别及临床应用提供参考。

中药质量是对中药有效性和安全性的反映和表征，是中医临床用药和中成药有效性控制的重要依据。然而现行质量标准与中药材中功效相关物质的关联性不强。中药中含有多种化学成分，其临床疗效并不一定就是某一种或几种成分作用的结果。针对以上问题，刘昌孝院士提出质量标志物的新概念[2-4]，从植物次生代谢物角度分析其物质基础，追溯不同类型化合物类群特异性的生源途径，密切中药有效性-物质基础-质量控制标志性成分的关联度，建立中药全程质量控制及质量溯源体系。本章按照质量标志物的定义，从生源途径、药效、药动学及体内过程、传统药性药效等几个方面对夏天无质量标志物进行预测分析，为建立和完善其药材质量标准提供理论依据。并在此基础上，进行了质量研究并建立了科学的质量标准。

第一节　夏天无质量标志物预测分析

一、传统功效辨识

延胡索始载于南北朝时期《雷公炮炙论》，之后诸多本草均有记载，其性味记载从辛，温演变为辛、苦，温。《中国药典》2015年版一部记载延胡索辛、苦，温，归肝、脾经，具有活血、行气、止痛的功效。而关于夏天无的记载相对较少，历代本草中仅《本草纲目拾遗》及《百草镜》中对其名称有所记载。《中国药典》2015 年版一部记载夏天无苦、微辛，温，归肝经，具有活血止痛、舒筋活络、祛除风湿的功效。通过文献检索从性味归经及功能主治对延胡索和夏天无进行考证[5-10]，结果见表 19.1。

延胡索与夏天无在分类学上同属罂粟科紫堇属延胡索亚属，通过历代本草著作考证发现延胡索与夏天无虽都具有止痛的功效，但侧重点不同，在临床应用上也有所区别。延胡索临床主要用于胸胁脘腹疼痛、跌打损伤、瘀血作痛和痛经产后腹痛，而夏天无临床主要用于治疗高血压、偏瘫、小儿麻痹后遗症、坐骨神经痛和风湿性关节痛、跌打损伤等。

表 19.1　夏天无与延胡索的传统功效辨识

朝代	文献记载	延胡索		夏天无	
		性味归经	功能主治	性味归经	功能主治
南北朝	《雷公炮炙论》	—	心痛欲死，速觅延胡	—	—
元朝	《卫生宝鉴》	味辛，温	破血，治气，妇人月水不调，小腹痛，温暖腰膝，破散癥瘕，捣细用	—	—
唐	《本草拾遗》	—	治心痛，酒服；从安东道来，根如半夏，色黄	—	—
五代	《海药本草》	味苦、甘，无毒	—	—	—
宋	《证类本草》	味辛，温，无毒	主破血，产后诸病因血为者；妇人月经不调，腹中结块，崩中淋露，产后血运，暴血冲上，因损下血；或酒摩及煮服；生奚国；根如半夏，色黄	—	—
	《开宝本草》	味辛，温，无毒	主破血，产后诸病因血为者；妇人月经不调，腹中结块，崩中淋露，产后血运，暴血冲上，因损下血；或酒摩及煮服	—	—
明	《本草纲目》	味苦、微辛，温，入手足太阴厥阴四经	能行血中气滞，气中血滞，故专治一身上下诸痛，用之中的，妙不可言；盖延胡索活血化气，第一品药也	—	—
	《本草蒙筌》	入太阴脾、肺经，一云又走肝经	—	—	—
	《本草汇言》	—	凡用之行血，酒制则行；用之上血，醋制则止；用之破血，非生用不可；用之调血，非炒用不神；随病制宜，应用无穷者也	—	—
清	《本草纲目拾遗》	—	—		治积年劳伤
	《百草镜》	—	—	—	瘰疬及肿毒初起
	《本草求真》	辛温	无论是血是气，积而不散者服此力能通达，以其性温，则与气血能行能畅，味辛则与气血能润能散，所以理一身上下之痛	—	—
清	《本草便读》	辛苦而温	属肝经血分之药，而能治胃痛者，以肝邪瘀滞乘胃而作痛也	—	—

续表

朝代	文献记载	延胡索		夏天无	
		性味归经	功能主治	性味归经	功能主治
现代	《中国药典》	味辛、苦，温	活血、行气、止痛	味苦、微辛，温	活血通络、行气止痛
	《中药大辞典》	辛、苦，温；归肝、脾经	活血、利气、止痛，用于胸胁、脘腹疼痛，经闭痛经，产后瘀阻，跌打肿痛	—	降压镇痉、行气止痛、活血去瘀；治高血压、偏瘫、风湿性关节炎、坐骨神经痛、小儿麻痹后遗症
	《中华本草》	辛、苦，温；入肝、胃经	活血、散瘀、理气、止痛；治心腹腰膝诸痛、月经不调、症瘕、崩中、产后晕血、恶露不尽、跌打损伤	苦、辛，凉；归肝肾经	祛风除湿、舒筋活血、通络止痛、降血压；主治风湿性关节炎、中风偏瘫、坐骨神经痛、小儿麻痹后遗症、腰肌劳损、跌打损伤、高血压

注：“—”未记载

二、化学成分分析

（一）生物碱类

夏天无和延胡索药材的化学成分较为单一，主要是生物碱类成分，见表 19.2 和图 19.1。查阅相关文献报道[11-21]，其中延胡索总生物碱质量分数约为 1%，多数属于小檗碱型（主要为季铵碱）和原小檗碱型（主要为叔胺碱）及异喹啉类生物碱。其中叔胺类生物碱（如延胡索甲素及延胡索乙素）在原药材中的含量约等于季铵类生物碱（如盐酸小檗碱、黄藤素）的含量。夏天无总生物碱量为 2%～3%，多属于苯酞异喹啉类、苄基异喹啉类、原小檗碱类及简单异喹啉类，其中叔胺类生物碱（如原阿片碱、延胡索乙素）在原药材中的含量约为季铵类生物碱（如盐酸小檗碱、黄藤素）的 8 倍，而且原阿片碱、荷包牡丹碱及延胡索乙素的含量明显高于延胡索药材。

（二）非生物碱类

延胡索除生物碱外，还含有 β-羟基-齐墩果烷、山嵛酸、β-谷甾醇、δ-乙酰鸟氨酸、大黄素甲醚、β-羟基-齐墩果烷-11，13-（18）-二烯-28-酸、麦角甾-4-烯-3-酮等非生物碱类成分。文献报道延胡索还含有多糖、淀粉、黏液质、谷甾醇、油酸、亚油酸、亚麻酸、延胡索酸及无机微量元素等[22]。夏天无除生物碱外，还含有二氢槲皮素、咖啡酸甲酯、β-羟基-齐墩果烷、邻苯二甲酸二丁酯、绿原酸、棕榈酸甘油酯、β-谷甾醇、胡萝卜苷、棕榈酸及无机微量元素等非生物碱类部分。

表 19.2　延胡索与夏天无的生物碱类成分比较

编号	成分	分子式	延胡索	夏天无
原小檗碱类				
1	*dl*-四氢巴马亭（*dl*-tetrahydropalmatine，延胡索乙素）	$C_{21}H_{25}NO_4$	+	+
2	金黄紫堇碱（scoulerine，斯式紫堇碱）	$C_{19}H_{21}NO_4$	+	+
3	去氢紫堇碱（dehydrocorydaline，去氢延胡索甲素）	$C_{22}H_{24}NO_4^+$	+	+
4	非洲防己碱（columbamine，药根碱）	$C_{20}H_{20}NO_4^+$	+	+
5	小檗碱（berberine）	$C_{20}H_{18}NO_4^+$	+	+
6	巴马亭（palmatine，黄藤素）	$C_{21}H_{22}NO_4^+$	+	+
7	四氢药根碱（tetrahydrojatrorrhizine，异紫堇王巴明）	$C_{20}H_{23}NO_4$	+	+
8	黄连碱（coptisine）	$C_{19}H_{14}NO_4^+$	+	+
9	*d*-紫堇碱（*d*-corydaline，延胡索甲素）	$C_{22}H_{27}NO_4$	+	−
10	四氢小檗碱（tetrahydroberberine）	$C_{20}H_{21}NO_4$	+	−
11	*dl*-四氢黄连碱（*dl*-tetrahydrocoptisine，延胡索戊素/刺罂粟碱）	$C_{19}H_{17}NO_4$	+	−
12	四氢非洲防己胺 [tetrahydrocolumbamine，延胡索己素/（−）-异延胡索单酚碱]	$C_{20}H_{23}NO_4$	+	−
13	*d*-紫堇鳞茎碱（*d*-corybulbine，紫堇球碱/延胡索庚素）	$C_{21}H_{25}NO_4$	+	−
14	异紫堇球碱（isocorybulbine）	$C_{21}H_{25}NO_4$	+	−
15	元胡宁（yanhunine）	$C_{21}H_{25}NO_4$	+	−
16	紫堇单酚碱（corydalmine）	$C_{20}H_{23}NO_4$	+	−
17	咖维啶（cavidine）	$C_{21}H_{23}NO_4$	+	−
18	去甲基紫堇单酚碱（demethylcorydalmine）	$C_{19}H_{21}NO_4$	+	−
19	四氢紫堇萨明（tetrahydrocorysamine）	$C_{20}H_{19}NO_4$	+	−
20	8-*O*-黄连碱（8-oxocoptisine）	$C_{19}H_{13}NO_5$	+	−
21	8-三氯甲基-7，8-二氢黄连碱（8-trichloromethyl-7，8-dihydrocoptisine）	$C_{20}H_{14}Cl_3NO_4$	+	−
22	去氢紫堇球碱（dehydrocorybulbine）	$C_{21}H_{22}NO_4$	+	−
23	13-甲基巴马士宾（13-methypalmatrubine，13-甲基巴马亭红碱）	$C_{21}H_{22}NO_4^+$	+	−
24	corydayanine	$C_{20}H_{20}NO_4^+$	+	−
25	13-甲基非洲防己碱（13-methylcolumbamine）	$C_{21}H_{22}NO_4^+$	+	−
26	千金藤宁碱（stepharanine）	$C_{19}H_{18}NO_4^+$	+	−
27	去氢碎叶紫堇碱（dehydrocheilanthifoline）	$C_{19}H_{16}NO_4^+$	+	−
28	pseudocoptisine	$C_{19}H_{14}NO_4^+$	+	−
29	yanhusuine	$C_{21}H_{22}NO_4^+$	+	−
30	氢化普鲁托品（hydroprotopine）	$C_{20}H_{20}NO_5^+$	+	−
31	*N*-甲基四氢巴马亭（*N*-methyltetrahydropalmatine）	$C_{22}H_{28}NO_4^+$	+	−
32	*N*-甲基四氢小檗碱（*N*-methylcanadine）	$C_{21}H_{24}NO_4^+$	+	−
33	13-甲基去氢延胡索胺（13-methyl-dehydrocorydalmine，13-甲基去氢紫堇单酚碱）	$C_{21}H_{22}NO_4^+$	+	−
34	去氢元胡宁（dehydroyanhunine）	$C_{21}H_{22}NO_4^+$	+	−
35	延胡索单酚碱 [（+）-kikemanine，紫堇尔明]	$C_{20}H_{23}NO_4$	−	+
36	二氢巴马汀（dihydropalmatine）	$C_{21}H_{23}NO_4$	−	+
37	左旋紫堇根碱 [（−）-corypalmine]	$C_{20}H_{23}NO_4$	−	+
原阿片碱类				
38	普鲁托品（protopine，原托品碱/延胡索丙素）	$C_{20}H_{19}NO_5$	+	+

续表

编号	成分	分子式	延胡索	夏天无
原阿片碱类				
39	α-别隐品碱（α-allocryptopine，去氢延胡索寅素）	$C_{21}H_{23}NO_5$	+	+
40	隐品碱（cryptopine）	$C_{21}H_{23}NO_5$	+	+
41	pseudoprotopine	$C_{20}H_{19}NO_5$	+	−
42	*β*-别隐品碱（*β*-allocryptopine）	$C_{21}H_{23}NO_5$	−	+
43	隐品巴马汀（muramine）	$C_{22}H_{27}NO_5$	−	+
44	corycavidine	$C_{22}H_{25}NO_5$	−	+
45	demethylated muramine	$C_{21}H_{25}NO_5$	−	+
阿朴啡类				
46	*d*-海罂粟碱（*d*-glaucine，延胡索壬素及延胡索癸素）	$C_{21}H_{25}NO_4$	+	−
47	*d*-去甲海罂粟碱（*d*-norglaucine）	$C_{20}H_{23}NO_4$	+	−
48	*N*-甲基樟苍碱（*N*-methyllaurotetanie）	$C_{20}H_{23}NO_4$	+	−
49	异波尔定（isoboldine）	$C_{19}H_{21}NO_4$	+	−
50	南天竹啡碱（nantenine）	$C_{20}H_{21}NO_4$	+	−
51	*O*-甲基南天竹碱（*O*-methylnantenine）	$C_{20}H_{21}NO_5$	+	−
52	*d*-唐松草坡酚（*d*-thaliporphine）	$C_{20}H_{23}NO_4$	+	−
53	*d*-鹅掌楸啡碱（*d*-lirioferine）	$C_{20}H_{23}NO_4$	+	−
54	isocorydine	$C_{20}H_{23}NO_4$	+	−
55	去氢海罂粟碱（dehydroglaucine）	$C_{21}H_{21}NO_4$	+	−
56	去氢南天竹啡碱（dehydronantenine）	$C_{20}H_{19}NO_4$	+	−
57	7-醛基去二氢海罂粟碱（7-formyldehydroglaucine）	$C_{22}H_{23}NO_5$	+	−
58	*O*-甲基球紫堇碱（*O*-methylbulbocapnine）	$C_{20}H_{21}NO_4$	+	−
59	氧海罂粟碱（oxoglaucine）	$C_{20}H_{17}NO_5$	+	−
60	pontevedrine	$C_{21}H_{19}NO_6$	+	−
61	黄海罂粟灵碱（nordelporphine）	$C_{19}H_{21}NO_5$	+	−
62	（6*S*，6a*S*，*M*）-异紫堇定碱 [（6*S*，6a*S*，*M*）-isocorydine]	$C_{20}H_{23}NO_4$	−	+
63	蝙蝠葛碱（menisperine）	$C_{21}H_{26}NO_4^+$	−	+
64	球紫堇碱 [（+）-bulbocapnine，紫茎卡宁]	$C_{19}H_{19}NO_4$	−	+
65	boldine derivate	$C_{20}H_{22}NO_6$	−	+
苯酞异喹啉类				
66	毕枯枯灵 [bicuculline，（+）-荷包牡丹碱]	$C_{20}H_{17}NO_6$	+	+
67	咖若定 [（−）-capnoidine]	$C_{20}H_{17}NO_6$	−	+
68	紫堇明定 [（+）-corlumidine]	$C_{20}H_{21}NO_5$	−	+
69	（+）-humosine A	$C_{20}H_{19}NO_6$	−	+
70	苏元胡碱 A [（−）-humosine A]	$C_{20}H_{19}NO_6$	−	+
71	夏无宁碱 [（+）-egenine]	$C_{20}H_{19}NO_6$	−	+
72	夏天无碱丙素（decumbenine C）	$C_{19}H_{11}NO_6$	−	+
简单异喹啉类				
73	白毛茛宁碱	$C_{11}H_{12}NO_2^+$	−	+
74	3，4-去氢白毛茛宁碱	$C_{11}H_{10}NO_2^+$	−	+

续表

编号	成分	分子式	延胡索	夏天无
简单异喹啉类				
75	羟基白毛茛碱（hydrohydrastinin）	$C_{11}H_{13}NO_2$	−	+
76	bitetrahydro-isoquinoline	$C_{22}H_{24}N_2O_4$	−	+
77	isoquinolinium A	$C_{13}H_{16}NO_2^+$	−	+
78	isoquinolinium B	$C_{13}H_{16}NO_3^+$	−	+
79	降氧化北美黄连次碱（noroxyhydrastinine）	$C_{10}H_9NO_3$	+	−
苄基异喹啉类				
80	表-*α*-夏天无碱（*epi*-*α*-decumbensine）	$C_{20}H_{19}NO_6$	−	+
81	夏天无碱（decumbensine）	$C_{20}H_{19}NO_6$	−	+
82	codamine	$C_{20}H_{25}NO_4$	−	+
83	armepavine	$C_{19}H_{23}NO_3$	−	+
84	罂粟碱（papaverine）	$C_{20}H_{21}NO_4$	−	+
85	tetrahydroprotopapaverine	$C_{19}H_{23}NO_4$	+	−
86	夏天无碱甲素（decumbenine B）	$C_{18}H_{13}NO_5$	−	+
异喹啉苄咪唑啉类				
87	莎乌拉亭（saulatine）	$C_{22}H_{23}NO_6$	+	−
异喹啉苯并菲啶类				
88	二氢血根碱（dihydrosanguinarine）	$C_{20}H_{15}NO_4$	+	+
89	二氢白屈菜红碱（dihydrochelerythrine）	$C_{21}H_{19}NO_4$	+	−
90	延胡索寅素（homochelidonine，*β*-高白屈菜碱）	$C_{21}H_{23}NO_5$	+	−
91	6-丙酮基-5，6-二氢血根碱（6-acetonyl-5，6-dihydros anguinarine）	$C_{23}H_{19}NO_5$	+	−
其他类				
92	taxilamine	$C_{20}H_{10}NO_6$	+	−
93	狮足草碱（leonticine）	$C_{20}H_{25}NO_3$	+	−
94	广金钱草碱（desmodimine）	$C_{12}H_{15}NO_4$	+	−
95	*epi*-coryximine	$C_{20}H_{19}NO_6$	−	+

注：+. 表示已有报道；−. 表示未见报道

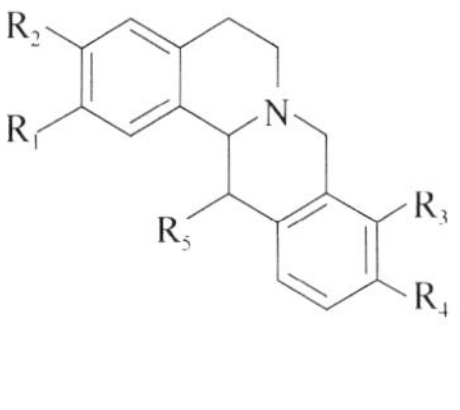

	R_1	R_2	R_3	R_4	R_5
1	OCH_3	OCH_3	OCH_3	OCH_3	H
2	OH	OCH_3	OH	OCH_3	H
7	OCH_3	OH	OCH_3	OCH_3	H
9	OCH_3	OCH_3	OCH_3	OCH_3	CH_3
10	O—CH_2—O		OCH_3	OCH_3	H
11	O—CH_2—O		O—CH_2—O		H
12	OH	OCH_3	OCH_3	OCH_3	H
13	OCH_3	OH	OCH_3	OCH_3	CH_3
14	OH	OCH_3	OCH_3	OCH_3	CH_3
15	OCH_3	OCH_3	OCH_3	OH	CH_3
16/35	OCH_3	OCH_3	OCH_3	OH	H
17	OCH_3	OCH_3	O—CH_2—O		CH_3
18	OCH_3	OCH_3	OH	OH	H

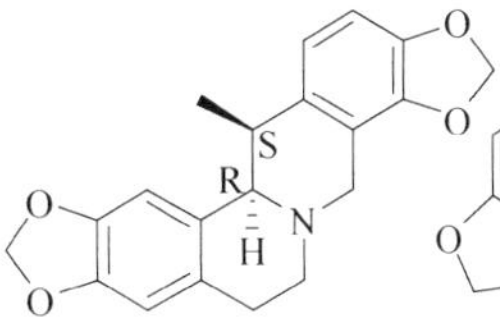

19 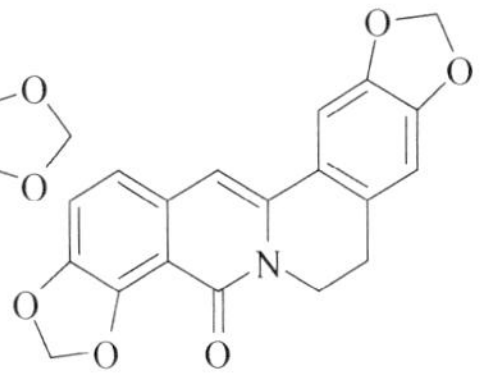　　20

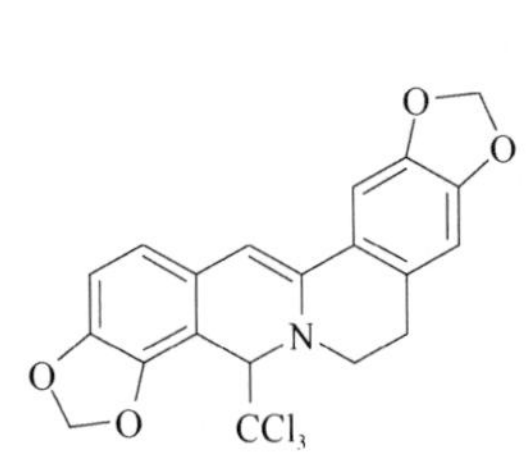

21

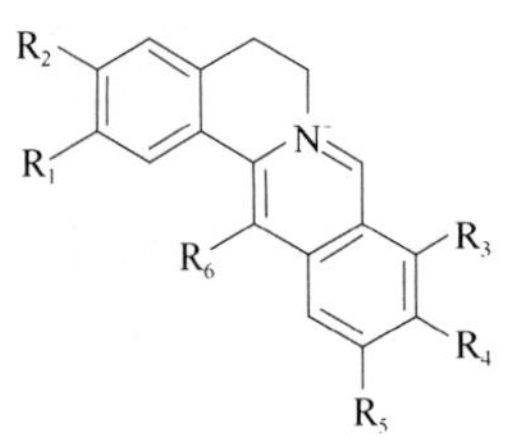

	R_1	R_2	R_3	R_4	R_5	R_6
3	OCH_3	OCH_3	OCH_3	OCH_3	H	CH_3
4	OH	OCH_3	OCH_3	OCH_3	H	H
5	O—CH_2—O		OCH_3	OCH_3	H	H
6	OCH_3	OH	OCH_3	OCH_3	H	CH_3
8	O—CH_2—O		O—CH_2—O		H	H
22	OCH_3	OH	OCH_3	OCH_3	H	CH_3
23	OCH_3	OCH_3	OH	OCH_3	H	CH_3
24	OCH_3	OH	OH	OCH_3	H	CH_3
25	OH	OCH_3	OCH_3	OCH_3	H	CH_3
26	OH	OCH_3	OCH_3	OH	H	H
27	OH	OCH_3	O—CH_2—O		H	H
28	O—CH_2—O		H	O—CH_2—O		H

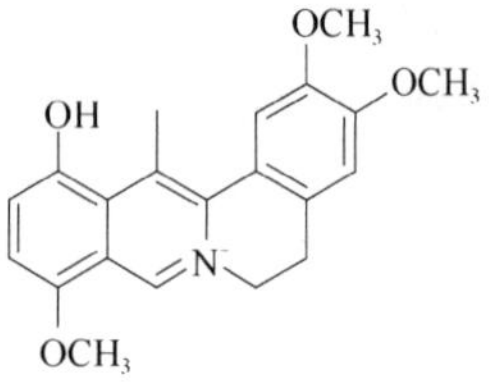

29 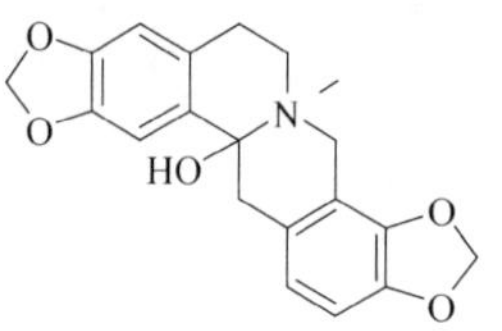 30

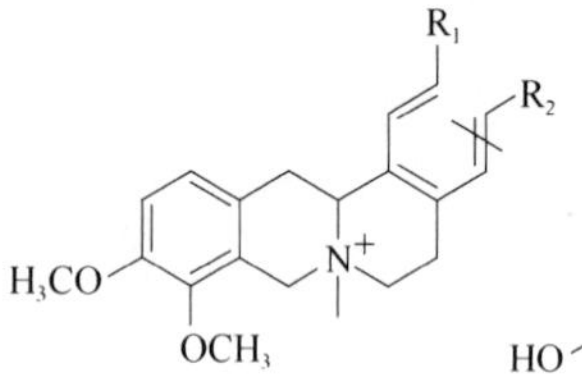

	R_1	R_2
31	OCH_3	OCH_3
32	O—CH_2—O	

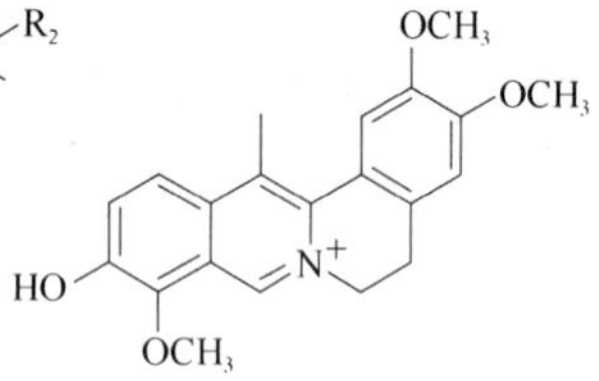

33

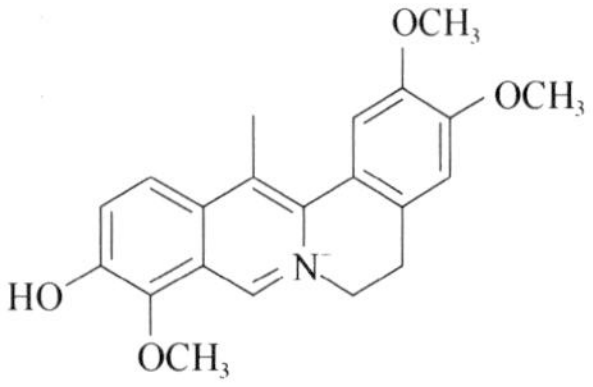

34 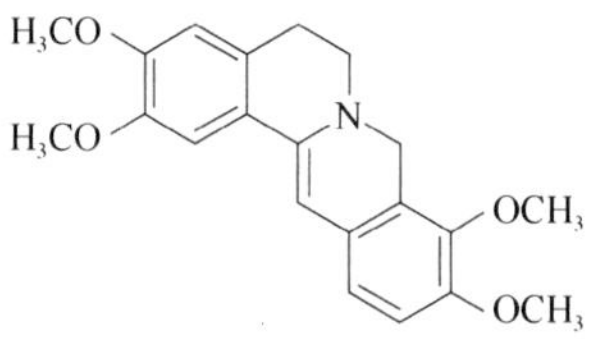 36 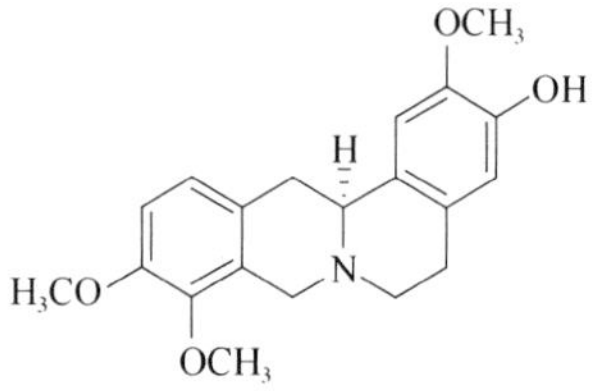 37

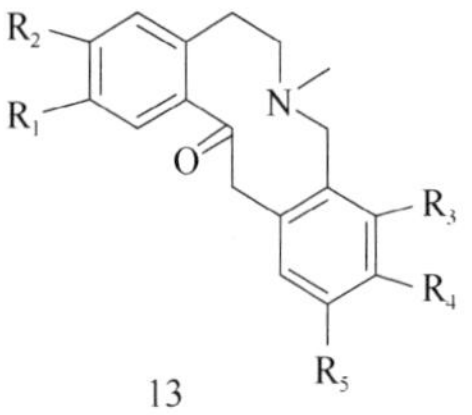

13

	R_1	R_2	R_3	R_4	R_5	
38	O—CH_2—O		O—CH_2—O		H	
39/42	O—CH_2—O		OCH_3	OCH_3	H	
40	OCH_3	OCH_3	O—CH_2—O		H	
41	O—CH_2—O		H	O—CH_2—O		
43	OCH_3	OCH_3	OCH_3	OCH_3	H	
44	O—CH_2—O		OCH_3	OCH_3	H	C_{13}═CH_3
45	OCH_3	OH	OCH_3	OCH_3	H	

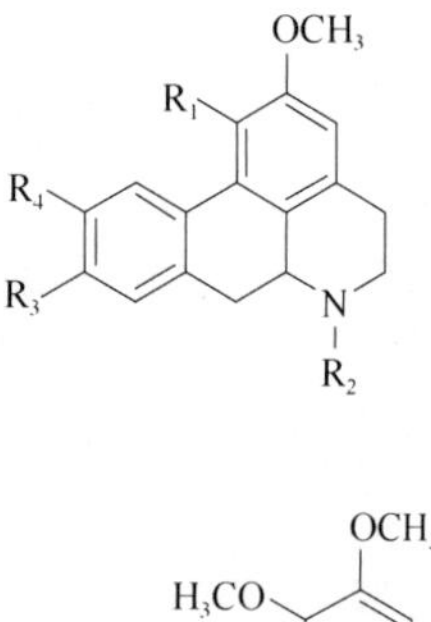

	R_1	R_2	R_3	R_4
46	OCH_3	CH_3	OCH_3	OCH_3
47	OCH_3	H	OCH_3	OCH_3
48	OCH_3	CH_3	OH	OCH_3
49	OH	CH_3	OH	OCH_3
50	OCH_3	CH_3	O—CH_2—O	
51	OCH_3	CH_3	O—CH_2—O	
52	OH	CH_3	OCH_3	OCH_3
53	OH	CH_3	OH	OH

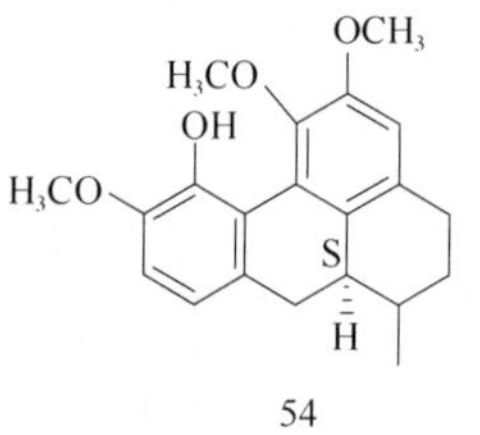

54

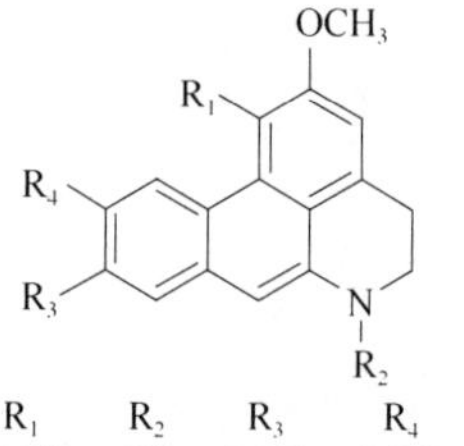

	R_1	R_2	R_3	R_4
55	OCH_3	CH_3	OCH_3	OCH_3
56	OCH_3	CH_3	O—CH_2—O	

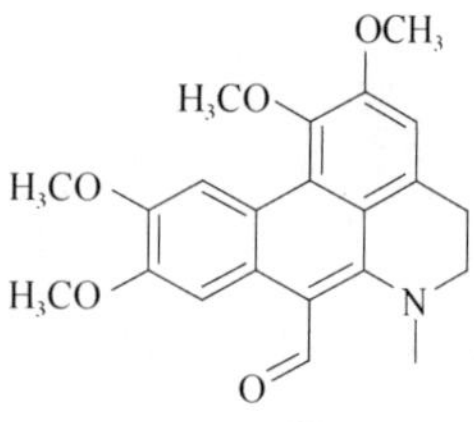

57 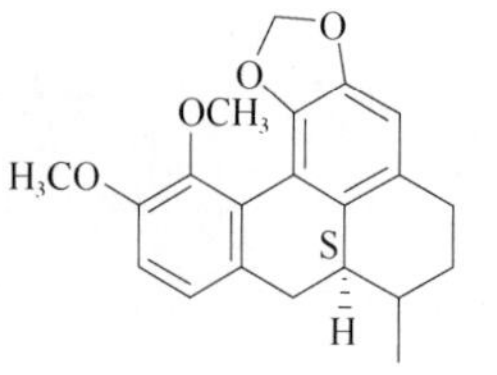 58 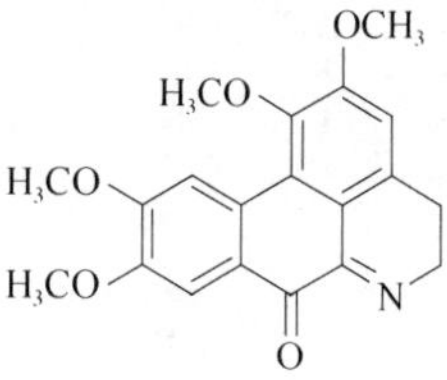 59 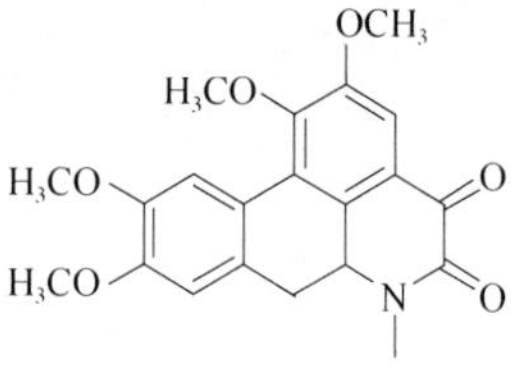 60

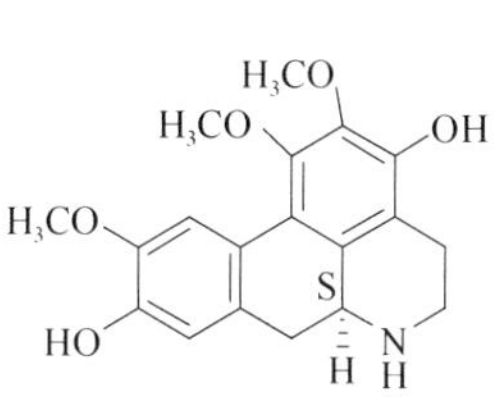

61 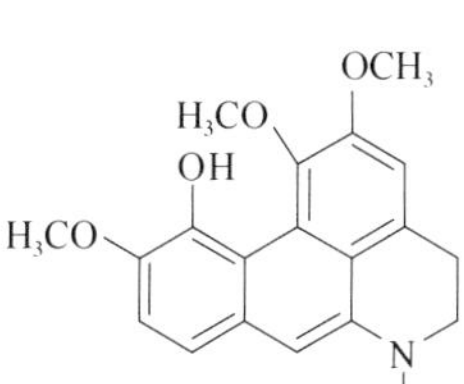　62 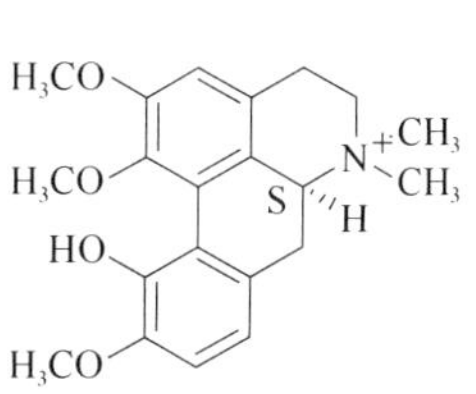　63 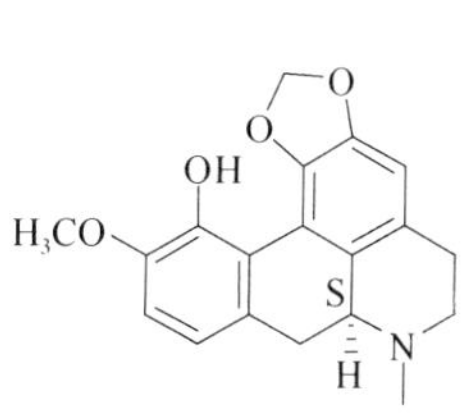　64

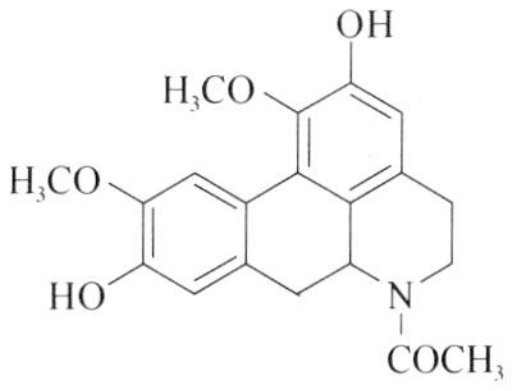

65 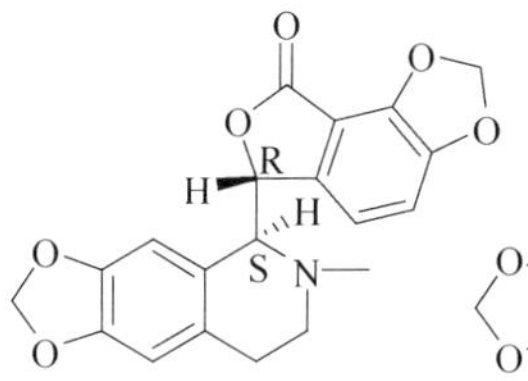　66 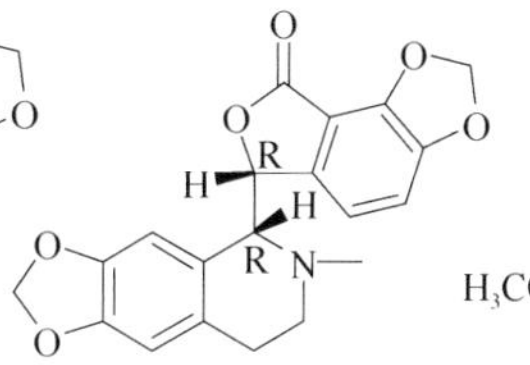　67 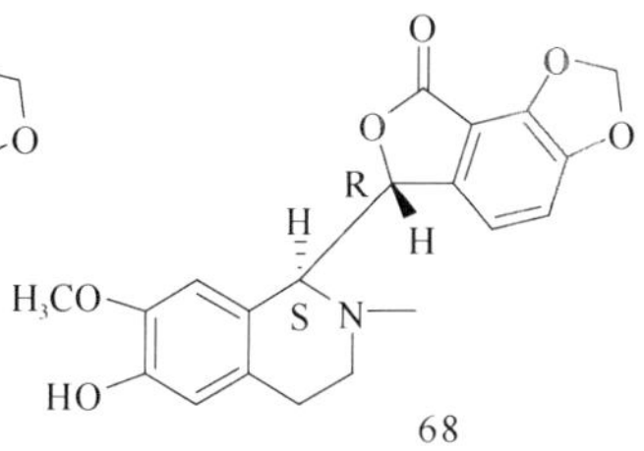　68

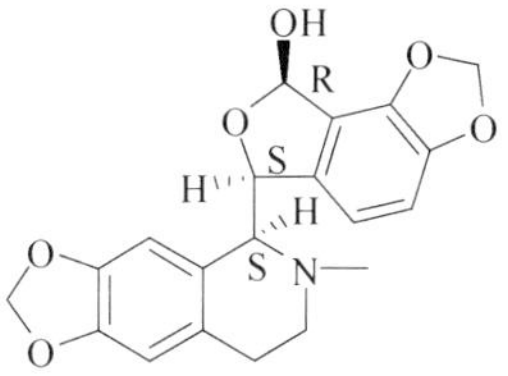

69 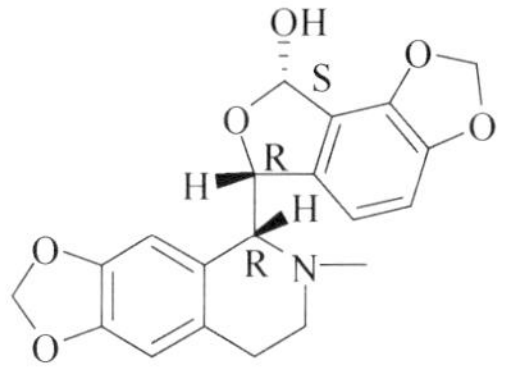　70 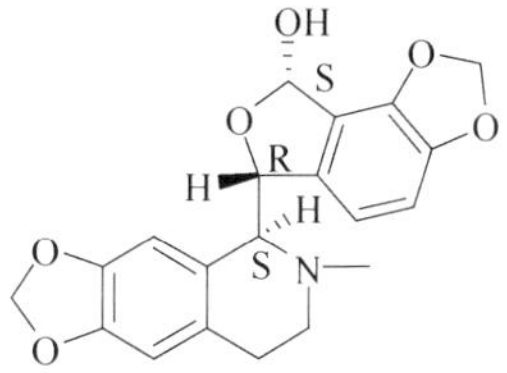　71 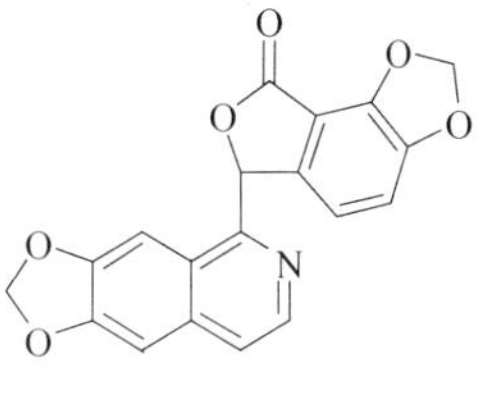　72

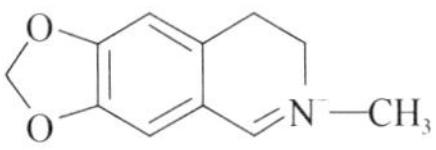

73 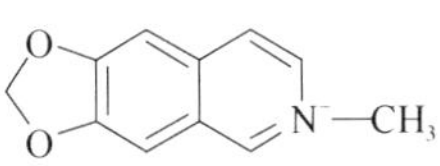　74 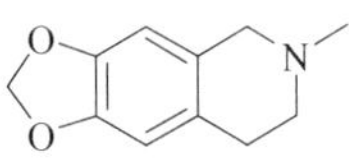　75 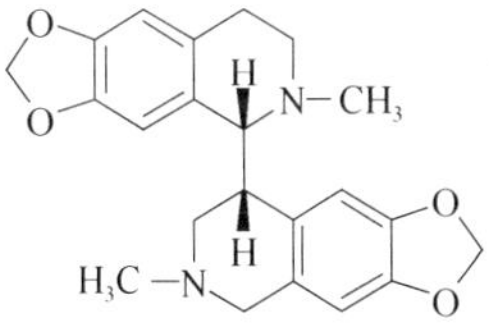　76

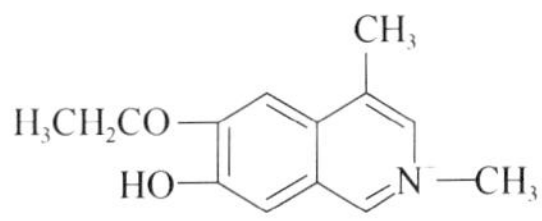

77 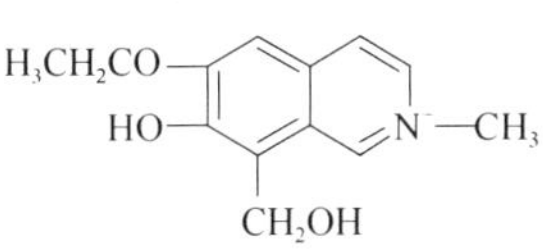　78 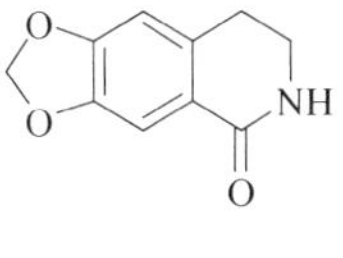　79 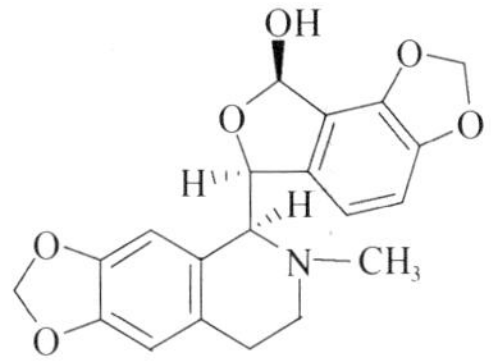　80

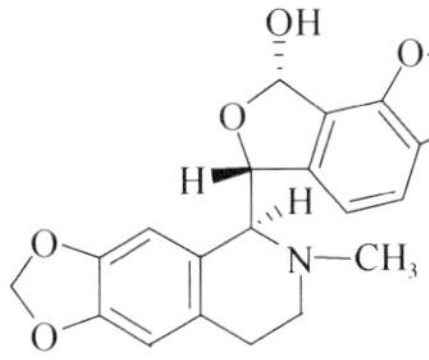

81 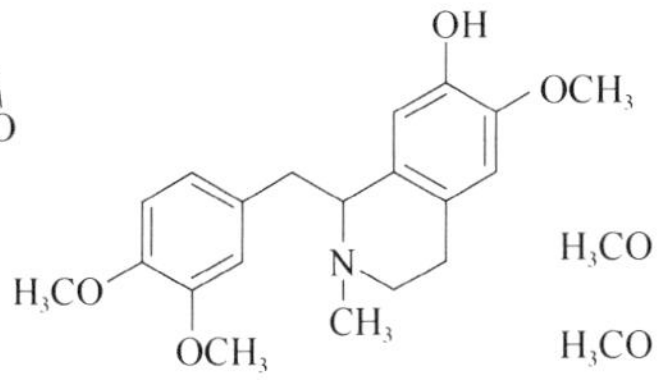　82 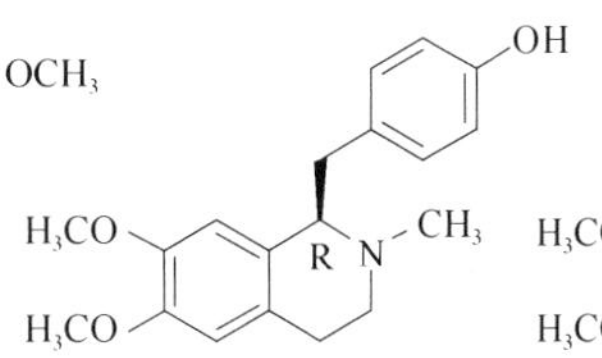　83 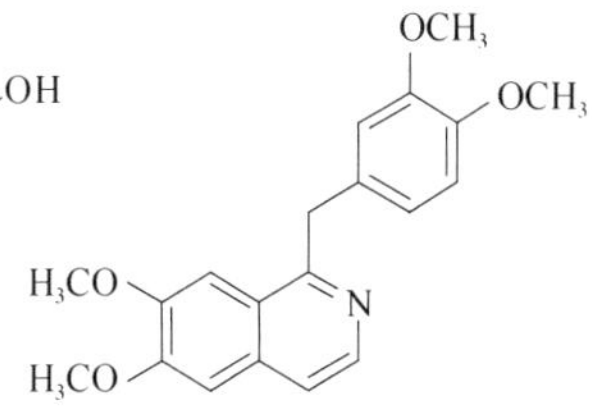　84

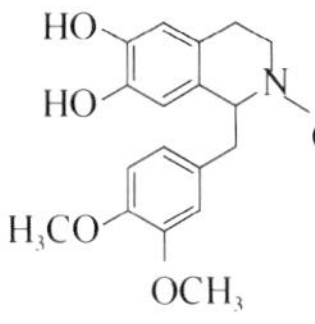

85 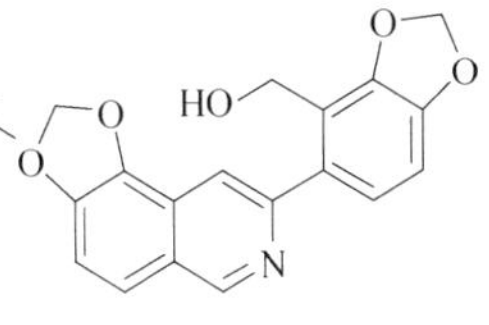　86 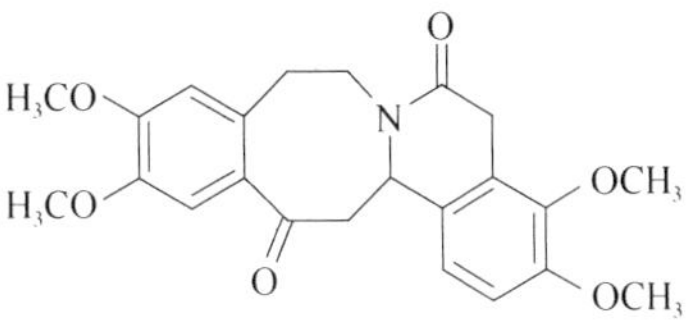　87

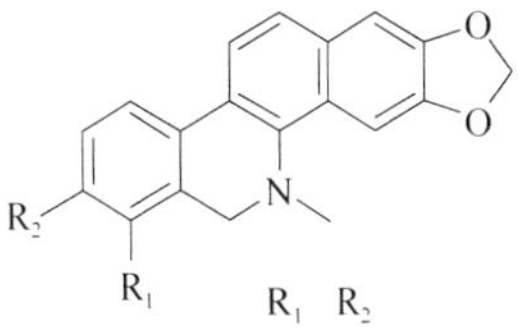

	R_1	R_2
88	O—CH_2—O	
89	OCH_3	OCH_3

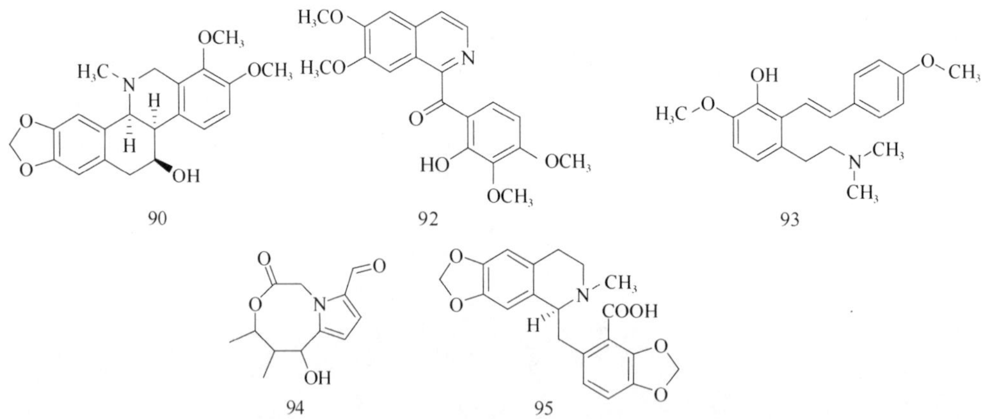

90 92 93

94 95

图 19.1 延胡索与夏天无生物碱类化合物结构式

三、药理作用分析

延胡索及夏天无均为活血化瘀类中药，临床上应用广泛，具有多种药理作用。夏天无具有镇痛、抗炎、降压、抗心律失常、解痉、保肝、抗老年痴呆等作用，在临床上主要用于治疗颈椎病、类风湿性关节炎、骨性关节炎、坐骨神经痛、强直性脊柱炎、缺血性脑血管病、未风化脊柱关节病及青少年近视等。延胡索具有镇痛、抗炎、抗溃疡、抑制胃酸分泌、抗心律失常、降压、抗癌等作用，在临床上主要用于治疗冠心病、心绞痛、头痛、腰痛、疝气痛、筋骨痛、痛经、胃肠疼痛、跌打损伤等。其中镇痛、抗心律失常、抗炎、抗血栓、保肝、抗老年痴呆作用为两药共同的药理作用。

（一）现代药理作用分析

镇痛作用：夏天无与延胡索均具有镇痛作用，且二者的镇痛作用均较吗啡弱。何晓敏等[23]通过热板法致小鼠疼痛及乙酸致小鼠扭体反应发现夏天无对化学刺激和电刺激引起的疼痛有显著的镇痛作用。黄一科等[24]研究发现夏天无超微粉碎后，对乙酸所致小鼠扭体反应的抑制作用强于普通饮片，同时血液中生物碱的含量高于普通片。张慧灵等[25]采用热板法及小鼠扭体反应观察比较夏天无胶囊剂、口服剂、片剂的镇痛作用，发现三者均具有镇痛作用，胶囊剂和口服剂的作用强于片剂。丘志春等[26]以小鼠热板法和乙酸扭体法对比观察酒延胡索与净延胡索的镇痛作用，发现二者均有镇痛作用，但酒制延胡索的作用要强于净延胡索。李小芳等[27]比较了延胡索炮制前后的生物碱含量的变化及炮制对其镇痛效果的影响，结果表明醋制后生物碱含量明显增加，镇痛作用明显增强。

抗心律失常作用：刘立新等[28]研究发现夏天无片治疗房性和室性期前收缩具有显著疗效。吴淞等[29]采用麻醉猫心肌缺血后复灌模型，研究发现夏天无总碱（2mg/kg）能显著对抗缺血性和再灌性心律失常的效应，特别是能明显抑制再灌期心室颤动（简称室颤）的发生率及严重程度。张志祖等[30]研究发现夏天无生物碱对氯仿诱发的小鼠室颤、氯化钙诱发的大鼠室颤均有明显的预防作用，对乌头碱诱发的大鼠心律失常有治疗效果，并能显著对抗肾上腺素所致的家兔心律失常。李荣等[31]通过建立大鼠心肌缺血再灌注模型，研究发现与模型组比较，延胡索总碱低、中、高剂量组大鼠的心律失常出现时间显著推迟、持续时间明显缩短。李俊哲[32]发现延胡索可减少心肌缺血再灌注损伤大鼠模型的心律失常发生率，并能抑制受损心肌细胞的凋亡。

抗炎作用：何晓南等[33]研究发现夏天无注射液对角叉菜胶和鸡蛋清引起的大鼠足跖肿胀及二甲苯引起的小鼠耳廓肿胀和大鼠滤纸片肉芽肿均有抑制作用，结果表明夏天无具有一定的抗炎作用。张先洪等[34]采用耳肿法及毛细血管通透性法观察延胡索不同饮片的抗炎作用，发现其对二甲苯所致的耳廓肿胀及乙酸所致的毛细血管通透性增加均有明显的抑制作用。

抗血栓作用：杨娟[35]通过建立各种血栓模型测定延胡索乙素对血栓形成的影响，结果发现延胡索乙素能抑制实验动物静脉血栓、动脉血栓和动静脉旁路血栓的形成，从而起到抗血栓作用。高健等[36]研究发现夏天无总碱在体内、外均对以二磷酸腺苷（ADP）和花生四烯酸诱导的血小板聚集有明显的抑制作用。

保肝作用：闵清等[37]通过建立四氯化碳诱导小鼠肝损伤模型，以血清 ALT、AST、肝组织 MDA 含量和肝组织 SOD 活性，以及肝组织形态变化为指标，观察延胡索乙素对肝损伤的保护作用，结果发现延胡索乙素具有明显的保护肝脏作用。

抗老年痴呆作用：张熠等[38]通过建立大鼠痴呆模型，采用 Y 电迷宫法测试大鼠的学习及记忆能力，结果显示夏天无总碱提取物能显著提高痴呆大鼠学习记忆能力，可能与增加脑内神经递质 5-羟色胺（5-HT）和多巴胺（DA）有关。邓湘平等[39]通过对东莨菪碱致记忆获得障碍大鼠进行电迷宫和水迷宫行为学检测，以及对 *D*-半乳糖致学习记忆障碍小鼠进行电迷宫行为学检测，连续灌胃夏天无总生物碱 15d 后，发现其对东莨菪碱及 *D*-半乳糖所致的小鼠学习记忆障碍有显著的改善作用。白雪等[40]建立 *D*-半乳糖致衰老小鼠模型，采用水迷宫测试和脑组织生化指标检测的方法，发现延胡索总生物碱能使 *D*-半乳糖所致衰老模型小鼠记忆恢复正常，能升高脑组织中 SOD、过氧化氢酶（CAT）、乙酰胆碱转移酶（ChAT）的含量，降低乙酰胆碱酯酶（AChE）的含量，说明延胡索总生物碱有抗衰老的作用。

（二）药效差异性分析

延胡索的现代药理研究发现，其醇提物及水提物能够抑制幽门螺杆菌的生长。延胡索对实验性胃溃疡有保护作用，去氢延胡索甲素能减少胃液分泌、降低胃酸及胃蛋白酶的含量，治疗实验性胃溃疡；原阿片碱对幽门结扎或阿司匹林诱发的胃溃疡有明显的保护作用[41]。延胡索总生物碱是延胡索发挥抗癌作用的主要活性部位，体外具有较强的抑制肿瘤细胞增殖作用，其机制可能与诱导细胞凋亡、改变细胞周期时相分布、改变 HepG2 细胞 miRNA 表达谱有关。张国铎等[42]应用四甲基偶氮唑蓝（MTT）法观察延胡索总碱对 6 种人胃癌细胞的增殖抑制作用；流式细胞仪检测延胡索总碱对胃癌 MKN-28 细胞周期变化及细胞凋亡率的影响。结果发现延胡索总碱对多种胃癌细胞有显著的增殖抑制作用。延胡索乙素可促进大鼠脑下垂体分泌促肾上腺皮质激素（ACTH），对低温刺激引起的 ACTH 释放有明显的抑制作用。延胡索乙素还可以影响甲状腺功能，使甲状腺质量增加。延胡索乙素、巴马汀均具有兴奋动物垂体-肾上腺系统，刺激垂体 ACTH 分泌的作用[41]。另外，延胡索总碱还能提高小鼠的抗疲劳能力及耐缺氧能力，从而提高机体的抗应激能力。延胡索总生物碱还可以对抗吗啡成瘾性[43]，如左旋四氢巴马汀能阻断吗啡的辨别效应，降低吗啡精神依赖性的形成。此外，延胡索还具有催眠、抗菌及抑制人肝微粒体细胞色素 P450 酶的作用[44]。

相对于延胡索，夏天无的现代药理研究主要侧重于视力保护、脑神经保护和下肢循环等方面。《中国药典》2015 年版一部收载夏天无滴眼液具有活血、明目、舒筋的功效。研究表明原阿片碱及夏天无总碱对眼睫状肌均有解痉作用。夏天无主要成分原阿片碱能直接松弛平滑肌，其解痉作用虽比阿托品弱，但无阿托品那样的散瞳及升高眼压的作用[45]。刘晶等[46]采用线拴大脑中动脉闭塞（MCAO）法建立大鼠局灶性脑缺血模型，HE 染色观测脑组织病理形态学的变化，结果表明夏天无具有脑神经保护作用。徐丽华等[47]采用体外抗胆碱酯酶活性测定法，发现夏天无总碱具有抗胆碱酯酶的活性。夏天无总碱注射液临床用于治疗高血压偏瘫和脑栓塞性偏瘫等有较好疗效。以上作用延胡索均鲜有报道。同时夏天无还具有抗疟疾、抗脑梗死、抗缺氧、抗脑缺血、抗血小板聚集等作用[48]。

四、夏天无质量标志物的预测分析

夏天无为罂粟科紫堇属植物伏生紫堇 *C. decumbens*（Thanb.）Pers.的干燥块茎，味苦、微辛，性温，归肝经，具有活血止痛、舒筋活络、祛除风湿的功效[1]。中药质量是对中药有效性和安全性的反映和表征，是中医临床用药和中成药有效性控制的重要依据。刘昌孝院士提出质量标志物的新概念[2-4]，从植物次生代谢物角度分析其有效成分的物质基础，追溯不同类型化合物群特异性的生源途径，密切中药有效性-物质基础-质量控制标志性成分的关联度，建立中药全程质量控制及质量溯源体系。按照质量标志物的定义和要求，可从以下 4 方面进行相关分析，以进一步确定夏天无的质量标志物。

（一）基于原植物亲缘学及化学成分特有性证据的质量标志物预测分析

中药的生物学因素或非生物学因素所形成的次生代谢物是其有效成分的物质基础，不同类型化合物具有类群（如科、属、种等）的特异性，赋予其不同的生物活性和医疗用途。通过查阅文献并系统总结得出，酪氨酸（*L*-tyrosine）经酪胺（tyramine）生成 DA，DA 和 4-羟苯乙醛在去甲乌药碱（norcoclaurine）合成酶的作用下缩合形成苄基异喹啉类生物碱。随后苯酞异喹啉类生物碱（bicuculline）、原小檗碱型生物碱（scoulerine）由苄基异喹啉类生物碱经甲基化、成环作用和酶的作用下合成。而原小檗碱型生物碱继续经氧化脱氢等一系列反应衍生成小檗碱型生物碱（palmatine）与原托品碱型生物碱（protopine）[49-50]。生源关系如图 19.2 所示。从生源途径分析成分的特异性，发现原托品碱型生物碱（protopine、*α*-别隐品碱等）和小檗碱型生物碱（palmatine 等）处于下游位置。因此，可认为该类成分的植物特异性较强。从成分的含量看，延胡索乙素、毕枯枯灵等是夏天无的主要成分，均可考虑作为夏天无的质量标志物。

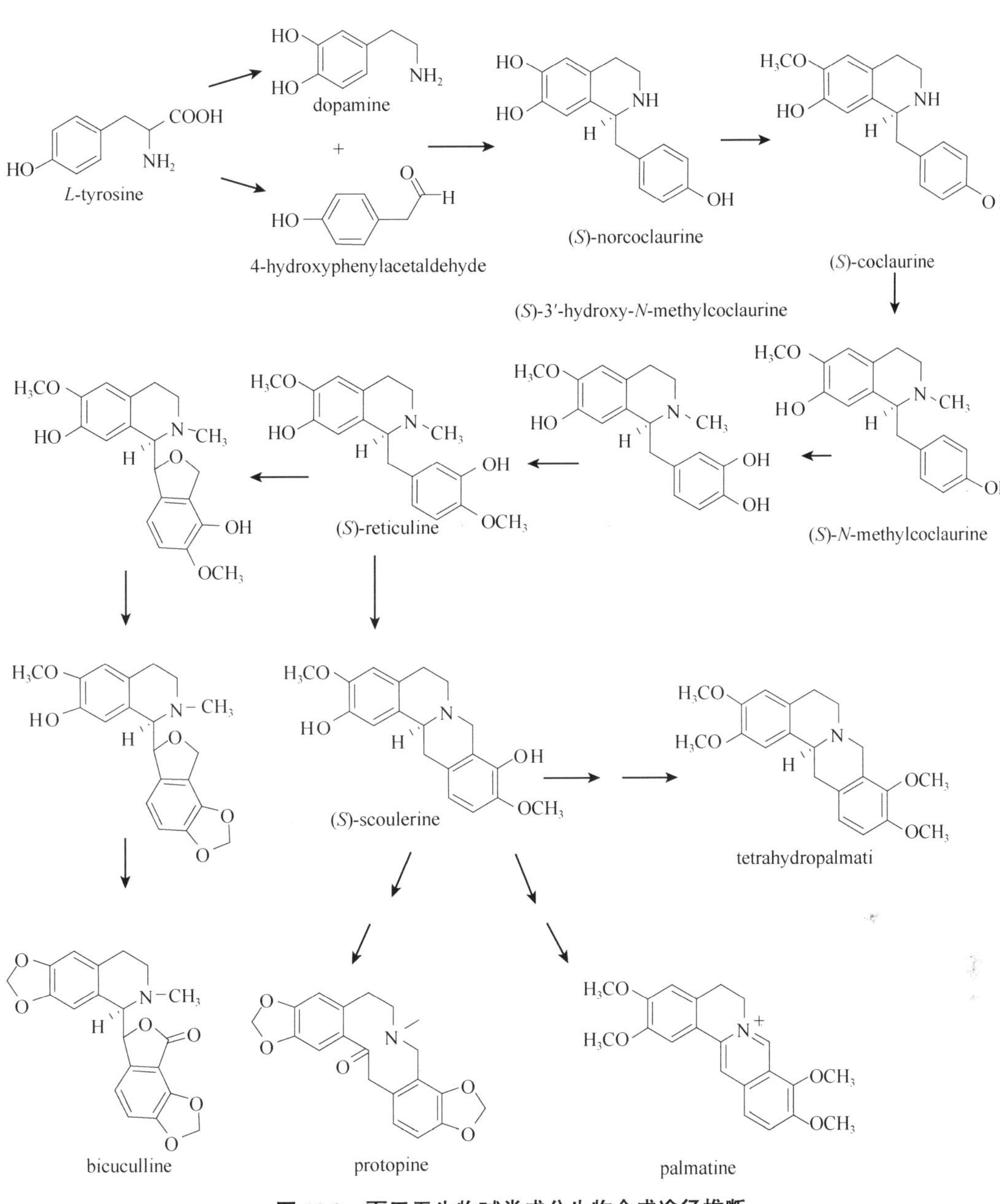

图 19.2　夏天无生物碱类成分生物合成途径推断

（二）基于有效性的质量标志物预测

传统功效（功能主治）是中药有效性的概括，也是临床用药的依据。夏天无始载于清代赵学敏的《本草纲目拾遗》，《中国药典》2015 年版一部收载夏天无具有活血止痛、舒筋活络、祛风除湿的功效，用于中风偏瘫、头痛、跌扑损伤、风湿痹痛、腰腿疼痛。生物碱是夏天无的主要有效成分类型，多数生物碱具有抗炎、抗血小板聚集、抗脑梗死、保护脑神经、保肝和改善记忆等作用，这与夏天无的传统药效一致。夏天无味苦、微辛，温，归肝经。“苦味”的主要物质基础为挥发油、生物碱、苷类等，可以结合传统药性，筛选出“辛、苦”性味的主要物质基础。同时体内过程是有效性表达的基础，与归经理论相关联。

可以通过研究其体内代谢过程，筛选出夏天无药效成分，并将其作为夏天无的质控指标。

与药效相关的质量标志物预测：夏天无具有活血通络、行气止痛的功效，现代药理研究表明[51]，夏天无生物碱具有显著的抗炎、抗血小板聚集、抗脑梗死、保护脑神经、保肝和改善记忆等作用。原阿片碱类生物碱表现出抗血小板聚集、抗心律失常、扩张血管、松弛平滑肌、解痉止痛等作用[52]。例如，夏天无中原阿片碱和夏天无总碱对眼睫状肌均有解痉作用，别隐品碱可阻断家兔心室细胞表达的钾通道[53]。夏天无中原小檗碱类生物碱的分布仅次于原阿片碱类，具有抗白血病、抗肿瘤和抗老年痴呆等作用[54]，如延胡索乙素有提高小鼠耐氧能力及扩张冠状动脉等活性，药根碱对 β_1 肾上腺素能受体抗体（β_1-AR）有拮抗作用[55]。这些作用与夏天无的传统功效一致，也应是其质量标志物的主要选择。虽然已有的药理毒理研究表明，毕枯枯灵具有显著的致惊厥作用[56]，但毕枯枯灵是一种 γ-氨基丁酸拮抗剂，对 5-HT_{3A} 和 α_2-氨基已酸受体有拮抗作用，表现出较好的抗心律失常等活性。作为夏天无中含量较高的特有成分，控制毕枯枯灵的最高含量在可控范围内，亦可考虑其为夏天无质量标志物的主要选择。

与传统药性相关的质量标志物预测：中药药性理论是我国历代医家在长期医疗实践中，以阴阳、脏腑、经络学说为依据，根据药物的各种性质及其所表现出来的治疗作用总结出来的用药规律。它是中医学理论体系的一个重要组成部分，因此，也应作为质量标志物确定的依据之一。夏天无味苦、微辛，温，归肝经。有报道对常用中药的化学成分进行分析发现，“苦味”的主要物质基础为挥发油、生物碱、苷类等，值得指出的是，本课题组前期以味觉、嗅觉仿生手段对药物的味觉嗅觉进行客观、量化的划分和表征，推测原小檗碱型化合物可能为延胡索药材中的苦味成分，延胡索乙素和原阿片碱可作用于与辛、苦味相关的功能受体[57]。根据以上分析，夏天无中的生物碱类成分应是其“辛、苦”性味的主要物质基础，其中原小檗碱型和原阿片碱型生物碱也应是质量标志物的主要选择。

与药动学及体内过程相关的质量标志物预测：中药物质基础及体内动力学过程的研究是实现中药现代化的关键，传统中药及其复方制剂多为口服给药，有效物质以血液为介质输送到靶点，从而产生治疗作用。同时血清药物化学理论认为，只有被吸收入血的化学成分或相关代谢物，才有机会在靶器官维持一定的浓度，才有可能被看作是潜在的活性成分[57]，因此可以通过分析鉴定中药口服后血中移行的药物成分，并研究其体内代谢过程，筛选出夏天无药效成分，并将其作为夏天无的质控指标。

本课题组运用UPLC-Q/TOF-MS结合多变量统计分析快速筛选出复方中药元胡止痛滴丸口服给药后大鼠血浆和脑组织中的 28 个入血成分，并分析其体内代谢过程。然后以这 28 个入血成分为研究对象，通过网络药理学的手段分析[58]发现延胡索中生物碱类成分巴马汀、别隐品碱、延胡索乙素、（四氢）小檗碱、原阿片碱等通过作用于与激素调节、中枢镇痛、解痉、炎症及免疫相关的多个靶点蛋白和多条信号通路，起到治疗原发性痛经的作用。

根据以上研究，比较分析夏天无中巴马汀、别隐品碱、延胡索乙素、（四氢）小檗碱、原阿片碱等原小檗碱型和原阿片碱型生物碱应是其质量标志物的主要选择。

五、夏天无与延胡索差异的认识

延胡索和夏天无为我国传统常用中药，在分类学上同属罂粟科紫堇属延胡索亚属，本文从传统功效辨识、化学成分、药理作用3个方面对其进行对比研究，传统功效辨识结果表明延胡索与夏天无虽都具有止痛的功效，但侧重点不同，在实际应用上也有所区别。生物碱类成分为两药的主要有效成分，延胡索以原小檗碱型生物碱、原阿片碱型生物碱和阿朴啡类生物碱为主，而夏天无以苯酞异喹啉类生物碱、原阿片碱型生物碱和简单异喹啉类生物碱为主。因其化学成分类型及含量的不同，导致药理作用的差异及临床应用不同，延胡索临床主要用于胸胁、脘腹疼痛、跌打损伤、瘀血作痛和痛经产后腹痛，而夏天无临床主要用于治疗高血压、偏瘫、小儿麻痹后遗症、坐骨神经痛、风湿性关节痛、跌打损伤和阿尔茨海默病等病症，以及保护视力。

中药质量是对中药有效性和安全性的反映和表征，是中医临床用药和中成药有效性控制的重要依据。本文在对夏天无化学成分和药理作用研究现状综述的基础上，根据刘昌孝院士提出质量标志物的新概念[2-4]，从植物次生代谢物角度分析其有效成分的物质基础，追溯不同类型生物碱特异性的生源途径，分析成分与新的药效用途、药动学及体内过程、传统功效和传统药性的相关性，密切中药有效性-物质基础-质量控制标志性成分的关联度。通过系统的文献论证和预测分析，初步筛选原阿片碱、延胡索乙素、巴马汀、毕枯枯灵、四氢药根碱、别隐品碱作为夏天无的质量标志物，为其质量标志物的确定提供可参考的思路和方法。

后期本课题组将通过网络药理学、代谢组学及药动学等生物效应评价手段对夏天无的药效进行评价，以期探索功效与物质基础的关系，将滋味（气味）表达与功效含义综合分析，使药味的表征更具说服力，五味药性的研究更全面。在此基础上，对夏天无质量进行深入研究，筛选并确定夏天无的质量标志物，建立夏天无质量标志物定量和定性分析方法。

第二节　夏天无质量标准研究

《中国药典》2015年版收载夏天无为罂粟科植物伏生紫堇 *Corydalis decumbens*（Thunb-）Pers.的干燥块茎。苦、微辛，温。归肝经。具有活血止痛，舒筋活络，祛风除湿的功效。用于中风偏瘫，头痛，跌扑损伤，风湿痹痛，腰腿疼痛。对夏天无药材的质量控制主要对性状、显微鉴别、薄层色谱鉴别，以及原阿片碱、盐酸巴马汀的含量进行了规定。文献报道多采用HPLC法测定延胡索中原阿片碱、盐酸巴马汀和延胡索乙素的含量，亦有指纹图谱相关报道，但存在着质控指标单一、与药效关联性不强的问题。本文进行了化学物质组研究，并将夏天无药材的性状鉴别、显微鉴别、指纹图谱技术与多成分含量测定相结合，从源头对药材进行质量控制。

一、基于UPLC-Q/TOF MS的化学物质组辨识

（一）实验材料

仪器与试剂：Waters ACQUITY UPLC XEVO-G2QTOF，Q-TOF 质谱仪，Waters ACQUITY UPLC BEH C_{18} 色谱柱，（100mm×2.1mm，1.7μm），美国 Waters 公司；AB204-N

电子天平(十万分之一),德国 METELER 公司;BT25S 电子天平(万分之一),德国 Sartorius 公司;超声波清洗仪,宁波新芝生物科技公司;乙腈(色谱纯),美国 Merck 公司;乙酸铵(分析纯),冰醋酸(分析纯),天津市康科德科技有限公司。

试药:夏天无药材由天津饮片厂制药有限公司提供,经天津药物研究院有限公司中药现代研究部张铁军研究员鉴定为罂粟科植物伏生紫堇 *Corydalis decumbens*(Thunb-)Pers. 的干燥块茎,符合《中国药典》2015 年版一部的有关规定。

(二)实验方法

供试品溶液制备:取夏天无药材粗粉(过 40 目筛)约 1g,精密称定,置于 50mL 量瓶中,加入 45mL 70%甲醇溶液,超声提取 1h,放置室温,稀释至刻度,摇匀,滤过,即得供试品溶液。

色谱-质谱条件

色谱条件:流动相为 0.4‰乙酸铵溶液(冰醋酸调 pH 5.0)(A)-乙腈(B);体积流量为 0.3mL/min;柱温 35℃;进行 200～600nm 全扫;进样量 5μL。流动相梯度见表梯度如表 19.3 所示。

表 19.3 流动相梯度洗脱程序

t(min)	流动相 A(%)	流动相 B(%)
0	98	2
1	90	10
3	85	15
11	80	20
13	70	30
15	20	80
16	100	0
18	100	0
19	98	2
20	98	2

质谱条件:正负离子分别进行全扫描(ESI),扫描质量范围 50～1200Da;干燥气的体积流量 6L/min,干燥气温度 180℃,雾化气压 0.8Bar($1Bar=10^5Pa$)。阳离子模式下,毛细管电压 3000V,流速 0.3mL/min。阴离子模式下的毛细管电 2000V,流速 0.4mL/min。碎裂电压 200Vpp。选择甲酸钠溶液为内标校正。

(三)结果

UPLC-Q/TOF MS 实验结果:本部分实验首先对夏天无药材的液相及质谱实验条件进行了全面优化,确立了样品的最佳液相质谱条件。然后在最优实验条件下对夏天无药材进行了 UPLC-Q/TOF MS 分析,得到样品一级质谱图(图 19.3)。

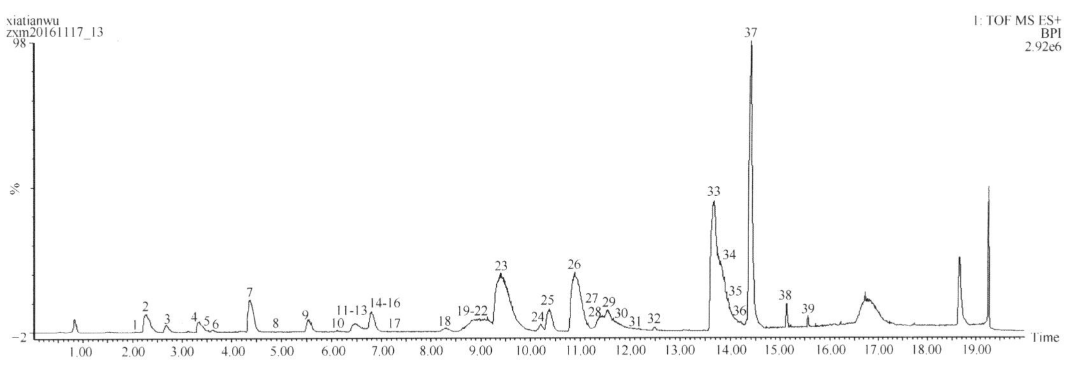

图 19.3　夏天无药材 HPLC-Q/TOF MS 谱图

UPLC-Q/TOF MS/MS 实验结果：应用 MassLynxV4.1 软件对各成分峰进行分析，根据一级$[M]^+$、$[M+H]^+$和二级质谱结构信息，结合相关文献的报道及对照品信息，从夏天无化学物质组中表征分析出 39 化合物，共鉴定出 28 个生物碱类化合物，其中包括 2 个简单异喹啉类、2 个苯酞异喹啉类、1 个阿朴啡类、3 个苄基异喹啉类、11 个原小檗碱型、2 个小檗碱型、5 个原阿片碱型及 2 个其他生物碱类。具体鉴定结果参见表 19.4 及图 19.4。

表 19.4　夏天无药材化学物质组鉴定信息表

Peak No.	t（min）	Calcd $[M]^+/[M+H]^+$	Obsd $[M]^+/[M+H]^+$	ppm	MS/MS	Formula	Compound
1	2.05	192.1025	192.103	2.6	192，177，149，133	$C_{11}H_{13}NO_2$	羟基白毛莨碱宁（hydrohydrastinin）
2	2.26	190.0868	190.0878	4.7	190，188，175，160	$C_{11}H_{12}NO_2^+$	白毛莨宁碱
3	2.67	—	206.12	—	190，162，145，132	—	—
4	3.34	342.1705	342.1706	0.29	319，297，282，265，237，107，191，179	$C_{20}H_{23}NO_4$	isocorydine
5	3.52	—	382.092	—	364，334，319，306，297，190，179，149	Unknow	—
6	3.62	—	314.176	—	298，269，237，209，206，143，115	Unknow	—
7	4.38	344.1862	344.187	2.3	312，192，175，143，151，115，137	$C_{20}H_{25}NO_4$	codamine
8	4.97	330.1705	330.171	1.5	192，177，175，143，137，115	$C_{19}H_{23}NO_4$	reticuline
9	5.54	314.1756	314.1757	0.31	178，163，137，107	$C_{19}H_{23}NO_3$	armepavine
10	6.1	—	382.131	—	366，342，337，319	—	—
11	6.37	328.1549	328.156	3.3	192，137	$C_{19}H_{21}NO_4$	去甲基紫堇单酚碱（demethylcorydalmine）
12	6.44	—	342.17	—	192，176，163，148	—	—
13	6.46	328.1549	328.1555	1.8	178，151，296，163	$C_{19}H_{21}NO_4$	金黄紫堇碱（scoulerine）
14	6.67		328.1552	—	178，163，135	$C_{19}H_{21}NO_4$	—
15	6.7	356.1862	356.1866	1.1	296，279，264，236，206，190，178，162，	$C_{21}H_{25}NO_4$	紫堇球碱（corybulbine）
16	6.84	356.1862	356.1859	−0.8	296，279，264，236，206，190，178，162，	$C_{21}H_{25}NO_4$	异紫堇球碱(isocorybulbine）

续表

Peak No.	t (min)	Calcd $[M]^+/[M+H]^+$	Obsd $[M]^+/[M+H]^+$	ppm	MS/MS	Formula	Compound
17	7.23	384.1447	384.1451	1.0	406，356，340，328，273，190	$C_{21}H_{21}NO_6$	(−) -7′-*O*-methylegenine
18	8.28	—	206.119	—	206，190，162，145，132	—	—
19	8.66	—	356.1537	—	190，188，175	—	—
20	8.7	—	356.1873	—	190，188，175	—	—
21	8.9	370.1291	370.1295	1.0	352，204，190，175，165，149	$C_{20}H_{10}NO_6$	taxilamine
22	9.14	—	190.88	—	190，188，175，160，132，1177	—	—
23	9.39	354.1341	354.1344	0.85	336，308，275，247，206，188，149	$C_{20}H_{19}NO_5$	原托品碱（protopine）
24	10.21	372.1811	372.182	2.4	354，338，323，208，190，165，149	$C_{21}H_{25}NO_5$	demethylated muramine
25	10.38	386.1967	386.1985	4.6	368，336，322，306，291，222，205，204，190，165，151，149	$C_{22}H_{27}NO_5$	隐品巴马汀（muramine）
26	10.89	370.1654	370.1663	2.4	352，336，308，275，206，188，149，135，119	$C_{21}H_{23}NO_5$	*α*-别隐品碱(*α*-allocryptopine）
27	11.16	370.1654	370.1656	0.54	190，206	$C_{21}H_{23}NO_5$	隐品碱（cryptopine）
28	11.42	338.1392	338.1401	2.6	323，322，308，294	$C_{20}H_{20}NO_4^+$	药根碱（jatrorrhizine）
29	11.54	342.1705	342.1716	3.2	308，176，149，161，119	$C_{20}H_{23}NO_4$	四氢药根碱（tetrahydrojatrorrhizine）
30	11.67	338.1392	338.1402	2.9	322，294，280，279，190，178，163，151，	$C_{20}H_{20}NO_5^+$	氢化普鲁托品（hydroprotopine）
31	12.09	370.2018	370.2024	1.6	320，292，290，277，249，219，206，165，190，162，120	$C_{20}H_{19}NO_6$	*epi*-coryximine
32	12.49	—	372.1823	—	354，338，323，208，190，165，149	—	—
33	13.67	352.1549	352.1566	4.8	336，322，308，294，278，250	$C_{21}H_{22}NO_4^+$	黄藤素（palmatine）
34	13.78	368.1134	368.1146	3.2	391，307，277，249，233，219，190，176，165，149	$C_{20}H_{17}NO_6$	荷包牡丹碱（bicuculline）
35	13.89	336.1236	336.1245	2.6	320，292，278，264	$C_{20}H_{18}NO_4^+$	小檗碱（berberine）
36	14.3	366.1705	366.1723	4.9	366，351，336，322，308，278，249	$C_{22}H_{24}NO_4^+$	去氢延胡索甲素（dehydrocorydaline）
37	14.37	356.1862	356.1859	−0.84	356，340，192，177，165，159	$C_{21}H_{25}NO_4$	延胡索乙素（*dl*-tetrahydropalmatine）
38	15.13	340.1549	340.1565	4.7	176，192，165，149	$C_{20}H_{21}NO_4$	四氢小檗碱（Tetrahydroberberine）
39	15.56	324.1236	324.1235	0.3	176，161，149，119	$C_{19}H_{17}NO_4$	dl-四氢黄连碱（dl-tetrahydrocoptisine）

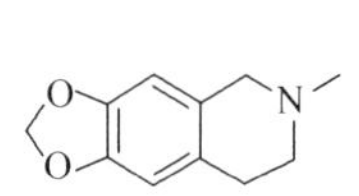

	R_1	R_2	R_3	R_4	R_5
23	O—CH_2—O		O—CH_2—O		H
24	OCH_3	OH	OCH_3	OCH_3	H
25	OCH_3	OCH_3	OCH_3	OCH_3	H
26	O—CH_2—O		OCH_3	OCH_3	H
27	OCH_3	OCH_3	O—CH_2—O		H

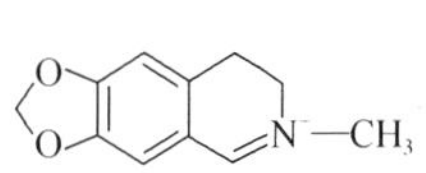

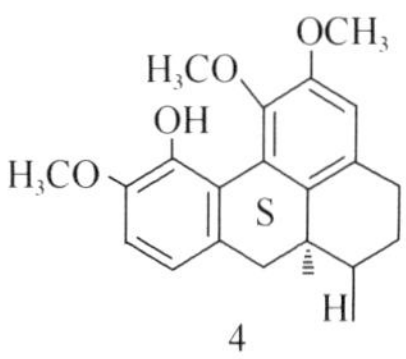

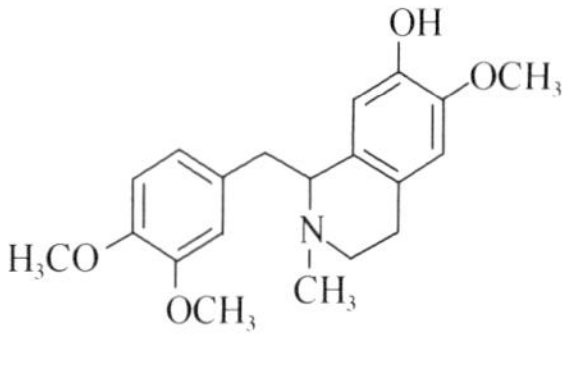

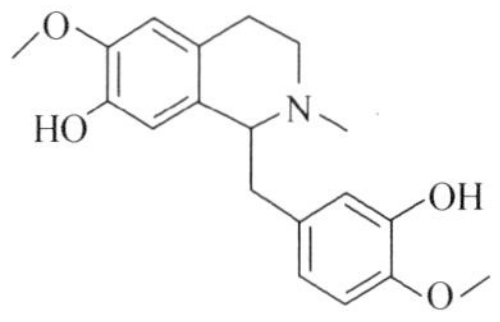

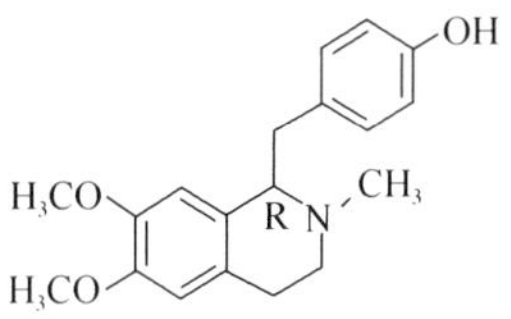

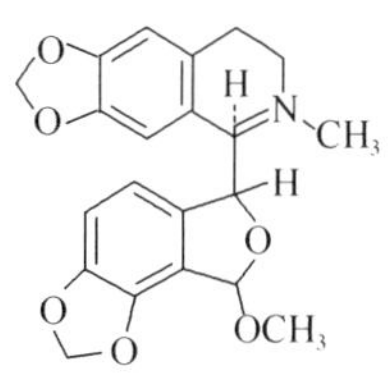

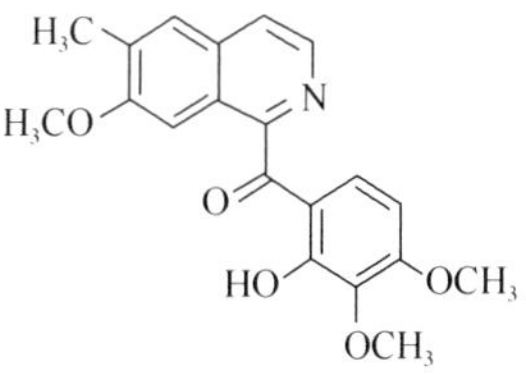

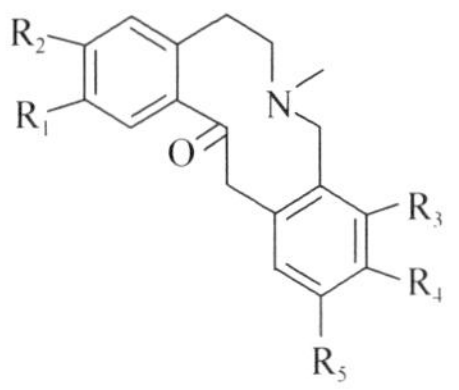

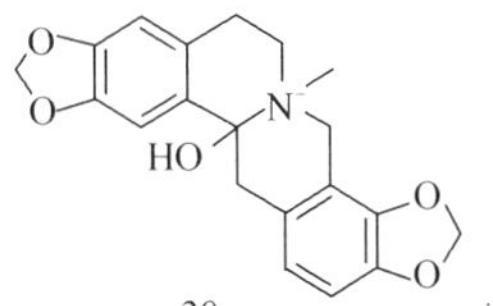

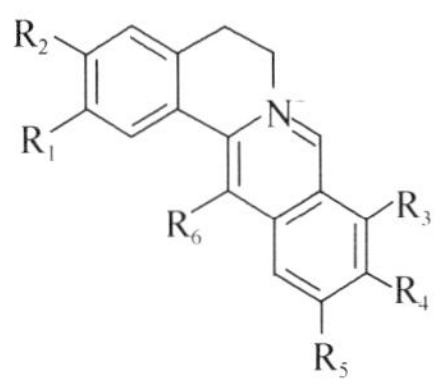

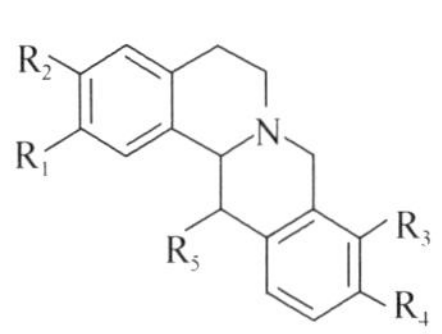

	R_1	R_2	R_3	R_4	R_5	R_6
28	OH	OCH_3	OCH_3	OCH_3	H	H
33	OCH_3	OH	OCH_3	OCH_3	H	CH_3
35	O—CH_2—O		OCH_3	OCH_3	H	H
36	OCH_3	OCH_3	OCH_3	OCH_3	H	CH_3

	R_1	R_2	R_3	R_4	R_5
11	OCH_3	OCH_3	OH	OH	H
13	OH	OCH_3	OH	OCH_3	H
15	OCH_3	OH	OCH_3	OCH_3	CH_3
16	OH	OCH_3	OCH_3	OCH_3	CH_3
29	OCH_3	OH	OCH_3	OCH_3	H
37	OCH_3	OCH_3	OCH_3	OCH_3	H
38	O—CH_2—O		OCH_3	OCH_3	H
39	O—CH_2—O		O—CH_2—O		H

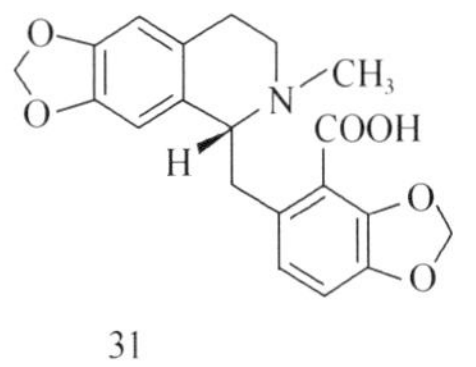

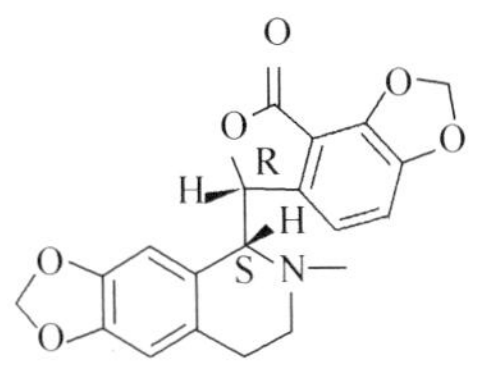

图 19.4 夏天无生物碱类成分化学结构图

二、质量评价研究

（一）性状与鉴别项研究

仪器与材料

116 摇摆式六两装高速中药粉碎机，瑞安市永历制药机械有限公司；BT25S 电子天平（万分之一），德国 Sartorius 公司；AB204-N 电子天平（十万分之一），德国 METELER 公司；LIOO JS-500 双目生物显微镜，北京京昊永成商贸有限公司；硅胶板试剂，青岛海洋化工厂分厂；薄层色谱展开槽，北京新恒能分析仪器有限公司；无水甲醇，天津市康科德科技有限公司。

原阿片碱（批号 MUST-17032408），购自成都曼思特生物科技有限公司；夏天无对照药材（批号 1192-200101）购自中国药品生物制品检定所。

药材收集：夏天无产地及来源，见表 19.5。

表 19.5　药材产地与批号

编号	批号	产地	药材来源	备注
1	2017042002	江西省余江区	安徽纪淞堂药业股份有限公司	合格
2	2017042003	江西省瑞昌市	安徽纪淞堂药业股份有限公司	合格
3	2017042004	江西省赣州市	安徽纪淞堂药业股份有限公司	合格
4	2017042005	江西省新建区	安徽纪淞堂药业股份有限公司	合格
5	2017042007	河南省平顶山市	安徽纪淞堂药业股份有限公司	合格
6	2017042008	河南省平顶山市	安徽纪淞堂药业股份有限公司	合格
7	2017042009	河南省信阳市	安徽纪淞堂药业股份有限公司	合格
8	2017042010	河南省信阳市	安徽纪淞堂药业股份有限公司	合格
9	2017042011	河南省信阳市	安徽纪淞堂药业股份有限公司	合格
10	2017063001	江西省樟树市	安国药材市场	合格
11	2017080801	江西省樟树市	江西樟树天齐堂中药饮片有限公司	合格
12	2017080802	江西省樟树市	江西樟树天齐堂中药饮片有限公司	合格
13	2017082502	江西省新建市	安徽亳州药材市场	合格
14	2017082504	江西省赣州市	安徽亳州药材市场	合格
15	2017121201	江西省樟树市	四川荷花池中药材市场	合格

以上药材均由天津药物研究院有限公司中药现代研究部张铁军研究员鉴定为罂粟科植物伏生紫堇 *Corydalis decumbens*（Thunb-）Pers.的干燥块茎。均符合《中国药典》2015 年版一部的有关规定。将各药材留样后粉碎，过 40 目筛。

（二）方法

性状鉴别：本品呈类球形、长圆形或不规则块状，长 0.5～3cm，直径 0.5～2.5cm。表面灰黄色、暗绿色或黑褐色，有瘤状突起和不明显的细皱纹，顶端钝圆，可见茎痕，四周有淡黄色点状叶痕及须根痕。质硬，断面黄白色或黄色，颗粒状或角质样，有的略带粉性。气微，味苦。

显微鉴别：本品粉末浅黄棕色。下表皮厚壁细胞成片，淡黄棕色，细胞呈类长方形或不规则形，壁稍厚，呈断续的连珠状，常具壁孔。薄壁细胞淡黄色或几无色，呈类方形或类圆形；螺纹导管或网纹导管细小。淀粉粒单粒类圆形或长圆形，直径5～16μm，脐点点状或飞鸟状，复粒由2～6分粒组成。糊化淀粉粒隐约可见，或经水合氯醛透化可见糊化淀粉粒痕迹。

薄层鉴别：取本品粉末及对照药材2.0g，置50mL锥形瓶中，加70%乙醇10mL，超声处理45min，滤过，即得供试品溶液及对照药材溶液。另取原阿片碱对照品，加甲醇制成每1mL含2mg的溶液，作为对照品溶液。照薄层色谱法（通则0502）试验，吸取上述两种溶液5μL，分别点于同一硅胶G薄层板上，以环己烷-乙酸乙酯-二乙胺（16∶3∶1）为展开剂，预饱和15min，展开，取出，晾干，喷以稀碘化铋钾试液。供试品色谱中，在与对照品色谱相应的位置上显相同颜色的斑点。

（三）结果

性状鉴别结果：符合《中国药典》2015年版夏天无药材鉴别项下性状鉴别要求，见图19.5。

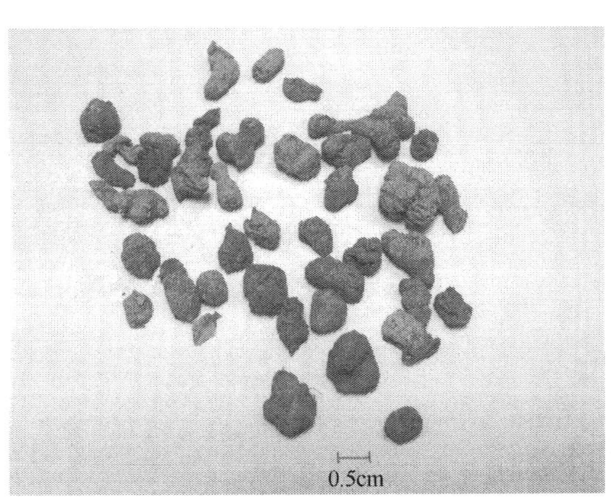

图19.5 夏天无药材性状鉴别图

显微鉴别结果：夏天无药材的显微特征图见19.6。

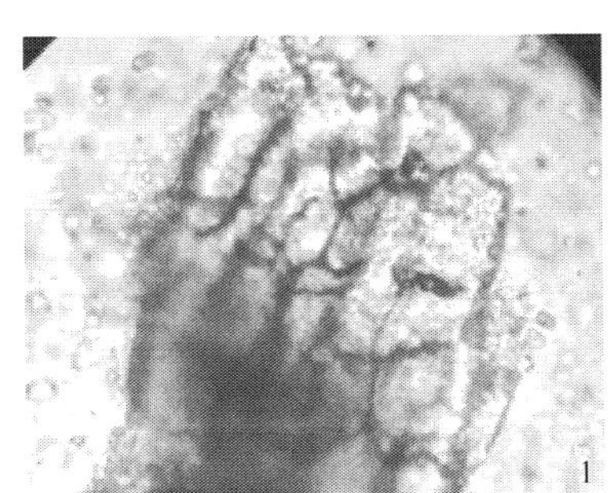

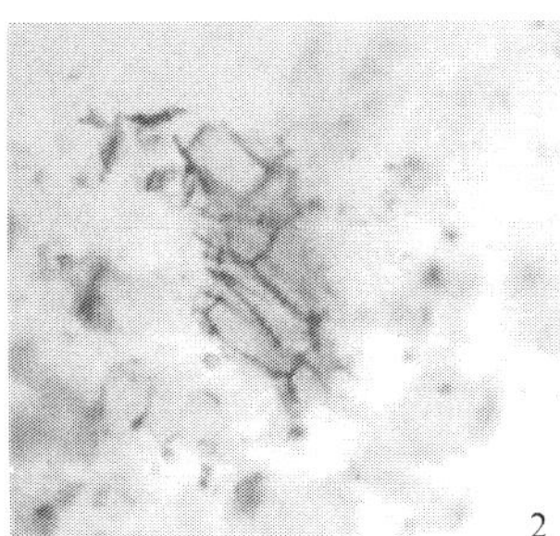

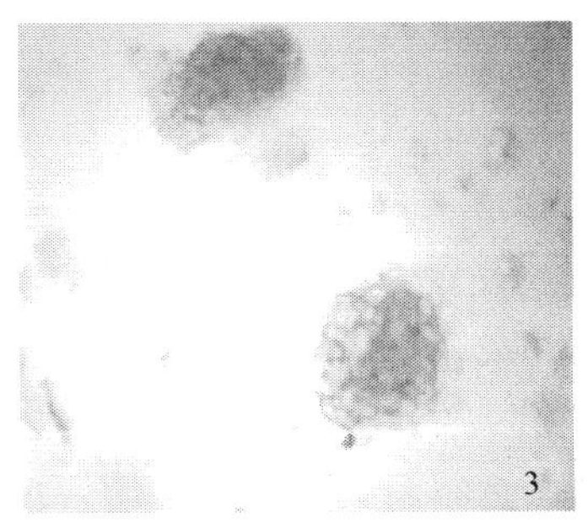

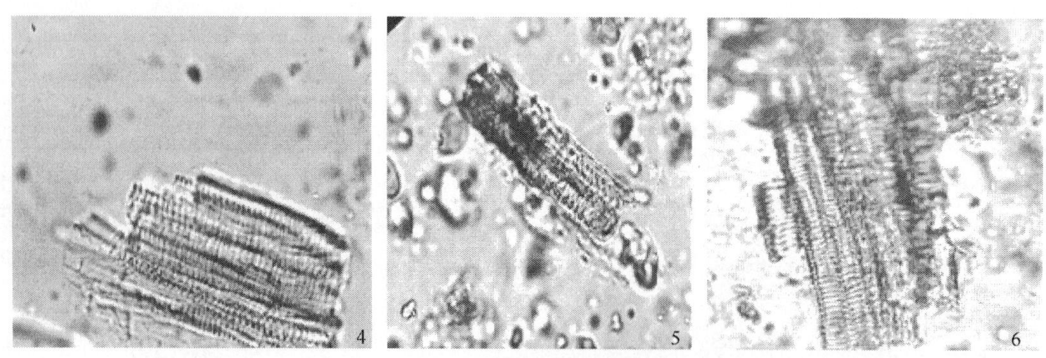

图 19.6 夏天无粉末显微特征图

1. 厚壁细胞；2. 薄壁细胞；3. 淀粉粒；4、5、6. 导管

薄层鉴别结果：在 15 批供试品色谱中，在与对照药材和对照品色谱相应位置上，显相同颜色的斑点，见图 19.7。

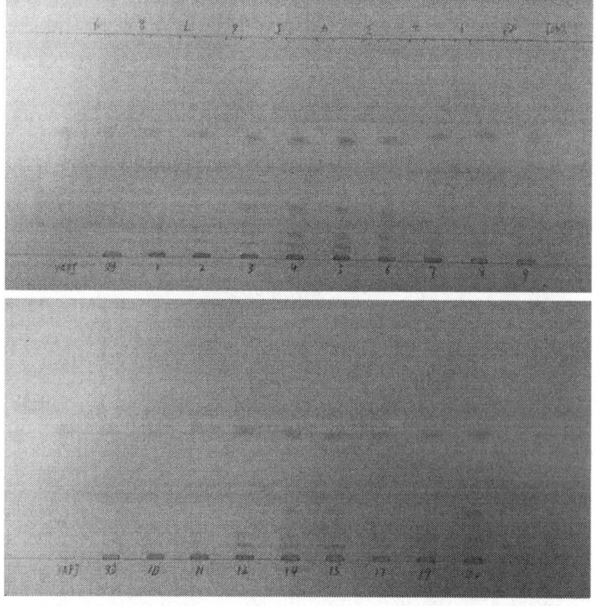

图 19.7 15 批夏天无药材薄层色谱鉴别图（日光）

《中国药典》2015 年版中已经制定了夏天无药材的薄层鉴别方法，我们对其条件进行复核时发现，供试品制备方法过于复杂，因此我们对《中国药典》2015 年版中薄层鉴别的供试品制备方法进行了改进，拟定为 70%乙醇 10mL，超声处理 45min 并增加对照药材指标。显微鉴别是在性状鉴别不明的情况下进行的下一步鉴别，可以实现对性状相近的药材或是难以通过性状而区别的药材进行的鉴别方式，在本文中对夏天无药材的外表皮细胞、淀粉粒和导管 3 种细胞进行了观察，得到了夏天无粉末清晰的显微鉴别结果，为其在后续的显微鉴别中提供依据。

三、检查项研究

（一）仪器与材料

双列四孔电热恒温水浴锅，山东医疗器械厂；电热恒温干燥箱，上海市实验仪器总厂；BT25S 电子天平（万分之一），德国 Sartorius 公司；AB204-N 电子天平（十万分之一），德国 METELER 公司，无水乙醇（分析纯），天津市凯信化学工业有限公司。

试药：夏天无产地及来源，同表 19.3。

（二）方法

水分检查：参照《中国药典》2015 年版第四部通则 0832 第二法计算供试品中含水量不得大于 15%。

浸出物检查：参照《中国药典》2015 年版第四部通则 2201 项下的热浸法测定，用乙醇做溶剂，不得小于 8%。

（三）结果

水分检查：由结果可知，15 批药材的含水量最高值为 12.25%，依据《中国药典》2015 年版第四部通则 0212（药材和饮片检定通则）制订限度，以最高值的 120%设定限度，则拟定夏天无药材的含水量不得过 15.0%。结果见表 19.4。

浸出物检查：根据醇溶性浸出物测定法（《中国药典》2015 年版第四部通则 2201）项下的热浸法测定，用乙醇作溶剂，对 15 批夏天无样品中的浸出量进行考察，结果显示夏天无药材浸出物含量为 8.19～18.27，建议夏天无药材的浸出量不得少于 8.0%。

表 19.6　夏天无水分和浸出物测定结果

批次	水分（%）	浸出物（%）
2017042002	9.08	11.48
2017042003	10.32	10.33
2017042004	10.72	9.14
2017042005	10.33	10.09
2017042007	10.38	13.82
2017042008	10.12	10.78
2017042009	10.27	9.70
2017042010	9.89	9.31
2017042011	10.21	8.36
2017063001	10.91	8.19
2017080801	9.63	9.57
2017080802	9.97	8.99
2017082502	10.78	18.27
2017082504	10.38	12.95
2017121201	12.25	12.00

四、指纹图谱研究

（一）实验材料

仪器与试剂：Agilent1260 高效液相色谱仪，美国 Agilent 公司；Diamonsil C_{18}（250mm×4.6mm，5μm）色谱柱，美国 Dikma 公司；AB204-N 电子天平（十万分之一），德国 METELER 公司；BT25S 电子天平（万分之一），德国 Sartorius 公司；超声波清洗仪，宁波新芝生物科技股份有限公司；乙腈（色谱纯），天津市康科德科技有限公司；三乙胺（分析纯），天津光复精细化工研究所；冰乙酸（分析纯），天津市康科德科技有限公司。

试药：原阿片碱（批号 MUST-17032408）、荷包牡丹碱（批号 MUST-16070212）均购自成都曼思特生物科技有限公司；黄藤素（批号 J140303）、延胡索乙素（批号 J140303）均购自上海将来生化试剂有限公司；夏天无药材信息，见表 19.3。

（二）实验方法及结果

对照品溶液的制备：精密称定上述对照品，各自加甲醇制成每 1mL 含对照品原阿片碱 60.6μg，黄藤素 24.8μg，荷包牡丹碱 39.8μg，延胡索乙素 88.8μg 的混合对照品溶液。

供试品溶液的制备：取本品粗粉约 1g，精密称定，置具塞锥形瓶中，70%甲醇 50mL，浸泡 30min，超声处理（功率 300W，频率 40kHz）60min，放至室温，摇匀，滤过，即得。

参照峰的选择：在夏天无药材 HPLC 色谱图中，延胡索乙素所占百分比较大，保留时间适中，且和其他成分的分离度很好。因此，选择延胡索乙素作为夏天无药材 HPLC 指纹图谱的参照峰。

1. 色谱条件的优化

（1）检测波长的选择：取夏天无对照品及供试品溶液，使用 DAD 检测器进行 200～400nm 全波长扫描，结果夏天无生物碱类成分在 280nm 处有较大吸收（图 19.8），考虑到全药色谱图在 280nm 处峰个数较多，各峰分离良好，特征峰明显且峰形较好，故选择 280nm 作为夏天无指纹图谱测定波长。

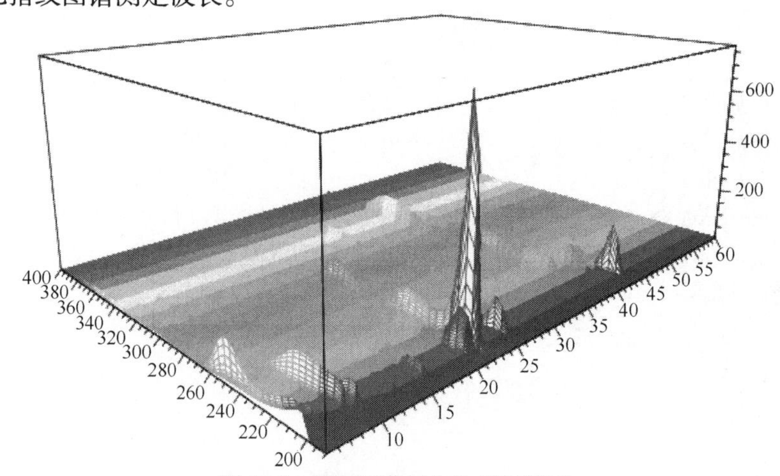

图 19.8　夏天无药材全波长扫描图

（2）柱温的考察：取夏天无供试品溶液，以相同色谱条件分别在25℃、30℃、35℃柱温时进样，考察柱温对样品色谱图的影响，结果见图19.9，由图19.9可以看出，随着温度的升高，夏天无中荷包牡丹碱和延胡索乙素分离度升高，且别隐品碱在35℃时出峰，故选择35℃为夏天无色谱条件的柱温。

（3）流速的考察：取夏天无供试品溶液，以相同色谱条件分别在0.8mL/min、0.9mL/min、1.0mL/min、1.1mL/min的流速时进样，考察流速对样品色谱图的影响，结果见图19.10，由图19.10可以看出，随着流速的升高，夏天无中色谱峰的出峰时间提前，对各峰分离度无影响，故选择1.0mL/min为夏天无色谱条件的流速。

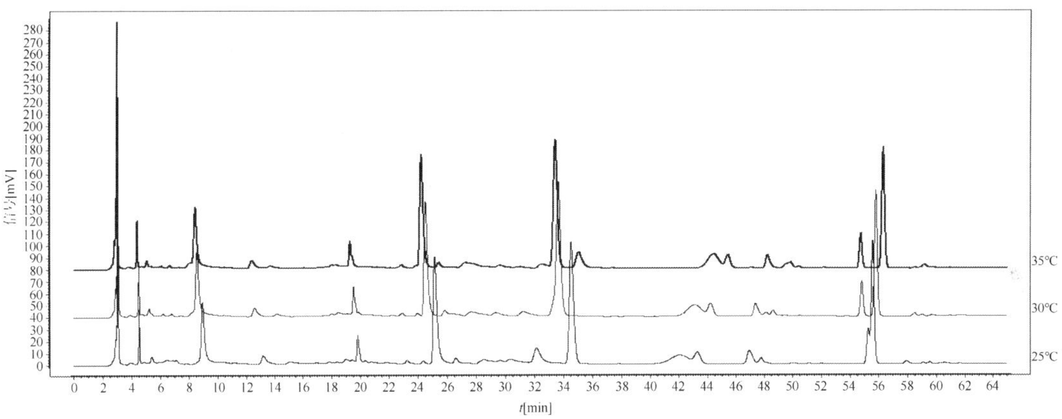

图19.9 不同柱温HPLC对比图

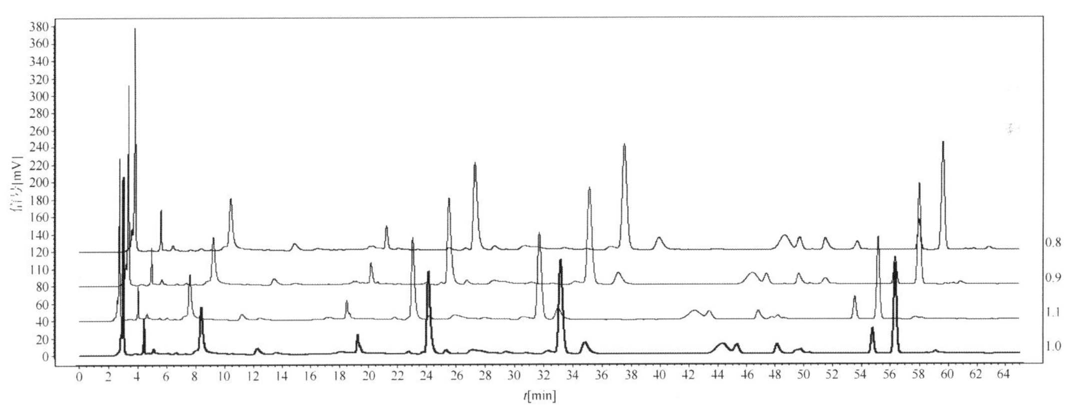

图19.10 不同流速HPLC对比图

（4）色谱条件的确定：综合考虑基线、峰个数、各色谱峰分离度的影响，经过条件摸索，最终确定的色谱条件：乙腈（A）-0.2%冰醋酸溶液（三乙胺调pH6.0）（B）；波长280nm，柱温35℃，进样量10μL，流速为1mL/min。流动相梯度见表19.7。

表19.7 流动相洗脱梯度

t（min）	流动相A（%）	流动相B（%）
0	13	87

续表

t（min）	流动相 A（%）	流动相 B（%）
10	15	85
15	25	75
32	29	71
35	29	71
60	62	38
65	90	10

2. 方法学考察

精密度试验：称取夏天无（批号 2017042006）按供试品溶液制备方法制备供试品溶液，连续进样 6 次，记录指纹图谱，以延胡索乙素峰的保留时间和色谱峰面积为参照，计算出各共有峰的相对保留时间和相对峰面积，结果见表 19.8、表 19.9 及图 19.11。各色谱峰的相对保留时间及峰面积的 RSD 值均不大于 3%，符合指纹图谱的要求。

表 19.8 精密度相对保留时间

峰号	相对保留时间						RSD（%）
	1	2	3	4	5	6	
1	0.430	0.430	0.431	0.430	0.430	0.430	0.095
2	0.600	0.601	0.601	0.601	0.600	0.599	0.136
3	0.628	0.628	0.628	0.626	0.628	0.629	0.157
4	0.857	0.858	0.858	0.857	0.857	0.858	0.064
5	0.970	0.970	0.970	0.971	0.971	0.970	0.053
6（s）	1.000	1.000	1.000	1.000	1.000	1.000	0.000

表 19.9 精密度相对峰面积

峰号	相对峰面积						RSD（%）
	1	2	3	4	5	6	
1	1.034	1.039	1.038	1.038	1.032	1.031	0.333
2	1.381	1.382	1.386	1.374	1.381	1.386	0.319
3	0.256	0.257	0.258	0.254	0.254	0.254	0.689
4	0.152	0.152	0.153	0.152	0.152	0.153	0.340
5	0.253	0.253	0.254	0.254	0.252	0.253	0.298
6（s）	1.000	1.000	1.000	1.000	1.000	1.000	0.000

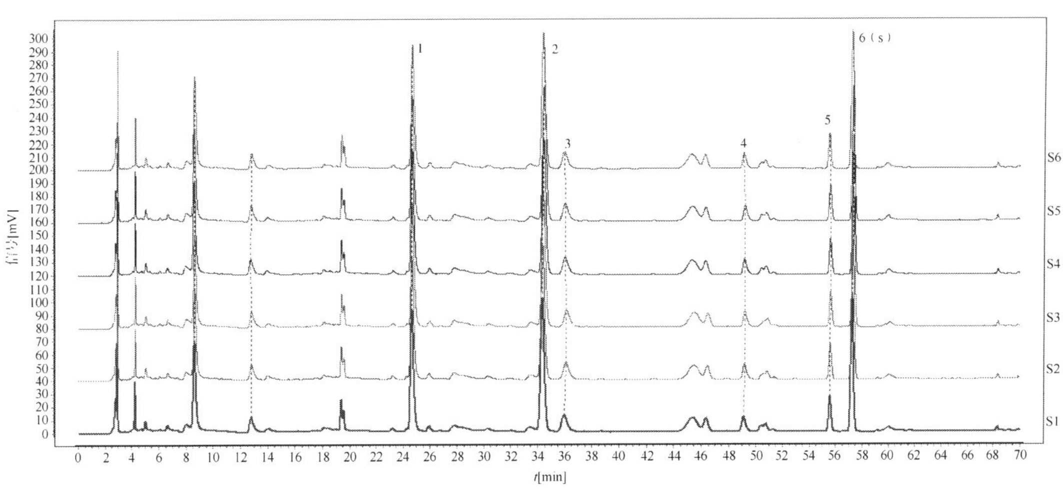

图 19.11　精密度实验 HPLC 图

稳定性试验：称取夏天无（批号 2017042006）按供试品制备方法制备供试品溶液，密闭，放置于室温，分别在 0、3h、6h、9h、12h、24h 检测，记录指纹图谱，以延胡索乙素的保留时间和色谱峰面积为参照，计算出各共有峰的相对保留时间和相对峰面积，结果见表 19.10、表 19.11 及图 19.12。各色谱峰的相对保留时间及峰面积的 RSD 值均不大于 3%，符合指纹图谱的要求。

表 19.10　稳定性相对保留时间

峰号	相对保留时间						RSD（%）
	0h	3h	6h	9h	12h	24h	
1	0.430	0.430	0.430	0.428	0.430	0.428	0.241
2	0.599	0.598	0.597	0.591	0.599	0.589	0.733
3	0.625	0.623	0.623	0.620	0.624	0.618	0.424
4	0.857	0.856	0.856	0.855	0.856	0.854	0.121
5	0.971	0.971	0.971	0.971	0.971	0.972	0.042
6（s）	1.000	1.000	1.000	1.000	1.000	1.000	0.000

表 19.11　稳定性相对峰面积

峰号	相对峰面积						RSD（%）
	0h	3h	6h	9h	12h	24h	
1	1.048	1.047	1.044	1.050	1.019	1.057	1.252
2	1.369	1.364	1.363	1.376	1.359	1.420	1.652
3	0.254	0.255	0.255	0.257	0.254	0.264	1.494
4	0.153	0.153	0.153	0.154	0.152	0.156	0.897
5	0.286	0.283	0.280	0.281	0.284	0.275	1.362
6（s）	1.000	1.000	1.000	1.000	1.000	1.000	0.000

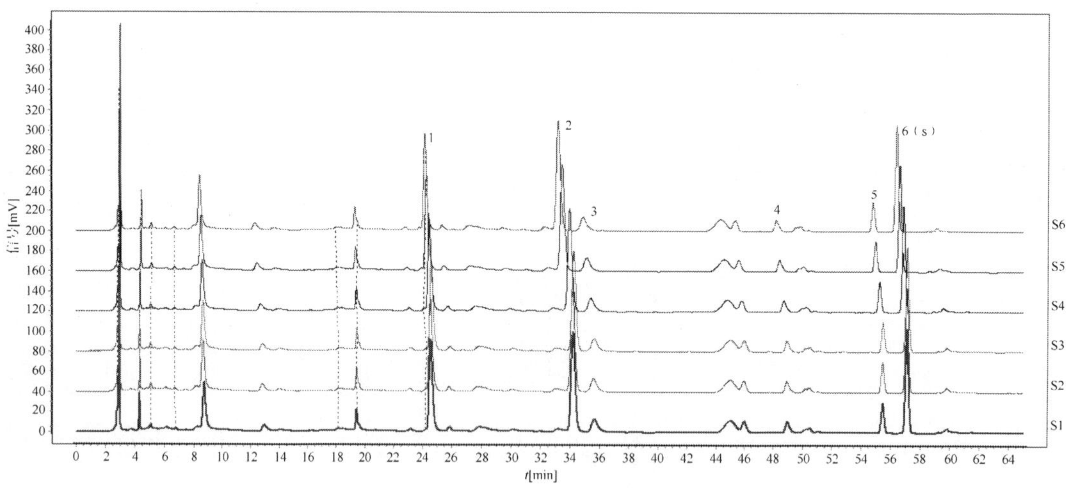

图 19.12　稳定性实验 HPLC 图

重复性试验：称取夏天无（批号 2017042006）平行制备供试品溶液 6 份，记录指纹图谱，以延胡索乙素的保留时间和色谱峰面积为参照，计算出各共有峰的相对保留时间和相对峰面积，结果见表 19.12、表 19.13 及图 19.13。各色谱峰的相对保留时间及峰面积的 RSD 值均不大于 3%，符合指纹图谱的要求。

表 19.12　重复性相对保留时间

峰号	相对保留时间						RSD（%）
	1	2	3	4	5	6	
1	0.430	0.430	0.430	0.430	0.431	0.428	0.229
2	0.599	0.597	0.597	0.597	0.599	0.589	0.625
3	0.625	0.622	0.623	0.623	0.626	0.621	0.299
4	0.857	0.856	0.856	0.856	0.857	0.854	0.128
5	0.971	0.971	0.971	0.971	0.971	0.971	0.000
6（s）	1.000	1.000	1.000	1.000	1.000	1.000	0.000

表 19.13　重复性相对峰面积

峰号	相对峰面积						RSD（%）
	1	2	3	4	5	6	
1	1.048	1.050	1.050	1.041	1.033	1.056	0.776
2	1.369	1.385	1.372	1.373	1.358	1.408	1.253
3	0.254	0.258	0.254	0.257	0.253	0.256	0.771
4	0.153	0.152	0.153	0.152	0.153	0.153	0.339
5	0.286	0.283	0.279	0.278	0.277	0.281	1.206
6（s）	1.000	1.000	1.000	1.000	1.000	1.000	0.000

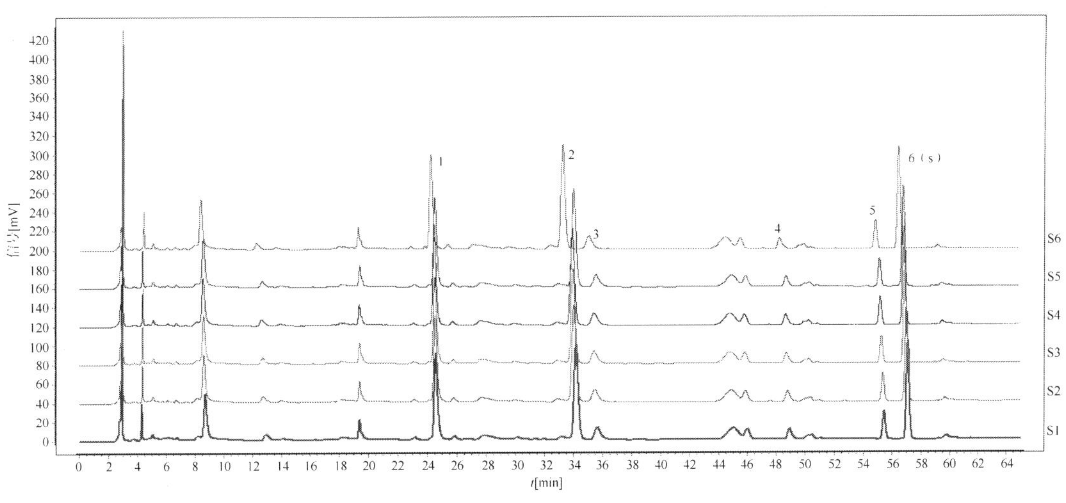

图 19.13　重复性实验 HPLC 图

（三）指纹图谱的建立

药材指纹图谱的测定：取 15 批夏天无药材，分别按供试品溶液制备方法制备供试品溶液，依法测定。将得到的指纹图谱的 AIA 数据文件导入中药色谱指纹图谱相似度评价系统 2012A 版相似度软件，得到 15 批夏天无指纹图谱，见图 19.14。

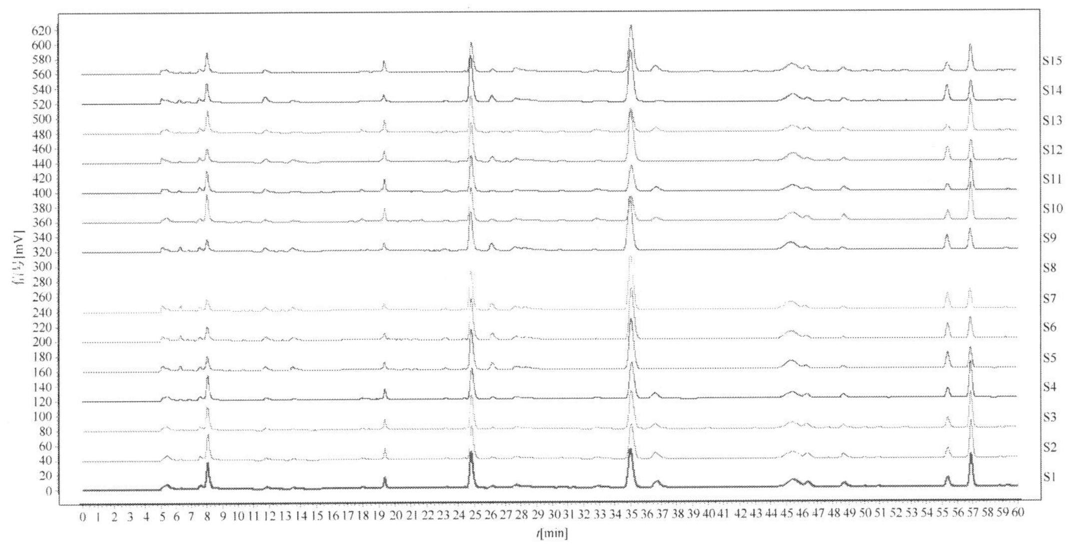

图 19.14　15 批夏天无 HPLC 指纹图谱

聚类分析：在上述条件下，以 S1 作为参照图谱自动匹配，得到的匹配数据，运用 SPSS 统计分析软件对其进行系统聚类分析。先将 15×33 阶原始数据矩阵经标准化处理，利用平方欧式距离作为样品的测度，采用组间联接法进行聚类，将 15 批药材分为 2 类，其中产自江西省的 10 批夏天无药材聚为一类，其余 5 批聚为一类，见图 19.15。

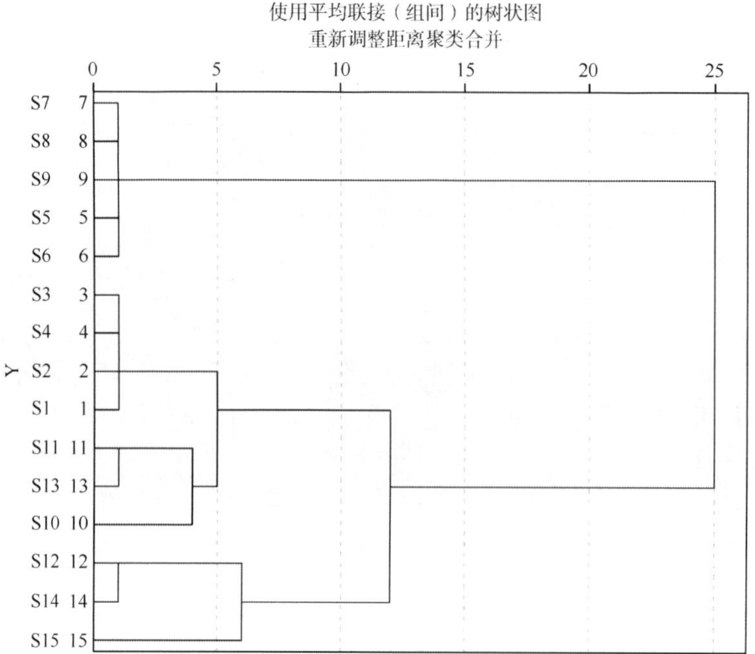

图 19.15　15 批夏天无药材的聚类分析树状图

主成分分析：为了评价所有成分的样品分辨能力，将自标准化后的相对峰面积数据作为输入数据，进行主成分分析。运用 SIMCA-P 12.0 分析软件对其进行主成分分析，结果见图 19.16。由 PCA 图可以看出：10 个产自江西省的批次整体聚为一类，与聚类分析结果一致。

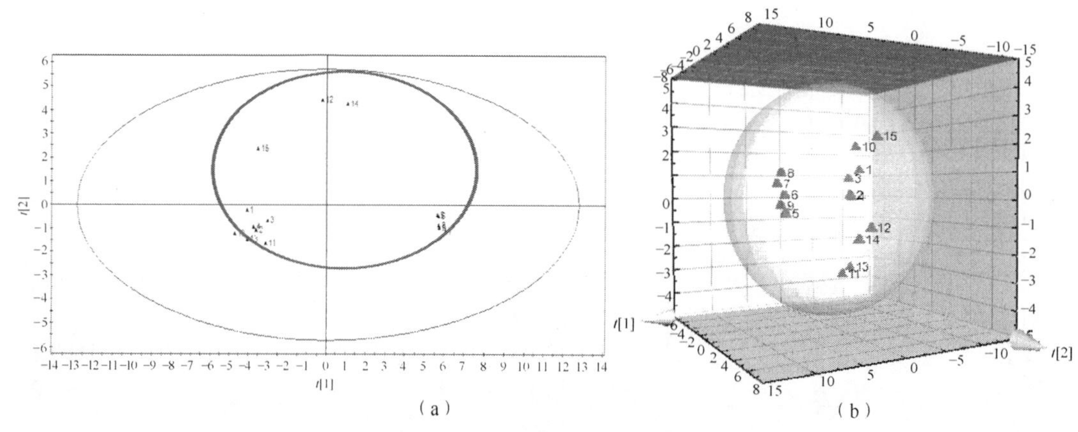

图 19.16　夏天无 PCA 分析结果

（a）PCA 图；（b）PCA3D 图

对照指纹图谱的建立：根据对 15 批夏天无药材的聚类分析结果，从中选取归属于一类的 10 批药材的色谱图生成指纹图谱及对照指纹图谱，并对色谱峰进行指认，见图 19.17 和图 19.18。10 批样品共有峰相对保留时间及相对峰面积见表 19.14 和表 19.15。

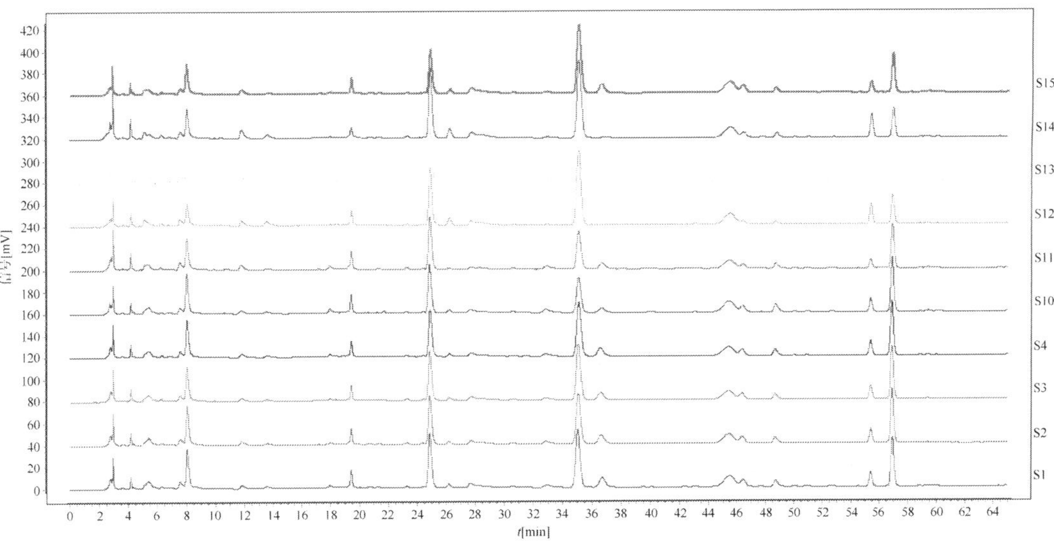

图 19.17　10 批夏天无 HPLC 指纹图谱

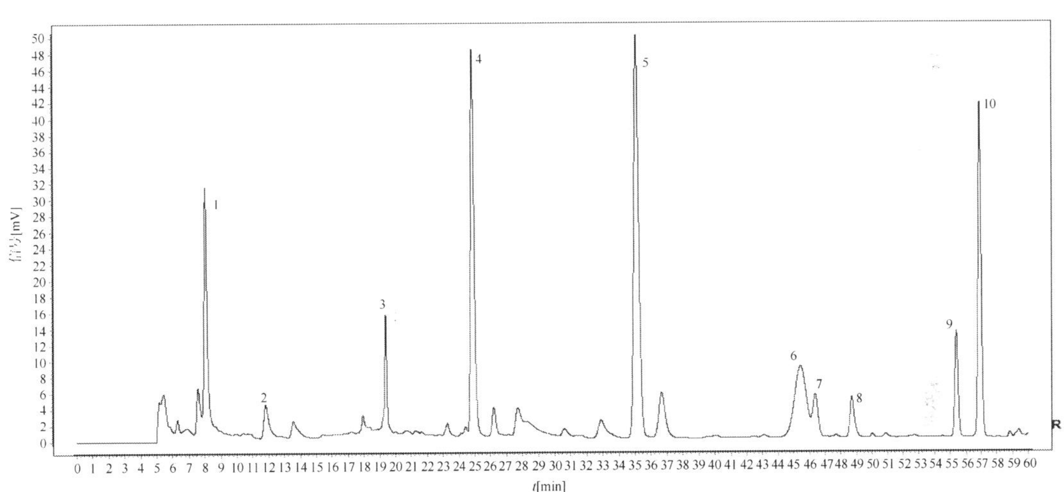

图 19.18　夏天无对照指纹图谱

4. 原阿片碱；5. 黄藤素；8. D-四氢药根碱；9. 荷包牡丹碱；10. 延胡索乙素

表 19.14　10 批夏天无共有峰相对保留时间

编号	批号									
	1	2	3	4	10	11	12	13	14	15
1	0.14	0.14	0.14	0.14	0.14	0.14	0.14	0.14	0.14	0.14
2	0.21	0.21	0.21	0.21	0.21	0.21	0.21	0.21	0.21	0.21
3	0.34	0.34	0.34	0.34	0.34	0.34	0.34	0.34	0.34	0.34
4	0.44	0.44	0.44	0.44	0.44	0.44	0.44	0.44	0.44	0.44
5	0.62	0.62	0.62	0.62	0.62	0.62	0.62	0.62	0.62	0.62
6	0.80	0.80	0.80	0.80	0.80	0.80	0.80	0.80	0.80	0.80
7	0.82	0.81	0.81	0.81	0.81	0.81	0.81	0.81	0.82	0.81
8	0.86	0.86	0.86	0.86	0.86	0.86	0.86	0.86	0.86	0.86
9	0.97	0.97	0.97	0.97	0.97	0.97	0.97	0.97	0.97	0.97
10（s）	1.00	1.00	1.00	1.00	1.00	1.00	1.00	1.00	1.00	1.00

表 19.15 10 批夏天无共有峰相对峰面积

编号	批号									
	1	2	3	4	10	11	12	13	14	15
1	0.79	0.70	0.64	0.64	0.71	0.68	0.74	0.68	0.95	0.75
2	0.09	0.10	0.09	0.09	0.11	0.18	0.26	0.17	0.41	0.17
3	0.23	0.18	0.19	0.19	0.23	0.29	0.38	0.27	0.30	0.29
4	1.22	1.00	1.05	1.05	1.01	1.32	2.17	1.26	2.61	1.27
5	1.68	1.33	1.51	1.51	0.94	1.22	3.65	1.06	3.75	2.47
6+7	0.97	0.80	0.76	0.76	0.88	0.77	1.53	0.76	1.45	1.29
8	0.17	0.15	0.14	0.14	0.19	0.16	0.15	0.15	0.18	0.17
9	0.29	0.26	0.26	0.26	0.24	0.19	0.69	0.18	0.77	0.30
10（s）	1.00	1.00	1.00	1.00	1.00	1.00	1.00	1.00	1.00	1.00

相似度评价：利用 2012A 版中药色谱指纹图谱相似度评价系统计算软件，对上述 10 批样品与对照指纹图谱进行匹配，进行相似度评价，结果见表 19.16。各批夏天无药材与对照指纹图谱间的相似度为 0.96～0.996，表明各批次药材之间具有较好的一致性，本方法可用于综合评价夏天无药材的整体质量。

表 19.16 10 夏天无药材相似度评价结果

批号	对照图谱相似度	批号	对照图谱相似度
2017042002	0.996	2017080801	0.982
2017042003	0.992	2017080802	0.96
2017042004	0.996	2017082502	0.972
2017042005	0.994	2017082504	0.965
2017063001	0.967	2017121201	0.98

五、多指标成分含量测定

《中国药典》2015 年版夏天无药材标准仅规定了原阿片碱和盐酸巴马汀的含量，为了更加合理地评价药材质量，现就对夏天无的质量标准进行系统全面提升研究。本研究在前期化学成分、现代药理研究的基础上，选择原阿片碱、黄藤素、荷包牡丹碱及延胡索乙素作为多成分含量测定指标，建立了采用 HPLC 法测定夏天无药材中 4 种有效成分含量的方法，建立的含量测定方法专属性强，结合上述指纹图谱方法，建立了夏天无药材系统全面的质量控制体系。

（一）实验材料

仪器与试剂：Agilent1260 高效液相色谱仪，美国 Agilent 公司；Diamonsil C18（250mm×4.6mm，5μm）色谱柱，美国 Dikma 公司；AB204-N 电子天平（十万分之一），德国 METELER 公司；BT25S 电子天平（万分之一），德国 Sartorius 公司；超声波清洗仪，宁波新芝生物科技股份有限公司；乙腈（色谱纯），天津市康科德科技有限公司；三乙胺（分析纯），天津光复精细化工研究所；冰乙酸（分析纯），天津市康科德科技有限公司。

试药：原阿片碱（批号 MUST-17032408）、荷包牡丹碱（批号 MUST-17120202）均购自成都曼思特生物科技有限公司；黄藤素（批号 J140303）、延胡索乙素（批号 J140303）均购自上海将来生化试剂有限公司。夏天无药材信息见表 19.3。对照品的结构式见表 19.17。

表 19.17　化合物名称和结构式

中文名/英文名	结构式
原阿片碱（protopine）	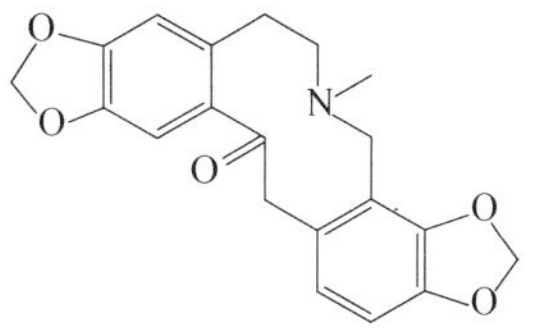
黄藤素（palmatine）	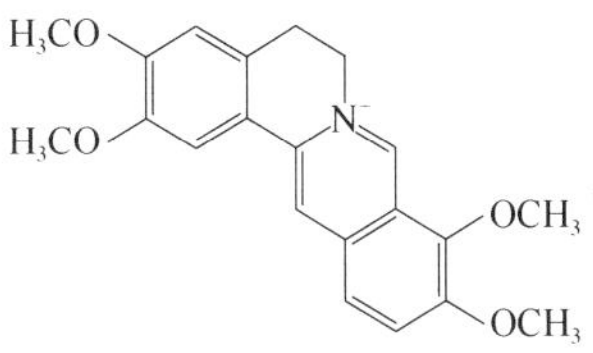
荷包牡丹碱（bicuculline）	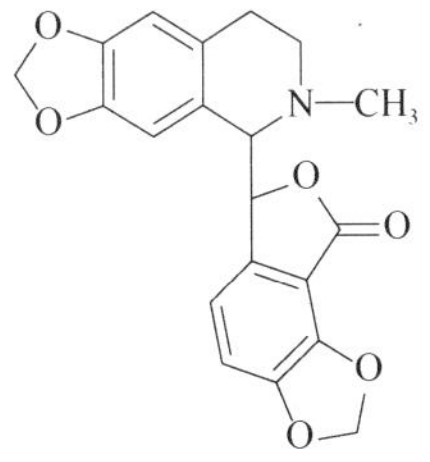
延胡索乙素（*dl*-tetrahydropalmatine）	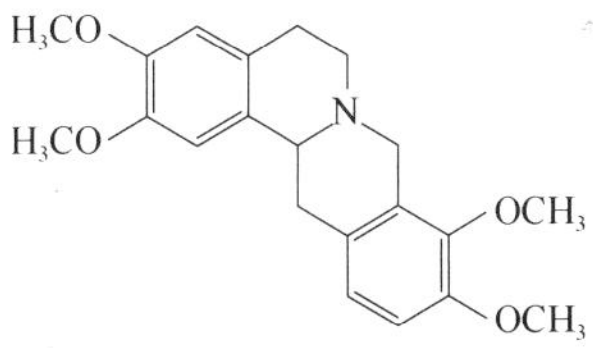

（二）实验方法及结果

混合对照品溶液制备：取上述对照品适量，分别加甲醇制成每 1mL 含原阿片碱 60.6μg、黄藤素 24.8μg、荷包牡丹碱 39.8μg、延胡索乙素 88.8μg 的混合对照品溶液。

供试品溶液制备。取夏天无药材粗粉（过 40 目筛）约 1g，精密称定，置于 100mL 圆底烧瓶中，精密加入 70%乙醇 50mL，称定重量，回流提取 60min，冷却后补重，摇匀，滤过，取续滤液，即得。

色谱条件的确定：乙腈（A）-0.2%冰醋酸溶液（三乙胺调 pH 6.0）（B）；波长 280nm，柱温 35℃，进样量 10μL，流速为 1mL/min。流动相梯度见表 19.18。

表 19.18 流动相洗脱梯度

t（min）	流动相 A（%）	流动相 B（%）
0	24	76
15	24	76
25	30	70
45	65	35
50	100	0

系统适用性试验：分别取混合对照品、供试品溶液，按上述条件进样测定，考察系统适用性。记录 HPLC 色谱图，如图 19.19 所示。结果各成分色谱峰与相邻峰的分离度均大于 1.5，且理论塔板数按原阿片碱峰计不少于 3000。

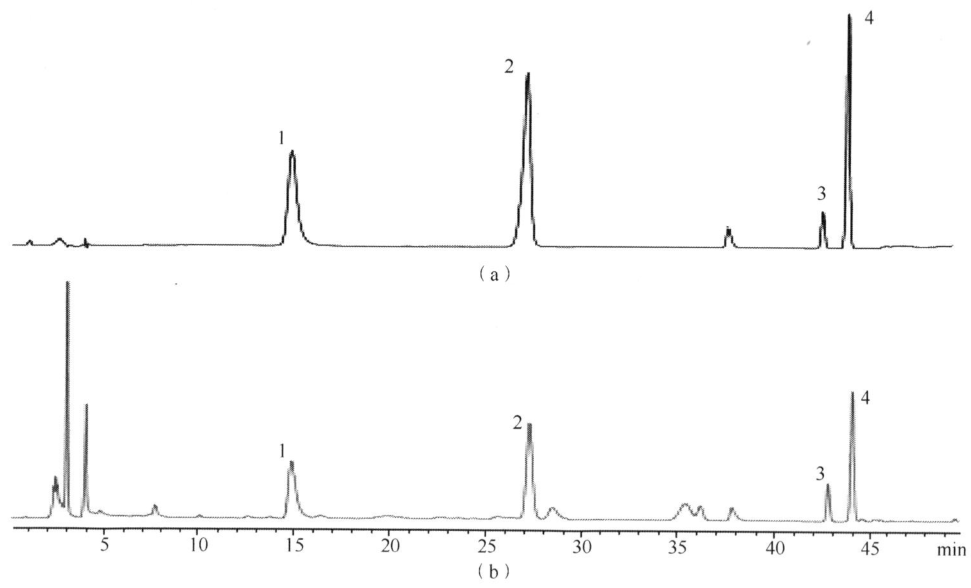

图 19.19 混合对照品（a）及供试品（b）HPLC 图

1. 原阿片碱；2. 黄藤素；3. 荷包牡丹碱；4. 延胡索乙素

（三）方法学考察

线性关系考察：精密量取上述混合对照品溶液适量，采用倍数稀释法进行稀释，得到 6 个不同质量浓度的系列对照溶液，按照上述色谱条件进行分析，并记录色谱峰面积。以对照品的质量浓度为横坐标（X），峰面积为纵坐标（Y），绘制标准曲线，并进行线性回归，得标准曲线方程。4 个成分的线性回归方程见表 19.19、图 19.20。

表 19.19 4 种对照品线性关系

成分	回归方程	R	线性范围（$\mu g.ml^{-1}$）
原阿片碱	$Y = 985.6169\ X + 2.4652$	0.9999	121.2～1212.0
黄藤素	$Y = 3.542.6171\ X + 4.5147$	0.9999	49.6～496.0
荷包牡丹碱	$Y = 496.1209\ X + 1.4308$	0.9999	79.6～796.0
延胡索乙素	$Y = 838.1255\ X + 2.7086$	0.9999	177.6～1776.0

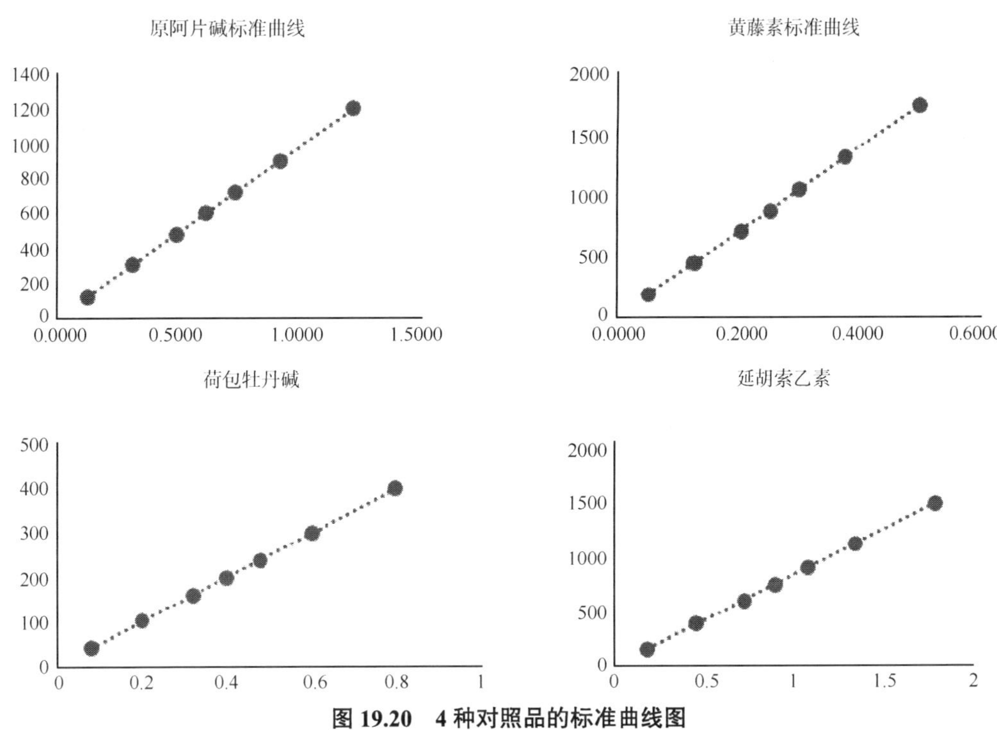

图 19.20　4 种对照品的标准曲线图

精密度试验：称取夏天无（批号 2017042006）粉末，按“供试品溶液制备”项下方法制备供试品溶液，密闭，放置于室温，连续进样 6 次，记录各组色谱峰峰面积，计算得原阿片碱、黄藤素、荷包牡丹碱和延胡索乙素峰面积的 RSD 分别为 0.176%、0.169%、0.21%、0.957%，表明仪器精密度良好。具体结果见表 19.20。

表 19.20　精密度试验结果（n=6）

成分	峰面积值						RSD（%）
	1	2	3	4	5	6	
原阿片碱	815.5	816.8	812.8	814.6	814	813.6	0.176
黄藤素	1130.4	1132.3	1134.7	1132	1130	1129.6	0.169
荷包牡丹碱	216	216.2	216.7	216	215.9	215.3	0.210
延胡索乙素	817.8	817.7	817.5	817.1	817.3	836.7	0.957

稳定性试验：称取夏天无（批号 2017042006）粉末，按“供试品溶液制备”项下方法制备供试品溶液，密闭，放置于室温，供试品溶液分别于制备后 0、3h、6h、9h、12h、24h 进样，记录色谱峰，计算得原阿片碱、黄藤素、荷包牡丹碱和延胡索乙素峰面积的 RSD 分别为 0.212%、0.487%、0.794%、0.998%，表明供试品溶液在 24h 内稳定。具体结果见表 19.21。

表 19.21　稳定性试验结果（n=6）

成分	峰面积值						RSD（%）
	0h	3h	6h	9h	12h	24h	
原阿片碱	815.5	816.4	817.7	819.2	815.6	814.4	0.212
黄藤素	1119.3	1120.1	1120.9	1120.3	1131	1130.4	0.487
荷包牡丹碱	220.8	219.1	217.7	217.6	216.7	216	0.794
延胡索乙素	838.8	839.1	840.6	840	818.9	837.2	0.998

重复性试验：称取夏天无（批号 2017042006）粉末 6 份，按“供试品溶液制备”项方法制备供试品溶液，按法测定，记录原阿片碱、黄藤素、荷包牡丹碱和延胡索乙素 4 个化合物的色谱峰面积，计算各化合物的含量，并计算得原阿片碱、黄藤素、荷包牡丹碱和延胡索乙素质量分数的 RSD 分别为 1.611%、1.414%、1.323%、1.303%，表明本方法重复性良好。具体结果见表 19.22。

表 19.22　重复性试验结果（n=6）

成分	质量分数（mg/g）						RSD（%）
	1	2	3	4	5	6	
原阿片碱	0.402	0.403	0.408	0.403	0.392	0.411	1.611
黄藤素	0.153	0.155	0.156	0.156	0.152	0.158	1.414
荷包牡丹碱	0.214	0.214	0.214	0.212	0.207	0.214	1.323
延胡索乙素	0.486	0.489	0.49	0.475	0.477	0.486	1.303

加样回收率实验：称取夏天无（批号 2017042006）粉末约 0.5g，共 6 份，精密称定，按已知含量的 50%加入原阿片碱、黄藤素、荷包牡丹碱及延胡索乙素的对照品溶液，按供试品溶液制备方法制备供试品溶液，依法测定。计算回收率的公式如下：

$$加样回收率（\%）=\frac{（测得的量-样品中的量）}{加入的量}\times 100\%$$

计算得原阿片碱、黄藤素、荷包牡丹碱和延胡索乙素平均加样回收率分别为 97.12%、100.09%、98.53%、99.71%，RSD 分别为 0.97%、0.67%、1.61%、1.99%。表明本法具有良好的回收率，具体结果见表 19.23。

表 19.23　加样回收率试验结果

待测成分	序号	取样量（mg）	样品含量（μg）	加入量（μg）	实测值（μg）	回收率（%）	平均回收率（%）	RSD（%）
原阿片碱	1	500.1	2027	2014	3988	97.347	97.12	0.97
	2	500.2	2027	2014	4002	98.055		
	3	500.1	2027	2014	3994	97.675		
	4	500	2027	2014	3996	97.751		
	5	500.2	2027	2014	3961	96.007		
	6	500.1	2027	2014	3958	95.856		

续表

待测成分	序号	取样量（mg）	样品含量（μg）	加入量（μg）	实测值（μg）	回收率（%）	平均回收率（%）	RSD（%）
黄藤素	1	500.1	776	787	1567	100.465	100.09	0.67
	2	500.2	776	787	1564	100.07		
	3	500.1	776	787	1562	99.927		
	4	500	776	787	1571	100.967		
	5	500.2	776	787	1564	100.16		
	6	500.1	776	787	1555	98.94		
荷包牡丹碱	1	500.1	1065	915	1957	97.524	98.53	1.61
	2	500.2	1065	915	1961	97.957		
	3	500.1	1065	915	1979	99.903		
	4	500	1065	915	1980	100.011		
	5	500.2	1065	915	1977	99.687		
	6	500.1	1065	915	1944	96.118		
延胡索乙素	1	500.1	2393	2348	4752	100.478	99.71	1.99
	2	500.2	2393	2348	4761	100.835		
	3	500.1	2393	2348	4790	102.083		
	4	500	2393	2348	4748	100.3		
	5	500.2	2393	2348	4679	97.345		
	6	500.1	2393	2348	4675	97.192		

样品测定：取不同批次的夏天无药材，依照供试品溶液制备方法制备供试品溶液，依法测定，记录色谱峰面积，将待测成分的峰面积代入相应的标准曲线方程中，并计算其质量分数。结果见表 19.24，各指标成分含量累积加和图见图 19.21。由结果可看出各批次夏天无药材中各成分含量无显著差异。

表 19.24　15 批夏天无含量测定结果

编号	药材批号	质量分数（mg/g）			
		原阿片碱	黄藤素	荷包牡丹碱	延胡索乙素
1	2017042002	0.406	0.163	0.199	0.426
2	2017042003	0.364	0.144	0.197	0.459
3	2017042004	0.371	0.157	0.198	0.444
4	2017042005	0.359	0.154	0.199	0.468
5	2017042007	0.446	0.211	0.319	0.282
6	2017042008	0.464	0.211	0.303	0.293
7	2017042009	0.429	0.225	0.317	0.281
8	2017042010	0.419	0.226	0.304	0.266

续表

编号	药材批号	质量分数（mg/g）			
		原阿片碱	黄藤素	荷包牡丹碱	延胡索乙素
9	2017042011	0.442	0.222	0.292	0.275
10	2017063001	0.345	0.096	0.179	0.434
11	2017080801	0.396	0.108	0.120	0.380
12	2017080802	0.394	0.097	0.119	0.389
13	2017082502	0.421	0.206	0.284	0.261
14	2017082504	0.518	0.216	0.324	0.271
15	2017121201	0.337	0.192	0.170	0.348

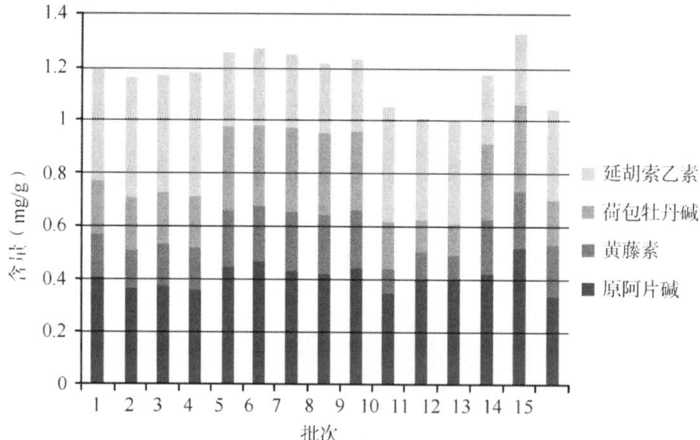

图 19.21　15 批夏天无药材指标成分含量累积加和图

第三节　夏天无药材质量标准（草案）及起草说明

一、夏天无药材质量标准（草案）

夏天无

Xiatianwu

CORYDALIS DECUMBENTIS RHIZOMA

本品为罂粟科植物伏生紫堇 *Corydalis decumbens*（Thunb-）Pers. 的干燥块茎。春季或初夏出苗后采挖，除去茎、叶及须根，洗净，干燥。

【性状】　本品呈类球形、长圆形或不规则块状，长 0.5～3cm，直径 0. 5～2. 5cm。表面灰黄色、暗绿色或黑褐色，有瘤状突起和不明显的细皱纹，顶端钝圆，可见茎痕，四周有淡黄色点状叶痕及须根痕。质硬，断面黄白色或黄色，颗粒状或角质样，有的略带粉性。气微，味苦。

【鉴别】

1）本品粉末浅黄棕色。下表皮厚壁细胞成片，淡黄棕色，细胞呈类长方形或不规则形，壁稍厚，呈断续的连珠状，常具壁孔。薄壁细胞淡黄色或几无色，呈类方形或类圆形；螺纹导管或网纹导管细小。淀粉粒单粒类圆形或长圆形，直径 5～16μm，脐点点状或飞鸟状，复粒由 2～6 分粒组成。糊化淀粉粒隐约可见，或经水合氯醛透化可见糊化淀粉粒痕迹。

2）取本品粗粉 4g，加 1%碳酸钠溶液 25mL，置近沸的水浴中浸泡 5min，滤过，滤液用稀盐酸调节 pH 至 6，加三氯甲烷 15mL 振摇提取，分取三氯甲烷液 2mL，加硫酸 1mL，振摇，硫酸层即显棕红色，放置后显棕黑色。

3）取本品粉末及对照药材 2.0g，置 50mL 锥形瓶中，加 70%乙醇 10mL，超声处理 45min，滤过，即得供试品溶液及对照药材溶液。另取原阿片碱对照品，加甲醇制成每 1mL 含 2mg 的溶液，作为对照品溶液。照薄层色谱法（通则 0502）试验，吸取上述两种溶液 5μL，分别点于同一硅胶 G 薄层板上，以环已烷-乙酸乙酯-二乙胺（16∶3∶1）为展开剂，预饱和 15min，展开，取出，晾干，喷以稀碘化铋钾试液。供试品色谱中，在与对照品色谱相应的位置上，显相同颜色的斑点。

【检查】 水分 不得过 15.0%（《中国药典》2015 年版四部通则 0832 第二法）。

总灰分 不得过 5. 0%（《中国药典》2015 年版四部通则 2302）。

【浸出物】 照高效液相色谱法（《中国药典》2015 年版四部通则 2201）项下的热浸法测定，用乙醇作溶剂，不得少于 8.0%。

【指纹图谱】 照 HPLC（《中国药典》2015 年版通则 0512）测定。

色谱条件与系统适应性试验 以十八烷基硅烷键合硅胶为填充剂；以乙腈为流动相 A，以含 0.2%冰醋酸溶液（三乙胺调 pH 6.0）为流动相 B，按表 19.25 中的规定进行梯度洗脱；流速为 1.0mL/min；柱温 35℃；检测波长为 280nm。理论塔板数按原阿片碱峰和黄藤素峰计算不低于 3000。

表 19.25 梯度洗脱表 1

t（min）	流动相 A（%）	流动相 B（%）
0	13	87
10	15	85
15	25	75
32	29	71
35	29	71
60	62	38
65	90	10

参照物溶液的制备　取原阿片碱对照品、黄藤素对照品、荷包牡丹碱和延胡索乙素对照品适量，精密称定，加甲醇溶解并稀释成每 1mL 中含 60.0μg、25.0μg、40.0μg 和 90.0μg 的混合溶液，摇匀，即得。

供试品溶液的制备　取本品粉末（40 目）约 1g 精密称定，置具塞锥形瓶中，70%甲醇 50mL，浸泡 30min，超声处理（功率 300W，频率 40kHz）60min，放至室温，摇匀，滤过，即得。

测定法　分别精密吸取参照物溶液和供试品溶液各 10μL，注入液相色谱仪，测定，记录色谱图，即得。按国家药典委员会提供的中药色谱指纹图谱相似度评价系统进行评价。供试品指纹图谱与对照指纹图谱经相似度计算，相似度不得低于 0.9（图 19.22）。

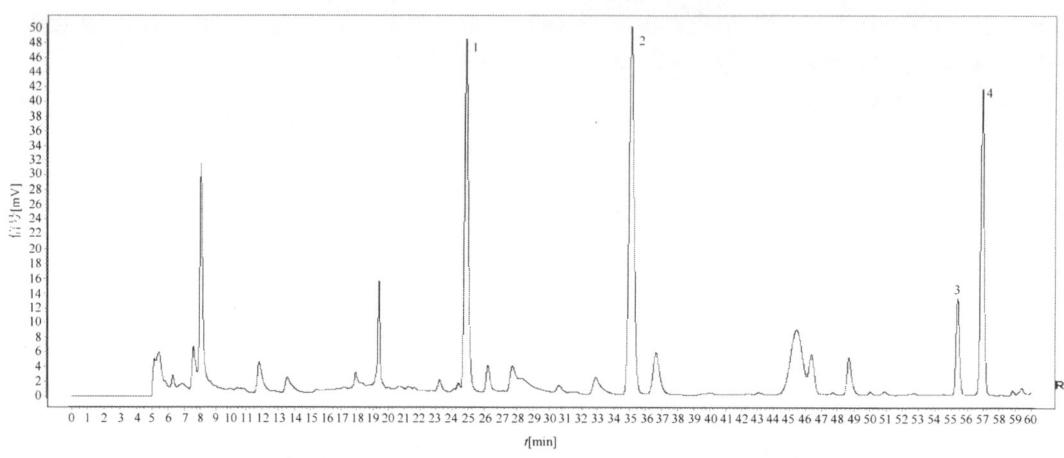

图 19.22　夏天无对照指纹图谱

峰 1. 原阿片碱；峰 2. 黄藤素；峰 3. 荷包牡丹碱；峰 4. 延胡索乙素

【含量测定】　照 HPLC（《中国药典》2015 年版通则 0512）测定。

色谱条件与系统适用性试验　以十八烷基硅烷键合硅胶为填充剂；以乙腈为流动相 A，以含 0.2%冰醋酸溶液（三乙胺调 pH6.0）为流动相 B，按表 19.26 中的规定进行梯度洗脱；流速为 1.0mL/min；柱温 35℃；检测波长为 280nm。理论塔板数按原阿片碱峰和黄藤素峰计算不低于 3000。

表 19.26　梯度洗脱表 2

t（min）	流动相 A（%）	流动相 B（%）
0～15	24→24	76→76
15～25	24→30	76→70
25～45	30→65	70→35
45～50	65→100	35→0

对照品溶液的制备　取原阿片碱对照品、黄藤素对照品、荷包牡丹碱和延胡索乙素对照品适量，精密称定，加甲醇溶解并稀释成每 1mL 中含 60.0μg、25.0μg、40.0μg 和 90.0μg 的混合溶液，摇匀，即得。

供试品溶液的制备　取本品粉末（过 40 目筛）约 1g，精密称定，置于 100mL 圆底烧瓶中，精密加入 70%乙醇溶液 50mL，称定重量，回流提取 60min，冷却后补重，摇匀，滤过，取续滤液，即得。

测定法　分别精密吸取对照品溶液与供试品溶液各 10μL，注入液相色谱仪，测定，即得。

本品按干燥品计算，含原阿片碱（$C_{20}H_{19}NO_5$）不得少于 0.30%，盐酸巴马汀（$C_{21}H_{21}NO_4 \cdot HCl$）不得少于 0.080%，荷包牡丹碱（$C_{20}H_{17}NO_6$）不得少于 0.155%，延胡索乙素（$C_{21}H_{25}NO_4$）不得少于 0.25%。

二、标准（草案）起草说明

本品来源按《中国药典》2015 年版规定，为罂粟科植物伏生紫堇 *Corydalis decumbens*（Thunb-）Pers.的干燥块茎。

【性状】　对收集到的 15 批夏天无药材在参考《中国药典》的基础上进行检查，收集到的 15 批夏天无药材与《中国药典》2015 年版描述一致。

【鉴别】

（1）显微鉴别：按《中国药典》2015 年版一部规定对本次收集到的 15 批夏天无药材进行鉴别，本文对夏天无药材中下表皮厚、薄壁细胞、螺纹、导管、淀粉粒等较为典型的 5 种细胞进行观察，与《中国药典》中提供的夏天无显微鉴别结果一致，此外本文提供夏天无粉末清晰的显微鉴别结果。

（2）薄层色谱鉴别：本文对药典中收录的夏天无薄层鉴别的方法进行了优化，增加对照药材指标。

【检查】　本文参照（《中国药典》四部 通则 0832 第二法）对药材中的水分进行检查，结果显示 15 批药材水分为 9.01%～12.25%，以最高值的 120%设限，建议药材中水分不得过 15.0%。此结果与《中国药典》2015 年版结果一致。

【浸出物】　根据醇溶性浸出物测定法（《中国药典》四部通则 2201）项下的热浸法测定，用乙醇作溶剂，对 15 批夏天无样品中的浸出量进行考察，结果显示夏天无药材浸出物含量为 8.19～18.27，建议夏天无药材的浸出量不得少于 8.0%。

【指纹图谱】　本文在参考《中药材指纹图谱研究的技术要求》的基础上对收集到的 15 批夏天无药材进行指纹图谱研究。

（1）参照物溶液的制备：以原阿片碱、黄藤素、荷包牡丹碱和延胡索乙素为对照品，以甲醇溶解定容，配制成适宜浓度的溶液。

（2）供试品溶液的制备：分别从提取方法、提取溶剂、提取溶剂用量、提取时间进行考察，确定最终的供试品溶液制备方法。

（3）色谱条件：通过考察并优化检测波长、柱温等参数，确定色谱条件。

（4）方法学考察

精密度试验　取同一浓度的供试品溶液，连续进样 6 次，考察色谱峰峰面积的一致性，其峰面积比值的相对标准偏差 RSD 不得大于 3%。

重复性试验　取同一批夏天无药材平行制备 6 份供试品溶液，进行检测，考察色谱峰峰面积的一致性，其峰面积比值的相对标准偏差 RSD 不得大于 3%。

稳定性试验　取同一供试品溶液。分别在 0、3h、6h、9h、12h、24h 进样检测，考察色谱峰峰面积的一致性，其峰面积比值的相对标准偏差 RSD 不得大于 3%。样品在 24h 内稳定。

（5）指纹图谱

指纹图谱的建立　对 15 批夏天无药材进行测定，记录色谱图，并利用中药色谱指纹图谱相似度评价系统 2012A（国家药典委员会）对 15 批样品的图谱数据进行分析，采用均值法，以 10 批样品的图谱生成对照图谱，设置 S1 为参照指纹图谱，采用多点校正后进行自动匹配，根据色谱图中各色谱峰的相对保留时间，确定共有峰，并选取其中 6 个特征色谱峰，建立 HPLC 共有模式图。

聚类分析　以第 1 批夏天无药材色谱图作为参照图谱进行自动匹配，得到的匹配数据，运用 SPSS19.0 数据统计分析软件对其进行系统聚类分析。

主成分分析　本文将 15 批样品 10 个共有峰绝对峰面积导入 SPSS19.0 软件，进行主成分分析。对夏天无药材指纹图谱中的共有峰面积进行标准化处理，计算相关系数矩阵、特征值和方差贡献率。

对照指纹图谱建立　对 15 批夏天无药材的图谱进行分析，从中选取归属于一类的 10 批药材数据导入中药指纹图谱相似度分析软件，生成指纹图谱，以 S1 为参照图谱，经匹配后共得到 10 个共有峰。通过液质结果分析及对照品指认，共指认出 5 个色谱峰。

相似度评价　各批夏天无药材与对照指纹图谱间的相似度为 0.96～0.996，表明各批次药材之间具有较好的一致性，本方法可用于综合评价夏天无药材的整体质量。

【含量测定】　夏天无中主要含有生物碱类物质，除《中国药典》2015 年版中规定的原阿片碱和黄藤素外，其荷包牡丹碱和延胡索乙素含量相对较高，且药理活性明显，因此，本文建立了 HPLC 并选取原阿片碱、黄藤素、荷包牡丹碱和延胡索乙素 4 种成分进行含量测定，具体过程如下所示.

（1）对照品溶液的制备：以原阿片碱、黄藤素、荷包牡丹碱和延胡索乙素为对照品，以甲醇溶解定容，配制成适宜浓度的溶液。

（2）供试品溶液的制备：分别从提取方法、提取溶剂、提取溶剂用量、提取时间进行考察，确定最终的供试品溶液制备方法。

（3）色谱条件：通过考察并优化检测波长、柱温等参数，确定色谱条件。

（4）方法学考察

系统适应性考察　分别吸取混合对照品、供试品溶液适量考察系统适应性。

线性关系考察　取混合标准品溶液 1mL、2mL、4mL、6mL、8mL、10mL 稀释至 10mL，进样测定，记录相应的峰面积，以峰面积为纵坐标（Y），进样量为横坐标（X）进行回归分析，得回归方程。

精密度试验　取同一浓度的供试品溶液，连续进样 6 次，考察色谱峰峰面积的一致性，其峰面积比值的相对标准偏差 RSD 不得大于 3%。

重复性试验 取同一批夏天无药材平行制备 6 份供试品溶液，进行检测，考察色谱峰峰面积的一致性，其峰面积比值的相对标准偏差 RSD 不得大于 3%。

稳定性考察 取同一供试品溶液。分别在 0、3h、6h、9h、12h、24h 进样检测，考察色谱峰峰面积的一致性，其峰面积比值的相对标准偏差 RSD 不得大于 3%。样品在 24h 内稳定。

回收率试验 取已知准确含量的夏天无药材粉末 6 份，分别按已知含量的 50%加入对照品，按供试品溶液制备方法和检测方法进样测定，计算回收率。原阿片碱、黄藤素、荷包牡丹碱和延胡索乙素平均回收率分别为 0.97%、0.67%、1.61%、1.99%，相对标准偏差 RSD 均不大于 3%。

含量限度 取 15 批夏天无药材样品进行测定，根据实验结果，计算 95%置信区间，按 95%置信区间下限的 80%为标准线，建议本品按干燥品计算，含原阿片碱（$C_{20}H_{19}NO_5$）不得少于 0.30%，黄藤素（$C_{21}H_{22}NO_4^+$）不得少于 0.080%，荷包牡丹碱（$C_{20}H_{17}NO_6$）不得少于 0.155%，延胡索乙素（$C_{21}H_{25}NO_4$）不得少于 0.25%。

结 论

夏天无为罂粟科（Papaveraceae）紫堇属 *Corydalis* DC. 植物伏生紫堇 *Corydalis decumbens*（Thunb.）Pers. 的干燥块茎，味苦、微辛，性温，归肝经，具有活血通络、行气止痛的功效；延胡索为罂粟科紫堇属植物延胡索 *Corydalis yanhusuo* W. T. Wang 的干燥块茎，味辛、苦，性温，归肝、脾经，具有活血、行气、止痛的功效。历版《中国药典》中两药均以延胡索乙素及原阿片碱为对照品进行鉴别，专属性不强。本章先从传统功效辨识、化学成分、药理作用 3 个方面对两药的研究进展进行归纳分析，为两药的鉴别及临床应用提供参考。再按照质量标志物的定义，从生源途径、药效、药动学及体内过程、传统药性药效等几个方面对夏天无质量标志物进行预测分析。在此基础上，建立和完善其药材质量标准，提出夏天无药材质量标准草案和起草说明。根据色谱图中各色谱峰的相对保留时间，确定共有峰，并选取其中 6 个特征色谱峰的指纹图谱，建立 HPLC 共有模式图。建议本品（按干燥品计算）含原阿片碱（$C_{20}H_{19}NO_5$）不得少于 0.30%，黄藤素（$C_{21}H_{22}NO_4^+$）不得少于 0.080%，荷包牡丹碱（$C_{20}H_{17}NO_6$）不得少于 0.155%，延胡索乙素（$C_{21}H_{25}NO_4$）不得少于 0.25%。

参 考 文 献

[1] 国家药典委员会. 中华人民共和国药典. 一部. 北京：中国医药科技出版社. 2015.

[2] 刘昌孝，陈士林，肖小河，等. 中药质量标志物（Q-Marker）：中药产品质量控制的新概念 [J]. 中草药，2016，47（9）：1443-1457.

[3] 刘昌孝. 基于中药质量标志物的中药质量追溯系统建设. 中草药，2017，48（18）：3669-3676.

[4] Liu CX，Cheng YY，Guo DA，*et al*. A new concept on quality marker for quality assessment and process control of Chinese

medicines [J]. *Chin Herb Med*，2017，9（1）：3-13.
[5] 徐攀，姚振生，陈京．紫堇属药物的本草考证．中华中医药杂志，2012，27（3）：540-543.
[6] 奚镜清，金联城，忻纳新，等．中药材延胡索的品种整理及文献考证．现代应用药学，1995，12（4）：12-15.
[7] 武建国，辛振声．延胡索（元胡）源考．中国中药杂志，1987，12（12）：9.
[8] 赵学敏．本草纲目拾遗．北京：人民卫生出版社，1983.
[9] 中药大辞典．上海：上海科学技术出版社，1977.
[10] 国家中医药管理局中华本草编委会．中华本草．第 3 册．上海：上海科学技术出版社，1999.
[11] 王文蜀，肖巍，喻蓉，等．中药延胡索化学成分研究．中央民族大学学报：自然科学版，2007，16（1）：80-82.
[12] 吕子明，孙武兴，段绪红，等．延胡索化学成分研究．中国中药杂志，2012，14（2）：235-237.
[13] 孙婷婷．延胡索化学成分及药理作用综述 // 中华中医药学会中药炮制分会 2011 年学术年会论文集 贵阳：中华中医药学会中药炮制分会，2011.
[14] Wang CR，Guo ZM，Zhang J，et al. High-performance purification of quaternary alkaloids from *Corydalis yanhusuo* W. T. Wang using a new polar-copolymerized stationary phase. J Sep Sci，2011，34（1）：53-58.
[15] Jeong EK，Lee SY，Yu SM，et al. Identification of structurally diverse alkaloids in *Corydalis* species by liquid chromatography/electrospray ionization tandem mass spectrometry. Rapid Commun Mass Spectr，2012，26（15）：1661-1674.
[16] 鲁春梅，张春森，姜立勇．延胡索化学成分及药理作用研究进展．中国现代药物应用，2011，5（15）：126-127.
[17] 王晓玲，郑 振，洪战英，等．中药延胡索的化学成分与质量控制研究进展．时珍国医国药，2011，22（1）：227-229.
[18] 朱经艳，孟兆青，丁岗，等．夏天无的研究进展．世界科学技术：中医药现代化，2014，9（23）：2713-2719.
[19] 廖惠平，欧阳辉，黄陆强，等．夏天无的化学成分研究．中草药，2014，45（21）：3067-3070.
[20] 陈荣，杨少华，唐晓玲．夏天无研究进展．中草药，2000，31（12）：948-949.
[21] Chang J，Chu ZB，Song J，*et al.* Two novel isoquinoline alkaloids from the seedling of *Corydalis decumbens*. Tetrahedr Lett，2015，56（1）：225-228.
[22] Ma ZZ，Xu W，Jensen NH，et al. Isoquinoline alkaloids isolated from *Corydalis yanhusuo* and their binding affinities at the dopamine D 1 receptor. Molecules，2008，13（9）：2303-2312.
[23] 何晓敏，何晓南．夏天无生物碱镇痛实验研究．广东药学，1998，8（4）：23.
[24] 黄一科，张水寒，冯小燕，等．夏天无饮片超微粉碎前后镇痛作用及其血药浓度相关性研究．中国实验方剂学杂志，2012，18（17）：231-233.
[25] 张慧灵，顾振纶，曹奕，等．夏天无胶囊剂及口服液与夏天无片剂镇痛作用比较．中草药，2004，35（12）：1117-1119.
[26] 丘志春，陈玉兴，周瑞玲．醋制延胡索与净制延胡索抗炎、镇痛作用的对比研究．现代生物医学进展，2009，9（23）：4518-4521.
[27] 李小芳，罗庆洪，任文．延胡索炮制前后生物碱含量测定及镇痛作用的对比研究．湖南中医药导报，2001，7（5）：253-255.
[28] 刘立新，林涌波．复方夏天无片治疗心律失常 46 例疗效观察．现代中西医结合杂志，2007，16（35）：5273-5273.
[29] 吴淞，沈丘良．夏天无对复灌心血流动力学及心律失常的影响．中草药，1994，25（5）：259-260.
[30] 张志祖，何晓南．夏天无生物碱的抗心律失常作用．赣南医学院学报，1997，17（1）：7-9.
[31] 李荣，吴伟，李文晞，等．延胡索碱预处理对大鼠心肌缺血再灌注心律失常的干预作用．中药新药与临床药理，2010，21（3）：237-240.
[32] 李俊哲．桃仁红花煎治疗冠心病室性早搏疗效观察及延胡索抗心律失常实验研究．广州：广州中医药大学，2007.
[33] 何晓南，周俐，胡晓，等．夏天无注射液抗炎实验研究．赣南医学院学报，1998，18（2）：103-105.
[34] 张先洪，陆兔林，毛春芹．延胡索不同炮制品镇痛抗炎作用研究．时珍国医国药，2009，20（2）：449-450.
[35] 杨娟．延胡索乙素抗血栓作用及机制研究．郑州：郑州大学，2013.
[36] 高健，王天佑，何相好，等．夏天无总碱抑制血小板聚集作用的研究．苏州大学学报：医学版，2004，24（2）：137-140.
[37] 闵清，白育庭，舒思洁，等．延胡索乙素对四氯化碳致小鼠肝损伤的保护作用．中国中药杂志，2006，31（6）：483-484.
[38] 张熠，顾振纶，蒋小岗．夏天无总碱提取物对痴呆大鼠脑内 5-HT 和 DA 含量的影响．苏州大学学报：医学版，2004，24（2）：134-136.
[39] 邓湘平，顾振纶，谢梅林．夏天无总生物碱对东莨菪碱及 *D*-半乳糖所致大鼠学习记忆障碍的影响．中草药，2003，34（4）：350-352.
[40] 白雪，杨杰，刘昌福，等．延胡索总生物碱对 *D*-半乳糖所致衰老模型小鼠相关指标的影响．贵州医药，2008，32（5）：

399-401.

[41] 王红，田明，王淼，等. 延胡索现代药理及临床研究进展. 中医药学报，2010，38（6）：108-111.

[42] 张国铎，谢丽，禹立霞，等. 延胡索总碱对 6 种人源胃癌细胞株的体外增殖抑制作用. 中国中西医结合消化杂志，2009，17（2）：81-85.

[43] 王燕波，任燕华，郑继旺. 左旋四氢巴马汀对吗啡辨别效应的影响. 中国药物依赖性杂志，2005，14（1）：27-29.

[44] 颜晶晶，俸珊，何丽娜，等. 延胡索乙素对映体对人肝微粒体细胞色素 P450 酶抑制作用机制研究. 中草药，2015，46（4）：534-540.

[45] 罗兴中. 夏天无眼药水的研究现状 // 第十一次全省中、西医眼科学术交流会学术论文集. 鹰潭：江西省中西医结合眼科专委会，2012.

[46] 刘晶，李丽. 夏天无对脑梗死大鼠脑源性神经营养因子及高敏 C 反应蛋白影响的实验研究. 中国医疗前沿，2010，5（6）：23-25.

[47] 徐丽华，顾振纶，蒋小岗，等. 夏天无总碱中抗胆碱酯酶活性成分的研究. 药学学报，2002，37（11）：902-903.

[48] 马宏达，史国兵. 夏天无药理作用研究进展. 中国药房，2009，19（36）：2867-2869.

[49] Sato F，Hashimoto T，Hachiya A，et al. Metabolic engineering of plant alkaloid biosynthesis. Proceed Natl Acad Sci，2001，98（1）：367-372.

[50] 张铁军，许浚，韩彦琪，等. 中药质量标志物（Q-marker）研究：延胡索质量评价及质量标准研究. 中草药，2016，47（9）：1458-1467.

[51] 贺凯，高建莉，赵光树. 延胡索化学成分、药理作用及质量控制研究进展. 中草药，2007，38（12）：1909-1919.

[52] 邓敏，宋秀媛，王家富. 普洛托品的药理作用研究进展. 中草药，2001，32（3）：275-277.

[53] Li Y，Wang S，Liu Y，et al. Effect of alpha-allocryptopine on transient outward potassium current in rabbit ventricular myocytes. Cardiology，2008，111（4）：229.

[54] 郑洪艳. 原小檗碱类生物碱作用差异的机理研究. 天津：天津医科大学，2004.

[55] 王新，薛晖，岳媛，等. 高表达 β1 肾上腺素受体细胞膜色谱法靶向筛选夏天无中活性成分. 中国实验方剂学杂志，2015，21（18）：65-68.

[56] Druzin M，Haage D，Johansson S. Bicuculline free base blocks voltage-activated K^+ currents in rat medial preoptic neurons. Neuropharmacology，2004，46（2）：285-295.

[57] Shimizu S，Akiyama T，Kawada T，et al. *In vivo* direct monitoring of vagal acetylcholine release to the sinoatrial node. Auton Neurosci，2009，148（1/2）：44-49.

[58] 韩彦琪，许浚，张铁军，等. 基于网络药理学的元胡止痛滴丸治疗原发性痛经的作用机制研究. 药学学报，2016，51（3）：380-387.

（许　浚　张笑敏　张铁军）

第二十章

基于质量标志物的车前子药材质量标准研究

车前子 Plantaginis Semen 为常用中药，始载于《神农本草经》，列为上品，《图经本草》、《证类本草》、《名医别录》、《本草纲目》等均有收载。其性寒，味甘，具有清热利尿通淋、渗湿止泻、明目、祛痰的功效，主治热淋涩痛、水肿胀满、暑湿泄泻、目赤肿痛和痰热咳嗽[1]。国外主要将其作为容积性泻药，治疗慢性便秘、妊娠期便秘、老年性便秘。国内外学者对车前子的化学成分进行了广泛研究，发现其含有多种化学成分，主要包括多糖类、苯乙醇苷类、环烯醚萜类、三萜类、黄酮类、甾醇及生物碱类等。药理活性方面，车前子在利尿、消炎、降血糖、降血压、调血脂、抗氧化和调节免疫等多方面显示出潜在的药用价值。

《中国药典》2015 年版收载了车前 *Plantago asiatica* L. 或平车前 *P. depressa* Willd. 的干燥成熟种子作为车前子入药。郑太坤[2]对历代本草进行考证，发现我国古代主要药用车前子的品种有车前、大车前 *P. major* L. 及平车前，且平车前在明代和清代以后的本草中才有较正式的记载。文献报道及市场调查发现，市售车前子有车前、平车前及大车前的种子，且常见伪品及其他品种车前属植物种子混入[3-4]，本章综述车前、平车前和大车前的化学成分及其药理活性的研究进展，对质量标志物进行预测分析，在此基础上，进行了质量研究并建立了科学的质量标准。

第一节　车前子研究进展及质量标志物预测分析

一、化 学 成 分

车前子的化学成分主要有多糖类、苯乙醇苷类、环烯醚萜类、黄酮类、生物碱类、三萜类及甾醇类等化合物。

（一）多糖类

车前子种皮外表细胞壁中含有 10%～30%的黏液质，为车前子胶，是一种半发酵膳食纤维，常称作车前子多糖。国内外学者分别用 DEAE 纤维素及凝胶色谱等，从不同品种的车前子中分离得到不同的多糖，并借助光谱分析法、酶解法及化学降解等确定了其连接方式[5]。殷军艺等[6]采用沸水法提取车前子粗多糖，纯化后得到均一多糖 PLP 分子量为

8.913×10^5。PLP 主要由阿拉伯糖、木糖、甘露糖和半乳糖构成，物质的量比为 5.6：9.4：1.3：1。ZhaoH 等[7]从平车前中提取纯化得到 4 个多糖组分（PDSP-1、PDSP-2、PDSP-3 和 PDSP-4），PDSP-1、PDSP-2、PDSP-4 中阿拉伯糖、岩藻糖、半乳糖以 β-糖苷键相连，PDSP-3 中含有大量的甘露糖和少量的半乳糖醛酸。

（二）苯乙醇苷类

车前子中苯乙醇苷类化合物是由咖啡酸、苯乙醇苷元、糖基 3 部分组成的糖苷类化合物，又称为咖啡酸苷类化合物，具有广泛的药理活性。其结构骨架和结构见图 20.1，化合物名称见表 20.1。

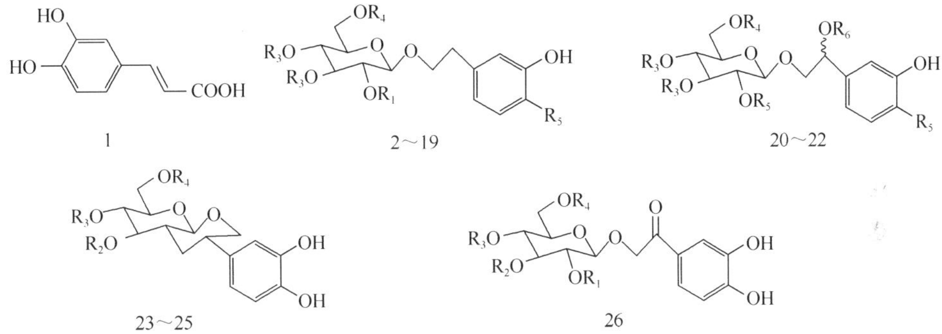

图 20.1　车前子中苯乙醇苷结构骨架

表 20.1　车前子中苯乙醇苷类化合物

编号	化合物名称	取代基	文献
1	咖啡酸（caffeic acid）		8
2	车前草苷 A（plantainosideA）	R_1=R_3= R_4=H，R_2=Caff，R_5= OH	9
3	车前草苷 B（plantainoside B）	R_1=Caff，R_2=R_3=R_4= H，R_5= OH	9
4	车前草苷 C（plantainoside C）	R_1=R_3= H，R_2= Rham，R_4= 3′-OMe-Caff，R_5= OH	9
5	车前草苷 D（plantainosideD）	R_1=R_3= H，R_2= Glc，R_4=Caff，R_5= OH	9
6	车前草苷 E（plantainoside E）	R_1=R_2= H，R_3= Glc，R_4=Caff，R_5= OCH_3	9
7	车前草苷 F（plantainoside F）	R_1=R_3= H，R_2=All，R_4= 3′-OMe-Caff，R_5= OCH_3	9
8	大车前苷（plantamajoside）	R_1=R_4= H，R_2= Glc，R_4=Caff，R_5= OH	8
9	天人草苷（leucoseptosideA）	R_1=R_4= H，R_2= Rha，R_3= 3′-OMe-Caff，R_5= OH	8
10	类叶升麻苷（acteoside）	R_1=R_4= H，R_2= Rha，R_3=Caff，R_5= OH	8
11	异类叶升麻苷（isoacteoside）	R_1=R_3= H，R_2= Rha，R_4=Caff，R_5= OH	8
12	木通苯乙醇苷 A（calceolariosideA）	R_1=R_2= R_4=H，R_3=Caff，R_5= OH	9
13	木通苯乙醇苷 B（calceolariosideB）	R_1=R_2= R_3=H，R_4=Caff，R_5= OH	9
14	角胡麻苷（martynoside）	R_1=R4= H，R_2= Rha，R_3= 3′-OMe-Caff，R_5=—OCH_3	8
15	异角胡麻苷（isomartynoside）	R_1=R4= H，R_2= Rha，R_3= 3′-OMe-Caff，R_5=—OCH_3	9
16	连翘酯苷 A（forsythosideA）	R_1=R_2= H，R_3=Caff，R_4= Rha，R_5= OH	10

续表

编号	化合物名称	取代基	文献
17	连翘酯苷 B（forsythoside B）	R_1=H，R_2=R，R_3=Caff，R_4=R_5= OH	10
18	2′-乙酰类叶升麻苷（2′-acetylacteoside）	R_1=Ac，R_2=Rha，R_3= Caff，R_4=H，R_5= OH	10
19	毛蕊花糖苷（verbasoside）	R_1=R_3= R_4=H，R_2= Glc，R_5= OH	8
20	紫葳苷（campenoside）	R_1=R_4= H，R_2= Rha，R_3=Caff，R_5= OH，R_6= CH_3	11
21	车前酯苷（hellicoside）	R_1=R_4= R_6=H，R_2= Glc，R_3=Caff，R_5= OH	10
22	*β*-羟基类叶升麻苷（*β*-hydroxyacteoside）	R_1=R_4= R_6=H，R_2= Rha，R_3=Caff，R_5= OH	11
23	列当苷（orobanchoside）	R_2= Rha，R_3= Caff，R_4= H	12
24	车前酚苷（plantasioside）	R_2=R_3= H，R_4=Caff	11
25	肉苁蓉苷 F（cistanosideF）	R_2=R_4= H，R_4= Rha	12
26	*β*-氧代类叶升麻苷（*β*-oxoacteoside）	R_1=R_4= H，R_2= Rha，R_3= Caff	11

（三）环烯醚萜类

环烯醚萜类化合物是一类具有环戊烷环的单萜衍生物，多具有半缩醛结构，主要以成苷形式存在于植物体内，车前子中环烯醚萜苷成分可分为普通环烯醚萜苷、4-去甲基环烯醚萜苷及其他结构。其结构骨架和结构见图 20.2，化合物名称见表 20.2。

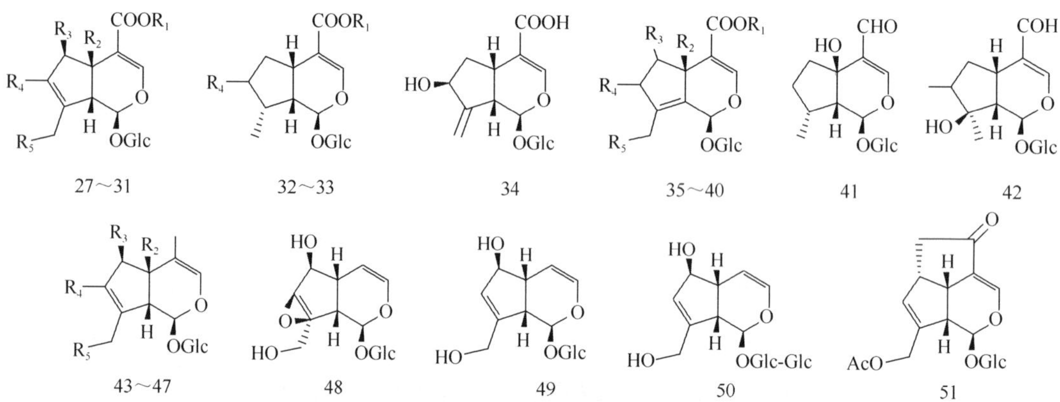

图 20.2　车前子中环烯醚萜结构骨架

表 20.2　车前子中环烯醚萜类化合物

编号	化合物名称	取代基	文献
27	京尼平苷酸（geniposidic acid）	R_1=R_2= R_3= R_4=H，R_5= OH	8
28	10-乙酰大车前草苷（10-acetylmajoroside）	R_1= CH_3，R_2= R_3=H，R_4=OH，R_5= OAc	13
29	10-羟基大车前草苷（10-hydroxymajoroside）	R_1= CH_3，R_2= R_3=H，R_4=R_5= OH	14
30	大车前草苷（majoroside）	R_1= CH_3，R_2= R_3=R_5= H，R_4= OH	14
31	auroside	R_1= CH_3，R_2= R_4= OH，R_3=H，R_5= CH_3	15
32	8-表马钱苷酸（8-epiloganic acid）	R_1=H，R_4= OH	8
33	8-表去氧马钱苷酸（8-epideoxyloganicacid）	R_1=H，R_4= H	13

续表

编号	化合物名称	取代基	文献
34	栀子酮苷（gardoside）		13
35	高山车前苷（alpinoside）	R_1=R_2= R_3= R_4=H，R_5= OAc	13
36	乔木状车前苷酸（arborescosidic acid）	R_1=R_2= R_3= R_4=H，R_5= OH	13
37	乔木状车前苷（arborescoside）	R_1= CH_3，R_2= R_3=R_4= H，R_5= OH	13
38	去乙酰胡克车前苷（desacetylhookerioside）	R_1= Glc，R_2=R_3=R_4= H，R_5= OH	13
39	胡克车前苷（hookerioside）	R_1= Glc，R_2=R_3=R_4= H，R_5= OAc	13
40	海绿苷（anagalloside）	R_1=R_2= R_3= R_4=R_5= H	16
41	对叶车前苷（plantarenaloside）		13
42	龙船花苷（ixoroside）		13
43	桃叶珊瑚苷（aucubin）	R_2=R_4= H，R_3=R_5= OH	8
44	山萝花苷（melampyroside）	R_2=R_4= H，R_3=R_5= OBz	13
45	假蜜蜂花单苷（monomelittoside）	R_2=R_3= R_5= OH，R_4= H	14
46	10-乙酰假蜜蜂花单苷（10-acetylmonomelittoside）	R_2=R_3= OH，R_4=H，R_5= OAc	14
47	地黄苷 D（rehmanniosideD）	R_4=H，R_2=*O*-2*β*-Glc-3*α*-2*β*-Glc，R_3= R_5= OH	14
48	梓醇（catalpol）		14
49	3，4-二氢桃叶珊瑚苷（3，4-dihydroaucubin）		14
50	6′-*O*-葡糖基桃叶珊瑚苷（6′-*O*-glucosylaucubin）		14
51	车叶草苷（asperuloside）		14

（四）黄酮类化合物

黄酮类化合物是基本母核为 2-苯基色原酮的一类化合物，车前子中黄酮类化合物主要包括黄酮类（52～68）、黄酮醇（69～75）及二氢黄酮（76～78），其结构骨架见图 20.3，化合物名称见表 20.3。

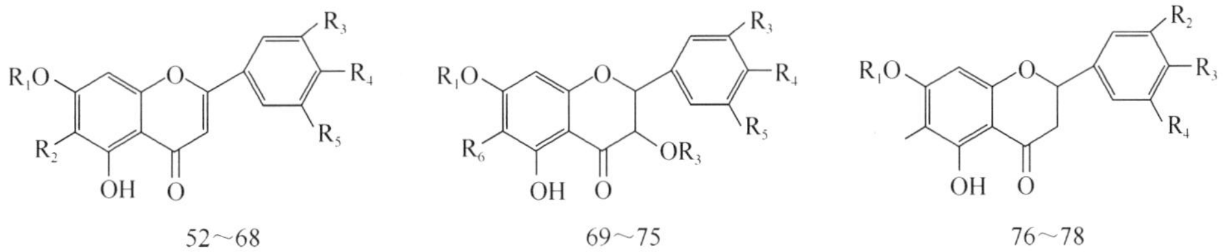

52～68　　69～75　　76～78

图 20.3　车前子中黄酮类结构骨架

表 20.3　车前子中黄酮类化合物

序号	化合物名称	取代基	文献
52	木犀草素（luteoline）	R_1=R_2= R_5=H，R_3=R_4= OH	8
53	芹菜素（apigenin）	R_1=R_2= R_3= R_5=H，R_4= OH	17
54	高山黄芩素（scutellarein）	R_1=R_3=R_5= H，R_2=R_4= OH	17

续表

序号	化合物名称	取代基	文献
55	黄芩素（baicalein）	$R_1=R_3=R_4=R_5=H$，$R_2=OH$	18
56	羟基木樨草素（demethylpedalitin）	$R_1=R_5=H$，$R_2=R_3=R_4=OH$	17
57	胡麻黄素（pedalitin）	$R_1=OMe$，$R_2=R_3=R_4=OH$，$R_5=H$	19
58	泽兰黄酮（nepetin）	$R_1=H$，$R_2=OMe$，$R_3=R_4=OH$，$R_5=H$	17
59	高车前素（hispidulin）	$R_1=R_3=R_5=H$，$R_2=OMe$，$R_4=OH$	17
60	假荆芥属苷（nepetin-7-*O*-glucoside）	$R_1=Glc$，$R_2=OMe$，$R_3=H$，$R_4=R_5=OH$	19
61	大波斯菊苷（cosmosiin）	$R_1=Glc$，$R_2=R_4=R_5=H$，$R_3=OH$	19
62	高车前苷（homoplantaginin）	$R_1=Glc$，$R_2=OMe$，$R_3=R_5=H$，$R_4=OH$	19
63	黄芩苷（baicalin）	$R_1=Gluc$，$R_2=OH$，$R_3=R_4=R_5=H$	18
64	车前黄酮苷（plantaginin）	$R_1=Glc$，$R_2=R_4=OH$，$R_3=R_5=H$	14
65	木犀草苷（luteolin-7-*O*-diglucoside）	$R_1=Glc$，$R_2=R_3=H$，$R_4=R_5=OH$	20
66	luteolin 7-glucuronide	$R_1=Gluc$，$R_2=R_3=H$，$R_4=R_5=OH$	20
67	红景天苷（rhoifoloside）	$R_1=Rha\text{-}\beta\text{-}D\text{-}Glc$，$R_2=R_3=R_5=H$，$R_4=OH$	8
68	6-hydroxyluteolin-7-*O*-glucoside	$R_1=Glc$，$R_2=R_4=R_5=OH$，$R_3=H$	19
69	异鼠李素（isorhamnetin）	$R_1=H$，$R_2=R_6=R_4=OH$，$R_3=OMe$，$R_5=H$	8
70	山柰酚（kaempferol）	$R_1=H$，$R_2=R_3=OH$，$R_4=R_5=R_6=H$	8
71	异槲皮素（isoquercetin）	$R_1=H$，$R_2=OGlc$，$R_3=R_4=OH$，$R_5=R_6=H$	8
72	isorhamnetin-3-*O*-glucoside	$R_1=H$，$R_2=OGlc$，$R_3=OMe$，$R_4=OH$，$R_5=R_6=H$	8
73	金丝桃苷（hyperoside）	$R_1=H$，$R_2=OGal$，$R_3=R_4=OH$，$R_5=R_6=H$	8
74	quercetin-3-sophoroside	$R_1=H$，$R_2=O\text{-}\beta\text{-}D\text{-}Glc\text{-}D\text{-}Glc$，$R_3=OMe$，$R_4=OH$，$R_5=R_6=H$	8
75	isoquercitrin-7-*O*-gentiobioside	$R_1=Gen$，$R_2=OGlc$，$R_4=R_5=OH$，$R_3=R_6=H$	8
76	车前子苷（plantagoside）	$R_1=H$，$R_2=R_3=OH$，$R_4=OGlc$	8
77	华中冬青黄酮（huazhongilexone）	$R_1=H$，$R_2=R_3=OH$，$R_4=H$	8
78	eriodictyol-7-*O*-*β*-*D*-glucoside	$R_1=Glc$，$R_2=R_3=OH$，$R_4=H$	8

（五）甾体和三萜类化合物

目前从车前子中分离出的甾体类化合物有*β*-谷甾醇（79）、豆甾醇（80）、胡萝卜苷（81），三萜类化合物有熊果酸（82）、齐墩果酸（83）[21-22]。结构见图 20.4。

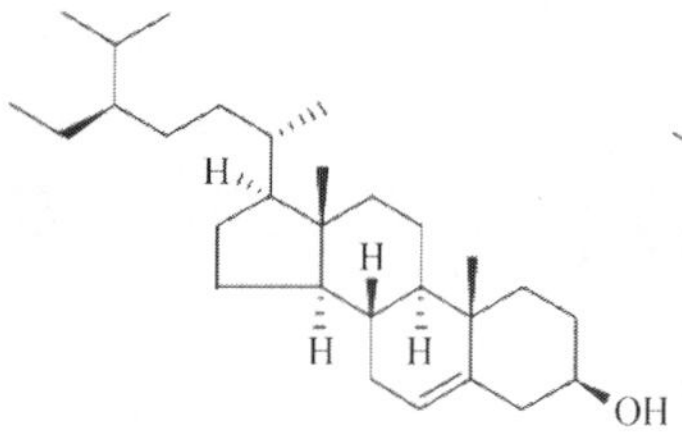

β-谷甾醇 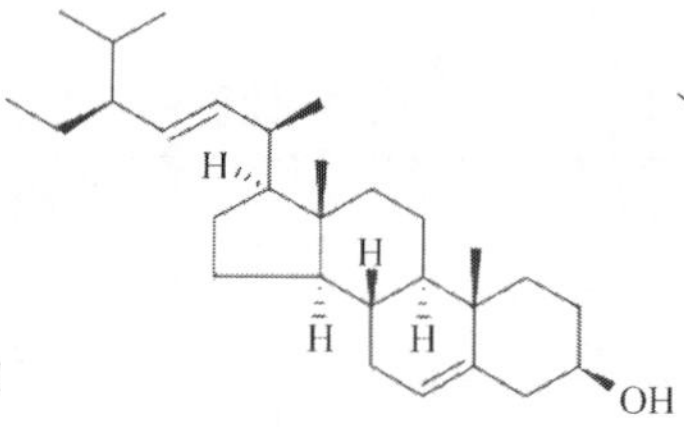　　豆甾醇 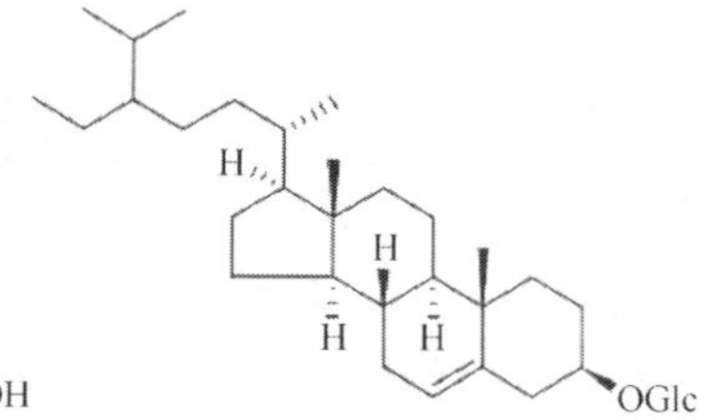　　胡萝卜苷

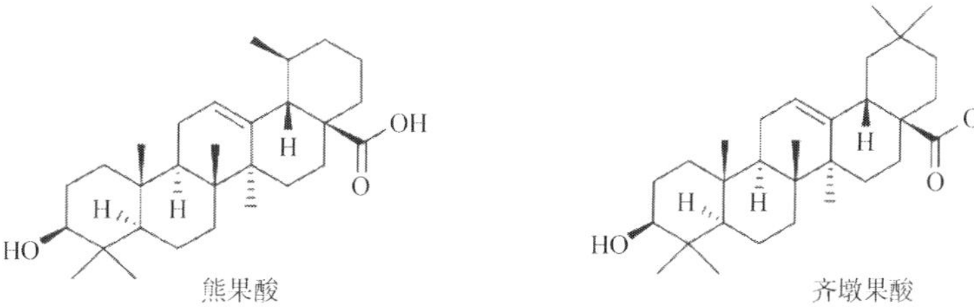

图 20.4　车前子中甾体和三萜类化合物结构

（六）生物碱类

生物碱是来源于生物界的一类含氮有机物，目前从车前子中发现的生物碱有吲哚类（84～89）和胍类（90）生物碱，其结构骨架见图 20.5，化合物名称见表 20.4。

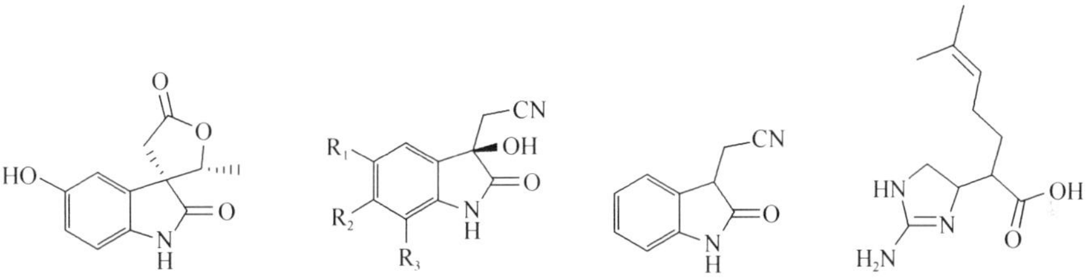

图 20.5　车前子中生物碱类结构骨架

表 20.4　车前子中生物碱类化合物

序号	化合物名称	基团	文献
84	车前碱 A（plasiaticine A）		23
85	车前碱 B（plasiaticine B）	R_1= OH，R_2=R_3= H	23
86	车前碱 C（plasiaticine C）	R_1=R_3= H，R_2= OH	23
87	车前碱 D（plasiaticine D）	R_1=R_2= H，R_3= OH	23
88	（*R*）-3-氰甲基-3-羟基氧代吲哚[（*R*）-3-cyanomethyl-3-hydroxyoxindole]	R_1=R_2= R_3=H	23
89	吲哚-3-羧酸（indolyl-3-carboxylicacid）		23
90	车前胍酸（plantagoguanidinic acid）		24

二、药 理 活 性

现代药理研究表明，车前子在利尿、消炎、保肝、降血糖、降血压、调血脂、抗氧化和调节免疫等多方面具有一定的活性，其中利尿、利胆、抗病原体作用与其传统功效相关。

（一）利尿作用

耿放等[25]研究车前子与车前草提取物的利尿作用。结果表明 40g/kg 剂量的车前子和车前草能增加大鼠排尿量和尿中 Na^+、K^+、Cl^-含量，相同浓度下车前子作用略强于车前草，但其水提物则无利尿作用。

颜升等[26]发现车前子提取物能显著下调 AQP2 的 mRNA 表达，对 AQP1 的 mRNA 表达也有一定的下调作用，但对 AQP3 的 mRNA 表达调节作用并不明显，表明车前子有明显的利尿作用，其利尿活性与降低肾髓质水通道蛋白 AQP2 和 AQP1 表达有关。

（二）调血脂作用

王素敏等[27]研究车前子对高脂血症大鼠脂质过氧化的影响，发现车前子能显著提高高脂血症大鼠血清和心肌组织 SOD 活性，降低 MDA 含量，提高血清和肝脏的 CAT、GSH-Px 活性。李兴琴等[28]研究了车前子对实验性高脂血症大鼠调脂作用及其干预机制，发现车前子能降低高脂血症大鼠血清 TC、TG 水平，升高血清高密度脂蛋白（HDL）及 HDL/TC 水平，进一步证实车前子具有明显的调脂作用。

HuJL 等[29]研究车前子多糖对肠道功能的影响，发现（PLP）能抑制胰脂肪酶和蛋白酶的活性，结合胆汁酸，具有降低血脂的活性。曹阿芳[30]研究表明车前子多糖（PSP）可显著降低动脉粥样硬化大鼠血清内 TC、低密度脂蛋白胆固醇（LDL-C）和大鼠肝脏内羟甲基戊二酰辅酶 A 还原酶（HMG-CoA）水平，提高血清的脂蛋白酯酶（LPL）水平，表明 PSP 可能通过降低大鼠体内血脂水平直接发挥其调血脂和抗动脉粥样硬化的作用。王峥涛等[31]研究发现，车前子的主要成分 plantagoguanidinic acid 具有治疗糖尿病、胰岛素抗性、葡萄糖耐量异常、高血压、高血脂、脂质异常、肥胖、动脉粥样硬化等代谢综合征的作用。

（三）抗炎作用

张振秋等[32]研究发现车前子提取液能降低大鼠皮肤及腹腔毛细血管的通透性及红细胞膜的通透性，表明车前子具有抗炎活性。冯娜等[33]研究不同浓度 PSP 对各期炎症模型的影响，结果表明 PSP 能抑制二甲苯致小鼠耳廓肿胀、乙酸致小鼠毛细血管通透性的增加，以及小鼠棉球肉芽肿的形成；同时可减少渗出液容积，降低渗出液中白细胞（WBC）、MDA、TNF-α 含量及血清中 MDA 水平，并能提高渗出液和血清中 SOD 活性，减轻各期炎症形成。KimBH 等[34]研究车前子抗炎作用机制，发现车前子水提物对 COX-2 的 IC_{50} 值为 8.61μg/mL，其中桃叶珊瑚苷为车前子水提液中的主要抗炎成分。

（四）免疫调节作用

KimJH 等[35]研究车前子黏多糖 A 对 ICR 小鼠免疫应答的影响，发现车前子黏多糖 A 可以增强小鼠羊红细胞（SRBC）致敏的体液免疫和过敏反应。陈一晴等[36]研究大粒车前子多糖（PL-PS）对 RAW264.7 细胞一氧化氮生成的影响，发现 PL-PS 是巨噬细胞免疫调节物质。江乐明等[37]研究 PL-PS 对树突状细胞分泌不同类型细胞因子的影响，发现 PL-PS 能够通过调控树突状细胞（DCs）分泌 Th1、Th2 型细胞因子及趋化因子水平，诱导 Th1 型细胞免疫应答。HuangD 等[38]研究车前子新型多糖（PLP-2）对小鼠骨髓来源树突状细胞表型和功能的影响及相关机制，发现 PLP-2 可能通过 Toll 样受体 4（TLR4）诱导 DCs 成熟。江乐明等[39]研究发现，PL-PS 羧甲基化修饰能够显著增强促进树突状细胞的成熟诱导活性。

（五）降血糖作用

日本学者友田正司等[40]报道，车前子的主要黏多糖 plantagemucilage A 具有一定的降糖作用。栗艳彬[41]研究发现，车前子胶高剂量组能显著拮抗肾上腺素对大鼠的升血糖作用，可能与促进糖原合成，促进糖利用，抑制糖异生作用有关。另外，车前子胶中、高剂量组能显著对抗外源性葡萄糖引起的大鼠血糖升高，表明其可能抑制葡萄糖的吸收或影响糖的代谢，其发挥作用的原因可能是因为其水溶液成胶状，在胃肠道形成黏膜，故能延缓餐后葡萄糖的吸收。HuJH 等[42]研究 PSP 体外对肠道功能的影响，发现 PSP 对糖扩散和 α-淀粉酶活性具有明显的抑制作用，有助于延长血糖反应从而控制餐后血糖浓度。

（六）抗氧化作用

王素敏等[43]研究车前子对大鼠脂代谢的影响及其抗氧化作用，发现车前子可降低大鼠血清 TC、TG 和脂质过氧化物水平，并提高 SOD 活性，在剂量为 15g/kg 时车前子清除氧自由基、抗氧化的作用最明显。刘秀娟等[44]研究表明车前子及其多糖可通过增强衰老模型大鼠脑自由基清除能力，降低醛糖还原酶（AR）和晚期糖基化终末产物特异性受体（RAGE）表达而抑制氧化及非酶糖基化，降低羰基化蛋白的产生和清除，进而减少其在细胞的堆积而改善细胞的功能状态，并通过降低脑组织 MAO-B 含量而延缓脑衰老。

张宁等[45]研究发现 PSP 具有抗脂质过氧化和抗氧自由基损伤作用，减少脂质过氧化物 MDA 的生成，提高 SOD 的活性，这可能是其抑制氧化型低密度脂蛋白（ox-LDL）诱导血管平滑肌细胞（VSMC）增殖的机制之一。车文文等[46]研究发现 PSP 通过稳定细胞膜的结构，使内皮细胞免受自由基的损害，减少脂质过氧化产物 MDA 的生成，提高细胞 SOD 的活力；PSP 能增强细胞的增殖活性，可对抗 ox-LDL 对此活性的抑制作用。袁从英[47]研究车前子多糖对硫酸亚铁-维生素 C（Fe^{2+}-Vit C）致大鼠肝微粒体脂质过氧化的影响，车前子多糖可显著抑制肝微粒体脂质过氧化，表明车前子多糖具有抑制 Fe^{2+}-Vit C 增强肝微粒体脂质过氧化的效应。车前子多糖可能通过与 Fe^{2+}络合，降低反应体系中游离 Fe^{2+}浓度，而抑制微粒体脂质过氧化。胥莉等[48]研究发现车前子的总黄酮提取物和总多糖提取物均具有较强的体外抗氧化活性，且能有效抑制 6-羟基多巴胺（6-OH DA）诱导的神经细胞死亡，是天然有效的抗氧化及神经保护物质。

（七）降血尿酸作用

KongLD 等[49]研究发现车前子提取物在体外能较好地抑制肝脏黄嘌呤氧化酶（XOD）活性。郑璇等[50]研究了车前子对 Wistar 高尿酸大鼠降尿酸的作用，发现车前子具有降低血尿酸的作用。曾金祥等[51]研究发现车前子醇提物能降低高尿酸血症模型小鼠的血尿酸，降低 XOD 活性，改善高尿酸血症小鼠肾脏功能。抑制 XOD 与腺苷脱氨酶（ADA）活性并下调肾脏尿酸转运体（mURAT1）mRNA 的表达，是其降低高尿酸血症小鼠血清尿酸水平的可能机制。

（八）促排便作用

王东等[52]研究了国内车前子多糖对由阿托品诱发的小鼠小肠运动障碍的影响，1.0%的 PL-PS 可以提高小鼠的小肠推进率，改善小鼠小肠运动障碍，促进胃肠动力，达到缓泻的目的。付志红[53]研究表明大粒车前子精制多糖一方面能促进小鼠小肠的蠕动，促进排便；另一方面能明显增加小鼠大肠、小肠水分的含量，使肠道容积变大，从而软化大便，有利于大便的排出，并对老年小鼠肠黏膜组织的退化具有改善作用。张振秋等[54]研究发现，车前子能增加小鼠排便次数，提高健康小鼠肠道内水分，提高炭末推进率，改善排便情况。吴光杰等[55]研究 PSP 对便秘模型小鼠的润肠通便作用。发现其 80%乙醇提取的 PAP 能显著缩短首次排黑便时间、增加 5h 内排便粒数、提高粪便含水量和小肠墨汁推进率。

（九）明目作用

黄秀榕等[56]研究车前子水提液对氧化损伤的晶状体上皮细胞（LEC）的影响，发现车前子可明显抑制 LEC 氧化损伤及凋亡，$[Ca^{2+}]_i$、cAMP 和 cGMP 信号系统及其相互作用调节生物学效应可能是其细胞和分子生物学的主要作用机制。王勇等[57]研究发现车前子水提液能明显提高晶状体抗氧化能力，对过氧化氢导致的 LEC 凋亡有较强的抑制作用，可减轻晶状体混浊，且治疗效果优于传统抗白内障药物吡诺克辛滴眼液。TzengTF 等[58]研究表明，车前子醇提物（PESS）对糖尿病性视网膜病变具有明显的改善作用。

（十）祛痰镇咳作用

阴月等[59]采用大鼠毛细玻管法和小鼠浓氨水喷雾法研究车前子苷对实验大鼠的祛痰镇咳作用，发现车前子苷具有显著的祛痰镇咳作用，且在较低剂量即可表现出良好的疗效。舒晓宏等[60]采用毛细玻管法和浓氨水喷雾法研究车前子苷的祛痰镇咳作用，发现车前子苷高、低剂量组与空白对照组比较，祛痰镇咳作用均有显著性差异。

（十一）降压作用

GengF 等[61]采用 UPLC-MS 方法，生物技术指导车前子分馏和纯化，从车前子中分离出 4 个苯丙素类化合物类叶升麻苷、异类叶升麻苷、车前草苷 D 和大车前苷，可以通过降低血管紧张素Ⅱ的含量抑制血管紧张素转换酶（ACE）活性，这可能是车前子体内抗高血压活性的机制。

（十二）其他

NasrSM 等[62]研究发现车前子甲醇提取物能明显缓解四氯化碳所致肝损伤。谢小梅等[63]研究发现 PSP 对小鼠阴道菌群失调有调整作用。KangHR 等[64]研究发现，车前子能防止紫外线导致的皮肤老化。郭会彩等[65]研究 PSP 对小鼠体细胞和生殖细胞的致突变作用，发现 PSP 均无诱导小鼠骨髓细胞微核、骨髓细胞染色体畸变及生殖细胞精子畸形等作用。

三、质量标志物的预测分析

车前子为多基原药材，为车前 *P. asiatica* L. 或平车前 *P. depressa* Willd. 的种子，全国各地均产，市场流通药材野生或栽培均有，药源丰富。中药质量标志物是刘昌孝院士[66-67]提出的关于中药质量控制的新概念，指存在于中药材和中药产品（中药饮片、中药煎剂、中药提取物、中成药制剂等）中固有的或加工制备过程中形成的、与中药的功能属性密切相关的化学物质，作为反映中药安全性和有效性的标示性物质进行质量控制。为对车前子质量进行客观科学评价，根据质量标志物定义，对车前子质量标志物进行预测，有利于建立车前子药材科学的质量控制方法。

（一）基于植物亲缘学及化学成分特有性证据的质量标志物预测分析

车前子来源于车前科车前属多种植物，车前属植物有 190 余种，广布世界温带及热带地区，向北达北极圈附近。中国有 20 种，其中 2 种为外来入侵杂草，1 种为引种栽培及归化植物，以风媒传粉为主[68]。车前子含有多种化学成分，包括多糖类、苯乙醇苷类、环烯醚萜类、三萜类、黄酮类、甾醇类及生物碱类等。其中环烯醚萜类和黄酮类为其主要成分。

环烯醚萜类成分是车前属植物的主要次生代谢产物，也是该属药用植物的主要有效成分，是车前属植物的重要化学标志物。目前已经从车前属植物中分离出近百种环烯醚萜类成分。环烯醚萜半缩醛 C1-OH 性质不稳定，主要以 C1-OH 与糖基成苷的形式存在于植物体内，系由焦磷酸香叶酯（GPP）衍生而成，GPP 在植物体内逐步转化为臭蚁二醛（iridoidial），经烯醇化和羟醛缩合形成表伊蚁二醛（*epi*-iridodial），再衍生成各类环烯醚萜类化合物。结构上可分为普通环烯醚萜、4 位去甲基环烯醚萜和其他类环烯醚萜。其中京尼平苷酸是 4 位去甲基环烯醚萜类化合物的前体物质，其他类环烯醚萜车叶草苷为去乙酰胡克车前苷的 4 位羧基与 6 位羟基缩合成环形成。对车前属植物环烯醚萜类化合物进行总结，推断其可能的生物合成途径见图 20.6。

车前属植物具有系统分类价值的环烯醚萜类成分有桃叶珊瑚苷、梓醇、对叶车前苷和巴茨草苷（bartsioside）[69]。其中桃叶珊瑚苷是车前属植物典型的环烯醚萜类化合物。RønstedN 等[70]对 16 种车前属植物化学成分进行研究，发现不同结构类型的环烯醚萜在车前属各亚属及种群中分布具有较大的差异，越进化的种群，环烯醚萜类的结构组成越复杂。从环烯醚萜不同结构类型的化合物在各种群中的分布情况可以反映出这些种群之间的亲缘关系及其进化状况。同时，车前属植物环烯醚萜类成分的分布与系统分类车前属植物 DNA 序列具有良好的相关性[13]。通过对车前属植物化学成分分布差异性和特有性分析，环烯醚萜类成分可作为车前属药用植物质量标志物筛选的重要参考。

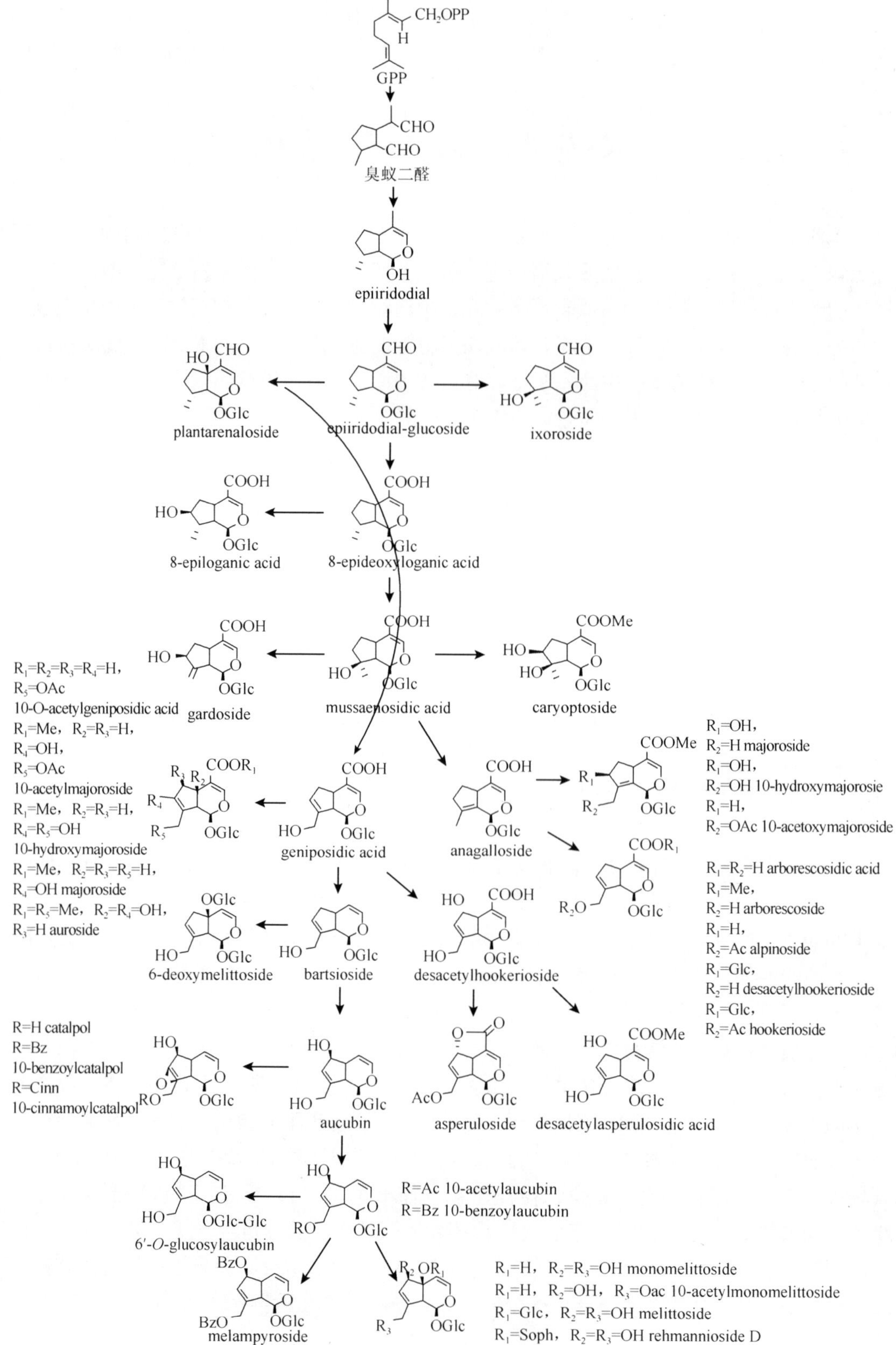

图 20.6　车前属植物中可能的环烯醚萜类成分生物合成途径

（二）基于传统功效的质量标志物预测分析

传统功效（功能主治）是对中药有效性的概括，也是临床用药的依据[71]。车前子始载于《神农本草经》，被收载于《中国药典》2015 年版中，具有清热利尿通淋、渗湿止泻、明目、祛痰作用；用于热淋涩痛、水肿胀满、暑湿泄泻、目赤肿痛、痰热咳嗽等。现代药理研究表明，车前子多糖类成分具有止泻、抗炎的作用；车前子环烯醚萜类成分具有抗炎、护肝利胆、抗氧化等作用；车前子苯乙醇苷类具有抗氧化、利尿、免疫调节、抗炎、抗菌、保肝等作用；车前子黄酮类成分具有镇咳、平喘、祛痰、抗炎、镇痛作用。这几类化合物与车前子的传统功效一致，是车前子传统功效的主要药效物质基础，也是车前子质量标志物筛选主要途径和重要依据。

（三）基于传统药性的质量标志物预测分析

中药的性味归经是中药的基本属性，也是临症治法、遣药组方的重要依据，也应作为质量标志物确定的依据之一[71]。车前子味甘、性寒，归肝、肾、肺、小肠经。根据中药药性理论，“甘味”的物质基础首先应具有甘味的味觉特征；同时，还应具有“甘味”的功能属性。现代化学研究表明，甘味药的化学成分多以糖类、蛋白质、氨基酸类和苷类为主；根据以上分析，车前子中的多糖类成分应是其“性味”的主要物质基础，应将其作为车前子质量标志物选择的重要参考依据。

（四）基于新的药效用途的质量标志物预测分析

车前子在现代临床应用中，常用于治疗高血压，单味车前子煎服代茶饮治疗老年性高血压病，疗效显著。其降压作用常认为和车前子利尿功效有关，发挥利尿功效作用同时，促进体内 Na^+、K^+、Cl^-排泄，使体内血压降低。同时降压作用还和抑制 ACE 的活性有关，NhiemNX 等[72]及 GengF 等[73]通过检测车前子提取物对 ACE 催化底物马尿酰-组氨酰-亮氨酸转化成马尿酸的影响，发现车前子提取物有抑制 ACE 的作用，从而使车前子的降压作用得到进一步证实。耿放[74]研究表明苯乙醇苷类化合物类叶升麻苷和车前素 A 为车前子降压作用的主要有效成分，可能是通过调节血管紧张素系统及抑制 ACE 活性来实现的。研究表明，车前子中苯乙醇苷类化合物是车前子治疗高血压病的物质基础，应将苯乙醇苷类成分作为车前子质量标志物筛选的重要参考。

（五）基于化学成分可测性的质量标志物预测分析

化学成分的可测性也是质量标志物确定的重要依据。目前中药化学成分主要通过色谱来进行分析测定，车前子质量标志物须能在色谱上进行定性鉴别和定量测定，便于建立质量评价方法，制定科学性和可行性质量标准。

根据以上分析，多糖、苯乙醇苷、环烯醚萜及黄酮等类成分是车前子质量标志物的重要选择。多糖类成分结构复杂，分离纯化和结构鉴定难度大，不同基原 PSP 结构特异性研究报道很少，不同多糖与活性相关性的构-效关系不清，且目前缺少特异性和专属性的含量测定方法，只能通过硫酸苯酚法对车前子总多糖进行测定，不适合将其选作质量标志物。苯乙醇苷类、环烯醚萜类、黄酮类等成分易采用色谱方法进行测定，操作方便，前处理简单。国内外学者对车前子部分化学成分进行了研究，如苯乙醇苷类的类叶升麻苷、异类叶升麻苷、大车前苷等；黄酮类的山柰酚、槲皮素、木犀草素、芹菜素等；环烯醚萜类的桃叶珊瑚苷、京尼平苷酸等。

应聚焦车前子既具有专属性又具有活性，同时易于通过色谱进行测定的成分，将其作为车前子质量标志物。同时应注意到车前子中部分既具有专属性又具有活性的成分可能含量较低，或成分复杂较难分离，需要新的检测方式或技术支撑。

（六）基于可入血化学成分的质量标志物预测分析

中药化学成分十分复杂，其复杂性表现在中药中含有大量不同结构类型的化学成分，且每种类型的化学成分数量较多。中药成分的复杂性是中药具有多方面功效和多种药理作用的基础。虽然中药化学成分组成复杂，但化学成分必须吸收入血并在体内达到一定血药浓度才可以直接或间接发挥药理作用（少数直接作用于肠道的成分除外），通过分析给药后原型成分及其代谢产物，基于化合物-靶点-通路对其显效方式进行分析，以及入血成分的组织分布与疾病的病理部位和药物干预方式相结合，筛选出车前子药效成分，并将其作为车前子的质控指标。

苯乙醇苷类化合物在胃液中稳定，在肠道菌群作用下部分可代谢为咖啡酸，可经肠道吸收入血，在体内主要以原型成分存在[75]。环烯醚萜类化合物在胃肠道中可代谢为苷元或其苷元硫酸酯的形式，间接发挥其药效作用[76]。黄酮类成分多以成苷形式存在，在肠道菌群作用下代谢为苷元后在肠道以被动转运方式吸收入血[77]。研究表明，车前子入血成分有京尼平苷酸、类叶升麻苷、木通苯乙醇苷、桃叶珊瑚苷等[78]，可将此类成分作为筛选车前子质量标志物的重要参考。

车前子中的多糖类、苯乙醇苷类和环烯醚萜类与其有效性密切相关，是可能的主要药效物质基础，可作为质量标志物的重点选择，宜进一步深入聚焦其所含苯乙醇苷类和环烯醚萜类成分化学物质组的研究，找出不同基原及产地车前子之间的差异，建立专属性的测定方法，提高质量评价和质量控制的科学性。

（七）基于不同配伍中表达组分的质量标志物预测分析

中药一般具有多方面的功效，实际应用于临床多采用方剂配伍的形式，针对不同的病症，采用不同的方剂配伍以达到祛除病症的目的。车前子具有渗湿利尿的功效，常用于小便不利、水肿、泄泻、痰饮、淋证等水湿所致的各种病症，根据不同病症适当配伍有关药物。例如，《辨证录》中决水汤，方中车前子配伍茯苓、王不留行、肉桂、赤小豆，具有健脾渗湿、化气行血、利水消肿的功效，此时车前子方剂配伍中表达的组分为其利水渗湿成分。现代药理研究证明，类叶升麻苷为车前子利尿主要有效成分[74]。临床应用车前子配伍治疗水湿所致的病症时，应将其利尿有效成分作为方剂配伍质量标志物的选择参考。

车前子兼具清热明目的功效，常用于肝经风热引起的目赤肿痛、视物昏花等病症，根据不同病症适当配伍有关药物。例如，《圣济总录》中车前子汤，车前子配伍决明子、青葙子、黄连、防风、菊花、甘草、川芎、玉竹，治肝热、目干涩昏痛。方中车前子为君药，清肝热以明目。此时方剂配伍中车前子主要表达组分为其抗炎成分。现代研究证明，车前子主要抗炎成分为黄酮类化合物桃叶珊瑚苷、栀子苷、梓醇等[34]。临床应用车前子配伍治疗肝经风热所致的目赤肿痛、视物昏花等病症时，应将其抗炎成分作为方剂配伍质量标志物的选择参考。

中药多以配伍形式应用于临床，针对不同病症选用不同的方剂配伍治疗，故选择不同的质量标志物作为中药方剂配伍质控指标更具有现实意义。

（八）基于不同储藏时间化学成分含量变化的质量标志物预测分析

中药临床疗效与其质量有关。中药经采收加工后到临床应用期间，往往需要经过储藏，此时温度、湿度、光照等都会影响其内部成分含量，选择合适的储藏方式对保证中药质量及成分稳定具有重要意义。另外，药物储藏时间对其化学成分含量也有明显影响。桃叶珊瑚苷作为车前子的有效成分，随储藏时间延长含量逐渐降低，储藏 3 年的车前子样品中未检测到桃叶珊瑚苷，表明储藏时间对车前子质量有一定影响[79]。为更加合理地评价和控制车前子质量，桃叶珊瑚苷应作为车前子质量标志物筛选的重要参考。

第二节　车前子质量标准研究

一、基于 UPLC-Q/TOF-MS 的车前子物质基础研究

（一）仪器、材料和方法

仪器：Acquiry UPLC 超高效液相色谱仪，Acquiry XEVO-G2Q-TOF 质谱仪（美国 Waters 公司）；BT25S 电子天平（德国 Sartorius 公司）；AB204-N 电子天平（德国 METELER 公司）；摇摆式六两装高速中药粉碎机（瑞安市永历制药机械有限公司）；超声仪[鼎泰（湖北）生化科技设备制造有限公司]。

试剂：甲醇和冰乙酸（色谱纯），天津市康科德科技有限公司。

（二）试药

车前子药材购自天津市中药饮片厂有限公司，经天津药物研究院有限公司张铁军研究员鉴定，鉴定为车前科植物车前（*Plantago asiatica* L.）的干燥种子。

（三）方法

1. 供试品溶液的制备

称取车前子药材（批次：2016102201）粉末（过二号筛）约 1g，精密称定，置具塞锥

形瓶中，精密加入 60%甲醇溶液 25ml，加热回流提取 60min，放至室温，用 60%甲醇补重，摇匀，滤过，即得。

2. UPLC-MS 条件

色谱条件：色谱柱为 Waters ACQUITY UPLC BEH C_{18} 色谱柱（100mm×2.1mm，1.7μm）；流动相为乙腈（A）-0.5%乙酸水（B）；柱温 30℃；进样量 2μL；流速 0.2mL/min。流动相梯度洗脱条件如表 20.5 所示。

表 20.5 流动相梯度洗脱条件

t（min）	流动相 A（%）	流动相 B（%）
0	3	97
0.5	3	97
3.5	9	91
5	9	91
11	21	79
14	21	79
18	60	40
24	100	0

质谱条件：正负离子分别进行全扫描（ESI），扫描质量范围 50～1200Da；干燥气体积流量 6L/min，干燥气温度 180℃，雾化气压 0.8Bar。正离子模式下，毛细管电压 3000V，流速 0.3mL/min。负离子模式下的毛细管电压 2000V，流速 0.4mL/min。选择甲酸钠溶液为内标矫正。

（四）实验结果

1. UPLC-Q/TOF-MS 实验结果

在上述色谱-质谱条件下对车前子药材进行了 UPLC-Q/TOF-MS 分析，得到正、负离子模式一级质谱图，见图 20.7。

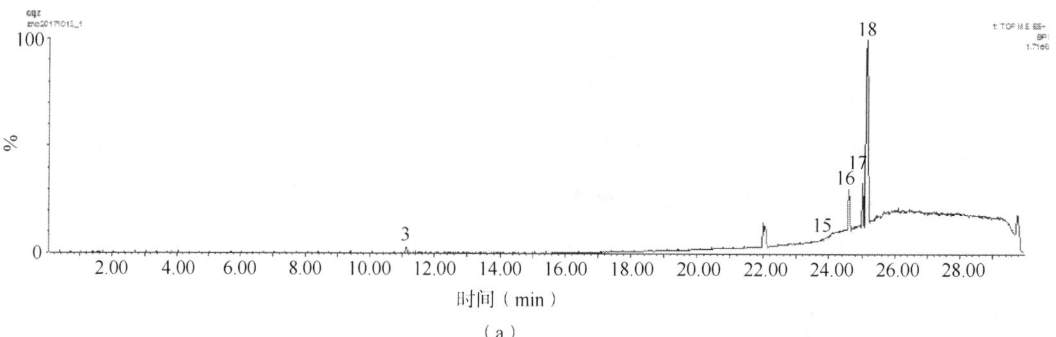

（a）

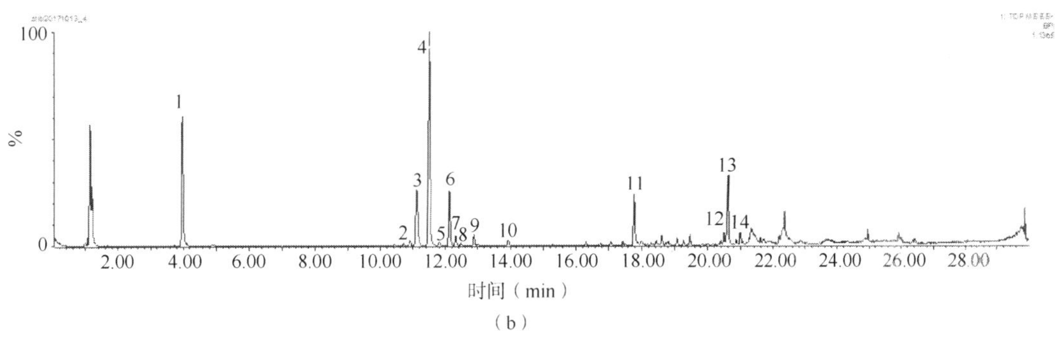

（b）

图 20.7　车前子总离子流图

（a）正模式；（b）负模式

2. 液质解析结果

对车前子药材中的化学物质进行一级质谱测定后，可以得到物质准分子离子峰的相关信息，在此基础上进行二级碎片的测定，同时结合相关文献的报道，对车前子中化学成分进行了鉴定分析，从车前子中共分析表征出 18 个化学成分，共鉴定出 9 个化学物质。具体鉴定结果如表 20.6 所示，主要化学成分结构式如图 20.8 所示。

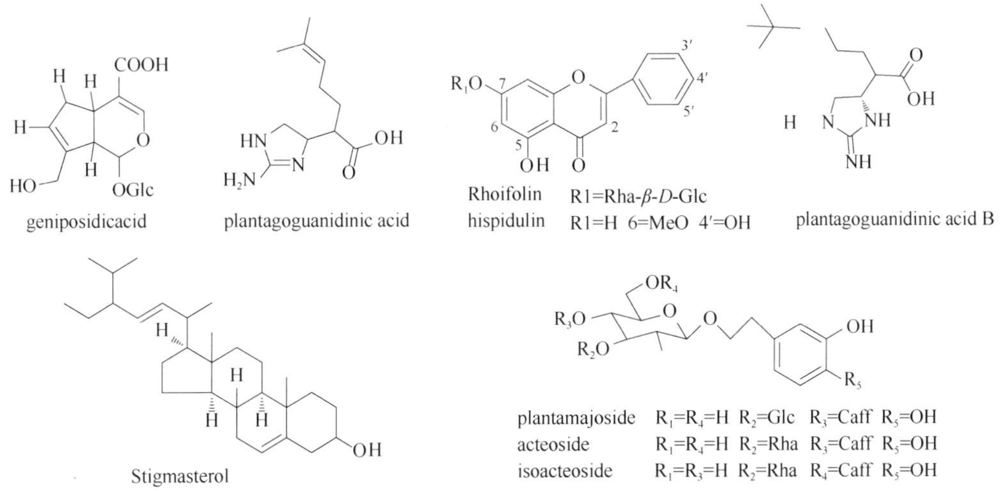

geniposidicacid　plantagoguanidinic acid　Rhoifolin R1=Rha-*β*-*D*-Glc　hispidulin R1=H 6=MeO 4′=OH　plantagoguanidinic acid B

Stigmasterol

plantamajoside R_1=R_4=H R_2=Glc R_3=Caff R_5=OH
acteoside R_1=R_4=H R_2=Rha R_3=Caff R_5=OH
isoacteoside R_1=R_3=H R_2=Rha R_4=Caff R_5=OH

图 20.8　车前子辨识化学成分结构式

表 20.6　车前子化学物质组鉴定信息表

N.	*t*（min）	$[M-H]^-$	MS/MS	identification	formula
1	3.97	373.1135	211，149，123	geniposidicacid	$C_{16}H_{22}O_{10}$
2	10.9	312.1927	141，122，180	Plantamajoside	$C_{29}H_{36}O_{16}$
3	11.10	224.1403	141，142，71.	Plantagoguanidinic acid	$C_{27}H_{32}O_{14}$
4	11.48	623.1986	461，161	Acteoside	$C_{44}H_{64}O_{24}$
5	11.81	610.42	225，161，546，564	Unknown	
6	12.11	623.2004	461，462，161	Isoacteoside	$C_{38}H_{54}O_{19}$
7	12.31	623.1982	461、161	Unknown	
8	12.46	577.158	113，223，269	Rhoifolin	$C_{27}H_{30}O_{14}$

续表

N.	t (min)	[M-H]⁻	MS/MS	identification	formula
9	12.88	723.5021	677，678，713，723	Unknown	
10	13.96	836.584	790，791，826	Unknown	
11	17.77	242.175	225，181，242，152	Plantagoamidinic acid B	$C_{11}H_{21}N_3O_3$
12	20.49	229.2618	277，183，231，152	hispidulin	$C_{16}H_{12}O_6$
13	20.59	667.3538	157，265，96	Unknown	
14	20.98	533.3684	183，275，325	Unknown	
15	24.01	413.2675	142，149，184，301	Stigmasterol	$C_{29}H_{48}O$
16	24.60	413.2679	149，301	Unknown	
17	25.02	413.2681	149，301	Unknown	
18	25.14	388.3489	97，321，338	Unknown	

二、质量标准研究

（一）仪器与试剂

实验仪器：Mettler AB204-N 电子天平（万分之一）（德国 METELER 公司）；Mettler PB303-N 电子天平（千分之一）（德国 METELER 公司）；电热恒温干燥箱（黄石市医疗器械厂）；OLYMPUS CX41 双目生物显微镜（奥林巴斯（中国）有限公司）；摇摆式六两装高速中药粉碎机（瑞安市永历制药机械有限公司）。

试剂与试药：甲醇、乙酸乙酯、甲酸等（分析纯），天津市康科德科技有限公司；硅胶板试剂，青岛海洋化工厂分厂。

（二）药材和饮片

车前子属于多基原药材，研究表明，车前种质资源遗传多样性的地理差异较为明显，野生种与栽培种基因型差异较大。

车前（又称大车前）主要产于江西、四川、甘肃、河南等地，以江西省为道地产区；平车前（又称小粒车前）主要产于黑龙江、内蒙古、吉林、山西等地。目前共收集车前子药材 36 批和伪品 1 批，其中 30 批为车前科植物车前 *Plantago asiatica* L. 的干燥成熟果实；6 批为车前科植物平车前 *Plantago depressa* Willd. 的干燥成熟果实。样品产地及批号等详细信息，如表 20.7 所示。样品保存于天津药物研究院中药部药材库。

表 20.7　车前子收集信息

批号	基原	规格	产地
2016102201	车前	药材	江西省吉安县
2016122801	车前	药材	江西省樟树市
2017060901	车前	药材	江西省樟树市
2017060902	车前	药材	江西省泰和县

续表

批号	基原	规格	产地
2017060903	车前	药材	江西省新干县
2017060904	车前	药材	四川省广汉市
2017060905	车前	药材	四川省什邡市
2017063001	车前	药材	江西省吉水县
2017063002	车前	药材	江西省吉水县
2017063003	车前	药材	江西省吉水县
2017063004	车前	药材	江西省泰和县
2017063005	车前	药材	江西省泰和县
2017063006	车前	药材	江西省樟树市
2017063007	车前	药材	四川省什邡市
2017063008	车前	药材	四川省宜宾县
2017063009	车前	药材	四川省宜宾县
2017080801	车前	药材	江西省樟树市
2017080802	车前	药材	江西省樟树市
2017082501	车前	药材	江西省樟树市
2017092302	平车前	药材	黑龙江省海伦市
2017092303	平车前	药材	黑龙江省海伦市
2017092304	平车前	药材	黑龙江省明水县
2017092305	平车前	药材	黑龙江省五常市
2017092306	平车前	药材	吉林省舒兰市
2017092307	车前	药材	吉林省通化县
2017092308	车前	药材	吉林省东丰县
2017092309	车前	药材	辽宁省昌图县
2017092310	车前	药材	吉林省抚松县
2017092311	平车前	药材	黑龙江省五常市
2017121001	车前	药材	江西省吉水县
2017121002	车前	药材	四川省广汉市
2017121003	车前	药材	四川省宜宾县
2017121004	车前	药材	四川省宜宾县
2017121005	车前	药材	四川省什邡市
2017121006	车前	药材	四川省广汉市
2017121007	车前	药材	四川省广汉市

注:《中国药典》规定车前子饮片炮制方法为除去杂质，因此上述车前子药材等同于饮片。

（三）性状

本品呈椭圆形、不规则长圆形或三角状长圆形，略扁，长约 2mm，宽约 1mm。表面黄棕色至黑褐色，有细皱纹，一面有灰白色凹点状种脐。质硬。气微，味淡（图 20.9）。

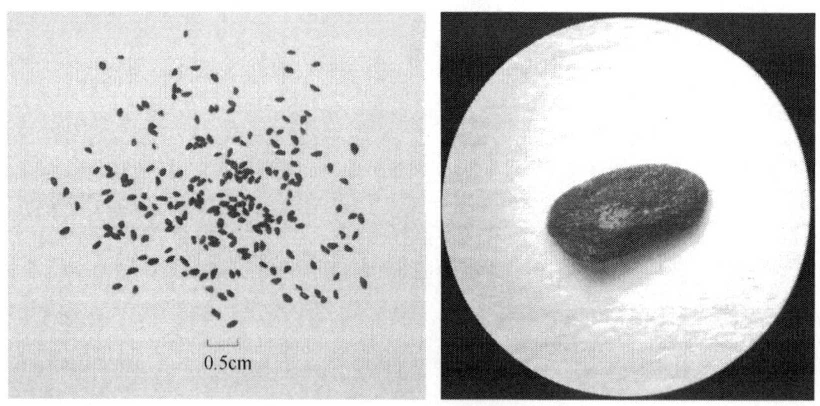

图 20.9　车前子形态及微观图

（四）鉴别

1. 显微鉴别

1）方法：取本品粉末过二号筛，挑取少许置于载玻片上，滴加水合氯醛试液 1～2 滴，在酒精灯下加热透化后盖上盖玻片，置显微镜（20×，40×）下观察。

2）结果：本品粉末深黄棕色。置显微镜下观察：①种皮外表皮细胞断面观类方形或略切向延长，细胞壁黏液质化；②种皮内表皮细胞表面观类长方形，壁薄，微波状，常作镶嵌状排列；③内胚乳细胞壁甚厚，充满细小糊粉粒。车前子粉末显微鉴别结果如图 20.10 所示。

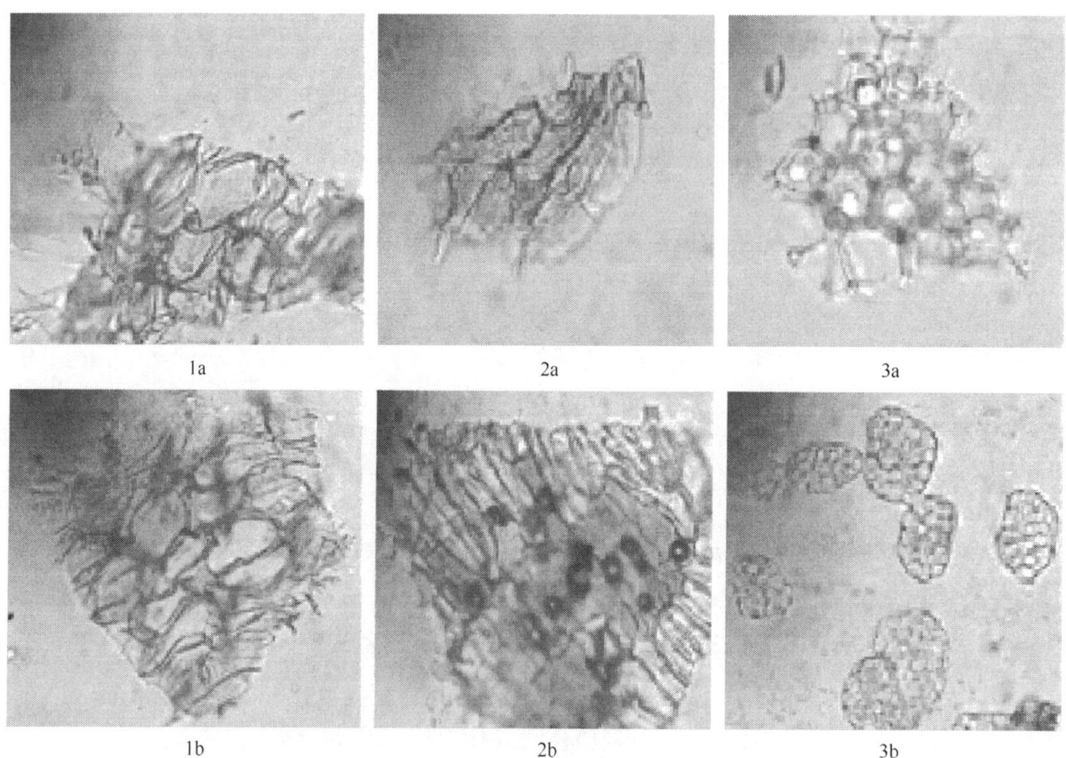

图 20.10　车前子粉末显微特征图

a. 车前；b. 平车前。1. 种皮外表皮细胞；2. 种皮内表皮细胞；3. 内胚乳细胞

2. 薄层鉴别

1）供试品溶液制备：取本品粗粉 1g，加甲醇 10mL，超声处理 30min，滤过，滤液蒸干，残渣加甲醇 2mL 使溶解，作为供试品溶液。

2）对照品溶液制备：取京尼平苷酸、毛蕊花糖苷对照品，加甲醇分别制成每 1mL 各含 1mg 的溶液，作为对照品溶液。

3）方法：照薄层色谱法（通则 0502）试验，吸取上述 3 种溶液各 5μL，分别点于同一硅胶 GF254 薄层板上，以乙酸乙酯-甲醇-甲酸-水（18：2：1.5：1）为展开剂，展开，取出，晾干，置紫外光灯（254nm）下检视。供试品色谱中，在与对照品色谱相应的位置上，显相同颜色的斑点；喷以 0.5%香草醛硫酸溶液，在 105℃加热至斑点显色清晰。

4）结果：36 批车前子供试品和 1 批伪品薄层色谱中，紫外光灯（254nm）下检视，在与对照品色谱相应位置上，车前子供试品显相同颜色的荧光斑点。喷以 0.5%香草醛硫酸溶液，在 105℃加热至斑点显色清晰，与对照品色谱相应位置显相同颜色的斑点。伪品无对应斑点（图 20.11）。

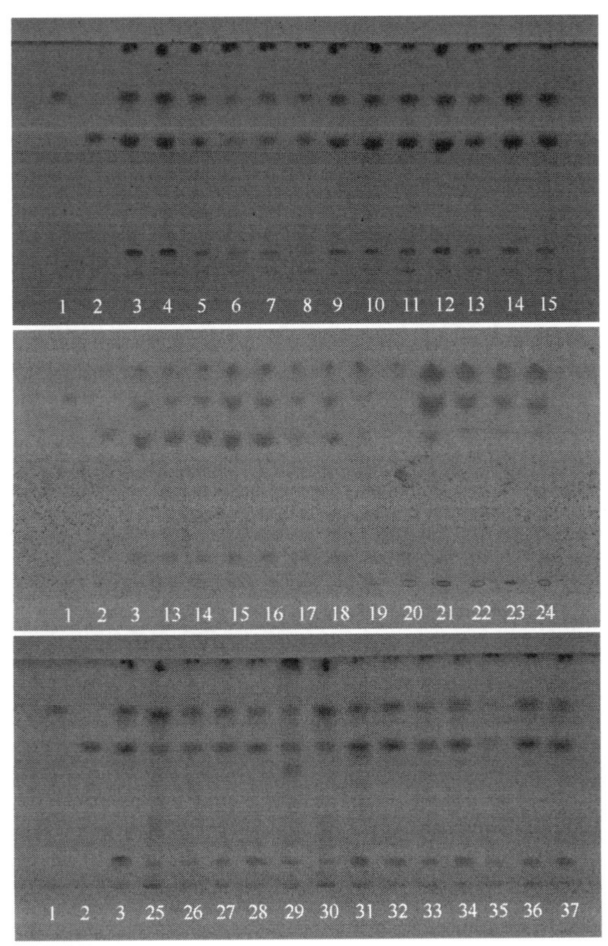

图 20.11　36 批车前子和 1 批伪品薄层鉴别图

1.京尼平苷酸；2.毛蕊花糖苷；3.车前子对照药材；20.伪品；4-37.车前子药材 2016102201 批～2017121207 批

（五）检查项研究

1. 水分测定

1）方法：照水分测定法（通则 0832 第二法）烘干法测定：取供试品粉末 2g，平铺于干燥至恒重的扁形称量瓶中，厚度不超过 5mm，精密称定，开启瓶盖在 100～105℃干燥 5h，将瓶盖盖好，移置干燥器中，放冷 30min，精密称定，再在上述温度干燥 1h，放冷，称重，至连续两次称重的差异不超过 5mg 为止。根据减失的重量，计算供试品中含水量百分比。

2）结果：36 批车前子药材的含水量结果如表 20.8 所示，其含水量最高值为 9.2%，依据《中国药典》四部通则 0212（药材和饮片检定通则）制订限度，建议以 95%置信区间上限的 120%为标准限，拟定车前子药材的含水量不得过 11.7%。

表 20.8 车前子药材水分测定结果

编号	药材批号	含水量	编号	药材批号	含水量
1	2016102201	6.56%	19	2017082501	8.61%
2	2016122801	8.43%	20	2017092302	7.83%
3	2017060901	9.96%	21	2017092303	9.34%
4	2017060902	11.50%	22	2017092304	9.22%
5	2017060903	10.04%	23	2017092305	8.79%
6	2017060904	10.00%	24	2017092306	8.14%
7	2017060905	9.42%	25	2017092307	10.50%
8	2017063001	8.25%	26	2017092308	10.45%
9	2017063002	7.81%	27	2017092309	9.57%
10	2017063003	8.26%	28	2017092310	8.46%
11	2017063004	8.15%	29	2017092311	8.81%
12	2017063005	8.28%	30	2017121001	10.63%
13	2017063006	8.57%	31	2017121002	12.10%
14	2017063007	8.20%	32	2017121003	11.31%
15	2017063008	8.50%	33	2017121004	10.43%
16	2017063009	5.90%	34	2017121005	11.92%
17	2017080801	10.06%	35	2017121006	9.36%
18	2017080802	7.62%	36	2017121007	11.39%

2. 膨胀度测定

1）方法：照《中国药典》四部通则 2101 膨胀度测定法，测定车前子药材的膨胀度：称定车前子的重量，置膨胀度测定管中，在 20～25℃条件下，加水 25mL，密塞，振摇，静置。除另有规定外，开始 1h 内每 10min 剧烈振摇一次，使供试品充分被溶剂浸润沉于测定管底部，并除去气泡，然后静置 4h，读取药物膨胀后的体积（mL），再静置 1h，如上读数，至连续两次读数的差异不超过 0.1mL 为止。每一供试品同时测定 3 份，各取最后一次读取的数值按下式计算，求其平均数。除另有规定外，按干燥品计算供试品的膨胀度（准确至 0.1）。公式计算：

$$S = \frac{V}{W}$$

式中，S为膨胀度；V为药物膨胀后的体积，mL；W为供试品按干燥品计算的重量，g。

2）结果：36批车前子药材膨胀度结果如表20.9所示，最低为4.16。依据《中国药典》四部通则0212（药材和饮片检定通则）制订限度，建议以95%置信区间下限的80%为标准限，拟定车前子药材的膨胀度不得少于3.68。

表20.9　车前子药材膨胀度测定结果

编号	药材批号	膨胀度	编号	药材批号	膨胀度
1	2016102201	4.99	19	2017082501	4.89
2	2016122801	4.83	20	2017092302	4.49
3	2017060901	4.59	21	2017092303	4.16
4	2017060902	4.62	22	2017092304	4.45
5	2017060903	4.15	23	2017092305	4.22
6	2017060904	4.80	24	2017092306	4.44
7	2017060905	4.29	25	2017092307	4.39
8	2017063001	5.72	26	2017092308	4.42
9	2017063002	5.88	27	2017092309	5.02
10	2017063003	5.35	28	2017092310	4.82
11	2017063004	4.51	29	2017092311	4.25
12	2017063005	4.59	30	2017121001	6.07
13	2017063006	5.15	31	2017121002	4.53
14	2017063007	4.83	32	2017121003	4.92
15	2017063008	4.53	33	2017121004	4.49
16	2017063009	4.43	34	2017121005	5.61
17	2017080801	4.33	35	2017121006	5.15
18	2017080802	4.52	36	2017121007	4.99

（六）指纹图谱研究

1. 仪器与试剂

Agilent 1260高效液相色谱仪，美国Agilent公司；BT25S电子天平（十万分之一），德国Sartorius公司；AB204-N电子天平（万分之一），德国METELER公司；Diamonsil C18（250mm×4.6mm，5μm）色谱柱，美国Dikma公司；超声仪，宁波新芝生物科技股份有限公司；甲醇（色谱纯），天津市康科德科技有限公司；甲酸（色谱纯），天津市光复精细化工研究所。

京尼平苷酸对照品（批号MUST-16042003，质量分数≥98.98%），毛蕊花糖苷对照品（批号MUST-16012703，质量分数≥99.57%），异毛蕊花糖苷对照品（批号110785-17041816，质量分数≥99.77%）均购于成都曼思特生物科技有限公司。车前子药材信息见表20.5。

2. 实验方法

参照峰的选择：在车前子药材 HPLC 色谱图中，毛蕊花糖苷所占百分比较大，保留时间适中，且和其他成分的分离度很好。因此，选择毛蕊花糖苷作为车前子药材 HPLC 指纹图谱的参照峰。

供试品溶液制备方法：称取车前子药材粉末（过二号筛）约 1.0g，精密称定，置具塞锥形瓶中，精密加入 60%甲醇 25mL，密塞，称定重量，加热回流处理 60min，放冷，再称定重量，并以 60%甲醇补足减失的重量，摇匀，静置，滤过，取续滤液，即得。

流动相的考察：分别以 0.1%磷酸水、0.1%乙酸水、水、0.1%甲酸水、0.2%乙酸水、0.5%乙酸水为水相、乙腈、甲醇为有机相考察流动相的选择。综合考虑基线、峰个数、各色谱峰分离度的影响，经过条件摸索，最终确定的流动相组成为甲醇（A）-0.5%乙酸水（B）。

柱温的考察：取车前子供试品溶液，以相同的色谱条件分别在 25℃、30℃、35℃柱温时进样，考察柱温对色谱图的影响，结果柱温为 25℃时，各峰之间分离度良好，色谱峰峰形最佳，因此选择 25℃为色谱条件的柱温。

检测波长的选择：取车前子供试品溶液，使用 DAD 检测器进行 200～400nm 全波长扫描，结果见图 20.12。由图 20.12 可知，在 238nm 和 330nm 处具有较大吸收，但考虑到 238nm 处色谱峰峰形较差，且 254nm 下图谱易出现杂质峰干扰，因此采用切换波长的方法，作为车前子指纹图谱的检测波长，梯度洗脱波长：0～30min，254nm，30～60min，330nm。

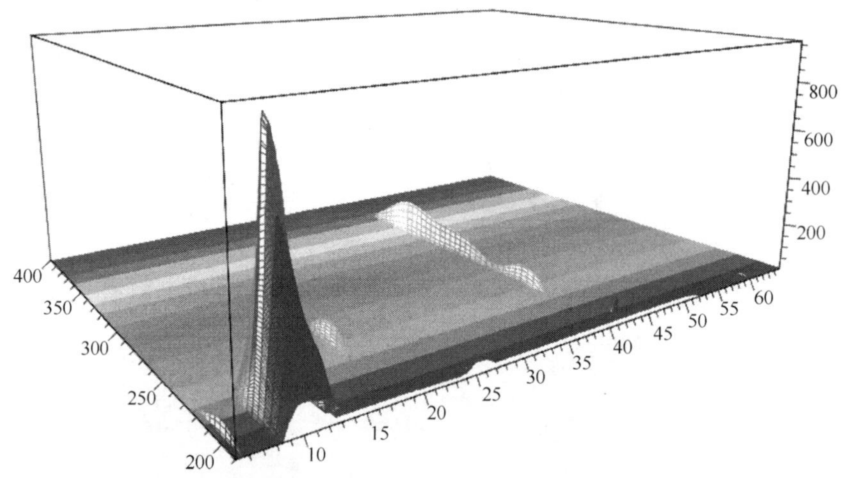

图 20.12 车前子药材全波长扫描图

色谱条件的确定：色谱柱为 Diamonsil C_{18}（250mm×4.6mm，5μm）；流动相为甲醇（A）-0.5%乙酸水（B）；柱温 25℃；进样量 10μL；梯度洗脱波长为 0～30min，254nm，30～60min，330nm；流速 1mL/min。流动相梯度见表 20.10。

表 20.10 流动相梯度洗脱程序

t（min）	流动相 A（%）	流动相 B（%）
0	5	95
4	5	95

续表

t（min）	流动相 A（%）	流动相 B（%）
8	15	85
20	15	85
46	60	40
60	100	0

3. 方法学考察

精密度试验：称取车前子药材（批号 2016102201）粉末（过二号筛）约 1.0g，精密称定，制备供试品溶液，连续进样 6 次，记录指纹图谱，以毛蕊花糖苷的保留时间和色谱峰面积为参照，计算出各共有峰的相对保留时间和相对峰面积。结果见表 20.11 和表 20.12。各色谱峰的相对保留时间及相对峰面积的 RSD 值均不大于 0.18%和 0.87%，符合指纹图谱要求。

表 20.11　精密度相对保留时间

峰号	相对保留时间						RSD（%）
	1	2	3	4	5	6	
1	0.501	0.501	0.499	0.499	0.501	0.501	0.18
2（S）	1.000	1.000	1.000	1.000	1.000	1.000	0
3	1.061	1.061	1.061	1.061	1.061	1.061	0.02

表 20.12　精密度相对峰面积

峰号	相对峰面积						RSD（%）
	1	2	3	4	5	6	
1	0.460	0.460	0.461	0.471	0.470	0.471	0.87
2（S）	1.000	1.000	1.000	1.000	1.000	1.000	0
3	0.181	0.181	0.181	0.182	0.185	0.191	0.34

稳定性试验：称取车前子药材（批号 2016102201）粉末（过二号筛）约 1.0g，精密称定，制备供试品溶液，分别在 0、2h、4h、8h、12h、24h 进样测定，记录指纹图谱，以毛蕊花糖苷的保留时间和色谱峰面积为参照，稳定性试验结果见表 20.13 和表 20.14。各色谱峰的相对保留时间及相对峰面积的 RSD 值均不大于 0.28%和 2.10%，符合指纹图谱的要求。

表 20.13　稳定性相对保留时间

峰号	相对保留时间						RSD（%）
	0	3	6	9	12	24	
1	0.502	0.503	0.503	0.503	0.503	0.503	0.28

续表

峰号	相对保留时间						RSD（%）
	0	3	6	9	12	24	
2（S）	1.000	1.000	1.000	1.000	1.000	1.000	0.00
3	1.061	1.061	1.061	1.061	1.061	1.061	0.13

表 20.14 稳定性相对峰面积

峰号	相对保留时间						RSD（%）
	1	2	3	4	5	6	
1	0.472	0.464	0.465	0.464	0.461	0.456	1.19
2（S）	1.000	1.000	1.000	1.000	1.000	1.000	0.00
3	0.181	0.182	0.178	0.182	0.179	0.183	2.10

重复性试验：称取同一批次车前子药材（批号 2016102201）粉末（过二号筛）约 1.0g，精密称定，平行制备供试品溶液 6 份，依次进样测定，记录指纹图谱，以毛蕊花糖苷的保留时间和色谱峰面积为参照。重复性试验结果见表 20.15 和表 20.16。各色谱峰的相对保留时间及相对峰面积的 RSD 值均不大于 0.11%和 1.18%，符合指纹图谱的要求。

表 20.15 重复性相对保留时间

峰号	相对保留时间						RSD（%）
	1	2	3	4	5	6	
1	0.502	0.503	0.503	0.503	0.503	0.503	0.11
2（S）	1.000	1.000	1.000	1.000	1.000	1.000	0.00
3	1.061	1.061	1.061	1.061	1.061	1.061	0.02

表 20.16 重复性相对峰面积

峰号	相对峰面积						RSD（%）
	1	2	3	4	5	6	
1	0.460	0.460	0.461	0.471	0.470	0.471	1.18
2（S）	1.000	1.000	1.000	1.000	1.000	1.000	0.00
3	0.181	0.181	0.181	0.182	0.185	0.191	1.04

4. 指纹图谱的建立

取 36 批车前子药材，分别制备供试品溶液，进行测定，记录色谱图。将得到的指纹图谱的 AIA 数据文件导入中药色谱指纹图谱相似度评价系统（2012.130723 版本），设置 S1 为参照指纹图谱，采用多点校正后进行自动匹配，根据色谱图中各色谱峰的相对保留时间，确定共有峰，建立 HPLC 共有模式图。结果见图 20.13。

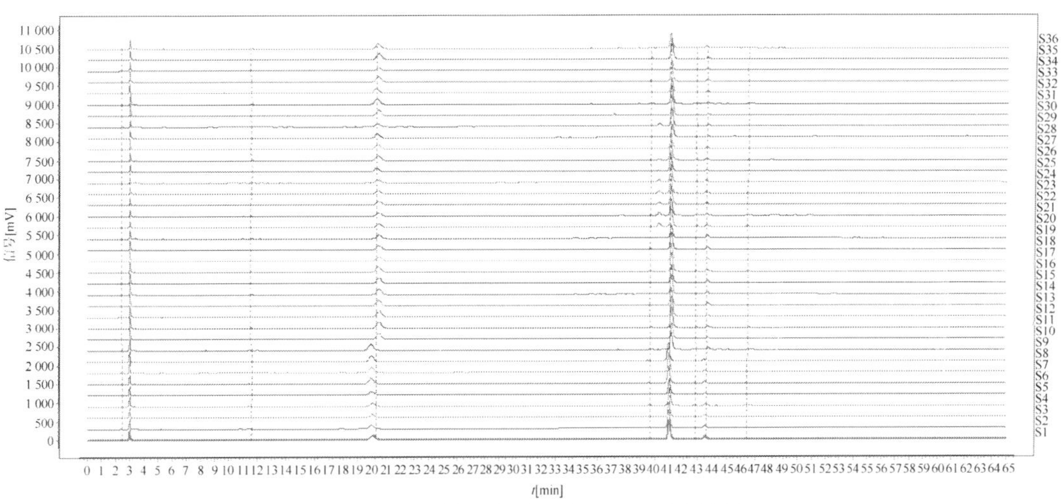

图 20.13　36 批车前子药材 HPLC 指纹图谱

聚类分析：在上述条件下，以第 1 批车前子药材色谱图作为参照图谱进行自动匹配，得到的匹配数据，运用 SPSS19.0 数据统计分析软件对其进行系统聚类分析。将 36 批样品的共有峰峰面积数据进行 *Z* 标准化后，选用组间联接（between-groups linkage）聚类方法，采取 pearson 相关性，采用多点校正后进行自动匹配，根据色谱图中各色谱峰的相对保留时间，确定共有峰，并选取其中 7 个特征色谱峰，对 36 批车前子药材样品进行聚类分析，将 36 批车前子药材聚为两类，第 20、21、22、23、24、29 批次的药材聚为一类，其余批次药材聚为一类。结果如图 20.14 所示。

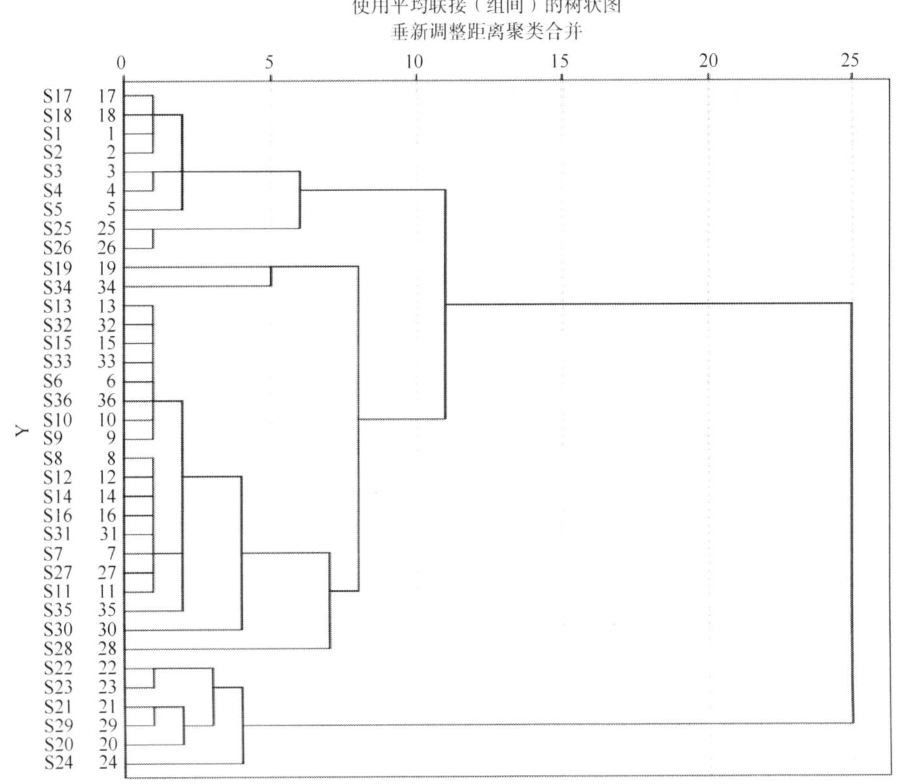

图 20.14　车前子药材聚类分析结果

主成分分析：本试验将 36 批样品 7 个共有峰绝对峰面积导入 SPSS19.0 软件，进行主成分分析。对车前子共有峰面积进行标准化处理，计算相关系数矩阵、特征值和方差贡献率。结果见图 20.15。与聚类分析结果一致。

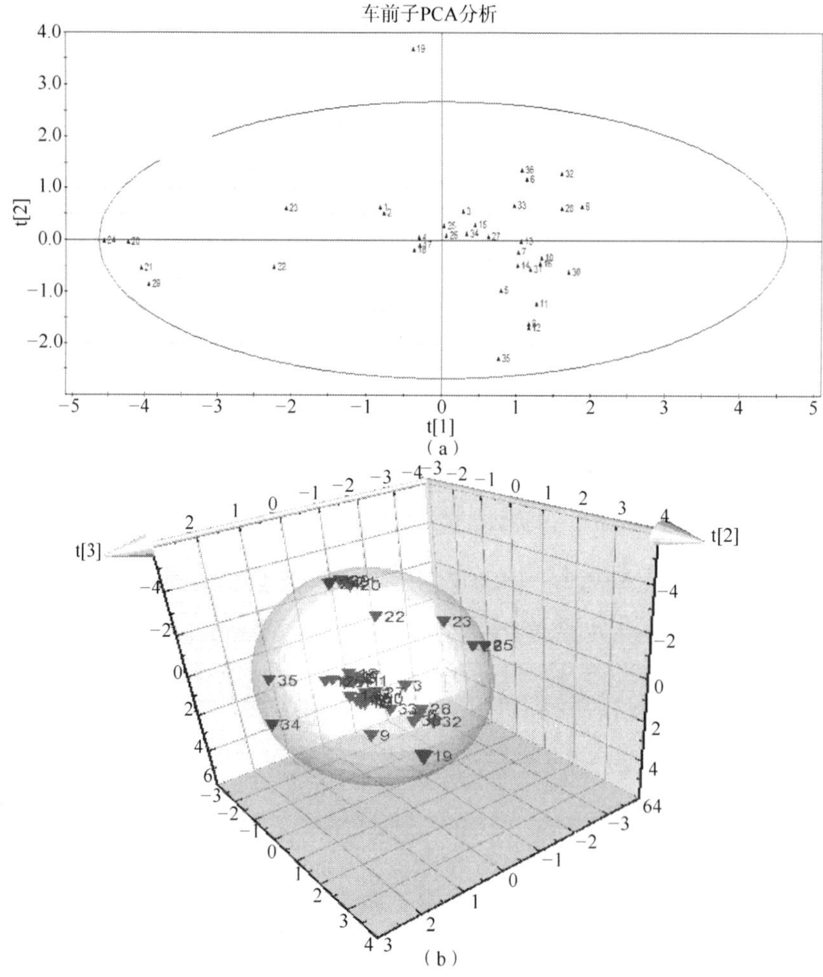

图 20.15　车前子药材 PCA 分析结果

（a）PCA 图；（b）PCA 3D 图

对照指纹图谱建立：根据对 36 批车前子药材的分析结果，从中选取属于一类的 18 批药材数据导入中药指纹图谱相似度分析软件，生成指纹图谱，以 S1 为参照图谱，时间窗宽度为 0.5，自动匹配后得到 7 个共有峰。通过液质结果分析及对照品指认，共指认出 4 个色谱峰，见图 20.16 和图 20.17。以毛蕊花糖苷为参照峰，计算 18 批样品共有峰相对保留时间和相对峰面积，结果见表 20.17～表 20.20。

表 20.17　18 批车前子药材共有峰相对保留时间（1～10 批）

编号	批号									
	1	2	3	4	5	6	7	8	9	10
1	0.279	0.279	0.279	0.278	0.282	0.282	0.282	0.282	0.282	0.282

续表

编号	批号									
	1	2	3	4	5	6	7	8	9	10
2	0.487	0.488	0.488	0.484	0.498	0.498	0.498	0.498	0.498	0.498
3	0.966	0.966	0.965	0.965	0.965	0.966	0.965	0.965	0.965	0.965
4（S）	1.000	1.000	1.000	1.000	1.000	1.000	1.000	1.000	1.000	1.000
5	1.043	1.043	1.043	1.043	1.043	1.043	1.043	1.043	1.043	1.043
6	1.061	1.061	1.061	1.062	1.061	1.061	1.061	1.061	1.061	1.061
7	1.130	1.130	1.131	1.131	1.130	1.130	1.130	1.130	1.130	1.130

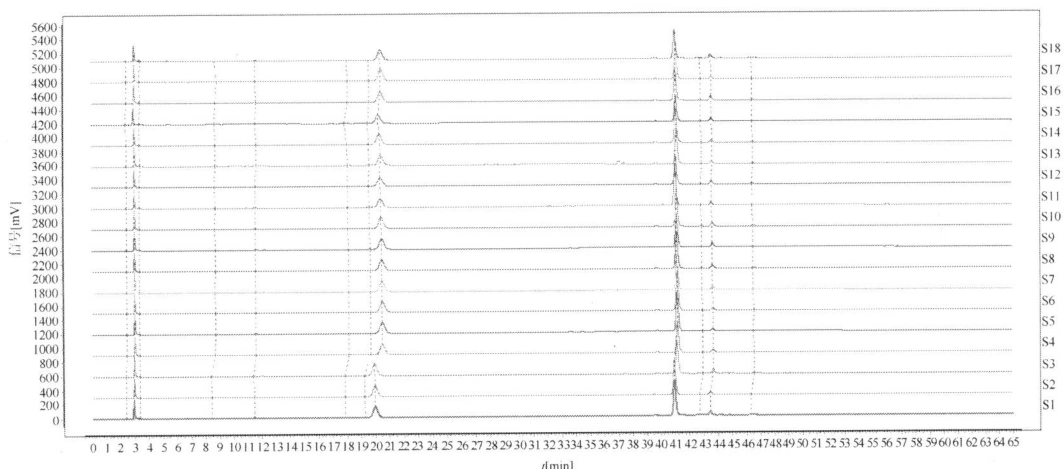

图 20.16　18 批车前子药材 HPLC 指纹图谱

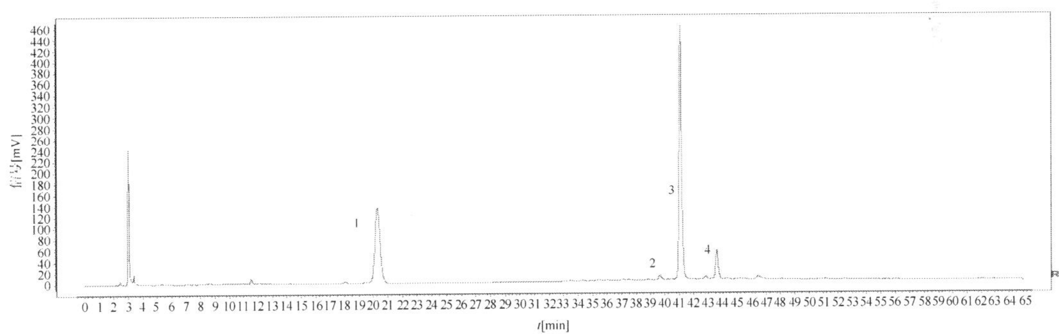

图 20.17　车前子药材对照指纹图谱

1. 京尼平苷酸；2. 大车前苷；3. 毛蕊花糖苷；4. 异毛蕊花糖苷

表 20.18　18 批车前子药材共有峰相对保留时间（11～18 批）

编号	批号							
	11	12	13	14	15	16	17	18
1	0.282	0.282	0.282	0.283	0.282	0.283	0.282	0.283
2	0.497	0.496	0.497	0.495	0.493	0.497	0.498	0.497

续表

编号	批号							
	11	12	13	14	15	16	17	18
3	0.965	0.965	0.965	0.965	0.965	0.965	0.966	0.965
4（S）	1.000	1.000	1.000	1.000	1.000	1.000	1.000	1.000
5	1.043	1.043	1.043	1.043	1.043	1.043	1.043	1.043
6	1.061	1.061	1.061	1.061	1.060	1.061	1.061	1.061
7	1.130	1.130	1.130	1.131	1.129	1.130	1.130	1.131

表 20.19　18 批车前子样品共有峰相对峰面积（1～10 批）

编号	批号									
	1	2	3	4	5	6	7	8	9	10
1	0.018	0.014	0.011	0.016	0.014	0.014	0.011	0.014	0.014	0.012
2	0.683	0.637	0.628	0.732	0.697	0.577	0.632	0.664	0.608	0.645
3	0.017	0.019	0.021	0.022	0.020	0.023	0.023	0.019	0.023	0.015
4（S）	1.000	1.000	1.000	1.000	1.000	1.000	1.000	1.000	1.000	1.000
5	0.015	0.010	0.007	0.009	0.010	0.010	0.010	0.010	0.011	0.011
6	0.141	0.111	0.072	0.144	0.107	0.070	0.072	0.124	0.109	0.147
7	0.018	0.016	0.014	0.013	0.016	0.013	0.014	0.015	0.019	0.016

表 20.20　18 批车前子样品共有峰相对峰面积（11～18 批）

编号	批号							
	11	12	13	14	15	16	17	18
1	0.015	0.014	0.017	0.014	0.020	0.016	0.007	0.018
2	0.617	0.612	0.616	0.628	0.673	0.646	0.674	0.695
3	0.025	0.018	0.025	0.021	0.020	0.019	0.024	0.018
4（S）	1.000	1.000	1.000	1.000	1.000	1.000	1.000	1.000
5	0.016	0.015	0.011	0.012	0.015	0.015	0.011	0.017
6	0.104	0.125	0.082	0.098	0.132	0.139	0.080	0.151
7	0.013	0.017	0.014	0.014	0.016	0.016	0.019	0.019

相似度评价：利用 2012.130723 版中药色谱指纹图谱相似度评价系统计算软件，将上述聚为一类的 18 批车前子药材样品与对照指纹图谱匹配，进行相似度评价。结果表明归为一类的 18 批药材与对照指纹图谱的相似度为 0.984～1.000，表明各批次药材之间具有较好的一致性。本方法可用于综合评价车前子药材的整体质量（表 20.21）。

表 20.21　18 批车前子药材相似度评价结果

批号	对照图谱相似度	批号	对照图谱相似度
2017060904	1.000	2017063008	1.000
2017060905	0.999	2017063009	0.984

续表

批号	对照图谱相似度	批号	对照图谱相似度
2017063001	0.997	2017092309	1.000
2017063002	0.999	2017121201	0.996
2017063003	0.999	2017121202	1.000
2017063004	0.999	2017121203	0.999
2017063005	0.999	2017121204	1.000
2017063006	1.000	2017121206	0.999
2017063007	0.999	2017121207	0.998

（七）多指标成分含量测定

现代药理学研究表明，车前子药材中环烯醚萜类成分具有护肝利胆、抗氧化等作用；苯乙醇苷成分具有抗氧化、免疫调节、抗炎、抗菌、保肝等作用。因此，测定车前子环烯醚萜类和苯乙醇苷类成分的含量对于客观的评价药材的质量具有重要意义。在现有的《中国药典》标准和文献的基础上，选定车前子中的京尼平苷酸、毛蕊花糖苷、异毛蕊花糖苷3个指标进行含量测定，建立了HPLC检测法并测定了36批车前子药材中的3种指标成分的含量。

1. 仪器与试剂

Agilent 1260高效液相色谱仪，美国Agilent公司；Diamonsil C18（250mm×4.6mm，5μm）色谱柱，迪马科技有限公司；BT25S电子天平（十万分之一），德国Sartorius公司；AB204-N电子天平（万分之一），德国METELER公司；DTD-6超声仪，鼎泰（湖北）生化科技设备制造有限公司；摇摆式六两装高速中药粉碎机，瑞安市永历制药机械有限公司；甲醇（色谱纯），冰醋酸（色谱纯），天津市康科德科技有限公司；

2. 试药

京尼平苷酸对照品（批号MUST-16042003，质量分数≥98.98%），毛蕊花糖苷对照品（批号 MUST-16012703，质量分数≥99.57%），异毛蕊花糖苷对照品（批号 110785～17041816，质量分数≥99.77%）均购于成都曼思特生物科技有限公司。车前子药材信息见表20.1。

3. 实验方法

混合对照品溶液的制备：取京尼平苷酸、毛蕊花糖苷、异毛蕊花糖苷对照品适量，精密称定，加60%甲醇制成含京尼平苷酸77.2μg/mL、毛蕊花糖苷80.4μg/mL、异毛蕊花糖苷15.84μg/mL的混合对照品溶液。

提取终点考察：称取车前子粉末（过五号筛）约0.2g，精密称定，置具塞锥形瓶中，精密加入60%甲醇25mL，密塞，称定重量，加热回流40min，放冷至室温，具塞，称定重量，用60%甲醇补足减失的重量，摇匀，滤过，滤渣按上述方法提取一次，摇匀，过0.45μm微孔滤膜，取续滤液20μL，即得。以确定的色谱条件进行试验。色谱图如图20.18所示。

由图 20.18 可以看出该提取方法可将车前子中成分提取完全。

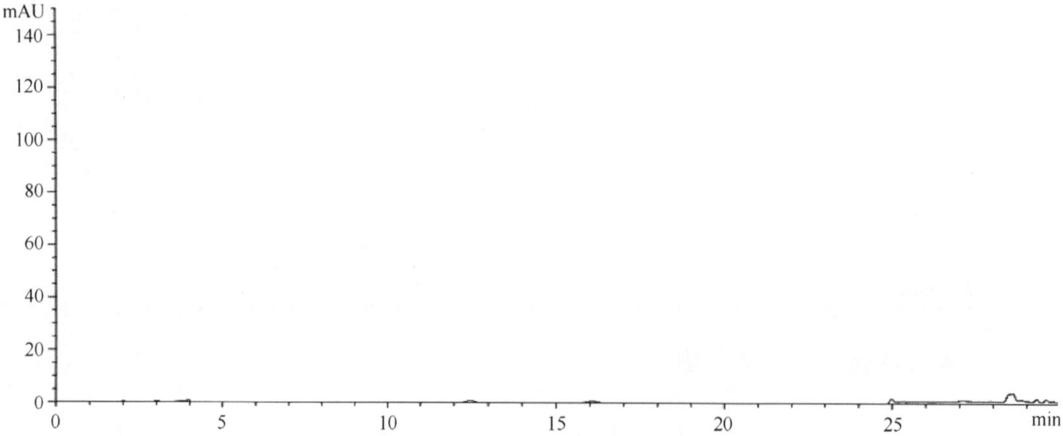

图 20.18 车前子提取终点 HPLC 图

色谱条件考察：在指纹图谱基础上进行含量测定色谱条件考察，在预实验中进行了多种流动相系统的考察，结果表明，以甲醇-0.5%乙酸溶液洗脱效果最佳，此时图谱中指标成分与杂质峰之间无影响。由于指标成分为环烯醚萜类和苯乙醇苷类化合物，不同类型化合物之间波长范围具有较大差异，且在京尼平苷酸最大吸收 238nm 下，谱图较杂乱，在 254nm 下，谱图末端易出现杂质峰干扰异毛蕊花糖苷测定。综合考虑，采用切换波长的方法，使得 3 种成分在同一张图谱上显现，且谱图较好，杂质峰对测定无干扰。

供试品溶液的制备：称取车前子粉末（过五号筛）约 0.2g，精密称定，置具塞锥形瓶中，精密加入 60%甲醇 25mL，密塞，称定重量，加热回流 40min，放至室温，具塞，称定重量，用 60%甲醇补足减失的重量，摇匀，滤过，既得。

色谱条件：色谱柱为 Diamonsil C_{18}（250mm×4.6mm，5μm）；流动相为甲醇（A）-0.5%乙酸水梯度洗脱（B）；波长为 0～26min，238nm，26～52min，330nm；柱温 25℃；流速 1mL/min；进样量 10μL，流动相梯度洗脱见表 20.22。

表 20.22 流动相梯度洗脱条件

t（min）	流动相 A（%）	流动相 B（%）
0	5	95
5	14	86
18	14	86
22	34	66
24	37	63
38	37	63
46	48	52
52	100	0

系统适用性实验：吸取上述供试品溶液和对照品溶液按上述条件进样测定，考察系统适应性。各指标峰之间分离度均大于 1.5，理论板数按京尼平苷酸峰计算不低于 3000（图 20.19）。

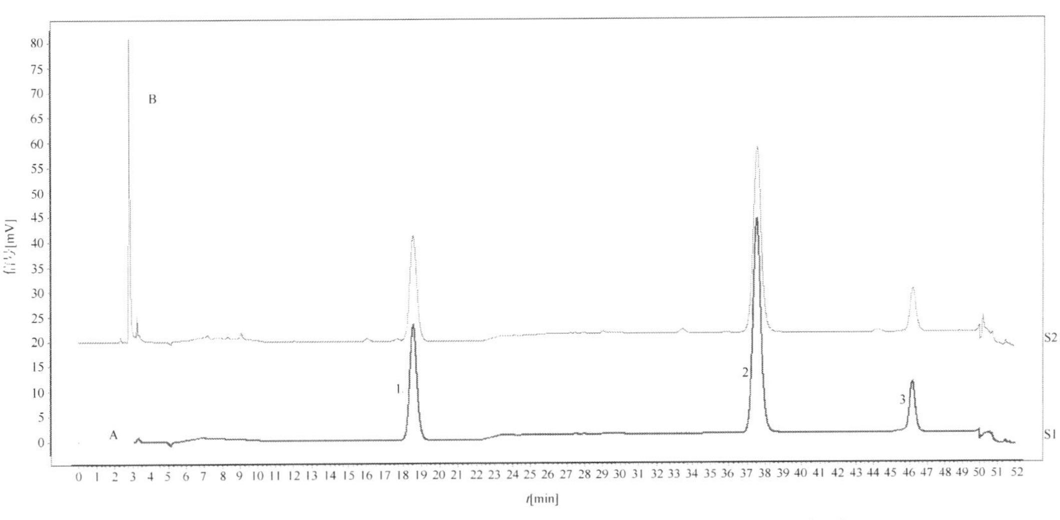

图 20.19　混合对照品（A）和车前子供试品（B）的 HPLC 色谱图

1. 京尼平苷酸；2. 毛蕊花糖苷；3. 异毛蕊花糖苷

4. 方法学考察

（1）线性考察：精密吸取混合对照品溶液，逐级稀释成为 6 个不同质量浓度的溶液，依法进行测定。记录相应的色谱峰峰面积，以峰面积 Y 为纵坐标，对照品质量 X（μg）为横坐标，绘制标准曲线并进行回归计算。3 种成分的线性回归方程见表 20.23。

表 20.23　3 种成分的线性关系考察

成分	回归方程	R^2	线性范围（μg）
京尼平苷酸	$Y = 7.9526X-25.333$	0.9998	9.53～305
毛蕊花糖苷	$Y = 16.763X-67.903$	0.9995	9.44～302
异毛蕊花糖苷	$Y = 18.115X-14.799$	0.9996	1.98～63.4

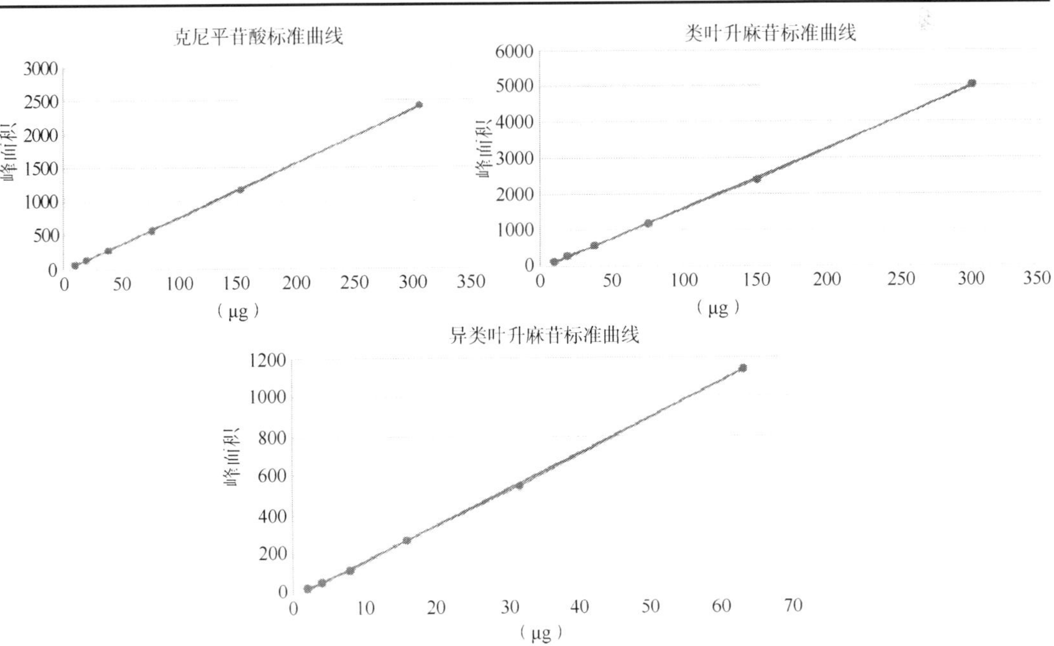

图 20.20　3 种对照品的标准曲线图

（2）精密度试验：取车前子药材（批号 2016102201）粉末（过五号筛）约 0.2g，精密称定，制备供试品溶液，进样连续测定 6 次，记录京尼平苷酸、毛蕊花糖苷和异毛蕊花糖苷的色谱峰面积，计算每个峰面积 RSD%。结果见表 20.24。

表 20.24　精密度试验结果（n=6）

成分	峰面积值						RSD（%）
	1	2	3	4	5	6	
京尼平苷酸	568.3	571.0	572.2	571.0	576.0	579.0	0.68
毛蕊花糖苷	1186.6	1187.9	1192	1188.3	1193.3	1197.5	0.35
异毛蕊花糖苷	212.6	214.0	214.1	215.0	214.2	218.1	0.86

结果表明，供试品色谱图中京尼平苷酸峰面积 RSD 0.68%，毛蕊花糖苷峰面积 RSD 0.35%，异毛蕊花糖苷峰面积 RSD 0.86%，RSD 均小于 3%，表明仪器精密度良好。

（3）稳定性试验：取车前子药材（批号 2016102201）粉末（过五号筛）约 0.2g，精密称定，制备供试品溶液，密闭，在室温放置 0、3h、6h、9h、12h 和 24h 后按“4.4.1.4”项下的色谱条件分别进样检测，记录京尼平苷酸、毛蕊花糖苷和异毛蕊花糖苷的色谱峰面积，计算每个峰面积 RSD%。结果见表 20.25。

表 20.25　稳定性试验结果（n=6）

成分	峰面积值						RSD（%）
	0	3	6	9	12	24	
京尼平苷酸	638.0	639.4	638.9	639.6	640.4	640.1	0.14
毛蕊花糖苷	1356.8	1357.2	1360.9	1363.8	1359.6	1360.8	0.19
异毛蕊花糖苷	237.1	236.4	236.8	236.8	236.9	236.9	0.10

结果表明，供试品色谱图中。京尼平苷酸峰面积 RSD 0.14%，毛蕊花糖苷峰面积 RSD 0.19%，异毛蕊花糖苷峰面积 RSD 0.10%，RSD 均小于 3%，表明供试品溶液在室温条件下放置 24h 内稳定。

（4）重复性试验：取车前子药材（批号 2016102201）粉末（过五号筛）约 0.2g，精密称定，平行制备 6 份供试品溶液，进行测定，记录京尼平苷酸、毛蕊花糖苷和异毛蕊花糖苷的色谱峰面积，按外标法计算含量及其 RSD。结果见表 20.26。

表 20.26　重复性试验结果（n=6）

成分	含量（mg/g）						RSD（%）
	1	2	3	4	5	6	
京尼平苷酸	8.528	8.680	8.776	8.559	8.661	8.740	1.12
毛蕊花糖苷	8.731	8.778	8.744	8.689	8.725	8.856	0.66
异毛蕊花糖苷	1.792	1.851	1.826	1.828	1.849	1.842	1.19

结果表明，供试品色谱图中京尼平苷酸、毛蕊花糖苷和异毛蕊花糖苷含量 RSD 均小于 3%，本方法重复性良好。

（5）加样回收率试验：取车前子药材（批号 2016102201）粉末（过五号筛）约 0.1g，精密称定，各份依次按样品中所含有的京尼平苷酸、毛蕊花糖苷和异毛蕊花糖苷 3 个化合物含量的 100%加入相应的对照品，制备供试品溶液。进行测定，分别记录京尼平苷酸、毛蕊花糖苷和异毛蕊花糖苷的峰面积，计算各样品中上述 3 个化合物的含量及平均回收率，结果见表 20.27。

表 20.27　加样回收率试验结果

成分	取样量（g）	样品含量（mg）	加入对照品的量（mg）	实际测定量（mg）	回收率（%）	平均回收率（%）	RSD（%）
京尼平苷酸	0.1005	0.8701	0.8300	1.6908	98.89	99.18	1.58
	0.1005	0.8701	0.8300	1.6722	96.64		
	0.1005	0.8701	0.8300	1.6890	98.67		
	0.1004	0.8692	0.8300	1.7073	100.98		
	0.1001	0.8666	0.8300	1.7022	100.68		
	0.1003	0.8683	0.8300	1.6917	99.20		
毛蕊花糖苷	0.1005	0.8798	0.8800	1.7514	99.05	98.28	1.79
	0.1005	0.8798	0.8800	1.7336	97.02		
	0.1005	0.8798	0.8800	1.7434	98.14		
	0.1004	0.8789	0.8800	1.7710	101.38		
	0.1001	0.8763	0.8800	1.7353	97.62		
	0.1003	0.8780	0.8800	1.7269	96.47		
异毛蕊花糖苷	0.1005	0.1841	0.1841	0.3679	100.45	101.13	2.55
	0.1005	0.1841	0.1841	0.3649	98.80		
	0.1005	0.1841	0.1841	0.3724	102.93		
	0.1004	0.1839	0.1839	0.3770	105.51		
	0.1001	0.1833	0.1833	0.3654	99.47		
	0.1003	0.1837	0.1837	0.3660	99.64		

结果表明，京尼平苷酸、毛蕊花糖苷和异毛蕊花糖苷的平均回收率分别为 99.18%、98.28%和 101.13%，RSD 值（n=6）分别为 1.58%、1.79%和 2.55%，各成分回收率均在 95%～105%范围内，RSD 小于 5%，符合要求。

5. 样品含量测定

取 36 批车前子粉末（过五号筛）约 0.2g，精密称定，制备供试品溶液，测定并计算各批次样品中京尼平苷酸、毛蕊花糖苷和异毛蕊花糖苷 3 个成分的含量，车前子药材含量测定结果见表 20.28。

表 20.28　36 批车前子药材含量测定结果

批号	含量（mg/g）		
	京尼平苷酸	毛蕊花糖苷	异毛蕊花糖苷
2016102201	8.059	8.344	1.771
2016122801	6.952	7.202	1.372
2017060901	5.473	5.621	0.923
2017060902	6.199	6.542	1.008
2017060903	6.173	5.687	0.598
2017060904	10.204	7.067	1.128

续表

批号	含量（mg/g）		
	京尼平苷酸	毛蕊花糖苷	异毛蕊花糖苷
2017060905	11.038	8.052	1.027
2017063001	10.609	7.996	0.538
2017063002	11.819	7.560	1.135
2017063003	8.842	6.012	0.683
2017063004	13.116	11.217	0.943
2017063005	14.274	10.874	0.936
2017063006	13.289	9.633	1.197
2017063007	12.619	10.043	1.206
2017063008	9.884	6.984	1.193
2017063009	11.320	7.033	0.929
2017080801	7.445	6.722	1.078
2017080802	7.909	7.496	1.243
2017082501	6.988	5.246	1.633
2017092302	6.963	7.939	1.140
2017092303	6.249	6.949	0.867
2017092304	7.159	7.836	1.002
2017092305	7.033	7.634	0.983
2017092306	5.464	7.916	1.284
2017092307	7.229	7.487	0.695
2017092308	7.684	8.539	0.802
2017092309	8.467	6.269	0.879
2017092310	7.771	4.948	0.870
2017092311	6.114	7.229	0.849
2017121001	10.735	7.591	0.602
2017121002	10.638	8.021	0.786
2017121003	8.701	5.579	0.880
2017121004	10.122	6.852	1.051
2017121005	5.363	3.823	0.794
2017121006	12.111	8.087	0.713
2017121007	10.420	6.878	1.167

结果表明，36 批车前子含量均符合《中国药典》2015 年版车前子项下含量测定规定。其含量范围如下：京尼平苷酸 5.363～14.274mg/g，毛蕊花糖苷 3.823～11.217mg/g，异毛蕊花糖苷 0.538～1.771mg/g。

由样品中指标成分的含量测定结果可知，不同产地来源及批次车前子，成分含量具有差异，且异毛蕊花糖苷含量低于毛蕊花糖苷。毛蕊花糖苷和异毛蕊花糖苷结构相似，具有相似的药理活性，有报道指出，地黄在加热炮制过程中，部分毛蕊花糖苷可转化为异毛蕊花糖苷，拟把毛蕊花糖苷和异毛蕊花糖苷总含量作为质量控制指标。本节建立了基于 HPLC 法同时测定车前子药材中京尼平苷酸、毛蕊花糖苷、异毛蕊花糖苷 3 个指标成分含量的方法，此方法操作简便，结果准确，重复性良好。随后对 36 批车前子药材中指标成分进行了含量测定，拟定含量限度标准。

第三节　车前子药材质量标准（草案）

车前子

Cheqianzi

PLANTAGINIS SEMEN

本品为车前科植物车前 *Plantago asiatica* L. 或平车前 *Plantago depressa* Willd. 的干燥成熟种子。夏、秋二季种子成熟时采收果穗，晒干，搓出种子，除去杂质。

【性状】 本品呈椭圆形、不规则长圆形或三角状长圆形，略扁，长约 2mm，宽约 1mm。表面黄棕色至黑褐色，有细皱纹，一面有灰白色凹点状种脐。质硬。气微，味淡。

【鉴别】

（1）车前：粉末深黄棕色。种皮外表皮细胞断面观类方形或略切向延长，细胞壁黏液质化。种皮内表皮细胞表面观类长方形，直径 5～19μm，长约至 83μm，壁薄，微波状，常作镶嵌状排列。内胚乳细胞壁甚厚，充满细小糊粉粒。

平车前　种皮内表皮细胞较小，直径 5～15μm，长 11～45μm。

（2）取本品粗粉 1g，加甲醇 10ml，超声处理 30 分钟，滤过，滤液蒸干，残渣加甲醇 2ml 使溶解，作为供试品溶液。另取京尼平苷酸对照品、毛蕊花糖苷对照品，加甲醇分别制成每 1mL 各含 1mg 的溶液，作为对照品溶液。照薄层色谱法（通则 0502）试验，吸取上述三种溶液各 5μL，分别点于同一硅胶 GF_{254} 薄层板上，以乙酸乙酯-甲醇-甲酸-水（18∶2∶1.5∶1）为展开剂，展开，取出，晾干，置紫外光灯（254nm）下检视。供试品色谱中，在与对照品色谱相应的位置上，显相同颜色的斑点；喷以 0.5%香草醛硫酸溶液，在 105℃加热至斑点显色清晰，供试品色谱中，在与对照品色谱相应的位置上，显相同颜色的斑点。

【检查】　水分　不得过 12.0%（通则 0832 第二法）。

总灰分　不得过 6.0%（通则 2302）。

酸不溶性灰分　不得过 2.0%（通则 2302）。

膨胀度　取本品 1g，称定重量，照膨胀度测定法（通则 2101）测定，应不低于 4.0。

【指纹图谱】　照 HPLC（《中国药典》2015 年版通则 0512）测定。

色谱条件与系统适用性试验　以十八烷基硅烷键合硅胶为填充剂；以甲醇为流动相 A，以含 0.5%乙酸溶液为流动相 B，按表 20.29 中的规定进行梯度洗脱；流速为 1.0mL/min；检测波长为 0～30min，254nm，30～60min，330nm；理论塔板数按毛蕊花糖苷峰计算不低于 3000。

表 20.29　梯度洗脱表 1

t（min）	流动相 A（%）	流动相 B（%）
0	5	95
4	5	95
8	15	85
20	15	85
46	60	40
60	100	0

参照物溶液的制备　取京尼平苷酸、毛蕊花糖苷、异毛蕊花糖苷对照品适量，精密称定，加甲醇制成每 1mL 含京尼平苷酸 80μg、毛蕊花糖苷 80μg、异毛蕊花糖苷 20μg 的混合对照品溶液。

供试品溶液的制备　称取车前子药材粉末（过二号筛）约 1.0g，精密称定，置具塞锥形瓶中，精密加入 60%甲醇 25mL，密塞，称定重量，加热回流处理 60min，放至室温，再称定重量，并以 60%甲醇补足减失的重量，摇匀，静置，滤过，取续滤液，即得。

测定法　分别精密吸取参照物溶液和供试品溶液各 10μL，注入液相色谱仪，测定，记录色谱图，即得（图 20.21）。

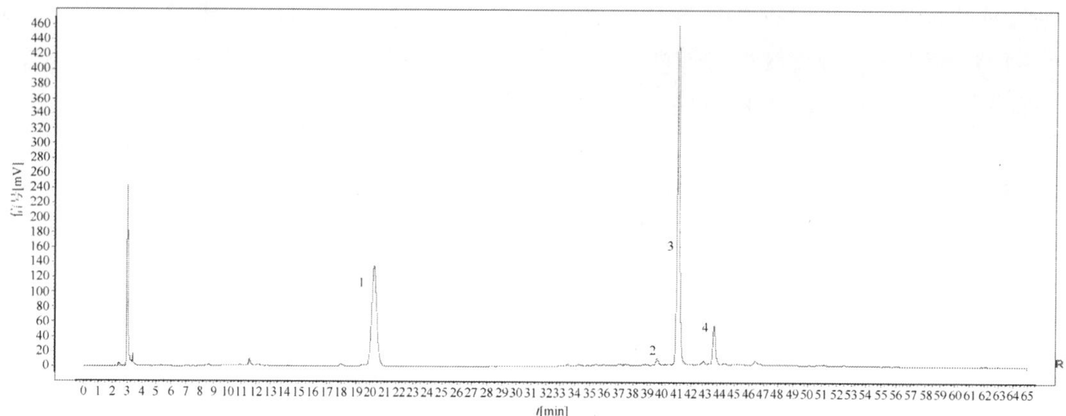

图 20.21　对照指纹图谱

1. 京尼平苷酸；2. 大车前苷；3. 毛蕊花糖苷；4. 异毛蕊花糖苷

按中药色谱指纹图谱相似度评价系统。供试品指纹图谱与对照指纹图谱经相似度计算，相似度不得低于 0.90。

【含量测定】　照 HPLC（《中国药典》2015 年版通则 0512）测定。

色谱条件与系统适用性试验　以十八烷基硅烷键合硅胶为填充剂；以甲醇为流动相 A，以含 0.5%乙酸溶液为流动相 B，按表 20.30 中的规定进行梯度洗脱；检测波长为 0～26min，238nm，26～52min，330nm；理论塔板数按京尼平苷酸峰计算不低于 3000。

表 20.30　梯度洗脱表 2

t（min）	流动相 A（%）	流动相 B（%）
0	5	95
5	14	86
18	14	86
22	34	66
24	37	63
38	37	63
46	48	52
52	100	0

对照品溶液的制备 分别取京尼平苷酸、毛蕊花糖苷、异毛蕊花糖苷对照品适量，精密称定，加 60%甲醇制成每 1mL 含京尼平苷酸 80μg、毛蕊花糖苷 80μg、异毛蕊花糖苷 20μg 的混合对照品溶液。

供试品溶液的制备 称取本品粉末（过五号筛）约 0.2g，精密称定，置具塞锥形瓶中，精密加入 60%甲醇 25mL，密塞，称定重量，加热回流 40min，放至室温，具塞，称定重量，用 60%甲醇补足减失的重量，摇匀，滤过，既得。

测定法 分别精密吸取对照品溶液与供试品溶液各 10μL，注入液相色谱仪，测定，即得。

本品按干燥品计算，含京尼平苷酸（$C_{16}H_{22}O_{10}$）不得少于 0.50%、毛蕊花糖苷（$C_{29}H_{36}O_{15}$）、异毛蕊花糖苷（$C_{29}H_{36}O_{15}$）的总量计不得少于 0.45%。

结 论

车前子为我国传统的常用中药，具有多方面的功效，应用历史悠久，疗效确切。此外，尚有诸多临床新用途，如降血压、调血脂、治疗痛风等。车前子应用广泛，且药源丰富，具有广阔的开发利用前景。车前子属于多基原药材，研究表明，车前种质资源遗传多样性的地理差异较为明显，野生种与栽培种基因型差异较大[80]，因此，如何建立科学、合理的质量评价方法，对车前子的质量进行全面准确地评价并指导车前资源的合理利用，对于车前子产业的健康发展具有重要的现实意义。

本文在对车前子化学成分和现代药理作用研究现状进行总结的基础上，以中药质量标志物的理论为指导，根据车前子化学成分和功效、性味相关证据，及其可测成分、入血成分、储藏期间含量变化成分，并结合车前属植物环烯醚萜类成分生源途径分析，对车前子质量标志物的筛选和确定进行了系统性的文献分析和论证，提出了中药质量标志物分析的可行路径和可参照的模式方法。后期，本课题组将基于车前子质量标志物的预测分析对其质量进行深入研究，筛选并确定车前子的质量标志物，建立质量分析和评价方法，以便于建立车前子质量控制及质量溯源体系。

基于中药质量标志物研究，根据我们研究结果，提出车前子药材质量标准（草案）为完善《中国药典》标准时提供科学参考。

参考文献

[1] 国家药典委员会. 中华人民共和国药典. 一部. 北京：中国医药科技出版社. 2015.
[2] 郑太坤. 中国车前研究. 沈阳：辽宁科学技术出版社，1993.
[3] 康廷国，郑太坤，姜咏梅，等. 车前子和车前草的商品鉴定. 中国中药杂志，1996，21（4）：202-203.
[4] 张小斌，李雪艳. 浅析几种伪品车前子的鉴别. 辽宁中医药大学学报，2008，10（3）：113.
[5] 周超. 车前子多糖的分离纯化及其功能性质研究. 南昌：南昌大学，2007.

[6] 殷军艺，聂少平，付志红，等. 大粒车前子多糖分离、纯化及单糖组成分析. 食品科学，2008，29（9）：529-532.

[7] Zhao H，Wang QH，Sun YP，et al. Purification，characterization and immunomodulatory effects of *Plantago depressa* polysaccharides. Carbohydrate Polymers，2014，112（28）：63-72.

[8] Wang D，Qi M，Yang Q，et al. Comprehensive metabolite profiling of Plantaginis Semen using ultra high performance liquid chromatography with electrospray ionization quadrupole time-of-flight tandem mass spectrometry coupled with elevated energy technique. J Sep Sci，2016，39（10）：1842-1852.

[9] Miyase T，Ishino M，Akahori C，et al. Phenylethanoid glycosides from *Plantago asiatica*. Phytochemistry，1991，30（6）：2015-2018.

[10] Qi M，Xiong A，Geng F，et al. A novel strategy for target profiling analysis of bioactive phenylethanoid glycosides in *Plantago medicinal* plants using ultra-performance liquid chromatography coupled with tandem quadrupole mass spectrometry. J Sep Sci，2012，35（12）：1470-1478.

[11] Nishibe S. Bioactive components of Plantago herb. Foods Food Ingred J，1995，166（55）：43-49.

[12] Nishibe S，Sasahara M，Jiao Y，et al. Phenylethanoid glycosides from *Plantago depressa*. Phytochemistry，1993，32(4)：975-977.

[13] Rønsted N，Göbel E，Franzyk H，et al. Chemotaxonomy of Plantago Iridoid glucosides and caffeoyl phenylethanoid glycosides. Phytochemistry，2000，55（4）：337-348.

[14] 颜佩芳，刘桂英，赵士敏，等. 平车前化学成分的研究. 中国药学杂志，2009，44（1）：19-21.

[15] Rønsted N，Franzyk H，Mölgaard P，et al. Chemotaxonomy and evolution of *Plantago* L.. Plant System Evolut，2003，242（1/4）：63-82.

[16] 崔龙，李志，孙亚楠，等. 车前子环烯醚萜苷类化合物与其抑制 PTP1B 的活性研究. 延边大学学报：自然科学版，2011，37（2）：180-183.

[17] Lebedev-Kosov VI. Flavonoids and iridoids of Plantago major and *P. asiatica*. Rastitel Resur，1980，16（3）：403-406.

[18] Chiang LC，Chiang W，Chang MY，et al. Antiviral activity of *Plantago major* extracts and related compounds *in vitro*. Antiviral Res，2002，55（1）：53-62.

[19] Murai Y，Takemura S，Takeda K，et al. Altitudinalvariation of UV-absorbing compounds in *Plantago asiatica*. Biochem Syst Ecol，2009，37（4）：378-384.

[20] Lebedev-Kosov VI. Flavonoids from *Plantago major*. Khim Prir Soedin，1976，6：812-813.

[21] Afifi MS，Salama OS，Maatooq GT. Phytochemical study of two Plantago species，Part I. Sterols and flavonoids. Mansoura J Pharm Sci，1990，6（4）：1-15.

[22] Chang IM，Yun HS，Yamasaki K，et al. Revision of 13CNMR assignments of β-sitosterol and β-sitosteryl-3-*O*-β-D-glucopyranoside isolated from *Plantago asiatica* seed. Saengyak Hakhoechi，1981，12（20）：35-37.

[23] Gao Z，Kong L，Zou X，et al. Four new indole alkaloids from *Plantago asiatica*. Nat Prod Bioprospect，2012，2(6)：249-254.

[24] Gao Z，Zhang L，Kong L，et al. Four new minor compounds from seeds of *Plantago asiatica*. Nat Prod Commun，2016，11（5）：667-670.

[25] 耿放，孙虔，杨莉，等. 车前子与车前草利尿作用研究. 上海中医药杂志，2009，43（8）：72-74.

[26] 颜升，曾金祥，毕莹，等. 车前子提取物对正常大鼠利尿活性及肾脏水通道蛋白与离子通道的作用. 中国医院药学杂志，2014，34（12）：968-971.

[27] 王素敏，张杰，李兴琴，等. 车前子对高脂血症大鼠机体自由基防御机能的影响. 中国老年学杂志，2003，23(8)：529-530.

[28] 李兴琴，张杰，王素敏. 车前子对高脂血症大鼠血清一氧化氮的影响. 四川中医，2004，22（10）：8-9.

[29] Hu JL，Nie SP，Li CX，et al. *In vitro* effects of a novel polysaccharide from the seeds of *Plantago asiatica* L. on intestinal function. Int J Biol Macromol，2013，54：264-269.

[30] 曹阿芳. 车前子多糖防治大鼠高脂血症的实验研究. 石家庄：河北医科大学，2014.

[31] 王峥涛，耿放，孙虔，等. 胍类衍生物及制备、药物组合物及制备治疗代谢综合征药物的用途：中国，CN102050787A. 2011-05-11.

[32] 张振秋，李锋，孙兆姝，等. 车前子的药效学研究.中药材，1996，19（2）：87-89.

[33] 冯娜，刘芳，郭会彩，等. 车前子多糖抗炎作用机制的实验研究. 天津医药，2012，40（6）：598-601.

[34] Kim BH，Park KS，Chang IM. Elucidation of anti-inflammatory potencies of *Eucommia ulmoides* bark and *Plantago asiatica* seeds. J Med Food，2009，12（4）：764-769.

[35] Kim JH，Kang TW，Ahn YK. The effects of plantago- mucilage A from the seeds of *Plantago asiatica*，on the immune responses in ICR mice. Arch Pharm Res，1996，19（2）：137-142.

[36] 陈一晴，聂少平，黄丹菲，等. 大粒车前子多糖对 RAW264. 7 细胞一氧化氮生成的影响. 中国药理学通报，2009，25（8）：1119-1120.

[37] 江乐明，黄丹菲，聂少平，等. 大粒车前子多糖对树突状细胞分泌不同类型细胞因子的影响. 南昌大学学报：工科版，2011，33（4）：343-347.

[38] Huang D，Nie S，Jiang L，et al. A novel polysaccharide from the seeds of *Plantago asiatica* L. induces dendritic cells maturation through toll-like receptor 4. Int Immunopharmacol，2014，18（2）：236-243.

[39] 江乐明，樊灿梅，聂少平，等. 羧甲基化大粒车前子多糖的制备及其生物活性研究. 食品科学，2013，34（22）：10-14.

[40] 友田正司，陆光伟. 生药中的生物活性多糖（3）. 国际中医中药杂志，1990（5）：20-23.

[41] 栗艳彬. 车前子胶调血脂及降血糖作用的实验研究. 大连：辽宁中医学院，2004.

[42] Hu JL，Nie SP，Li CX，et al. In vitro effects of a novel polysaccharide from the seeds of *Plantago asiatica* L. on intestinal function. Int J Biol Macromol，2013，54：264-269.

[43] 王素敏，黎燕峰，代洪燕，等. 车前子调整脂代谢及其抗氧化作用. 中国临床康复，2005，9（31）：248-250.

[44] 刘秀娟，欧芹，朱贵明，等. 车前子多糖对衰老模型大鼠脑氧化-非酶糖基化影响的实验研究. 中国老年学杂志，2009，29（4）：424-426.

[45] 张宁，王素敏，车文文，等. 车前子多糖抑制氧化型低密度脂蛋白诱导的血管平滑肌细胞增殖及其机制. 细胞生物学杂志，2009，31（5）：683-688.

[46] 车文文，段丽红，张宁，等. 车前子多糖对氧化型低密度脂蛋白致人脐静脉内皮细胞损伤的保护作用. 中国细胞生物学学报，2010，32（6）：855-861.

[47] 袁从英，张然，车文文，等. 车前子多糖对大鼠肝线粒体自由基防御功能的影响. 中国老年学杂志，2011，31（4）：618-620.

[48] 胥莉，李阳，刘学波. 车前子总黄酮和总多糖粗提物的体外抗氧化性能及其对脑神经细胞的保护作用. 食品科学，2013，34（11）：142-146.

[49] Kong LD，Cai Y，Huang WW，et al. Inhibition of xanthine oxidase by some Chinese medicinal plants used to treat gout. J Ethnopharmacol，2000，73（1/2）：199-207.

[50] 郑璇，孙红. 车前子对 Wistar 高尿酸大鼠降尿酸的机制研究. 福建中医药，2010，41（6）：52-53.

[51] 曾金祥，魏娟，毕莹，等. 车前子醇提物降低急性高尿酸血症小鼠血尿酸水平及机制研究. 中国实验方剂学杂志，2013，19（9）：173-177.

[52] 王东，袁昌鲁，林力，等. 车前子多糖对小肠运动障碍小鼠的影响. 中华中医药学刊，2008，26（6）：1188-1189.

[53] 付志红. 车前子营养与活性成分及其保健功能研究. 南昌：南昌大学，2005.

[54] 张振秋，孙兆姝，李锋，等. 车前子胶对小鼠便秘的影响. 时珍国药研究，1996，7（4）：22-23.

[55] 吴光杰，田颖刚，谢明勇，等. 车前子多糖对便秘模型小鼠通便作用的研究. 食品科学，2007，28（10）：514-516.

[56] 黄秀榕，祁明信，汪朝阳，等. 四种归肝经明目中药防护晶状体氧化损伤和上皮细胞凋亡的研究[J]. 中国临床药理学与治疗学，2004，9（4）：441-446.

[57] 王勇，祁明信，黄秀榕，等. 车前子对晶状体氧化损伤所致 LEC 凋亡抑制作用的实验研究. 现代诊断与治疗，2003，14（4）：199-202.

[58] Tzeng TF，Liu WY，Liou SS，et al. Antioxidant-rich extract from Plantaginis Semen ameliorates diabetic retinal injury in a streptozotocin-induced diabetic rat model. Nutrients，2016，8（9）：571-572.

[59] 阴月，高明哲，袁昌鲁，等. 车前子镇咳祛痰有效成分的实验研究. 辽宁中医杂志，2001，28（7）：443-444.

[60] 舒晓宏，郭桂林，崔秀云. 车前子甙镇咳、祛痰作用的实验研究. 大连医科大学学报，2001，23（4）：254-255.

[61] Geng F，Yang L，Chou G，et al. Bioguided isolation of angiotensin-converting enzyme inhibitors from the seeds of *Plantago asiatica* L.. Phytother Res，2010，24（7）：1088-1194.

[62] Nasr SM，Mouneir SM，Atta AH. Potential protective effect of some plant extracts against carbon tetrachloride- induced hepatotoxicity. African Pharm Pharmacol，2013，7（12）：673-678.

[63] 谢小梅，付志红. 车前子多糖对小鼠阴道菌群失调的调整作用. 辽宁中医杂志，2006，33（2）：241-242.

[64] Kang HR，Eom HJ，Lee S，et al. Plantago asiatica extracts prevent skin photoaging in hairless mice. Planta Med，2015，doi：10. 1055/s-0035-1556453.

[65] 郭会彩，孙瑶，王素敏，等. 车前子多糖致突变毒性的实验研究. 河北医科大学学报，2011，32（7）：758-760.
[66] 刘昌孝，陈士林，肖小河，等. 中药质量标志物（Q-marker）：中药产品质量控制的新概念. 中草药，2016，47（9）：1443-1457.
[67] 刘昌孝. 基于中药质量标志物的中药质量追溯系统建设. 中草药，2017，48（18）：3669-3676.
[68] 中国科学院中国植物志编辑委员会. 中国植物志. 北京：科学出版社，2002.
[69] Andrzejewska-Golec E. Taxonomic aspects of the iridoid glucosides occurring in the genus plantagol. Acta Soc Botan Polon，1997，66（2）：201-205.
[70] Rønsted N，Franzyk H，Mølgaard P，et al. Chemotaxonomy and evolution of *Plantago* L.. Plant Systema Evolut，2003，242（1/4）：63-82.
[71] 姜程曦，张铁军，陈常青，等. 黄精的研究进展及其质量标志物的预测分析. 中草药，2017，48（1）：1-16.
[72] Nhiem NX，Tai BH，Van Kiem P，et al. Inhibitoryactivity of *Plantago major* L. on angiotensin I-converting enzyme. Arch Pharm Res，2011，34（3）：419-423.
[73] Geng F，Yang L，Chou GX，et al. Bioguided isolation of angiotensin-converting enzyme inhibitors from the seeds of *Plantago asiatica* L.. Phytother Res，2010，24（7）：1088-1094.
[74] 耿放. 基于生物质谱技术的车前子药效物质解析与质量标准研究. 上海：上海中医药大学，2010.
[75] 李朋飞. 苯乙醇苷类化合物对血管紧张素转化酶的抑制活性研究及构效关系探讨. 上海：上海中医药大学，2014.
[76] 张燕，朱华旭，郭立玮. 栀子中环烯醚萜类化合物的体内过程及其对相关酶的影响. 中国中药杂志，2012，37（3）：269-273.
[77] 欧碧云，刘代华. 黄酮类化合物药物代谢动力学研究进展. 中外健康文摘，2013，10（19）：410-412.
[78] 谭琴. 基于肠吸收的质量评价指标选择方法的研究. 咸阳：陕西中医学院，2011.
[79] 张寿文. 江西道地药材车前规范化栽培技术（GAP）及其优质高产的生理特性研究. 北京：北京中医药大学，2004.
[80] 胡生福，雷俊萍，吴波. 车前种质资源遗传多样性 ISSR 分析. 安徽农业科学，2012，40（5）：2681-2683.

（龚苏晓　李冲冲　张铁军）

第二十一章

基于药理功效的肉桂质量标志物预测研究

肉桂为樟科（Lauraceae）樟属（Cinnamomum）植物，原产于斯里兰卡，中国、东南亚及世界许多热带地区都有栽种。肉桂的树皮、枝（桂枝）、叶、幼嫩果实（桂丁）皆可入药，肉桂的干皮为常用香料，樟脑、樟油、肉桂油等为医药及化工重要原料，有重要经济价值[1]。2015 年版《中国药典》记载肉桂为樟科植物肉桂 *Cinnamomum cassia* Presl 的干燥树皮，性味辛、甘，大热；归肾、脾、心、肝经；具有补火助阳，引火归元，散寒止痛，温通经脉之功效；用于阳痿宫冷，腰膝冷痛，肾虚作喘，虚阳上浮，眩晕目赤，心腹冷痛，虚寒吐泻，寒疝腹痛，痛经经闭等病症。肉桂在历代本草中皆列为上品，按其规格可分为官桂、企边桂、板桂、油桂、油通、桂心、桂碎等[2]。据 2015 版《中国药典》、《国家中成药标准汇编》、《卫生部颁药品标准》、医学百科网、药智数据网等数据统计，在中国以肉桂入药的成药品种达 565 种，肉桂与其他中药组成复方，用于治疗肾阳不足、气血两虚、怯寒畏冷、腰膝酸软、肢冷尿频、肾囊湿冷等多种疾病。近年来，对肉桂的药理作用、化学成分及临床研究逐步深入，本章对肉桂资源、化学成分、药理活性进行综述，探讨不同产地、不同品种、不同规格肉桂的主要化学成分的差异性，分析其生源途径、传统功效、现代药理作用与其化学成分之间的关系，为明确肉桂中质量标志物，开展基于“质量标志物”理论的质量标准研究提供基础。

第一节　资源分布和化学成分

一、资 源 分 布

樟科植物约 45 属，2000～2500 种，产于热带及亚热带地区。其中樟属植物约 250 种，我国约有 46 种和 1 变型，主产于南方各省区，北达陕西及甘肃南部。樟属分为两组，肉桂与其他 28 种植物同属于樟属肉桂组（*Sect. Cinnamomum*）。肉桂原产于斯里兰卡，中国、东南亚及世界许多热带地区都有栽种。我国主要分布于广西、广东、福建、台湾、云南等省区[1]。根据《南方草木状》、《三辅黄图》、《名医别录》、《本草纲目》等古代著作中关于“桂”的原植物记载，肉桂的道地产区为广西、广东两省和越南部分地区。

二、化学成分

肉桂含有多种化学成分，主要包括挥发油、黄酮类、黄烷醇及其多聚体类、萜类、木脂素类、香豆素类、酚酸类、多糖类、脂肪酸类等，此外还含无机元素及其他化合物。

（一）挥发油

1. 芳香族化合物

肉桂含丰富的挥发油，油中以肉桂醛（cinnamaldehyde）为主[3,5-11]，肉桂醛是肉桂的主要活性成分[3]，也是《中国药典》含量测定指标性成分，但不同品种和产地的肉桂中肉桂醛的相对含量差异很大[4,5]。肉桂酸（cinnamic acid）也是肉桂的主要有效成分之一[6,7]，在桂丁中的含量高达1275.50μg/g[7]。

肉桂挥发油中还含多种其他芳香族化合物包括肉桂醇（cinnamic alcohol）、邻甲氧基肉桂醛（2-methoxycinnamaldehyde）、邻甲氧基肉桂酸（2-methoxycinnamic acid）、乙酸苯丙酯（phenylpropyl acetate）、乙酸肉桂酯（cinnamyl acetate）、肉桂酸甲酯、邻甲氧基肉桂酸乙酯、*α*-姜黄烯[10]、丁香酚（eugenol）、1，2，3，4，4a，5，6，8a-八氢化萘、1-甲氧基-4-（1-苯基）-苯、3-苯基-2-丙烯醛、3-环己烯-1-甲醇、3-（2-甲氧丙基）-2-丙烯醛、4-甲氧基-苯甲醛、4-苯基-异噻唑、4-异丙基-1，6-二甲萘、丹皮酚、苯甲醛、苯乙烯、苯乙醇、苯乙酮、苯丙醛、氢化肉桂醛、水杨醛、香芹酚、1-甲基-3-（1-甲乙酮）苯酚、甲基丁香酚[7]等（图21.1）。

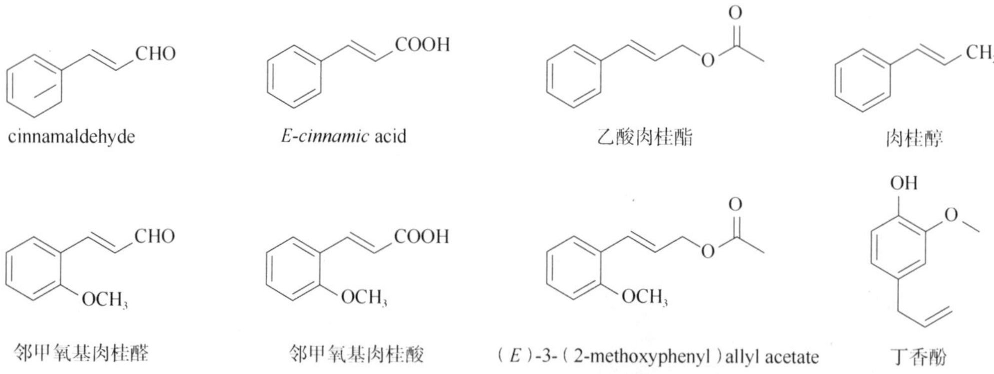

cinnamaldehyde　*E-cinnamic* acid　乙酸肉桂酯　肉桂醇

邻甲氧基肉桂醛　邻甲氧基肉桂酸　（*E*）-3-（2-methoxyphenyl）allyl acetate　丁香酚

图21.1　肉桂挥发油中典型芳香族化合物

2. 萜类

目前从肉桂挥发油中分离到的萜类包括芳樟醇（linalool）、*α*-葎草烯（*α*-humulene）、*α*-毕橙茄醇（*α*-cadinol）[5,9,10]、*α*-衣兰烯、*α*-胡椒烯、*α*-麝子油烯、*β*-麝子油烯、*β*-榄香烯、*γ*-榄香烯[10]、*α*-蒎烯（*α*-pinene）、*α*-姜黄烯（*α*-curcumene）、*α*-紫穗槐烯、*α*-依兰油烯、*α*-毕澄油烯[1,11]、*β*-没药烯、*γ*-杜松烯、去氢白菖烯[12]、呫吧烯[9]、*α*-松油醇、石竹烯[9,10,13]等（图21.2）。

图 21.2　肉桂挥发油中部分萜类化合物

3. 脂肪族小分子化合物

肉桂挥发油中分离到的脂肪族化合物包括龙脑[9,10]、α-毕澄茄醇、1，2，4a，5，8，8a-六氢化萘、2，6，10-三甲基-正十二烷、十三烷、正十四烷、（正）十四烷、十五烷、十六烷、正十七烷、角鲨烷、γ-杜松醇、8-甲基-十七烷、十九烷、二十烷、二十一烷[1,11]、佛手甘油烯、13-十四烯、醋酸金合欢醇酯、正十五碳醛、棕榈醛、亚油酸、亚麻酸、棕榈酸、油酸、月桂酸[5,9,11]等。

肉桂属植物精油的主要化学成分不但存在种间差异，而且存在同一种内的化学多型性，不同产地、不同部位、不同收获年限、不同收获成熟期的肉桂所含挥发油成分及含量都有明显差异[1]。

（二）黄酮类

从兰屿肉桂[14]、锡兰肉桂[15]、日本肉桂[16]中分离得到多种黄酮类及黄酮醇苷类化合物，详见表 21.1 和图 21.3。

表 21.1　肉桂中的黄酮类化合物

编号	化合物名称	取代基	来源	文献
1	芹菜素（apigenin）	R_1=H，R_2=OH，R_3=H，R_4=H	兰屿肉桂	[14]
2	山柰酚（kaempferol）	R_1=OH，R_2=OH，R_3=H，R_4=H	兰屿肉桂/锡兰肉桂	[14，15]
3	槲皮素（quercetin）	R_1=OH，R_2=OH，R_3=H，R_4=OH	兰屿肉桂	[14]
4	芫花素（genkwanin）	R_1=H，R_2=OMe，R_3=H，R_4=H	兰屿肉桂	[14]
5	山柰酚-3-*O*-*α*-*L*-鼠李糖苷（kaempferol-3-O-α-L-rhamnoside）	R_1=O-Rha，R_2=OH，R_3=H，R_4=H	锡兰肉桂	[15]
6	山柰酚-3-*O*-芦丁苷（kaempferol-3-O-rutinoside）	R_1=O-Glu（6-1）-Rha，R_2=OH，R_3=H，R_4=H	锡兰肉桂	[15]
7	异鼠李亭-3-*O*-芦丁苷（isorhamnetin-3-*O*-rutinoside）	R_1=O-Glu（6-1）-Rha，R_2=OH，R_3=H，R_4=OMe	锡兰肉桂	[15]
8	荭草苷（orientin）	R_1=H，R_2=OH，R_3=Glc，R_4=OH	锡兰肉桂	[15]
9	3-*O*-*α*-*L*-吡喃鼠李糖基山柰酚-7-*O*-*α*-*L*-吡喃鼠李糖苷	R_5=S_1	日本肉桂	[16]
10	3-*O*-*α*-*L*-阿拉伯呋喃糖基山柰酚-7-*O*-*α*-*L*-吡喃鼠李糖苷	R_5=S_2	日本肉桂	[16]
11	3-*O*-*β*-*D*-阿朴呋喃糖基-（1→2）-*α*-*L*-阿拉伯呋喃糖基山柰酚-7-*O*-*α*-*L*-吡喃鼠李糖苷	R_5=S_3	日本肉桂	[16]
12	3-*O*-*β*-*D*（1→3）-*α*-*L*-吡喃鼠李糖基残基山柰酚-7-*O*-*α*-*L*-吡喃鼠李糖苷	R_5=S_4	日本肉桂	[16]

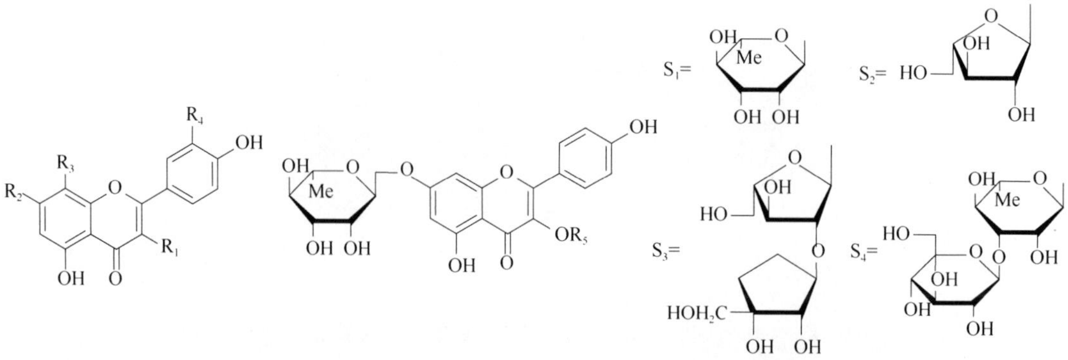

图 21.3 肉桂中黄酮结构骨架、黄酮醇苷骨架及主要糖基

（三）黄烷醇及其多聚体类

肉桂中含有多种儿茶素、表儿茶素类单体化合物及其糖苷[17]，何珊[18]、Morimoto S[19-21]、Killday[22]等亦从肉桂中分离鉴定出多种黄烷醇类、原花青素多聚体类化合物，化合物见表 21.2 和图 21.4、图 21.5。

表 21.2 肉桂中的黄烷醇

编号	化合物名称	取代基	参考文献
1	3′-甲氧基-左旋-表儿茶精	R_1=R_2=R_3=R_4=OH，R_5= OMe，S_1=▬，S_2=⋯⋯	[17]
2	5，3′-二甲氧基-左旋-表儿茶精	R_1= R_3= R_4=OH，R_2= R_5=OMe，S_1=▬，S_2=⋯⋯	[17]
3	5，7，3′-三甲氧基-左旋-表儿茶精	R_1= R_4=OH，R_2=R_3=R_5=OMe，S_1=▬，S_2=⋯⋯	[17]
4	4′-甲氧基-右旋-儿茶精	R_1=R_2=R_3=R_5=OH，R_4= OMe，S_1=S_2=▬	[17]
5	7，4′-二甲氧基-右旋-儿茶精	R_1=R_2=R_5=OH，R_3= R_4= OMe，S_1=S_2=▬	[17]
6	5，7，4′-三甲氧基-右旋-儿茶精	R_1= R_5=OH，R_2 =R_3= R_4= OMe，S_1=S_2=▬	[17]
7	左旋-表儿茶精	R_1=R_2=R_3=R_4= R_5=OH，S_1=▬，S_2=⋯⋯	[19]

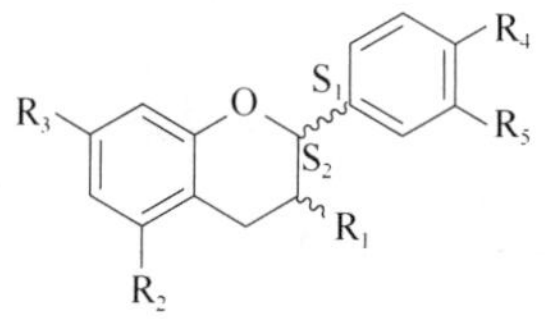

图 21.4 黄烷醇骨架

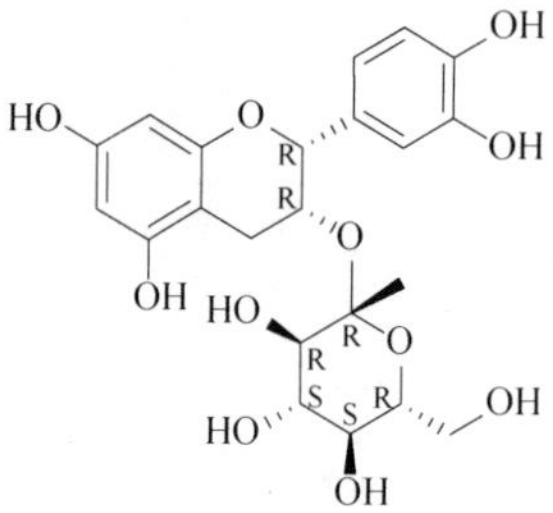

左旋-表儿茶精-3-*O*-*β*-葡萄糖苷

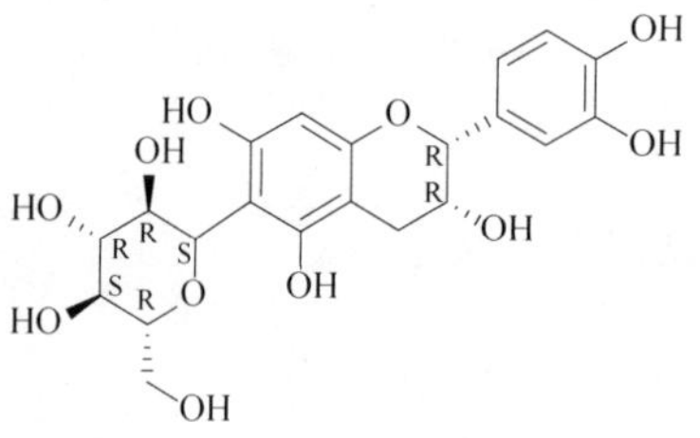

左旋-表儿茶精-8-*β*-葡萄糖苷

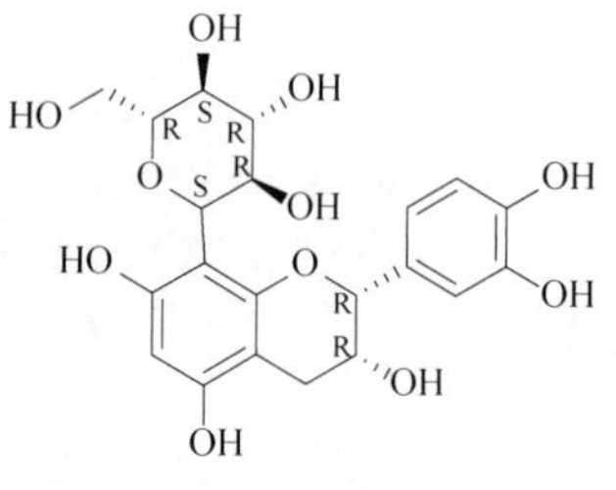

左旋-表儿茶精-6-*β*-葡萄糖苷

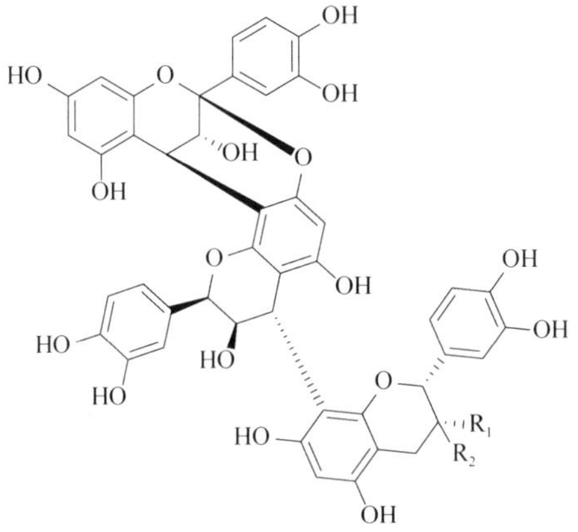

1 R_1=OH，R_2=H，cinnamtannin B-1
2 R_1=H，R_2=OH，cinnamtannin D-1

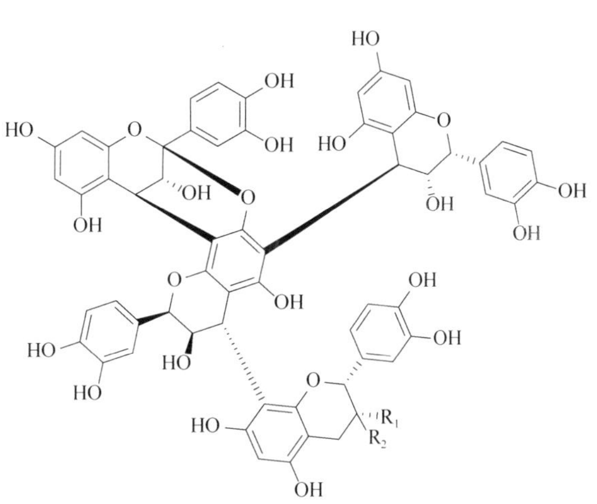

1 R_1=OH，R_2=H，parameritannin A-1
2 R_1=H，R_2=OH，cassiatannin A

图 21.5 肉桂中的黄烷醇及原花青素聚合物

（四）萜类（挥发油以外的萜）

瑞诺烷类二萜是樟科樟属植物的特征性成分。其基本结构特征为五环（O）环系，2、9、12、18 位为甲基取代，1、5、7、8、13 位等多羟基取代，11 位半缩醛结构；19 位可羟基取代或成苷，1 位羟基可乙酰化、氧化或异构化等。肉桂中的瑞诺烷类二萜及其苷类成分主要有肉桂新醇 D_4（cinncassiol D_4）、肉桂新醇 E（cinncassiol E）、肉桂新醇 D_4-2-*O*-*β*-D-葡萄糖苷（cinncassiol D_4-2-*O*-*β*-D-glucopyranoside）[17]、肉桂新醇 A（cinncassiol A）、肉桂新醇 B（cinncassiol B）、肉桂新醇 C_1（cinncassiol C_1）、肉桂新醇 C_2（cinncassiol C_2）、肉桂新醇 C_3（cinncassiol C_3）、肉桂新醇 D_1（cinncassiol D_1）、肉桂新醇 D_2（cinncassiol D_2）、肉桂新醇 D_3（cinncassiol D_3）、肉桂新醇 A-19-*O*-*β*-D-吡喃葡萄糖苷（cinncassiol A-19-*O*-*β*-D-glucopyranoside）、肉桂新醇 B-19-*O*-*β*-D-吡喃葡萄糖苷（cinncassiol B-19-*O*-*β*-D-glucopyranoside）、肉桂新醇 C_1-葡萄糖苷（cinncassiol C_1-glucoside）、肉桂新醇 D_2-葡萄糖苷（cinncassiol D_2-glucoside）、肉桂新醇 D_1-葡萄糖苷（cinncassiol D_1-glucoside）[1,2,23,24]等一系列化合物。另外还分离得到了锡兰肉桂素（cinnzeylanine）、锡兰肉桂醇（cinnzeylanol）、脱水锡兰肉桂素、脱水锡兰肉桂醇[25]、4-hydroxy-1，10-seco-muurol-5-ene-1，10-dione 和 litseachromolaevanes A[26]（图 21.6）。

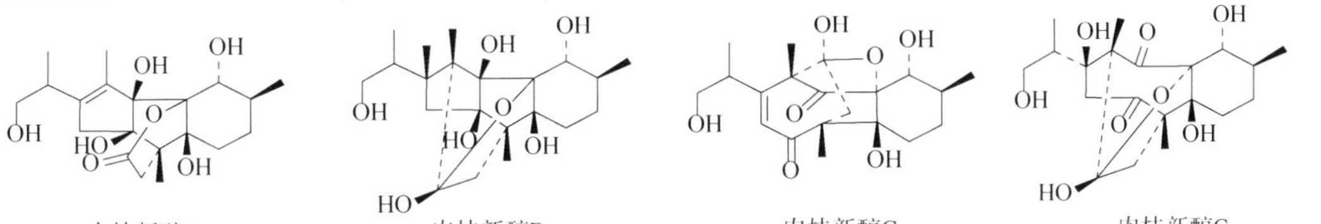

肉桂新醇A　肉桂新醇B　肉桂新醇C_1　肉桂新醇C_3

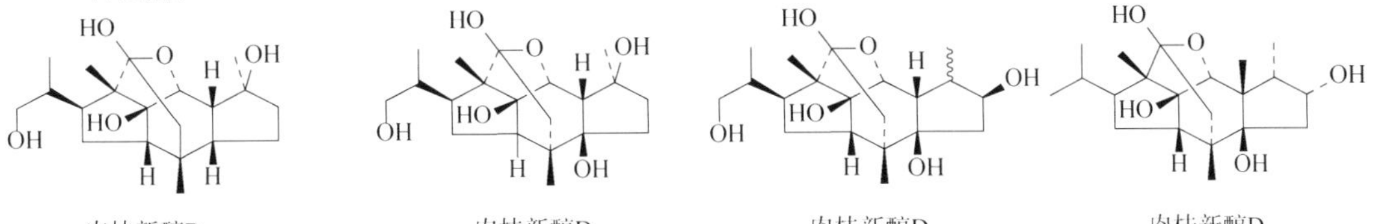

肉桂新醇D_1　肉桂新醇D_2　肉桂新醇D_3　肉桂新醇D_4

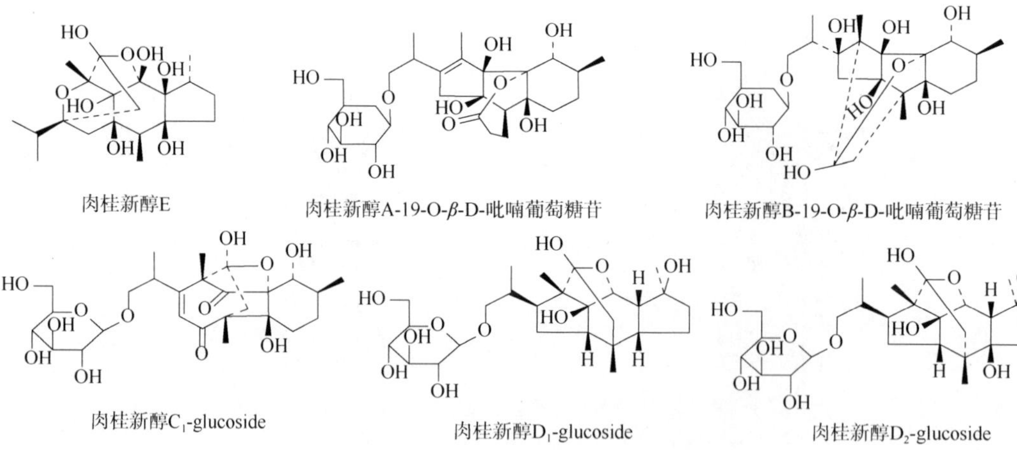

肉桂新醇E　肉桂新醇A-19-O-β-D-吡喃葡萄糖苷　肉桂新醇B-19-O-β-D-吡喃葡萄糖苷

肉桂新醇C_1-glucoside　肉桂新醇D_1-glucoside　肉桂新醇D_2-glucoside

图 21.6　肉桂中的部分二萜及其苷类成分

（五）木脂素类

从肉桂皮中分离得到松脂醇（pinoresinol）、丁香树脂醇（syringaresinol）、落叶脂素（lariciresinol）、evofolin B、5′-甲氧基松脂素（5′-medioresinol）和 10-diketone（1, 10-seco-4ζ-hydroxy-muurol-ene-1）等木脂素类化合物[25-27]。另从 *Cinnamomum philippinense* 的根部分离得到 cinnamophilin[28]（图 21.7）。

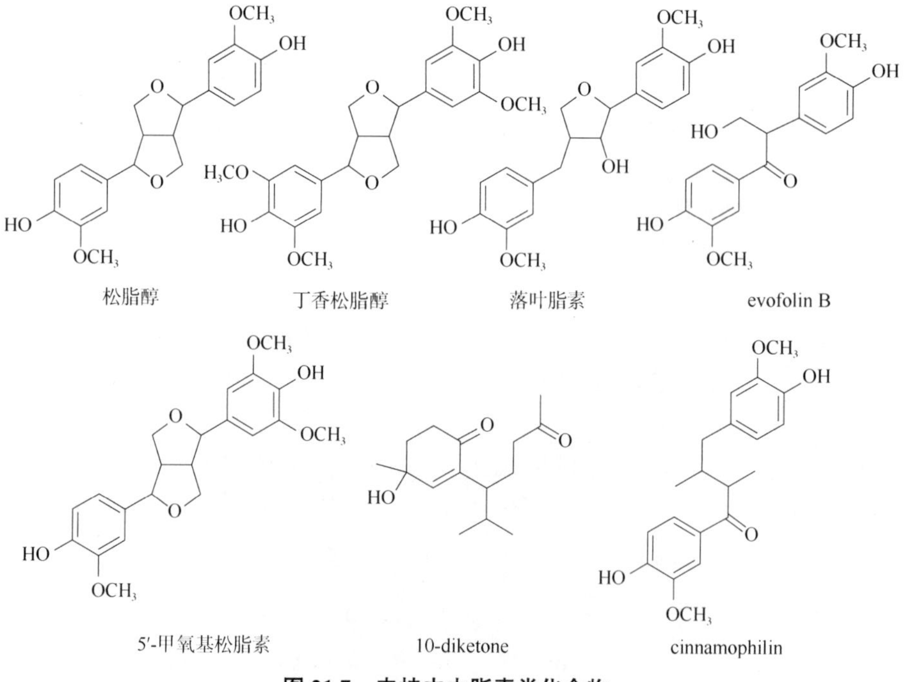

松脂醇　丁香松脂醇　落叶脂素　evofolin B

5′-甲氧基松脂素　10-diketone　cinnamophilin

图 21.7　肉桂中木脂素类化合物

（六）香豆素类

目前对肉桂中香豆素类成分的报道多集中于香豆素。肉桂的皮和叶中含有少量香豆素

（coumarin），枝和根中则未检出[29,30]。此外，何珊等[18]首次从肉桂中分离到 1 个香豆素衍生物——顺式-4-羟基-蜂蜜曲菌素（4-hydroxymellein）。不同产地的肉桂，其香豆素的含量有显著差异[31]。广西桂皮油含香豆素而广东桂皮油则不含[32]。不同树龄的官桂、企边桂和板桂中，只有官桂检出香豆素，说明生长年限会影响香豆素的含量[33]。

不同制备方法所得的肉桂精油里香豆素衍生物的含量也有较大差别。郭娟等[34]采用水蒸气蒸馏法（SD）、超声波辅助提取法（UAE）、亚临界水提取法（SWE）和超声强化亚临界水提取法（USWE）提取肉桂精油，结果只有 SWE 和 USWE 两种方法所得肉桂精油里含有 6-氨基香豆素。

（七）酚酸类

肉桂含多种酚酸类成分[26,35]，如 5-羟基水杨酸乙酯、丁香醛、丁香酸、对羟基苯甲酸、异香草酸、原儿茶酸、原儿茶醛、香草醛、香草酸等。

（八）多糖类

肉桂中含有多糖成分，刘林亚[36]对比研究发现桂枝、肉桂均含有多糖。覃亮等[37]用正交实验法筛选得到肉桂多糖最佳的提取工艺。卫向南[38]利用水扩散蒸馏提取肉桂叶多糖，测得多糖含量为 40.879mg/mL。李莉[39]等利用 GC-MS 法测定肉桂的多糖组成包括 D-木糖、D-核糖、D-阿拉伯糖、半乳糖、α-D-吡喃葡萄糖、D-呋喃葡萄糖[35]等，其中 D-呋喃葡萄糖的比例最大，占 38. 64%。Kanari M[40]从肉桂中得到了一个中性多糖 Cinnaman AX。

（九）脂肪酸类

肉桂中鉴别出 13 种脂肪酸化合物，占肉桂脂类成分的 72.68%。其中不饱和脂肪酸有月桂酸、棕榈烯酸、亚油酸、亚麻酸、油酸，占 13.83%；饱和脂肪酸包括十四烷酸、9-甲基十四烷酸、棕榈酸、14-甲基十六烷酸、硬脂酸、花生酸、3-羟基十八酸、二十七烷酸，占 58. 85%[41]。

（十）其他

肉桂中含少量三萜类皂苷[42,43]和丰富的无机元素[41,44,45]，其中 Ca 含量最高，Be 最少[46]。

第二节　功效与药理作用

一、基于传统功效的药理活性

（一）对泌尿生殖系统的影响

肉桂性大热，具有补火助阳的传统功效，临床常用于肾阳不足、命门火衰的阳痿宫冷、腰膝冷痛、夜尿频多、滑精早泄，包括现代医学中肾小球肾炎、尿路感染、尿路结石、乳糜尿等泌尿系疾病属肾阳不足者。徐文聃等[47]研究表明肉桂混悬液具有调节下丘脑-垂体-肾上腺皮质轴功能的作用。易宁育等[48]研究表明肉桂能减少受体数和降低 cGMP 系统的反应性使之趋向正常，严少敏[49]等研究表明肉桂水提物可明显抑制地塞米松导致肾阳虚小鼠的胸腺萎缩和肾上腺中胆固醇含量。以上药理作用及其机制研究均与肉桂补火助阳传统功效相关。

（二）对呼吸系统、神经系统的影响

肉桂具补肾纳气平喘作用，常用于治疗咳喘等病症，多名学者对其治疗哮喘的药效和作用机制开展了系列研究。侯仙明等[50-53]发现肉桂能明显延长致喘潜伏期，改善肺组织的病理改变；减少 ET、NO、IL-2、IL-5 等炎症介质产生，进而缓解支气管平滑肌痉挛达到平喘的作用。M Reiter 等[54]研究表明，桂皮醛能松弛离体豚鼠气管平滑肌，促进交感神经和肾上腺释放儿茶酚胺及促皮质激素样作用。研究证实肉桂中 A 型原花青素多酚（type-A procyanidine polyphenols）可显著降低 OVA 诱导大鼠哮喘的总蛋白和白蛋白含量、杯状细胞增生和肺组织中炎性细胞浸润的水平，还可减轻肺部炎症，减少嗜酸性粒细胞数量、气道黏液分泌和肥大细胞数量，从而减轻过敏反应[55]。

引火归元即将上越之火引导回命门之中，肉桂是典型的可引火归元的药物，常用于治疗真阴不足，阳无以依附，虚阳外浮导致的上热下寒的病症，包括现代医学的眩晕、头痛、失眠、心悸等神经系统病症。中外学者研究了肉桂对中枢神经系统、神经细胞的药理作用，研究表明，肉桂具有抑制和兴奋神经中枢的双重作用，肉桂油及其主要成分桂皮醛对小鼠有明显的镇静作用，肉桂水煎剂、桂皮醛及桂皮酸钠均有解热作用[56]。肉桂水提液通过提高脑组织 SOD 活性及 NGF、BDNF 表达，降低 MDA 含量等对慢性脑缺血大鼠的脑起保护作用[57]。桂皮醛及其衍生物、肉桂多酚具有神经保护作用[58-60]。肉桂水提取物可以抑制 Aβ 低聚物的形成，从而改善阿尔茨海默症的症状[61]。

（三）对消化系统、运动系统的影响

肉桂的抗溃疡、抗腹泻和利胆作用为其温中散寒治疗脘腹冷痛提供了药理学依据。朱自平等[62]证实肉桂水提物和醚提物对小鼠水浸应激型、吲哚美辛加乙醇型等 4 种胃溃疡模型具有抑制作用，且对蓖麻油、番泻叶引起的腹泻显示有不同程度的抑制作用，并能够调整药物引起的胃肠功能紊乱，同时也证实了肉桂水提物和醚提物能促进大鼠胆汁分泌，桂皮醛能增加胆汁分泌。Sun L[63]等研究发现肉桂精能明显减轻由乙酸及缩宫素引起的小鼠腹部疼痛，呈剂量效应依赖关系。肉桂酸作用大鼠骨髓间充质干细胞 14d 后钙化结节形成，骨钙素表达升高[64]；可抑制大鼠骨髓间充质干细胞的增殖能力，促进其向成骨细胞分化[65]。

（四）对生殖系统、循环系统的影响

肉桂的水提物及挥发油能够调节外周循环，改变血液供应，具有保护心肌的作用[66]，且对异丙基肾上腺素引起的心功能及血流动力学的改变具有对抗作用[67]。肉桂挥发油主要成分桂皮醛对皮肤有明显的扩张血管现象，可增加体表血流，升高体表温度[68]。肉桂挥发

油对小鼠离体子宫收缩的频率和幅度均有明显的抑制作用[69]。肉桂石油醚部位的主要成分可延长大鼠的凝血时间，并显著改变急性血淤大鼠血液流变性，有抗凝及活血化瘀之功效[70]。肉桂酸可减少大鼠心肌缺血再灌注损伤，其机制可能通过诱导 ERK1/2 磷酸化，从而降低 Bax 蛋白表达，抑制细胞凋亡，发挥心肌保护作用[71]。肉桂挥发油、桂皮醛可抑制腺苷二磷酸（DEF）诱导的血小板聚集，而肉桂酸对血小板聚集的抑制作用较弱[72]。

二、基于拓展功效的药理活性

（一）抗炎免疫药理活性

研究表明，肉桂及其提取物、挥发油、肉桂醛等能够抑制炎症因子的释放，调节炎症相关通路等，产生明显免疫调节和抗炎作用。曾雪瑜等研究认为肉桂提取物 W2 能抑制网状内皮系统吞噬功能，减少抗体形成与减轻脾脏重量[73]。曾俊芬等发现，肉桂乙酸乙酯部位中的化合物 $C_{11}H_{16}O_6$，（7S，8S）-syringoylglycerol 有免疫抑制作用[74]。张倩等发现，肉桂挥发油可抑制甲状腺轴、性腺轴，兴奋肾上腺轴，对免疫系统有一定的抑制作用[75]。Gunawardena D 等研究发现肉桂有机提取物中抗炎活性成分最丰富的是 E-肉桂醛和 O-甲氧基肉桂醛[76]。Rathi B 等发现，肉桂多酚提取物具有抑制急性、亚急性及亚慢性炎症反应、镇痛等作用[77]。Mendes SJ 等发现，肉桂醛能缓解 LPS 诱导的全身炎症反应综合征小鼠的症状，减少循环单核细胞，增加腹膜单核细胞和中性粒细胞数量，降低 NO、血浆 TNF—α 和腹膜 IL-10 的水平[78]。Kwon HK 等发现，肉桂提取物能诱导调节性 DCs 分泌低水平的前炎症因子 IL-1β、IL-6、IL-12、IFN、-γ 和 TNF-α 及高水平的免疫调节细胞因子 IL-10 和 TGF-β 而延缓结肠炎的进程[79]。Lee JY 等发现，肉桂等中肉豆蔻醚在 dsRNA 诱导的 RAW 264.7 细胞中能通过钙通道抑制 NO、细胞因子、去化因子和生长因子等，从而产生抗炎作用[80]。Hagenlocher Y 等发现肉桂醛和肉桂提取物都能够抑制肥大细胞前炎性介质的表达和释放，可能与下调 ERK 通路及 PLCγ1 的磷酸化有关[81]。Shan BE 等发现，肉桂提取物在体外显著刺激人淋巴细胞的增殖，提高 CTL 的活性，能刺激 B 细胞产生免疫球蛋白和单核细胞产生 IL-1[82]。Hong JW 等发现，肉桂水提物能抑制 LPS 诱导小鼠血清中 TNF-α 和 IL-6 的水平，认为其物质基础是含量丰富的多酚[83]。Tung YT 发现反式桂皮醛（trans-cinnamaldehyde）为桂皮醛型叶挥发油中的抗炎活性成分，而 T-杜松醇和 α-杜松醇为混合型挥发油中的抗炎活性成分[84]。

（二）抗病原微生物药理活性

肉桂的抗病原微生物作用有大量研究报道，最早的文献见于 1904 年，截至 2016 年已有 686 篇相关论文发表，其中 2012～2016 年为 551 篇。很多实验室对肉桂及其成分的抗菌谱进行了研究，表明肉桂的抗菌谱较广。有研究报道，100%肉桂水浸出液对大肠杆菌、痢疾杆菌、伤寒杆菌、金黄色葡萄球菌、白色葡萄球菌及白色念珠菌均有明显抑制作用[85]。不同浓度的乙醇提取的肉桂油对 6 种细菌、1 种酵母、4 种霉菌均有一定抑菌作用[86]，肉桂油对4种细菌、2种酵母、6种霉菌均有较强的抑菌活性,其中对霉菌的抑菌活性更强[87]。肉桂油和肉桂醛对金黄色葡萄球菌、大肠杆菌、产气肠杆菌、变形杆菌、铜绿假单胞菌、霍乱弧菌、副溶血性弧菌、沙门菌和假丝酵母菌、白色念珠菌等四种丝状真菌及石膏样小芽胞菌、红色毛藓菌等三种皮肤癣菌均有不同程度抑菌作用[88]。肉桂醛、α-溴代肉桂醛、肉桂酸对金黄色葡萄球菌、大肠杆菌、沙门菌、炭疽杆菌4种致病菌都有明显的抑菌效果,而肉桂醇仅对金黄色葡萄球菌有抑菌效果[89]。肉桂油的水溶液和乳液消毒剂对大肠杆菌、金黄色葡萄球菌和白色念珠菌均有较好的杀灭效果[90]。张小飞[91]、Akdemir Evrendilek G[92]、Bardají DK[93]、邱春强[94]、顾仁勇[95]、蒲忠慧[96]、贾佳[97]等研究表明肉桂挥发油对细菌、霉菌和酵母均有较强的抗菌活性。

(三)改善糖脂代谢的药理活性

陈璿瑛等发现肉桂油能有效改善胰岛素抵抗小鼠糖脂代谢,其作用与降低血清瘦素、抵抗素水平,增加胰岛素敏感性有关[98]。徐洁等发现肉桂可以增加2型糖尿病大鼠肝糖原、肌糖原储存量,从而提高外周组织对葡萄糖的利用,改善2型糖尿病大鼠的胰岛素抵抗[99]。董志超等实验表明,肉桂提取物呈现剂量依赖性地对大鼠肠α-葡萄糖苷酶的抑制作用,缓解餐后血糖升高[100]。李唯佳等发现肉桂挥发油具有一定的依赖性的降血糖作用,能够减少肝细胞脂肪沉积[101]。张赟赟等研究表明,肉桂醇提物中的脂溶性部位RG3及RG4均明显降低糖尿病小鼠的血糖和血脂水平,并有效提高胰岛素水平($P<0.05$),改善胰岛素抵抗能力[102]。于峰等研究发现肉桂多糖有显著的降糖效果[103]。许芹永等发现,肉桂正丁醇提取物抑制 α-葡萄糖苷酶的活性最高,肉桂其他溶剂提取物也有一定的抑制活性[104]。卢兆莲等发现,肉桂多酚能明显促进HepG2细胞和胰岛素抵抗的HepG2细胞对葡萄糖的消耗,提高细胞对胰岛素的敏感性,对高浓度胰岛素诱导的胰岛素抵抗具有明显的改善作用[105]。李旷代等发现,肉桂醛能降低db/db小鼠血糖,其作用机制是通过提高胰腺组织抗氧化酶活性,减少胰腺细胞线粒体活性氧簇(ROS)等自由基的产生,从而保护线粒体功能,保护胰腺细胞[106]。李宗孝等从肉桂中获得一种在抑制3T3-L1脂肪类固醇的过程中有类似胰岛素作用的羟基查耳酮类化合物,认为其能刺激胰岛素受体的自生磷酸化反应,促进葡萄糖吸收,糖原合成及葡萄糖活性,抑制3T3-L1脂肪类固醇,也可抑制GSK-3B活性,刺激糖原合成[107]。

(四)抗肿瘤药理活性

肉桂可抑制体外人宫颈癌 Hela 细胞增殖,并可降低肿瘤细胞贴壁率和迁移能力,阻滞细胞周期于 G_2 期[108]。肉桂醛可促进肝癌HepG2细胞 [109]和人黑素瘤细胞 A_{375} 凋亡[110],抑制人肺癌细胞 A_{549} 细胞增殖[111,112,],可上调宫颈癌HeLa细胞P21蛋白表达和下调CDK4蛋白表达,从而促进HeLa细胞凋亡[113]。肉桂酸可抑制人肺癌细胞 A_{549} 细胞增殖和促进细胞分化[114],抑制胃腺癌MGC-803生长,抑制端粒酶活性,并可降低细胞集落形成率[115]。肉桂中的2′-羟基氧肉桂醛和2-苯甲酰氧肉桂醛(HCA和BCA)在体外试验中对29种人肿瘤细胞呈现细胞毒作用,对 A_{549}、NCI-H_{522}、Caki-I 和结肠癌作用较强,均能抑制先天无胸腺小鼠接种 SW-620 异种移植后的肿瘤生长[116]。肉桂酸衍生物可抑制人乳腺癌细胞 MCF-7、MDA-MB-231、肺癌细胞 A_{549} 和正常乳腺细胞 MCF-10A 的生长[117]，肉桂挥发油在体外具有细胞毒性，对前列腺癌 PC3、A_{549}、MCF-7 均具有一定的抑制作用，其中对 PC3 的抑制最强[118]，反式肉桂醛对人淋巴瘤细胞 Jurkat、组织细胞淋巴瘤细胞 U_{937} 具有细胞毒性和抑制作用[119]，反式肉桂酸可抑制黑色素瘤增殖和肿瘤生长[120]，肉桂皮石油醚和氯仿提取物对人口腔表皮样癌细胞 KB 和白血病细胞 L1210 具有抑制作用[121]。

（五）抗氧化抗衰老药理活性

肉桂精油对二苯代苦味肼基（DPPH·）、超氧阴离子自由基（O^{-2}·）及羟基自由基（OH·）均有一定的清除作用[122,123]，还具有一定的抗油脂氧化能力[96,122,124]；肉桂总黄酮具有抗氧化性，可以清除 OH·、DPPH·[125]，肉桂挥发油具有较强的还原性、抗氧化活性和一定的清除自由基的能力[126]，肉桂醛可能通过抑制 UVA 照射后成纤维细胞 MAPK 信号蛋白的活化来抑制 MMP-1 和 MMP-3 的表达，减少胶原降解，延缓皮肤光老化[127]。Jayaprakasha 等研究[128]发现肉桂提取物具有强抗氧活性，其中水提物抗氧活性最强，然后依次为甲醇、丙酮、乙酸乙酯提取物。

（六）其他药理活性

肉桂提取物可抑制注射丙酸睾酮诱导前列腺增生模型小鼠的前列腺增生[129]。肉桂醛可下调红藻氨酸（KA）诱导的急性癫痫大鼠皮质小窝蛋白（Cav）-1、Survivin 和 EphrinA2 蛋白的表达[130]。肉桂水提物和醚提物均可提高热板致小鼠疼痛的痛阈值、减少冰醋酸致小鼠扭体反应次数[131]。

第三节　质量标志物的预测分析

肉桂（*Cinnamomum cassia* Presl）具有多种类型的化学成分，其不同种源、不同产地、不同生长年限及不同收获时期所含的化学成分大体相似但含量并不一致。根据《中国药典》2015 年版记载，肉桂和桂枝分别为樟科植物肉桂 *Cinnamomum cassia* Presl 的干燥树皮和嫩枝，肉桂油为樟科植物肉桂的干燥枝、叶经水蒸气蒸馏提取的挥发油。在《中国药典》2015 年版中规定了肉桂中挥发油、桂皮醛的含量测定，桂枝中桂皮醛的含量测定，以及肉桂油中桂皮醛的含量测定。其测定指标仅检测某类成分（挥发油）或桂皮醛，难以体现肉桂的整体性价值。中药质量标志物（Q-marker）是刘昌孝院士提出的新概念，中药 Q-marker 是存在于中药材和中药产品（如中药饮片、中药煎剂、中药提取物、中成药制剂）中固有的或加工制备过程中形成的、与中药的功能属性密切相关的化学物质，作为反映中药安全性和有效性的标示性物质进行质量控制[132]。因此，通过文献分析，对质量标志物进行预测，有利于建立肉桂药材科学的质量控制方法。

一、基于植物亲缘学及化学成分特有性证据的质量标志物预测分析

中药化学成分复杂，一种中药含有多种化学成分，而不同药材可能含有相同的化学成分。为此，应该在明确中药的化学物质组的前提下，通过化学成分的生源途径及特有性分析，选择具有代表性、特异性的化学成分，进一步聚焦锁定质量控制指标，提高质量控制的针对性和指向性[133]。

在2000～2500种樟科（Lauraceae）植物中，中国约有20属420余种，其中入药的有12属[134]。其中樟属（Cinnamomum）植物全世界约250种，我国大约有46种。该属分为2个组，即樟组 *Sect. Camphora (Trew) Meissn.*和肉桂组 *Sect. Cinnamomum*。肉桂组有29种，其中的肉桂、锡兰肉桂、柴桂、华南桂及川桂等为著名的药材。肉桂（*Cinnamomum cassia* Presl）在广东、广西、福建、台湾、云南等省区的热带及亚热带地区广为栽培，其中尤以广西栽培为多[135]。

化学型是植物众多种类变异的一种，是樟属植物各个种的共性和普遍现象，也是樟属植物生物多样性的独特表现形式。樟属植物化学型主要有挥发油类、香豆素类、黄酮类、生物碱类等类型，不同化学型植物往往混杂生长在同一地区，它们从形态上无法加以区分，只是植物体内化学成分上包括化学成分含量、组成等有差异，以致相互混杂，种植过程杂化。化学型的产生是环境和遗传共同作用的结果，同时与生长发育阶段有关；不同化学型由于其主成分不同导致其在医药、化学及香料等工业中的应用不同[136]。因此，从生源途径入手，探讨肉桂的化学成分，对于正确选择Q-marker，提高肉桂质量控制的针对性和特征性具有重要意义。

对樟科植物中倍半萜、二萜、三萜类次生代谢产物的分布情况进行总结，发现山胡椒属（*Lindera*）、樟属（*Cinnamomum*）、甘蜜树属（*Nectandra*）、新木姜子属（*Neolitsea*）等8个属被报道分离出倍半萜类化合物，山胡椒属（*Lindera*）、新木姜子属（*Neolitsea*）和木姜子属（*Litsea*）3个属报道含柠檬苦素以外的三萜类化合物，而报道含二萜类化合物的仅有樟属（*Cinnamomum*）植物[137-142]。

其中瑞诺烷类二萜及其苷是樟属植物的重要次生代谢产物。二萜化合物都是由香叶基香叶基焦磷酸（geranylgeranyl diphosphate，GGPP）衍生而来。二萜在生物合成时有两种主要的基本环化模式，一种是与单萜和倍半萜类似，形成大环二萜类产物；而另一种模式是经copalyl diphosphate（CDP）中间体的反应，主要是通过GGPP末端双键的质子化，然后进行分子内部的两次加成，最后经过离子化、重排和脱焦磷酸基，生成三环或四环的二萜类化合物。该反应还存在一种平行反应途径，即CDP立体异构体的存在，可以得到不同的产物[143]。肉桂中的瑞诺烷类二萜及其苷类成分有肉桂新醇（cinncassiol）A、B、C_1、C_2、C_3、D_1、D_2、D_3、D_4、E，肉桂新醇A、B、C_1、D_2的-19-O-β-D-葡萄糖苷，D_4的-2-O-β-D-葡萄糖苷等。这些五环多元醇类瑞诺烷二萜成分，其基本结构都为含氧五元环系，大多为多甲基、多羟基取代，11位为半缩醛结构，19位碳可成苷，也可羟基取代，1位羟基可乙酰化、氧化或异构化等。其中肉桂新醇B经过脱水、氧化断裂形成肉桂新醇A，再分别形成A和B的-19-O-β-D-葡萄糖苷。肉桂新醇C_3脱水得到C_2，再通过羟基取代得到C_1，形成C_1的-19-O-β-D-葡萄糖苷。肉桂新醇D_1经过脱水得到D_2，再通过异构化转化成D_3。D_4

通过羟基取代也可得到 D_3。D_1 和 D_2 均可形成葡萄糖苷（图 21.8）。

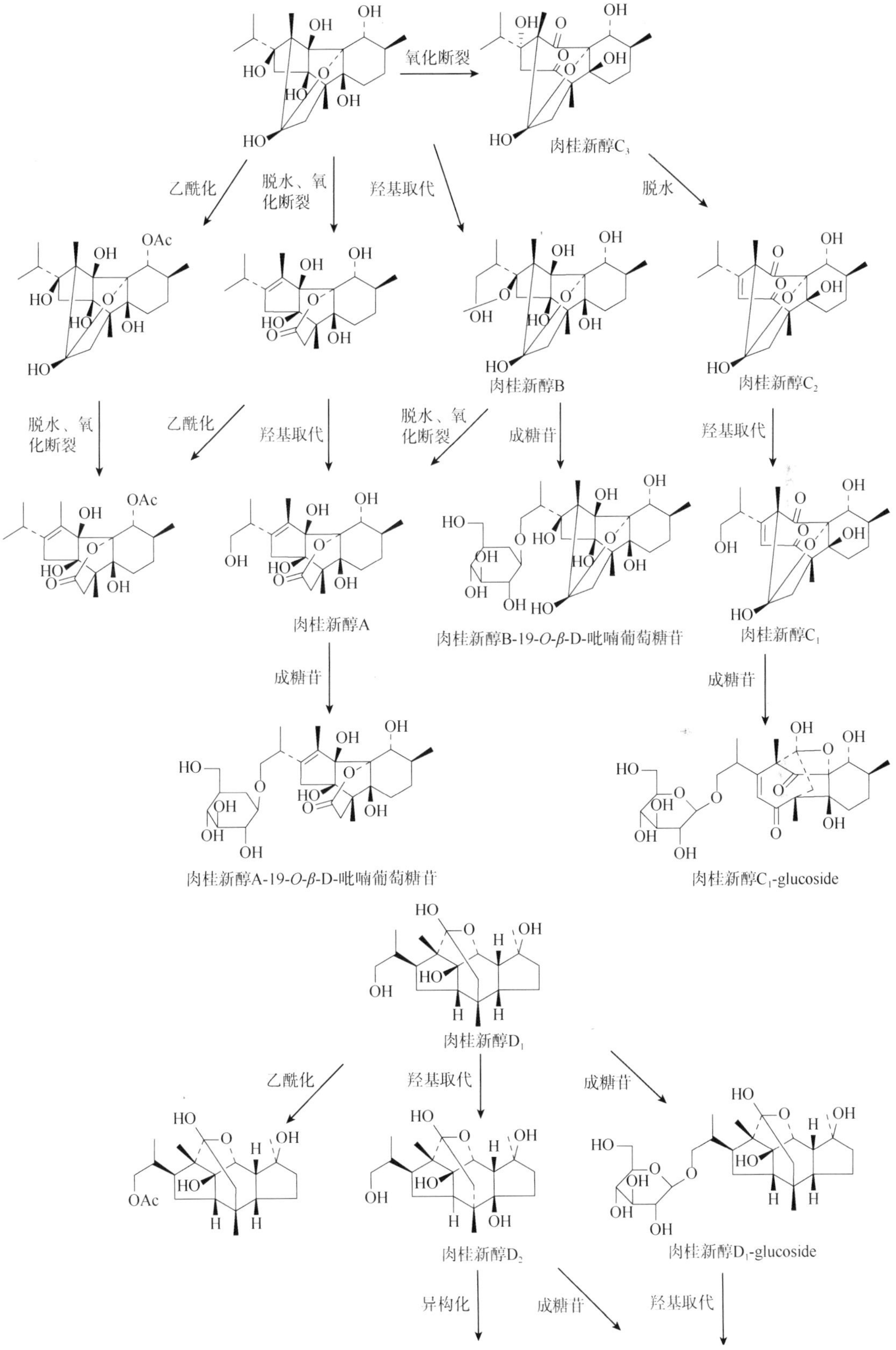

氧化断裂
肉桂新醇C_3
乙酰化
脱水、氧化断裂
羟基取代
脱水
肉桂新醇B
肉桂新醇C_2
脱水、氧化断裂
乙酰化
羟基取代
脱水、氧化断裂
成糖苷
羟基取代
肉桂新醇A
肉桂新醇B-19-*O*-*β*-D-吡喃葡萄糖苷
肉桂新醇C_1
成糖苷
成糖苷
肉桂新醇A-19-*O*-*β*-D-吡喃葡萄糖苷
肉桂新醇C_1-glucoside
肉桂新醇D_1
乙酰化
羟基取代
成糖苷
肉桂新醇D_2
肉桂新醇D_1-glucoside
异构化
成糖苷
羟基取代

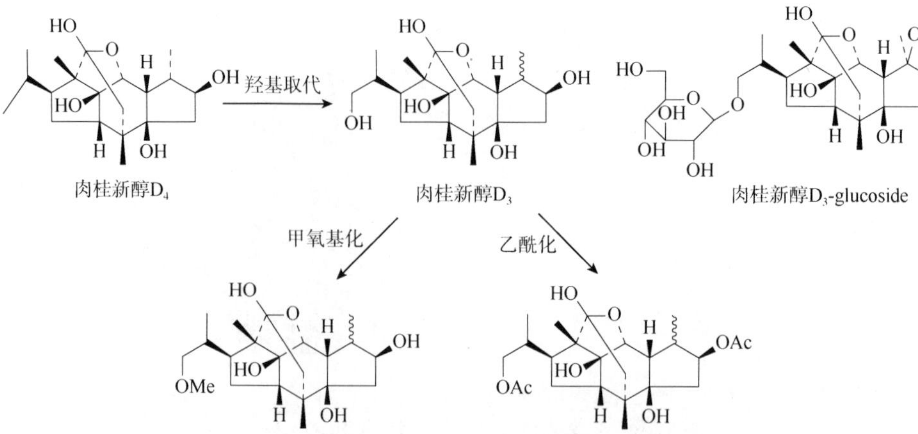

图 21.8　肉桂中特征性瑞诺烷类二萜可能的生物合成途径

二、基于化学成分与有效性相关证据的质量标志物预测分析

质量标志物是评价和控制中药有效性的主要指标，因此必须与有效性密切相关。通过文献分析发现肉桂含有挥发油、香豆素类、木脂素类、黄酮类、黄烷醇及其多聚体类、皂苷类、萜类、多糖、脂类及酚酸等多种成分，根据质量标志物的定义和要求，从以下 3 个方面与有效性进行相关分析，以进一步确定质量标志物。

（一）成分与传统功效的相关性

传统功效（功能主治）是中药有效性的概括，也是临床用药的依据，肉桂药用始载于《神农本草经》。《中国药典》2015 年版收载肉桂具有补火助阳，引火归元，散寒止痛，温通经脉的作用。用于阳痿宫冷，腰膝冷痛，肾虚作喘，虚阳上浮，眩晕目赤，心腹冷痛，虚寒吐泻，寒疝腹痛，痛经经闭等。肉桂挥发油及其主要成分肉桂醛的解热、镇静、保护神经的作用与肉桂的传统功效“引火归元”一致，镇痛、抗炎、抗溃疡、抗腹泻和利胆的作用与肉桂的传统功效“散寒止痛”一致，扩张血管、抗凝、保护心肌等作用与肉桂的传统功效“温通经脉”一致；肉桂酸具有解热、保护心肌的作用；肉桂多酚具有保护神经、抗炎、镇痛、平喘、减轻过敏和抗氧化等作用；肉桂总黄酮具有抗氧化、抗衰老的作用。以上几类成分是肉桂传统功效的主要药效物质基础，应可作为质量标志物的主要选择。

（二）成分与传统药性的相关性

中药的性味归经是中药的基本属性，也是临症治法、遣药组方的重要依据，因此，也应作为质量标志物确定的依据之一。肉桂味辛、甘，性大热。归肾、脾、心、肝经。根据中药药性理论，“辛味”的物质基础应兼具“辛味”的味觉特征和功能属性。辛味中药大多具有浓烈的气味，其中具有刺激性、辛辣味的挥发油是构成辛味药味感的物质基础之一[144]；大多辛味中药的化学成分能够调节 TRPs 离子通道，而肉桂醛可以激活 TRPV1

离子通道[145]；对辛味中药化学成分进行分析发现，辛味药的化学成分多以挥发油和萜类为主[146]；有研究表明，挥发油、萜类、黄酮类等是辛味中药辛味的主要来源[147]；孙玉平等[148]研究发现辛味中药主要含挥发油类等 3 类成分。根据以上研究可认为肉桂中的挥发油类、萜类、黄酮类成分应是其“辛味”的主要物质基础，也可作为质量标志物的主要选择。

（三）成分与新的药效用途的相关性

肉桂挥发油及其主要成分肉桂醛和肉桂多酚可改善糖脂代谢，具有降血糖作用。肉桂油能有效改善胰岛素抵抗小鼠糖脂代谢[98]；肉桂醛能降低 db/db 小鼠血糖[106]；肉桂多酚对高浓度胰岛素诱导的胰岛素抵抗具有明显的改善作用[104,105]。表明肉桂挥发油及其主要成分肉桂醛和肉桂多酚是治疗糖尿病的主要药效物质基础，可作为质量标志物的选择对象。

三、基于化学成分可测性的质量标志物预测分析

化学成分的可测性也是确定质量标志物的重要依据。《中国药典》2015 年版规定了肉桂挥发油及其主要成分肉桂醛的测定方法和限度要求；采用反向高效液相色谱法可同时测定肉桂药材中香豆素、香豆酸、桂皮醇、桂皮酸、桂皮醛等成分的含量[149-151]；多酚类物质的含量测定常规可采用酒石酸亚铁比色法和福林酚比色法[152]；涂冬冬等[153]采用 UPLC 测定桂皮中原花青素 B2 和原花青素 Cl 含量，发现指标成分与总多酚含量呈现一定程度的正相关；侯冬岩等[154]采用 LC-MS 法分析了岩茶水库岭肉桂样品中的原花青素组分；黄酮类化合物可采用 HPLC 法进行分析。

综上所述，肉桂中的挥发油及其中的肉桂醛和肉桂酸、多酚类、黄酮类和萜类成分与其有效性密切相关，是其可能的主要药效物质基础，可作为质量标志物。宜进一步聚焦其所含多酚类、黄酮类和萜类成分化学物质组的深入研究，探寻肉桂不同产地、不同部位化学成分的差异，建立专属性的测定方法，提高质量评价和质量控制的科学性。

结　　论

肉桂使用历史悠久，具有广泛的生理活性，其多方面的药用价值具有广阔的开发利用前景。近年来，由于过度采挖造成肉桂野生药材产量下降，现在肉桂药材大多来源于人工种植。因此，建立科学、合理的质量评价方法，对肉桂的质量进行全面准确地评价并指导肉桂资源的合理利用，对于肉桂产业的健康发展具有重要的现实意义。本文在对肉桂化学成分和药理作用研究现状综述的基础上，以中药质量标志物的理论为指导，重点对肉桂化学成分与传统功效和现代药理作用进行分析，并结合对樟属植物的亲缘关系及瑞诺烷类二萜的生源途径分析，为肉桂质量标志物的筛选和确定提供了证据和建议。

参考文献

[1] 赵凯，薛培凤，屠鹏飞. 肉桂的化学成分及其生物活性研究进展. 内蒙古医科大学学报，2013，35（1）：63-74.

[2] 方琴. 肉桂的研究进展. 中药新药与临床药理，2007，18（3）：249-252.

[3] 国家药典委员会. 中华人民共和国药典. 一部. 北京：中国医药科技出版社，2015.

[4] Jongwon C，Kyung TL，Hyeon K，et al. Constituents of the essential oil of the *Cinnamomum cassia* stem bark and the biological properties. *Arch Pharm Res*，2001，24（5）：418-423.

[5] 张桂芝，张石楠，孟庆华，等. GC-MS 分析肉桂与桂皮挥发油的化学成分. 药物分析杂志，2009，29（8）：1256-1259

[6] 宋建平，谭晓梅，朴奉花，等. 高效液相色谱法测定桂皮中肉桂酸的含量. 药物分析杂志，1992，12（3）：182.

[7] 侯雪英，吴淳，周玉婷，等. 肉桂不同部位中 4 种有效成分的含量及其分布研究. 世界科学技术：中医药现代化，2013，15（2）：254-259

[8] Gong F, Liang YZ, Xu QS, et al. Gas chromatography-mass spectrometry and chemometric resolution applied to the determination of essential oils in *Cortex cinnamomi*. Journal of Chromatography A，2001，905（1）：193-205.

[9] 梁忠云，刘虹. 肉桂皮挥发油的化学成分研究. 香精香料化妆品，2008，（1）：7-11.

[10] 郭虹，林观祥. 肉桂叶挥发性成分分析. 浙江中医药大学学报，2009，33（6）：883-884.

[11] 回瑞华，侯冬岩，朱永强，等. 微波-同时蒸馏萃取分离肉桂挥发性成分分析. 理化检验-化学分册，2006，42（2）：105-108.

[12] 刘莉，刘怒云，刘强. 气质联用法分析肉桂普通粉及超微粉中挥发油的化学成分. 中药材，2008，31（3）：379-381.

[13] 王波，龚伟，陈国包，等. 肉桂挥发性成分的气相色谱/质谱分析. 世界中西医结合杂志，2014，9（9）：941-943.

[14] Chen FC, Peng CF, Tsai IL, et al. Antitubercular constituents from the stem wood of *Cinnamomum kotoense*. J Natural Products，2005，68（9）：1318-1323.

[15] 梅文莉，瞿书华，陈昌祥，等. 锡兰肉桂中的黄酮类化合物. 植物分类与资源学报，2001，23（3）：394-396.

[16] Nakano K，Takatani M，Tomimatsu T，et al. Four kaempferol glycosides from leaves of *Cinnamomum sieboldii*. Phytochem，1983，22（12）：2831-2833.

[17] 国家中医药管理局《中华本草》编委会. 中华本草. 第 3 版. 上海：上海科学技术出版社，1999.

[18] 何珊，姜勇，屠鹏飞. 肉桂的化学成分研究. 中国中药杂志，2015，40（18）：3598-3602.

[19] Morimoto S，Nonaka GI，Nishioka I. Tannins and related compounds XXXVIII. Isolation and characterization of flavan-3-ol glucoside and procyanidin oligomers from cassia bark（*Cinnamomum cassia* Blume）. Chem Pharm Bull，1986，34（2）：633-642.

[20] Nonaka G，Morimoto S，Nishioka I. Tannins and related compounds. Part 13. Isolation and structures of trimeric，tetrameric，and pentameric proanthicyanidins from cinnamon. J Chem Soc，Perkin Trans1，1983，1（9）：2139-2145.

[21] Morimoto S，Nonaka GI，Nishioka I. Tannins and related compounds. XXXV. Proanthocyanidins with a doubly linked unit from the root bark of *Cinnamomum sieboldii* Meisner. Chemical and Pharmaceutical Bulletin，1985，33（10）：4338-4345.

[22] Killday KB，Davey MH，Glinski JA，et al. Bioactive A-type proanthocyanidins from *Cinnamomum cassia*. J. Natural Products，2011，74（9）：1833-1841.

[23] 中国医学科学院药用植物资源开发研究所. 中药志. 北京：人民卫生出版社，1994.

[24] 刘江云，杨世林，徐丽珍. 樟属植物的化学和药理研究概况. 国外医学. 中医中药分册，2001，23（1）：7-11

[25] 赵凯，姜勇，薛培凤，等. 国产肉桂的化学成分研究. 中草药，2013，44（17）：2358-2363.

[26] 陈邦姣. 肉桂和黄樟化学成分研究. 济南：山东中医药大学，2015.

[27] Liu C，Zhong SM，Chen RY，et al. Two new compounds from the dried tender stems of *Cinnamomum cassia*. *J Asian Nat Prod Res*，2009，11（9）：845-849.

[28] Wu TS，Leu YL，Chan YY，et al. Lignans and an aromatic acid from *Cinnamomum philippinense*. Phytochemistry，1994，36（3）：785-788.

[29] Senanayake UM, Lee TH, Wills RBH. Volatile constituents of cinnamon（*Cinnamomum zeylanicum*）oils. J. Agric. Food. Chem. ，2002，26（4）：822-824.

[30] 刘红星，孙振军，黄初升，等. 桂皮、桂枝、桂叶挥发油的化学成分比较分析. 食品研究与开发，2010，31（12）：144-147

[31] 原绢子. 用超临界二氧化碳提取肉桂成分. 国际中医中药杂志，2003，25（5）：317.

[32] 陈友地. 辛香料-肉桂的化学成分质量规格和产销动态. 林产化工通讯，1989（2）：21-24.

[33] 黄际薇. 气相色谱-质谱法分析不同树龄肉桂挥发油成分. 药物分析杂志，2005（3）：288-291.

[34] 郭娟，杨日福，范晓丹，等. 肉桂精油的不同提取方法比较. 食品工业科技，2014，35（14）：95-99，102.
[35] 袁阿兴，覃凌，姜达衢. 中药肉桂化学成分的研究（I）. 中药通报，1982（2）：26-28.
[36] 刘林亚. 中药桂枝、肉桂化学成分的对比研究. 四川中医，2001，19（1）：17-19.
[37] 覃亮，路宽，董基，等. 正交设计优化肉桂多糖提取工艺的研究. 海峡药学，2012，24（3）：16-18.
[38] 卫向南. 水扩散蒸馏提取肉桂叶有效成分的研究. 南宁：广西大学，2014.
[39] 李莉，石俊英. 气相色谱-质谱联用分析肉桂多糖及脂类成分. 中药材，2013，36（4）：578-580.
[40] Kanari M，Tomoda M，Gonda R，et al. A Reticuloenthelial system - activating arabinoxylan from the bark of *Cinnamomum cassia*. Chem Pharm Bull，1989，37（12）：3191-3194.
[41] 李宝国，李峰. 肉桂中 18 种无机元素的含量测定. 山东中医杂志，2009，28（12）：873-874.
[42] 李健，陈姝娟，刘宁. 肉桂总皂苷提取工艺的研究. 天然产物研究与开发，2008，20（5）：922-925.
[43] 李健，陈姝娟，刘宁，等. 溶剂沉淀法纯化肉桂总皂苷工艺研究. 食品与机械，2008，24（3）：67-69.
[44] Lai HY. Primary elemental speciation analysis of *Ephedra sinica* Stapf，*Cinnamomum cassia* Presl and their herbal pair[J]. Medicinal Plant，2014，5（1）：18-20，24.
[45] Tao DY，Li YF，Lu DD，et al. The essential oil components of *Cinnamomum cassia*：an analysis under different thinning models of plantation *Pinus massoniana*. J for Res，2016，27（3）：707-717.
[46] 陈少东. ICP 法测定肉桂中无机元素的研究. 中国调味品，2011，36（7）：107-109.
[47] 徐文聃，王欣，王琛，等. 从下丘脑-垂体-肾上腺皮质轴探讨附子肉桂在肾气丸中补肾阳的作用. 浙江中医药大学学报，2014，38（7）：831-841.
[48] 易宁育，胡难儿，卞以洁，等. 附子肉桂对 M-受体-cGMP 系统的调节作用. 中药药理与临床，1987，4（4）：5-7.
[49] 严少敏，高南南，李玲玲，等. 肉桂、桂皮温中助阳作用比较. 中药材，1990，13（5）：32-34.
[50] 侯仙明，贾运乔，杨洪霞，等. 肉桂的平喘作用及对哮喘模型豚鼠肺组织形态学的影响. 河北中医药学报，2008，23（2）：3-4.
[51] 侯仙明，徐树楠，杨洪霞，等. 肉桂对豚鼠哮喘模型血清中 ET、NO 和 IL-5 含量的影响. 四川中医，2009，27（8）：22-24.
[52] 王振强，侯仙明，李贺芝，等. 肉桂对豚鼠哮喘模型血清中 TXB2 及 6-keto-PGF1α 的影响. 河北中医药学报，2009，1（21）：3-4.
[53] 侯仙明，王文智，王亚利，等. 肉桂对哮喘模型豚鼠血清中 IL-2、5 的影响. 中国中医基础医学杂志，2009，15（7）：543-544.
[54] Reiter M，Brandt W. Relaxant effects on tracheal and ileal smooth muscles of the guinea pig. Arzneim-Forsch–Drug Res，1985，35（35）：408-414
[55] Kandharea AD，Bodhankara SL，Singh V，et al. Anti-asthmatic effects of type- A procyanidine polyphenols from cinnamon bark inovalbumin—induced airway hyperresponsiveness in laboratoryanimals. Biomedicine & Aging Pathology，2013，3（1）：23-30.
[56] 张明发，沈雅琴. 肉桂的药理作用及温里功效. 陕西中医，1995，16（1）：39-42.
[57] 张文风. 肉桂对慢性脑缺血大鼠氧化应激及神经因子表达的影响. 中医杂志，2010，51（7）：645-647.
[58] Pyo JH，Jeong YK，Yeo S，et al. Neuroprotective effect of trans-cinnamaldehyde on the 6-hydroxydopamine-induced dopam-inergic injury. Biol Pharm Bull，2013，36（12）：1928.
[59] Hwang H，Jeon H，Ock J，et al. 2′-Hydroxycinnamaldehyde tar-gets low-density lipoprotein receptor-related protein-1 to inhibit li-popolysaccharide-induced microglial activation. J Neuroim-munol，2011，230（1/2）：52.
[60] Kiran SP，Marilyn MP，Richard AA. Cinnamon polyphenols attenuate cell swelling and mitochondrial dys-function following oxygen-glucose deprivation in glial cells. Experimental Neurology，2009（216）：420-427.
[61] Frydmanmarom A，Levin A，Farfara D，et al. Orally administrated cinnamon extract reduces β-amyloid oligomerization and corrects cognitive impairment in Alzheimer′s disease animal models. Plos One，2011，6（1）：e16564.
[62] 朱自平，张明发，沈稚琴，等. 肉桂的温中止痛药理研究. 中国中药杂志，1993，18（9）：553-557.
[63] Sun L，Zong SB，Li JC，et al. The essential oil from the twigs of *Cinnamomum cassia* Presl alleviates pain and inflammation in mice. J Ethnopharmacol，2016，194：904-912.
[64] 杨健，于龙顺，龚应霞，等. 肉桂酸对大鼠骨髓间充质干细胞增殖及分化的影响. 现代中西医结合杂志，2014，23（29）：3211-3213.
[65] 杨健，吴艳. 肉桂酸对自发转化后大鼠骨髓间充质干细胞增殖和分化的影响. 湖北医药学院学报，2016，35（3）：246-250，226.

[66] 许青媛，陈春梅，杨甫昭，等. 肉桂及其主要成分对应激性心肌损伤几种血清酶含量的影响. 中药药理与临床，1989，5（1）：34-35.

[67] 许青媛，杨甫昭，陈瑞明. 肉桂对正常和病态大鼠血液动力学及左心室功能的影响. 中西医结合杂志，1990，10（12）：742.

[68] 李萍，刘欣，梁代英，等. 肉桂提取物及桂皮醛对人体表微循环及局部温度相关变化的影响. 中国中药杂志，2006，31（3）：262-264.

[69] 安福丽，张仲，康兰芳，等. 肉桂挥发性成分抑制小鼠离体子宫收缩的研究. 河北医药，2009，31（13）：1544-1545.

[70] 曾俊芬，鲁建武，宋金春. 肉桂活性部位对大鼠凝血功能及血液流变学的影响. 中国医院药学杂志，2015，35（21）：1937-1940.

[71] 郝霁萍，高宇勤，贺少辉，等. 肉桂酸预处理对大鼠心肌缺血再灌注损伤的影响及机制. 中国循证心血管医学杂志，2016，8（7）：800-803.

[72] 安福丽，张仲，相聪坤，等. 肉桂挥发油成分分析及其血小板聚集抑制作用研究. 药物研究，2009，18（22）：25-27.

[73] 曾雪瑜，陈学芬，韦宝伟. 肉桂提取物对免疫功能影响的研究. 广西医学，1984，6（2）：62-64.

[74] 曾俊芬，鲁建武，朱虎成. 半制备高效液相色谱法同时分离制备肉桂中5种苯丙素类化合物及其免疫抑制活性考察. 中国药师，2016，19（9）：1625-1628.

[75] 张倩，张冰，李连珍，等. 肉桂油对大鼠内分泌-免疫系统的影响. 中华中医药杂志，2011，26（8）：1723-1736.

[76] Gunawardena D，Karunaweera N，Lee S，et al. Anti-inflammatory activity of cinnamon（*C. zeylanicum* and *C. cassia*）extracts-identification of E-cinnamaldehyde and o-methoxy cinnamaldehyde as the most potent bioactive compounds. Food Funct，2015，6（3）：910-919.

[77] Rathi B，Bodhankar S，Mohan V，et al. Ameliorative effects of a polyphenolic fraction of *Cinnamomum zeylanicum* L. Bark in animal models of inflammation and arthritis. Sci Pharm，2013，81（2）：567-589.

[78] Mendes SJ，Sousa FI，Pereira DM，et al. Cinnamaldehyde modulates LPS-induced systemic inflammatory response syndrome through TRPA1-dependent and independent mechanisms. Int Immunopharmacol，2016，34：60-70.

[79] Kwon HK，Hwang JS，Lee CG，et al. Cinnamon extract suppresses experimental colitis through modulation of antigen-presenting cells. World J Gastroenterol，2011，17（8）：976-986.

[80] Lee JY，Park W. Anti-inflammatory effect of myristicin on RAW 264. 7 macrophages stimulated with polyinosinic-polycytidylic acid. Molecules，2011，16（8）：7132-7142.

[81] Hagenlocher Y，Kiessling K，Schaffer M，et al. Cinnamaldehyde is the main mediator of cinnamon extract in mast cell inhibition. Eur J Nutr，2015，54（8）：1297-1309.

[82] Shan BE，Yoshida Y，Sugiura T，et al. Stimulating activity of Chinese medicinal herbs on human lymphocytes *in vitro*. Int J Immunopharmacol，1999，21（3）：149-159.

[83] Hong JW，Yang GE，Kim YB，et al. Anti-inflammatory activity of cinnamon water extract *in vivo* and *in vitro* LPS-induced models. BMC Complement Altern Med，2012，12：237.

[84] Tung YT，Yen PL，Lin CY，et al. Anti-inflammatory activities of essential oils and their constituents from different provenances of indigenous cinnamon（*Cinnamomum osmophloeum*）leaves. Pharm Biol，2010，48（10）：1130-1136.

[85] 邱世翠，李连锦，刘云波，等. 肉桂体外抑菌作用研究. 时珍国医国药，2001，12（1）：13.

[86] 邓靖，谭兴和，周晓媛. 肉桂油的抑菌性能及其在金针菇保鲜中的应用研究. 2009，34（5）：54-58.

[87] 赵文红，钱敏，刘晓艳，等. 肉桂油抑菌效果研究. 食品工业科技，2009，7：102-104.

[88] Ooi LS，Li Y，Kam SL，et al. Antimicrobial activities of cinnamon oil and cinnamaldehyde from the Chinese medicinal herb *Cinnamomum cassia* Blume. Am J Chin Med，2006，34（3）：511-522.

[89] 张永帅，王森焱，孙俊良，等. 肉桂醛及其衍生物对四种病原菌的抑菌效果. 河南科技学院学报，2014，42（4）：26-29.

[90] 黄晓晖，陈思东，李庭杰，等. 肉桂油水溶液及其乳液杀菌作用研究. 中国消毒学杂志，2014，31（6）：582-584.

[91] 张小飞，冯玲玲，伍振峰，等. 四川产肉桂挥发油化学成分分析及药效学研究. 中国医药工业杂志，2016，47（9）：1183-1187.

[92] Akdemir EG. Empirical prediction and validation of antibacterial inhibitory effects of various plant essential oils on common pathogenic bacteria. Int J Food Microbiol，2015，202：35-41.

[93] Bardají DK，Reis EB，Medeiros TC，et al. Antibacterial activity of commercially available plant-derived essential oils against oral pathogenic bacteria. Nat Prod Res，2016，30（10）：1178-1181.

[94] 邱春强，祝恒前，符绍辉. 肉桂精油的提取及其抑菌性的研究. 中国调味品，2014，39（11）：27-31.
[95] 顾仁勇，傅伟昌，李佑稷，等. 肉桂精油抑菌及抗氧化作用的研究. 食品研究与开发，2008，29（10）：29-32.
[96] 蒲忠慧，王雄清. 肉桂挥发油抗菌活性研究. 绵阳师范学院学报，2013，32（8）：39-43.
[97] 贾佳，吴艳，苏莉芬，等. 迷迭香精油和肉桂精油抗菌活性研究. 黑龙江医药，2015，28（1）：8-11.
[98] 陈璿瑛，彭小平，王琳，等. 肉桂油对胰岛素抵抗小鼠糖脂代谢的影响. 世界华人消化杂志，2011，19（33）：3441-3445.
[99] 徐洁，钟丽娟. 肉桂对 2 型糖尿病大鼠肝糖原、肌糖原的影响. 中国中医药科技，2007，14（3）：171-172.
[100] 董志超，何际婵，王天群，等. 两种肉桂提取物对高糖高脂诱导大鼠胰岛素抵抗的作用研究. 中华中医药学刊，2013，31（12）：2651-2654.
[101] 李唯佳，王绪平，俞忠明，等. 肉桂挥发油对糖尿病大鼠血糖、血脂的影响. 中国中医药科技，2012，19（1）：37-38.
[102] 张赟赟，李嘉，杨海船，等. 肉桂提取物对链脲佐菌素致实验性糖尿病小鼠的影响. 广西林业科学，2016，45（1）：89-92.
[103] 于峰，王厚伟，李兆明，等. 肉桂多糖对四氧嘧啶致实验性糖尿病小鼠降糖作用的研究. 食品与药品，2009，11（11）：1-3.
[104] 许芹永，宋青楠，朱靖博，等. 肉桂提取物对 α-葡萄糖苷酶的抑制作用. 大连工业大学学报，2013，32（2）：101-103.
[105] 卢兆莲，黄才国. 肉桂多酚改善 HepG2 细胞胰岛素抵抗的分子机制. 中国实验方剂学，2012，18（14）：276-279.
[106] 李旷代，常柏，顾志敏，等. 肉桂醛对 db/db 小鼠胰腺抗氧化能力的影响. 中国糖尿病杂志，2016，24（8）：738-741.
[107] 李宗孝，温普红，袁美娟. 肉桂中查耳酮的类似胰岛素作用. 中医药学报，2004，32（5）：29-32.
[108] 余涌珠，何冬梅，李江滨，等. 肉桂抑制人宫颈癌细胞生长增殖的体外研究. 中国医学创新，2013（1）：13-14.
[109] 王旭林，王萍，侯玉龙，等. 肉桂醛对肝癌 HepG2 细胞 p21 和 CDK4 蛋白的影响. 实用肿瘤杂志，2016，31（4）：344-348.
[110] 周凌，伍津津，鲁元刚，等. 肉桂醛对黑素瘤 A375 细胞凋亡和 VEGF MMP-9 表达的影响. 中国皮肤性病学杂志，2013（8）：763-766.
[111] 郑晓文，陈一强，孔晋亮，等. 肉桂醛通过 Hedgehog 信号通路影响人肺腺癌 A549 细胞的 E-cadherin、MMP-9 的表达. 中国免疫学杂志，2014（6）：768-773.
[112] 宋晓兵. 肉桂醛对肺癌细胞 A549 具有体外抑制作用. 中国卫生标准管理，2014，5（6）：30-32.
[113] 王跃新，邢继强，张晓波，等. 肉桂醛抗人宫颈癌相关机制的研究. 中国微生态学杂志，2011，23（6）：516-518.
[114] 王涛，金戈，王淑梅，等. 肉桂酸对人肺腺癌细胞诱导分化的实验研究. 癌症，2000，19（8）：782-785.
[115] 卢娟，汪晖，卢方安. 肉桂酸对胃腺癌细胞诱导分化的实验研究. 中国药理学通报，2007，23（2）：237-240.
[116] 李宗友. 肉桂中的抑制人肿瘤细胞生长的成分 2′-羟基氧肉桂醛和 2-苯甲酰氧肉桂醛. 国际中医中药杂志，2000，22（3）：180.
[117] Reddy ND，Shoja MH，Biswas S，et al. An appraisal of cinnamyl sulfonamide hydroxamate derivatives（HDAC inhibitors）for anti-cancer，anti-angiogenic and anti-metastatic activities in human cancer cells. Chem-Biol Inter，2016，253：112-124.
[118] Zu Y，Yu H，Liang L，et al. Activities of ten essential oils towards *Propionibacterium acnes* and PC-3，A-549 and MCF-7 cancer cells. Molecules，2010，15（5）：3200-3210.
[119] Fang SH，Rao YK，Tzeng YM. Cytotoxic effect of *trans*-cinnamaldehyde from *Cinnamomum osmophloeum*leaves on human cancer cell lines. International Journal of Applied Science and Engineering，2004，2（2）：136-147.
[120] Cabello CM，Bair RW，Lamore SD，et al. The cinnamon-derived michael acceptor cinnamic aldehyde impairs melanoma cell proliferation，invasiveness，and tumor growth. Free Radical Biology and Medicine，2009，46（2）：220-231.
[121] Chulasiri MU，Picha P，Rienkijkan M，et al. The cytotoxic effect of petroleum ether and chloroform extracts from ceylon cinnamon（*Cinnamomum zeylanicum* Nees）barks on tumor cells *in vitro*. Pharmaceut Biol，1984，22（4）：177-180.
[122] 吴雪辉，黄永芳，高强，等. 肉桂精油的抗氧化作用研究. 食品科技，2007（4）：85-88.
[123] 李荣，路冠茹，姜子涛. 肉桂精油抗氧化性能及清除自由基能力的研究，2010，35（2）：166-171.
[124] 严汉彬，林岚岚，丁力行，等. 肉桂提取物抗菌及抗氧化的研究. 中国调味品，2010，35（7）：41-44.
[125] 库咏峰，黄品鲜，陈萍，等. 肉桂总黄酮提取工艺及其抗氧化性研究. 应用化工，2011，40（9）：1547-1552.
[126] 李品艾，丁素君. 肉桂挥发油的抗氧化作用研究. 安徽农业科学，2010，38（24）：13547-13548，13551.
[127] 周凌，晏洪波. 肉桂醛对 UVA 照射后体外成纤维细胞表达 MMP-1，MMP-3 和 MAPK 信号的影响. 中国皮肤性病学杂志，2015，29（2）：114-117.
[128] Jayaprakasha GK，Negi PS，Jena BS，et al. Antioxidant and antimutagenic activities of *Cinnamomum zeylanicum* fruit extracts. Journal of Food Composition and Analysis，2007，20（3）：330-336.

[129] 马松涛，辛志伟，朱军. 肉桂提取物对实验性前列腺增生的研究. 四川生理科学杂志，2008，30（4）：168-169.
[130] 金玉玲，王国辉，王丽华. 肉桂醛对癫痫大鼠皮质小窝蛋白表达的影响. 中国老年学，2015（16）：43-45.
[131] 杨健，于龙顺，龚应霞，等. 肉桂酸对大鼠骨髓间充质干细胞增殖及分化的影响. 现代中西医结合杂志，2014（29）：3211-3213.
[132] 刘昌孝，陈士林，肖小河，等. 中药质量标志物（Q-marker）：中药产品质量控制的新概念. 中草药，2016，47（9）：1443-1457.
[133] 张铁军，白钢，许浚，等. 基于“精准医学”的中药质量认识与评价研究路径. 世界科学技术：中医药现代化，2017，19（1）：35-43.
[134] 陈寿仁. 樟科药用植物药理研究与开发. 中国中医药信息杂志，1996，3（2）：13-15.
[135] 刘江云，杨世林，徐丽珍. 樟属植物的化学和药理研究概况. 国际中医中药杂志，2001，23（1）：7-12.
[136] 欧阳少林，罗志华，周小卿，等. 樟属植物化学型研究概况. 中国实验方剂学杂志，2011，17（18）：268-271.
[137] 强音. 三种富含萜类植物的化学成分研究. 兰州：兰州大学，2011.
[138] Ngoc T，Ha D，Lee IS，et al. Two new diterpenes from the twigs of *Cinnamomum cassia*. Helvetica Chimica Acta，2010，92（10）：2058-2062.
[139] Nohara T，Kashiwada Y，Nishioka I. Cinncassiol E，a diterpene from the bark of *Cinnamomum cassia*. Phytochemistry，1985，24（8）：1849-1850.
[140] Nohara T，Kashiwada Y，Tomimatsu T，et al. Studies on the constituents of *Cinnamomi cortex*. Part Ⅶ. Two novel diterpenes from bark of *Cinnamomum cassia*. Phytochemistry，1982，21（8）：2130-2132.
[141] Kashiwada Y，Nohara T，Tomimatsu T，et al. Constituents of *Cinnamomi cortex*. Ⅳ. structures of cinneassiols C1 glueoside，C2 and C3. Chemical and Pharmaceutical Bulletin，1981，29（9）：2686-2688.
[142] Nohara T，Kashiwada Y，Murakami K，et al. Constituents of *Cinnamomi cortex*. V. structures of five novel diterpenes，cinncassiols D1，D1 glucoside，D2，D2glucoside and D3. Chemical and Pharmaceutical Bulletin，1981，29（9）：2451-2459.
[143] 罗永明，刘爱华，李琴，等. 植物萜类化合物的生物合成途径及其关键酶的研究进展. 江西中医学院学报，2003（1）：45-51.
[144] 孙大定. 辛味药的药性理论及其配伍作用初探. 中国中药杂志，1992，17（8）：502-504.
[145] Dhaka A，Viswanath VA. Trp ion channels and temperature sensation. Annual Review of Neuroscience，2006，29（1）：135-161.
[146] 周复辉，易增兴，罗亨凡. 辛味中药化学成分的分析. 安徽农业科学，2006，（12）：2760，2782.
[147] 傅睿. 中药药性理论辛味功效及物质基础研究思路初探. 亚太传统医药，2014（9）：55-56.
[148] 孙玉平，张铁军，曹煌，等. 中药辛味药性表达及在临证配伍中的应用. 中草药，2015，46（6）：785-790.
[149] 邹盛勤，姜琼，周伟华. RP-HPLC 同时测定不同产地肉桂中 5 种成分的含量. 光谱实验室，2013，30（4）：1599-1602.
[150] 陈行敏，吴春敏，谢敏. HPLC 同时测定肉桂中香豆素、桂皮醇、桂皮酸、桂皮醛的含量. 中国药学杂志，2010，45（21）：1664-1666.
[151] 马蓉蓉，唐意红，孙兆林，等. RP-HPLC 测定不同产地肉桂中桂皮醛和肉桂酸的含量. 中国现代中药，2008，10（4）：9-11.
[152] 钟益宁，吴诗云，张焱，等. 肉桂枝叶非挥发部分总多酚测定及其体外抗菌作用. 中成药，2016，38（10）：2297-2300.
[153] 徐冬冬，吴喜民，芦慧琴，等. UPLC 测定桂皮中原花青素 B-2 和原花青素 C-1 含量. 中国实验方剂学杂志，2015，21（23）：40-43.
[154] 侯冬岩，刁全平，吴寒，等. 岩茶水库岭肉桂中原花青素的高效液相色谱-串联质谱法分析. 质谱学报，2013，34（1）：51-56.

（邓家刚　侯小涛）